AF464921

TRAITÉ PRATIQUE

DES

MALADIES DE L'ŒIL.

BRUXELLES. — TYPOGRAPHIE DE H. THIRY-VAN BUGGENHOUDT,
Rue de l'Orangerie, 22.

TRAITÉ PRATIQUE

DES

MALADIES DE L'ŒIL

PAR

W. MACKENZIE.

Quatrième édition

TRADUITE DE L'ANGLAIS ET AUGMENTÉE DE NOTES

PAR

MM. LES DOCTEURS

E. WARLOMONT & A. TESTELIN.

SUPPLÉMENT

CONTENANT

l'Exposé de toutes les découvertes et de tous les faits intéressants relatifs à l'ophthalmologie qui se sont produits depuis 1857,

PUBLIÉ

PAR MM. MACKENZIE, TESTELIN & WARLOMONT.

PARIS,

VICTOR MASSON ET FILS, LIBRAIRES-ÉDITEURS,

Place de l'École de Médecine, 17.

1865

PRÉFACE DU TROISIÈME VOLUME

L'ophthalmologie a fait, dans ces dernières années, des progrès tels, qu'on peut affirmer, sans crainte d'être contredit, que jamais aucune des branches des sciences médicales n'en a accompli, dans le même temps, d'aussi nombreux et d'aussi importants. Aussi, tous les traités des maladies des yeux comptant quelques années d'existence, sont-ils déjà distancés par des publications plus récentes, plus au courant des découvertes du jour.

L'édition française du *Traité pratique des maladies de l'œil* de W. Mackenzie, que nous avons publiée en 1856-1857, n'a pu échapper à ces conséquences d'un état de choses, dont les amis de la science ne peuvent que s'applaudir : malgré le soin que nous avions apporté à n'y rien laisser manquer de ce qui constituait, à l'époque de sa publication, la science de l'oculistique, des lacunes, dont quelques-unes assez importantes, s'y font déjà dès à présent remarquer, qu'il était de notre devoir de combler sans retard.

Nous avions pensé d'abord à refondre complétement l'ouvrage, mais il nous a semblé que le public médical nous saurait gré de lui épargner les nouveaux frais d'achat d'un livre d'un prix assez élevé pour donner de l'hésitation à quelques bourses, et nous nous sommes arrêtés à une combinaison propre à sauvegarder tous les intérêts. Un *Supplément*, renfermant tout ce que l'ophthalmologie a produit de nouveau depuis l'apparition de notre livre, nous a paru en tous points préférable.

Ce *Supplément*, que nous venons offrir au public médical, passe en revue les divers chapitres de l'ouvrage, pour s'arrêter à tous ceux qui nous ont paru demander l'appoint des faits intéressants de publication récente, ou des idées nouvelles se rapportant à chacun d'eux. Les maladies des voies lacrymales, les affections paralytiques des muscles de l'œil, le strabisme, le glaucome, l'iridectomie avec ses indications, les affections sympathiques de l'œil, la cataracte avec les procédés opératoires fraîchement préposés à son extraction, les maladies ophthalmoscopiques, si riches aujourd'hui en indications symptomatologiques et thérapeutiques, ont fait l'objet d'importantes additions. Enfin, une étude sur la *dioptrique physiologique et pathologique*, comprenant les anomalies et les maladies de la *réfraction et de l'accommodation*, due à la plume élégante et autorisée du docteur Giraud-Teulon, ouvre notre volume supplémentaire.

Nos additions n'ont jamais pris la forme de monographies séparées, distinctes du texte principal; elles s'y rattachent, au contraire, toujours de façon à permettre au lecteur d'embrasser l'ensemble des matériaux afférents à chaque chapitre, en lisant celui-ci d'abord, puis celles-là. Une table alphabétique générale des matières contenues dans les trois volumes (les deux volumes principaux et le troisième ou *Supplément*) les raccorde complétement entre eux et permet d'y faire, avec la plus grande facilité, toutes les recherches désirables. Cette table est destinée à remplacer celle qui figure aujourd'hui à la fin du deuxième volume.

Quelque inusitée que soit la forme que nous avons donnée à notre publication, en vue de suppléer à une édition nouvelle, elle nous a paru préférable en ce que, d'une part, elle laisse intact le livre original de M. Mackenzie, tel que nous l'avons livré au public en 1857, et que, de l'autre, elle permet au lecteur d'embrasser d'un coup d'œil tous les progrès réalisés pendant ces huit dernières années, sans l'obliger à compulser de volumineux matériaux.

Nous n'avons négligé aucune recherche pour que justice soit rendue aux auteurs auxquels ces progrès sont redevables : la littérature allemande, l'anglaise et la hollandaise y ont fourni un large tribut. Aussi les noms de MM. Bowman, De Graefe, Donders et Critchett s'y rencontrent-ils presque à chaque page. *A tous seigneurs, tout honneur.*

M. Mackenzie a non-seulement autorisé la publication de cette annexe à son œuvre, mais il y a donné le meilleur des encouragements, en nous fournissant toutes les annotations manuscrites dont il l'avait enrichie, en prévision d'une édition nouvelle que son âge avancé ne lui permettra peut-être pas de publier. Notre supplément paraît donc *avec la large collaboration de l'auteur.*

M. Mackenzie, malgré son grand âge, a consenti à revoir toutes les épreuves de notre livre et à nous indiquer les diverses modifications qu'il jugeait utiles d'y voir apporter. Son concours assidu et attentif nous donne toute confiance et sécurité dans l'exactitude de nos aperçus et de nos citations. Nous prions M. Mackenzie d'en recevoir nos plus sincères remercîments.

A. Testelin. E. Warlomont.

PRÉCIS

DE

LA RÉFRACTION ET DE L'ACCOMMODATION

DE L'OEIL,

ET DE LEURS ANOMALIES,

PAR

LE Dr GIRAUD-TEULON,
Ancien élève de l'École polytechnique (1).

AVANT-PROPOS.

Malgré le légitime succès obtenu par quelques publications récentes, relatant les progrès principaux accomplis par l'ophthalmologie dans le cours de ces quinze dernières années, le besoin paraissait se faire sentir, dans les pays de langue française, d'un résumé didactique des acquisitions nouvellement faites par la science dans cette voie.

La publication, par les soins de la *New Sydenham Society*, de la magnifique œuvre de M. Donders, *Sur les anomalies de la réfraction et de l'accommodation*, montre suffisamment que ce besoin avait été également accusé en Angleterre. D'autre part, cependant, la reproduction, dans notre langue, de ce beau manifeste de la science dépassait et les besoins et les ressources. On nous demandait, de différentes parts, un travail plus concis que ce bel ouvrage, et contenant, dans un espace restreint, la substance, les idées fondamentales des découvertes modernes, quelque chose sur le modèle du savant traité allemand de Cornélius; mais sans formules surtout, sans calculs!

Or, l'œil n'est ni plus ni moins qu'un instrument de géodésie; et quel instrument! Faire de la géodésie sans calculs, sans formules : voilà ce qu'on exigeait de nous! Malgré la contradiction des termes d'une telle entreprise, nous nous mîmes cependant à l'œuvre. L'essai résumé qui va suivre est le résultat de cette tentative.

(1) Travail original appartenant à cette édition.

Nous nous apprêtions à livrer ce travail au public, sous la forme d'un simple manuel à l'usage des étudiants, lorsque les savants auteurs de la traduction française de Mackenzie offrirent à notre *Précis de la réfraction* les honneurs de l'hospitalité, dans le Supplément devenu nécessaire à leur première publication.

Nous nous excuserons donc, auprès du public, de la disparité qu'offre un résumé aussi condensé qu'est le nôtre, avec l'ampleur des proportions du monument auquel il a aujourd'hui le périlleux honneur de se trouver annexé. Nous avons dû diriger tous nos soins vers la concision et la simplicité; présenter, sous les aspects les plus dépouillés, des découvertes et des propositions entourées jusqu'ici de précieux développements; enlever enfin, à notre exposition, tout ce qui eût pu avoir le moindre semblant d'allure mathématique. Espérons que tous ces sacrifices n'auront pas eu lieu aux dépens de toute clarté.

Les lecteurs au courant de la littérature spéciale étrangère trouveront, dans notre travail, de nombreuses réminiscences des œuvres qui répandent tant d'éclat sur les célèbres écoles de Heidelberg, Berlin, Utrecht, Leipsig, Vienne. Ils voudront bien se souvenir qu'il n'est qu'un simple travail de vulgarisation; qu'en toute circonstance importante, nous avons eu le soin de rappeler le nom de l'auteur de la découverte, et que, si parfois cette précaution est omise, ce n'est souvent que pour éviter les répétitions et par égard pour la modestie des auteurs.

Cette étude, à laquelle, dans une vue de simplification et de méthode, nous avons donné autant qu'il a été en nous une forme se rapprochant de la forme aphoristique, comprend trois parties. Dans la première, *Dioptrique physiologique*, nous avons résumé, en un petit nombre de propositions nettement définies, la physiologie de l'organe, l'histoire de ces deux grandes fonctions : la réfraction et l'accommodation.

Dans la seconde, *Dioptrique pathologique*, le lecteur trouvera le tableau explicite de leurs anomalies. Nous nous sommes efforcé d'y faire entrer toutes les idées propres à diriger le praticien dans le diagnostic, la thérapeutique et l'hygiène ressortissant à chacune d'elles. Toutes les règles formulées dans le cours de cette exposition sont ensuite rappelées brièvement et appliquées dans un paragraphe spécial, dont le titre indique à lui seul toute l'utilité : *Leçon pratique pour l'établissement du diagnostic dans un cas d'affection fonctionnelle de la vue.*

Un chapitre intermédiaire contient en outre une exposition théorique, sommaire et complète à la fois, de l'ophthalmoscopie, avec l'indication des règles de son emploi dans les anomalies fonctionnelles, aussi bien qu'à l'état physiologique.

La troisième partie enfin résume, au point de vue physiologique, les lois qui régissent *la vision binoculaire* associée.

G. T.

PREMIÈRE PARTIE.

DIOPTRIQUE PHYSIOLOGIQUE.

CHAPITRE PREMIER.

DE L'ŒIL CONSIDÉRÉ COMME INSTRUMENT DE RÉFRACTION.

SECTION Ire.

RÉFRACTION STATIQUE ET RÉFRACTION DYNAMIQUE.

§ I. De l'œil considéré comme une chambre obscure.

1. — L'œil, dans ses rapports avec les rayons lumineux qui viennent tomber sur sa face antérieure ou transparente (cornée), représente la chambre obscure des cabinets de physique. Les objets éloignés, ou qui envoient vers lui des rayons parallèles, se peignent sur cet écran en figures renversées, géométriquement semblables à ces objets.

Dans la chambre obscure des cabinets de physique, un mince faisceau lumineux cylindrique, qui se promènerait sur le contour de l'objet A B, fig. 1, en ayant toujours pour base le petit trou circulaire O, dessinerait, par son prolongement, sur la paroi opposée à l'orifice O, une image *b a* semblable à A B, mais évidemment renversée par rapport à cet objet. L'œil dans lequel la pupille serait *excessivement* resserrée, ressemblerait absolument à cette chambre obscure tout à fait simple. On sait, en outre, qu'en élargissant l'orifice O et y plaçant une lentille, dont la longueur focale égalerait la largeur de la chambre noire, en obtient encore le même effet, mais avec plus de lumière. (Voir la chambre noire des photographes.)

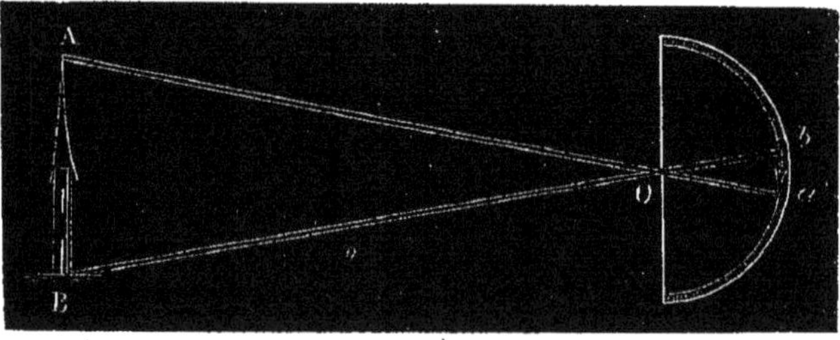

Fig. 1.

On démontre l'identité de l'œil et de la chambre obscure, au moyen d'un œil de lapin albinos. Sur cet œil frais, les objets qui forment le paysage placé en avant se peignent renversés sur l'hémisphère postérieur.

On observe alors que *tous les points* de cette image hémisphérique présentent une netteté sensiblement égale.

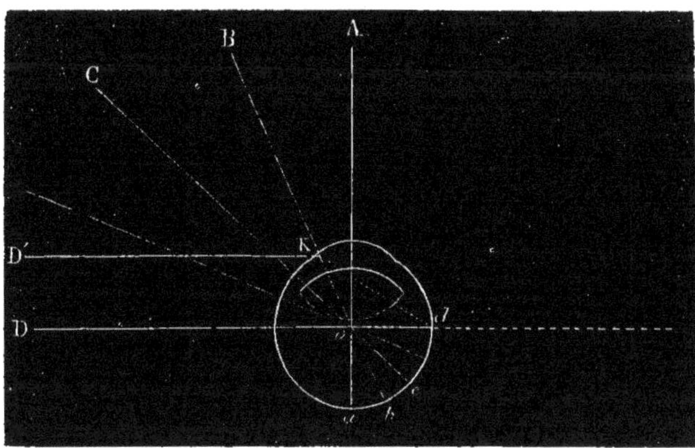

Fig. II.

Dans la figure II, *o* représente la projection horizontale d'un fil traversant par son axe vertical l'œil de lapin albinos; A étant une lumière qu'on transporte successivement en B, C, D' (K D' étant parallèle au plan de la cornée), l'image de la flamme se peint, à chaque déplacement de la lumière, en *a*, *b*, *c*, *d*, c'est-à-dire *constamment dans le plan vertical passant par A, B, C, D et le fil de suspension.*

D'autre part, si l'on fixe le regard sur un point de mire précis, et sans s'en écarter un seul instant, on remarque qu'on a la notion très nette de la position d'un point mobile bien visible, qu'un assistant promènerait dans le champ périphérique de la vision. On ne perd ce point mobile de vue, du côté externe, que presque absolument dans le plan même de la circonférence de la cornée; du côté interne, on le suit seulement jusqu'aux limites opposées par la protubérance nasale. On conclut de ces observations et expériences que :

2. — Le champ visuel périphérique atteint, pour un seul œil, une étendue à très peu près égale à une demi-sphère; en d'autres termes, tous les points de la rétine font partie de la surface focale de l'appareil dioptrique.

3. — Si tout l'hémisphère visible se peint nettement sur l'écran rétinien, il n'y a pourtant, dans toute cette étendue, qu'un point sur lequel se fixe, à un moment donné, l'attention du regard. Ce point, situé au pôle de la surface rétinienne, est le centre d'un emplacement objectivement remarquable et caractérisé par des dispositions anatomiques notables. On le nomme *macula lutea*, tache jaune. En cet endroit, les vaisseaux deviennent invisibles, mais les cellules nerveuses, bâtonnets et cônes, y montrent un développement remarquable; en son centre est un petit espace (*fovea centralis*) encore plus remarquable, et caractérisé par l'amincissement extrême de toutes les couches de la rétine, à l'exception de la couche des bâtonnets.

Cette proposition a été démontrée par M. Donders. Ce physiologiste a fait voir, au moyen de l'ophthalmoscope :

1° Que si le sujet en observation reçoit l'ordre de fixer son attention sur le trou du miroir ophthalmoscopique, la tache jaune se présente toujours pour recevoir l'image de cet orifice.

2° Que si, pendant cette observation ophthalmoscopique, on fait fixer au sujet la flamme d'une bougie qu'un assistant promène, l'image de la petite flamme demeure toujours sur la macula.

§ II. Valeur réfringente des différents éléments de l'œil.

D'après les paragraphes 1 et 2, l'œil, dans son effet intégral, peut donc être comparé à une lentille collective de nos cabinets de physique, perfectionnée, eu égard à la netteté de ses résultats. Dans le fait, cependant, et en décomposant l'œil, on approcherait davantage de la réalité des choses en considérant cet organe comme composé de deux lentilles collectives, très voisines l'une de l'autre et dont les effets s'ajouteraient.

Les rayons lumineux qui, d'un point éloigné, viennent frapper l'œil, rencontrent en effet une première surface, la cornée, qui agit sur eux comme une lentille collective, les réfractant en convergence sur un point situé en arrière d'elle.

MM. Listing, Helmholtz, Donders ont démontré que, eu égard à la presque identité du pouvoir réfringent propre de l'humeur aqueuse et de la substance de la cornée (voir la table, page VI) :

4. — La cornée, considérée comme simple surface de séparation entre l'air, dont l'indice de réfraction = 1, et l'humeur aqueuse, dont l'indice de réfraction = 1,34, représente une lentille collective de 30 millimètres environ de longueur focale principale postérieure.

Considérée en elle-même et suspendue dans l'air, cette même membrane représenterait une lentille *dispersive* de 8 mètres environ de longueur focale, c'est-à-dire, en fait, nulle. Suivant les mêmes physiciens, et eu égard à la presque identité du pouvoir réfringent de l'humeur aqueuse et de l'humeur vitrée,

5. — Le cristallin représenterait une deuxième lentille collective de 45 millimètres environ de longueur focale principale, suspendue dans un milieu homogène, ou entre deux milieux de même pouvoir réfringent, = 1,34.

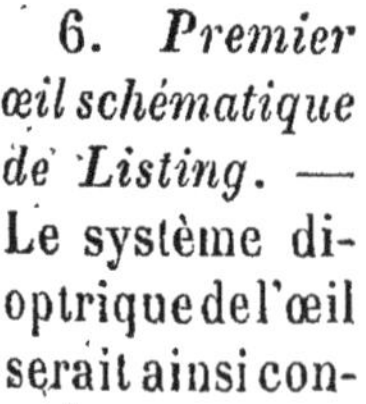

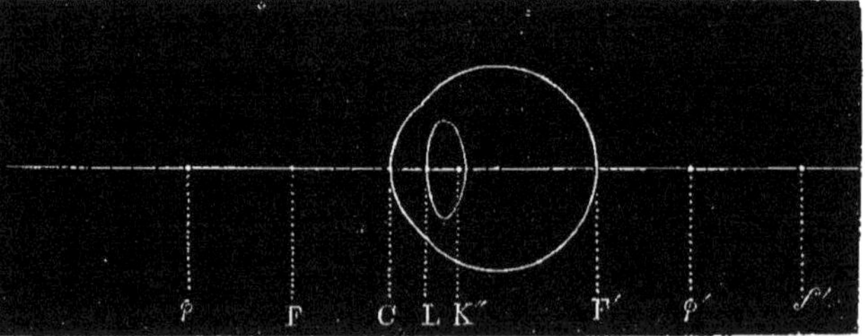

Fig. III.

Figure représentant cet œil.

φ C	Longueur focale antérieure de la cornée	23.69
φ' C	Id. postérieure de la cornée	31.69
f' L	Id. postérieure de la lentille	44.66
C F'	Longueur focale postérieure de l'œil entier	22.23
C F	Id. antérieure de l'œil entier	12.90

6. *Premier œil schématique de Listing.* — Le système dioptrique de l'œil serait ainsi constitué par l'action, combinée par addition, de ces deux réfractions successives. Les rayons parallèles qui eussent été réunis par la cornée

à 30 millimètres de sa face antérieure, éprouvent de la part du cristallin une seconde réfraction, qui les réunit sur la face postérieure ou couche des bâtonnets de la rétine.

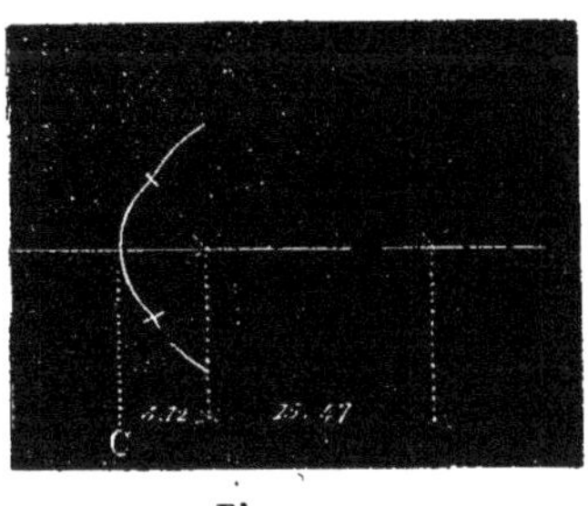

Fig. IV.

Œil réduit de Listing.

Dans ce système, le centre optique de l'ensemble ou de l'œil entier, ou deuxième point nodal K'' de la fig. III, est situé à un 1/2 ou à 3/4 de millimètres *en avant* de la face postérieure du cristallin, ou à 15 millimètres de la rétine (15^{mm}47).

Simplifiant encore ces résultats numériques, Listing construit un œil schématique sur les bases suivantes :

7. *Deuxième œil schématique de Listing ou œil réduit.* — L'œil peut être représenté par une simple surface sphérique, séparant l'air d'un milieu réfringent ayant l'indice de réfraction de l'eau distillée, et pour rayon 5^{mm}12; le foyer principal d'une telle lentille est à 15^{mm}47 en arrière de son centre, ou à 20^{mm}59 de sa surface antérieure.

TABLEAU DONNANT LES VALEURS MOYENNES DES CONSTANTES DIOPTRIQUES DE L'ŒIL HUMAIN.

Diamètre ou axe antéro-postérieur	24^{mm}
Le même, diminué de l'épaisseur de la sclérotique	23
Rayon de la sphère rétinienne	11.50
Rayon de courbure de la cornée	8
Distance de la cornée à la face antérieure du cristallin	4
Épaisseur moyenne du cristallin	4
Rayon de courbure de sa face antérieure	10
— de sa face postérieure	6
Indice de réfraction de la cornée	$1.34 = \frac{103}{77}$
— de l'humeur aqueuse	
— de l'humeur vitrée	
— moyen du cristallin	$1.45 = \frac{16}{11}$
Longueur focale de la cornée dans le milieu d'indice 1.34, (C φ'' de la fig. III)	
— à partir de sa surface antérieure	31.69
— à partir de la surface antérieure du cristallin (L φ'')	27.69

Les nombres qui précèdent (5, 6, 7) et que nous avons empruntés à l'école allemande, ont été calculés au point de vue des seuls éléments physiques de la question, en considérant les milieux transparents comme constitués, non par des corps homogènes, *mais par des couches sphériques centrées homogènes.* Les bases du calcul ont été, dès lors, les seuls rayons de courbure des surfaces de séparation des milieux. Pour ces auteurs, le deuxième point nodal qui joue dans leurs théories le rôle de notre centre optique, a donc été calculé d'après ces mêmes rayons de courbure. Nous avons donné, dans un autre travail (1), les motifs qui nous ont conduit à fixer sur d'autres données, des données physiologiques, la position de ce même centre optique, et, par suite, les constantes du système dioptrique oculaire de l'œil schématique.

(1) *Annales d'Oculistique.* Juin 1864.

§ III. Du centre optique.

8. — Nous appelons *centre optique* de l'œil, comme de tout système dioptrique, le point géométrique où se coupent toutes les lignes droites menées d'un point quelconqne de l'objet à son homologue dans l'image.

Ce point existe nécessairement, puisque l'image est *géométriquement semblable* à l'objet : il y a donc un sommet commun à tous ces triangles; sans cela, les images des corps réguliers seraient déformées. (Voir le point *o* de la figure I.)

Nous avons vu (1, 2) que les corps de la nature se peignent renversés sur la face postérieure de la rétine; d'autre part, nous n'apprenons rien à personne en énonçant que nous les voyons *droits* et *devant* nous, *hors* de nous.

Notre sensation, et l'objet lui-même, sont ainsi renversés par rapport à l'image rétinienne. Si donc il existe un point commun où se coupent toutes les droites menées d'un point quelconque de l'objet à son image rétinienne, il est évident également qu'il existe un point semblable et unique où se coupent toutes les droites menées d'un point quelconque de l'image rétinienne au point correspondant de notre projection sensorielle.

9. — S'il y a dans l'œil un centre optique dioptrique ou de réfraction, il existe donc aussi dans l'appareil un centre optique physiologique. En d'autres termes, tous les points de l'image rétinienne sont projetés sensoriellement en dehors de nous, chacun sur une ligne droite, et toutes ces droites se coupent en un même point.

La rétinoscopie phosphénienne nous fait voir, d'autre part, que chaque élément nerveux rétinien sollicité, de dehors en dedans, par le toucher, a cette propriété de reporter, *en dehors de nous*, et même sur la normale à la surface au point touché, l'origine ou la cause de la sensation qu'il éprouve. (Serres d'Uzès.)

Cela posé, si nous considérons que, lorsque nous appelons à notre aide le toucher, ou bien lorsqu'au moyen d'un instrument directeur, nous lançons un projectile en un point déterminé d'un objet situé devant nous, nous ne commettons point d'erreur sur la direction réelle du point visé, pourvu que la distance ne soit pas trop considérable, nous sommes conduits à reconnaître que la projection de notre image rétinienne coïncide avec l'objet lui-même.

10. — Il suit de là que le centre optique dioptrique coïncide avec le centre physiologique ou de projection sensorielle. En résumé :

11. — Chaque élément nerveux rétinien, sollicité par le sommet du cône intérieur de rayons réfractés partant en divergence d'un point lumineux extérieur, a la propriété de reporter en dehors de lui, de projeter à l'extérieur le point de départ de la sensation qu'il éprouve. Il la reporte, en direction, sur la normale à la surface au point sollicité, c'est-à-dire sur l'axe même du cône (ligne qui a reçu le nom de ligne de direction visuelle); enfin, toutes ces directions se coupent en un même point, qui est le centre de réfraction (optique) de l'appareil dioptrique.

Il est inutile, quand on a compris la portée de cette proposition physiologique, de se demander comment nous voyons *droits* les objets dont les images sont peintes renversées sur nos rétines.

L'image rétinienne est un *effet*, comme est aussi la sensation; ces deux effets sont distincts par leur nature : le premier est un fait physique, le second un fait physiologique. La physique *dessine* l'image; la physiologie voit non l'image, mais l'objet; la rétine rapporte en effet la sensation qu'elle éprouve, non à sa propre surface, mais à une cause située *en dehors du moi, sur la normale à cette surface.* (Voir, pour plus de développements, notre *Traité de la vision binoculaire*, §§ 54, 55, 56 et 95.)—Voir aussi le (161) du présent travail.

Si le centre optique est en même temps le centre où se croisent toutes les projections sensorielles rectilignes, la constance de la sensation de grandeur ou de dimension des objets visibles, pendant les mouvements de l'œil, doit nous faire penser que les images elles-mêmes de ces objets ne varient pas de grandeur pendant ces mouvements. Il est donc « *à croire* » que le centre optique ou de réfraction coïncide avec le centre de mouvement ou de rotation du globe.

Dans notre *Mémoire sur la dioptrique oculaire* (*Ann. d'Ocul.*, juin 1864), nous avons en effet démontré, après Wolkmann et Vallée : 1° que le centre de croisement de tous les rayons non déviés, dans un œil de lapin albinos, était *postérieur* au cristallin et coïncidait avec le centre de rotation du globe, suspendu sur un fil vertical passant par ce même centre. (Voyez la fig. II, 1 et 2.)

2° Observant, au moyen de l'ophthalmoscope fixe, l'image très nette d'une flamme de lampe projetée par le miroir sur la choroïde, et dont les deux limites latérales coïncidaient avec deux divisions verticales d'un micromètre, nous avons constaté que, pendant le mouvement de l'œil observé d'un angle de l'orbite à l'autre, l'image de la flamme ne variait ni de grandeur, ni de netteté, ni de position par rapport à l'observateur.

Il résulte de ces deux expériences que :

12. — Le centre optique ou de réfraction de l'œil coïncide avec le centre de mouvement de l'organe, comme il coïncide avec le centre optique sensoriel. Cela posé :

13. — La longueur focale principale de l'appareil dioptrique, comptée à partir de ce centre de croisement des rayons non déviés, est exactement égale au demi-diamètre de la sphère sensible. Pour une moyenne longueur de ce diamètre, estimée à 23 millim., la longueur focale principale serait donc de 11mm50.

D'après cette vue nouvelle, une des formes les plus simples que l'on puisse adopter pour le schéma de l'œil est celle même de l'œil naturel, à savoir :

14. *Troisième œil schématique.* — Une sphère de 23 millimètres de diamètre, transparente dans son intérieur et sur sa face antérieure, et séparant de l'air un milieu d'un indice de réfraction double, c'est-à dire égal à 2.

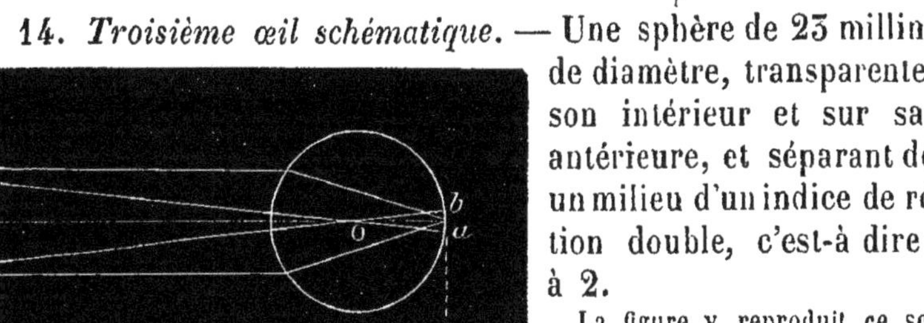

Fig. v.

La figure v reproduit ce schéma · c'est l'analogue de l'œil réduit de Listing. A et B y sont censés à l'infini.

Dans ce système, le centre optique étant en même temps le centre du globe, les images auraient les dimensions mêmes qu'elles ont dans notre œil, et le globe oculaire, dans tous ses mouvements angulaires, satisferait à toutes les lois physiologiques. (Nous verrons seulement, plus loin, que l'accommodation n'y serait point représentée.)

15. *Quatrième œil schématique.* — On aurait encore un schéma très simple en supposant tout l'appareil réfringent concentré au centre optique ou de figure du globe, et représenté par une lentille sphérique infiniment mince et ayant une longueur focale de 11^{mm}50.

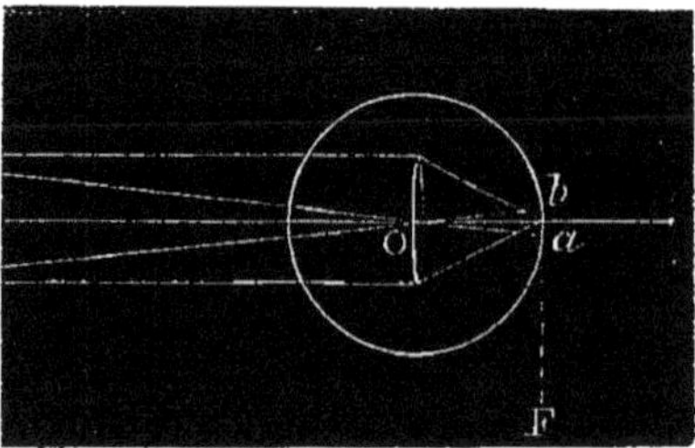

Fig. VI.

Dans un tel cas, les deux milieux situés en avant et en arrière de cette lentille seraient supposés avoir un indice de réfraction égal à 1. La figure VI représente cet œil schématique qui répondrait à toutes les nécessités physiologiques (1).

§ IV. **De la correction physiologique de l'aberration de parallaxe oculaire, ou accommodation.**

L'œil, pouvant être assimilé (15), dans son résultat dioptrique, à une lentille collective, se trouve en présence de trois sortes d'aberrations ou défectuosités possibles, deux propres à cette sorte de lentilles, *l'aberration de courbure ou de sphéricité* et *l'aberration de chromatisme ou de réfrangibilité;* la troisième, dépendant de sa construction même, et qui a reçu le nom d'*aberration de parallaxe.*

Et d'abord, qu'entend-on en optique physiologique par aberration de parallaxe?

Chacun sait qu'une image réelle étant formée par un objet au foyer d'une lentille collective, à mesure que l'objet se rapproche de la lentille, l'image, au contraire, s'en éloigne. Or, dans l'œil, la lentille paraît constante de forme et fixe dans sa position; d'autre part, l'écran destiné à l'image ne paraît pas moins invariable dans sa distance à la lentille. Comment l'œil réalise-t-il donc cette condition de procurer des images nettes aux distances les plus diverses. Car enfin,

1. LIMITES DU CHAMP DE LA VISION DISTINCTE.

16. — L'expérience journalière nous apprend que : entre des limites déterminées pour chacun, et qui comprennent le plus souvent un très grand intervalle, l'œil jouit d'images très nettes.

Ces limites ont reçu le nom, l'une de limite distante, ou *punctum remotissimum*; l'autre de limite rapprochée, ou *punctum proximum*.

L'homme qui distingue le mât d'un navire, quand déjà la carène du bâtiment a disparu sous le plan de l'horizon, peut être considéré comme réunissant exactement en un foyer unique, sur la couche des bâtonnets de la rétine, les rayons qui lui arrivent en parallélisme. La limite éloignée de sa vision distincte est donc à l'horizon, son *punctum remotissimum* à l'infini.

Mais tous les hommes ne sont pas dans ce cas, et un certain nombre d'entre eux (qui formeront dans la suite de ce travail une classe importante à étudier (myopes), ne jouissent

(1) Si l'on veut l'œil schématique aussi exact que le permettent les données expérimentales de la question, Voir la page 200, §§ *c* et *f* des *Annales d'Oculistique*, fig. 6. Juin 1864.

pas d'une vue aussi distante. Pour ces individus, la limite éloignée est finie et plus ou moins rapprochée d'eux-mêmes. C'est cette limite qui, à proprement parler, porte le nom de « punctum remotum. »

La limite éloignée du champ de la vision distincte varie donc avec les sujets : finie pour les uns, elle est à l'horizon pour les autres.

Mais, pour tous les hommes, quand les objets se rapprochent à une certaine distance, variable avec les individus, les images deviennent troubles et confuses sur les bords. Là est *la limite inférieure* ou rapprochée. Ce point, chez un sujet jeune et sain, est environ à 3 pouces 1/2 ou 4 pouces de la cornée.

D'après ces faits d'expérience commune et générale, puisque le point de concours des rayons réfractés par l'œil demeure constant pendant le passage de la vision d'un objet situé à l'horizon à un objet distant seulement de 4 pouces,

17. — Il est nécessaire, pour la réalisation de la vision nette aux différentes distances, que l'œil éprouve ou exécute en lui-même certaines modifications, ayant pour objet, soit d'augmenter la distance relative de l'écran à la lentille, soit d'accroître le pouvoir réfringent de cette dernière. Il faut, en un mot, que l'œil soit investi d'une faculté d'accommodation aux distances.

Cette nécessité logique se déduit en outre : 1° subjectivement, de la conscience que l'on a en soi-même d'un effort, d'une fatigue, tout au moins d'une modification éprouvée par l'organe, pendant le passage de la vision de loin à la vision rapprochée ; 2° on met la chose en complète évidence au moyen de l'*expérience des deux épingles de Porterfield :* Si l'on vise d'un seul œil les extrémités de deux épingles alignées et placées à des distances différentes, on aperçoit distinctement la première, tandis que la seconde paraît nébuleuse, ou bien on distingue très bien la seconde, tandis qu'on voit mal la première. Les deux images sont dans l'axe et se couvrent ; cependant, il dépend d'un effort volontaire, qui se fait sentir dans l'œil, que la vision distincte soit pour l'une ou pour l'autre. 3° On est encore conduit à la même conclusion par l'emploi de l'*optomètre de Scheiner* : On vise une épingle à quelques pouces de distance et de façon à la voir nettement. Une carte percée de deux trous d'épingle, que sépare un intervalle un peu moindre que le diamètre pupillaire (2 1/2 à 3mm, par exemple), est alors placée tout près et au-devant de la cornée. Ces deux orifices, très petits, ne donnent cependant lieu qu'à une seule image. Rapproche-t-on alors l'épingle, tant que l'on est dans le champ de la vision distincte possible, on n'a toujours qu'une seule image. Mais l'épingle est-elle amenée en deçà de la limite inférieure, alors on perçoit deux images. La figure VII donne une idée de ce qui se passe en cette circonstance.

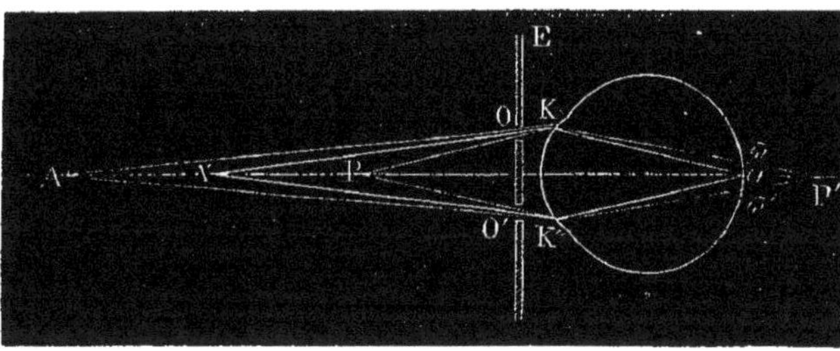

Fig. VII.

A, A', positions de l'épingle, quand elle donne lieu à une image unique ; P, position de l'épingle donnant lieu à deux images. De A à A', les rayons incidents A K, A' K sont différents ; et cependant, après la réfraction, ils se réunissent au même point a ; mais, à partir du point P, il n'en est plus de même, et les rayons réfractés P K, P K' rencontrent isolément l'écran en ϖ et ϖ'.

Si le sujet en observation est plus ou moins myope, c'est-à-dire s'il a une limite éloignée de grandeur finie, les choses se passent en sens inverse pour cette limite éloignée. La figure VIII expose la marche des rayons dans cette seconde circonstance.

Dans cette figure, A s'éloignant de l'œil, donne une image unique jusqu'en R ; mais, après ce point, les rayons réfractés et qui passent par les trous d'épingles o, o', donnent lieu à deux images q et q'. La modification de l'état de réfraction qui s'opérait de P jusqu'à R ne s'exécute donc plus après R, ainsi que, dans le premier cas, elle cessait en deçà de P.

On remarquera que, dans la première expérience, si l'on bouche le trou O, c'est l'image $\bar{\omega}$, du même côté sur la rétine que O, qui disparaît; dans le deuxième cas, c'est l'image q' du côté opposé. Dans le premier exemple, les rayons K $\bar{\omega}$ et K' $\bar{\omega}'$ se rencontrent donc seulement après la rétine; dans le second, ils se rencontrent avant elle. Nous rappellerons plus loin cette démonstration, quand il s'agira de déterminer exactement les limites P et R.

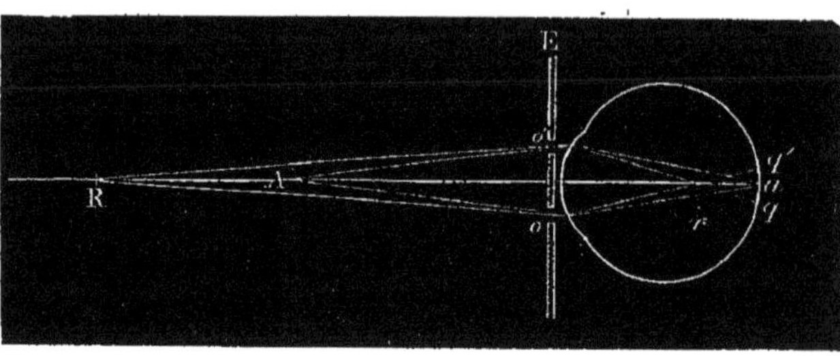

Fig. VIII.

4° On démontre encore objectivement l'aberration de parallaxe dans l'œil, par la nécessité de sa correction physiologique au moyen de l'expérimentation suivante : Observant au microscope une image nette formée à la partie postérieure du corps vitré, ou en arrière de lui, sur un œil frais d'un animal supérieur (avec ou sans conservation de la cornée) et représentant un objet éloigné d'au moins dix mètres, si l'on interpose, au-devant de l'œil en observation, une lentille dispersive de deux à trois pouces, l'image devient à l'instant confuse. Il faut alors reculer d'un certain nombre de millimètres (2 1/2 à 6 millimètres suivant les animaux), l'objectif et le corps du microscope, pour rendre à l'image sa netteté. Cette image a donc reculé elle-même de cette quantité. On obtient le même résultat si l'on a placé devant l'œil en observation, et à la même distance (de deux à trois pouces) un objet de dimension en proportion avec cette distance. Il faut reculer le corps de l'instrument de cette même quantité pour passer de l'une des images à l'autre.

5° Enfin, voici encore une démonstration objective de cette même propriété que possède l'œil de s'accommoder aux distances : Quand on examine à l'ophthalmoscope fixe un œil humain, dont la pupille a été dilatée, et qu'on se met dans de tels rapports de distance avec l'œil observé que l'image de la flamme de la lampe se dessine très nettement sur la choroïde, si le sujet est encore en possession d'une certaine partie de sa propriété d'ajustement, on constate ce qui suit : Après avoir observé l'image de la lampe et l'avoir vue avec la plus parfaite netteté, lors du regard indifférent du sujet, on l'invite à porter son attention sur un objet rapproché, toujours dans la même direction visuelle. Alors, au moment de l'effort accommodatif, on remarque que l'image de la lampe, premièrement très nette, devient étalée, diffuse, mal délimitée. Preuve évidente d'un changement de l'état dioptrique, pendant le passage de la vision distante à la vision rapprochée.

2. RECHERCHE DU PRINCIPE CORRECTEUR DE L'ABERRATION DE PARALLAXE OU DU SIÉGE DE L'ACCOMMODATION.

18. — L'accommodation de l'œil aux distances rapprochées n'a point lieu par un changement de forme du globe oculaire, s'allongeant sous l'influence de la pression des muscles de l'œil, et augmentant ainsi la distance qui sépare la rétine du cristallin.

1° Les nécessités physiologiques qui président à la fonction doivent, selon toute apparence, exiger la conservation de la forme sphérique de la surface rétinienne ou sensible, et conséquemment du globe oculaire qui lui sert de support. La correspondance exacte du tableau intérieur avec l'hémisphère extérieur impose cette loi.

2° Il n'existe point de muscles qui soient disposés autour de l'organe, de façon à *l'al-*

longer régulièrement. (Voir, dans nos *Leçons sur le strabisme*, la théorie statique du globe oculaire.)

3° Dans plusieurs cas de paralysie complète des muscles de l'œil, l'accommodation a été trouvée persistante.

4° Inversement, on la voit *tous les jours* pathologiquement abolie, avec persistance parfaite de l'activité de tous les muscles extrinsèques.

5° Expérimentalement, on modifie tous les jours, par excès ou par défaut, par spasme ou par paralysie artificielle, la faculté accommodatrice, par la fève de Calabar ou par l'atropine, qui n'exercent aucune action sur les muscles de l'œil.

19. — Si la rétine ne s'éloigne pas du cristallin, pour les besoins de l'accommodation, le cristallin ne s'éloigne pas davantage de la rétine.

La lentille oculaire étant suspendue en équilibre entre deux liquides contenus en espaces clos (humeur aqueuse, humeur vitrée), ne saurait, en effet, changer de place, avancer vers la cornée, sans comprimer ou déplacer l'humeur aqueuse. Mais celle-ci est incompressible et il n'y a point de communication connue entre elle et le corps hyalin. Le cristallin ne peut donc se mouvoir en avant sans éprouver en même temps une altération de forme. D'après cela :

20. — C'est la force réfringente propre du système dioptrique qui doit, par ses modifications, répondre aux nécessités de l'accommodation aux distances.

Or, nous avons vu plus haut (6) que le système dioptrique pouvait être considéré comme formé de deux lentilles collectives, agissant cumulativement; la première, de 31^{mm}69 environ de longueur focale, représentant l'action de la cornée unie à l'humeur aqueuse; l'autre de 22^{mm}50, représentant le cristallin uni à l'humeur vitrée, et placée à 4 millimètres de la première. L'action totale de ces deux lentilles répondant à une longueur focale de 11^{mm}50 (15).

La modification de cette action totale ne peut évidemment dépendre que de l'une ou de l'autre de ces deux parties élémentaires ou de toutes deux ensemble. Or, les expériences catoptriques de Young, de Haldat, Max Langenbeck, Cramer, Helmholtz, ont fait voir que les images par réflexion d'un objet brillant dans la cornée, ne variaient aucunement pendant le passage de la vision distante à la vision rapprochée.

21. — La cornée est donc invariable de forme pendant l'exercice de l'accommodation.

D'autre part, étudiant les modifications de l'exercice de la vue chez deux sujets privés de cristallin, par l'opération de la cataracte, M. Donders a établi que :

22. — En l'absence du cristallin, il n'y a plus trace de pouvoir accommodatif.

Tout indique donc déjà que c'est dans les fonctions du cristallin que devra siéger la faculté accommodative, que c'est cette lentille dont la forme devra varier. Avant d'arriver à la démonstration directe de cette vérité, un mot encore sur une hypothèse, la dernière de celles qui ont été émises sur ce mécanisme.

23. — L'iris, dont les mouvements sont isochrones avec ceux de l'accommodation, est cependant indifférent à cet acte ; il ne le tient pas sous sa dépendance.

1° En effet, la dilatation et la contraction de l'ouverture pupillaire s'exécutent en sens inverse de ce qu'il devrait être si le degré de cette ouverture avait pour objet d'éliminer, à un instant donné, les rayons périphériques, rayons dont le foyer est le plus rapproché de la lentille.

2° L'expérience enseigne qu'avec *un même degré d'ouverture pupillaire*, on voit, *en des instants différents*, c'est-à-dire lors d'éclairages variables, *aux distances les plus différentes*.

3° Mais la démonstration péremptoire de l'indépendance de l'accommodation, eu égard à l'iris, a été donnée par une observation de M. de Graefe : Dans un cas de traumatisme de l'œil, suivi d'aniridie (ablation de l'iris) complète, avec conservation de la faculté visuelle, l'accommodation était demeurée intacte; ajoutons que, dans cette même expérience, on a constaté que, pendant l'accommodation rapprochée, les procès ciliaires, auxquels M. Rouget avait attribué un rôle compressif sur le cristallin, ne se sont jamais mis en contact avec cette lentille, non plus que le muscle ciliaire (de Graefe).

24. *Démonstration directe.* — **L'accommodation de la vue aux objets rapprochés est procurée par une modification éprouvée par le cristallin. Cette modification consiste dans une altération de sa forme. Le caractère saillant de cette altération consiste en ce que sa surface antérieure devient notablement plus convexe et se rapproche d'une façon marquée de la cornée; la surface postérieure, dont la courbure augmente aussi un peu, ne change pas de situation.**

La démonstration directe de cette proposition est fournie par l'observation, au moyen d'instruments amplificateurs des trois images par réflexion que donnent, d'un objet brillant, la surface de la cornée, la surface antérieure du cristallin et sa surface postérieure. Ces images sont connues sous le nom d'images de Purkingé et de Sanson. Les deux premières sont droites, la troisième est renversée.

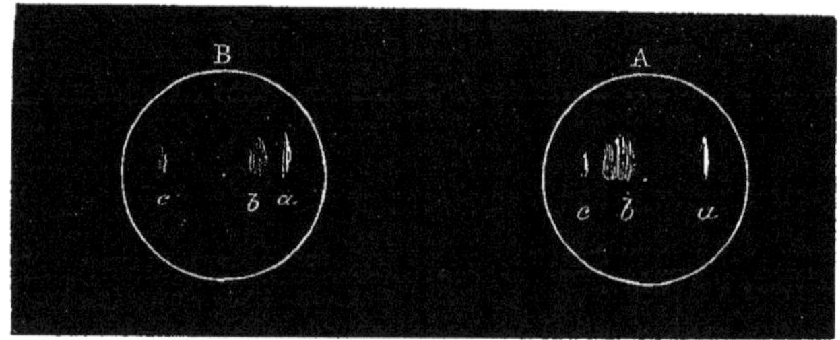

Fig. IX.

Les figures IX et X montrent ce que deviennent ces images pendant le passage de la vision distante à la vision rapprochée.

A représente leur situation dans l'œil accommodé à distance; B dans l'œil adapté pour la vision rapprochée. Dans les deux figures, *a* est l'image réfléchie donnée par la cornée, *b* celle de la surface antérieure, *c* celle de la surface postérieure du cristallin. Dans la figure B, on remarque que l'image *b* est notablement plus petite et qu'elle s'est rapprochée de l'image cornéenne, ce qui implique une augmentation de la courbure de la surface correspondante ou antérieure du cristallin. Helmholtz a reconnu, en outre, un changement analogue dans l'image *c*, mais peu marqué relativement; la surface postérieure de la lentille devient donc aussi quelque peu plus concave en avant; mais la différence est légère.

L'image cornéenne demeure, elle, absolument invariable.

Les changements éprouvés par lesdites surfaces peuvent être formulés schématiquement dans la figure X (V. page XIV) :

AA' est l'axe de la cornée que nous supposerons être aussi celui du cristallin. C représente la cornée, L le cristallin ; la ligne ponctuée de celui-ci donne la forme correspondante à la position des images en B dans la figure précédente.

f est la flamme objective; *o* l'œil observateur; II' le plan de projection monoculaire des images vues par réflexion. *a*, *b*, *c*, la position des images dans l'expérience A; *a*, *b'*, *c*, dans l'expérience B.

3. MÉCANISME DE L'ACCOMMODATION.

Il n'existe, dans la région du cristallin, aucun autre organe modifiable par la volonté c'est-à-dire de nature musculaire, que le muscle ciliaire (ou de Bruecke et Bowman). D'autre part, par des expériences directes et d'autres négatives, Cramer a démontré, par l'action galvanique appliquée sur des yeux frais de jeunes animaux, que c'était bien un organe musculaire qui faisait varier les images catoptriques de l'analyse précédente.

Nous devons donc conclure que :

23. — Les variations de forme du cristallin, sur lesquelles se fonde l'accommodation, se trouvent sous la dépendance du muscle de Bruecke et Bowman ou muscle ciliaire.

Mais comment s'exerce son action? Ici l'on est environné d'obscurités et même de contradictions : ainsi le muscle ciliaire est bien disposé dans la région du cristallin. Mais ses fibres ont leurs points d'attache placés de telle sorte qu'on ne saurait leur attribuer d'action compressive directe sur aucun de ses diamètres.

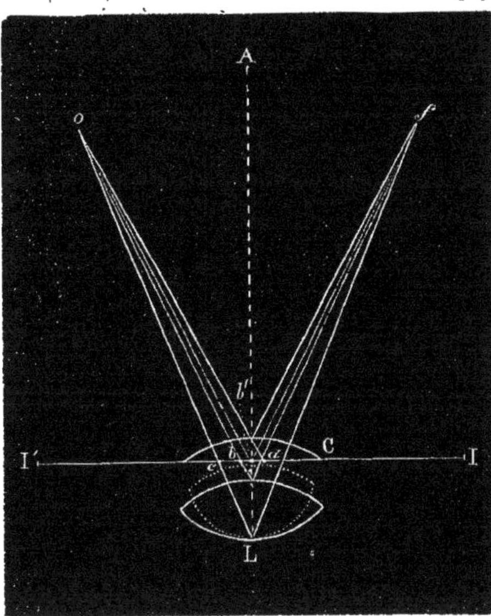

Fig. x. (V. p. XIII.)

De toutes les explications qui ont été fournies, une seule, sans être cependant démontrée, n'est pas en trop grande opposition mécanique avec les circonstances de la question. C'est celle qui suppose qu'en se contractant, le muscle ciliaire rapproche les points diamétraux opposés du ligament annulaire suspenseur du cristallin. Par son élasticité propre, la capsule, antagoniste en cela du muscle ciliaire, ferait prendre alors à son contenu, la lentille, une figure plus courbe, une convexité plus grande. Cette modification correspondra à la vision rapprochée. Mais il y a bien des difficultés à résoudre avant d'admettre cette opinion; celle-ci, par exemple : Helmholtz a observé que le cristallin, après la mort, était plus épais d'avant en arrière que pendant la vie. La suprême paralysie des muscles, la mort, aurait donc le même effet sur l'accommodation que la contraction ciliaire dont nous avons conscience.

En présence de cette difficulté, on a été disposé à conclure que ce serait le relâchement des puissances musculaires qui correspondrait à la vision rapprochée, et leur triomphe sur l'élasticité de la capsule qui répondrait à la vision distante; ce qui est évidemment en contradiction avec nos sensations.

Le plus sage est donc de s'abstenir jusqu'à ce qu'on soit plus éclairé sur la disposition et le mode d'action des fibres du muscle ciliaire.

§ V. Aberration de courbure et de réfrangibilité.

1. ABERRATION DE COURBURE OU DE SPHÉRICITÉ.

On appelle en physique *aberration de courbure* ou de *sphéricité* l'inexactitude de coïncidence, en un seul point, des rayons lumineux parallèles ou homocentriques qui tombent sur une lentille, près de ses bords, et de ceux qui passent dans le voisinage du centre. Les premiers rencontrent l'axe commun d'autant plus près de la lentille qu'ils passent plus près des bords. (V. fig. XI.)

La proposition (2) a pour corollaire l'absence sensible d'aberration de courbure dans la lentille vivante, puisque des rayons perpendiculaires à l'axe de la lentille (tombant sur elle à 90°), ne donnent pas eux-mêmes de confusion appréciable dans les images. Or, dans les lentilles minérales ou homogènes, l'aberration de courbure se fait déjà très nettement sentir pour les points situés à 10 ou 15° en dehors de l'axe.

D'autre part, si l'on expérimente sur des cristallins d'animaux plus ou moins récemment tués, il est facile de reconnaître que le foyer n'occupe pas une étendue linéaire appréciable; quand le cristallin commence à se flétrir, que ses divisions segmentaires commencent à s'accuser par des lignes légèrement opaques, chaque segment donne lieu à un foyer séparé, tant que l'écran est en deçà ou au delà de sa position régulière : mais, à la distance voulue, tous ces foyers partiels se fondent en un point de concours unique. Cette expérience, qui sera ultérieurement rappelée dans les recherches relatives à la polyopie uni-oculaire, est concluante, elle aussi, pour affranchir le cristallin du soupçon d'aberration appréciable de sphéricité ou plutôt de courbure. Nous dirons donc que :

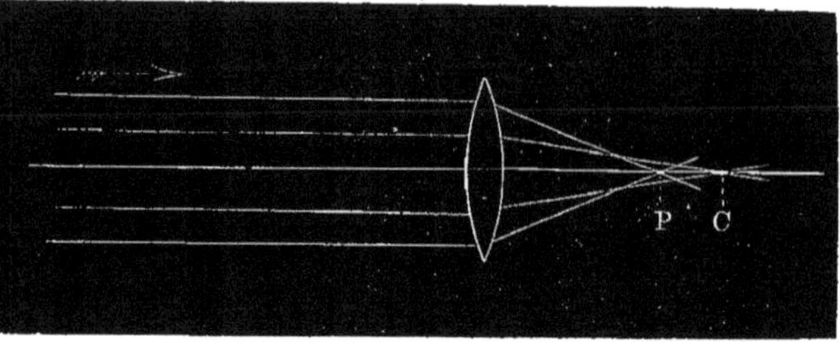

Fig. XI.

26. — Dans les limites de son fonctionnement physiologique, c'est-à-dire entre les limites de l'accommodation, l'œil normal est exempt de l'aberration de courbure ou de sphéricité.

2. ABERRATION DE RÉFRANGIBILITÉ OU CHROMATISME.

On appelle ainsi la différence d'action exercée par les milieux transparents sur les rayons de différentes couleurs composant la lumière solaire ou blanche, en un mot, la dispersion de la lumière, la propriété spectrale des changements de milieux.

L'œil est-il soumis à cette aberration? La lumière blanche s'y décompose-t-elle suivant la loi du spectre solaire, donnant lieu à des rayons différemment colorés et de plus en plus réfrangibles du rouge au violet extrême? Si, par un moyen optométrique quelconque, on mesure la longueur focale, dans l'œil, des rayons parallèles partant des limites extrêmes et de la région centrale du spectre solaire, on constate : que toute nappe conique de rayons blancs tombant sur la cornée, donne lieu, après la réfraction, à deux nappes différemment réfractées, l'une bleue ou violette intérieure, l'autre rouge-orangé extérieure, d'ailleurs extrêmement voisines. (V. fig. XII.)

Le cône réfracté intérieur ou violet l_1 l_2 v forme foyer sur l'axe en *avant* en v, le cône extérieur orangé, le moins réfrangible, au delà de ce premier sommet, en r. Entre les deux sommets, la nappe intérieure prolongée rencontre en c_1 c_2 la nappe extérieure non encore concentrée en un seul point. Le lieu de cette rencontre est un petit cercle c_1 c_2 de couleur composée ou blanche. C'est le foyer même des rayons blancs. C'est le cercle infiniment petit qui, pour chaque point, est le foyer exact.

En ce lieu, il n'y a donc pas de chrômatisme.

Mais, si l'écran est situé en avant de ce dernier foyer, le cercle qui y est dessiné est bleu-violet au centre, rouge orangé en dehors.

Les couleurs sont disposées en sens inverse, si l'écran est, au contraire, placé au delà du foyer des rayons blancs ou composés. On conclut de là que :

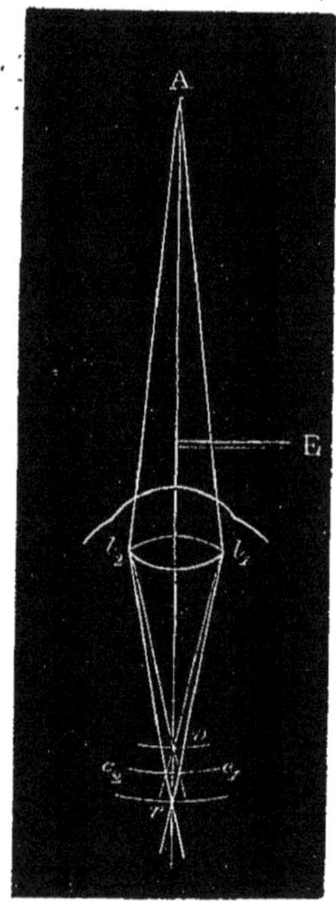

Fig. XII.

27. — L'œil, entre les limites de l'accommodation, est exempt de

l'aberration lenticulaire, dite de réfrangibilité. Entre ces limites, le rayon bleu-violet, le plus réfrangible, est neutralisé par le rayon rouge-orangé qui l'est le moins, et le résultat est un petit cercle de couleur blanche ou composée. Mais, dépasse-t-on cette limite, du côté des objets rapprochés, les points blancs plus ou moins brillants sont remplacés par un cercle bleu-violet, bordé au dehors par une auréole rouge-orangé. Inversement, est-ce la limite éloignée du champ de l'accommodation que l'on franchit, l'intérieur du cercle de diffusion est rouge-orangé, l'auréole extérieure bleu-violet.

Maintenant, l'œil étant exactement accommodé pour le point A, dont les nappes coniques réfractées donnent sur la rétine le petit cercle c_1c_2 de la figure XII, on place, entre l'œil et le point A, de façon à couper au-devant de la pupille la moitié du cône incident Al_1l_2, un écran opaque E. A l'instant on constate expérimentalement, ainsi qu'on le pouvait prévoir, que le petit cercle c_1c_2 de couleur composée ou blanche a fait place à un cercle chromatique. Les deux rayons l_1v, l_1r (du côté de l'écran) ont été interceptés : les rayons du côté opposé l_2 c_2, restent ainsi sans compensation. Il y a donc irisation.

28. — Ainsi, au foyer même, il peut encore y avoir irisation si, par une circonstance ou une autre, la loi de symétrie par laquelle le rayon le plus réfrangible, d'un côté, est compensé par le rayon le moins réfrangible de l'autre, se voit interrompue ou faussée.

En résumé, le chromatisme n'apparaît dans l'œil que dans l'une ou l'autre des circonstances suivantes : 1° Quand l'œil n'est pas exactement adapté pour les rayons blancs qui le pénètrent; 2° quand il y a rupture de sa symétrie organique.

Toutes les expériences des observateurs rentrent dans l'un ou l'autre de ces cas.

29. — L'œil, dans son fonctionnement physiologique est donc, en définitive, exempt de l'aberration de réfrangibilité.

SECTION II.

OPTOMÉTRIE.

§ I. Champ superficiel ou périphérique de la vision.

Au (16), nous avons défini ce qu'on devait entendre par *limite éloignée* et *limite rapprochée* du champ de la vision. Il s'agissait là du champ antéro-postérieur de la vision nette, de la production des images des objets situés sur l'axe principal de la vision. Mais le tableau rétinien a deux dimensions, le système dioptrique de l'œil autant d'axes secondaires que le premier a de points dans sa surface. Il est clair que cette surface sensible peut être physiologiquement ou pathologiquement inégalement vivante et impressionnable dans les divers points de son étendue. L'appréciation de la qualité relative de la netteté de la vue, dans les différentes régions, c'est ce que nous entendrons par « mesure du champ superficiel ou périphérique de la vision. »

DÉFINITION. — MÉTHODE DE MENSURATION.

30. — Un œil normal, qui pointe son regard ou son attention sur un point de mire placé devant lui, est cependant parfaitement averti de la *présence et de la direction* de tout objet visible, qui se présente jusque dans le plan même de l'équateur du globe de l'œil, c'est-à-dire dans le plan virtuel de la circonférence de la cornée. Il jouit donc des principales propriétés de la vue dans ce plan même, c'est-à-dire dans un rayon de 90° autour de l'axe antéro-postérieur de l'œil. (Voir la fig. II.)

Il faut cependant déduire de là les limites apportées du côté interne à ce champ de vision par la protubérance nasale, et en haut par l'arcade orbitaire et les sourcils.

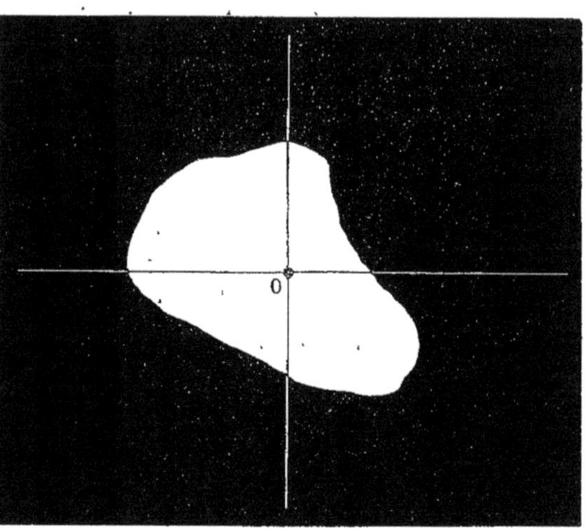

Fig. XIII.

Diminution périphérique du champ de la vision. — O point de fixation. — Les hachures indiquent la portion où la sensibilité est éteinte.

Cette étendue, nous le verrons dans l'étude de la pathologie, est souvent réduite par des altérations matérielles ou sensorielles. Il est donc utile de pouvoir apprécier cette réduction. A cet effet, ayant dressé une large feuille de papier dans un cadre à ce destiné, on divise la surface de cette feuille, soit en quatre angles droits par deux droites qui se coupent au centre de la feuille, soit, si l'on veut plus d'exactitude, en un nombre quelconque de petits carrés égaux. Marquant alors d'une manière bien visible le point de centre, on maintient sur ce point toute l'attention du malade, dont l'un des yeux a été préalablement couvert. Alors on promène sur le tableau, en partant de la périphérie, un morceau de craie porté par un manche un peu long, et on marque sur le tableau les points où ce morceau de craie paraît ou disparaît. On obtient ainsi d'une manière très suffisamment exacte, dans les cas pathologiques, une figure qui représente, en sens inverse, l'image de la séparation sur la rétine des parties sensibles et insensibles.

§ II. De l'acuité de la vision.

1. DÉFINITION. — CHOIX D'UNE UNITÉ.

31. — On désigne sous ce nom, en ophthalmologie, la finesse de perception de la vue, considérée indépendamment de sa portée, ou de l'état de réfraction de l'œil.

Deux individus, présentant un même état de la réfraction de l'œil, c'est-à-dire ayant leur rétine au foyer exact de l'objet visé, peuvent, à la même distance et dans les mêmes conditions, percevoir le même objet de façon inégale : l'un, par exemple, distinguera nettement des caractères d'un millimètre de largeur, quand l'autre ne distinguera, avec une netteté pareille, que des caractères de deux millimètres d'étendue. Dans un tel cas, on dira que, chez l'un des sujets, le sens de la vue, la délicatesse de l'organe sont deux fois plus élevés que chez l'autre. C'est là ce qu'on entend par « acuité » : on comprend ainsi dans ce terme le degré de sensibilité propre de la rétine, et le degré de transparence des milieux que l'on estime cumulativement avec la première.

Pour toutes les comparaisons que l'on peut avoir à faire à cet égard, il est nécessaire de convenir d'une unité. Or, celle qui se présente le plus naturellement est donnée par l'étendue de l'image la plus petite que l'œil puisse distinguer à l'unité de distance. Et ici il faut entendre par « distinguer » non-seulement voir, mais voir nettement, *distinguer* en un mot, différencier l'image de cet objet d'une image semblable, séparée de la première par un intervalle du même ordre de grandeur.

Or, pour un œil adulte communément bon, le plus petit objet qui se puisse, à une distance quelconque, distinguer nettement d'un autre pareil, séparé du premier par un intervalle de même étendue (comme seraient, par exemple, les deux jambages de la lettre *n*), ce minimum d'étendue, disons-nous, soustend dans l'œil un angle de 60 secondes ou une minute. Cet arc, dans la rétine, correspond, à très peu près, à la largeur d'un élément nerveux (bâtonnet), ou à 3 ou 4 millièmes de millimètre.

2. MESURE DE L'ACUITÉ.

32. — Dans la pratique, on compare l'acuité de la vue chez deux personnes ou, plus simplement, on mesure l'acuité de la vue au moyen de séries de caractères d'imprimerie, de grandeurs graduellement croissantes ou décroissantes. Mais, jusqu'à ces derniers temps, le rapport des caractères successifs n'était aucunement régulier, et, en outre, l'unité servant de base aux mesures n'avait aucun rapport connu avec l'étendue de l'élément rétinien primaire. Indépendamment de l'absence de cette dernière base scientifique, les échelles anciennes de caractères, par suite de l'irrégularité des types dans les ateliers d'imprimerie, ne présentaient aucune proportion entre un caractère et le suivant.

L'échelle de M. Snellen et la nôtre sont exemptes de ces deux reproches. Dans l'une comme dans l'autre, l'unité, qui est la même, correspond comme étendue, à cet élément rétinien primaire (le bâtonnet). Ainsi le n° I répond à une largeur égale pour les pleins et les clairs, dans la formation des caractères, et mesure transversalement $0^{mm},1$; cette dimension, à *un* pied de distance, soustend un angle de 1 minute environ, ou un arc de 5 millièmes de millimètre sur la rétine.

Le n° II offre des dimensions doubles, le n° III des dimensions triples et ainsi de suite; de telle sorte que, à deux pieds de distance, le n° II dessine sur la rétine une image égale à celle dessinée par le n° I, visé à la distance d'un pied.

En d'autres termes, à la distance d'un nombre de pieds déterminé par son rang dans la série, un caractère soustend, dans la rétine, le même angle de *une* minute.

Cela posé, il est évident que, plus est grande la distance à laquelle une personne peut lire un caractère donné (toutes choses étant égales d'ailleurs), plus est grande l'acuité ou finesse de sa vue.

En d'autres termes, l'acuité de la vue d'un sujet est inversement proportionnelle à la grandeur de l'angle visuel minimum qui peut l'impressionner.

Or, l'angle visuel, eu égard à la petitesse, peut être pris pour sa tangente et réciproquement : dès lors si N est la dimension linéaire transversale du caractère en question, et d la distance maxima à laquelle il est vu, $\frac{N}{d}$ est la tangente de l'angle visuel.

Si donc on appelle S l'acuité, cette quantité croîtra en raison inverse de $\frac{N}{d}$ ou comme $\frac{d}{N}$.

En rapportant d et N à des unités fixes, on pourra donc poser $S = \frac{d}{N}$.

33.—*Procédé pratique.*—Pour donner un exemple de la méthode à suivre, pour déterminer le degré de l'acuité de la vue, nous supposerons le sujet doué d'un portée de vue normale, c'est-à-dire pouvant, en l'absence de tout effort d'accommodation, réunir sur la rétine les rayons parallèles. Dans les chapitres suivants, on verra ce qu'il doit être fait si cette condition n'est pas remplie. (Voyez « myopie » et « hypermétropie ».)

Le sujet étant placé en face de l'échelle progressive, à une distance de 20 pieds, par exemple, pour laquelle les rayons incidant sur la cornée peuvent être considérés comme parallèles, on lui fait désigner le plus petit des caractères qu'il peut lire couramment à cette distance.

Soit N le n° de ce caractère dans la série, numéro qui exprime le rapport de sa dimension à l'unité de l'échelle, on a, d'après ce qui précède :

$$\text{S acuité de la vue} = \frac{20}{N}$$

En d'autres termes : l'acuité de la vue a pour mesure *une fraction dont le dénominateur est le rang, dans la série, du caractère le plus petit lu nettement, et le numérateur, la distance à laquelle est placé le sujet.*

3. DÉTERMINATION DU PUNCTUM PROXIMUM ET DU PUNCTUM REMOTUM. OPTOMÈTRES.

Maintenant que nous savons mesurer le degré de sensibilité de la rétine, estimée cumulativement avec le degré de transparence des milieux, sous le nom « d'acuité, » il nous reste à indiquer les moyens de mesurer la distance des deux limites de la vision distincte. Tel est le but de l'optométrie.

34. — Les optomètres, d'après cela, sont des instruments ayant pour objet de mesurer les deux limites du champ de la vision distincte,

de déterminer la distance des points limites désignés sous les noms de « punctum remotum » et « punctum proximum. »

1° *Punctum proximum.* — Presque tous les moyens adoptés pour la détermination du punctum proximum sont excellents. Rien n'est plus facile que d'arriver à cette mesure du côté des objets rapprochés. L'objet pris pour point de mire, naturellement choisi dans des objets de petite dimension, et en rapport avec l'acuité la plus commune de la vision, ne serait-ce qu'une épingle, remplira à merveille le but proposé. Au moment où, en le rapprochant, il devient confus, on mesure la distance de l'œil et l'on a le punctum proximum.

A cet effet, une épingle, un fil noir sur fond blanc, une ligne noire sur du papier, les crins tendus dans un petit cadre, et qui constituent *l'optomètre de M. de Graefe*, font tous d'excellents optomètres. On leur donne une précision bien plus grande encore, en les faisant servir de point de mire à l'*optomètre de Scheiner* (V. fig. VII), ou une carte percée de deux trous d'épingle séparés entre eux par un intervalle moindre que le diamètre de la pupille. Quand on se sert de cet instrument et que le petit objet visé vient à sortir du champ de la vision nette, par le mécanisme que nous avons décrit, au lieu de devenir confuse, trouble, son image devient double; phénomène qui rend beaucoup plus sensible le moment même où cesse la netteté.

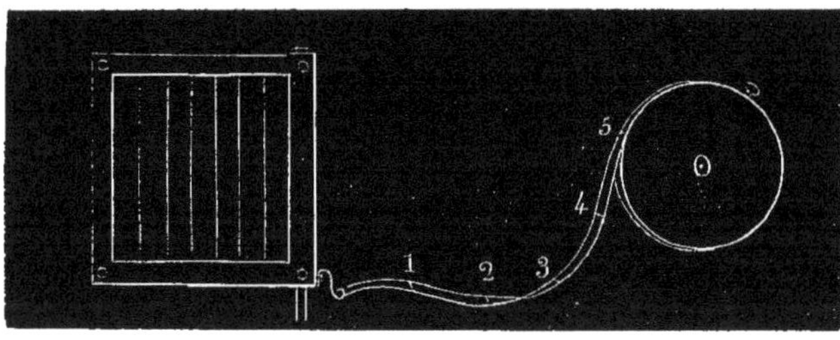

Fig. XIV.
Optomètre de M. de Graefe.

2° *Punctum remotum.*—Mais quand il s'agit de déterminer le point éloigné, pour peu qu'il dépasse vingt à trente pouces, la détermination devient incertaine, ou du moins délicate et exigeant des procédés plus minutieux. A mesure, en effet, que l'objet visé s'éloigne, son image diminue sur la rétine; et il arrive un moment où l'objet devenant confus, l'expérimentateur ne sait pas à quoi il doit attribuer la perte de la netteté, à l'excès relatif de la réfraction de l'œil, ou à la diminution de l'image.

Il faut donc absolument qu'à chaque augmentation de distance, l'objet augmente de dimension dans un rapport donné, d'une part par cette distance, et, de l'autre part, par l'acuité de la vision, laquelle doit par conséquent avoir été évaluée préalablement (33). Il suit de là que tout moyen optométrique, appliqué au punctum remotum, doit s'appuyer pour « point de mire » sur un objet en rapport de dimension croissante avec sa distance de l'œil, tels que seraient les caractères de l'échelle de Snellen et de la nôtre ou tous autres moyens de même ordre.

Remarque. — La mesure du punctum proximum chez un sujet qui n'y voit plus de très près, et dont l'acuité a été plus ou moins diminuée, ne peut se pratiquer également avec quelque assurance qu'au moyen de l'échelle régulière progressive de Snellen ou de la nôtre.

Il faut d'abord déterminer l'acuité de la vue du sujet, en lui faisant lire de 20 pieds d'éloignement, par exemple, le plus petit caractère de l'échelle qu'il puisse lire. On le fera se rapprocher ensuite en diminuant la distance pied par pied et lui faisant fixer à chaque fois un caractère d'un numéro inférieur d'une unité (nous supposons l'acuité normale). Arrivé à une certaine distance, le rapprochement d'un pied de plus ne lui permettra plus de lire le numéro immédiatement inférieur. A partir de ce point, aucun des caractères plus petits ne peut plus être lu de quelque distance que ce soit. *Là est donc le punctum proximum.*

35. *Méthode optométrique de M. Donders pour le punctum remotum.*— Si l'usage des optomètres de M. de Graefe ou de Scheiner est parfait pour la détermination du punctum proximum, il n'est pas du tout aussi facile, comme on vient de le voir, de déterminer par leur moyen le punctum remotum. On doit à M. Donders un moyen d'une grande élégance, conduisant à cette détermination.

Nous avons dit plus haut que les rayons qui, d'un point donné à la distance de 5 à 6 mètres, venaient frapper la cornée, pouvaient, vu leur faible inclinaison mutuelle, être considérés comme très voisins du parallélisme. Si donc, au moyen de l'échelle régulièrement progressive, on fait viser, à 5 mètres (15 pieds) de distance, le n° 15 de ladite échelle (l'acuité étant supposée d'ailleurs égale à 1), le sujet soumis à l'épreuve lira parfaitement ledit n° 15, s'il jouit d'un état de réfraction adapté naturellement pour les rayons parallèles. L'interposition d'un verre concave ou convexe, même faible, ne pourra, en telle occurrence, améliorer aucunement sa vue ; le punctum remotum de ce sujet est à l'horizon.

Mais un second sujet, dans les mêmes conditions, ne peut pas lire nettement à 15 pieds, ni le n° 15, ni un numéro voisin ; son acuité, mesurée au trou d'épingle, est d'ailleurs égale à l'unité ; cet œil ne peut donc pas s'adapter pour les rayons parallèles. On place alors, devant son œil, des verres concaves de plus en plus forts, en commençant par les plus faibles de la boîte.

Ces verres améliorent la vision ; enfin l'un d'eux permet la vue nette desdits caractères. C'est, supposerons-nous, le n° 18 négatif.

Qu'est-ce à dire, et que signifie ce résultat? Il démontre que, pour donner aux rayons parallèles la faculté de dessiner une image nette sur la rétine du sujet, il faut leur imprimer la divergence qui correspondrait à un éloignement de 18 pouces de l'œil.

La figure XV démontre que la lentille dispersive L, qui réunit sur la rétine les rayons parallèles, leur donne, à l'émergence, la divergence même de rayons qui partiraient de son foyer principal F. Le sujet en question a donc en F son punctum remotum.

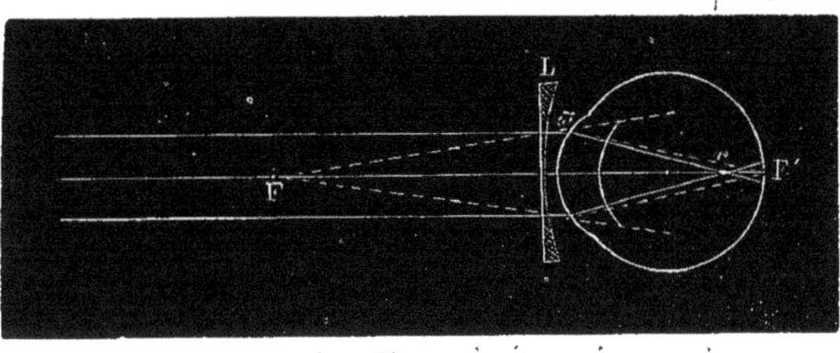

Fig. XV.

D'une manière générale, le punctum remotum, chez un sujet dont la limite distante est en deçà de l'infini, est à une distance mesurée par la longueur focale de la lentille négative qui réunit sur sa rétine les rayons parallèles.

Le procédé optométrique que nous venons de décrire pour la détermination de la limite éloignée du champ de la vision nous sera d'une grande utilité. C'est celui qu'on emploie à tout moment dans la pratique.

Le moyen suivant, s'appuyant d'ailleurs sur le même principe par un de ses éléments, et dû à M. Helmholtz, conduit à des résultats encore plus précis.

36. — *Optomètre chromatique de M. Helmholtz.* — Le principe de cet instrument repose sur le principe d'optique physiologique formulé dans le (28), relatif aux conditions qui réalisent l'achromatisme de l'œil. Seulement, l'auteur n'emploie pas la lumière blanche, mais une source lumineuse composée de deux couleurs seulement, opposées dans leur mode de réfrangibilité.

On se procure aisément cette source particulière de lumière, en faisant passer des rayons solaires à travers des verres ordinaires teints en violet. Ces verres éteignent les rayons du milieu du spectre, ne laissant passer que les rayons extrêmes *rouges et violets*. Si l'on se sert d'une lampe, on emploie avec plus d'avantages les verres teints en bleu cobalt, lesquels ne laissent passer qu'en petite proportion l'orangé, le jaune et le vert, mais admettent pleinement le rouge extrême, le bleu et le violet.

M. Helmholtz place un verre teint comme il vient d'être dit, en rapport avec une étroite ouverture pratiquée dans un écran; cette ouverture peut être considérée comme une source de rayons *rouges et violets*. Or, suivant ce que l'on a vu dans la proposition (28), ce point lumineux produit sur l'œil de l'observateur un effet différent, suivant la distance pour laquelle il est accommodé. S'il est accommodé pour les rayons rouges, les rayons violets donnent lieu à un cercle de dispersion : un point rouge apparaît entouré d'un cercle violet. Inversement, si l'œil est accommodé pour les rayons violets, ce sont les rayons rouges qui borderont le cercle de dispersion. Mais si l'œil est accommodé pour la distance moyenne, entre le point de concours des rayons parallèles violets et celui des rayons rouges, on a deux cercles de dispersion égaux, superposés, l'un rouge, l'autre violet, et qui, se composant, donnent lieu à une impression unique de la couleur intermédiaire, ici du *vert*.

En résumé, tant que la source de lumière ou le point brillant est situé entre les limites de l'accommodation, le trou lumineux apparaît net et de couleur intermédiaire ou verte. Mais, au moment où l'objet sort desdites limites, alors apparaît un cercle de dispersion. Il y a auréole bleue, si l'objet s'éloigne au delà du punctum remotum. L'auréole, au contraire, est rouge, si le point lumineux, se rapprochant, passe en deçà de la limite inférieure de la vision.

On peut très avantageusement joindre à cette méthode le procédé de M. Donders, pour le punctum remotum. En plaçant la source de lumière de M. Helmholtz à une distance de 15 à 20 pieds, les rayons qui en partent peuvent être considérés comme parallèles : si le sujet a un punctum remotum situé à une distance finie, le point de mire présentera une auréole bleue. Le verre concave le plus faible, qui annulera cette auréole bleue, aura pour longueur focale la distance du punctum remotum (35).

Ce moyen optométrique est d'une grande précision. Des personnes inexpérimentées reconnaissent bien plus sûrement la présence d'une auréole colorée qu'elles ne savent affirmer le plus ou moins de netteté d'une image.

SECTION III.

DES PROPRIÉTÉS DES LENTILLES.

§ I. Des lentilles dans leurs rapports d'application à la dioptrique oculaire.

Écartant de cette étude tous les éléments de géométrie abstraite qui pourront être mis de côté, sans nuire, bien entendu, à l'intelligence des questions de dioptrique oculaire, nous envisagerons, au seul point de vue de la physique pure, les propriétés des lentilles.

Faisant ainsi table rase de tous les calculs des géomètres, nous partirons du *fait* suivant :

57. *Fait-principe.*—On sait qu'une lentille sphérique, dont l'épaisseur décroît du centre à la périphérie, recevant sur une de ses faces les rayons solaires, les concentre, de l'autre côté de la surface d'entrée, en un point plus ou moins exactement mathématique. Une pareille lentille s'appelle *collective*.

On sait encore (toujours un *fait* pour point de départ) que, si l'épaisseur de la lentille suit la loi de décroissance inverse, les rayons qui viennent la rencontrer dans l'expérience précédente, en ressortent, au contraire, à l'état de divergence plus grande, et comme s'ils émanaient d'un point lumineux moins éloigné de la lentille. Cette seconde espèce s'appelle *dispersive.*

Dans l'un et l'autre cas, les rayons, parallèles avant leur rencontre avec la lentille, en émergent dans une direction différente : La modification qu'éprouve cette direction a reçu le nom de réfraction (*frangere*, briser); ces rayons sont en effet brisés, et à des degrés différents, suivant la région de la lentille qu'ils traversent, puisque, partant de points différemment éloignés du centre, ils viennent converger, se rencontrer au même point de l'axe de la lentille.

Cette rencontre au même point n'est pourtant pas absolument exacte : les rayons qui émergent de la périphérie, venant concourir en un point plus rapproché de la lentille que ceux plus voisins de l'axe (Voyez la figure XI), circonstance qui a reçu le nom d'*aberration de sphéricité.*

Dans la discussion qui va suivre, nous supposerons cependant les lentilles exemptes de cette aberration et comparables à la lentille parfaite, au cristallin.

38. *Définition.* — Cela posé, nous désignerons sous le nom d'*action réfringente, effet* et même *travail réfringent,* cette modification que le passage à travers la lentille apporte à la vitesse des rayons qui forment, en en atteignant la surface, un cylindre de rayons parallèles, et qui en sortent en formant un cône convergent dans le premier cas, divergent dans le second.

§ II. Mesure de l'effet réfringent ou de l'action d'une lentille. Démonstration nouvelle.

Comparons maintenant ensemble deux lentilles, toutes deux collectives, formées de la même substance, toutes deux sphériques, mais réunissant les rayons parallèles chacune en des points différemment éloignés d'elle. Ces deux lentilles nous apparaîtront immédiatement comme douées de pouvoirs inégaux, puisqu'elles modifient différemment le faisceau cylindrique incident de rayons parallèles, le changeant en un cône plus ou moins ouvert, imprimant par là des vitesses différentes aux rayons également éloignés de l'axe, pour les réunir à des distances inégales.

On appelle, chacun le sait, « longueur focale principale de la lentille, » sa distance à ce point de concours des rayons parallèles.

Cela posé, il est clair pour chacun que, de deux lentilles, celle-là est la plus forte, la plus puissante qui a la longueur focale principale la plus courte; en d'autres termes :

39. — Les actions réfringentes de deux lentilles sont en raison inverse de leurs longueurs focales; proposition qui se formulera arithmétiquement ainsi :

$$R : R' : : f' : f$$

en appelant R et R' les pouvoirs réfringents des deux lentilles, f et f' leurs longueurs focales principales.

Si, de cette proposition, on veut passer à l'expression de la mesure des actions réfringentes des lentilles, on n'a plus qu'à faire choix d'une unité, et convenir, par exemple, de prendre pour *unité*, dans la mesure des quantités de réfraction développées par les lentilles, l'effet réfringent de la lentille qui a pour longueur focale principale *l'unité linéaire* elle-même. Si donc, dans l'expression précédente, f' est l'unité de longueur linéaire, R' sera notre unité de réfraction. D'après cela, la mesure de l'action réfringente de la première lentille R sera donnée par l'équation : R : 1 : : 1 : f

$$\text{ou } \frac{R}{1} = \frac{1}{f} \text{ ou } R = \frac{1}{f}.$$

40. — En d'autres termes, la mesure de l'action réfringente d'une lentille a pour expression l'unité divisée par sa longueur focale principale. Cette unité, d'après les conventions astronomiques, enchaînées par les nécessités de l'art de l'opticien, est le *pouce de Paris.* L'unité de réfraction est donc, en optique appliquée, l'effet réfringent développé par une lentille collective d'un pouce de longueur focale.

Nous n'avons parlé jusqu'ici que des lentilles collectives, mais notre argumentation embrasse implicitement les lentilles dispersives. Si, en effet, on accole à une lentille collective quelconque une lentille dispersive du même rayon de courbure, et, bien entendu, de même substance, on a pour résultante un même corps transparent terminé par deux surfaces parallèles. Les rayons incidents parallèles émergent donc encore à l'état de parallélisme : c'est-à-dire que l'une des lentilles annule l'autre : leur travail est donc identique, mais s'exerçant en sens inverse. Si l'action de la première (collective) est mesurée par $\frac{1}{f}$, l'autre (dispersive) aura donc par mesure : $(-\frac{1}{f})$, et ce que l'on dit de l'une s'appliquera à l'autre, sauf le signe, ou le sens de l'action.

Rayons homocentriques. — Mais les lentilles n'ont pas pour unique effet de concentrer en un point les faisceaux de rayons parallèles : cet effet, nous savons, *par l'expérience*, qu'elles le produisent encore sur les rayons préalablement homocentriques (1).

41. — *Fait-principe.* — En un mot, un faisceau de lumière homocentrique est réfracté par une lentille de telle sorte que, *après la réfraction*, ledit faisceau demeure encore *homocentrique*. En d'autres termes, un objet ou un point lumineux, placé devant cette lentille,

(1) On appelle homocentriques les rayons partis d'un point unique ou se réunissant en un point unique.

donne, au delà de la lentille, une image renversée de sa propre figure.

Quelles relations existent, dans ce cas, entre la position de l'objet, celle de son image et l'action réfringente de la lentille?

Nous allons essayer, au moyen des seules données qui précèdent, et sans invoquer d'autre secours que *l'analyse physique* des phénomènes, d'établir ces relations.

Soit un point lumineux P placé en avant d'une lentille L, à une distance p; *l'expérience* nous a appris que cette lentille réunit en un second point Q, situé de l'autre côté de la lentille à une distance q, les rayons émanés de P. On demande quelle est la valeur ou action réfringente de la lentille L?

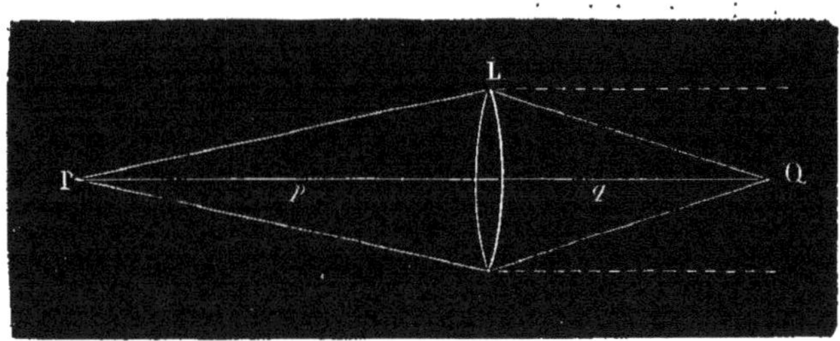

Fig. XVI.

Nous n'altérerons évidemment rien à l'effet total produit par cette lentille, ni au travail développé pour le produire, en le décomposant, par la pensée, comme il suit :

Nous pouvons supposer qu'avant de réunir en Q les rayons divergents émanés de P, une première portion de l'action totale de la lentille a été employée à amener ces rayons au parallélisme. Cela fait, la seconde portion de l'action réfringente amène en Q ces rayons devenus parallèles. Les deux actions réunies représentent donc l'action totale de la lentille : elle est égale à la somme des deux actions partielles que nous venons de définir.

42. — En d'autres termes, la lentille collective L peut être considérée comme la somme de deux lentilles idéales condensées en elle, la première amenant au parallélisme les rayons incidents homocentriques, la seconde réunissant au point de concours ces rayons devenus parallèles.

Or, la première lentille idéale a pour valeur ou mesure de son action réfringente $\frac{1}{p}$; la seconde, $\frac{1}{q}$ (40).

L'action réfringente totale de cette lentille $\frac{1}{x}$ ou $\frac{1}{f}$ est donc égale à la somme :

$$\frac{1}{f} = \frac{1}{p} + \frac{1}{q} \quad (43).$$

C'est la formule même à laquelle l'analyse géométrique a conduit les mathématiciens.

Nous avons pris pour exemple, dans la démonstration qui précède, le cas le plus simple et le plus général de la théorie des lentilles, celui où toutes les valeurs sont positives ou collectives : nous aurions aussi bien pu prendre le cas de la lentille dispersive; il nous aurait conduit au même résultat. Ainsi :

On nous dit qu'un point lumineux P, étant placé en avant d'une lentille L, les rayons, après réfraction, sont réunis en Q; Q étant situé *du même côté que* P, mais entre ce point et la lentille. Quelle est l'expression de la valeur de la lentille L?

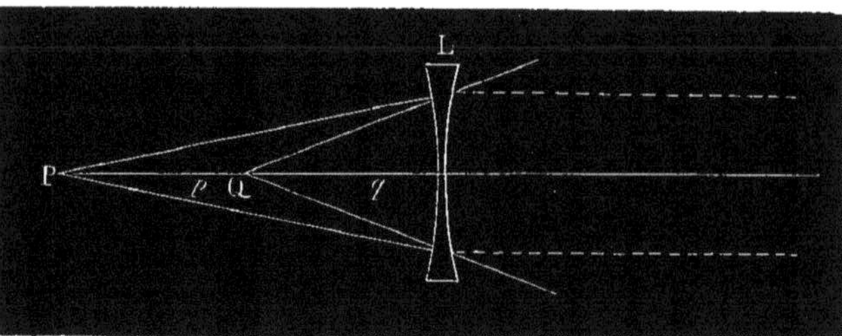

Fig. XVII.

Même argumentation : La lentille L peut être divisée par la pensée en deux lentilles idéales partielles, dont la première amène au parallélisme les rayons divergents partis de P; cette première partie est donc positive ou collective, et a pour mesure $\left(+\frac{1}{p}\right)$.

La seconde portion idéale ramène, nous dit-on, en Q le point de concours des rayons rendus parallèles par la première portion; or, le point Q est en avant de la lentille, comme le point P; cette seconde portion est donc dispersive et égale à $\left(-\frac{1}{q}\right)$.

La lentille totale est ainsi :

$$\frac{1}{f}=\frac{1}{p}-\frac{1}{q}$$

Somme algébrique des deux éléments intégrants.

Mais quel est le signe de f ou de $\frac{1}{f}$; quelle est l'action de la lentille totale, collective ou dispersive?

Il est aisé d'en juger : on nous a dit qu'après la réfraction, Q est placé entre P et la lentille : les rayons réunis en Q sont donc plus divergents que ceux partis de P; la lentille totale est donc en résumé *dispersive* et l'on doit avoir :

$$\left(-\frac{1}{f}=+\frac{1}{p}-\frac{1}{q}\right).$$

D'une manière très générale, nous dirons donc que :

43. — Toute lentille a pour mesure de son action réfringente la somme algébrique (1) des mesures de ses deux composantes : la première qui amène au parallélisme les rayons incidents, la seconde qui réunit en leur point de concours les rayons rendus parallèles (2).

(1) On n'oubliera pas que somme algébrique signifie : addition des quantités avec leurs signes propres; ici le signe n'exprime que le sens de l'action, (+) représentant l'action qui *réunit* les rayons, (—) l'action qui les disperse dans le sens de la marche propre de la lumière.

(2) Cette manière nouvelle d'envisager la formule qui représente la réfraction dans les lentilles s'accorde pleinement avec la méthode classique.

Pour l'établissement de la formule $\frac{1}{f}=\frac{1}{p}+\frac{1}{q}$, les géomètres ont supposé :

1° Que la lumière marche toujours (dans leurs calculs) de gauche à droite; la gauche étant dite le devant, et la droite l'arrière de la lentille.

Tel est le sens *positif* de la marche des rayons.

2° Que les longueurs focales se comptent *positivement en arrière* de la lentille, *négativement* si l'on doit reporter le point de concours en avant.

3° Enfin, que les rayons des surfaces sphériques (dont nous faisons dans notre méthode complète abstraction) sont estimés *positivement* quand les surfaces auxquelles ils appartiennent

§ III. — Méthode nouvelle ou choix d'une nouvelle unité dans la mesure des actions réfringentes des lentilles.

44. — L'interprétation que nous donnons, dans l'exposition qui précède, des expressions $\frac{1}{p}$ et $\frac{1}{q}$ comme parties constituantes de l'action réfringente totale développée par une lentille, réduit, pour l'esprit même du praticien ou de l'élève, toute opération relative aux calculs de la réfraction lenticulaire, à de simples additions et soustractions. La seule difficulté (nous hésitons, en vérité, à nous servir de ce mot) que ces opérations puissent présenter encore, consiste en cette circonstance que les nombres sur lesquels on a à agir sont des fractions!

Nous avons essayé de faire disparaître encore cette dernière pierre d'achoppement!

Pourquoi avons-nous, dans la méthode classique, à traiter des fractions et non pas des nombres entiers? Par cette raison très simple que l'unité des quantités de réfraction qui devait correspondre à l'unité de longueur, se trouvait forcément choisie parmi des grandeurs très élevées, l'unité de longueur — dont elle était l'inverse — étant prise, elle, parmi les grandeurs les moins élevées du système métrique. Il résultait de cette convention implicite, que la plupart des

présentent leur *convexité* aux rayons *incidents*, ou à la direction positive des rayons de lumière; *négativement* dans le cas contraire.

D'après cela, quand les géomètres supposent p positif, ils veulent exprimer que p, distance de l'objet à la lentille, est comptée à partir de cet objet dans le sens même de la marche des rayons; p est donc placé *en avant* de la lentille; les rayons *divergent* donc vers la lentille et l'action qui les amènera au parallélisme sera nécessairement collective : $\frac{1}{p}$ quantité de réfraction est donc pour nous positive, comme p distance l'était pour les géomètres.

Lorsque, au contraire, ces derniers supposent p négatif, ils veulent dire que, en suivant la marche naturelle des rayons, c'est-à-dire de gauche à droite, p doit être compté en sens contraire au précédent, c'est-à-dire *de la lentille à l'objet*, et non comme précédemment de l'objet à la lentille.

Mais, de notre côté, quand nous disions que $\frac{1}{p}$ est négatif, nous n'exprimons autre chose que ceci, à savoir : que, pour amener au parallélisme les rayons tombant sur la lentille (les rayons incidents), il faut que la première portion de la lentille exerce une action dispersive. Ces rayons étaient donc *convergents* dans leur marche *vers* la lentille; le point géométrique où ils se rendaient était donc situé en *arrière* de la lentille; $\frac{1}{p}$ est négatif pour nous, comme p l'était pour les géomètres.

Il en serait évidemment de même du sens ou du signe à attacher à l'expression $\frac{1}{q}$; cette expression recevra le signe (+) ou le signe (—), suivant que la force réfringente de la seconde portion idéale de la lentille, celle qui réunit en Q les rayons rendus parallèles par la première, sera de nature collective ou dispersive, suivant, en un mot, que Q sera situé en arrière ou, au contraire, en avant de la lentille.

D'après cela, le signe de la valeur totale $\frac{1}{f}$, c'est-à-dire le caractère collectif ou dispersif de la lentille, dans son ensemble, dépendra uniquement du signe que devra recevoir la somme algébrique :

$$\frac{1}{f} + \frac{1}{q}.$$

Or, ce seront les conditions mêmes du problème posé qui en décideront.

Comme aussi, si l'on connaît seulement la valeur réfringente totale, et celle de l'une de ses composantes, on pourra aisément calculer la valeur et le sens de l'autre composante, jouant ici le rôle d'inconnue.

On n'aura jamais ainsi, dans quelque problème que ce soit, à pratiquer autre chose qu'une simple addition ou soustraction de fractions.

quantités de réfraction que nous avons à considérer dans nos différents problèmes, étant petites par rapport à leur unité, comme les longueurs focales de nos lentilles sont grandes, par rapport à la leur, nous avions à opérer sur des nombres plus grands que 1, s'il s'agissait des longueurs focales, et, au contraire, sur des nombres inférieurs à 1 — ou des fractions — dès que nous nous occupions des quantités de réfraction.

Renversons les bases de la convention. Faisons porter les fractions sur les distances ou longueurs focales, les quantités de réfraction deviendront des nombres plus grands que l'unité. La chose est aisée.

Fixons d'abord l'unité des quantités de réfraction, et prenons-la la plus petite possible, eu égard aux instruments que nous avons à employer.

La série des verres convexes ou concaves qui nous servent à mesurer les quantités de réfraction est classée suivant des nombres régulièrement croissants, représentant leur longueur focale principale et dont le premier (n° 1), l'unité, est la lentille d'un pouce de foyer; le plus faible est le n° 108, qui mesure 9 fois 12 pouces ou 9 pieds.

Eh bien, ajoutons (par hypothèse) à nos boîtes, une lentille deux fois moins forte que cette dernière, c'est-à-dire une lentille de 18 pieds de longueur focale ou de 216 pouces, et adoptons-la pour unité, tant pour les longueurs focales que pour les quantités de réfraction.

Dans nos boîtes, les longueurs focales et les quantités de réfraction seront dès lors représentées par des nombres progressivement décroissants, au-dessous de l'unité, pour les longueurs focales, et non moins régulièrement *croissants* pour les quantités de réfraction, dorénavant ainsi exprimées par des nombres plus grands que l'unité, et même généralement par des nombres entiers, tous multiples exacts les uns des autres.

Dans le tableau ci-annexé (p. xxx), la colonne N indique les numéros des verres en pouces de Paris, ou les longueurs focales en nombres entiers, F les longueurs focales en nombres fractionnaires, R les quantités de réfraction correspondantes.

On jugera, par les exemples que nous donnerons dans les chapitres suivants, de l'extrême simplification réalisée par cette nouvelle méthode.

§ IV. Construction géométrique des images fournies par les lentilles.

Les développements qui précèdent avaient pour objet le maniement arithmétique des lentilles, c'est-à-dire d'exposer, le plus simplement possible, les méthodes au moyen desquelles on peut pratiquer tous les calculs relatifs à la réfraction lenticulaire.

Mais il y a des cas, des problèmes où l'on peut avoir simplement besoin de représenter graphiquement la marche des rayons, les relations de grandeur et de position de l'objet, de son image par rapport à la lentille.

Quelques notions très simples suffiront à cet effet.

45. — TABLEAU

DONNANT, EN NOMBRES ENTIERS, LES QUANTITÉS DE RÉFRACTION DÉVELOPPÉES PAR LA SÉRIE CONTINUE DES LENTILLES SPHÉRIQUES EMPLOYÉES EN OCULISTIQUE.

	N	F	R		*Observations.*
	216	1	1		La colonne N indique les numéros des lentilles contenues dans une boîte complète, ou leurs longueurs focales, l'unité étant *un pouce* de Paris.
	108	$\frac{1}{2}$	2		
	96	$\frac{1}{2\ 1/4}$	2 1/4		
	84	$\frac{1}{2\ 1/2}$	2 1/2	(Exactement 2.57.)	
	72	$\frac{1}{3}$	3		La colonne F indique les mêmes longueurs focales quand on prend pour unité la lentille de 216 pouces.
	60	$\frac{1}{3\ 1/2}$	3 1/2	(Exactement 3.60.)	
	54	$\frac{1}{4}$	4		
	48	$\frac{1}{4\ 1/2}$	4 1/2		La colonne R indique le nombre d'unités de réfraction de chaque lentille, dans ce système.
	42	$\frac{1}{5}$	5	(Exactement 5.40.)	
	36	$\frac{1}{6}$	6		L'intervalle entre les lignes horizontales de chaque côté du tableau représente *un dixième* de l'étendue accommodative entre 3'' 1/2 et l'horizon, ou 6 unités de réfraction, représentées par une lentille de 36 pouces.
	30	$\frac{1}{7}$	7	(Exactement 7.20.)	
	27	$\frac{1}{8}$	8		
	24	$\frac{1}{9}$	9		
	21	$\frac{1}{10}$	10		
	18	$\frac{1}{12}$	12		
	16	13 1/2	13 1/2		
	15	$\frac{1}{14}$	14		
	14	$\frac{1}{15}$	15		
	12	$\frac{1}{18}$	18		
	11	$\frac{1}{20}$	20		
	10	$\frac{1}{21}$	21		
	9	$\frac{1}{24}$	24		
	8	$\frac{1}{27}$	27		
	7	$\frac{1}{30}$	30		
	6	$\frac{1}{36}$	36		
	5	$\frac{1}{42}$	42		
	4 1/2	$\frac{1}{48}$	48		
	4	$\frac{1}{54}$	54		
	3 1/2	$\frac{1}{60}$	60		N B. On a marqué, ci-contre, en chiffres plus petits, les lentilles qui pourraient être ajoutées aux boîtes pour avoir au-dessous de 3'' 1/2 tous intervalles égaux à un dixième de l'accommodation.
				66 — 3'' 1/4	
	3	$\frac{1}{72}$	72		
	2 3/4	$\frac{1}{78}$	78		
	2 1/2	$\frac{1}{84}$	84		
				90 — 2'' 4'''.5	
	2 1/4	$\frac{1}{96}$	96		
				102 — 2'' 1'''.5	
	2	$\frac{1}{108}$	108		
	1	$\frac{1}{216}$	216		

Il y a, dans toute question de réfraction lenticulaire, au point de vue géométrique, trois quantités à considérer : 1° la position et la distance de l'objet ou du point lumineux ; 2° la position et la distance du point de concours ou de l'image dioptrique ; 3° enfin, la longueur focale principale et le genre de la lentille.

Tout problème relatif à la réfraction lenticulaire a invariablement pour objet : deux des quantités que nous venons de définir étant données, de déterminer la troisième.

Nous avons, au point de vue géométrique, comme précédemment au point de vue optique, deux *faits-principes* qui ne nous peuvent faillir.

46. — *Premier fait-principe.* — Tout rayon lumineux du système, parallèle à l'axe de la lentille avant la réfraction, passe, après la réfraction, par l'un des foyers de la lentille ; par le foyer antérieur si l'image est virtuelle, par le foyer postérieur, si elle doit être réelle.

Réciproquement, tout rayon du système qui, avant la réfraction, passe par l'un des foyers, après la réfraction, se trouve parallèle à l'axe.

Second fait-principe. — Nous savons, par expérimentation directe, que tout objet lumineux placé devant une lentille donne, après réfraction, de l'autre côté de la lentille, une image tout à fait semblable à lui, mais renversée. Cette similitude des deux figures implique cette condition que, si l'on joint deux points quelconques de l'objet aux deux points homologues de son image, ces lignes droites se couperont toutes au même point. S'il en était autrement, l'image ne serait point semblable à l'objet.

47. — Il y a, dans tout système lenticulaire, un certain point, tel que le rayon géométrique incident qui y passe n'est point dévié. C'est le centre optique ou de réfraction.

(Les géomètres ont démontré que, dans une lentille homogène plongée dans un milieu unique, ce point était approximativement à une distance de chacune de ses deux faces proportionnelle à leurs rayons de courbure. Dans nos lentilles bi-convexes, à rayon égal pour les deux faces, le centre optique coïncide avec le centre de figure.)

Exemple. — Pour fixer les idées, et montrer la facilité d'application de ces constructions géométriques, nous allons discuter ici le petit problème suivant :

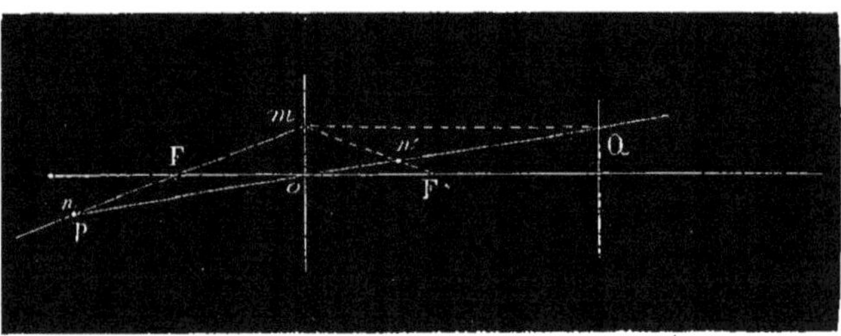

Fig. XVIII.

Le professeur dit à un élève : Je suppose une lentille placée en *o*, son axe principal est la ligne horizontale de la figure et son centre est en O. Les foyers antérieur et postérieur en F et F' ; enfin l'image qu'elle fournit d'un certain point lumineux P que nous ne connaissons pas, cette image est en Q. Cherchez la position du point lumineux P. J'ajoute, bien entendu, que la lentille est *positive* ou *collective*.

L'élève répond immédiatement :

Parmi tous les rayons qui vont concourir en Q et y former une image réelle, il en est un (premier fait-principe (46)) qui est parallèle à l'axe, après la réfraction ; c'est le rayon Q*m* ; ce rayon, avant la réfraction, passait donc par F ou F' ; mais par lequel de ces foyers, l'antérieur ou le postérieur ? Évidemment par l'antérieur, puisque la lentille est *collective* et que le point lumineux est antérieur à la lentille : il faut en effet que, par l'effet de la réfraction, il ait été *rapproché* de l'axe. Le rayon Q*m*, avant d'être réfracté, avait donc la direction *m* F.

Mais le second fait-principe (47) nous apprend la direction d'un autre rayon encore qui passe, à la fois, par Q et par le point inconnu P. C'est le rayon mené de Q par le centre O.

Le point P est donc, à la fois, sur la ligne m F et sur la ligne Q o; donc il est à leur point d'intersection. Prolongeons ces lignes jusqu'à ce qu'elles se rencontrent, et nous avons le point n où se trouve P.

Si la lentille L, au lieu d'être positive avait été dispersive, le cas n'eût pas été moins simple : Dans l'application du premier fait-principe, au lieu de faire passer par F, foyer antérieur, le rayon Q m dévié, nous aurions dû le conduire par F' : la lentille étant, dans cette seconde circonstance, dispersive, devait, en effet, l'éloigner et non le rapprocher de l'axe par le fait de la réfraction exercée sur lui. Le point P, dans ce cas, se fût ainsi trouvé en n', à l'intersection de Q o et de m F', et non plus en n.

§ V. Expression ou mesure de la quantité de réfraction développée par l'appareil dioptrique de l'œil, à l'état de repos.

48. — Le système dioptrique de l'œil peut être représenté par une lentille collective infiniment mince, suspendue en son centre de figure. La longueur focale de cette lentille est égale au demi-diamètre du globe (15).

Appelons φ ce demi-diamètre, la force réfringente de l'appareil dioptrique de l'œil aura donc pour expression : $\frac{1}{\varphi}$ (40). φ est égal, en moyenne, à 11mm50.

Dans le système classique, l'unité de réfraction étant la lentille de 1" de longueur focale, l'expression $\frac{1}{\varphi}$ en nombres, devient : $\frac{1}{\varphi} = \frac{1}{11^{mm}50}$;

et comme $11^{mm}50 = 5$ lignes ou $\frac{5}{12}$ de pouce, il vient : $\frac{1}{\varphi} = \frac{1}{5/12} = \frac{12}{5} = 2.40$.

Dans nos formules générales, théoriques, on représentera donc la quantité de réfraction statique de l'œil par $\frac{1}{\varphi}$, et les nombres ci-dessus rappelleront le rapport de cette force réfringente à celle de la lentille de 1 pouce. Mais, dans nos études pratiques, pour n'avoir à opérer que sur des nombres entiers, nous désignerons par R S (réfraction statique), cette force réfringente de l'œil au repos, et cette notation représentera le rapport de $\frac{1}{\varphi}$ à la nouvelle unité de réfraction, la lentille de 216"; $\frac{1}{\varphi} = \frac{216}{5/12} = 518$ unités de réfraction : R S = 518.

§ VI. Expression numérique de l'étendue de l'accommodation, envisagée comme une quantité de réfraction.

Si l'action de l'œil sur les rayons parallèles peut être représentée par une lentille collective, comme nous venons de le faire à l'instant (48), l'action, dite accommodative, qui a pour effet d'augmenter l'effet de la première, pendant le rapprochement des objets de l'horizon à une certaine distance de l'œil (17 et 24), peut donc également être représentée par une lentille collective ou sa mesure en quantités de réfraction. Or, nous venons de voir que l'action de l'œil au repos avait pour expression : $\frac{1}{\varphi}$ (48).

Appelons $\frac{1}{a}$ la quantité de réfraction à ajouter à la précédente pour rendre celle-ci capable de concentrer à la même distance les rayons divergents partis de quatre pouces de l'œil. La lentille oculaire devant, comme toute lentille, répondre, dans ce nouvel état, à la formule générale : $\frac{1}{f} = \frac{1}{p} + \frac{1}{q}$,

cherchons quelles sont les quantités par lesquelles, dans ce cas particulier, on doit remplacer $\frac{1}{f}$, $\frac{1}{p}$ et $\frac{1}{q}$.

La quantité totale de réfraction développée par l'œil après l'emploi de l'accommodation dans son entier, c'est la somme de la quantité de réfraction statique R S ou $\frac{1}{\varphi}$ et de la quantité de réfraction dynamique A ou $\frac{1}{a}$; on a donc : 1° $\frac{1}{f} = \frac{1}{\varphi} + \frac{1}{a}$;

Maintenant qu'est-ce que p? qu'est-ce que q?

Ce sont les foyers conjugués, ou distances mutuelles de l'objet et de son image. Or, l'objet est à 4 pouces, et l'image sur la rétine, c'est-à-dire à la distance constante φ; (le globe de l'œil, en effet, ne change pas). On a donc : $\frac{1}{\varphi} + \frac{1}{a} = \frac{1}{\varphi} + \frac{1}{4}$, ou, plus simplement, en supprimant $\frac{1}{\varphi}$ de part et d'autre, $\frac{1}{a} = \frac{1}{4}$.

49. — L'étendue de l'accommodation, quand elle s'exerce en totalité, équivaut donc à l'action réfringente qu'exercerait une lentille de 4 pouces, condensée avec celle qui représente l'œil au repos.

49 *bis*. — En d'autres termes, dans l'œil type ou emmétrope, la quantité de réfraction dynamique employée à la vision nette à la distance n, est égale à $\frac{1}{n}$ ou à l'action d'une lentille de longueur focale égale à n.

Cette formule démontre encore que la quantité totale de réfraction développée par l'œil, pour voir nettement à une distance quelconque de n pouces, est égale à la somme de la réfraction statique $\frac{1}{\varphi}$ (applicable aux rayons parallèles) et de la réfraction facultative $\frac{1}{n}$.

DIVISION DE L'ÉTENDUE DE L'ACCOMMODATION EN PARTIES ALIQUOTES.

Corollaire. — La quantité de réfraction dynamique qui mesure l'étendue de l'accommodation peut, pour les besoins de la pratique, être divisée en sixièmes, pour jouer, dans l'étude de l'accommodation, le rôle de parties aliquotes. D'après cette manière de voir, et suivant les judicieuses remarques de M. Donders,

50. — L'étendue de l'accommodation serait indifféremment représentée par une lentille collective de $\frac{1}{4}$ ou par six lentilles de $\frac{1}{24}$ chacune, condensées en une seule.

L'utilité de cé système de division trouvera plus loin sa démonstration pratique.

On aura cependant une première idée des avantages de l'introduction de cette division de l'étendue accommodative, par l'exposition suivante :

Si la force accommodative totale 1/4 égale à $\frac{6}{24}$, représente la quantité de réfraction à ajouter à celle de l'œil normal pour lui procurer la vision nette d'un objet placé à 4 pouces de distance; si l'on supprimait 1/24 de cette force additionnelle, l'objet le plus voisin, encore distinctement visible, ne pourrait plus être qu'à 4 pouces et $\frac{4}{5}$. Supprimons $\frac{2}{24}$, et nous le reportons à 6 pouces, supprimons $\frac{3}{24}$ et le voilà à 8 pouces.

En résumé, chaque quantité de $\frac{1}{24}$ en réfraction répond aux distances suivantes :

$$4'',\ 4\,\frac{4}{5},\ 6'',\ 8'',\ 12'',\ 24'',\ \infty;$$

Puis, si l'on reporte ces mêmes quantités en sens inverse, en deçà de 4 pouces, on aura :

$$4'',\ 3''+\frac{3}{7},\ 3'',\ 2''+\frac{2}{3},\ 2''+\frac{2}{5},\ 2''+\frac{2}{11},\ 2''.$$

Toutes ces distances correspondant à des différences constantes de $\frac{1}{24}$ de l'une à l'autre, entre les *quantités de réfraction*.

§ VII. Expression de l'étendue de l'accommodation dans le nouveau système, en prenant pour unité de réfraction l'action d'une lentille de 216 pouces de longueur focale.

Dans ce nouveau système, avons-nous vu, le nombre représentant la quantité de réfraction développée par l'œil était de 518 unités (48) R S = 518.

Si maintenant l'étendue de l'accommodation, la quantité de réfraction facultative ou dynamique, est représentée par une lentille de 4 pouces, ce sera 54 unités nouvelles que nous aurons à y ajouter. (Voyez le tableau, (45).)

Ce serait alors ce nombre de 54 unités qu'il faudrait diviser en sixièmes égaux, pour représenter les parties aliquotes proposées par M. Donders.

Or, nous avons trouvé que, dans la pratique, cette quantité de $\frac{1}{24}$ était un peu élevée, ne donnant pas un assez grand nombre de parties aliquotes.

D'autre part, une légère modification, non au système en lui-même — il est admirable, — mais dans les nombres choisis, nous permet d'exprimer la même idée en nombres beaucoup plus aisés à retenir et à manier dans le calcul.

Voici en quoi consisterait cette modification : Nous proposerions d'abord de prendre 3" ½ pour « punctum proximum » de la vision. Ceci n'est pas nous écarter de l'expérience, car M. Donders fixe à 3" ½ ou 4" ce même point ; mais, en le choisissant, nous avons l'avantage d'exprimer en nombres ronds, multiples les uns des autres, toutes les parties aliquotes de l'étendue accommodative.

Le punctum proximum étant donc supposé à 3'' 1/2, l'étendue accommodative est représentée par 60 *unités de réfraction*. Or, si nous divisons ce nombre en dix parties égales, nous avons l'avantage d'un plus grand nombre de parties aliquotes et ensuite celui de les représenter par la série suivante, éminemment simple, et dont la subdivision est de 6 unités de réfraction ou une lentille de 36 pouces.

L'expression : A = 60 sera donc pour nous absolument équivalente à $\frac{1}{a} = \frac{1}{3\ 1/2}$ (au lieu de 1/4 du (49)).

TABLEAU REPRÉSENTANT L'ÉTENDUE ACCOMMODATIVE $A = \frac{1}{a}$ = RÉFRACTION DYNAMIQUE EXPRIMÉE EN QUANTITÉS DE RÉFRACTION, DONT CHACUNE EST LE DIXIÈME DE L'ÉTENDUE TOTALE, OU L'ACTION RÉFRINGENTE D'UNE LENTILLE DE 36 POUCES.

Au delà du punctum proximum.			En deçà du punctum proximum.		
3''	6'''	60	3''	6'''	60
4		54	3	3'''	66
4''	6'''	48	3		72
5		42	2	9'''	78
6		36	2	6'''	84
7		30	2	4''',5	90
9		24	2	3'''	96
12		18	2	1'''5	102
18		12			
36		6	2		108
∞		”			

CHAPITRE II.

OPHTHALMOSCOPIE.

—

SECTION Ire.

PRINCIPES FONDAMENTAUX DE L'OPHTHALMOSCOPIE.

51. — L'œil est, comme on sait, une chambre obscure, fermée en avant par un appareil dioptrique absolument comparable à une lentille collective (1).

Sur le fond de cet œil formant écran, les objets extérieurs éclairés dessinent une image nette et renversée de leur propre figure; — tous ceux du moins qui sont à la distance pour laquelle l'œil est accommodé. Pour cette distance, ces objets vus nettement, d'une part, et la rétine d'autre part, sont, par rapport au centre optique, dans la situation réciproque des foyers conjugués des lentilles. Or, il suit de cette loi de réciprocité, qui relie les foyers conjugués, que, si l'un est l'image de l'autre, réciproquement, ce second est l'image du premier.

Si donc l'œil, par un procédé ou par un autre, était éclairé et l'extérieur au contraire obscur, les parties qui composent les surfaces profondes de l'œil, comme vaisseaux, interstices pigmentaires, objets colorés quelconques, formeraient au dehors, dans l'air, et à la distance pour laquelle l'œil est accommodé, des images réelles et renversées qu'on pourrait recevoir sur un écran, si l'on connaissait cette distance pour laquelle l'œil est accommodé.

On peut même dire que ces images existent constamment, le pigment intérieur de l'œil n'absorbant pas complétement la lumière qui y pénètre. Mais, vu leur excessivement faible intensité, par rapport à la lumière diffuse de l'extérieur, ces images ne sont réellement que théoriques. En fait, cependant, on peut dire que chacun a devant soi l'image aérienne de sa propre rétine.

Cela posé, que reste-t-il à faire pour s'emparer de cette image? Premièrement : éclairer l'œil intérieur, en laissant autour de lui l'espace relativement obscur. Secondement, se placer sur le chemin de l'image aérienne du fond de l'œil, pour recevoir les rayons qui la forment.

Deux propositions difficiles à concilier, car, d'après les lois de la dioptrique, pour se trouver sur le chemin des rayons qui sortent d'un œil, il faut se placer, en même temps, sur la route de ceux qui y pénètrent. De sorte que les termes de la question semblent impliquer contradiction. C'est même cette contradiction qui a si longtemps retardé la réalisation de l'ophthalmoscopie, en laissant penser qu'il ne sortait aucun rayon de l'œil. Mais la pupille n'apparaît noire que parce que, dans les circonstances ordinaires, l'extérieur de l'œil est beaucoup plus éclairé que l'intérieur, et secondement, que si on l'éclaire avec une lumière artificielle même éclatante, on est toujours, par la nature même des choses, en dehors du chemin suivi par cette lumière à sa sortie.

§ I. Éclairage de l'œil. — Position de l'observateur.

52. — La première indication à remplir est donc d'éclairer l'œil à l'intérieur, tout en se réservant la faculté de se placer sur la direction des rayons entrants et sortants, sans les intercepter par la présence de son propre corps (1).

On y parvient très aisément au moyen d'un miroir réflecteur qui dévie, vers l'œil à observer, la lumière émanée d'une source quelconque, placée latéralement en arrière. L'observateur, placé derrière le miroir, et plongeant son regard à travers une lacune laissée transparente en un point de son étendue, se met ainsi facilement sur la direction même du faisceau pénétrant, et, par conséquent, des faisceaux émergents. (Voir pour plus de clarté, s'il en est besoin, la fig. XXIII, (56).)

§ II. Rapports de l'observateur avec les rayons émergeant de l'œil observé.

Mais il ne suffit pas de s'être mis sur le trajet des rayons émergents, pour percevoir l'image, il faut encore connaître ou le lieu de l'image, c'est-à-dire la distance pour laquelle l'œil est accommodé, ou, ce qui revient au même, le degré de convergence ou de divergence des rayons émergents. Or, cette donnée nous manque dans le cas général.

Supposons, pour fixer nos idées, que les rayons émergents soient parallèles, c'est-à-dire que l'image aérienne du fond de l'œil soit à l'infini.

Si l'observateur a la possibilité de réunir, spontanément et sans effort, les rayons parallèles sur sa rétine, le problème est résolu; il aura une image nette du fond de l'œil du

(1) Quelques-unes des notions contenues dans ces paragraphes se trouvent déjà dans le *Précis d'ophthalmoscopie*, de M. Liebreich, placé en tête de notre tome II. Bien que faisant ainsi double emploi, au moins en apparence, nous les avons maintenues ici, pour ne pas décompléter le travail de notre collaborateur. (*Les auteurs.*)

sujet observé, il verra (une faible étendue, il est vrai), mais enfin il verra le fond même de l'œil. Seulement, il faut pour cela deux conditions : 1° Que le sujet ait, comme nous l'avons supposé, son accommodation entièrement relâchée, et 2° que l'observateur l'ait également. Or, si le premier cas est réalisé par l'inattention du sujet observé, il est difficile que l'observateur puisse *regarder*, c'est-à-dire, voir avec attention, à une distance nécessairement restreinte, en relâchant toute son accommodation. Supposons donc, ce qui est le cas commun, que l'observateur regarde de la distance ordinaire pour les objets de petite dimension, à savoir, d'une distance de 8 à 12 pouces :

1. PROCÉDÉ DIT DE L'IMAGE DROITE.

54. — L'observateur étant en présence de *rayons parallèles*, comment les appropriera-t-il à sa vue accommodée pour une courte distance? Bien simplement : si l'on place sur le chemin de ces rayons une lentille dispersive de 8 pouces de longueur focale, ces rayons vont en émerger avec la divergence qu'ils auraient s'ils partaient d'une distance de 8 pouces (37).

Le fond A de l'œil observé *o*, vu à travers la lentille dispersive L, est vu en F, foyer de cette lentille.

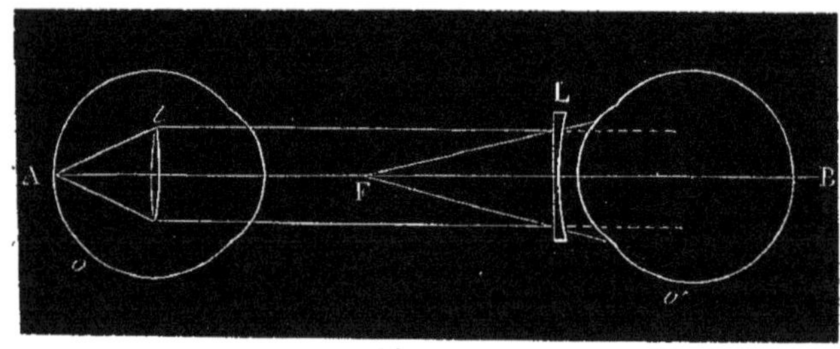

Fig. XIX.

o Œil observé accommodé pour l'horizon. — *l* Lentille idéale qui représente le système dioptrique de l'œil. — A Un point visible quelconque sur l'écran rétinien, au foyer exact de la lentille *l*. — L Une lentille dispersive de foyer F. — *o'* Œil observateur.

Un observateur qui se placerait en O' et qui accommoderait pour la distance F, verrait donc en ce point F l'image virtuelle et *droite* du point A. Tel est le procédé dit *de l'image droite*. Chacun sait, en effet, qu'en regardant au loin (c'est-à-dire avec des rayons parallèles) à travers un verre concave ou dispersif, on voit les objets rapprochés et *droits*. (Voir, figure XX, la construction de l'image.)

Voilà pour les rayons émergents parallèles, ou l'image à l'infini.

Sera-t-il plus difficile de s'approprier les rayons, s'ils sortent de l'œil observé à l'état de divergence (cas rare, qui sera examiné au chapitre de l'hypermétropie), ou à l'état de convergence, ce qui est le cas général? Aucunement.

II. *Rayons émergents divergents.* — Si la lentille négative L a eu le pouvoir de faire diverger de F les rayons incidents parallèles de la figure, les rayons, déjà divergents à l'incidence, rendus encore plus divergents par cette lentille, paraîtront partir d'un point situé plus près d'elle, à savoir entre F et la lentille L. L'observateur pourra donc encore parfaitement s'approprier l'image A avec la lentille F, ou sera, au plus, obligé d'en choisir une un peu plus faible.

III. — Si, au contraire, les rayons sortent *convergents*, la lentille L devra être plus forte que pour les rayons parallèles, puisqu'elle devra, par une première portion de son action, les amener d'abord au parallélisme, puis, par une seconde portion, les faire diverger du point F (42).

La fig. XX montre la marche des rayons dans cette circonstance.

$p\,\varpi$ étant le diamètre vertical de la papille optique, $p'\varpi'$ en est l'image renversée, formée à une distance finie. Maintenant, on interpose la lentille dispersive L, de foyer F; si l'on applique ici la règle pratique du (47), on voit que le rayon parallèle à l'axe et passant par ϖ', offre, après la réfraction, la direction $F\varpi''$; d'autre part, le rayon qui, pour aller former l'image ϖ', passerait, avant la réfraction, par o, y passe encore après l'interposition de la lentille; il n'est pas dévié. ϖ'' se trouve donc à l'intersection de ces deux dernières lignes. $\varpi''p''$, renversée par rapport à $p'\varpi'$ est donc droite par rapport à $p\,\varpi$.

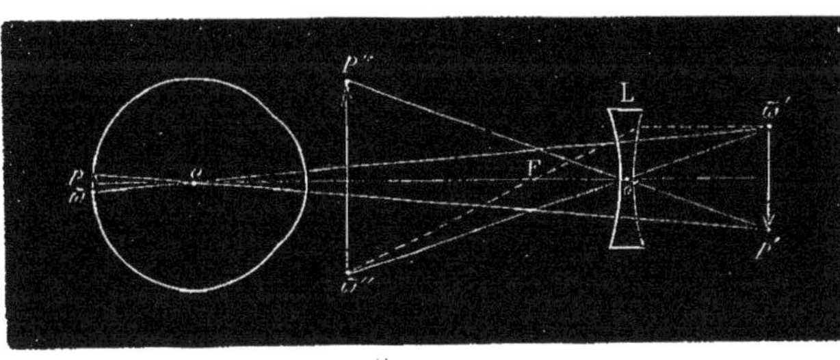

Fig. XX.

2. PROCÉDÉ DE L'IMAGE RENVERSÉE.

55. — L'œil O est toujours supposé adapté pour l'horizon. L'observateur (Helmholtz), au lieu d'une lentille dispersive, en prend une seconde, collective au contraire :

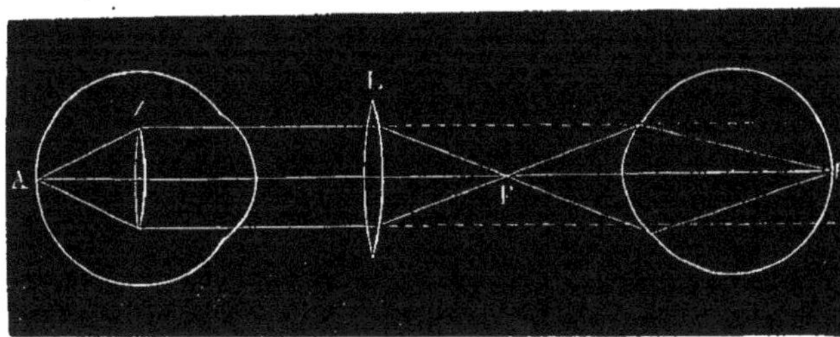

Fig. XXI.

Qu'arrive-t-il dans ce cas? *a*) Les rayons parallèles sortis de A, rencontrant la lentille L′ et, réfractés par elle, se réunissent au delà d'elle, à son foyer principal F (37).

Dès lors, l'œil B′ de l'observateur, placé au delà de F, et s'accommodant pour la distance qui le sépare de ce point, verra le point A en F.

Chacun sait, de plus, qu'en regardant à l'horizon avec un verre convexe, il faut, pour avoir une image, s'éloigner de la lentille d'une distance supérieure à sa longueur focale, et alors on voit les objets *renversés*. (Voir d'ailleurs la construction de l'image, fig. XXII.)

Qu'arrive-t-il maintenant dans le cas de rayons émergeant de l'œil observé, à l'état de divergence ou de convergence?

b) *Rayons émergeant en convergence;* c'est le cas général, celui dans lequel l'œil observé est adapté pour une distance finie, distance à laquelle existe dans l'air l'image réelle et renversée des parties profondes. De même qu'un objet situé à cette distance se peindrait sur la rétine en envoyant vers la cornée des rayons divergents, inversement l'image des parties profondes de l'œil, formée en son lieu et place, le serait au moyen de rayons convergents. Ces rayons convergents, l'observateur ne peut les utiliser que s'il se place au delà de leur point de concours; l'œil normal est impropre à s'approprier les rayons convergents. Eh bien, supposons que l'observateur place encore devant l'œil observé la lentille collective L, il est clair que, puisque, dans le premier cas (rayons parallèles), cette lentille avait pour effet de concentrer en F les rayons parallèles, des rayons déjà convergents au moment où ils la rencontrent, viendront se réunir plus près d'elle que son foyer principal.

La lentille L ramène donc en deçà de F l'image aérienne indéterminée, formée par l'œil observé; et comme L peut être pris d'un très court foyer, l'observateur a toujours la faculté de fixer à une distance à très peu près connue et très voisine de lui, l'image renversée du fond de l'œil observé, et alors il peut se placer à la distance convenable au delà de cette image.

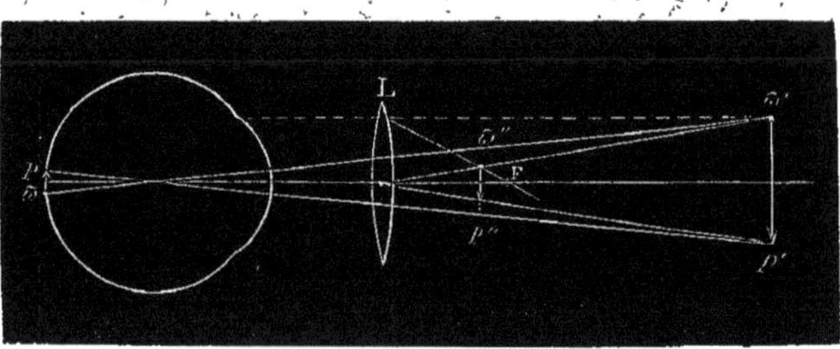

Fig. XXII.

La figure XXII, montre la marche des rayons dans cette circonstance : $p\,\varpi$ étant le diamètre vertical de la papille optique, $\varpi'\,p'$ en est l'image renversée à une distance quelconque.

Si F est le foyer postérieur de la lentille, l'image $\varpi'\,p'$ sera ramenée en $\varpi''\,p''$ en deçà de F, puisque, si l'image $p\,\varpi$ était à l'infini, ladite lentille la ramènerait à la distance F elle-même.

c) Si les rayons sortaient (par exception) de l'œil observé à l'état de divergence (ce qui suppose le foyer principal de l'œil situé au delà de la rétine), il faudrait évidemment, pour produire le même effet que dans le cas de rayons parallèles, ajouter à la lentille L une force de réfraction suffisant à amener au parallélisme ces rayons divergents (42). Mais rien n'est changé au mécanisme de la méthode.

Tel est, en définitive, le procédé dit « de l'image renversée. » Nous reviendrons plus loin, dans l'étude des anomalies de la réfraction de l'œil, sur les conséquences pratiques à tirer de cette discussion du problème général de l'ophthalmoscopie.

Quiconque aura une idée nette de la marche de la lumière dans les circonstances que nous venons d'étudier, ne dira donc jamais qu'il vient de voir le fond de l'œil, mais *l'image* (soit réelle et renversée, soit droite et virtuelle) *du fond de l'œil.*

SECTION II.

INSTRUMENTATION.

§ I. Des différentes espèces d'ophthalmoscopes.

56.—Dans l'exposé qui précède, nous ne nous sommes occupé que de la formation et de l'acquisition de l'image extra-oculaire; nous avons supposé l'œil éclairé, et nous avons dit seulement qu'il l'était au moyen d'un miroir qui, réfléchissant la lumière émanée d'une certaine source, située latéralement ou en arrière, permettait à l'observateur de se placer sur le trajet du rayon pénétrant dans l'œil et, conséquemment, du rayon émergent qui suit la même direction.

Les miroirs employés à cet effet sont de trois sortes : 1° Plans : c'est celui de l'inventeur, M. Helmholtz, et qui appartient à l'histoire de la science.

O étant l'œil à observer, M. Helmholtz plaça, sur son axe antéro-postérieur A*o'*, une lame de verre à faces parallèles, réfléchissant vers O le faisceau divergent parti de la lampe *l*. Il est clair, dès lors, que, si l'œil observé était accommodé pour la distance l', cet œil voyait en l' la lampe l; en l se trouvait donc une image nette et renversée de la lampe l'; et l'observateur, placé derrière la petite lentille dispersive O', voyait, au fond de l'œil O, cette image renversée peinte sur la choroïde. (Voyez fig. XIX) (1).

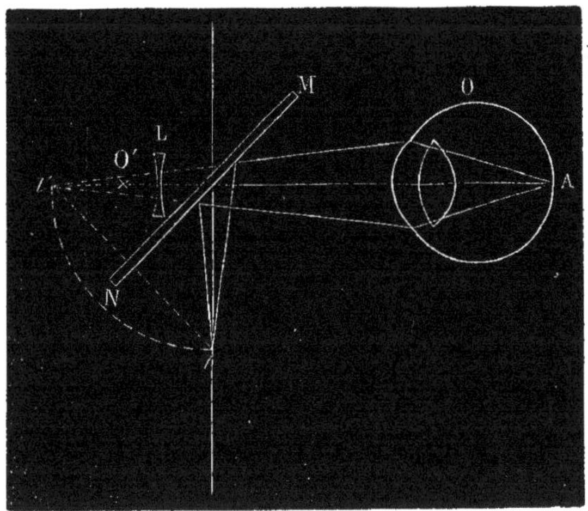

Fig. XXIII.

Tel est, en principe, l'ophthalmoscope de l'inventeur même. On y reconnaît de suite une certaine imperfection pratique : La région éclairée dans l'œil observé est extrêmement réduite; elle se borne à la faible étendue de l'image de la flamme d'une lampe. Celle-ci étant, supposons-nous, à 80 centimètres de l'œil observé, son image est, comme étendue diamétrale, à celle de la flamme de la lampe, dans le rapport inverse de 80 centimètres à 10 millimètres environ, ou de $\frac{10}{800}$ ou de $\frac{1}{80}$.

On voit combien un tel éclairage, complet pour la démonstration du fait-principe de l'ophthalmoscopie, était insuffisant pour la pratique.

Ajoutons, en ce qui concerne la quantité de lumière réfléchie vers l'œil, que la lame de verre non étamée n'utilisait qu'une très faible partie de celle émise par la lampe.

M. Helmholtz remédia lui-même à ces deux inconvénients. Il réalisa, en la modifiant avantageusement, une idée conçue premièrement par Bruecke, et qui avait pour objet de concentrer préalablement, en un faisceau convergent, des rayons destinés à l'éclairage de l'œil. Par là, on devait déterminer la formation de l'image de la lampe dans l'intérieur même de l'œil, et, au lieu d'une image nette, la rétine ou la choroïde recevaient des cercles de diffusion plus ou moins étendus. Cet objet fut atteint au moyen de la lentille collective des fig. XVII et XVIII, qui rendent ainsi un double service, concentrant les rayons pénétrants aussi bien que ceux de l'émergence.

M. Ruete ajouta à ces avantages l'introduction, dans l'instrumentation, d'un miroir concave qui rassemblait un nombre de rayons utiles encore plus grand, et assurait la formation du foyer lumineux intra-oculaire, aussi bien dans l'absence qu'avec le secours de la lentille collective L, la suppléant dans le cas de l'examen à l'image droite; ajoutant son action à la sienne dans l'exploration au moyen du second procédé.

(1) Est-il besoin de dire que, la glace n'étant pas étamée, une partie des rayons émergeant de l'œil observé la traversaient pour se rendre vers l'observateur, comme, d'autre part, une partie seulement de ceux de la lampe l' étaient réfléchis vers l'œil à observer, l'autre partie continuant sa route en ligne droite, eu égard au parallélisme des deux faces de la glace plane MN. Ce principe est celui des images spectrales de la féerie moderne.

La figure XXIV montre tous ces avantages réalisés :

Soit M N un miroir concave de rayon *o c*; A *o* l'axe de l'œil observé, L la position de la lampe.

Pour que le rayon lumineux L *o* soit réfléchi suivant *o* A, il faut que, des deux côtés de la normale *c o*, axe principal du miroir, l'angle d'incidence L *o c* = l'angle de réflexion *c o l*;

La position du miroir est ainsi déterminée quant à son inclinaison sur A *o*.

Maintenant, où est l'image *l* de L (image réelle et renversée)?

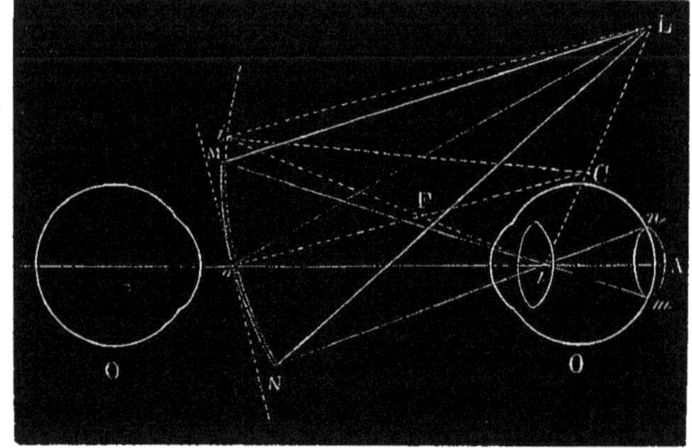

Fig. XXIV.

On la trouve en tirant la ligne L *c* du point L par le centre de courbure du miroir; puis en menant le rayon L *i* parallèle à l'axe *c o*; enfin, en joignant *i* au milieu de la ligne *c o*, foyer principal du miroir. *l* se trouve ainsi à l'intersection des deux lignes L *c*, *i f*.

Il ne reste plus qu'à rapprocher ou éloigner le miroir de façon à placer le point *l* vers le centre de l'œil observé. On obtient alors le plus grand des cercles de diffusion possible *m n*.

En résumé, l'éclairage de l'œil est procuré par la formation en *l*, centre (approximatif) de l'œil observé, de l'image réelle et renversée de L, au moyen d'un miroir ardent ou collecteur, au centre duquel un petit orifice ménagé permet à l'observateur de se placer. Dans ces conditions, la plus large zone de lumière *m n* est étendue au fond de l'œil observé, si, comme on le voit dans la figure, la source de lumière, le centre de courbure du miroir et le centre de l'œil observé sont à peu près en ligne droite. Cette donnée est facile à réaliser, si l'on a eu soin préalablement de déterminer la longueur du rayon de courbure de son miroir.

Cette règle répondrait à l'examen à l'image droite. Nous verrons plus loin que, dans l'examen à l'image renversée, c'est la position de la lentille collective qui détermine celle du point *l*.

L'ophthalmoscope de M. Ruete est, depuis cette époque, dans la pratique, et le plus répandu. Fixe ou mobile (question de convenance, de commodité, et non de science), il est représenté par les instruments de MM. Jaeger, Stellwag Von Carion, Anagnostakis, Ulrich jeune, Hasner, Liebreich, Follin, Desmarres, Cusco, le nôtre (sauf, pour ce dernier, ce qui concerne son adaptation à la vision binoculaire).

L'objet qu'il réalise a été atteint avec la même exactitude théorique, mais moins de commodité dans le maniement, par les miroirs plans de MM. Coccius, Donders et Epkens, Meyerstein, et convexe de Zehender. Dans ces instruments, le miroir, soit plan, soit convexe, est associé avec une lentille convexe qui réunit sur lui, à l'état de convergence, les faisceaux divergents de la lampe : l'effet est alors identique à celui du miroir concave (1).

(1) Voir les §§ 303 et suivants de notre « Traité de la vision binoculaire. »

§ II. Résumé pratique. — Règles à suivre.

1. PROCÉDÉ DE L'IMAGE RENVERSÉE. — ÉCLAIRAGE DE L'OEIL. — RAPPORTS DE DISTANCE ENTRE L'OEIL OBSERVÉ ET LA LENTILLE OBJECTIVE.

57. — La première indication à remplir est d'assurer, toutes circonstances égales d'ailleurs, le maximum d'éclairage, c'est-à-dire (56), d'obtenir sur la rétine les cercles de diffusion les plus grands, comme dans la fig. XXIV. Pour cela, il faut que la lentille objective ait son foyer *vers* la région du cristallin. La lentille objective doit donc être éloignée de l'œil d'une quantité à peu près égale à sa propre longueur focale.

Cette position de la lentille objective a un autre avantage assez considérable. Étant à une distance de l'œil observé égale à sa propre longueur focale, elle joue, relativement aux parties antérieures du globe oculaire, l'iris notamment, la conjonctive bulbaire, etc., le rôle de loupe. Or, à la distance focale de la loupe, ces parties cessent d'être vues distinctement; elles n'attirent donc plus l'attention avec la même fixité et permettent ainsi à l'observateur de la porter sur l'image aérienne, ce qui n'est pas chose inutile. Quand les détails de l'iris sont vus avec quelque netteté, et il n'est pas besoin que cette netteté soit grande, ils forment pour l'observateur un tableau dont son attention se détache difficilement. L'accommodation obéit en effet à l'attention, sans que l'observateur non prévenu s'en doute. Or, l'image réelle et renversée du fond de l'œil est toujours (pour une lentille collective de 2 pouces), à 3 pouces 1/2 environ, et au minimum, du plan de l'iris. Celui-ci est d'ailleurs à 7 ou 8 pouces de l'observateur. Il y a donc une différence d'un tiers au moins de l'étendue totale, entre l'accommodation qui correspond à la position réelle de l'image, et celle dont l'œil est armé pour la distance de l'iris. Il est certain que cette discordance est pour beaucoup dans la difficulté éprouvée par certains sujets à se livrer à l'étude de l'ophthalmoscopie. Trois pouces de plus ou de moins sur la distance totale de 8 pouces, ne correspondent à rien moins qu'à la moitié de l'étendue totale de la force accommodative. Cet obstacle est très sérieux surtout dans l'observation *monoculaire*. Il est certain qu'il a été et est souvent encore la cause principale de la non-réussite première des essais ophthalmoscopiques qui découragent tant de personnes. Nous verrons plus loin comment cet obstacle se trouve au contraire écarté dans l'observation avec le concours des deux yeux.

2. RAPPORTS DE POSITION DU MIROIR RÉFLECTEUR ET DE LA SOURCE DE LUMIÈRE.

58. — Si la lentille collective, placée devant l'œil observé à une distance égale à sa propre longueur focale, est ainsi chargée de réunir dans la région de la pupille ou du cristallin, les faisceaux de lumière destinés à l'éclairage, il convient, pour que l'observateur ait, en

chaque instant, présentes à l'esprit les circonstances de détail où il se trouve, que les rayons, réfléchis par le miroir vers la lentille, le soient à l'état de parallélisme.

A cet effet, il faut que la lampe soit à une distance du miroir sensiblement égale à la distance focale de celui-ci (1).

3. OBSERVATEUR. — SES RAPPORTS DE DISTANCE AVEC L'OBSERVÉ.

59. — Quant à l'observateur, la condition ainsi remplie par le miroir lui permettrait, en écartant ou rapprochant à volonté de l'œil observé, le miroir et la lampe, de se mettre à une distance convenable de l'image, soit réelle, soit virtuelle, fournie par les deux procédés. Doué d'une vue longue il pourrait s'éloigner; myope, se rapprocher à loisir.

Il y a cependant des limites, et assez rapprochées, à cette latitude apparente; elles sont imposées, du côté de l'éloignement, par la diminution de l'image dont les détails échappent promptement à l'observateur, obligé de se reculer pour satisfaire aux exigences de l'état de réfraction de son œil. Du côté du rapprochement, les conditions de réflexion de la lumière, la proximité de la lampe peuvent amener également plus d'un obstacle matériel.

Il convient donc de demeurer à une certaine distance, à peu près constante, ou ne variant qu'entre certaines limites. On l'a fixée naturellement assez rapprochée, la plus rapprochée possible de la lentille objective. C'est le moyen d'avoir de plus grandes images.

Les distances ont donc été fixées, dès le principe et tout naturellement, pour les vues plutôt courtes, et dès lors il n'y a plus qu'une préoccupation à sauvegarder. Mettre les vues longues en état de voir des images trop rapprochées pour leur état ordinaire de réfraction. Chacun comprend ce qu'il y a à faire pour cela. C'est d'armer le miroir ophthalmoscopique de lentilles convexes, disposées dans une monture située derrière le trou central, ou bien de garnir son œil d'un verre approprié à son degré de presbytie.

L'ignorance de toutes ces règles a reculé de six à huit années, pour la France, la possession réelle de l'ophthalmoscopie.

I. *Image droite.* — Les développements contenus dans le (52), indiquent dans ce cas la conduite à tenir. Nous donnerons simplement le conseil d'avoir recours, pour l'examen à l'image droite, aux verres concaves en série que tout ophthalmologiste a dans sa boîte et qui peuvent être disposés derrière l'ophthalmoscope, comme le verre convexe l'est pour le presbyte. Alors on ne change rien aux distances familières d'exploration, et tous les petits calculs que cet examen permet de résoudre (comme nous le verrons dans l'étude des anomalies de la réfraction) deviennent d'une grande facilité.

60. — II. *Images secondaires par réflexion.* — On est souvent gêné par les images de la lampe et de l'ophthalmoscope que réfléchissent les deux faces de la lentille objective. Un léger mouvement d'inclinaison du plan de la lentille rejette l'une d'un côté, l'autre en sens opposé. (Voir, pour plus de détails, chap. XX, section II, de notre *Traité de la vision binoculaire.*)

Il n'est pas en notre pouvoir de nous débarrasser complétement des images semblables fournies par la cornée et les cristalloïdes : leur petitesse seule nous permet d'en faire abstraction; il n'y a même, à proprement parler, que celle formée par la cornée qui soit parfois vraiment gênante et qu'il faut s'habituer à ne point voir.

(1) On sait qu'un miroir concave a pour propriété de réunir en son foyer tous rayons incidents sur lui à l'état de parallélisme, et réciproquement, de réfléchir à l'état de parallélisme tous rayons homocentriques partant de son foyer. (Tous les traités de physique.)

61. — III. *Éclairage latéral* (*ou focal*). — *a*) S'il est nécessaire de suivre les enseignements qui précèdent, pour procurer au regard le tableau des parties profondes de l'œil (procédé qui fournit en même temps une vue très avantageuse des parties antérieures), l'examen de ces parties antérieures peut avoir lieu cependant encore d'autre façon. La projection latérale d'un faisceau de lumière éclatante, renvoyé à l'observateur par la réflexion opérée sur les premières surfaces courbes de l'appareil oculaire, suffit très bien à distinguer tous les détails matériels que peuvent présenter ces membranes ou les milieux qu'elles séparent.

S'il existe dans ou sur ces parties des éléments plus ou moins opaques, ils deviennent le siége de la diffusion de la lumière réfléchie, et sont alors directement perceptibles pour l'observateur.

La méthode consiste à concentrer, au moyen d'une loupe, les rayons émanés d'une lampe, en dirigeant obliquement les rayons et se plaçant soi-même sur le chemin du rayon réfléchi, c'est-à-dire à angle égal de l'autre côté de la normale au point d'incidence.

On voit se révéler alors, à l'état physiologique, les apparences étoilées qui décèlent la constitution histologique du cristallin, que l'âge met en évidence, et qu'il ne faut pas confondre avec un commencement de cataracte.

Les opacités réelles se marquent bien davantage dans cet examen, et se manifestent ensuite, dans l'exploration directe ou par transparence, comme des obstacles réels au passage de la lumière. Ainsi se reconnaîtront les moindres altérations de transparence des milieux antérieurs.

b) *Images de Purkingé.* — Mais on rencontre aussi, dans ces milieux ou sur ces surfaces, des opacifications légères, opalines, qui manquent de corps pour opérer la diffusion véritable de la lumière réfléchie. Celles-ci ne sont reconnaissables qu'aux altérations qu'elles font subir aux images par réflexion de la lampe elle-même; images connues sous le nom « d'images par réflexion de Purkingé et de Sanson. »

Ces images sont fournies par les trois surfaces qui limitent les milieux antérieurs, la cornée et les deux cristalloïdes. Les deux premières, *se mouvant dans le même sens*, quand on fait mouvoir la source de lumière, sont fournies par la cornée et la cristalloïde antérieure. La troisième, qui se meut seule, dans un sens contraire au mouvement des deux autres, très petite et normalement très nette, appartient à la surface postérieure du cristallin.

En présentant une bougie près de l'œil à observer, et latéralement, si la pupille est large, on voit toujours très aisément les images de la cornée et de la cristalloïde postérieure (l'œil étant normal, bien entendu). Mais quelquefois, l'image de la cristalloïde antérieure n'est pas assez nette pour être perçue. Ce n'est pas là un inconvénient réel, parce que, pour être assuré de la transparence du cristallin, il suffit de recevoir la lumière réfléchie par la cristalloïde postérieure.

Cependant on peut se procurer la satisfaction de vérifier l'existence des trois images, en dilatant suffisamment la pupille, et en concentrant, au moyen d'une lentille collective approchée de l'œil, les rayons incidents venus de la lampe. Alors, au moyen d'un très faible tâtonnement, on se procure bientôt les trois images à la fois.

Dans toutes ces observations, il faut avoir soin de se placer sur le chemin marqué par la lumière réfléchie, c'est-à-dire à égale distance angulaire de l'autre côté de la normale, par rapport à la direction de l'incidence.

Ce procédé doit toujours être employé, quand on a lieu de soupçonner l'existence d'une cataracte débutante, ou d'un trouble, moins accusé encore, dans les milieux antérieurs. Avec quelque habitude, le degré de vivacité, ou au contraire *d'étalement*, de diffusion, de l'une de ces images cristalloïdiennes, est déjà un précieux renseignement.

SECTION III.

OPHTHALMOSCOPIE BINOCULAIRE.

§ I. Ophthalmoscope de l'auteur.

62.—L'ophthalmoscope binoculaire, ainsi que l'exprime sa qualification, est destiné à l'usage simultané des deux yeux. Il met l'observateur dans les conditions de la vision ordinaire ou complète, partageant entre les deux yeux de l'observateur les faisceaux émergeant de l'œil observé, faisceaux qui, dans l'ophthalmoscope premièrement en usage, ne se rendaient qu'à un seul œil. Il n'y a, en effet, entre les deux méthodes, que cette unique différence, à savoir que, dans la nôtre, les deux yeux de l'observateur participent à l'observation.

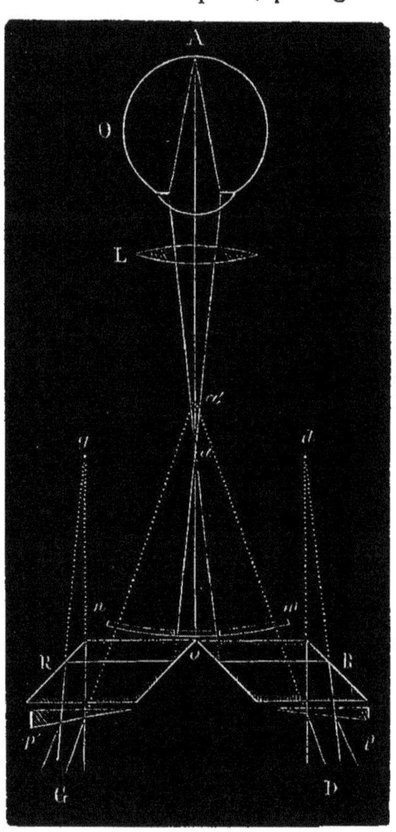

Fig. xxv.

Voici par quel mécanisme est procuré ce partage (Fig. xxv). L'appareil consiste en une paire de rhomboèdres R, enfermés dans une boîte et placés en arrière du miroir concave ordinaire. Ces rhomboèdres, en *crown-glass*, représentent chacun un double prisme à 45°, propre à produire la réflexion totale sur ses faces inclinées. Ces deux rhomboèdres en contact par un de leurs sommets, se partagent symétriquement l'orifice o, pratiqué dans le miroir ophthalmoscopique. Tout faisceau lumineux divergent, parti d'un point de l'image réelle ou virtuelle, telle que a, et venant traverser l'orifice, s'y divise à droite et à gauche, subit deux fois, de chaque côté, la réflexion totale et émerge enfin des rhomboèdres, par une des faces droites, parallèlement à la direction première, mais transporté, du centre à l'extérieur, d'une quantité égale à la dimension longitudinale des prismes. Tous les points de l'image première, et par conséquent cette image elle-même, sont donc reproduits à cette dernière distance, à droite en d, et en g à gauche; or, comme la largeur d'un des rhomboèdres mesure le demi-écartement des yeux, l'observateur se trouve avoir devant lui deux images aériennes placées comme le sont les images stéréoscopiques. Il ne s'agit plus que de les amener à coalescence. On y parvient absolument comme dans le stéréoscope, au moyen des petits prismes à angle réfringent interne p, p', qui jouent le même rôle que dans le stéréoscope, dévient le rayon en dehors à l'émergence, procurant ainsi la fusion des deux images sur la ligne médiane, quelque part en a'.

Dans l'instrument, ces petits prismes sont au nombre de deux de chaque côté; les deux intérieurs appartiennent à des surfaces planes et conviennent aux vues plutôt basses. Les deux prismes, placés à l'extérieur dans les coulisseaux, sont empruntés à des lentilles convexes des n°s 15 à 16 (on peut les choisir comme on l'entend), et ont pour objet de diminuer la divergence des rayons pour les vues qui n'ont pas l'accommodation facile pour les objets rapprochés (59).

Dans les premiers exemplaires mis en circulation, la lumière devait être placée sur le plan méridien et par conséquent au-dessus de la tête du malade. Une modification due à M. le docteur Hunt, de Boston, permet d'incliner le miroir sur l'axe et de placer la lampe, ainsi que pour l'ophthalmoscopie monoculaire, sur la droite ou sur la gauche du sujet.

Un autre amendement apporté par l'habile constructeur de cet instrument, M. Nachet, permet, en mobilisant la moitié extérieure de l'un des rhomboèdres, de donner aux doubles images un écartement variable, et de les mettre ainsi en rapport avec tous les écartements des yeux que l'on peut rencontrer dans une clinique.

Qu'il nous soit permis de rappeler ici quelques-uns des avantages qui nous ont paru réalisés par cette modification de la grande découverte de M. Helmholtz, et que l'assentiment public a déjà confirmés.

Le premier et le plus simple consiste en ce que deux yeux présentent, sur un seul œil, double chance de rencontrer un des points de l'image dont l'observateur veut s'emparer. Dès qu'un des yeux a rencontré un des points de cette image, l'autre y est aussitôt fixé. Comme conséquence instantanée de ce premier fait, nous ajouterons que le concours des deux axes visuels, fixant en outre, et instantanément, la position dans l'espace de l'image aérienne fusionnée, détermine et entraîne avec lui le degré harmonique de l'accommodation. L'observateur n'est dès lors plus dans cet embarras, inhérent à l'observation monoculaire, que cause un œil trompé par les apparences, et qui tend à s'adapter à 8 pouces, quand l'objet n'est pas à plus de 4 à 5 pouces de lui (59). Cette circonstance est, à elle seule, d'un prix inestimable.

Mais la vision binoculaire ou associée a d'autres effets encore, plus marquants peut-être. Les objets qui viennent se peindre dans l'image aérienne ophthalmoscopique sont des objets à trois dimensions; l'image aérienne offre donc aussi ces trois dimensions. Vue monoculairement, la dimension qui appartient à la profondeur disparaît : elle se présente en projection; l'image est un dessin et non plus un objet. La vision binoculaire rend au sensorium les effets de ces trois dimensions. On sait quel en est le premier résultat : c'est la sensation du relief ou la détermination, nette pour l'esprit, des positions antérieures ou postérieures relatives des différents détails qui composent cette image. Géométrie de position, sensation des formes et même des qualités (dureté ou ramollissement) de ces objets, tels sont les avantages procurés par la vision naturelle ou associée. Ainsi, on apprécie parfaitement la distance qui sépare la membrane limitante antérieure de la rétine ou la couche vasculaire, des couches qui appartiennent à la choroïde. Ainsi, toutes les extravasations, exsudations, dépôts, corps quelconques soit intrus, soit déplacés, se voient dans leur position réelle : ainsi, la papille optique se voit avec sa vraie forme; il n'y a plus moyen de prendre une papille convexe pour une papille concave ou réciproquement, etc., etc.

Nous nous arrêtons là; ce panégyrique n'est point à sa place ici. Mais, nous rappelant que nos premières énonciations sur ces qualités de l'instrument binoculaire (en particulier, sur la sensation de relief) avaient été mises en doute, nous nous laissions aller, avec quelque complaisance, à les reproduire, maintenant qu'elles ont trouvé, à l'étranger, des défenseurs impartiaux. Nous renvoyons le lecteur au remarquable travail publié à ce sujet par M. le professeur Knapp, d'Heidelberg (1). Il y verra, scrupuleusement analysées, toutes les circonstances de l'examen ophthalmoscopique binoculaire, et y reconnaîtra qu'elles n'avaient pas été surfaites dans le premier élan de satisfaction d'auteur. Nous lui signalons, en particulier, l'expérience rapportée au n° 1 du § B et au moyen de laquelle on peut se procurer la vue du globe oculaire entier, transporté comme un globe de cristal *en avant* de la lentille objective, et présentant à la fois à l'observateur, et avec leurs distances relatives, l'iris, la rétine et tout corps opaque qui pourrait être suspendu à une distance quelconque dans le corps vitré.

On se procure cet avantage en prenant une lentille de 1'' 5/4, par exemple, pour lentille objective et en l'éloignant, pendant l'observation, jusqu'à 3 pouces de l'œil observé.

M. Knapp a également constaté, dans l'usage de l'instrument binoculaire, l'avantage d'un éclairage plus intense, attendu, dit-il avec grande raison, qu'un objet paraît plus éclairé si on le regarde avec les deux yeux que lorsqu'on n'en emploie qu'un seul.

Le champ visuel superficiel est plus étendu : ceci se comprend aisément en songeant qu'outre la partie de l'image commune aux deux yeux, il y a encore, pour chacun, une partie latérale propre que ne perçoit point l'autre, mais que perçoit le sensorium.

Enfin, les perceptions sont plus nettes et plus sûres, parce que l'acte visuel est plus naturel et plus précis avec deux yeux qu'avec un seul (2).

(1) Annales d'Oculistique, Janvier 1864, pp. 55 et suiv.

(2) Voici, d'autre part, le jugement porté sur notre ophthalmoscope par M. Robert Carter, dans son récent et complet travail sur l'ophthalmoscopie :

« La différence entre les effets produits par les ophthalmoscopes monoculaires et binoculaires est très considérable; et, pour un commençant ou un observateur inexpérimenté, de la plus grande importance. Pour apprécier exactement cette différence, il faut se souvenir que les difficultés de l'observation ophthalmoscopique sont de deux sortes. Il y a d'abord la difficulté de voir; il y a ensuite celle d'interpréter sainement ce qu'on a vu. La première est la même avec tous les instruments; mais les instruments binoculaires réduisent la seconde à un minimum.

» Dans l'emploi de l'ophthalmoscope monoculaire de MM. Coccius ou Liebreich (image renversée) en dépit de l'abondance de la lumière et de la parfaite netteté des images, les détails du tableau apparaissent tous dans le même plan. Les vaisseaux de la rétine peuvent être distingués de ceux de la choroïde à leur couleur et à leur direction; mais non par une différence appréciable dans leur position relative. Les dépressions formées par l'atrophie choroïdienne, le staphylôme postérieur, les saillies produites par les hémorrhagies ou diffusions sous-rétiniennes, offrent bien, sous le rapport de la couleur, des contrastes avec le champ général voisin, mais c'est à peine si elles présentent quelques apparences de nature à suggérer, sans le secours de la réflexion, l'idée de saillie ou de profondeur relatives. La forme en cupule du disque optique elle-même, la plus marquée de toutes les différences de surface présentées par le fond de l'œil, si elle se trahit principalement par la courbure des vaisseaux sur ses bords,

Le même auteur a opposé au tableau brillant, dressé par lui, des avantages de la nouvelle instrumentation, le fait d'un maniement un peu plus difficile, particulièrement quand il s'agit de distinguer les régions équatoriales de la rétine.

Cette objection n'est pas sans fondement, dans l'examen ordinaire. Mais, si l'on dilate la pupille, et qu'on applique le procédé même de M. Knapp, l'éloignement de la lentille de l'œil observé, de légers mouvements de cette lentille à droite, à gauche, en haut et en bas pendant les mouvements opposés de l'œil observé, permettent très aisément une vue successive de toute la surface de l'œil intérieur.

Quant à la difficulté que l'on rencontre quelquefois à faire concorder la convergence avec l'accommodation, c'est là une simple affaire d'harmonie entre les mouvements musculaires des yeux de l'observateur et l'angle des prismes oculaires. Un changement dans cet angle corrige à l'instant cette discordance. L'ophthalmoscope binoculaire doit être, comme tout instrument de ce genre, approprié non-seulement à l'œil, mais au système de la vision associée de celui qui doit s'en servir; et cette adaptation consiste dans la réunion des conditions suivantes :

1° Longueur des rhomboèdres, mesurée sur l'écartement des pupilles;

2° Choix du prisme oculaire, au point de vue de la réfraction (myopie, presbytie, hypermétropie);

3° Choix de *l'angle* du même prisme, au point de vue de l'angle de convergence, déterminé lui-même par les conditions musculaires des yeux de l'observateur.

§ II. Ophthalmoscope de M. Laurence.

L'ophthalmoscopie a subi encore quelques autres modifications. M. J.-Z. Laurence, de Londres, a eu la pensée de faire participer un second observateur à l'examen ophthalmoscopique pratiqué par l'observateur ordinaire. La modification proposée par M. Laurence repose sur deux points. Qu'on se représente (la chose est facile si l'on a bien compris les détails qui précèdent) la position relative de l'observateur et de l'observé dans leurs rapports classiques; l'observateur ayant devant lui l'image réelle et renversée du fond de l'œil.

est souvent prise, à la vérité par des observateurs inexpérimentés, pour une élévation. On peut sans témérité affirmer que l'insuffisance d'un seul œil, dans l'appréciation correcte du relief, est la principale source de difficulté dans l'interprétation des apparences ophthalmoscopiques.

Sous l'instrument binoculaire, cette difficulté s'évanouit. La différence entre les impressions procurées par les deux méthodes peut se comparer à celle qui résulterait de l'effet produit par un arbre vu en pleine campagne ou dans un tableau. Non-seulement on reconnaît à première vue, comme une évidente excavation, le disque du nerf optique, mais on reconnaît de même de petits épanchements de sang, de lymphe, de sérum, ou au contraire, des places atrophiées, manifestement creusées au-dessous du niveau environnant. Les vaisseaux de la rétine sont vus, du premier coup, émergents en ligne droite du fond de l'excavation, puis s'étendant dans un plan évidemment antérieur à celui de la choroïde. Dans de jeunes yeux notamment, bien éclairés, les vaisseaux de cette dernière membrane peuvent être suivis distinctement dans toutes ses couches successives.

Les chirurgiens déjà en possession du maniement assuré des anciens instruments et exercés dans l'interprétation des apparences qu'ils fournissent, habiles à se débarrasser des illusions optiques, ou chez qui l'usage des données parallactiques est devenu comme instinctif, ne reconnaissent d'abord à l'instrumentation binoculaire qu'une plus grande beauté du tableau offert à leur vue. Mais, pour des observateurs moins savants, il est d'une bien autre valeur.

Dans l'examen ophthalmoscopique, il y a peu de questions plus importantes, au point de vue du diagnostic ou du pronostic, que celle ayant pour objet de déterminer si une masse de pigment est infiltrée entre les couches de la rétine, ou déposée au-dessous d'elle, dans la choroïde. Il est d'une importance égale de reconnaître avec certitude le commencement d'un épanchement séreux sous-rétinien. Au moyen de la vision binoculaire, toutes ces circonstances sont précisées dès le premier coup d'œil. La vision monoculaire n'y arrive, si elle y parvient, qu'après un examen prolongé et qui souvent n'est pas sans danger.

Il suit de là, selon moi, que tout observateur qui veut apprendre à se servir de l'ophthalmoscope vite et bien, et éviter les erreurs de l'interprétation sans avoir acquis une bien longue expérience, doit sans hésiter donner la préférence à l'instrument binoculaire.

Qu'on interpose alors, à 45°, sur la ligne qui les joint, une lame de verre, à faces planes et parallèles, exactement comme celle qui constituait le miroir du premier ophthalmoscope, de celui de M. Helmholtz (19). Cette lame de verre ne change rien pour l'observateur, sinon de lui enlever quelque petite quantité de la lumière qui lui arrive. Mais cette lame de verre ne lui enlève cette petite quantité de rayons lumineux, sortant de l'œil observé, que parce qu'elle les réfléchit (en sens inverse de ce qui se passait dans le cas du miroir de M. Helmholtz (fig. XXIII)) d'un côté par rapport à l'axe.

Si donc toute la pièce était fort obscure, on pourrait, en se plaçant convenablement, et sur la direction de ces rayons réfléchis, voir cette image déviée par réflexion plane. Or, on le peut en enveloppant la cheminée de la lampe d'un tuyau opaque qui ne laisse passer de rayons que vers le miroir concave du premier observateur. Il convient pour cela de rapprocher beaucoup, et jusqu'au foyer du miroir, la source de lumière : alors il n'y en a presque pas de perdue, et l'image réfléchie par la glace, à l'imitation de nos féeries spectrales, se voit avec une assez grande netteté (fig. XXII).

64. — En étudiant, pour en rendre compte dans les *Annales d'Oculistique* (voir le numéro d'octobre 1863), cette ingénieuse combinaison, nous avons indiqué qu'en mettant à profit une petite remarque supplémentaire, on pouvait, aux deux observateurs précités, en joindre un troisième.

Parmi les rayons qui ne sont pas réfléchis par la plaque de verre de Laurence et qui continuent, en divergeant, leur course vers le premier observateur, tous ne sont pas utilisés par ce dernier, tous ne tombent pas sur l'orifice même de l'ophthalmoscope. Bon nombre viennent rencontrer le miroir réflécteur lui-même. Ces rayons sont donc réfléchis et vont former image quelque part. Or, ce quelque part, eu égard à la réciprocité des lois de la réfraction, c'est nécessairement *sur la ligne qui joint le centre du miroir au centre de la source de lumière.*

On ne peut pas se mettre sur cette ligne même; mais par, un artifice, on peut la déplacer ; il suffit de détourner, à angle droit, la lumière de la lampe par un premier miroir plan placé à 45° à côté de la lampe, et percé d'un orifice dirigé vers le miroir de l'ophthalmoscope. Alors un troisième observateur peut se mettre sur le chemin d'une troisième image. (Voir, pour les détails, *Annales d'oculistique*, loco citato.)

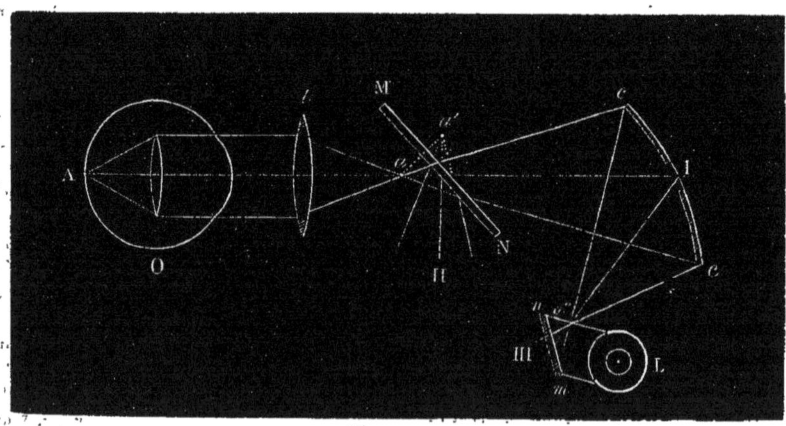

Fig. XXVI.

Chacun de ces observateurs peut, au moyen de l'emploi de la boîte des prismes de l'ophthalmoscope binoculaire, voir ces images binoculairement et avec tous les avantages de ce mode d'exploration, les images réfléchies que nous venons de décrire ayant, comme les images originelles, trois dimensions dans l'espace.

Dans cette figure, O étant l'œil observé, *cc'* le miroir concave de l'ophthalmoscope *l* la lentille collective, *a* est l'image ophthalmoscopique réelle et renversée qu'explore le premier observateur (nº I).

M. Laurence place sur le chemin des rayons la plaque de glace MN, l'image réelle *a* est renvoyée en *a'* et un deuxième observateur placé au nº II peut l'examiner au moyen des rayons divergents qui en émanent. En L se trouve la lampe entourée d'un tuyau noirci, et dont la lumière est dirigée vers le miroir *cc'* au moyen d'un petit miroir réflecteur plan *mn*, lequel est percé d'un petit trou en son centre. Sur la ligne I-III en *a''* se trouve donc une troisième image de *p*, que peut observer le troisième observateur, III.

Ajoutons que, si la source de lumière était formée de rayons chimiques, comme la lumière électrique, la photographie pourrait très bien s'emparer de l'image *a'* réfléchie par la glace MN. Il n'y aurait qu'à placer en ce point une plaque sensibilisée.

SECTION IV.

AUTO-OPHTHALMOSCOPIE.

65.—En 1851, en donnant connaissance au monde savant de sa magnifique découverte, M. Helmholtz avait *indiqué* sommairement que, par une combinaison, facile à concevoir, de miroirs réflecteurs, il était possible d'étendre l'application de la nouvelle idée à l'examen d'un œil par l'autre sur le même individu.

§ I. Auto-ophthalmoscope de l'auteur.

Étudiant cette question, nous sommes arrivé à réaliser cet examen par le procédé suivant, qui consiste simplement, au moyen de deux miroirs plans à 45°, à plier, infléchir deux fois à angle droit le système des rayons lumineux qui, dans l'examen classique, relient l'œil observé et l'œil observateur.

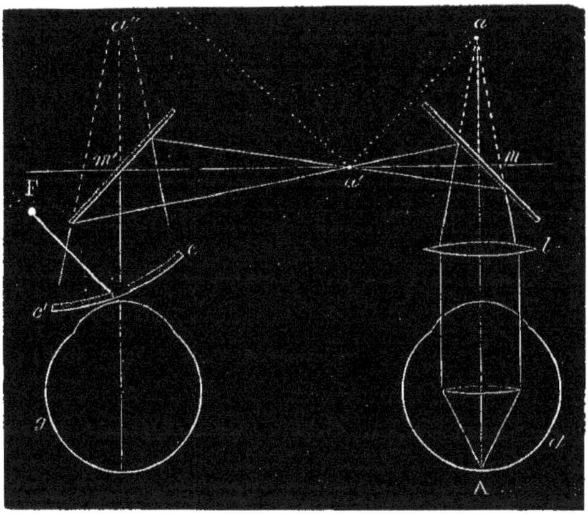

Fig. XXVII.

Deux miroirs plans, *m*, *m'* verticaux et inclinés l'un sur l'autre à 90°, ou faisant chacun avec la ligne *mm'*, qui joint leurs centres, un angle de 45°, sont placés devant les yeux, à un intervalle égal à celui qui sépare les pupilles. L'œil droit en rapport avec le miroir *m*, l'œil gauche avec *m'*. Par suite de la double réflexion en *m* et *m'*, les axes antéro-postérieurs des deux yeux ne font plus qu'une seule ligne continue, deux fois courbée à angle droit.

Si maintenant on place en *l*, tout près du miroir *m*, la lentille collective de l'ophthalmoscope ; en *c c'*, devant l'œil gauche, un ophthalmoscope ordinaire recevant les rayons d'une lampe F ; on se trouve avoir réalisé toutes les conditions de l'ophthalmoscopie classique. La lumière émanée de F, réfléchie suivant *g m'* par l'ophthalmoscope, rencontre le miroir *m'* qui la renvoie suivant *m' m* ; celui-ci, à son tour, la conduit directement suivant l'axe optique de l'œil droit *md*. Inversement, la lumière émergente revient de *d* en *m*, *m'*, *g*.

La figure montre la position des images avant et après les deux réflexions : un seul coup d'œil est aussi explicite que tous les développements.

Quelque temps après la présentation de notre instrument à l'Académie de médecine de Paris, (16 juin 1863), M. le docteur Liebreich nous montra des essais qu'il avait faits lui-même antérieurement dans cette voie, et qui s'appuyaient sur les mêmes principes. La seule différence qui distingue les deux appareils, à l'avantage de l'étendue de l'examen rétinien, mais peut-être au désavantage de la facilité de son exécution, c'est que les miroirs et l'ophthalmoscope chez M. Liebreich étaient mobiles autour d'un centre et exigeaient pour le maniement une grande habileté pratique.

A la même époque, un ophthalmologiste allemand distingué, M. le docteur Heyman (de Dresde) fit connaître une combinaison nouvelle de son invention, allant au même objet et réalisant à peu près les mêmes résultats (1).

§ II. Auto-Ophthalmoscope de M. Coccius.

66. — L'auto-ophthalmoscope de M. Coccius est construit sur de tout autres éléments. Dans cet instrument, c'est un œil qui s'observe lui-même, l'autre étant fermé. Dans une chambre obscure, l'auteur dirige vers une lampe, mais obliquement, un tuyau de lorgnette terminé, du côté libre, par une lentille collective et, du côté de l'œil observé — observateur — par un miroir ophthalmoscopique plan ou plutôt légèrement convexe et dont la face polie est tournée du côté de l'œil. Si l'observateur reçoit alors la lumière de la lampe par le trou du miroir et, comme nous disions, obliquement, la lentille convexe qui ferme le tuyau à l'extérieur dessinera sur une région de la rétine excentrique, puisque l'observateur dirige son attention sur un autre point, l'image de la lampe, mais une image diffuse; l'œil sera localement éclairé par des cercles de diffusion. Une partie de cette lumière sera absorbée par la choroïde, mais une autre sortira de l'œil : celle-ci viendra rencontrer, en sortant, le miroir ophthalmoscopique qui est tenu tout contre l'œil. Elle le rencontrera sur les bords de l'orifice. Mais alors cette lumière sera de nouveau réfléchie vers l'œil, et une portion y rentrera suivant une direction symétrique (égalité des angles d'incidence et de réflexion) de la direction de l'émergence. La région de la macula ou de l'attention sera donc mise, par cette réflexion, en rapport avec la région excentrique qui reçoit l'image diffuse de la lampe. Dès lors, cette partie, ainsi éclairée, deviendra visible et observable au regard attentif dont le siége est sur la tache jaune. En faisant varier la position de l'instrument, on peut éclairer successivement diverses régions des profondeurs de l'œil et les étudier à loisir.

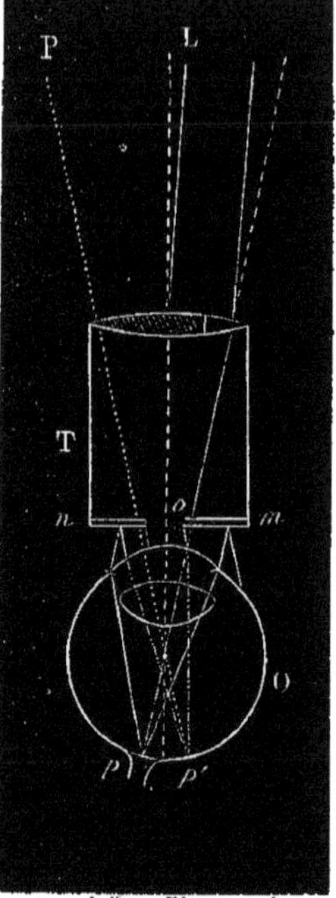

Fig. XXVIII.

T Tuyau opaque. — L Lampe. — *l* Lentille collective couverte sur une de ses moitiés. — *mn* Petit miroir plan ou légèrement convexe, percé d'un orifice en son centre. — *o* Œil. — *p* Papille optique éclairée par la lampe L au moyen d'un cercle de diffusion. — Entre *mn* et l'œil, on voit réfléchis par la surface du miroir (région entourant le trou central) les rayons partis de *p* et émergeant de l'œil. — *p'* Point de concours symétrique à *p* des dits rayons rentrant dans l'œil. — P Projection sensorielle de *p'* ou image sensorielle de *p*.

L'auto-ophthalmoscope de M. Coccius a été présenté, en 1862, au congrès d'ophthalmologie de Paris. En voici le dessin. (Voir fig. XXVIII.)

SECTION V.

OPHTHALMOMÈTRE DE M. HELMHOLTZ.

67. — A côté de ces instruments, qui permettent de plonger le regard dans les profondeurs de l'œil, et se fondent sur une connaissance exacte de la dioptrique oculaire, qu'on

(1) Voir, Annales d'Oculistique 1863, t. I, p. 34, la description de l'appareil de M. Heymann, — M. Carter, dans son nouveau traité d'ophthalmoscopie, dit que M. Zehender (de Berne) a imaginé, en même temps que nous, une combinaison auto-ophthalmoscopique fort analogue à la nôtre.

nous permette d'en décrire un nouveau, qui ne s'applique qu'à l'étude de la superficie de l'organe, et a pour objet d'étudier les changements accomplis dans les courbures des membranes antérieures et transparentes de l'œil, au moyen des lois de la catoptrique ou réflexion de la lumière. Cet instrument, dont l'emploi a permis de donner la dernière précision à la théorie de l'accommodation, et dont l'application sert de fondement à toutes les mesures exactes des courbures de la cornée et des surfaces du cristallin, relevées dans les divers états de l'œil qui vont faire l'objet des chapitres suivants, est l'ophthalmomètre de M. Helmholtz.

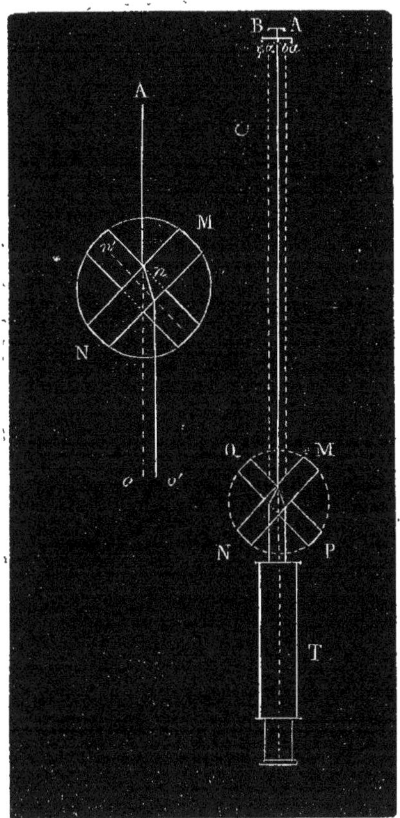

Fig. XXIX.

Quand on regarde un objet AB, à travers une lame de verre à surfaces parallèles MN, dirigées perpendiculairement à la ligne visuelle, les rayons qui traversent la lame MN la traversent sans réfraction, c'est-à-dire sans déviation, et l'objet AB est vu dans sa position réelle relativement à l'observateur.

Mais si la glace MN est tenue obliquement sur la direction de la ligne visuelle, comme MN sur la ligne AO, le rayon AO est réfracté, à l'entrée dans la lame de verre, dévié sur la gauche (il y est rapproché de la normale *n*). A la sortie, il reprend sa première direction, ou du moins une direction parallèle à celle qu'il suivait antérieurement, étant dévié d'une quantité égale, en sens contraire. La ligne A'O' que suit ce rayon est donc parallèle à sa direction première AO. Mais il y a, entre lesdites deux directions parallèles, un petit intervalle qui dépend de l'angle d'inclinaison de MN sur AO et de l'épaisseur de la lame.

Cela posé, un petit objet AB est visé à une certaine distance à travers un télescope de Galilée (lunette d'opéra), (dans les exemples qui nous concernent, ce petit objet est l'image d'une lampe sur une cornée, sur une cristalloïde, etc., etc.); on place alors, sur l'axe du télescope, deux lames de verre MN, PQ inclinées en sens contraire, en contact par leur épaisseur, comme on le voit sur la figure, et de façon que ledit axe passe entre les deux lames, tangent à leurs surfaces de contact.

On voit ce qui arrive : l'objet AB, à travers la lame MN, est vu sur la droite; et à travers la lame PQ sur la gauche, déplacé de part et d'autre d'une même quantité.

Or, cette quantité de déplacement varie avec l'angle mutuel des deux plaques qui sont montées dans un cylindre fixe. Quand elles ne font point d'angle entre elles, qu'elles sont perpendiculaires à la direction du regard, il n'y a point de déplacement, l'objet AB est vu simple. Mais tournons les plaques, l'image AB va se dédoubler et, pour un certain angle, les doubles images seront en contact comme *ab* et $\alpha\beta$ de la figure. Il est visible qu'en ce moment la distance ou l'écartement des deux images est égal à leur commune largeur.

Par le degré d'inclinaison donné aux lames MN, PQ, il est donc facile de mesurer l'écart des deux images ou l'étendue de l'une d'elles.

Tel est l'ophthalmomètre de M. Helmholtz; on a pu constater déjà les avantages de son application dans la recherche du mécanisme de l'accommodation; on ne sera pas moins frappé de sa valeur dans les études qui vont suivre.

DEUXIÈME PARTIE.

DIOPTRIQUE PATHOLOGIQUE.

PATHOLOGIE FONCTIONNELLE DE LA VISION.

CHAPITRE PREMIER.

DES DIFFÉRENTES ESPÈCES DE LÉSIONS FONCTIONNELLES.

SECTION Ire.

DIAGNOSTIC DIFFÉRENTIEL DES DIFFÉRENTES ESPÈCES DE LÉSIONS FONCTIONNELLES. — AMBLYOPIES. — ANOMALIES DE LA RÉFRACTION ET DE L'ACCOMMODATION.

68. — Les altérations de la fonction visuelle, considérées dans chaque œil pris isolément, peuvent se rapporter à trois classes principales :

1° Défaut de transparence des milieux dioptriques ;

2° Amblyopies ou altérations de la sensibilité spéciale ;

3° Anomalies de la réfraction et de l'accommodation.

Entre ces trois classes, le diagnostic différentiel sera aisé à établir.

Un œil affecté d'affaiblissement visuel est-il atteint dans la transparence des milieux? L'éclairage latéral et l'ophthalmoscope tranchent promptement la question ; cette première hypothèse exclue, le sujet ne peut voir distinctement à *aucune distance;* aucune espèce de verre ne peut lui procurer de loin la vision nette ; le cas appartient à l'amblyopie (Donders).

Une autre épreuve, non moins décisive, consiste à faire viser le sujet à travers un trou d'épingle placé tout près de l'œil. Voilà l'œil réduit à l'état de chambre obscure élémentaire ; la réfraction n'y joue pour ainsi dire plus de rôle (1) ; s'il y a vision suffisamment nette, il ne saurait y avoir amblyopie et l'on est en présence d'une anomalie de la réfraction, soit statique, soit facultative.

69. — Considéré comme instrument dioptrique, l'œil offre deux modes d'action : l'une fixe, constante, statique en un mot, c'est la force réfringente qu'il développe à l'état de repos, et au moyen de laquelle les images des objets éloignés sont dessinées sur l'écran rétinien ; —

l'autre variable, facultative, dynamique, en vertu de laquelle ces images sont maintenues à la même distance de la lentille, pendant que les objets se rapprochent. La première ne dépend que de la structure même de l'œil (RS, 48); la seconde est sous la dépendance d'un appareil musculaire (A, 49).

Leurs anomalies, ainsi qu'elles-mêmes, forment donc tout naturellement deux chapitres distincts.

§ I. Anomalies de la réfraction statique.

70. — On appelle *état de la réfraction d'un œil*, RS, la force réfringente statique dont il jouit, lors du repos absolu, du sommeil ou de la paralysie de sa faculté d'accommodation. Cela posé, on nomme « *emmétrope* » ou moyen (modum tenens), l'œil dans lequel cet état de la réfraction correspond à la réunion exacte des rayons parallèles sur la couche des bâtonnets de la rétine, pendant le repos de l'accommodation (fig. XXX).

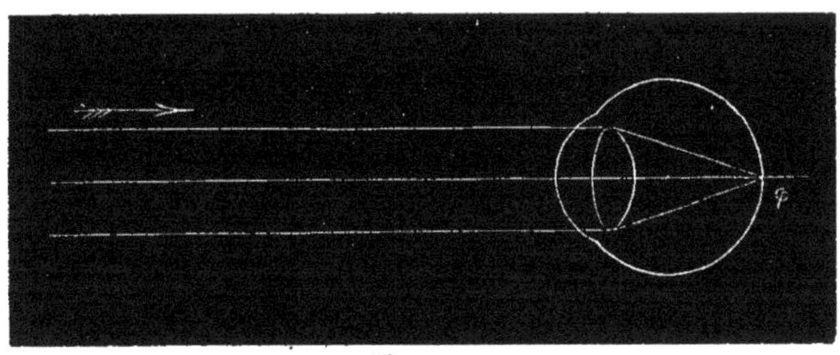
Fig. XXX.

Par contre, on appellera *amétropie* (*a* privatif), la déviation de cette condition. Un œil sera amétrope qui, étant au repos, concentrera les rayons parallèles en deçà, ou bien, au contraire, au delà de la dite couche sensible de la rétine. Si ce foyer des rayons parallèles est *en avant* de la rétine (fig. XXXI), l'œil est dit *myope* (ou *brachymétrope*). Si, au contraire, il est *en arrière* de la membrane sensible, on le nommera *hypermétrope* (fig. XXXII).

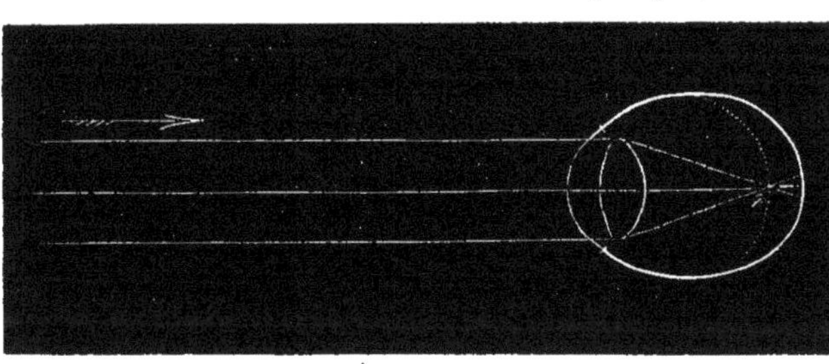
Fig. XXXI.

Un simple coup d'œil sur ces trois figures fait voir que si, dans l'œil *emmétrope*, les rayons propres à former foyer sur la rétine, pendant le repos accommodatif, doivent tomber sur la cornée à l'état de *parallélisme;* pour produire, dans les mêmes conditions, le même effet dans l'œil *myope*, ils doivent tomber sur la cornée à l'état de *divergence*, et dans l'œil *hypermétrope* à l'état de *convergence*.

On remarquera que la nouvelle méthode de classification des différentes vues repose sur la détermination du « *punctum remotissimum,* » sur la manière dont l'œil se comporte, eu égard aux rayons parallèles.

Les anciens s'étaient attachés, au contraire, à la considération du « *punctum proximum.* »

L'avantage du nouveau point de départ est hors de toute contestation possible.

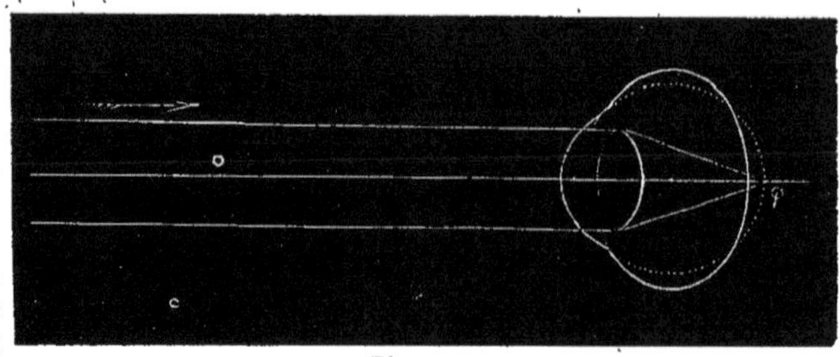

Fig. XXXII.

La position du « punctum proximum » repose sur deux éléments : la réfraction fixe, aidée de la réfraction dynamique ou accommodation. La position du « punctum remotissimum » ne dépend, au contraire, que de la réfraction fixe. Il y a donc tout avantage de simplicité à prendre pour base cette dernière.

1. EXPRESSION MATHÉMATIQUE DU DEGRÉ DE L'AMÉTROPIE.

71. — Nous venons de désigner sous le nom de « emmétrope » l'œil dans lequel la réfraction éprouvée par les rayons parallèles, pendant le repos de l'accommodation, les conduisait exactement sur la rétine.

Dans cet œil, RS, quantité de réfraction statique, est exactement égale à $\frac{1}{\varphi}$; φ étant le demi-diamètre du globe (48).

L'amétropie consiste, elle, en ce que les rayons parallèles, toujours pendant le sommeil de A, réfraction dynamique, sont réunis plus loin ou plus près de la rétine.

Dans les yeux atteints de semblable anomalie, le rapport régulier de la quantité de réfraction développée par l'appareil dioptrique, au diamètre du globe, se trouve altéré. Quel est, des deux termes, celui qui est ainsi changé? Est-ce la quantité de réfraction qui a varié d'une manière absolue? Est-ce, au contraire, la dimension du globe, qui s'est modifiée, l'appareil réfringent restant le même?

De nombreuses mensurations, très nombreuses, exécutées sur des yeux emmétropes, myopes, hypermétropes, ont irrésistiblement établi que, dans l'immense majorité des cas (on pourrait presque dire la totalité) (1), l'œil myope présente un diamètre trop long en présence d'un appareil réfringent régulier ; tandis que l'œil hypermétrope présente invariablement la disposition inverse, un œil relativement trop court, en rapport avec un appareil réfringent régulier.

Pour représenter exactement le changement de rapports qui caractérise l'amétropie, nous devrions donc faire exprimer à nos formules que, dans l'un des cas, l'œil est trop long, et qu'il est trop court dans l'autre.

Cependant, comme il ne s'agit que d'un rapport, nous pouvons, sans inconvénient, en renverser les termes, supposer dans les calculs, le demi-diamètre constant et ne considérer comme variable que la quantité de réfraction.

Nous avons alors : dans l'œil emmétrope $RS = \frac{1}{\varphi}$; dans l'œil myope R S plus grande

(1) Nous n'entendons pas dire ici que, dans un petit nombre de cas, la myopie constatée ne puisse être et ne soit le résultat d'un changement éprouvé par l'appareil dioptrique. Mais, dans ces circonstances, il est presque sans exemple que ce changement ne porte ou sur une altération de tissus plus ou moins notable des membranes ou des milieux transparents, ou sur une modification de la réfraction dynamique ou accommodation, en général de nature spasmodique. Ces cas n'appartiennent donc pas à l'histoire de la myopie proprement dit.

que $\frac{1}{\varphi}$ ou $RS = \frac{1}{\varphi} + \frac{1}{m}$, et dans l'œil hypermétrope, R S plus petit que $\frac{1}{\varphi}$ ou $RS = \frac{1}{\varphi} - \frac{1}{h}$; en appelant $\frac{1}{m}$ l'excès et $\frac{1}{h}$ le déficit de la réfraction dans ces deux cas opposés.

N. B. Quand, dans notre système de notation, nous représenterons par RS, 518 unités de réfraction, les termes $\frac{1}{m}$ et $\frac{1}{h}$ seront également exprimés en nombres entiers, au moyen de la table (45).

2. DÉFINITION DE LA PRESBYOPIE.

72. — On sait qu'avec le progrès des années, l'homme est obligé d'éloigner de plus en plus de lui l'objet sur lequel est appelée son attention, s'il veut le voir distinctement. En même temps que ce « punctum proximum » s'éloigne, et s'éloigne jusqu'à l'horizon, on a constaté que le point éloigné, le « punctum remotissimum » ne variait que dans une très faible mesure. Cette modification de la vision consiste donc uniquement dans l'épuisement sénile de la faculté d'accommoder; la structure même de l'œil y est quasi étrangère.

On a donné à cet état le nom de *presbytie ou presbyopie :* si on veut le considérer comme une anomalie, ce sera donc une anomalie de la réfraction dynamique ou accommodation, mais non pas de la réfraction statique. Nous le considérerons ici, avec M. Donders, comme une modification physiologique (liée aux progrès des années), et par conséquent régulière, de cette faculté dynamique.

Les considérations développées dans les deux paragraphes qui précèdent montrent suffisamment que, sous le rapport de la réfraction, l'hypermétropie est le véritable état à mettre en opposition avec la myopie, et non la presbyopie, comme on la fait jusqu'ici. Nous verrons en effet, plus loin, que la presbyopie, comme on peut en juger d'après sa définition, peut venir compliquer les trois états différents de la réfraction.

§ II. Anomalies de l'accommodation, ou réfraction dynamique.

73. *Classification.* — D'après ce que nous avons vu (24 et 25), l'accommodation repose sur la variation éprouvée dans sa forme par le cristallin, sous l'influence d'une action musculaire (muscle ciliaire).

Les anomalies de l'accommodation ne pourront donc porter que sur le système lenticulaire ou sur le système musculaire, seuls éléments de la fonction.

Les anomalies du système lenticulaire consisteront dans sa présence ou son absence (*aphakie*), ou dans les troubles visuels que pourraient, sans oblitérer complétement la vision, déterminer des opacités plus ou moins accusées dont il peut être ou devenir le siége. Nous les étudierons sous les chefs « aphakie » et « phénomènes de polyopie monoculaire. » On y pourrait certainement faire figurer également quelques-unes des perversions fonctionnelles connues sous le nom d'astigmatisme.

Quant aux anomalies à rattacher au système ciliaire, nous aurons à étudier :

Les affaiblissements (*paresis*) de l'accommodation succédant à différentes affections débilitantes; les paralysies plus ou moins complètes qui, probablement sans exception, accompagnent celles du sphincter de l'iris et se rattachent aux paralysies de l'oculo-moteur; enfin, les spasmes qui, quoique plus rares, se rencontrent aussi et dépendent d'actions directes ou indirectes du système nerveux.

§ III. Diagnostic de l'amétropie.

74. — Un œil se présente à l'examen; il n'y voit pas à distance, c'est-à-dire que, mis en face de l'échelle progressive, à 20 pieds de distance, il ne peut en lire distinctement aucun caractère, si ce n'est peut-être vaguement les types des n°s 100 ou 200.

Plaçant alors devant lui la petite ouverture du trou d'épingle, ce sujet lit couramment le caractère 20 ou 30; l'unité et la transparence ne sont donc pour rien dans le trouble de sa vue.

Pour nous mettre à l'abri d'une dernière cause d'erreur, supposons en outre l'accommodation paralysée par l'atropine.

Cela posé, voilà un œil atteint bien évidemment d'amétropie; les rayons parallèles n'y déterminent, pendant le repos accommodatif, que des impressions confuses.

Maintenant, à quel genre d'amétropie avons nous affaire?

Suivant alors le procédé de M. Donders pour la détermination du « punctum remotum » (§ 35), nous plaçons successivement devant l'œil du sujet, l'autre étant couvert, une série régulière de verres convexes et concaves, en commençant par les plus faibles.

Le sujet répond que les verres concaves améliorent de plus en plus sa vue, à mesure qu'ils deviennent plus forts, jusqu'à un certain numéro, après lequel l'amélioration reste à peu près la même. Les verres convexes, au contraire, la brouillent de plus en plus. Chacun conclut évidemment que le sujet est myope.

Inversement, si la réponse est favorable pour les verres convexes et défavorable pour les verres concaves, le sujet est déclaré hypermétrope.

Dans le premier cas, il a vu plus nettement, à mesure qu'on lui ôtait de la réfraction, dans le second, à mesure qu'on lui en ajoutait.

1. DÉTERMINATION DU DEGRÉ DE L'AMÉTROPIE.

75. — *a) Myopie.* — Dans l'essai décrit au paragraphe précédent, arrivé, en suivant l'ordre croissant des pouvoirs réfringents, à la lentille (— 18), le sujet lit parfaitement un caractère en rapport avec le degré de son acuité (préalablement exploré au trou d'épingle). Il doit même le lire plus couramment qu'au trou d'épingle, ou même lire le caractère immédiatement inférieur en dimension, vu la plus grande quantité de lumière apportée par le verre.

Nous disions donc que le n° 18 négatif procure au sujet, à distance, le degré de vision qu'il comporte. Qu'est-ce-à-dire? et quelle conclusion tirer de là?

Puisqu'il (le sujet) n'y voit nettement à distance que lorsqu'on a retranché de sa réfraction statique le nombre d'unités de réfraction que mesure une lentille de 18 pouces, à savoir 12 unités (voir la table § 45), il est clair que ce sujet avait une réfraction statique supérieure de 12 unités à celle qui l'eût fait emmétrope.

Nous dirons donc que son amétropie consiste en un excès de réfraction mesurant 12 unités ou corrigé par une lentille négative de 18 pouces.

$$\text{M degré de la myopie} = 12. \quad \text{R S} = \frac{1}{\varphi} + 12.$$

$$\text{Nota : } (\frac{1}{\varphi} = 518, \text{ voyez § 48}).$$

Dans le système classique, nous aurions dit : appelant $\frac{1}{R}$ la quantité de réfraction statique de l'œil en expérience,

$$\frac{1}{R} - \frac{1}{18} = \frac{1}{\varphi} \text{ ou } \frac{1}{R} = \frac{1}{\varphi} + \frac{1}{18}$$

$\frac{1}{18}$ représentant l'excès de la réfraction de l'œil éprouvé sur l'œil emmétrope, ou le degré de myopie du sujet.

b) Hypermétropie.—Dans le second cas, c'est le verre convexe + 18 que nous supposerons être celui qui corrige l'amétropie du sujet. Cela revient à dire qu'il faut *ajouter* la réfraction d'une lentille *positive* de 18 pouces, ou 12 unités de réfraction, à la réfraction statique de l'œil en expérience, pour amener sur la rétine les rayons parallèles. On a donc ici :

$$\text{R S} + 12 = \frac{1}{\varphi} \text{ ou R S} = \frac{1}{\varphi} - 12.$$

d'où H, degré de l'amétropie par défaut, = 12.

Dans le système classique, on aurait écrit $\frac{1}{R} + \frac{1}{18} = \frac{1}{\varphi}$ ou $\frac{1}{R} = \frac{1}{\varphi} - \frac{1}{18}$ et $\frac{1}{18}$ eût représenté le déficit de la réfraction dans ce cas ou le degré de l'hypermétropie. $\frac{1}{18}$ est le $\frac{1}{h}$ de la formule du (71).

2. MESURE DU DEGRÉ DE L'AMÉTROPIE DANS LA MYOPIE.

76. — La mesure du degré de l'amétropie, dans la myopie, est

égale à la quantité de réfraction qui donnerait la direction parallèle aux rayons divergents partis du punctum remotissimum.

Nous avions dans le (75) (*a*) : $\frac{1}{R} = \frac{1}{\varphi} + \frac{1}{18}$ qui veut dire que, dans un appareil lenticulaire de longueur focale principale égale à R (c'est celle de l'œil myope), φ, distance de la rétine, et 18" sont des foyers conjugués; les rayons partis de 18 pouces de distance sont donc les premiers rayons qui puissent former foyer sur la rétine dans l'œil dont la force réfringente $= \frac{1}{R}$; 18" est donc la distance du punctum remotissimum de cet œil.

On aurait pu dire également : la lentille qui a corrigé la myopie n'a pu être que celle pouvant exercer sur les rayons parallèles une action dispersive de nature à leur donner la divergence même des rayons partis du punctum remotum, puisque ce sont ceux-ci qui forment foyer sur la rétine dans l'absence de toute influence de la réfraction dynamique ou accommodation. (Voir le (35).

C'est aussi, évidemment, en ce même point que se trouve l'image ophthalmoscopique, réelle et renversée, du sujet myope pendant l'indifférence du regard ou le repos de son accommodation. Si donc on place devant l'œil de ce sujet en observation une lentille négative de 18 pouces, on amène en parallélisme à son œil, les rayons émergents, c'est-à-dire qu'on transporte cette image réelle à l'infini. Nous ferons plus loin usage de cette remarque (80).

3. MESURE DU DEGRÉ DE L'AMÉTROPIE DANS L'HYPERMÉTROPIE.

77. — Dans l'hypermétropie, la lentille positive qui annule et mesure l'amétropie, a pour longueur focale la distance à laquelle devraient se réunir, en arrière du centre optique de l'œil, les rayons convergents aptes à former directement foyer sur la rétine après leur réfraction dans l'œil.

Cette identité résulte de la formule : $\frac{1}{R} = \frac{1}{\varphi} - \frac{1}{18}$ du (75 *b*), dans laquelle nous voyons R représenter la longueur focale principale et (φ) et (—18) les distances conjuguées de l'appareil dioptrique. φ étant ici la distance de l'image, distance positive, et 18, distance de l'objet, étant négative, il faut en conclure que, pour être réunis en φ, les rayons homocentriques de la distance 18" doivent tomber en convergence sur la lentille R (42).

18 pouces sont donc la distance à laquelle iraient converger les rayons, en arrière de la rétine, pour pouvoir, après la réfraction oculaire, former foyer sur cette membrane.

Ainsi, tandis que chez le myope la rétine était placée, eu égard au centre optique, dans une situation telle que les rayons incidents, pour former foyer sur elle, devaient partir en *divergeant* d'une distance de 18 pouces, en avant du centre optique; chez l'hypermétrope, au contraire, ces mêmes rayons incidents doivent tomber sur la cornée sous une convergence qui les réunirait naturellement à la même distance par derrière, c'est-à-dire encore à 18 pouces.

4. LIEU DE L'IMAGE VIRTUELLE DE LA RÉTINE CHEZ L'HYPERMÉTROPE (OPHTHALMOSCOPIE).

78. — Nous avons vu également, en nous occupant du myope, que l'image réelle et renversée qu'il donne à l'ophthalmoscope est à cette

même distance de 18 pouces en avant de l'œil; inversement, chez l'hypermétrope, à cette même distance, en arrière du centre optique, est l'image virtuelle et droite de la rétine.

N'avons-nous pas $\frac{1}{18} = \frac{1}{\varphi} - \frac{1}{R}$ (formule de la loupe) dans laquelle φ représentant la distance de l'objet au centre optique, 18 représente, du même côté que φ, la distance de son image virtuelle?

Dans l'un et l'autre cas, le verre qui porte à l'infini le lieu de cette dernière image, c'est-à-dire le verre — 18, dans le premier cas, le verre (+ 18) dans le second, donnent donc à la fois la distance des images et le degré de l'amétropie.

On peut tirer de cette remarque un moyen pratique, non-seulement de déterminer le genre de l'amétropie d'un sujet observé, mais même d'en mesurer le degré. C'est ce que nous allons faire voir.

5. DIAGNOSTIC OPHTHALMOSCOPIQUE DE L'AMÉTROPIE.

79. — *a*) Nous avons décrit au (54) le procédé ophthalmoscopique dit « de l'image droite. » Dans ce procédé, l'observateur, se servant ou non d'un verre concave, voit devant lui une image virtuelle et droite des vaisseaux qui rampent dans les membranes profondes. Ces vaisseaux eux-mêmes, *qu'il ne voit pas*, et leur image virtuelle *qu'il voit* sont donc, par rapport à lui, placés sur des plans différents, les vaisseaux en avant, leur image en arrière. En avant des uns et des autres et parallèlement à leur plan, se trouve encore le plan de l'iris, par l'ouverture duquel les rayons arrivent à l'observateur. Tirons par la pensée deux lignes droites qui de l'œil de l'observateur soient tangentes aux deux bords droit et gauche, de l'ouverture pupillaire; entre ces deux droites sera compris (dans le plan horizontal) le champ de vision occupé par l'image virtuelle de la rétine et de ses vaisseaux.

Supposons maintenant que l'observateur fasse un léger mouvement, vers sa droite à lui-même : les deux lignes qui circonscrivent le dit champ de vision se déplaceront avec lui, leur point de rencontre (dans son œil) se déplacera sur la droite, le champ de vision au contraire se déplacera sur la gauche; ce sont les bords de la pupille de l'œil observé qui servent de points fixes dans ce mouvement inverse.

Les vaisseaux de l'image droite seront donc successivement cachés par le bord de la pupille du côté même vers lequel l'observateur se portera, tandis que, du côté opposé, apparaîtront de nouveaux vaisseaux précédemment invisibles.

En d'autres termes, les vaisseaux sembleront se mouvoir, défiler devant l'observateur dans le même sens que son propre mouvement à lui-même.

b) Prenons le cas contraire : l'image réelle et renversée. Celle-ci est en avant de l'œil observé. Les deux lignes droites, qui circonscrivent à droite et à gauche le champ de vision de cette image, et qui vont, de l'œil de l'observateur, s'appuyer aux bords gauche et droit de la pupille, coupent cette image réelle entre l'observateur et la pupille. Dans un mouvement de l'observateur sur la droite, le champ de vision se déplace donc aussi sur la droite, c'est-à-dire dans le sens contraire à celui du cas précédent, puisque le point de pivotement est en arrière de l'image, au lieu d'être en avant, comme dans le premier cas.

Ce sont donc les parties de l'image réelle situées sur la droite de l'observateur qui apparaissent, et celles de gauche qui disparaissent, pendant son mouvement à droite. Les vaisseaux dessinés sur cette image mobile semblent donc se déplacer en un sens contraire à son propre mouvement.

En résumé, dans l'image droite et virtuelle, les vaisseaux se déplacent dans le sens même du mouvement de l'observateur; en sens contraire de ce mouvement, dans l'image réelle et renversée.

Or, d'après ce que nous venons de dire de l'hypermétropie et de la myopie, l'œil emmétrope est apte à voir, sans le secours d'aucun verre, à l'œil nu, l'image droite des vaisseaux chez l'hypermétrope, leur image renversée chez le myope (si le degré de cette dernière anomalie est suffisamment élevé.) L'observateur emmétrope juge alors tout de suite du genre de l'amétropie au sens du mouvement des vaisseaux.

6. MESURE DU DEGRÉ DE L'AMÉTROPIE AU MOYEN DE L'OPHTHALMOSCOPE.

80.—Voilà donc l'observateur fixé sur l'état de la réfraction statique du sujet observé; cet état est, supposerons-nous d'abord, *l'hypermétropie.* (Les vaisseaux se meuvent dans le même sens que l'observateur.)

Maintenant, quel en est le dégré? La chose est facile à déterminer, pourvu toutefois que l'observateur soit emmétrope et certain de se maintenir accommodé pour les rayons parallèles.

Imaginons que nous fassions passer, devant l'œil observé, une série croissante de lentilles convexes; tant que l'on ne sera pas arrivé à la force neutralisant l'amétropie, cette amétropie continuera à se manifester à l'observateur. Mais, arrivé au verre qui mesure et annule l'hypermétropie, les rayons émergents seront rendus parallèles. Ce verre sera donc le dernier qui permette à l'observateur d'apercevoir encore l'image droite · le verre suivant donnera aux rayons émergents un certain degré de convergence, et l'observateur, incapable de s'accommoder aux rayons convergents, ne verra plus les vaisseaux de l'image droite.

L'amétropie a-t-elle lieu par excès, l'observateur agira de même au moyen des verres concaves : il diminuera successivement la convergence des rayons émergents, jusqu'au point de les rendre parallèles. Parvenus à ce point, ils ne donnent plus d'image réelle, et une faible addition de réfraction dans le sens de la divergence transforme cette image en image droite.

Le verre qui a précédé ce dernier effet corrigeait exactement ou mesurait la myopie.

L'observateur peut ne pas être exactement emmétrope. S'il en est ainsi, il connaît du moins le degré de sa propre amétropie. Il aura donc soin de la corriger au moyen du verre convenable. Cela fait, il se conduira comme s'il était exactement emmétrope.

SECTION II.

ŒIL EMMÉTROPE.

81. — « Emmétrope, » terme moyen de la réfraction oculaire, ne veut point dire œil normal (1). L'œil peut être emmétrope et cepen-

(1) Nous verrons plus loin (images entoptiques du cristallin) que l'œil le plus commun, l'œil naturellement normal, ne saurait être exactement emmétrope. Les étoiles ne nous paraissent sous leur forme d'étoiles que parce que la rétine n'est pas exactement au foyer pour leurs rayons. Or, ce sont bien là des rayons parallèles. Ajoutons pourtant que, si l'œil normal n'est pas l'emmétrope, M. Donders a bien prouvé qu'il s'en rapprochait considérablement. (95.)

dant présenter des troubles fonctionnels, lesquels n'altèrent point sa qualité d'emmétrope, tant qu'ils ne mettent point en question l'état de la réfraction fixe.

L'affaiblissement régulier et progressif de son pouvoir accommodatif, la diminution également progressive de l'acuité de la vision, de la transparence des milieux (images entoptiques et polyopie monoculaire), par les progrès de l'âge, sont autant de questions à étudier sous le titre de l'emmétropie.

Commençons par la plus saillante de ces lésions fonctionnelles fatales et prévues, la presbyopie.

§ I. Presbyopie. — Développement de la presbyopie. — Ses causes.

82. — La fonction qui, dans l'œil, témoigne la première de l'influence des années sur son étendue, c'est l'accommodation. Cette étendue commence à diminuer dès le très jeune âge.

Les observations statistiques les plus scrupuleuses indiquent que, de 10 à 75 ans, le punctum proximum (p) suit une loi d'éloignement progressif, très rapide au début; ce que l'on n'imaginait pas avant les mesures relevées.

On en jugera par le tableau suivant :

TABLEAU PRÉSENTANT, EN NOMBRES RONDS, L'ÉLOIGNEMENT GRADUEL DU POINT p AVEC LES ANNÉES, D'APRÈS LA COURBE GÉOMÉTRIQUE RELEVÉE PAR M. DONDERS.

Age.	Distance du point p.		
10 ans.	2'' 2/3	pouces.	
14 —	3	—	3 dixièmes de l'étendue accommodative.
17 —	3 1/4	—	
20 —	3 1/2	—	
22 —	4	—	
25 —	4 1/2	—	3 dixièmes de l'étendue accommodative.
30 —	5	—	
32 —	6	—	
35 —	7	—	3 dixièmes de l'étendue accommodative.
40 —	9	—	
45 —	12	—	2 dixièmes de l'étendue accommodative.
50 —	18	—	
60 —	36	—	1 dixième.
75 —	∞	—	1 dixième.

Ce tableau est digne d'attention : on y remarquera qu'en prenant pour moyenne générale de l'étendue accommodative, celle dont jouit un sujet emmétrope de 20 ans, cette étendue totale embrasse l'espace compris entre 3" 1/2 et l'infini.

Cette étendue correspond (voir la table (45)) à 60 unités de réfraction dynamique ou facultative.

D'après cela, divisant la table ci-dessus (voir les accolades) en espaces de 10 années, on remarque : 1° qu'à 10 ans, l'enfant possède 3/10 d'accommodation de plus que l'adulte (20 ans); en d'autres termes, que de 10 à 20 ans, l'homme perd 3/10 de son pouvoir accommodatif normal.

2° Qu'il subit encore cette même déperdition de 3/10, entre 20 et 30 ans, de même encore entre 30 et 40;

C'est-à-dire que, de 10 à 40 ans, l'homme perd 3/10 par chaque période décennale.

De 40 à 50, cette perte n'est plus que de deux dixièmes.
De 50 à 60, de 1 seul dixième.
De 60 à 75 ou 80, du dernier dixième.

Il résulte encore de l'inspection de la courbe de M. Donders qu'à ce dernier âge (75 ans) et même quelquefois dès la 50e année, le punctum remotissimum (r) lui-même rétrograde quelque peu (d'un vingt-quatrième environ) ; l'œil est donc devenu quelque peu hypermétrope ; c'est l'*hypermétropie acquise* de M. Donders.

Si, dans son ensemble, cette altération fonctionnelle doit être rapportée à la diminution d'énergie du muscle ciliaire avec l'âge, il y a nécessairement une autre cause qui fait commencer d'aussi bonne heure que de 15 à 20 ans le recul du point p. Les muscles ne perdent point si jeunes leur énergie. Dans le recul du point p dès le jeune âge, il faut voir l'action d'un second facteur : l'augmentation de la densité du cristallin, particulièrement dans des couches corticales. M. Helmholtz a fait voir qu'une lentille de même forme que le cristallin et dont les couches corticales auraient la même densité que le noyau, aurait un foyer plus long que n'a le cristallin normal. Ajoutons qu'à un cristallin plus ferme doit correspondre, pour produire les mêmes changements de forme, dans l'accommodation, un développement de force musculaire plus énergique.

En voyant fuir également un peu le point r, on s'est demandé si la raison n'en était point que l'œil est primitivement hypermétrope? Mais le point r s'éloigne aussi un peu chez le myope, dans la vieillesse.

Cette diminution de réfraction propre de l'œil, dans la vieillesse, tient donc aussi à une autre cause que la seule déperdition de force accommodatrice. D'après la loi ci-dessus rappelée de M. Helmholtz, il y a lieu de penser que la sclérose progressive du cristallin y joue un rôle. Ajoutons, d'après les mesures relevées par MM. Donders, Knapp et autres, que cet organe s'aplatit un peu en vieillissant.

On a voulu voir dans la presbyopie un effet de l'aplatissement de la cornée : *Mais la cornée ne change point de courbure*. La lentille s'avance un peu dans la chambre antérieure avec l'iris ; et cela fait paraître la cornée plus aplatie. Mais ce fait aurait sur l'état de la réfraction de l'œil une influence opposée à celle qu'on avait attribuée à tort à une variation de courbure de la cornée, qui ne s'observe pas.

DÉTERMINATION DU POINT DE DÉPART DE LA PRESBYOPIE.

83. — La presbyopie n'est donc que « l'expression symptomatique de la diminution, par le fait des années, de l'état de la réfraction et de la force qui préside à l'accommodation. » Elle ne saurait, d'après cela, dit judicieusement M. Donders, être considérée comme une anomalie qu'au même titre que les rides et les cheveux gris. Maintenant, si elle commence, comme nous venons de le voir, sous le rapport arithmétique et statistique, même avant la puberté, si elle est continue, où

en placerons-nous la limite? Il y a ici évidemment place à quelque arbitraire.

Or, où commence le fait morbide? Au moment où la vue n'est plus d'accord avec les exigences de la vie civilisée, avec la nécessité du travail manuel dans les arts, etc., etc. On est presbyte dès qu'on ne peut plus lire les mêmes caractères d'imprimerie que tout le monde; qu'on ne peut plus jouir de la vue d'une gravure, et voir aisément et nettement un objet délicat tenu dans la main.

Mais ici il y a encore un arbitraire : L'écriture est devenue plus fine, les caractères communs d'imprimerie plus déliés depuis l'invention des lunettes. Quel terme commun convient-il donc de fixer? M. Donders, dont la grande expérience de la matière doit avoir ici l'influence prépondérante, propose de marquer à huit pouces la limite inférieure (le punctum proximum), au delà de laquelle on doit considérer qu'il y a presbyopie. Cette limite d'ailleurs est celle qu'on lui donne dans le monde, puisque c'est à 40 ans environ qu'on la fait généralement commencer. Or, dans la table ci-dessus (82), le point p, à 40 ans, n'est plus qu'à huit ou neuf pouces.

§ II. De la presbyopie dans l'amétropie.

84. — De la définition même de la presbyopie (83), il appert que tout œil amétrope ou emmétrope y doit être soumis. L'excès ou le défaut primitif de la quantité de réfraction fixe d'un œil ne peut pas empêcher la source de réfraction variable d'obéir à ses propres lois. Mais l'effet de ces variations physiologiques sur la fonction même, dans les deux genres d'amétropie, peut et doit être différent.

Considérons l'hypermétrope :

Si l'on suppose (et l'on verra qu'il en est effectivement ainsi), l'étendue dynamique de l'accommodation généralement la même au même âge, l'hypermétrope, qui n'y voit nettement, à l'horizon même, qu'en dépensant une partie de cette force, en aura moins à sa disposition que l'emmétrope entre l'horizon et son punctum proximum. A chaque époque de la vie de l'hypermétrope, son punctum proximum est donc plus loin de lui qu'il ne devrait être à cet âge. La presbyopie s'accusera donc beaucoup plus vite chez lui que dans l'œil emmétrope; et d'autant plus promptement que sera plus marqué le déficit de sa réfraction.

Il en est tout autrement du myope; et la myopie légère seule peut témoigner fonctionnellement de l'effet de l'âge sur l'accommodation. Chez le myope, le punctum remotum est à une distance finie; et la presbyopie n'affecte ce dernier que d'une façon insensible et très tard. Si donc ce punctum remotum est, par exemple, à la distance de huit pouces, limite du commencement de la presbyopie, le myope à ce degré ne sera jamais fonctionnellement presbyte, puisqu'il pourra toujours y voir à cette distance de huit pouces, même après la perte totale de son accommodation.

La presbyopie ne s'accuse donc que chez les myopes dont le degré est inférieur à $\frac{1}{8}$ ou $\frac{1}{10}$; alors le sujet est dans le même cas que l'emmétrope, jusqu'à ce que, l'accommodation s'épuisant, ait amené le punctum proximum sur le punctum remotum, époque à laquelle l'état de la réfraction devient sensiblement constant. Cette discussion inspire à M. Donders les réflexions suivantes :

Tout homme, dit-il, qui réclame avant 35 à 40 ans des lunettes convexes pour la lecture, est nécessairement hypermétrope, et le dégré de son hypermétropie peut se conjecturer d'après l'époque prématurée de son apparente infirmité.

Inversement, tout homme qui, après 40 ou 45 ans, lit et travaille sans lunettes, surtout le soir, qui se vante avec une certaine coquetterie d'avoir, après 50 ou 55 ans, sa vue de vingt ans, cet homme est assurément un peu myope. En éprouvant l'un et l'autre par le procédé du (35), on sera édifié.

§ III. Correction optique de la presbyopie.

85. — La presbyopie est l'insuffisance de la réfraction facultative ou dynamique pour une distance donnée — distance que nous avons supposé être fixée à 8 pouces (83).

Pour mesurer, chez un sujet donné, le degré de la presbyopie, nous devrons déterminer d'abord la distance de son punctum proximum. La règle à suivre a été donnée (34).

Supposons ce punctum proximum fixé à 36 pouces.

Le sujet, disons-nous, peut lire à 36 pouces le caractère en rapport avec son acuité : la quantité de réfraction à sa disposition pour ce faire est donc :

Réfraction fixe : $\frac{1}{\varphi}$ (518) unités de réfraction.
Réfraction dynamique : $\frac{1}{36}$ (6) unités de réfraction.
En somme : $\frac{1}{\varphi} + \frac{1}{36}$, ou (518 + 6) unités de réfraction.

Mais, pour lire à 8 pouces de distance, il faudrait qu'il jouît d'une quantité de réfraction fixe et facultative égale à $\frac{1}{\varphi} + \frac{1}{8}$; (518 + 27).

Il lui manque donc la différence, ou : $(\frac{1}{\varphi} + \frac{1}{8}) - (\frac{1}{\varphi} + \frac{1}{36})$.

Supprimant la partie commune $\frac{1}{\varphi}$, mesure de la réfraction fixe, le sujet reste donc avec un déficit de $\frac{1}{8} - \frac{1}{36}$; ou (27—6).

On n'a plus qu'à faire le calcul. Mais si on consulte notre table (45), on voit que $\frac{1}{8}$ représente 27 unités de réfraction, tandis que $\frac{1}{36}$ en représente 6. $(\frac{1}{8} - \frac{1}{36})$ revient donc à 27 — 6 = 21 unités de réfraction, lesquelles mesurent la force réfringente d'une lentille de 10 pouces.

§ IV. Des lunettes ou instruments propres à modifier la réfraction dans l'œil. Verres plan-convexes ou concaves, bi-convexes ou bi-concaves, périscopiques.

86.— Les verres employés à modifier la réfraction de l'œil, c'est-à-dire à lui présenter, sous une divergence donnée, les rayons incidents, sont de plusieurs sortes, quoique ne répondant qu'à deux destinations précises et contraires, à savoir, d'augmenter ou de diminuer la divergence des rayons incidents.

Les premiers sont appelés collectifs ou convergents. Les seconds dispersifs ou divergents. Tous ces verres, quels qu'ils soient, sont empruntés à la forme sphérique, et leurs propriétés, par conséquent, dépendent des propriétés du cercle, propriétés qui sont résumées dans les propositions du (37).

Les verres de lunettes ou lentilles soit collectifs, soit dispersifs, présentent, dans leur construction, quelques variétés. On les fait de trois manières différentes :

1° Convexes d'un côté et plans de l'autre, ou plan-convexes (fig. XXXIII, A);

2° Convexes des deux cotés ou bi-convexes (B);

3° Convexes d'un côté, concaves de l'autre, ou périscopiques (C).

Le mode d'action de ces verres, analysé par la physique géométrique, consiste dans le pouvoir déviateur de chaque zone du verre, considérée comme un petit prisme dont l'angle réfringent est tourné vers la périphérie ou l'extérieur.

Au premier coup d'œil jeté sur cette figure, on reconnaît que, pour qu'à égale distance de l'axe, la même zone produise le même effet réfringent, c'est-à-dire réunisse les rayons parallèles à la même distance de la lentille, il faut que la coupe du verre produise un prisme ayant la même action partielle. Si maintenant l'on prend pour point de comparaison le prisme élémentaire de la figure A, on reconnaît que, pour que le prisme de la fig. B exerce la même déviation, il faut que la courbure de la face convexe de la figure A soit double de celle de la figure B. En effet, à égalité de courbure, le verre bi-convexe a un pouvoir réfringent double du verre plan convexe; son foyer est deux fois plus près. Quant à la troisième espèce, on reconnaît, par la même comparaison, que la courbure de la face convexe devra, au contraire, être plus forte que celle de la fig. A, puisque, au lieu d'y ajouter son action, la face opposée est concave, c'est-à-dire d'action contraire.

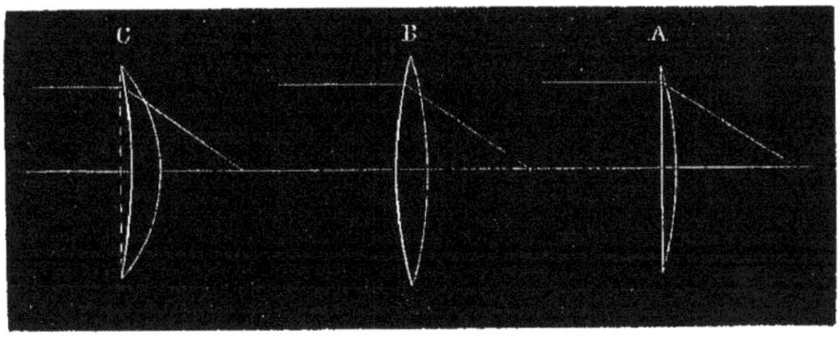

Fig. XXXIII.

De tous les verres convexes de même foyer, le plus courbe à l'extérieur sera donc le verre périscopique, et le moins courbe le verre bi-convexe. Il semblerait devoir résulter de là que le choix de l'une quelconque des trois formes fût indifférent; on ne voit, en effet, à priori, aucune raison pour une préférence à accorder aux uns ou aux autres, puisqu'en définitive chaque région du verre, à étendue diamétrale égale, doit représenter le même effet prismatique.

Wollaston, à qui l'on doit l'introduction dans la pratique des verres convexes-concaves, qu'il a nommés périscopiques (ῶερι,-σκοῶεω regarder autour), leur attribuait une moindre déformation des images dans le regard oblique. Suivant lui, les yeux peuvent se mouvoir plus librement sous les lunettes, sans perdre la netteté de l'image. Sans pouvoir nous expliquer parfaitement le mécanisme optique qui procurerait cet avantage, nous adoptons le sentiment du physicien anglais. Le champ superficiel de la vision nous a paru gagner avec le verre périscopique. Les verres périscopiques ont cependant un inconvénient : c'est de donner à l'œil qui les porte deux images par réflexion de l'image même des objets éclairés réfléchis par la cornée. Or, les verres bi-convexes n'en donnent qu'une. Ajoutons enfin que ces verres coûtent plus cher et que la formule qui préside à leur construction est tout empirique; enfin, que leur longueur focale n'est pas la même pour les deux faces.

Dans les verres dispersifs, les courbures sont disposées en sens inverse du cas précédent. Mais tout ce que nous venons de dire s'y appliquerait, moins le sens de l'action réfringente, d'une façon exacte.

La figure XXXIV montre les trois formes que peuvent affecter ces derniers verres. On voit que, dans la dernière (*c*), la surface intérieure a une plus forte courbure que la face antérieure.

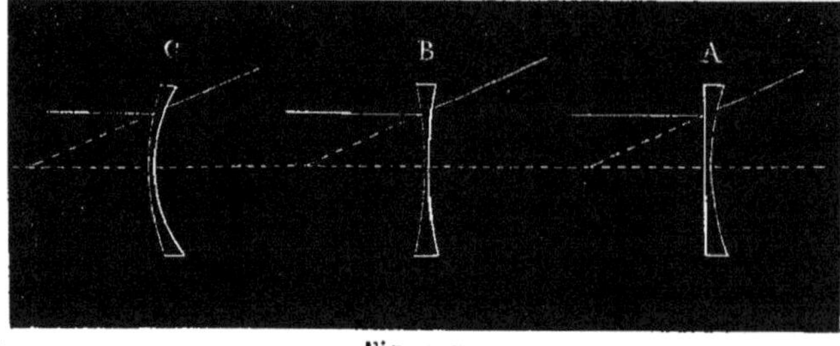

Fig. XXXIV.

Le numérotage des verres a pour base leur longueur focale, exprimée en pouces de Paris. Le numéro dans la série est le nombre même de pouces que mesure la longueur focale de chaque verre (collectif ou dispersif). Le n° 10 représente une lentille de 10 pouces de longueur focale. Le rayon de courbure de la surface est ce même chiffre (10 pouces) dans la lentille biconvexe; il serait de 5 pouces dans la lentille plan-convexe de même pouvoir réfringent.

1. PRESBYOPIE.

87. *Symptomatologie.* — Le premier symptôme par lequel s'accuse la presbyopie, c'est la difficulté à lire les petits caractères : si l'on tend à un presbyte un livre imprimé un peu fin, avec les numéros 1, 2 et même 3 de notre échelle ou les premiers numéros de celle de M. Jaeger, le sujet commence par approcher le livre de ses yeux machinalement, puis, immédiatement, il rejette la tête en arrière et écarte le livre; il le porte enfin vers la fenêtre ou la lampe, cherchant une lumière plus vive.

On éprouve alors l'acuité de sa vue au trou d'épingle, et l'on reconnaît qu'elle n'est pas au-dessous du type habituel à son âge. Ainsi, ce n'est pas pour obtenir des impressions plus vives sur la rétine qu'il cherche une lumière plus éclatante. La cause est donc ailleurs que dans une diminution de la sensibilité spéciale.

Quel est alors l'effet de cet excès de lumière appelé à son secours? C'est, selon toute apparence, la diminution de l'ouverture pupillaire et, à sa suite, la diminution de l'étendue des cercles de diffusion. C'est du reste, à cet égard, un heureux effet pour la vision de l'homme âgé, que le rétrécissement graduel et physiologique de la pupille avec les années.

Mais un des signes les plus caractéristiques, c'est l'effet sur la vue du sujet de verres convexes, même faibles et bien au-dessous du degré nécessaire à la correction du déficit même de l'accommodation. Qu'on place devant les yeux du sujet des verres de $\frac{1}{40}$ à $\frac{1}{80}$, en présentant le livre à la distance nécessaire et pour laquelle sa vision était confuse : il y a amélioration immédiate et soutenue. Ce signe suffit à différencier le presbyte de l'hypermétrope : ce dernier, dans les mêmes circonstances, n'y verra qu'un instant, et, comme à l'œil nu, la fatigue se manifestera plus ou moins vite. La vue nette ne dépend chez lui que de l'effort. Chez le presbyte, l'effort est nul (et pour cause) pour la même distance; mais les cercles de diffusion sont amoindris.

Ces premières données acquises, il y a lieu de mesurer les degrés d'acuité et de presbyopie. (Voir, pour la première opération, acuité, (32), pour la seconde, presbyopie, (85).

88. *Comparaison du résultat direct avec les données statistiques.* — Ces mesures relevées, on en comparera le résultat avec ceux consignés dans le tableau statistique suivant, dû à la patiente investigation de M. Donders.

TABLEAU PRÉSENTANT, POUR LES DIFFÉRENTS AGES, LE VERRE QUI CONVIENT AU PRESBYTE DANS L'ÉTAT PHYSIOLOGIQUE.

Age.	Numéro du verre convexe.	Distance de la vision distincte.
48 ans.	$\frac{1}{60}$	14 pouces.
50 —	$\frac{1}{40}$	14 —
55 —	$\frac{1}{30}$	14 —
58 —	$\frac{1}{22}$	13 —
60 —	$\frac{1}{18}$	13 —
62 —	$\frac{1}{14}$	13 —
65 —	$\frac{1}{13}$	12 —
70 —	$\frac{1}{10}$	10 —
75 —	$\frac{1}{9}$	9 —
78 —	$\frac{1}{8}$	8 —
80 —	$\frac{1}{7}$	7 —

Si, par la méthode directe exposée au (85), nous trouvons (pour les distances marquées dans la troisième colonne) un numéro plus fort que celui qui correspond à l'âge, nous devrons soupçonner l'existence de l'hypermétropie acquise ou un léger degré d'hypermétropie originelle, et nous en assurer par une recherche directe.

Nous remarquerons que, si M. Donders a fixé à 8 pouces la limite conventionnelle de la presbyopie, il prend, dans la pratique, un terme plus éloigné pour l'usage ordinaire, au moins dans les premières époques de la presbyopie confirmée. Il convient, en effet, de tenir, autant que possible, au delà de 8 pouces, les objets de l'attention soutenue ou du travail, c'est-à-dire tant que les exigences d'une profession obligée ne pèsent pas sur votre libre choix. La raison n'en est pas dans le péril apporté par un verre approprié à la distance de 8 pouces, mais dans celui qui suit la convergence binoculaire excessive ou même seulement un peu trop prononcée. Voilà pourquoi, dans la première partie de la table, nous voyons les distances de 14, 13 et 12 pouces comme celles auxquelles il conviendra de s'en tenir tant qu'il sera possible.

Mais quand l'âge avance, l'acuité diminue non moins que l'accommodation, et cette diminution impose l'obligation de rapprocher beaucoup les objets pour avoir sur la rétine *de plus grandes images*. Alors nous trouvons dans la table les distances de 9, 8 et même de 7 pouces. Ici on n'est plus maître de régler son choix : il faut obéir aux lois naturelles. Le conseil à donner alors, dans les classes aisées, sera donc de diminuer d'autant la durée de l'application.

89. *Traitement et hygiène.* — L'usage des lunettes convexes doit-il être conseillé dans la presbytie — à quelle époque doit-il l'être? La question de mesure vidée, se présente la suivante : Y a-t-il, oui ou non, indication, dès que la presbyopie commence à s'accuser, à conseiller l'usage des lunettes? Si l'on consulte les tables de M. Donders, la réponse ne saurait être douteuse : Oui, il faut venir en aide et sans retard à l'accommodation disparue ou affaiblie. Cette situation est en manifeste opposition avec les préjugés règnants : Ne craignez-vous pas, nous dit-on, de perdre par là toute occasion d'exercice habituel de l'accommodation, en lui enlevant désormais tout effort? Nous répondrons que, tant qu'il subsiste encore quelque portion de faculté accommodative, il convient en effet de l'*exercer*; et on le fait en portant de temps à autre sa vue sur des objets rapprochés, puis, au bout de quelques instants, sur des objets distants; et ainsi de suite plus ou moins fréquemment.

Mais est-ce un simple entretien d'une faculté qui s'en va, que de le lier par un effort prolongé et quasi sans relâche (celui d'une occupation suivie) à des conditions qu'elle n'est plus apte à remplir? Comment! jusqu'à 50 ans cette faculté a été constamment exercée, elle a péri à la peine, et c'est à la veille de son décès que l'on voudrait exiger d'elle ce qu'elle ne faisait pas quand elle était jeune. N'est-ce pas folie, ajoute judicieusement M. Donders, que de se condamner à épuiser sa vue en même temps que son cerveau?

90. *Traitement et hygiène de la presbyopie dans ses complications étiologiques.* — Il y a des presbyopies apparentes qui se déclarent prématurément. On rencontre en effet des individus qui présentent une diminution, relativement à leur âge, de l'étendue de l'accommodation. Il n'est pas rare qu'on l'attribue à des excès de travail.

L'observation enseigne qu'il est exceptionnel que le travail altère l'accommodation d'un œil emmétrope : il n'altère cette faculté que chez l'hypermétrope (asthénopie, voir ce mot (100), comme d'autre part, ce même travail fatigue et congestionne les membranes profondes dans l'œil myope, mais non son accommodation; c'est la convergence seule qui paraît être en jeu. Il semble même résulter des observations cliniques que la microscopie, l'usage de la loupe, dans les professions qui semblent en entraîner l'abus, ne fatiguent pas l'accommodation, dans l'œil emmétrope. La raison est que, dans ces circonstances, l'œil se met au maximum du relâchement. Quand une asthénopie apparaît dans cet œil, c'est après des maladies, des fièvres débilitantes, une vieillesse prématurée, ou enfin, le glaucome. Quand un malade demande fréquemment à changer de verres, il faut surveiller *la tension du globe!*

La presbyopie prématurée annonce souvent aussi une cataracte débutante : l'endurcissement des couches corticales allonge, comme nous le savons, le foyer. (Donders).

Un affaiblissement musculaire, une paresse de l'accommodation peuvent être pris pour une presbytie commençante. Mais, comme cette affection marche rarement sans la mydriase, que celle-ci annonce souvent une paralysie de la troisième paire, on a, dans ce cortége, des avertissements différentiels.

2. DIMINUTION PRÉMATURÉE DE L'ACUITÉ DE LA VISION.

91. — Il est une circonstance qui en impose parfois pour la presbyopie, et cela n'est pas surprenant, parce qu'elle amène à sa suite une presbyopie relative. Expliquons-nous :

L'acuité de la vision peut, par une cause ou une autre, diminuer plus rapidement que suivant la loi physiologique. Le sujet a dès lors besoin de plus grandes images ; il rapproche les objets et apporte à 4 pouces de ses yeux, par exemple, les caractères qu'à son âge il suffit généralement de tenir à 8 ou 10 pouces. Si donc l'accommodation n'est que ce qu'elle peut être à l'âge donné, il y a désaccord entre la distance à laquelle doit être placé l'objet et l'accommodation facultative : c'est une presbyopie relative.

Donnera-t-on encore, en un tel cas, des lunettes bi-convexes? Distinguons. D'une manière absolue, et chaque œil considéré isolément, oui, on devrait en donner. Mais il y a ici une circonstance importante à étudier. L'œil du malade est-il apte à supporter, sans péril pour lui, certains efforts de tension?

On sait, et nous avons contribué à cette démonstration, que l'usage binoculaire des lunettes convexes, permettant de tenir l'objet plus ou moins voisin du sujet, détermine dans les yeux, par l'effet de la convergence mutuelle des axes optiques, des efforts anormaux de tension intra-oculaire. Or, il y a là une origine de maladies sérieuses et contre lesquelles on ne saurait trop être en garde.

C'est une des choses sur lesquelles on a le moins de prise, que l'acuité; sa diminution nécessite absolument l'usage de plus grandes images, et seul le rapprochement des objets est en état de les fournir.

Mais si ce rapprochement exige, dans ses rapports avec la vision associée, des efforts dangereux de tension, on est réduit à tourner la question et à prescrire aux malades de ne plus porter leur attention que sur des objets d'une dimension en rapport avec leur acuité diminuée.

On rencontre ce même écueil dans les circonstances où la nature de l'occupation du sujet exige ce même rapprochement des objets, dans les professions très-délicates, comme celles de graveur ou d'horloger. La limite de 8 pouces est alors trop petite et il faut descendre jusqu'à 6 pouces. On le peut sans doute, mais il faut toujours avoir présent le danger de la tension intra-oculaire. Il convient, dans ce cas, de décentrer les verres, ou de leur accoler des prismes à base interne, pour reporter à 8 ou 10 pouces le point de convergence des axes optiques et diminuer par là le danger de l'excès de tension (1).

3. DIRECTION A SUIVRE DANS L'USAGE DES LUNETTES.

92.—La pose des lunettes ne doit pas être la même pour le presbyte et pour le myope. Le premier ne se sert de verres que dans la vision rapprochée, le second dans la vision à distance. Il convient donc que le plan des verres chez le presbyte soit incliné de haut en bas et de dehors en dedans, pour offrir sa surface perpendiculairement à la ligne de direction habituelle de la vue. Il convient encore que le presbyte puisse voir par dessus ses lunettes, tant pour prendre du repos que pour distinguer les objets distants. On a même, dans cette pensée, fabriqué des lunettes à double foyer, c'est-à-dire dans lesquels une ligne transversale médiane sépare un demi-verre convexe inférieur d'un demi-verre neutre supérieur. Cette forme est utile aux peintres ; nous en avons, comme M. Donders, retiré pour eux de grands avantages.

Eu égard à la tension oculaire (binoculaire), il importe que les verres convexes, surtout si l'objet est un peu rapproché, pour des verres forts, par conséquent, jouent un peu un rôle prismatique en dehors, c'est-à-dire que leurs centres soient rapprochés et d'autant plus que l'on doit y voir de plus près. Comme nous le disions tout à l'heure, il peut être quelquefois avantageux d'aider cet effet par des prismes à base interne. Nous reviendrons sur ce détail dans l'étude de l'asthénopie musculaire.

Pour terminer, il est bien entendu que l'usage des lunettes convexes ne peut être conseillé qu'à la presbyopie elle-même, au déficit de l'accommodation. Employés par un sujet emmétrope et non presbyte, elles le rendraient myope en altérant les rapports naturellement établis entre l'accommodation et la convergence.

Après avoir repoussé l'usage des lunettes convexes, non pas seulement prématurément, ce qui eût été sage, mais même après manifestation évidente de la presbyopie, on a cru pouvoir conseiller les conserves colorées pour les suppléer. Inspiration doublement mauvaise. Sans doute une rétine hyperesthésiée, congestionnée, réclame un tamis pour la lumière trop vive ; mais une rétine normale a besoin de son stimulant naturel ; le lui supprimer habituellement, c'est la rendre d'autant plus susceptible quand on lui enlève cet écran relatif. Les conserves colorées seront donc réservées pour les cas seulement de maladie par excès de sensibilité, et non données en usage ordinaire, même dans un pays où la lumière serait trop abondante.

4. DIMINUTION GRADUELLE DE L'ACUITÉ DE LA VISION.

93. — Mais l'accommodation n'est pas l'unique instrument de la vision, et les progrès destructeurs des années peuvent se faire sentir dans les autres éléments qui concourent à cette fonction. La déviation du type parfait peut atteindre tous les éléments anatomiques qui composent l'organe, et comme la transparence des milieux qui le constituent est le caractère essentiellement délicat de leur orga-

(1) Voir notre *Traité de la vision binoculaire*, chap. x, et nos *Leçons sur le strabisme*, § 9.

nisation, leur objet le plus sensible, c'est celui qui, le mieux et le plus vite, portera témoignage d'altérations à peine perceptibles d'autre façon.

La première base à établir, dans toute étude pratique de la vue d'un sujet, c'est donc le degré de l'acuité (32) et (33), et le résultat de cette analyse devra être rapproché du tableau dressé par le docteur de Haan, et qui donne la courbe de la décroissance graduelle de la finesse du sens même de la vue, avec le progrès des années, indépendamment de tout état de la réfraction ou de maladies évidentes.

Ce tableau a été dressé sur 281 observations relevées au moyen de l'échelle de M. Snellen, sur des sujets de 7 à 82 ans. En voici un extrait :

Jusqu'à 20 ans, l'acuité de la vision est un peu supérieure à celle qui forme l'unité de l'échelle de M. Snellen et de la nôtre.

A 20 ans 20/20 ou 1.
A 40 ans elle n'est plus tout à fait égale à l'unité.
A 50 ans elle n'est plus que des 18/20.
A 55 — 16/20.
A 60 — 14/20.
A 75 — 12/20.
A 80 — 11/20.

§ V. Images entoptiques.

94. — La diminution graduelle de la perfection du sens même de la vue avec le progrès des années et qu'accuse d'une manière si sensible ce tableau, a particulièrement sa cause dans les altérations variables de transparence que présentent les milieux de l'œil, par suite d'une nutrition de ces tissus qui a perdu plus ou moins de sa vitalité. Avant de s'en apercevoir par la mesure de ses effets, les malades en sont très-souvent avertis par l'apparition, dans le champ de la vision, de petites ombres plus ou moins sensibles qui le traversent en certaines circonstances, et qui, lorsqu'elles ont acquis une certaine importance, ne laissent pas que de préoccuper fortement ceux qui les ont constatées sur eux-mêmes. Elles reçoivent alors le nom de « *mouches volantes* » et, à ce titre, méritent de notre part quelque attention. Ces apparitions font partie d'une catégorie de phénomènes qui a reçu le nom d'images entoptiques.

On appelle « images entoptiques » toutes les apparitions qui se présentent dans le champ de la vision et qui n'ont point de raison d'être extérieure ou objective. Elles sont de plusieurs sortes et leur étude offre, au double point de vue de la physiologie et de la pathologie, le plus grand intérêt.

a) Les plus communes entre ces images consistent en de petits corps gris ou pâles, qui se montrent au-devant de nous, et se lient aux mouvements du regard, particulièrement quand l'œil reçoit la lumière, moyennement vive, de surfaces uniformément éclairées. On les rend visibles avec facilité en faisant pénétrer dans l'œil des faisceaux de lumière parallèle ou peu divergente, qui dessinent sur la rétine des cercles plus ou moins étendus. Un trou d'épingle d'un millimètre de diamètre environ, étant tenu à 10 millimètres de l'œil (au foyer antérieur de celui-ci), tous les rayons qui le traversent sont réfractés dans le corps vitré à l'état de parallélisme. Cette petite ouverture dessine donc sur la rétine un cercle plus ou moins étendu, suivant la dimension pupillaire, si on a soin de diriger le regard vers une surface blanche ou bien éclairée, comme une muraille au soleil, les nues, etc.

Dans ces circonstances, on aperçoit, passant devant soi, de petits corps plus ou moins apparents (inégalement accusés), et formés de petits granules parfaitement ronds, égaux généralement, les uns isolés, les autres groupés, d'autres formant des chapelets linéaires, d'autres enfin des chapelets entortillés. Tous ces petits corps ont ce caractère commun, d'apparaître au moment d'une direction plus ou moins vive du regard de bas en haut, de suivre ce même mouvement, de s'arrêter avec lui, après l'avoir un peu dépassé, puis de descendre lentement vers la position première et enfin de disparaître. Ces ombres persistent cependant quelquefois, mais c'est qu'alors elles sont plus accusées.

En plaçant au-devant de l'œil et toujours à la même distance, non pas un trou d'épingle seulement, mais deux, très-petits et disposés comme ceux de l'optomètre de Scheiner, c'est-à-dire séparés par un intervalle inférieur à l'ouverture pupillaire, on a fait pénétrer dans l'œil deux cylindres de rayons parallèles au lieu d'un. Le même corps rencontré par ces cylindres de lumière a pu alors porter sur la rétine une ou deux ombres, suivant sa position par rapport au lieu d'intersection mutuelle des deux cylindres ; la situation de ces images doubles, par rapport aux cercles lumineux dessinés par les deux cylindres sur les rétines, a permis alors de déterminer, avec une certaine approximation, la position même des petits corps qui les produisaient. Ce procédé, dû à Sir D. Brewster, a fait connaître que tous ces petits corps étaient suspendus dans le corps vitré à des distances très-variables ; les uns se montrent en contact avec le cristallin, les autres avec la rétine. On a même pu penser que quelques-uns de ces derniers appartenaient à la couche granuleuse de cette membrane. Ces apparitions dans le champ de la vision ont reçu le nom de « *spectres perlés.* »

Dans quelques autopsies oculaires, l'examen du corps vitré, au moyen du microscope, a permis à M. Donders d'y reconnaître les mêmes petits corps qu'il avait pu observer sur lui-même.

D'après cela, il est naturel de penser que les spectres perlés ne sont autre chose que des corpuscules granuleux des membranes profondes, à des degrés différents d'altération, survenus soit par le fait de l'âge, soit à la suite de la lésion de la nutrition de quelques-unes de ces membranes. On les voit plus abondants qu'ailleurs chez les sujets atteints d'atrophie choroïdienne. Ils s'accusent davantage dans les circonstances où quelque cause congestive s'observe ou a été produite dans les régions supérieures.

b) On peut joindre encore à ces ombres mobiles les opacités plus considérables que des épanchements de sang laissent souvent à leur suite dans le corps vitré. Ces dernières ombres sont plus étendues, plus mobiles, affectent la forme de membranes voltigeantes, de toiles d'araignée, etc. Ces opacités sont très-nettement perceptibles à l'ophthalmoscope; on les nomme alors « *corps flottants dans l'humeur vitrée.* »

Les spectres perlés, quand ils ont atteint une certaine teinte, ainsi que les apparitions plus larges dont nous venons de parler, ont reçu le nom de « *mouches volantes.* »

On peut ranger dans la même catégorie les spectres, beaucoup moins constants, que peuvent également dessiner sur la rétine les petits corps arrêtés sur la cornée par l'humidité de cette membrane, le mucus, les larmes, etc., et qui ont reçu le nom de « *spectre muco-lacrymal.* »

Tels sont les traits généraux de cette série de phénomènes sur lesquels l'analyse ophthalmoscopique, la lumière expérimentale et les recherches micrographiques ont jeté un jour si nouveau. On voit qu'ils ne sauraient avoir, dans la généralité des cas, ce caractère grave qu'on leur attribue généralement. Au point de vue de la tranquillité de la plupart des malades, leur analyse offrait donc un très haut intérêt. C'est un service considérable rendu à l'humanité que d'avoir démontré que les mouches volantes ne sont généralement qu'un phénomène de sénilité relative; ce sont les rides de l'œil.

Quelques ophthalmologues plus radicaux ont cru pouvoir donner à ces phénomènes le nom de physiologiques. Nous croyons que cette appellation est un peu exagérée : une « opacité » survenant dans un milieu qui doit de sa nature être essentiellement transparent, n'est pas une condition excessivement physiologique. Ajoutons qu'il est constant que les yeux myopes et ceux qui sont le siége d'une tension trop fréquente se montrent, bien plus souvent que l'œil emmétrope, sujets à cette infirmité.

1. SCOTOMES.

On ne confondra pas la mouche volante avec le scotome, improprement appelé « *mouche fixe.* »

Le scotome est « fixe » ; mais il n'est pas « mouche » ; il ne porte pas ombre. Il se caractérise par l'absence de toute sensation lumineuse et par conséquent par l'absence de la sensation opposée, l'ombre, en un point donné de la rétine.

Le point occupé par un scotome n'existe plus au point de vue de la sensibilité spéciale. Les images y sont « interrompues, » supprimées, comme on le voit dans l'expérience du « punctum cœcum » de Mariotte ; elles n'y passent pas du clair au noir.

2. SPECTRE ÉTOILÉ DU CRISTALLIN. — PHÉNOMÈNES DE LA POLYOPIE UNIOCULAIRE.

95. — Quand on rapproche de soi, en deçà du punctum proximum l'optomètre à cheveux ou à soies de M. de Graefe, on cesse de voir distinctement chaque fil. D'après la théorie, rien à cela de surprenant, chaque point focal étant remplacé par un cercle de diffusion. Mais ce qui surprend au premier abord, si l'on examine bien attentivement cette image confuse du fil, c'est qu'elle n'est pas simplement confuse, elle est double, triple, ou multiple en un mot. Au lieu d'un fil, mal défini, grossi, on voit sur une ombre vague, se dessiner un certain nombre de fils inégalement perceptibles, mais incontestables.

Si, au lieu d'un fil, on prend un point, de moins d'un millimètre d'étendue, se détachant en noir sur fond blanc, ou en blanc sur fond noir, et qu'on fasse sur lui la même expérience, dès qu'on l'apporte en deçà du punctum proximum le même phénomène apparaît : au lieu d'un point plus large, plus confus, on aperçoit distinctement, autour d'un point central, une petite couronne de points semblables qui l'enveloppe.

Le phénomène est très net si l'on fait l'expérience avec le trou d'épingle placé contre le jour, et se détachant sur le fond éclairé du ciel ou sur une muraille blanche.

Après avoir constaté ce phénomène, rapprochons encore le trou d'épingle de nous, ou plutôt, rendons-nous, pour la distance à laquelle nous le tenons, un pied, je suppose, très myope ou très hypermétrope, en plaçant devant notre œil un verre positif ou négatif de 3 à 4 pouces ; alors, au lieu de la couronne de points entourant le point central, nous voyons devant nous un cercle lumineux pâle, plus ou moins grand, étoilé, c'est-à-dire divisé en segments réguliers appartenant au type hexagonal. Dans cette situation relative, éloigne-t-on ou rapproche-t-on l'écran percé du trou d'épingle, on constate que chacun de ces segments de cercle correspond à l'un des points de la première expérience; qu'en éloignant l'écran, chaque petit point de la couronne devient un segment, et réciproquement dans le mouvement inverse. Ajoutons que tous ces phénomènes disparaissent et font place à la vision nette d'un seul point, dès que l'écran rentre dans le champ de la vision distincte.

Il suit de là qu'il existe dans l'œil quelque appareil qui y joue le rôle de l'optomètre de Scheiner, multipliant comme lui les images, quand l'objet visuel est placé en deçà ou au delà du point d'adaptation.

La figure étoilée et régulière de l'expérience précédente rappelle trop celle de la formation histologique du cristallin, pour ne pas indiquer tout d'abord que cet organe est lui-même l'optomètre multipliant dont nous venons de constater les effets. On s'assure qu'il en est ainsi en observant, à l'éclairage latéral, le cristallin d'une personne plutôt âgée, après dilatation de la pupille. On voit alors objectivement ledit optomètre hexagonal. Enfin, on le retrouve si l'on reprend, avec des cristallins d'animaux un peu âgés, et objectivement, les expériences que nous venons de rapporter, en prenant un écran de verre dépoli pour remplacer la rétine. On reproduit alors les segments triangulaires dont chacun correspond à une image, au delà ou en deçà du foyer, mais qui tous se fusionnent en un seul lorsque l'écran est au foyer. On a reconnu, de plus, que les phénomènes dont il s'agit sont d'autant plus accusés que le cristallin porte plus évidentes les traces de ses divisions hexagonales histologiques, c'est-à-dire qu'il est, *cæteris paribus*, plus âgé.

C'est donc à cet organe qu'il y a lieu d'attribuer :

1° Le spectre étoilé, qui se produit quand on se place en présence d'une source plus ou moins abondante de lumière, parcourant le corps vitré à l'état de rayons parallèles (expérience des spectres perlés);

2° Les images multiples de la polyopie uni-oculaire, lesquelles se manifestent quand, en deçà ou au delà de la distance pour laquelle l'œil est adapté, l'objet visible n'est pas trop éloigné du point d'adaptation (comme dans le cas des points en couronne de l'expérience ci-dessus).

Des images multiples se rencontrent parfois en l'absence du cristallin. Il est clair, dès lors, qu'elles ne sauraient, en semblables circonstances, lui être attribuées. On reconnaît alors que, si le cristallin manque, il existe un autre réseau qui le remplace dans ses fonctions d'optomètre multiplicateur. Ce sont de petits tractus membraneux, développés par une iritis ou formés par les capsules après l'extraction du cristallin, et qu'on peut reconnaître à l'ophthalmoscope. De plus, au moyen d'une lentille qui corrige l'aphakie (112), on fait disparaître du même coup la polyopie.

Le mécanisme par lequel sont produites les images multiples de la polyopie uni-oculaire avait fait penser, au premier moment, que le cristallin était composé de différents segments ayant anatomiquement des foyers différents. Sur cette idée reposait la conception de l'une des formes de l'astigmatisme irrégulier. L'analyse plus exacte du phénomène (134), montre que les foyers de deux segments ne sont pas différents, quoique dans certaines circonstances ces segments donnent des images différentes. Ces images distinctes ne se rencontrent en effet qu'en deçà et au delà du foyer même de la réfraction actuelle de l'œil. Mais, au foyer exact, toutes se confondent et se fusionnent. Les segments ont donc même foyer pendant l'acte physiologique, et le cristallin n'est pas, comme on l'a cru, une lentille à plusieurs foyers.

C'est au spectre étoilé que sont dues et la forme des étoiles, constante pour le même œil, différente pour chacun, et les apparences stellaires de tous les points fortement lumineux et très éloignés ou très petits.

§ VI. Des lunettes sténopéïques et des conserves.

96. — En sus des instruments (lunettes) dont nous avons parlé (86) et destinés à modifier la réfraction de la lumière dans l'œil, il en existe qui ont pour objet de modifier la quantité ou la qualité (couleur) des rayons qui pénètrent dans l'organe. Ce sont les lunettes sténopéïques et les conserves.

a) Lunettes sténopéïques. — M. Donders a donné le nom de « sténopœïques» (στενος, étroit, οῦη, petite ouverture) à des instruments qui consistent en un petit écran opaque, placé tout contre l'œil, et portant à son centre une petite ouverture (comme le trou d'épingle) d'environ 1/2 à 1 millimètre 1/2 de largeur.

Ces écrans, portés en guise de lunettes, sont employés : 1° pour garantir de la lumière diffuse les yeux dont les cornées portent des portions opaques, et que gêne considérablement la dissémination de la lumière pénétrante, à sa rencontre avec ces parties opaques réfléchissantes, ou même simplement translucides. La netteté des images régulières gagne beaucoup par l'usage de ces lunettes.

2° On en retire encore de grands avantages dans les circonstances où une pupille artificielle, une iridectomie, une synéchie iridienne antérieure, suite de kératotomie, ayant déformé, agrandi la pupille, ou altéré la courbure de la cornée, produisent de trop grands cercles de diffusion.

3° Dans les hauts degrés de myopie, dans lesquels l'acuité a elle-même beaucoup souffert. Dans ce cas, leur mode d'action est la diminution notable des cercles de diffusion, toujours grand avec une pupille large comme celle des myopes. Par leur moyen, la vision monoculaire permet de se procurer de grandes images : on y arrive en rapprochant autant qu'on le peut les objets. Et quant à la vision de loin, elle est analogue, avec leur secours, à celle que procurent des verres qui neutralisent imparfaitement la vision, sauf cet avantage qu'elles dessinent des images plus grandes.

Dans ces circonstances, l'usage du trou d'épingle monté sur écran fixe, circonscrit la vue à un espace très limité, et ne peut s'appliquer qu'à des occupations sur objets rapprochés.

Si l'on est dans la nécessité de les conseiller pour la vie extérieure, dans laquelle la convergence des axes optiques varie à chaque instant, on remplacera le trou d'épingle par une petite fente horizontale, d'un millimètre de hauteur, qui laisse des bandes de diffusion dans le plan horizontal, mais procurera cependant encore de grands avantages relatifs, et dont le clignement naturel aux myopes permet de se faire une idée.

Dans les cas où la lunette sténopéïque a pour objet de préserver les images rétiniennes de la diffusion qu'amène un albugo de la cornée, il convient de l'armer du procédé de M. Donders. Ce savant garnit l'ouverture de l'écran d'un petit cône de 3 1/2 millimètres de hauteur et qui défend l'entrée de l'orifice aux rayons latéraux. Dès lors, les seuls rayons utiles pénètrent à travers les parties transparentes de la cornée.

b) Lunettes destinées à modifier la qualité de la lumière (couleur). — Ces instruments portent généralement le nom de « conserves » ; ce sont simplement des verres de couleur, de nuances diverses et de teintes graduées, à faces parallèles, et qui, d'après cela, n'agissent sur la réfraction que par leur couleur. On les fait verts, bleus ou gris-fumée, tendant plus ou moins sur le noir.

On s'est longtemps et beaucoup servi des diverses nuances du vert. Ces verres excluent les rayons extrêmes du spectre ou du moins en diminuent plus particulièrement la quantité. Leur coëfficient de réfraction se rapproche le plus de celui de la lumière blanche ou composée : ils n'ont donc, par le fait de la couleur, que peu ou point d'action réfringente; mais, augmentant relativement la quantité de lumière jaune, en excluant le rouge et le bleu, ils laissent pénétrer les rayons les moins agréables, les moins doux à la rétine, les plus irritants, les rayons jaunes. Cette couleur (le vert) est donc plutôt à éviter, dans les circonstances mêmes qui exigent l'emploi des conserves.

La teinte bleue est aujourd'hui reconnue très-préférable, particulièrement le bleu-cobalt de Berlin (verre très-pur et très-bien fabriqué). Cette couleur exclut particulièrement l'orangé; en outre c'est, par son rang dans le spectre, le moins riche en rayons calorifiques; elle est donc, à tous égards, la mieux tolérée par des membranes plus ou moins irritables. Enfin, disons encore qu'elle agit un peu à la façon d'un verre collectif, le bleu étant la nuance la plus réfrangible du spectre. Quant au gris-fumée, tendant jusqu'au noir, son emploi n'est indiqué qu'à titre d'écran ou de voile, quand on veut garantir l'œil de la lumière elle-même, sans, pour ainsi dire, en laisser entrer dans l'œil. Or, ce n'est pas le cas en général. Les conserves ont pour effet, non d'exclure, mais de modifier la lumière. Elles doivent permettre l'exercice de la vision, laisser par conséquent entrer toute la lumière utile, en excluant seulement celle qui, par sa qualité, peut nuire. Or, le bleu, en excluant la lumière jaune orange irritante, laisse la faculté visuelle presque complète.

CHAPITRE II.

AMÉTROPIE.

SECTION Ire.

HYPERMÉTROPIE.

§ I. Divisions. — Définitions. — Caractères anatomiques. — Siége et caractères apparents de l'hypermétropie.

97. — On appelle hypermétropie « le déficit de la réfraction statique (70). » Ce déficit est congénital ou acquis.

On donne ce dernier nom au recul du point r au delà du parallélisme, dans l'œil emmétrope, comme extrême limite de la presbyopie (82), c'est-à-dire après la cinquantième année.

L'hypermétropie proprement dite est congénitale, c'est-à-dire qu'elle peut être reconnue dès l'instant où il est possible d'apprécier la portée de la vue d'un enfant.

L'hypermétropie se présente à nous sous deux états : elle est « latente » ou « manifeste ».

A. Hypermétropie latente. — Au premier abord, on devrait penser que tout sujet affecté de déficit de la réfraction statique, est dans l'impossibilité absolue de distinguer nettement les objets éloignés. Il n'en est rien, et la plupart du temps un hypermétrope voit au contraire, et très bien, les objets distants. A cette fin, il met en jeu une accommodation que l'emmétrope n'appelle en exercice que pour les objets rapprochés. Pour l'observateur, cette hypermétropie est donc dissimulée ou « latente. » Bien plus, sur certains de ces sujets, un verre convexe faible qui devrait, à l'instant où il est présenté, améliorer leur vue, non-seulement ne l'améliore pas, mais la trouble. Bien plus encore, un verre concave, ajoutant à cette hypermétropie $\frac{1}{40}$, $\frac{1}{50}$ de déficit dans la réfraction, peut parfois momentanément l'améliorer. Et cependant le sujet est bien réellement hypermétrope, comme nous allons le montrer.

Qu'on paralyse, par une instillation d'une forte solution d'atropine, l'accommodation du sujet, au bout d'une heure la vue des objets distants est parfaitement confuse, et ce n'est qu'un verre convexe qui lui rend sa netteté. Dans tous ces cas là, l'accommodation masquait le déficit ; le masquait même, comme dans le cas de la myopie apparente de $\frac{1}{50}$, jusqu'à simuler l'excès de réfraction.

Telle est l'hypermétropie latente.

Elle ne se rencontre évidemment que chez les sujets de moins de 40 à 50 ans, c'est-à-dire qui ont encore de l'accommodation à leur service.

B. Hypermétropie manifeste. — Prenons maintenant un sujet arrivé à ce dernier âge ; il n'est point besoin de paralyser son accommodation pour reconnaître un déficit de la réfraction. Chez lui, le verre convexe améliore immédiatement la vision. Le caractère de la vue est donc aussitôt reconnu, l'hypermétropie est « manifeste. » Cependant, après en avoir reconnu le degré, si l'on instille l'atropine et qu'on recommence l'épreuve, on reconnaît un déficit plus élevé, c'est l' « hypermétropie latente » qui se révèle ; ajoutée à la première, elle donne l' « hypermétropie totale. »

Cet empire du sujet sur son accommodation distingue éminemment l'hypermétropie des états différents de la réfraction. Sous l'influence de l'atropine, chez le myope et chez l'emmétrope, le punctum remotum ne s'éloigne guère de plus de $\frac{1}{40}$ ou $\frac{1}{50}$.

Il est, au point de vue physiologique, d'autres divisions que l'on a établies dans l'étude de l'hypermétropie. M. Donders distingue encore une hypermétropie absolue, et une hypermétropie relative.

Il appelle « hypermétropie absolue » le déficit de la réfraction dans laquelle le punctum proximum est lui-même au-delà de l'infini, et où nul effort ne permet au sujet de voir nettement les objets distants. Il désigne sous le nom d' « hypermétropie relative » un état qui a, avec le précédent, ceci de commun que le punctum proximum est encore au delà de l'infini, mais qui s'en distingue par la faculté de retrouver un jeu accommodatif plus ou moins marqué, par la convergence de l'œil frappé de déficit. En plaçant cet œil dans la situation du strabisme interne, soit spontanément, soit au moyen d'un prisme à base en dehors, ces sujets arrivent à distinguer plus ou moins nettement les objets éloignés.

Tous ces genres d'hypermétropie deviennent, après 50 ans, de l'hypermétropie absolue.

L'hypermétropie est très généralement héréditaire, comme la myopie, mais cette hérédité se fonde sur des éléments différents. Il est rare que, dans la famille d'un hypermétrope, on ne trouve pas d'autres hypermétropes ou des individus affectés de strabisme convergent, périodique s'ils sont jeunes, concomitant s'ils sont plus ou moins âgés.

98. — En définissant l'amétropie (70), nous avons dit que, dans la presque totalité des cas, l'œil myope présente un diamètre trop long en présence d'un appareil réfringent régulier; tandis que l'œil hypermétrope présente invariablement la disposition inverse, un œil relativement trop court en rapport avec un appareil réfringent régulier. Il est temps de justifier cette proposition. Commençons par les éléments qui constituent l'appareil réfringent :

A. Cornée. — Cette membrane ne saurait être mise en cause : à moins de vastes ulcérations centrales, elle n'est chez l'hypermétrope ni moins ni plus convexe que chez l'emmétrope : un grand nombre de mensurations l'établissent.

B. Cristallin.—Il ne saurait non plus être accusé dans cette circonstance : les mesures positives manquent en ce qui le concerne; mais elles manquent tout autant en faveur de la proposition inverse ; on ne peut donc supposer, sur aucune base certaine, qu'il soit moins convexe que dans l'œil emmétrope. Tout ce que l'on sait, c'est qu'il est plus rapproché de la cornée que dans les yeux emmétropes ou myopes. Mais cette situation est un élément de myopie et non d'hypermétropie.

C. Globe oculaire. — Les conclusions sont tout différentes en ce qui regarde l'œil dans son entier. L'œil de l'hypermétrope est un tout petit œil, offrant, comme nous avons dit, ce caractère remarquable et inattendu d'une cornée relativement en saillie sur la sclérotique aplatie ; aplatie en avant, mais courbée en excès dans sa région équatoriale. De telle sorte que, si l'on fait porter le regard fortement en dedans ou en dehors, de manière à amener tout à fait en avant la grande circonférence de la sclérotique, le globe oculaire apparaît, comme le globe terrestre, aplati vers les pôles, renflé à l'équateur... Les mensurations exactes confirment, et hautement, cette première conclusion. L'œil hypermétrope d'un individu de moyenne stature a offert, dans son diamètre antéro-postérieur, des diminutions s'élevant jusques à 3 millimètres sur la longueur moyenne. (Voir, pour les caractères opposés, dans la myopie, (71) .Voir également la fig. XXXII.)

99. — Les caractères apparents de l'hypermétropie se rattachent à toutes les circonstances que nous venons de décrire. Petitesse du globe, aplatissement de la sclérotique en avant, saillie de l'équateur, etc., etc.; enfin aplatissement apparent des os qui bordent l'or-

bite. On remarquera à cet égard que toute personne affectée d'une forte différence dans l'état de la réfraction des deux yeux, aura le front aplati, déprimé du côté de l'hypermétropie prononcée.

A. Strabisme apparent divergent de l'hypermétropie.—Une autre condition anatomique importante à relever dans l'œil hypermétrope, c'est la situation de l'axe de la cornée. La cornée y est coupée, en dedans de son propre axe, par l'axe visuel : et cette déviation angulaire mesure en moyenne 7°. Or, chez l'emmétrope, cet angle, dans le même sens, n'atteint que 5°; et, chez le myope, est moindre encore et quelquefois même disposé en sens inverse.

Ces dispositions différentes, qui sont constantes, ne sont pas à négliger. Comme on juge du regard d'une personne par la direction apparente de ses cornées, l'hypermétrope, quand il dirige son attention à l'horizon, c'est-à-dire dans le parallélisme des axes optiques, devra présenter l'apparence du strabisme divergent. Ainsi fera d'ailleurs, quoiqu'à un moindre degré, l'emmétrope. Le myope, au contraire, dans les mêmes circonstances, pourra offrir l'aspect d'un strabisme convergent. Ce sont ces aspects qui ont reçu le nom de « strabismes apparents. »

On s'est demandé à quoi devaient être attribuées ces déviations de l'axe de la cornée sur l'axe optique, en dehors chez l'hypermétrope, en dedans chez le myope. Tout doit faire penser que, dans le premier cas, la position en dehors de l'axe de la cornée dépend de la position en dehors de la tache jaune. Selon toutes apparences, l'hypermétropie est le produit d'un arrêt de développement de la moitié externe de l'œil. La tache jaune y est donc relativement plus en dehors que dans l'œil emmétrope.

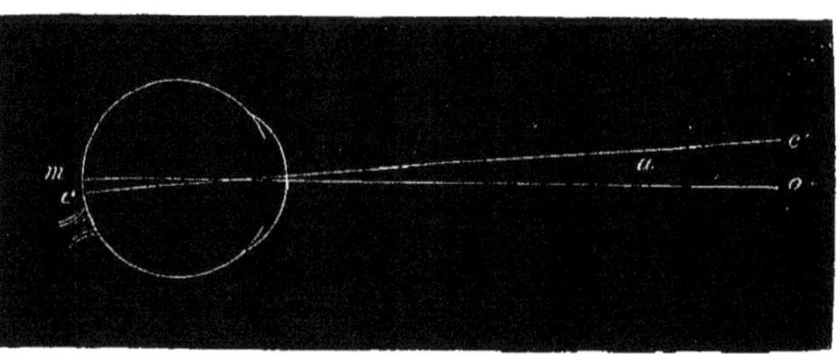

Fig. XXXV.

L'anomalie s'est établie en sens inverse chez le myope : on verra plus loin que la myopie est due à la rétropulsion des membranes profondes amincies. (Cet amincissement portant surtout sur la région externe, il est simple que la tache jaune demeure relativement plus en dedans).

B. Strabisme convergent périodique de l'hypermétrope. — L'état de strabisme apparent divergent, que nous venons de décrire, fait souvent place, chez l'hypermétrope, à un état tout contraire, au strabisme convergent réel, avec exclusion de la vision associée. Ce strabisme se manifeste (quand il se manifeste) au moment où le sujet fixe son attention, même à distance.

Dans l'opinion de M. Donders, l'hypermétrope appelle alors la convergence au secours de la vision nette, excluant un œil de la vision pour faire bénéficier l'autre de la synergie avantageuse que la convergence exerce sur l'accommodation. C'est cet effet que le savant hollandais a désigné sous le nom d' « hypermétropie facultative » (1). Ce strabisme con-

(1) Nous avons, dans un autre travail (Leçons sur le strabisme) exposé comment nous avions cru devoir rattacher la production de ce strabisme à une autre cause qui se lie elle-même par une origine commune à l'hypermétropie ; nous voulons parler de l'insuffisance des muscles droits externes. Nous ne reprendrons pas ici cette discussion pour la solution de laquelle tous les éléments ne nous paraissent pas encore réunis. Le symptôme est admis par toutes les écoles, non comme constant, mais comme fréquent. Le mécanisme soulève encore des doutes ; nous nous bornerons à les mentionner ici, la question demeurant réservée.

vergent est d'autant plus remarquable qu'il fait contraste avec le strabisme apparent décrit quelques lignes plus haut. Il est fréquent, sans être constant, et ne s'observe pas de préférence, comme on pourrait le supposer, dans les degrés élevés de l'hypermétropie.

§ II. Asthénopie accommodative.

100. — Un des principaux caractères de l'hypermétropie, celui qui amène, la plupart du temps, le malade au cabinet de consultation du médecin, c'est l' « asthénopie. » A lui seul, il peut suffire au diagnostic, ou du moins puissamment l'éclairer.

Symptomatologie. — La description de cette maladie, car c'en est une, ne saurait être mieux formulée qu'en l'empruntant à l'homme éminent qui a su le premier la reconnaître, la décrire et la guérir.

« Une condition morbide particulière des yeux a longtemps attiré l'attention des ophthalmologistes. Les phénomènes qui la constituent sont éminemment caractéristiques. L'œil a une apparence parfaitement normale ; les mouvements en sont réguliers, la convergence des lignes visuelles ne présente aucune difficulté, la faculté visuelle est plutôt aiguë qu'émoussée ; et néanmoins, en lisant, en écrivant, en s'appliquant à tout travail rapproché, particulièrement à la lumière artificielle, ou dans un endroit obscur, les objets, après un court espace de temps, deviennent indistincts et confus, un sentiment de fatigue et de tension s'accuse dans les yeux et spécialement au-dessus des yeux, nécessitant la suspension du travail. La personne ainsi éprouvée, ferme alors involontairement les yeux et passe sa main sur le front et les paupières. Après un moment de repos, elle voit de nouveau distinctement ; mais les mêmes phénomènes se reproduisent et plus promptement que la première fois. Plus a duré le repos, plus peut être grande également la durée de la reprise du travail. Par exemple, après le repos du dimanche, on commence la semaine avec une ardeur et une fraîcheur nouvelles, bientôt suivies d'un nouveau désappointement. Si l'occupation ne porte pas sur des objets rapprochés, l'acuité de la vision paraît normale et toute sensation désagréable est prévenue. Veut-on, au contraire, malgré la peine qui s'ensuit, l'emporter de haute lutte sur la difficulté et s'appliquer au travail rapproché, les symptômes continuent leur marche ascendante. La tension frontale est remplacée par une douleur continue, parfois une légère rougeur et un écoulement de larmes y succèdent, tout devient confus devant les yeux et le malade ne jouit plus de la vision nette, même à distance. Enfin, après une tension trop longtemps prolongée, le malade est obligé d'abandonner pour longtemps tout travail appliqué. Il est à remarquer que la douleur dans les yeux eux-mêmes, après un travail même longtemps continué, est une chose exceptionnelle. » (Donders).

Telle est la description, cette fois complète, d'une maladie bien commune, description déjà bien des fois essayée, mais toujours confondue avec des éléments qui, de fait, y sont étrangers.

Nomenclature ancienne de l'asthénopie. — On en peut juger par sa nomenclature dans les auteurs classiques; elle suffit à montrer les points de vue sous lesquels l'affection a été successivement envisagée : « debilitas, hebêtudo visûs, impaired vision, muscular amaurosis, disposition à la fatigue des yeux, kopiopie, amblyopie sthénique et asthénique, et enfin, plus récemment, fatigue de l'accommodation. »

L'absence de toute altération dans la transparence des milieux, dans les membranes profondes de l'œil, dans le jeu des muscles, montre suffisamment qu'aucun de ces noms ne saurait lui convenir. Seul, le dernier (fatigue de l'accommodation), semblerait au premier abord exprimer la nature du mal; mais un peu de réflexion doit le faire écarter. Dans les mêmes circonstances et dans un œil emmétrope, quelque durée qu'ait son exercice, la faculté d'accommodation ne se fatigue point plutôt que les autres éléments de l'organe. Si elle se fatigue chez l'hypermétrope, c'est que, dans cet œil, elle est en réalité impuissante, eu égard aux conditions physiques qu'elle a à satisfaire.

Telle est la condition qui était cachée sous le mot : « prédisposition à la fatigue des yeux; » cette prédisposition, c'est l'hypermétropie elle-même : c'est l'insuffisance de la réfraction statique et que la réfraction dynamique doit suppléer (Donders). Et, en effet, on voit cette prétendue disposition s'évanouir quand, par l'interposition du verre convenable, on supplée au déficit, cause première de tout le mal.

Mécanisme et nature de l'asthénopie. — La cause évidente de l'asthénopie est dans la continuité d'une action *en excès* du pouvoir accommodatif. Obligé à se maintenir à un type constant de raccourcissement, le muscle ciliaire voit son extensibilité augmenter graduellement; d'où naît une nouvelle nécessité de contraction; et ainsi de suite jusqu'à syncope ou spasme musculaire. Il n'est pas besoin, pour comprendre ce point de pathogénie, de recourir à des changements dans la rétine, dans la pression des fluides, dans la circulation, changements dont aucune observation régulière ne démontre l'existence. La rétine semble plutôt avoir toujours échappé à toute atteinte sérieuse, dans des cas mêmes où l'amblyopie paraissait imminente.

M. Bœhm avait reconnu, dans la symptomatologie de l'affection, qu'elle ne pouvait avoir son siége ailleurs que dans le système musculaire. Ce sont, avait-il parfaitement bien compris, les nerfs du mouvement et non ceux du sentiment qui tiennent la fatigue dans leur phénoménalité.

101. — *Époque de la manifestation de l'asthénopie.* — Dans les degrés moyens et même un peu élevés de l'hypermétropie, l'asthénopie ne se montre que lorsque l'accommodation facultative, si abondante dans l'enfance et la jeunesse, commence à faire défaut. On remarque en effet que l'asthénopie apparaît en même temps que l' « hypermétropie manifeste. » Ainsi, il résulte des statistiques de l'école d'Utrecht, que l'asthénopie se montre généralement d'autant plus tôt que le degré de l'hypermétropie totale est plus élevé. M. Donders a pu même établir cette règle : que l'asthénopie se montre à un âge dont le chiffre est le dénominateur de la fraction $\frac{1}{H}$, (expression du degré de l'hypermétropie (71)). A cet égard, il y a une différence marquée entre l'hypermétropie et la presbyopie, au point de vue de la production de l'asthénopie. Le presbyte n'a aucune puissance accommodative à appliquer à des distances inférieures à son punctum proximum. Il lui est donc impossible de se fatiguer. Il n'y voit pas, voilà

tout, au-dessous d'une distance donnée. Mais il en est autrement chez l'hypermétrope, et c'est le fait même d'avoir en sa possession une étendue d'accommodation encore notable, mais cependant insuffisante, qui crée chez lui la possibilité de l'asthénopie.

102. — *Distinction entre l'asthénopie par hypermétropie et celle par paresis de l'accommodation.* — Une simple « paresis de l'accommodation » après les maladies débilitantes, peut amener l'œil emmétrope aux mêmes conditions; cela est de toute évidence; mais la différenciation des deux états sera aisée : l'atropine mettra l'asthénope par hypermétropie dans l'impossibilité d'y voir à distance, ce qu'elle ne fera pas chez l'emmétrope.

Dans le cas de simple paresis ou d'affaiblissement prématuré de l'accommodation, on est en présence d'une maladie de cette dernière fonction. C'est une anomalie de la réfraction dynamique que l'on a à traiter et non plus de la réfraction statique. (Voir les anomalies de l'accommodation).

§ III. Symptomatologie de l'hypermétropie.

103. — A un malade accusant des troubles de la vue et présentant les caractères extérieurs que nous venons de décrire, on posera cette question : « Pouvez-vous travailler longtemps? » La réponse négative décélant l'asthénopie devra faire soupçonner l'hypermétropie.

La seconde chose à faire sera, après la mesure de l'acuité au trou d'épingle, l'essai de la vision de loin, à l'œil nu d'abord, puis avec des verres convexes (74). Très généralement pourtant, si le sujet a moins de cinquante ans, cette dernière épreuve sera sans résultat; avant cette époque de la vie, l'hypermétropie manifeste est généralement surmontée.

Il se peut donc, et il arrivera même généralement, l'individu ayant moins de cinquante ans, que l'hypermétropie demeurera latente et qu'aucun verre positif ne soulagera le malade dans la vision de loin. Il pourra même encore arriver, comme nous l'avons dit au commencement, qu'un verre négatif de 1/30 semblera améliorer la vue : tant est grande ici l'influence de l'habitude acquise et qui a pu se monter au ton du spasme musculaire.

Pour obtenir une conclusion définitive, il faut donc paralyser le spasme, ce qui est facile, au moyen de l'atropine; ou bien encore procéder à l'examen ophthalmoscopique (79 et 80); car, dans le regard passif, l'hypermétropie manifeste se laisse reconnaître, le spasme cessant dans l'inattention (Donders).

Il est cependant bien des cas où l'on ne peut faire usage de l'atropine; il faut alors recourir à quelque autre méthode d'exploration. Voici une méthode à laquelle, en semblable circonstance, on peut avoir recours :

I. L'hypermétropie étant un déficit de la réfraction statique, l'hypermétrope emploie une portion de la réfraction dynamique à combler ce déficit. Pour passer de la vision parallèle à une distance rapprochée, il commence donc la convergence progressive avec ce déficit sur sa réfraction dynamique. Comme tous les hommes du même âge, dans des conditions normales de santé, ont un pouvoir accommodatif à peu près égal, quand on arrivera du côté du punctum proximum, le déficit de l'hypermétrope se fera sentir, et ledit point sera plus éloigné chez lui que chez l'emmétrope. On pourra donc mesurer l'hypermétropie par le déficit éprouvé par l'accommodation du côté du point *p*. On le mesurera exactement comme celui de la presbytie.(Voir, correction de la presbyopie (85)). Seulement, on aura un écueil à éviter. Le presbyte arrivé à son point *p* ne nous induit pas en erreur : il reconnaît aisément, et à très peu près, le lieu où se trouve ce point *p*. Comme il n'a plus d'accommodation à mettre en jeu, il ne reçoit ni ne donne de renseignements trompeurs.

L'hypermétrope n'est pas dans ce cas; arrivé à son point *p*, il sait trouver encore des efforts à mettre en action, et il devient parfois difficile d'obtenir une réponse exacte. C'est donc moins *la netteté de la vision* qu'il faut interroger chez lui que *la fatigue* qu'il éprouve tôt ou tard à lire à une distance inférieure à son véritable point *p*.

Après avoir mesuré son acuité, au trou d'épingle, on le met devant l'échelle progressive, le faisant avancer lentement de pied en pied vers l'échelle, en fixant un caractère graduellement plus petit jusqu'à ce qu'il accuse un commencement de *fatigue*. On prendra alors cette distance pour punctum proximum, et par son moyen, on calculera la quantité de réfraction qui lui sera nécessaire pour lire à un pied le caractère en rapport avec son acuité, d'après les règles données (85).

Cependant, il est généralement plus simple et plus pratique, en même temps que suffisamment exact, de rechercher directement la distance du punctum proximum. On mesure la distance de ce point *p*, au moyen de l'optomètre de M. de Graefe, ou du nº 1 des échelles de caractères progressifs. Connaissant la distance de ce point *p*, on la compare à celle donnée par la table (82) pour le même âge. Si le point *p* est à une distance plus grande que le tableau ne l'indique, il y a donc, relativement à l'âge, déficit de la réfraction dynamique. Or, s'il n'y a pas de maladie générale débilitante, de fièvre grave antérieure à accuser, la grande probabilité est que le déficit de réfraction signalé n'est à rapporter qu'à l'hypermétropie.

CAUSES D'ERREUR A EVITER DANS LES ÉPREUVES DIAGNOSTIQUES EXÉCUTÉES AU MOYEN DES VERRES CONVEXES.

104. — Il ne suffit pas toujours, pour établir le diagnostic de l'hypermétropie, que le sujet ait donné une réponse, en apparence concluante; dans les essais au moyen des verres convexes (hypermétropie manifeste), on évitera encore de se prononcer. Il faut s'être auparavant mis en garde (par l'essai préalable au trou d'épingle) contre certaines formes d'amblyopie qu'améliore l'usage des verres convexes. Dans certains affaiblissements rétiniens, il arrive souvent que le sujet se déclare soulagé par des verres convexes qui n'ont eu, en somme, d'autre effet que d'agrandir sensiblement les images. Or, pour ces malades, il est quelquefois plus essentiel d'avoir de grandes images que des contours parfaitement définis.

On apportera d'autant plus de soin à la mesure de l'acuité de la vision, que la finesse de perception de la rétine est souvent plus ou moins diminuée dans l'hypermétropie. Cela tient sans doute aux effets de l'arrêt de développement, qui a dû porter sur les éléments nerveux comme sur les autres éléments de l'organe.

On devra se précautionner encore contre la circonstance suivante, qui a longtemps conduit à confondre l'hypermétropie avec la myopie. Il n'est pas rare que l'hypermétropie soit accompagnée d'une amblyopie qui peut en imposer pour la myopie. Ainsi, les malades clignent quelquefois, mais surtout approchent de leurs yeux les petits objets, à la manière des myopes. Il faut donc ne pas se laisser abuser par les premières apparences.

Ces malades, en effet, voient mieux les petits objets de tout près que de quelque distance. C'est là un véritable paradoxe apparent. M. de Graefe a donné de ce fait une raison très plausible. Il a calculé que, dans ces circonstances, la grandeur des images croissait beaucoup plus rapidement que la grandeur des cercles de diffusion (surtout quand la convergence est de la partie, par son action rétrécissante sur la pupille). Or, la grandeur des images est plus recherchée que leur netteté par les amblyopes. D'autre part, dans les mêmes circonstances, on observe les phénomènes connus sous le nom de « polyopie monoculaire » (95), et le cercle de diffusion étant remplacé par plusieurs images d'inégal éclat, l'une d'elles peut être plus perceptible.

§ IV. Traitement de l'asthénopie dans l'hypermétropie.

105. — Jusqu'au moment où a été caractérisée la véritable cause de l'asthénopie, tout son traitement a consisté dans le repos de la vue, le changement de profession, etc. Les plus hardis avaient conseillé parfois l'usage des verres convexes, mais, enchaînés par le préjugé, les verres conseillés étaient toujours insuffisants.

MM. Böhm et Ruete y avaient joint des conserves bleu-cobalt. C'était un pas ; le bleu, étant plus réfrangible, agit comme verre convexe ; mais la mesure était encore au-dessous des nécessités.

Le vrai remède est dans le verre convexe ; mais le verre convenable. Or, quel est le verre convenable ?

CHOIX DES LUNETTES DANS L'HYPERMÉTROPIE.

On est en présence de plusieurs données : hypermétropie absolue, hypermétropie latente, hypermétropie manifeste, dont on a su déterminer le degré : Quel choix doit-on faire dans chaque cas ?

a) *Hypermétropie absolue* (le punctum proximum est au delà de l'infini). — Ce cas est simple : l'individu est comme amblyope, tous les efforts de son accommodation ne réussissent pas à le faire voir nettement, même à l'horizon. Si cet état n'est pas compliqué d'amblyopie réelle ni de spasmes, l'indication est, pour la vision de près, de corriger son hypermétropie totale, et, pour la vision à distance, cette même hypermétropie totale, diminuée du tiers environ de l'étendue accommodative.

b) *L'hypermétropie totale est connue ; on l'a mesurée au moyen de l'atropine.* — Dans l'origine on avait cru pouvoir conseiller l'usage du verre qui corrige cette hypermétropie totale. C'était une erreur ; il existe chez l'hypermétrope un précédent établi, une habitude acquise. L'hypermétrope emploie, pour une convergence donnée, une partie déterminée de l'accommodation qui lui reste. En neutralisant tout son déficit, il est porté à employer encore pour la vision de loin, la même dose de son énergie accommodative. Il lui faut donc lutter contre cette tendance, et relâcher cette partie de son étendue accommodative qu'il employait ; or, il est aussi pénible parfois de relâcher une accommodation en excès, que de suppléer à une accommodation en défaut. Aussi ce sujet, auquel on donne ce verre correcteur de l'hypermétropie totale, dit-il, ou qu'il n'y voit pas net, ou que le verre le fatigue (103).

Pour la vision de près, le même inconvénient subsiste ; à mesure qu'il fait converger les axes optiques, l'hypermétrope emploie encore la même dose de cette accommodation qui lui est habituelle pour ce degré de convergence ; en y ajoutant l'action du verre qui neutralise son déficit total, il a donc encore, pour chaque distance, une réfraction trop élevée. Il est alors obligé de rapprocher l'objet jusqu'au point où son accommodation fera défaut ; mais le voilà en danger de rencontrer l'asthénopie musculaire, par suite d'un trop grand rapprochement des objets, et de la tension oculaire que la convergence correspondante amène infailliblement à sa suite. Il n'y a donc pas lieu, quand le sujet révèle l'existence d'un certain degré d'hypermétropie latente, de corriger dès l'abord toute la mesure de ce déficit.

c) *Quelle conduite devra-t-on tenir quand on aura reconnu l'hypermétropie manifeste?* L'asthénopie accommodative se montre le plus souvent à peu près en même temps que l'hypermétropie manifeste. D'autre part, on sait que cette hypermétropie manifeste mesure justement cette quantité de réfraction dynamique que l'hypermétrope emploie à rendre utile pour lui les rayons parallèles, mais qu'il laisse avec empressement reposer, quand s'offre le secours d'un verre convexe approprié.

Augmentée, dans une proportion régulière, par l'influence synergique de la convergence, c'est cette accommodation facultative qui permet ensuite au sujet de s'adapter un certain temps aux objets rapprochés. Le peu de résistance qu'elle oppose à la neutralisation, par le verre convexe, montre avec quelle difficulté elle doit se plier aux exigences de la convergence dans la vision de près. En la neutralisant par le verre approprié, on la rend donc disponible pour la convergence ; et comme on sait, d'autre part, qu'on touche là à une limite, que la synergie binoculaire n'ajoute en somme que peu à l'accommodation uni-oculaire correspondant à une distance donnée, on peut avoir la quasi certitude d'avoir atteint le degré convenable, en ajoutant quelques unités de réfraction au chiffre de l'hypermétropie manifeste, pour déterminer le chiffre du secours à apporter à l'asthénopie.

On sera sûr d'être très près de la vérité, si, avec le verre ainsi choisi (hypermétropie manifeste plus quelques unités), le sujet peut lire sans fatigue, à une distance un peu plus grande que ne le fait l'emmétrope. M. Donders a effectivement démontré que, sous de fortes convergences binoculaires, l'hypermétrope accommodait un peu moins que l'emmétrope. Cette épreuve apprendra bientôt si les verres conseillés étaient trop faibles ou trop forts. Trop faibles, il reste de l'asthénopie accommodative ; trop forts, on voit apparaître les troubles de l'asthénopie musculaire, de la douleur dans l'angle de l'orbite et non sur le front, du miroitement, la déviation de l'un des yeux sous la main qui le couvre, etc. (126.)

Si, par une circonstance quelconque, on a été conduit à paralyser l'accommodation par l'atropine, alors on connaît l'hypermétropie totale : Or, l'hypermétropie totale égale la somme de l'hypermétropie latente et de l'hypermétropie manifeste. L'expérience indique, dans ce cas, que le verre le plus convenable s'obtient en ajoutant au chiffre qui mesure l'hypermétropie manifeste, le quart de celui qui mesure l'hypermétropie latente.

Au bout d'un temps plus ou moins long, l'hypermétropie latente diminue et l'hypermétropie manifeste augmente par la cessation du spasme et la diminution de la tension habituelle et excessive de l'accommodation. On suit ce mouvement en augmentant progressivement la force du verre. Enfin, l'hypermétropie latente apparaît tout entière. En la compensant, on laisse au sujet la disposition de toute sa faculté accommodative, et il n'y a plus de risque de voir se reproduire l'asthénopie ; le même verre suffit pour la vision de près et de loin.

d) *Il n'existe que de l'hypermétropie latente.* — En d'autres termes, on ne peut diagnostiquer l'hypermétropie que par l'existence de l'asthénopie, l'ophthalmoscope et les signes généraux objectifs ; renseignements qui ne sont pas toujours absolus. Si l'on ne peut employer l'atropine, on traitera le cas comme celui de la presbyopie (103), en se basant sur la donnée de la fatigue, ou bien sur la détermination du punctum proximum (103).

e) Enfin, il arrive souvent qu'il y ait du spasme, une tension accommodative persistante, qui demeure fixée sur 12 ou 14 pouces et ne se relâche pas par le verre convexe. Il faut alors aller lentement par des verres d'abord faibles, et qu'on augmente progressivement. Quand ce spasme est trop prononcé, qu'il ne permet l'essai d'aucun verre, il y a lieu alors à paralyser tous les jours l'accommodation au moyen de l'atropine, jusqu'à cessation de l'état convulsif.

106. — Doit-on, pour la vision distante, conseiller l'usage des verres convexes qui neutralisent « l'hypermétropie manifeste? »

On est obligé de le faire si, dans la vision à distance, le malade éprouve des symptômes d'asthénopie accommodative. Mais ce n'est généralement pas le cas, et les malades tolèrent mal les lunettes pour la vision à distance. Cependant, à mesure que l'asthénopie latente s'efface, que les spasmes cessent, les lunettes sont mieux supportées pour la vision de loin. Il n'est pas encore *nécessaire* de les donner, même dans ce cas, où elles ne sont que tolérées. Pourtant, il est sage d'engager les malades à s'y habituer, leur usage constant, dès qu'il est possible, tendant à rétablir les rapports réguliers entre l'accommodation et la convergence.

107. — *Du préjugé régnant à l'endroit des verres de plus en plus forts.*—Quand on se trouve dans la nécessité de conseiller à un asthénope l'usage des verres convexes, il n'est malheureusement pas rare de se heurter à ce préjugé, que l'usage des verres de plus en plus forts peut finir par mettre le sujet dans la condition d'un « aveugle, » par impossibilité de trouver toujours des verres assez forts. A cette objection on peut répondre que, le déficit total de la réfraction de l'œil hypermétrope pût-il atteindre le degré de l'aphakie, se trouverait encore compensé par une lentille de 1/4; et si l'on y joignait le déficit complet de l'accommodation, égale aussi à 1/4, on n'atteindrait encore qu'à 1/2. Or, on rencontre parfois des myopes qui portent des verres de (—2), et même au-dessous. Mais de tels chiffres sont presque hyperboliques dans l'hyperopie.

108. — *Traitement de l'amblyopie consécutive.* — Il n'est pas indifférent de corriger, dans un œil hypermétrope ou astigmatique, l'état de la réfraction. L'acuité s'en ressent et s'améliore. Très souvent, quand une différence notable existe entre les facultés des deux yeux, l'œil le plus faible oublie de concourir à la vision et fait, comme dans le strabisme, abstraction de l'image. En réveillant sa sensibilité endormie, par des exercices avec le verre correcteur de l'amétropie, on lui rend peu à peu son acuité, et bientôt une vision associée depuis plus ou moins longtemps perdue.

On voit ces mêmes effets dans certaines amblyopies. Dans les cas dont il s'agit, il faut s'assurer d'abord que le sujet est apte encore à fixer son attention sur la macula. S'il en est ainsi, des verres convexes forts, et propres à produire de grandes images, stimulent avantageusement la sensibilité de l'organe et ramènent l'acuité à un type compatible avec le fonctionnement de celui-ci. Des essais de 8 à 10 minutes de durée, répétés trois fois par jour, suffisent à amener ce résultat.

109.—*Correction de la presbyopie chez l'hypermétrope.* — Supposons qu'un sujet affecté d'une hypermétropie de $\frac{1}{H}$, soit en même temps affecté de presbyopie, comment y remédiera-t-on? En premier lieu, comment corrigera-t-on sa double insuffisance? Nous supposons d'abord l'amétropie de ce sujet corrigée par le verre convexe de longueur focale H, en rapport avec les rayons parallèles. Cela fait, nous mesurons son punctum proximum, comme nous l'avons fait (85); cette mesure nous donne ce qui lui reste d'accommodation ou de réfraction facultative.

Soit p cette distance du punctum proximum; faisant le calcul (85), nous trouvons quel verre il faudrait donner à l'emmétrope affecté du même degré de presbyopie que le premier sujet, pour le corriger. Soit n ce verre; pour corriger le même défaut chez le sujet en question, il faudra donc lui donner, pour voir de près : $\frac{1}{H} + \frac{1}{n}$ combinés en un seul.

Exemple : Le sujet donné a une hypermétropie de $\frac{1}{24}$; ce qui revient à dire que, pour les rayons parallèles, il est, pendant le repos de son accommodation, obligé d'user d'un verre + 24.

Armé de ce verre, son punctum proximum est, supposerons-nous, à 36 pouces. Le sujet a donc encore 6 unités de réfraction dynamique à sa disposition. Mais, pour lire à 8 pouces, il lui en faudrait 27; il lui en manque donc 21 (ou 27 — 6). Or, pour les rayons parallèles, il était obligé d'employer un verre + 24 ou d'emprunter à l'art de l'opticien 9 unités de réfraction; pour lire, il lui en faudra donc dorénavant 9 + 21 = 30 unités de réfraction; c'est la mesure de l'action réfringente d'une lentille de 7 pouces. C'est celle qui lui conviendra dorénavant pour la lecture.

§ V. Aphakie ou absence de la lentille (α privatif et φακος lentille).

110. — Deux causes existent pour l'aphakie : l'extraction ou la dépression d'une cataracte, ou l'absorption du cristallin par suite d'une blessure ou d'une maladie. Nous pouvons y joindre la luxation, après laquelle le cristallin ne peut plus être considéré comme faisant partie du système dioptrique de l'œil.

En l'absence du cristallin, le système dioptrique de l'œil se réduit à une forme très simple. Il se compose d'un milieu, ayant pour indice de réfraction celui de l'eau distillée, séparé de l'air par une courbe sphérique de 8^{mm} de rayon. Le centre optique de cette surface est à 8^{mm}, son foyer à $31^{mm}69$ (7).

Comme, d'autre part, l'écran rétinien n'est qu'à 23^{mm} de ladite surface, il s'ensuit que l'œil privé de cristallin est éminemment hypermétrope.

Il est aisé de calculer le degré de cette amétropie. La lentille infiniment mince qui, mise en contact avec la cornée, ramènerait sur la rétine le foyer naturellement formé à $31^{mm}69$ de sa surface d'entrée, serait donnée par la formule :

$$\frac{1}{x} = -\frac{1}{31.69} + \frac{1}{26} = \frac{1}{91^{mm}} \text{ ou } \frac{1}{x} = \frac{1}{3'',4}.$$

Telle est la mesure moyenne du degré de l'hypermétropie, suite d'absence du cristallin. Cette mesure varie, d'ailleurs, avec la longueur de l'axe, et on peut, pour chaque cas, par la force réfringente qui corrige l'aphakie, calculer, après l'extraction du cristallin, la longueur de l'axe de l'œil opéré.

111. — *Diagnostic de l'aphakie.* — Le diagnostic de l'aphakie repose sur plusieurs éléments : la constatation de l'hypermétropie et l'évaluation de son degré, d'une part ; d'autre part, l'examen catoptrique de l'œil et l'absence ou la présence de certains phénomènes subjectifs.

L'examen catoptrique de l'œil se pratique par la recherche des images de Purkinge : Il est clair que l'image renversée ne saurait s'y rencontrer, non plus que la seconde image droite. Tout au plus quelque réflexion diffuse pourra-t-elle être opérée par les restes de la capsule plus ou moins opalins. Il est rare qu'il ne reste pas, dans l'ouverture pupillaire, quelques légères obscurités sur les capsules après la disparition du cristallin. Par l'éclairage latéral, il sera manifeste, en outre, qu'on ne trouve pas trace des interstices stellaires toujours reconnaissables par ce moyen, dans le cristallin, après la quarantième année. L'interrogation du sujet sur le fait des perceptions subjectives confirmera ces premières données :

Après l'extraction du cristallin, le spectre stellaire (images entoptiques) manque, ainsi que la polyopie monoculaire. (Disons cependant que celle-ci peut être produite, même en l'absence du cristallin, par des fausses membranes, faisant réseau dans la pupille et y reconstituant les éléments d'un optomètre de Scheiner (95). Par contre, la cornée témoigne presque toujours de son astigmatisme naturel.

112. — *Traitement de l'aphakie.* — Le traitement consiste, l'aphakie étant corrigée pour les rayons parallèles, à calculer la force de la lentille, qu'il faut ajouter au verre correcteur pour procurer la vision nette à une distance donnée.

L'œil privé de cristallin, et dont l'hypermétropie a été neutralisée par le verre de force $\frac{1}{H}$, se trouve exactement dans la situation d'un œil emmétrope, après la perte définitive de sa faculté accommodative. Le calcul de la réfraction supplémentaire à lui procurer pour une distance donnée est exactement celui du (109).

Le centre optique de l'œil privé de cristallin et dont l'hypermétropie n'est pas corrigée, est au centre de courbure de la cornée, c'est-à-dire à 8 millimètres de la surface de cette membrane.

Si l'on corrige le déficit de réfraction de cet œil par l'apposition, devant la cornée, du verre de force $\frac{1}{H}$, on avance encore le centre optique, on le rapproche de la cornée. Il suit de là que, pour une même distance, les objets dessineront, dans l'œil privé de cristallin, des images notablement plus grandes que dans l'œil emmétrope.

La vision de l'œil privé de cristallin est singulièrement altérée par cette dernière circonstance : le déplacement en avant du centre optique de l'œil entier.

Dans le sens antéro-postérieur, ce déplacement n'agit que sur la grandeur des images : mais, sur les axes secondaires de la vision, il en est autrement et les images ne sauraient y être nettes (voyez la fig. II, p. IV). Pour qu'elles le soient sur tous les axes, il faut que le centre de réfraction coïncide avec le centre de la surface sensible. Dans l'œil opéré de la cataracte, la vision excentrique est donc toujours assez notablement diffuse. Elle n'est nette que sur l'axe.

Cette circonstance doit trouver son application dans la question du choix des méthodes opératoires pour la cataracte. Une large pupille artificielle nuit nécessairement beaucoup à la vision excentrique quand le cristallin est absent. Lors de l'emploi des procédés de l'iridectomie jointe à l'extraction, il y a donc indication à cacher la pupille artificielle sous la paupière supérieure, et, si cela n'est pas possible, il faut la placer en dedans. C'est en dehors qu'elle est le plus gênante.

Dans l'aphakie, au lieu de changer de verre pour chaque distance, on peut se borner à déplacer, en l'éloignant de l'œil, la lentille qui corrige l'hypermétropie. Ainsi, l'expérience et le calcul indiquent qu'une lentille de $\frac{1}{5'',5}$ corrige communément l'hypermétropie de l'aphakie, quand elle est placée à 1/2 pouce de la cornée. Si on l'éloigne de 1/2 pouce de plus, le point de la vision nette est amené à 29 pouces; un pouce de plus, et ce point est rapproché jusqu'à 17 pouces. Au lieu d'une lentille de $\frac{1}{5'',5}$, prend-on une lentille de $\frac{1}{5}$ placée à cette même distance de 1/2 pouce, pour les rayons parallèles, ce même verre, porté à 1 pouce de l'œil, donnera de très-bonnes images à 22 pouces; et si on le porte à 1 pouce 1/2, les images seront encore nettes à 13 pouces.

Il est, malgré cela, plus convenable de donner deux paires de lunettes, entre lesquelles on partage le champ de l'accommodation par de légères variations de position du verre.

Si les deux yeux ont une vision suffisante et qu'ils fonctionnent ensemble, il faut, pour éviter la double vision, étudier avec soin la position des axes; faute de cette attention, il est aisé de créer de doubles images. Si la cornée a été déformée par une synéchie, il faut quelquefois donner au plan du verre une certaine inclinaison correctrice.

SECTION IV.

MYOPIE.

113. — Nous avons défini (70-74) la myopie au point de vue dioptrique : « Anomalie par excès de l'état de la réfraction *fixe* ou statique. »

Nous n'appellerons donc pas *myope* l'œil qui réunit les rayons parallèles en avant de la rétine, si cette réunion a lieu par le fait d'une action accommodatrice quelconque, morbide ou fonctionnelle. Ce dernier cas est une anomalie de la réfraction dynamique.

§ I. Caractères optiques.

On reconnaît fonctionnellement la myopie à plusieurs caractères: d'abord à la netteté et à la facilité de la vue rapprochée et, par contre, à l'impossibilité de voir au loin. Dès que, à une distance double, on ne peut distinguer des caractères de dimension double (échelle régulièrement progressive), on peut affirmer qu'il y a myopie. La certitude est donnée ensuite par l'effet favorable produit par les verres concaves.

114. — *Détermination ou mesure du degré de la myopie.* — Nous avons vu (74) que la mesure du degré de l'amétropie se fondait sur la position du punctum remotum. On détermine cette position par deux moyens principaux dans la myopie : 1° par l'emploi de l'optomètre à fils de M. de Graefe (34); 2° par l'épreuve des verres concaves enseignée par M. Donders (35). La distance à laquelle deviennent confus les fils de l'optomètre de M. de Graefe, quand on l'éloigne de l'œil, la longueur focale de la plus faible des lentilles concaves qui procurent au loin la vision nette (à 20 pieds, la lecture d'un caractère en rapport avec l'acuité de la vision), voilà la distance du punctum remotum. Nous employons ordinairement la méthode de M. Donders.

On peut, dans la myopie, essayer les deux yeux à la fois; la myopie étant généralement la même des deux côtés, il faut mettre toute son attention à en bien apprécier le degré. Les réponses du myope peuvent induire en erreur : quand il est jeune, qu'il jouit d'une bonne accommodation, il est agréablement sollicité par des images fines et déliées, et choisit alors souvent des verres trop forts. Il faut marcher progressivement, ne pas se fier aux réponses, mais s'attacher à la manière dont la lecture est faite. Si deux ou trois numéros de suite ne font pas déchiffrer un caractère nouveau plus fin que ne le font les premiers d'entre eux, le premier de ces numéros est suffisant et mesure le degré de l'amétropie. Il peut être sage de contrôler l'un des deux moyens par l'autre.

Il y a des myopies acquises, intermittentes, temporaires, dues à un spasme accommodatif (de ce genre est celle qu'on rencontre dans l'hypermétropie et qui peut dissimuler cette dernière affection); on différenciera ces états de celui qui est l'expression de la seule réfraction fixe, par l'action de l'atropine qui le fait disparaître. On considérera, en outre, que le spasme est le plus souvent de nature subite, et qu'il est accompagné de myosis.

L'examen ophthalmoscopique, si la myopie est élevée, donnera une image renversée visible sans lentille (79, 80). Quand le regard est distrait, l'accommodation spasmodique ne se manifeste pas, et il n'y a plus risque de confondre les deux espèces d'amétropie.

Exemple. — Une jeune personne de 14 ans se présente à la consultation; elle y voit bien de près; son acuité est, je suppose, entre 1 et 3/4; elle lit, en effet, le n° 1 de notre échelle à un peu moins d'un pied, 5 à 6 pouces; mais, à deux pieds de distance, elle ne lit point le n° 2, ni même les n°s 3 et 4.

Nous la plaçons alors à vingt pieds de notre échelle dont elle ne distingue pas un seul caractère. Mais des verres concaves, de force graduellement croissante, améliorent sa vision. Comme nous avons vu, en commençant, qu'elle ne lisait pas du tout les caractères n°s 3 et 4 à deux pieds, nous avons conjecturé qu'il y avait là myopie de moins de $\frac{1}{24}$; nous commençons donc l'essai par le n° 20. La vision ne commence à devenir moins trouble que vers le n° 13; arrivé à 12, le sujet déchiffre le n° 100; le n° 10 lui donne des perceptions nettes; 9 lui fait lire le n° 30; avec le n° 8, il lit nettement et couramment le n° 20; mais 7 et 6, en rendant les caractères plus petits, ne l'amènent pourtant pas à lire le n° 15.

Nous en concluons que cette jeune personne est affectée d'une myopie de $\frac{1}{8}$.

Nous pourrions dire, mais sans avantage actuel de simplification (il n'y a rien de plus simple que ce qui précède), que le punctum remotum de ce sujet étant à 8 pouces, sa réfraction statique possède 27 unités d'excès sur la quantité normale. Cependant cette donnée a tout de suite un avantage secondaire; comme nous savons qu'à cet âge l'accommodation est complète et mesure bien les 60 unités de réfraction, nous pouvons conclure à l'instant que son punctum proximum est à la distance qui correspond à 60 + 27 unités de réfraction ou à 2 pouces 1/2. (Table, (45).

§ II. Pathogénie.

115. — Toutes les statistiques, et non pas celles de ce siècle seulement, témoignent de la rareté de la myopie dans les populations rurales, pastorales et militaires, et de sa fréquence énorme parmi les classes civilisées. Il est incontestable que ce résultat doit être attribué à l'application continue de la vue aux objets rapprochés, et même, doit-on ajouter, à l'application de la « vision binoculaire. » En effet, les professions dans lesquelles un seul œil est employé, même au moyen de la loupe, graveurs, horlogers, etc., ne comptent point plus de myopes que les autres professions; ce serait plutôt le contraire.

Ces observations, qui devront avoir un si grand poids dans l'hygiène de l'avenir, rencontrent cependant une contre-partie sur leur route. C'est que, si les conditions dont nous venons de parler favorisent d'une manière déplorable les progrès de la myopie, elles ne paraissent que rarement la créer de toutes pièces.

Il est assez *rare* qu'un œil emmétrope devienne myope; plus rare encore qu'un œil hypermétrope change ainsi de sens. Il existe presque constamment une prédisposition héréditaire, et on peut la constater dans le jeune âge à l'ophthalmoscope, aussi bien que par la recherche de l'hérédité.

La myopie est donc une maladie créée, au moyen des générations successives, dans les classes civilisées, par les causes qui ensuite la développent chez chaque individu. Contrairement aux préjugés communs, la myopie ne rétrograde point; elle progresse au contraire trop souvent. Les hauts degrés de myopie appartiennent plutôt à l'âge avancé. Un œil myope est un mauvais œil, en danger, s'il demeure dans les conditions hygiéniques premières, de devenir un œil très-malade, un œil menacé même!

Ces principes sont en contradiction avec les idées reçues : Le préjugé est général à cet égard, et pour le public un œil myope représente un bon œil, un œil qui s'améliore avec les années.

Plusieurs causes ont amené cette malheureuse opinion, qui a fait bien des aveugles. Avec l'âge, la pupille se rétrécit; les cercles de diffusion des images des objets distants diminuent donc en proportion. Le sujet y verrait alors plus nettement de loin. Secondement, la presbyopie qui se développe sur un œil myope, comme sur un œil emmétrope, recule, vers 50 ans, le punctum remotissimum de $\frac{1}{24}$ environ. Sur un œil modérément myope, le recul du punctum remotum de 12 à 24 pouces, par exemple, ne saurait être indifférent.

Cette observation, qui montre en quoi l'opinion ancienne pouvait avoir un côté réel, a, malheureusement, sa contre partie dans l'allongement du globe, que l'œil myope éprouve trop souvent en vieillissant. Ces deux effets se contrebalancent, et, en somme, le plus souvent l'œil myope ne manifeste en vieillissant que les effets du recul de son punctum proximum.

Si la myopie ne nous représente, au point de vue optique, qu'un excès de réfraction, nous avons vu (71) qu'anatomiquement ce mot devait exprimer un œil *allongé* pathologiquement. On a, en effet, établi que, ni la cornée, ni le cristallin ne pouvaient être rendus responsables de l'excès de réfraction. L'appareil réfringent y est très-généralement normal. (Voir la fig. XXX, p. LIV.)

Sans doute, il est des cas où l'on rencontre des excès de réfraction qui doivent être attribués à un excès de courbure de la cornée; le kératoconus, par exemple. Mais ce sont des cas rares et dans lesquels la myopie est symptomatique, et non l'affection principale et l'expression même de l'état de la réfraction de l'œil; on ne saurait donc s'y tromper.

On a également, à une certaine époque, attribué la myopie à ce même excès de courbure développé dans la cornée par la pression des muscles raccourcis, dans le strabisme, par exemple. M. Knapp a mesuré les rayons de la cornée dans un grand nombre de cas de strabisme, et n'a jamais trouvé cette augmentation de courbure.

Il est certain qu'il y a des myopies acquises dans lesquelles c'est le cristallin qui, devenu plus courbe, doit être considéré comme jouant le rôle de cause prochaine. Mais cette action, ce rôle ne sont que temporaires. Aucune observation positive n'a encore produit de cas d'une telle déformation devenue permanente. Cet état n'est donc pas une anomalie de la réfraction fixe, mais de la réfraction dynamique ou de l'accommodation.

1. MÉCANISME DE L'ALLONGEMENT DU GLOBE DANS LA MYOPIE.

116. — L'observation et l'induction indiquent trois sortes de cau-

ses particulièrement propres à déterminer cet allongement : 1° l'habitude ou le besoin (nous verrons plus loin d'où vient ce besoin) d'avoir de plus grandes images sur la rétine, conduisent certains sujets à beaucoup rapprocher les objets de leurs yeux. Cette circonstance, qui détermine une convergence prononcée des axes optiques, amène par cela même le raccourcissement de la somme des longueurs musculaires, et, comme conséquence, un excès de pression sur le globe (1). 2° Pour diminuer la distance à ses yeux de l'objet qu'il regarde, le myope peut, ou rapprocher l'objet, ou au contraire se pencher vers lui, s'en rapprocher lui-même. Le premier procédé est le plus sage, nous n'osons dire le plus naturel ; mais c'est le second qu'il adopte généralement. Le myope courbe la tête sur le cou, fléchit le cou sur la poitrine, le tronc lui-même sur la table, comprimant ainsi tous les canaux sanguins efférents du système vasculaire de la tête. La stase de sang dans la choroïde, ce vrai réservoir de sang, est la conséquence obligée de cette attitude vicieuse ; la pression des fluides intérieurs du globe y trouve un aliment de plus. 3° La troisième cause est le ramollissement et l'extension des membranes profondes, conséquence de l'excès de pression développé dans les fluides intérieurs. C'est, en effet, au pôle postérieur de l'œil (côté externe du point de pénétration du nerf optique) que cette pression doit avoir son maximum de retentissement : en cette région, la sclérotique n'est point soutenue par les muscles extrinsèques (2).

Mais cette dernière circonstance, que nous plaçons au rang des causes, et qui ne paraît être que la conséquence des deux premières, est cependant bien réellement une cause première par elle-même.

Les nombreux examens ophthalmoscopiques sur lesquels repose cette étude, ont démontré dans la choroïde les avant-coureurs de la déformation anatomique qui constitue l'allongement du globe, à une époque de la vie où il ne pouvait y avoir eu encore d'exercice défectueux imposé à l'organe. La myopie dépend donc, en définitive, d'une condition supérieure qui tient sous sa dépendance, et la nécessité de rapprocher les objets, et le développement de l'atrophie des membranes profondes, de la choroïde en particulier.

2. ALTÉRATIONS ANATOMIQUES RECONNAISSABLES A L'OPHTHALMOSCOPE ET PRESQUE PATHOGNOMONIQUES DE LA MYOPIE.

117. — On rencontre, dans la myopie marquée, certaines modifications anatomiques qui constituent ce qu'on a nommé la choroïdite atrophique ou scléro-choroïdite postérieure. Ils consistent :

1° Dans le croissant staphylomateux qui entoure la papille du nerf

(1) Leçons sur le Strabisme, § 9.
(2) Traité de la vision binoculaire, § 17 ; — Leçons sur le Strabisme, § 5.

optique et débute surtout du côté externe. Son étendue est proportionnée, en général, au degré de la myopie ;

2° Dans le changement de forme de la papille optique devenant ovale, et dont le grand diamètre est perpendiculaire à la grande dimension de l'atrophie;

3° Dans la rectification des vaisseaux rétiniens;

4° Dans l'atténuation, l'usure, la disparition par places de la choroïde ;

5° Dans des changements circonscrits dans la région de la tache jaune (de nature atrophique);

6° Enfin, dans la choroïdite disséminée, des opacités dans le corps vitré, quelquefois enfin un commencement de cataracte consécutive.

Toutes ces altérations anatomiques se rattachent à un processus atrophique, fréquemment accompagné de congestions locales, et qui, ramollissant les membranes profondes, choroïde et sclérotique, les dispose à se distendre dans leur partie postérieure (région relativement dépourvue de soutiens musculaires), sous la réaction de la tension du contenu du fluide contre la pression des forces extérieures.

Il n'est guère de myopie prononcée, c'est-à-dire plus forte que $\frac{1}{7}$ ou $\frac{1}{8}$, qui ne présente à un degré quelconque ces caractères; des myopies bien moins marquées, de $\frac{1}{14}$, $\frac{1}{15}$, les offrent même souvent.

Cependant la réciproque n'a pas lieu et toute atrophie choroïdenne (même en croissant péri-papillaire) n'implique pas nécessairement la myopie. On l'a rencontrée sans myopie, et même avec l'hypermétropie. On cite une forme annulaire, peu étendue, qui enveloppe le nerf optique et qui se rencontre parfois dans le glaucome.

3. DE LA VISION DES MYOPES.

118. — La myopie légère passe souvent inaperçue ; elle est même, en quelque mesure, pour les classes civilisées, un certain avantage.

S'il y a moins de netteté parfaite pour les objets distants, comme l'étendue de l'accommodation est en somme la même, le sujet ne devient presbyte, ou du moins ne s'aperçoit de sa presbytie, que fort tard, et peut, par conséquent, se priver plus longtemps de lunettes.

La vision du myope paraît bonne, parce qu'il lit de plus fins caractères que l'œil normal. Qu'on ne s'y trompe pas : le rapprochement de l'objet agrandit son image et, en résultat, l'acuité est à l'avantage de l'œil normal, et même, d'autant plus que l'œil considéré est plus myope.

Plus est élevé le degré de la myopie, plus on voit les individus choisir de petits caractères, éviter les lignes longues, se courber sur leur ouvrage. Est-ce pour éviter les mouvements de la tête?

Le myope cligne. Cette circonstance a pour effet de diminuer l'étendue des cercles de diffusion (dans le sens vertical), le clignement faisant l'effet de la fente horizontale de la lunette sténopéïque.

L'acuité de la vision, dans une myopie de 1/5 environ, est généralement, chez le sujet jeune, inférieure à l'unité (1). Par le progrès des années et l'extension de la myopie, elle diminue plus vite que dans l'œil emmétrope.

4. ÉTENDUE DE L'ACCOMMODATION CHEZ LE MYOPE.

119. — Le myope a la même étendue du pouvoir accommodatif que l'œil normal; cela est rendu évident chez un jeune myope dont on neutralise la myopie au moyen d'un verre concave; il voit nettement depuis l'horizon jusqu'à quelques pouces. Cette faculté ne s'éteint que par les progrès de l'âge ou par ceux de l'atrophie, si elle arrive (tard, ordinairement) à comprendre dans ses ravages le muscle ciliaire, organe de l'accommodation.

5. RAPPORTS DE LA CONVERGENCE AVEC L'ACCOMMODATION CHEZ LE MYOPE.

En ce qui concerne la vision binoculaire, on se rappellera que le myope fait toujours de l'effort pour relâcher son accommodation, tandis que l'hypermétrope agit le plus possible sur elle. L'habitude et le spasme sont donc en sens contraire dans ces deux états. Pour de faibles convergences, le myope dispose donc d'une plus grande quantité d'accommodation négative que l'emmétrope, et, à plus forte raison, que l'hypermétrope. Aussi le myope, auquel on conseille l'usage de lunettes concaves dans la vision de près, et qui est depuis longtemps habitué à travailler sans ce secours, est-il gêné par leur intervention. On se rappellera cette remarque pour le gouvernement de la vue du myope au moyen des lunettes.

§ III. Complications de la myopie.

120. — Dans la myopie progressive ou d'un degré élevé, on rencontre habituellement :

1° Des phases d'irritation et de congestion, dues, indépendamment des autres causes, à la tension musculaire que détermine l'élongation du globe; hypérémie capillaire de la papille, de la rétine, de la choroïde, généralement ou par places.

2° L'amblyopie myopique ou irritation consécutive de la rétine, consistant en une diminution de l'acuité périphérique. Elle récidive souvent et s'accompagne de fatigue, de tension oculaire, de douleur à la pression, surtout après le travail du soir.

3° Les mouches volantes, fréquentes causes de tourment. Elles apparaissent plutôt sous l'influence d'une nappe uniforme de lumière et en l'absence de toute image objective nette (94). On les fait disparaître en partie avec des verres appropriés produisant des images nettes. Elles ne sont le plus souvent graves qu'au point de vue de l'imagination. Elles existent nombreuses, quand nous en voyons quelques-unes à l'ophthalmoscope.

4° La photopsie, symptôme plus sérieux, dénotant une surexcitation rétinienne. Le pronostic dépend de l'étendue de l'atrophie.

5° Des obscurités subites en écrivant, en lisant ; des lettres cou-

(1) Chez l'emmétrope du même âge, elle est, au contraire, supérieure à l'unité. (Voir la table (45).)

pées ou absentes et des déformations des lignes indiquant des altérations dans la région de la tache jaune. Ce sont, en somme, ce qu'on appelle des *scotomes*. Ces scotomes ne sont pas *noirs* : ils indiquent une lacune et non l'obscurité (94).

La diminution de l'acuité périphérique, l'extension graduelle du nombre et de l'étendue des érosions disséminées ou de celles du staphylôme principal, imposent au médecin l'obligation de mesurer fréquemment l'étendue du champ périphérique (30), l'acuité de la vue (32) et le degré de l'amétropie (35). L'examen ophthalmoscopique donne bien certaines notions comparatives sur le caractère progressif ou stationnaire de la choroïdite atrophique; mais ces notions, même pour la mémoire la plus fidèle, ne sauraient équivaloir à l'enseignement fourni par les chiffres conservés d'une époque à l'autre.

6° On rencontre encore dans le staphylôme progressif des épanchements de sang, des exsudations séreuses sous-rétiniennes, en d'autres termes, des décollements de la rétine.

9° Enfin, des opacités, corps flottants dans le corps hyaloïde, des cataractes consécutives au trouble apporté dans la nutrition du cristallin par l'altération de la choroïde qui y préside; quelquefois encore, mais rarement, le glaucome.

INSUFFISANCE DU MOUVEMENT DE CONVERGENCE.

121. — De même que le strabisme convergent, par insuffisance des muscles droits externes, se lie à l'hypermétropie, de même l'insuffisance des muscles préposés à la convergence mutuelle des axes optiques se lie à la myopie et amène soit le strabisme divergent, soit une autre affection dont nous allons nous occuper, l'asthénopie musculaire.

L'œil myope est disposé (99), par le rapport de son axe optique avec son axe de figure, à la production du strabisme divergent; en d'autres termes, il est obligé, pour amener les axes optiques à la convergence, à plus de travail musculaire que ne le sont l'œil emmétrope et, à plus forte raison, l'œil hypermétrope (1).

Mais une autre considération encore se joint à ces conditions de prédisposition : L'œil myope devenu un ovale, à grand axe antéro-postérieur, est bien plus rebelle au mouvement de rotation que l'œil emmétrope : il est bien autrement limité dans ses mouvements tant en dedans qu'en dehors.

Le mouvement en dehors (mouvement associé) n'est point de ceux qui provoquent une augmentation de la tension (2) ; d'ailleurs, il a pour le suppléer le mouvement de la tête, imposé, d'autre part, à ceux qui portent lunettes.

Mais le mouvement en dedans, ou de convergence mutuelle, en même temps qu'il y a moins de force pour le produire, offre plus de résistance dans son accomplissement. En outre, et comme conséquence de cette double difficulté, il ne s'exécute qu'en développant une tension intra-oculaire qui croît en raison composée de ces deux sources

(1) Leçons sur le strabisme, § 11-19-21.
(2) Id., § 9.

d'obstacles. Or, c'est ici que se trouve le nœud de toute la pathogénie de la myopie. Nous l'exprimerons dans la proposition suivante :

Le myope, pour l'exercice de la vision binoculaire, doit converger notablement plus que l'emmétrope; or, comme toute convergence amène un excès relatif de tension intrao-culaire, l'œil myope est donc prédisposé à l'excès de tension. D'autre part, l'œil myope, pour converger, rencontre une double difficulté : une insuffisance des muscles de la convergence et un levier ovale plus étendu à faire mouvoir, en d'autres termes, une plus grande résistance. Seconde cause d'excès de tension intra-oculaire : Toutes les tristes conséquences de la myopie sont, de près ou de loin, les filles de cette double proposition.

Maintenant, à quels signes reconnaîtra-t-on l'insuffisance du mouvement en dedans, ou des muscles droits internes? Nous dirons qu'il y a insuffisance du mouvement en dedans chez le myope quand les axes optiques ne pourront converger, se couper à 2 pouces, 5 de distance de l'œil, ou sous un angle mutuel de 54°, et se maintenir *sans peine* sous cette inclinaison. Nous avons exposé, dans nos *Leçons sur le strabisme*, ce qui se passe en un tel cas; il y a production de strabisme divergent et réduction à la vision monoculaire pour éviter les images doubles, ou bien continuation de la fixation binoculaire et production d'asthénopie musculaire par le fait de l'excès de force que déploie alors le sujet : cette alternative est obligée dans toute myopie un peu prononcée.

Dans la myopie très élevée, au contraire, cette alternative a moins de chance de se présenter. Le globe est trop allongé et la portée de la vue trop courte pour que les axes optiques puissent généralement atteindre cette convergence. Dans ces cas-là, le strabisme divergent s'imposerait quasi dès le début, préservant par là de l'asthénopie.

§ IV. Traitement.

122. — Au point de vue de la curabilité de la myopie, l'oculiste n'a qu'une mission restreinte; elle est plutôt hygiénique que thérapeutique. On doit :

1° S'opposer au développement ultérieur de la myopie, en détournant les causes occasionnelles d'aggravation.

2° Par le choix de verres convenables, assurer et faciliter la fonction visuelle.

3° Détourner l'asthénopie musculaire, au moyen des lunettes ou par la ténotomie.

4° Combattre les troubles secondaires de l'affection.

1. TRAITEMENT HYGIÉNIQUE DIRECT DE LA MYOPIE.

La prédisposition au staphylôme postérieur peut se reconnaître dès la première jeunesse. On s'opposera donc à son développement, qui suivra fatalement l'application de la vue à des objets trop rapprochés. Or, ce n'est pas l'accommodation qui amène cette affection, c'est la convergence trop forte et la position penchée en avant du tronc et de la tête (116).

A cet effet, il conviendra de donner au myope des lunettes qui reportent son point éloigné à 16 ou 18 pouces, le sujet devant placer l'objet à 14 ou 16 pouces, jamais plus près. L'emploi d'un régulateur est très indiqué dans cette circonstance, surtout dans l'enfance. Il faudra, en outre, discontinuer le travail toutes les demi-heures au moins. Dans les très hauts degrés de myopie, on pourra être obligé de laisser volontairement un œil exclus de la vision.

Une position trop penchée en avant, par l'accumulation du sang dans la choroïde (compression des jugulaires), est une forte cause de développement pour la myopie. On s'en aperçoit, à l'ophthalmoscope, à l'aspect injecté de la choroïde. On devra donc lire, en tenant le livre à la main et écrire sur un pupitre aussi droit que cela peut se faire, avec les conditions d'écoulement de l'encre ; à défaut avec un crayon. On devra éviter toutes les causes de congestion vers la tête, comme la fatigue, l'influence de l'éclat des lumières trop vives, du feu, les réunions nombreuses, la constipation, etc. On se rappellera l'avidité conservatrice de la choroïde pour le sang qui y aborde.

Mais le principal soin devra être dans le choix des lunettes.

2. CHOIX DES LUNETTES.

123. — C'est, dans le traitement, l'objet le plus important. Judicieusement dirigé, il peut prétendre, dans certains cas, à enrayer la marche de la maladie, dans tous les cas, à la préserver de son développement trop rapide. Cette proposition est en désaccord avec le sentiment général. Des verres plutôt trop faibles, pas de verres du tout même, plutôt que des verres trop forts (1), tel est le cri public. En présence d'opinions générales si répandues, si impérieuses, on nous permettra d'insister un peu sur les éléments de la décision qui doit intervenir. Ainsi, il est une première proposition absolue à opposer à celle du public, c'est celle-ci :

Dans l'hypermétropie, il est presque aussi dangereux de donner des verres trop faibles, que de n'en point donner du tout.

Dans la myopie, il est vrai, il est important de n'en point donner de *trop* forts, mais il est aisé de n'en point donner de tels. Ajoutons

(1) On ne se méprendra pas ici sur l'expression « trop forts » à laquelle nous avons l'air de nous attaquer. Il est clair que nous ne prenons pas contre l'opinion générale la défense de verres *trop* forts. Mais en s'exprimant ainsi, le préjugé général désigne simplement les verres qui neutralisent l'excès ou le déficit de la réfraction.

que, d'autre part, n'en point donner du tout n'est pas moins pernicieux. Établissons donc, à cet égard, les principes.

Il faut d'abord distinguer entre la myopie forte et la myopie légère.

1° *Myopie forte.* — Une myopie élevée, au-dessus de 1/5, dont on neutralise, par le verre approprié, l'excès de réfraction pour les rayons parallèles, si elle est, au point de vue monoculaire, c'est-à-dire pour la vision à distance, dans les conditions de l'emmétropie, n'y est plus pour une convergence tant soit peu rapprochée.

On a vu (119) que le myope a une tendance constante et naturelle à relâcher le plus qu'il peut son pouvoir accommodatif. Pour chaque degré de convergence, il déploie donc moins de son pouvoir accommodatif que l'œil emmétrope. Pour peu que l'habitude soit ancienne ou ait été exercée, quand il est subitement rendu emmétrope, l'œil du myope est encore en proie à un désaccord entre sa convergence et son accommodation. Ce désaccord existe, quelle que soit la portion de l'excès de réfraction que l'on compense par un verre donné, mais il est clair qu'il est d'autant moins prononcé que le verre proposé ne corrige qu'une moindre portion du désaccord total.

La règle est donc, dans une myopie élevée, de ne corriger, de ne neutraliser d'abord qu'une fraction de l'excès de la réfraction, un tiers, par exemple, de l'étendue accommodative. Puis, quand ce nouvel état est bien établi, d'apporter un nouveau 1/3 de correction, et ainsi de suite.

Dans les cas où ce chiffre ne serait pas suffisant pour l'acuité de la vision, c'est-à-dire pour obtenir d'assez grandes images, on pourrait commencer par un verre qui reportât le point r à 16 ou 18 pouces (1). On pourra arriver ainsi progressivement au verre qui neutralise complétement l'excès de réfraction ; mais seulement dans le cas où une trop longue habitude n'aurait pas altéré à jamais les rapports normaux de l'accommodation avec la convergence. Le verre qui neutralise absolument le degré de la myopie sera dès lors réservé pour la vision intermittente des objets éloignés.

2° *Myopie légère.* — Si la myopie est légère, par rapport à l'étendue de l'accommodation, et l'œil sain, d'autre part, le verre peut être choisi tout de suite, de façon à neutraliser complétement la myopie, et sera conservé pour les objets distants et les objets rapprochés. Il convient même que ce soit fait de bonne heure, parce que les conditions de la convergence demeureront celles de l'œil emmétrope. La myopie est alors remarquablement peu progressive. (Donders.)

(1) Soit une myopie de $\frac{1}{6}$, neutralisée complétement, par conséquent, par le verre (—6) ou par la soustraction de 36 unités de réfraction, laquelle reporte le point r à l'horizon. Si on veut reporter ce point seulement à 16 pouces, il ne faudra enlever que le nombre d'unités de réfraction qui sépare 6 pouces de 16, c'est-à-dire 36—13 ou 25 unités. Une lentille négative de 9 à 10 pouces suffit à cet effet. (Voir la table (15).)

Ces verres deviennent trop forts seulement à l'époque à laquelle la presbytie commence, et il convient alors de descendre un peu. L'usage doit donc en être conseillé de bonne heure; tout de suite si la myopie ne dépasse pas le 1/4 ou le 1/3 de l'accommodation, c'est-à-dire $\frac{1}{16}$ ou $\frac{1}{12}$.

La neutralisation de la myopie la rend moins progressive par l'éloignement du point de convergence et en ce qu'elle permet d'éviter la position déclive (116). Mais si, nonobstant, on se rapproche, par mauvaise et inéluctable habitude, alors l'usage des verres est fâcheux. Le médecin n'a plus d'autre ressource que d'interrompre tout travail rapproché. En résumé :

Dans de très-faibles degrés, $\frac{1}{18}$ à $\frac{1}{60}$, on peut laisser le myope à lui-même. Dans les degrés élevés, ainsi que dans les degrés intermédiaires, il convient de corriger graduellement toute l'amétropie.

La diminution de l'acuité de la vision joue un rôle dans la détermination à prendre. Dans les hauts degrés de myopie, au-dessus de $\frac{1}{5}$, on est dans un véritable dilemne; accorder des lunettes, c'est déterminer, par la petitesse de l'image, le besoin de rapprocher davantage, dès lors d'augmenter la convergence! Il faut donc ou exclure un œil — c'est un bon parti — ou bien lire avec une lunette de Bruecke.

Mais ce qu'il importe de bien établir, c'est que, chez les jeunes sujets affectés d'une myopie modérée, de $\frac{1}{7}$ à $\frac{1}{18}$, par exemple, il est tout à fait indiqué de neutraliser la myopie dès le principe, pour lire de près et voir de loin : c'est une révolution que cette démonstration.

3. CORRECTION DE LA PRESBYOPIE DANS LA MYOPIE.

124. — D'après ce que nous avons dit (84), il ne peut s'agir ici que de la diminution de la faculté accommodative chez un myope de moins de $\frac{1}{8}$ à $\frac{1}{10}$; on n'aura donc à considérer que des myopies de $\frac{1}{18}$, $\frac{1}{24}$, $\frac{1}{36}$; on déterminera leur punctum proximum, comme il a été exposé (34), et l'on opérera, pour le reste, de la même façon que pour l'emmétrope ; car le cas n'est pas différent.

Si le sujet myope, affecté de presbytie, est dans les conditions indiquées (123, 2°), s'il a été habitué à porter constamment des verres neutralisants, il deviendra nécessaire de lui conseiller l'usage de deux verres ; l'un concave pour la vision de loin, l'autre convexe pour la vision de près.

4. TRAITEMENT SECONDAIRE OU DES COMPLICATIONS.

125. — La congestion choroïdienne étant l'âme de ces troubles secondaires, le remède le plus immédiat à y apporter consiste dans un traitement dérivatif simplement, si les conditions ne sont pas impérieuses, mais déplétif en même temps, pour peu qu'elles soient prononcées. Le moyen le plus efficace, à ce dernier égard, c'est la sangsue Heurteloup ou la ventouse scarifiée aux tempes ou au-devant des oreilles, appliquées le soir, en faisant suivre l'application d'un repos de 24 à 36 heures dans une demi-obscurité. On joindra à ces déplétions, qui pourront parfois être répétées tous les huit jours, les dérivatifs habituels sur le tube intestinal, et les douches fraîches sur

les yeux fermés, surtout au moyen du pulvérisateur, de deux à trois minutes chaque jour.

126. *Insuffisance des droits internes.* — Nous avons vu (121) que, parmi les complications de la myopie, il fallait donner une place importante à l'insuffisance des muscles droits internes. Le diagnostic de cette insuffisance s'établit pour nous dès que, pour une convergence de 2 pouces 1/2 à 3 pouces, un des yeux, couvert de la main, ne se maintient plus sur l'objet fixé, mais se met en divergence.

Dans ces conditions, l'indication à remplir est de reporter à une distance plus grande l'objet qui, placé à 3 ou 4 pouces des yeux, détermine un effort de convergence excessif. A cet effet, on commencera par essayer des verres concaves; on les choisira de telle sorte (123, note) qu'ils portent à 12 ou 14 pouces le point r. Ils auront ainsi pour résultat de permettre l'éloignement, à deux ou trois pouces de distance de plus, de l'objet du travail ou de l'attention.

Il arrive cependant que, dans certaines circonstances, l'usage des verres lui-même provoque l'« asthénopie musculaire. » C'est lorsque depuis longtemps un œil est exclus de la vision, eu égard au rapprochement obligé de l'objet. Alors, le replacer par l'éloignement du point r, dans les conditions possibles de la vision associée, c'est ramener les conditions de l'asthénopie musculaire ; car, en ce cas, l'insuffisance s'observe à tous les degrés de convergence. Or, rien n'est à redouter comme les conditions propres à faire naître ou revenir l'asthénopie musculaire.

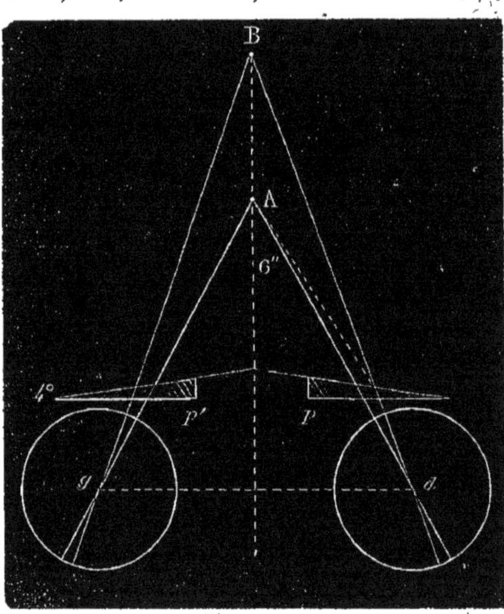

Fig. XXXVI.

Propriétés des prismes à base interne. — On a dû naturellement songer à la propriété des verres prismatiques à base interne, pour reporter, à quelques pouces plus loin du sujet, la convergence des axes optiques dans la vision de près.

On voit dans la figure XXXVI qu'un objet étant placé à 6 pouces de distance en A, sera vu (image virtuelle) en B, à 8 pouces d'éloignement, si l'on interpose au-devant de chaque œil un prisme à base interne de 4°. L'angle visuel ne changera pas, non plus que la divergence des rayons, et cependant l'objet sera vu avec une convergence moindre des axes optiques, c'est-à-dire avec moins de tension oculaire et moins d'effort de la part des droits internes.

Si l'insuffisance est légère, ce moyen pourra être suivi de succès, à titre palliatif, bien entendu. Il nous a réussi dans plus d'un cas et peut, d'ailleurs, être combiné avec l'action des verres concaves.

Cette méthode exige préalablement la mesure du degré de l'insuffisance pour qu'on puisse y approprier le degré du prisme.

Mesure du degré de l'insuffisance. — Voici le moyen très-ingénieux, imaginé par M. de Graefe, moyen qui donne à la fois la démonstration irrécusable et la mesure de l'inégalité du balancement musculaire : Lorsque la vision binoculaire simple a été suspendue pour une cause ou pour une autre, l'empire de la force accommodative sur la synergie musculaire se voit aussi, dans de certaines limites, suspendu. Or, il est un moyen très simple de suspendre temporairement la vision simple : c'est de placer devant l'un des yeux un prisme dont on tourne l'angle directement en haut ou en bas. Ce prisme amène alors de la diplopie par différence de hauteur dans les images ; et ces images doubles d'inégale hauteur, le sensorium ne témoigne aucune velléité de les fusionner. La nécessité de voir simple ne presse dès lors plus sur la convergence, et les axes optiques se placent sous l'angle le plus en rapport avec le balancement musculaire que détermine la seule synergie accommodative. S'il y a concordance ou rapport régulier entre le balancement musculaire et l'accommodation, les images restent doubles par seule inégalité de hauteur ; mais si l'harmonie n'existe pas entre l'accommodation et le balancement musculaire, les images doubles, par inégalité de hauteur, ne demeurent plus sur la même verticale ; elles se déplacent subitement et deviennent ou croisées ou homonymes, en même temps qu'inégalement hautes, suivant que la prépondérance appartient au système divergent ou, au contraire, aux forces convergentes. Il est alors facile de mesurer leur écartement : cet écartement sera donné par l'angle du prisme qui, porté en dehors ou en dedans, ramènera les deux images sur la même verticale.

Comme moyen pratique, on présente au sujet, à la distance de 6 pouces, par exemple, un papier ou un carton sur lequel est dessinée une ligne droite verticale, marquée en son milieu d'un point un peu plus étendu que l'épaisseur de la ligne. Cela fait, on met devant l'un des yeux un prisme de 12 à 14 degrés, ayant son angle dirigé en haut. A l'instant, s'il n'y a pas désharmonie, le sujet déclare voir une seule ligne et deux points, l'un au-dessus de l'autre.

F. XXXVII. F. XXXVIII.

Y a-t-il insuffisance des droits internes, l'effet accusé est autre, le sujet déclare voir deux lignes parallèles et deux points inégalement élevés ; et, de plus, s'il s'agit de l'insuffisance des internes, les images sont croisées. Voilà l'insuffisance des droits internes démontrée. Pour la mesure, on porte successivement devant l'un des yeux des prismes de plus en plus forts, en commençant par 2 à 3°, dont on tourne l'angle en dehors ; le premier de ces prismes, qui ramène les deux lignes l'une sur l'autre (comme dans la fig. XXXVII), mesure exactement l'insuffisance.

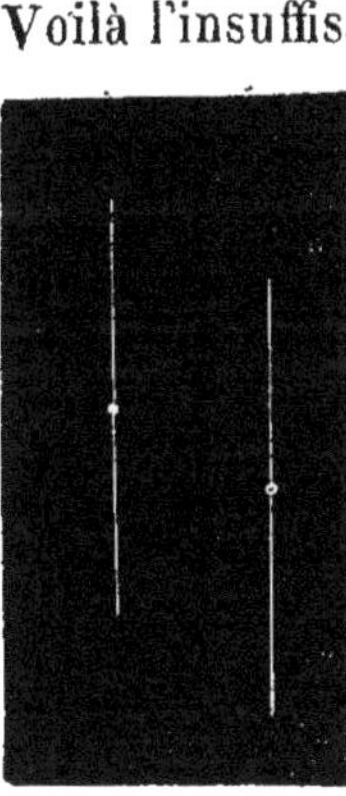
Fig. XXXIX.

Supposons que cet angle soit de 8° ; on le partagera entre les deux yeux, et au moyen de ces lunettes prismatiques à angles réfringents externes, le sujet verra, sous une convergence de 8 pouces de distance, par exemple, un objet situé en réalité à 6 pouces. Par là l'accommodation sera satisfaite, si le sujet a son point r à 6 pouces ; et l'on voit, d'autre part, que le balancement musculaire ne le sera pas moins. Dans cette condition, les objets de l'attention prennent une augmentation de grandeur apparente ; on en comprendra aisément la raison : pour un même angle visuel, la distance semble augmentée. (Voir fig. XLIII (168.)

En diminuant très graduellement l'angle du prisme, on peut, dans certains cas, tenter une guérison complète. Cependant le succès n'est rien moins qu'assuré, et nous redoutons trop la possibilité de ramener un excès de tension pour conseiller un fréquent emploi de ce moyen à titre curatif. Nous en avons, au contraire, dans des cas nombreux, obtenu d'excellents effets comme palliation de l'insuffisance. On peut l'associer avec un grand avantage aux verres concaves.

Exclusion d'un œil. — Mais, comme nous le disions plus haut, ces moyens sont souvent insuffisants ou contre-indiqués : insuffisants, si le prisme exigé ou le verre indiqué sont trop réfringents ; contre-indiqués, s'il y a chance de ramener les conditions de l'asthénopie, écartées précédemment par un strabisne instinctif.

Doit-on, en pareil cas, maintenir ou conseiller l'exclusion d'un œil? Ce moyen, souverain quelquefois, est souvent impraticable et l'instinct du sujet s'y refuse.

Dans d'autres circonstances, il peut paraître dur de se résigner à condamner un organe. Ce parti sera cependant sage, si la myopie est excessive : on pourra alors exclure un œil pour la lecture, en le conservant pour l'écriture, où l'œil n'a besoin que d'une direction moins précise. Dans cette dernière occupation, on pourra s'aider avec moins de péril d'un verre prismatique approprié. Mais le vrai, le grand moyen c'est la ténotomie. Cette opération, exécutée comme nous l'avons décrite (1), est ici véritablement le salut de la fonction. Cette opération, dans ces circonstances, a cependant aussi ses indications propres. L'indication sine quâ non pour la ténotomie est la suivante : il faut que, dans l'essai pour la vision simple, à distance, il y ait une certaine latitude de divergence en excès sur le parallélisme. C'est cette latitude qu'il faut corriger. Expliquons-nous : il peut arriver, et cela se rencontre dans les degrés très élevés de myopie, dans lesquels un grand allongement de l'œil est déjà produit, que le globe ait autant de peine à exécuter le mouvement de divergence que celui de convergence. Or, si les mouvements de l'œil sont ainsi fortement diminués dans les deux sens, ce n'est pas à une simple inégalité de partage que l'on a affaire : le mouvement en dedans n'est pas gêné par l'excès des tendances divergentes, il est absolument trop court. La section du droit externe, le recul de son insertion antérieure feront peu pour le mouvement en dedans et nuiront au mouvement en dehors.

Avant de se décider pour la ténotomie, il faut donc s'assurer que l'œil jouit d'une divergence suffisante, d'une ligne, par exemple, en dehors du parallélisme. On y parvient en plaçant devant les yeux un prisme à angle externe de 10 à 12 degrés. Si la vision associée (la myopie étant neutralisée) fusionne ces images, la ténotomie du droit externe peut être entreprise sans danger : on ne risque pas d'arriver, de ce côté, à de l'insuffisance.

127. — Parmi les complications de la myopie, on rencontre aussi parfois le spasme de l'accommodation ; son remède est dans les instillations de sulfate d'atropine répétées tous les jours pendant quelque temps.

Enfin, dans les conseils à donner à un jeune myope, entrera pour beaucoup le choix d'une profession. Il faut à tout prix éviter celles qui exigent une forte convergence, c'est-à-dire les occupations trop délicates et amenant le sujet à se courber sur son ouvrage.

§ V. Myopie (*in distans*).

128. — Appliqué d'abord à des cas de myopie légère qui ne le comportaient nullement, ce terme a désigné, en une certaine occasion, avec plus d'exactitude, un état particulier dans lequel, eu égard au degré de la myopie, la netteté des objets éloignés était fort défectueuse.

(1) Leçons sur le strabisme, § 39-42.

Ainsi, un individu myope à 1/30, qui pouvait conséquemment voir distinctement tout objet jusqu'à 30 pouces, quand on éloignait l'objet de 2 pieds 1/2 (30 pouces) à 3 ou 4 pieds ou davantage, ne les voyait plus distinctement, cela se conçoit, mais beaucoup moins distinctement qu'un myope de 1/6, par exemple, placé à ses côtés comme élément de comparaison. L'acuité était égale des deux côtés, bien entendu.

M. de Graefe, à qui l'on doit cette observation, regarde comme probable que, lorsque le sujet portait son attention sur les objets distants, cette attention, au lieu de provoquer une tendance de relâchement dans l'appareil de l'accommodation, provoquait en lui un mouvement en sens opposé. L'accommodation se relâchait donc, pendant le recul des objets du punctum proximum, de 6 pouces à 30 pouces, puis, arrivée là et l'objet s'éloignant encore, elle revenait sur elle-même vers le punctum proximum.

Cette affection bizarre et dont il n'a point été rapporté d'autre exemple, ne peut se rapporter qu'à une perversion de l'appareil accommodatif; elle est sans relation avec l'état de la réfraction fixe. Sur 2,500 cas de myopie, M. Donders ne l'a jamais observée.

CHAPITRE III.

ASTIGMATISME.

§ I. Définition.

129. — On désigne sous le nom d' « astigmatisme » (de α privatif, et στὶγμα point) une différence dans l' « état de la réfraction » de deux méridiens, généralement rectangulaires, du globe oculaire.

Ainsi, le méridien vertical d'un œil étant emmétrope, le méridien horizontal du même œil peut être hypermétrope ou bien myope (astigmatisme simple, hypermétrope ou myope). La différence peut encore porter sur le degré seul de l'amétropie; c'est-à-dire que, les deux méridiens étant tous deux myopes ou hypermétropes, ils peuvent l'être à des degrés différents. On nomme cette espèce « astigmatisme myopique ou hypermétropique composé. » Enfin, dans les deux méridiens, l'amétropie peut être disposée en sens contraire, l'un des méridiens caractérisé par l'hypermétropie, l'autre, au contraire, étant myope, (astigmatisme mixte).

§ II. Manifestation de l'astigmatisme.

130. — Un œil astigmatique étant placé devant un groupe de lignes verticales et un groupe de lignes horizontales de même largeur et séparées par les mêmes intervalles, les voit, supposerons-nous, assez nettement les unes et les autres à la même distance, tant qu'il ne fixe pas sur elles son attention; mais vient-il à les observer avec exactitude, il s'aperçoit que les unes lui paraissent nettes et les autres confuses à une distance donnée, tandis que l'impression change pour une autre distance. A cette nouvelle station, les lignes

précédemment confuses deviennent nettes, tandis que les autres, premièrement nettes, deviennent, au contraire, confuses.

Si l'expérience est faite en s'éloignant du tableau, la distance à laquelle naît la confusion pour les lignes verticales, marquera le punctum remotum pour le méridien horizontal, et, réciproquement, la distance à laquelle les lignes horizontales cesseront d'être vues nettement indiquera la limite éloignée des impressions nettes du méridien vertical. On se rend aisément compte de ce fait :

Soit un groupe de lignes verticales placées en face de l'œil : imaginons, en outre, que cet œil ne soit mis en rapport avec ces lignes que par son méridien vertical ; chose facile, si l'on interpose tout contre la cornée la fente verticale de la lunette sténopéique. L'image de chacune des lignes verticales sur la rétine sera le résultat de l'intersection, avec cette membrane, du plan vertical passant par la fente sténopéique et chacune desdites lignes. Quel que soit l'état de la réfraction de l'œil, tous les faisceaux lumineux seront renfermés dans ce méridien ; rien ne débordera dans le sens horizontal. La ligne verticale a donc toujours une image nette dans le plan vertical.

Mais si, au lieu d'une ligne verticale, c'est une ligne horizontale qui est regardée à travers la fente verticale, son image n'y sera nette qu'au foyer exact ; en deçà ou au delà, il y aura cercle de diffusion dans le sens vertical, et la ligne, au lieu d'être allongée, sera plus large et diffuse.

Il suit de là que l'état de la réfraction, dans le méridien vertical, est accusé par la manière dont sont vues les lignes horizontales, et réciproquement, l'état dioptrique du méridien horizontal par les lignes verticales.

Cette expérience, qui donne un premier moyen de mesurer approximativement l'état de la réfraction dans les deux méridiens cardinaux de l'œil, démontre que presque tous les yeux sont plus ou moins astigmatiques : seulement, dans les yeux dits normaux, la différence est légère et peut, à bon droit, être passée sous silence.

§ III. Mécanisme de l'astigmatisme.

131. — Nous avons, jusqu'ici, considéré l'œil comme ayant un point pour foyer, en un mot, comme un appareil lenticulaire exactement centré, résultant lui-même de la combinaison de deux autres appareils également centrés, la cornée et la cristallin.

D'après ce que nous venons de dire, l'œil astigmatique ne saurait appartenir à un système centré. Voyons, en effet, la différence de la marche des rayons dans un système centré et dans un système qui ne l'est pas.

On sait, par suite de mesures relevées directement, que la cornée n'appartient pas à un système centré ; cette membrane, que nous avons assimilée jusqu'ici à une sphère, appartient à une courbe plus complexe (un ellipsoïde à axes inégaux). Or, si le système dioptrique de l'œil n'était formé, délimité, que par la cornée seule, ce ne serait pas un cône régulier de rayons convergents qu'il formerait dans l'intérieur de l'œil, mais une surface plus complexe, que nous ne chercherons pas à définir ici, mais dont nous allons indiquer la caractéristique expérimentale.

Si nous avions affaire à un cône circulaire, comme nous l'avons considéré jusqu'ici, ce cône, étant coupé par un écran ou par la rétine, nous donnerait : au foyer même, un point ; en deçà et au delà, une cercle d'autant plus grand que nous nous éloignerions davantage du foyer ou sommet du cône. Avec une cornée ellipsoïdale, il en est autrement :

1° Au lieu du point focal du cas précédent, nous rencontrons un petit cercle ; puis, en deçà et au delà une ellipse, ayant le grand axe dirigé en sens contraire des deux côtés du petit cercle focal ;

2° A mesure qu'on s'éloigne du cercle focal, le grand axe s'allonge, le petit se raccourcit, le premier finissant par devenir une ligne droite et l'autre un point. Ce point correspond à l'état exact de la réfraction dans le méridien parallèle à celui des axes de l'ellipse qui s'évanouit.

La figure XL représente cet état de choses : au moment où l'ellipse à grand axe vertical c_2 devient la ligne droite vv', l'axe horizontal de ladite ellipse devient le point K, lequel est le point exact de concours des rayons dans le méridien horizontal HH'. La distance OK est donc la longueur focale exacte dans ce méridien.

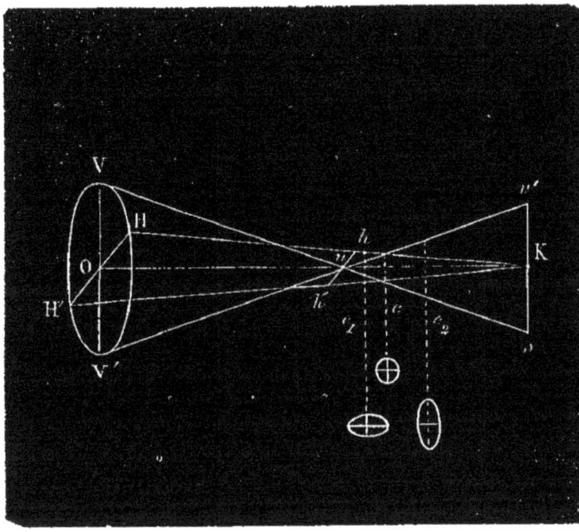

Fig. XL.

Les choses se passent en sens contraire, en deçà du cercle focal c; au moment où l'axe horizontal de l'ellipse c_1 devient la droite hh', l'axe vertical de l'ellipse devient le point u, foyer des rayons parallèles dans le méridien vertical.

Nous arrêterons un moment l'attention de nos lecteurs, pour leur rappeler que cette surface a été calculée par notre illustre Sturm, qui avait cru trouver en elle l'explication de l'ajustement de l'œil aux distances, sans l'intervention de la faculté d'accommodation. Ce grand mathématicien supposait que, pour toute la distance qui sépare les deux droites hh' et vv', et qu'il appelait *intervalle focal*, les images étaient suffisamment nettes; partant, nul besoin d'accommodation. Nous n'insisterons pas davantage sur ce point, aujourd'hui surabondamment jugé.

Cette figure et cette démonstration établissent ce qui se passe dans un œil dépourvu de cristallin, auquel, après en avoir corrigé l'hypermétropie (voyez Aphakie (110)), on fait viser un point rond lumineux.

Au foyer exact, le point rond est vu avec sa figure ronde : la rétine est au point c de la figure XL.

Éloigne-t-on, ou au contraire rapproche-t-on la lentille qui corrige exactement l'aphakie, augmentant ainsi ou diminuant la réfraction, le cercle se change en une ellipse, puis bientôt en une petite droite verticale ou horizontale, suivant le sens du mouvement.

C'est au moyen de cette jolie expérience que M. Donders a démontré (22) que l'œil privé de cristallin ne jouissait plus de la faculté d'accommodation.

Les phénomènes constatés dans l'œil astigmatique rentrent tous, ainsi que nous le verrons plus loin, dans le cadre de ceux dont les bases géométriques sont comprises dans l'analyse précédente. Ainsi, on reconnaîtra dans les deux lignes droites hh' et vv' de la figure XL les traces, sur la rétine, des lignes horizontales et verticales dans les méridiens de même nom, dans lesquels elles s'étendent sans déborder, et leur influence contraire dans le méridien opposé. On y remarquera également la distance différente à laquelle se forme, dans ces deux méridiens, le foyer des rayons parallèles : tous caractères géométriques du défaut de symétrie des méridiens.

L'œil astigmatique est donc bien un œil asymétrique.

§ IV. Siége de l'astigmatisme.

132. — L'asymétrie de l'œil, ou astigmatisme, appartient-il à un seul des systèmes dioptriques de l'œil ou bien à tous les deux ?

Nous savons déjà, par les mesures anciennes et récentes des courbures de la cornée, dans ses différents méridiens, que cette membrane appartient à une surface manifestement asymétrique (ellipsoïde à axes inégaux); son influence sur la production de l'astigmatisme est donc incontestable et incontestée. Maintenant, on doit se demander si le cristallin n'a pas aussi une part dans la production des phénomènes.

Or, on a reconnu que le cristallin a également, sur l'effet dioptrique final des deux systèmes lenticulaires combinés (cornée et lentille), une action propre, asymétrique dans bien des cas, action qui ajoute aux effets de l'asymétrie cornéale, ou qui les diminue.

On s'en est assuré en mesurant subjectivement l'astigmatisme, ou la résultante finale de la réfraction, et en comparant le résultat à la mesure de l'asymétrie cornéale, relevée objectivement. Or, on a trouvé qu'il y avait souvent une part à faire à une action asymétrique du cristallin lui-même, action tantôt positive (ou par addition), tantôt négative (ou par soustraction). Il y a contestation (statistique) sur la part numérique à faire au rôle correcteur ou aggravant du cristallin. Quoi qu'il en soit, la forte influence sur l'astigmatisme appartient sans conteste à la cornée.

Dans le plus grand nombre des cas, la réfraction, dans le méridien horizontal, s'est montrée moins forte que dans le méridien vertical, pour l'œil entier.

§ V. Astigmatisme normal et anormal.

133. — Quand l'asymétrie de l'œil entier dépasse une quantité de réfraction mesurée par $\frac{1}{24}$, elle donne lieu à des incommodités dans l'acte de la vision, dont elle diminue l'acuité; on a alors affaire à un œil pathologique; c'est l'astigmatisme anormal.

134. *Astigmatisme irrégulier.* — Nous mentionnons seulement pour mémoire deux causes secondaires de production d'inégalité de réfraction entre les méridiens opposés de l'œil. L'une est l'obliquité du cristallin, côté étiologique qui n'a pas été étudié jusqu'à présent (Young cependant lui attribuait son propre astigmatisme); l'autre cause, à laquelle M. Donders a attribué dans l'origine, sur l'astigmatisme, une influence à laquelle il paraît moins tenir aujourd'hui, est l'inégalité de transparence des différents segments de l'œil, ou mieux : *la différence de transparence amenée par l'âge entre les segments et les interstices hexagonaux qui les séparent.*

Dans ces deux cas, obliquité du cristallin et inégalité de transparence des segments et des interstices, un même méridien semblait présenter cette particularité d'offrir des longueurs différentes d'un côté du centre et de l'autre. Cela est vrai pour l'obliquité de la lentille. Quant à l'autre circonstance, la différence de transparence entre les segments et les interstices hexagonaux du cristallin, nous avons, à propos du mécanisme de la « production des images multiples de la polyopie uni-oculaire» (95), exposé comment il ne nous paraissait point du tout que cet état du cristallin accusât l'existence de longueurs focales différentes dans un même méridien. Tous ces segments, qui donnent lieu, en effet, à des images séparées quand l'écran ou la rétine ne sont pas au foyer, n'en donnent qu'un (toutes se fusionnant ensemble) au foyer lui-même.

§ VI. Symptomatologie.

1. SYMPTOMES SUBJECTIFS.

135. — Dans l'astigmatisme, l'acuité de la vision est plus ou moins altérée, et c'est là un symptôme important et qui doit donner l'éveil. Si les troubles ont existé depuis la jeunesse, à un degré égal, il faut soupçonner l'astigmatisme.

D'autre part, les troubles de la vision apparaissent tout d'abord lorsqu'il faut, dans un même plan vertical, distinguer des lignes de directions diverses. Ainsi en est-il de la lecture à distance des grandes capitales romaines, ce qui les rend très propres à cette étude.

En troisième lieu, eu égard aux efforts instinctifs de l'accommodation, qui va porter, en deux instants très voisins, sur l'élément vertical et de là sur l'élément horizontal, le choix d'un verre approprié aux besoins de la vision se montre comme impossible. Dans la même minute, des verres très différents semblent également bons, ou plutôt également insuffisants.

Les objets ronds paraissent souvent ovales, dans un sens ou dans l'autre; mais le fait le plus saillant, c'est l'inégale netteté des barres verticales et des barres horizontales. Le verre sphérique qui rend les unes nettes, rend au contraire les autres plus confuses. Ajoutons à ces signes que deux lignes de même longueur, mais de directions opposées, n'apparaissent pas également longues. Un carré semble être un rectangle ; les lettres capitales régulières sont déformées.

Les phénomènes de l'achromatisme sont très caractéristiques dans les hauts degrés d'astigmatisme. L'amétropie et l'asymétrie apportent, chacune leur influence propre pour la production du phénomène (36). L'optomètre de M. Helmholtz est ici d'une application saisissante.

On sait qu'un trou d'épingle, percé dans un écran obscur et placé contre le jour, donne à l'œil normal qui le vise, l'apparence d'un cercle très net, entre les limites de l'accommodation, et d'un cercle plus ou moins diffus présentant le spectre cristallin, dès que l'on sort des dites limites, en se rendant myope ou hypermétrope par un verre approprié. Dans le cas d'astigmatisme, il en est autrement; au lieu d'un cercle, on voit une ellipse, et, suivant qu'on se fait myope ou hypermétrope, le grand axe de l'ellipse change de sens et finit même par devenir une ligne droite. On est tout à fait dans le cas de la figure XL.

136. — *Détermination des méridiens principaux.* — On a, dans ce dernier procédé, un moyen de déterminer la direction des méridiens principaux de l'œil asymétrique. On appelle ainsi les deux méridiens, en général rectangulaires, entre lesquels existe la plus grande différence de réfraction. Nous supposerons, dans les développements

qui vont suivre, que ces méridiens sont le vertical et l'horizontal. Mais il n'en est pas toujours ainsi, et dans les haut degrés d'asymétrie, il sera important de connaître la vraie position des méridiens principaux.

Les deux axes de l'ovale, dessinée par le trou d'épingle, donnent ici la direction des deux méridiens principaux.

137. — *Propriété réfringente des verres plan-cylindriques.* On sait quel est l'effet d'un verre cylindrique : ce verre, dans le plan perpendiculaire à son axe, représente un cercle et jouit de la propriété des lentilles sphériques, c'est-à-dire qu'il possède une action réfringente inversement proportionnelle à son rayon de courbure. Dans le plan parallèle à l'axe, la section a lieu, non plus suivant un cercle, mais suivant deux droites parallèles : dans ce plan il n'y a point d'effet réfringent.

Quand on place un semblable verre devant un œil, la réfraction est augmentée d'une quantité donnée dans le plan perpendiculaire à l'axe; elle n'est pas modifiée dans le plan parallèle.

Le verre plan-cylindrique est donc un instrument parfaitement conçu pour modifier la quantité de réfraction, en plus ou en moins, dans un méridien déterminé, en laissant intact le méridien perpendiculaire. Ce méridien laissé intact est le méridien parallèle aux arètes ou à l'axe du cylindre.

138.— *Leur emploi comme moyen de diagnostic de l'astigmatisme.*— L'état d'astigmatisme d'un œil peut être aisément démontré par l'apposition, devant lui, d'un verre plan cylindrique convexe.

Que l'on fasse tourner une semblable lentille devant l'œil à éprouver, autour de l'axe optique comme axe de rotation; si l'œil en expérience est normal, à mesure que le verre tourne, chaque méridien à son tour reçoit une quantité de réfraction (la même) en excès; mais, comme ils sont tous égaux, aucune différence n'est observée dans la netteté, entre une position du verre et une autre. L'œil, au contraire, est-il déjà et par lui-même plus ou moins asymétrique, l'addition de la quantité de réfraction, apportée par le plan perpendiculaire à l'axe du verre, au méridien doué par lui-même d'une réfraction en excès, rendra cette différence d'autant plus sensible. Inversement, quand le verre aura été tourné de 90°, la différence sera diminuée dans la même proportion.

En d'autres termes, dans la position la plus défavorable de la lentille, on obtient la somme, et dans la plus avantageuse, la différence des actions astigmatiques de la lentille et de l'œil. Au moyen d'une simple lentille plan-cylindrique de $\frac{1}{80}$, par exemple, il est rare qu'on ne décèle pas un certain degré d'astigmatisme dans un œil qu'on pouvait supposer normal. Il y a toujours deux positions particulières, dans l'une desquelles la netteté est plus troublée, l'image étant au contraire moins confuse dans la position perpendiculaire.

139.— *Lentille de Stokes.* — On a recommandé, pour l'analyse pratique de l'astigmatisme, une certaine lentille, ainsi construite :

Elle est composée de deux lentilles cylindriques, l'une plan-convexe de $+\frac{1}{10}$, l'autre plan concave de $-\frac{1}{10}$; ces deux lentilles, accolées par leur face plane, sont enchâssées dans une monture cylindrique et peuvent tourner l'une sur l'autre. Quand leurs axes sont dirigés dans le même sens, elles forment un système à faces parallèles (comme un verre de montre) et n'ont aucune action réfringente. Si on dirige les axes perpendiculairement, en faisant tourner de 90° l'une d'elles sur l'autre, alors, dans le plan perpendiculaire à l'axe de la lentille convexe, on a une réfraction positive de $\frac{1}{10}$, tandis que, dans le plan perpendiculaire à l'axe de la lentille concave, on a une réfraction négative de $-\frac{1}{10}$; différence entre les deux méridiens : $\frac{1}{5}$.

En cette positionon, a un système astigmatique de $\frac{1}{5}$; dans la précédente, un système sans réfraction. Pour toute inclinaison intermédiaire, un degré proportionnel d'astigmatisme.

Cet instrument, très précieux pour la démonstration professorale de l'astigmatisme, n'a pas, au point de vue clinique, une valeur égale. Il peut être très bon pour déterminer le degré de l'astigmatisme, remplaçant parfaitement un assortiment complet de verres cylindriques, mais il ne facilite en rien la détermination du degré de l'amétropie dans chaque méridien.

Cet appareil porte le nom de « lentille de Stockes ».

140.— *Astigmatisme acquis.* — On a appelé ainsi des cas de déformations pathologiques de la cornée, à la suite d'affections quelconques de l'œil, inflammatoires surtout, ou par lésion de nutrition; ou bien encore des déplacements avec inclinaison du cristallin.

Ces cas, qui ont un caractère absolument irrégulier, ne sauraient entrer jusqu'à présent dans un cadre défini. Ils ne peuvent être l'objet que d'études particulières pour ceux qui les rencontreront.

2. SYMPTÔMES OBJECTIFS.

141. — L'astigmatisme, se liant le plus souvent à un arrêt ou au moins à une asymétrie du développement de la face, peut se reconnaître, comme l'hypermétropie qui tient à des conditions analogues, à des apparences légères de déformation de l'orbite, du haut de la face, de la cornée particulièrement.

Mais les signes les plus sérieux, à cet égard, sont fournis par l'examen ophthalmoscopique.

M. Knapp a fait voir que, dans un œil astigmatique, la papille du nerf optique, ronde en réalité, apparaît ovale à l'examen ophthalmoscopique; et que, dans l'image droite et dans l'image renversée, les grands axes de l'ovale sont à angle droit.

A l'image droite, le diamètre de la papille du nerf optique paraît plus grand dans le méridien de la plus forte courbure. A l'image renversée, c'est le contraire : c'est le diamètre appartenant à la plus faible courbure qui paraîtra le plus grand.

On en comprendra aisément la raison : supposons l'œil observé hypermétrope dans le méridien horizontal, emmétrope dans le méridien vertical. La papille, dans le méridien de moindre courbure (hypermétrope), se trouve en avant du foyer principal de l'appareil réfringent. Son image virtuelle, dans ce méridien, est donc reportée en arrière à une distance fixe, d'autant moins grande qu'est plus grande sa propre distance du foyer. Dans le méridien vertical, au contraire, dont la courbure est supérieure (il est emmétrope), la papille est au foyer même. Son image virtuelle est donc infiniment éloignée et infiniment grande. Le diamètre vertical de la papille doit, par conséquent, paraître plus grand que le diamètre horizontal, et d'autant plus que l'amétropie par défaut est plus prononcée dans le méridien horizontal.

Les rapports sont inverses dans l'image renversée. Par l'interposition de la lentille objective, le foyer résultant du système est avancé, dans chaque méridien, en avant du plan de la papille ; mais, dans le plan horizontal, dont la courbure est supposée moindre, il est nécessairement moins antérieurement placé que dans le vertical. dont la courbure est supérieure. Dès lors, l'image renversée, dans le méridien horizontal, est plus éloignée de la lentille et plus grande, par conséquent, que dans le méridien vertical. Le diamètre horizontal, ou de moindre courbure, paraîtra donc, dans l'image renversée, plus grand que le diamètre vertical ou de plus forte courbure.

Cette observation est très précieuse pour le diagnostic ; seulement il faut avoir soin de n'y rien altérer dans les rapports de grandeur des diamètres, par une inclinaison intempestive de la lentille objective.

§ VII. Marche et nosologie.

142. — L'astigmatisme est congénital ou acquis. Le plus souvent il est congénital. Il est souvent héréditaire, au même titre que la myopie ou l'hypermétropie, dont il est l'expression isolée ou complexe. Rarement siége-t-il sur un seul œil. S'il est prononcé, il n'est pas rare de rencontrer une asymétrie dans les parties osseuses qui entourent et forment l'orbite. M. Donders considère l'astigmatisme comme fixe et inaltérable : cela doit être, puisqu'il est lié à un état asymétrique de la réfraction statique.

Nous croyons cependant avoir observé plusieurs fois, dans l'hypermétropie affectée de spasme accommodatif, des astigmatismes intermittents, c'est-à-dire différant de degré avec les moments ou les jours d'exploration de l'œil. Il nous paraît donc utile de laisser ici une parenthèse ouverte pour les observations futures.

§ VIII. Diagnostic et détermination du degré de l'astigmatisme.

143. — Après avoir déterminé la direction des méridiens principaux (la faculté accommodative étant d'ailleurs paralysée par l'atropine), on placera successivement devant ces deux méridiens l'optomètre ou lunette sténopéïque à fente, et on invitera le malade à lire les caractères de l'échelle progressive, suivant le procédé de M. Donders (35).

En un mot, on procédera, pour chacun des deux méridiens, comme nous avons dit plus haut que l'on devait procéder pour chaque œil séparément. On détermine, dans chacun de ces méridiens, pour une distance de 15 à 20 pieds, le punctum remotum ou le degré de l'amétropie, par la force réfringente de la lentille qui neutralise cette amétropie.

§ IX. Thérapeutique.

144. — L'astigmatisme, différence de l'état de réfraction statique dans deux méridiens, suppose au moins l'un des deux méridiens amétrope, si ce n'est tous les deux. La thérapeutique consistera donc dans la neutralisation ou correction de cette amétropie dans chaque méridien.

Deux cas vont se présenter :

1° L'astigmatisme est simple, c'est-à-dire l'amétropie n'existe que dans l'un des méridiens; l'autre est emmétrope. La question thérapeutique se réduit donc à placer devant l'œil un verre qui neutralise l'amétropie dans le méridien où elle existe, sans toucher à celui qui est emmétrope.

Ce que nous avons dit (137) des propriétés des verres plan-cylindriques, nous dispense de rien ajouter à cela. On mettra devant l'œil un verre plan-cylindrique du foyer voulu, ayant son axe ou ses arêtes dirigées dans le sens du méridien auquel il n'y a rien à corriger, c'est-à-dire perpendiculaires au méridien frappé d'amétropie.

2° Les deux méridiens sont frappés d'amétropie : La règle la plus naturelle et la plus simple consisterait à corriger, comme il vient d'être dit, et séparement, l'amétropie pour chaque méridien; ce qui se ferait par deux verres plan-cylindriques, qu'on accolerait ensuite à axes croisés, ayant soin de diriger chaque axe dans le sens perpendiculaire au méridien que ce cylindre doit corriger.

Voilà pour la théorie : — En pratique, les procédés d'exécution de l'opticien obligent à s'y prendre autrement : On commence par corriger l'amétropie du méridien où elle est le plus prononcée, par un verre *sphérique.*

Supposons que ce soit un méridien hypermétrope qu'on ait ainsi corrigé : On a, pour arriver à ce résultat, ajouté cette quantité de réfraction $\frac{1}{H}$ à tous les méridiens, et, en particulier au méridien perpendiculaire. Celui-ci était, supposerons-nous, amétrope en sens contraire, il était affecté d'une myopie mesurée par $\frac{1}{M}$; le voilà donc maintenant surchargé de deux excès de réfraction, $\frac{1}{H}$ qu'il avait naturellement, $\frac{1}{M}$ qu'on lui a ajouté. Pour le ramener aux conditions de l'emmétropie, il faudra donc lui opposer un verre plan-cylindrique doué d'une réfraction *négative* mesurant $\left(\frac{1}{H}+\frac{1}{M}\right)$ dégré de l'astigmatisme. Ce verre sera taillé dans le plan sphérique, déjà choisi, et l'axe dirigé perpendiculairement au dernier méridien.

Des exemples élucideront cette pratique.

APPLICATIONS NUMÉRIQUES.

145. — 1° *Astigmatisme simple myopique.* — Un sujet, après paralysie préalable de l'accommodation, nous présente un méridien vertical (MV) affecté d'excès de réfraction mesurant $\frac{1}{20}$, et un méridien horizontal (MH) emmétrope. Le verre dont il aura besoin devra respecter le méridien horizontal; les arêtes devront dont être parallèles à ce méridien. Mais, dans le méridien vertical, on devra soustraire une réfraction mesurant $\frac{1}{20}$; la courbure du verre dans ce sens devra donc correspondre à une longueur focale de 20 pouces, et être négative.

2° *Astigmatisme composé myopique.* — Un sujet présente dans le MV $\frac{1}{15}$ d'excès de réfraction, dans le MH $\frac{1}{20}$; on pourrait prendre deux lentilles plan-cylindriques de $-\frac{1}{15}$, et de $-\frac{1}{20}$, les accoler par leurs surfaces planes à angle droit, et diriger chacun des axes dans le sens perpendiculaire au méridien dans lequel il a pour objet de corriger l'amétropie. Mais ce procédé présente à l'opticien plus de difficultés que le suivant :

3° *Astigmatisme composé hypermétropique.* — Un sujet nous présente un MV avec un déficit de $\frac{1}{15}$ un MH, avec un déficit de $\frac{1}{20}$; nous commençons par neutraliser l'hypermétropie du MV par un verre *sphérique* $+15$; mais, par là, nous avons ajouté $\frac{1}{15}$ de réfraction à tous les méridiens, notamment au méridien horizontal MH, qui ne réclamait que $\frac{1}{20}$; ce méridien a donc maintenant une réfraction qui a, sur la mesure normale, $\frac{1}{15}$ d'excès et $\frac{1}{20}$ de déficit; en somme, $\left(\frac{1}{15}-\frac{1}{20}\right)=\frac{1}{60}$ en trop. Il faudra donc opposer à ce méridien un verre plan-cylindrique (qui pourra être taillé dans le verre sphérique) et offrant $\frac{1}{60}$ d'action réfringente *négative.* L'axe de ce cylindre devra être vertical.

4° *Presbytie chez un sujet atteint d'astigmatisme hypermétropique simple.* — Nous avons d'abord corrigé, pour la vision de loin, l'astigmatisme hypermétropique par le verre plan-cylindrique convenable. Il s'agissait, supposerons-nous, du méridien *vertical* frappé d'un déficit de réfraction mesuré par une lentille de 20 pouces de foyer. Ce sujet porte donc déjà un verre plan-cylindrique de 20 pouces de longeur focale à axe horizontal. Maintenant il accuse de la presbytie et ne peut distinguer nettement qu'à 30 pouces un caractère en rapport avec son acuité. Quelle conduite allons nous tenir pour lui permettre de lire à 12 pouces.

Prenons texte de ce cas pour appliquer le procédé de la table (45).

Pour lire à 30 pouces, quand son astigmatisme est neutralisé, ce sujet emploie l'accommodation dont il jouit, et qui mesure 7 unités (voir la table).

Or, pour lire à 12 pouces, c'est une mesure de 18 unités que devrait avoir son accommodation restante; il lui manque donc 18—7 ou 11 unités de réfraction.

Or, 11 unités de réfraction sont la mesure d'une lentille de 20 pouces de longeur focale. Il faut donc ajouter *à tous les méridiens*, l'effet d'une réfraction de 20 pouces, c'est-à-dire une lentille sphérique de cette longueur focale. La chose sera simple, le premier verre qui corrige l'astigmatisme étant plan-cylindrique.

5° *Presbytie dans un cas d'astigmatisme mixte.* — Mais prenons un cas d'astigmatisme mixte, hypermétrope de $\frac{1}{15}$ dans le MH, myope de $\frac{1}{15}$ dans le MV.

Il y a ici deux problêmes à résoudre :

1° Correction de l'astigmatisme pour la vision distante; 2° correction de la presbytie.

Comme nous avons fait dans notre exemple, neutralisons d'abord l'amétropie par défaut dans le MH, par un verre sphérique positif de 15 pouces de foyer; nous ajoutons ainsi $\frac{1}{15}$ de réfraction à tous les méridiens et particulièrement au MV qui, myope de $\frac{1}{15}$, en avait déjà $\frac{1}{15}$ de trop; $(\frac{1}{15}+\frac{1}{15})=+\frac{1}{7,50}$; telle est l'amétropie actuelle de ce méridien horizontal. Pour le corriger, il faudra accoler au verre sphérique $+\frac{1}{15}$ un verre plan-cylindrique négatif de $(\frac{1}{7.50})$ l'axe dirigé horizontalement. Ainsi est corrigée l'asymétrie pour les rayons parallèles.

Maintenant le sujet est presbyte :

Supposons le même degré de presbytie que dans le cas précédent, nécessitant l'apport de 11 unités de réfraction ou d'une lentille de $\frac{1}{20}$; ce sera $\frac{1}{20}$ à ajouter à tous les méridiens : On le fera en ajoutant $\frac{1}{20}$ au verre sphérique de $\frac{1}{15}$; ce qui donnera $\frac{1}{20}+\frac{1}{15}=\frac{1}{8,50}$.

CHAPITRE IV.

INÉGALITÉ DE RÉFRACTION DANS LES YEUX.

§ I. De la différence de réfraction dans les deux yeux.

146. — Comme tous les organes de la vie de relation, les yeux présentent une grande symétrie mutuelle. L'opinion courante d'une différence généralement considérable entre l'un et l'autre, est une erreur ou au moins une exagération. L'égalité y semble au contraire la règle, non-seulement entre les deux yeux, mais entre tous leurs éléments. Ainsi : diamètre du globe et de la cornée, couleur de l'iris, dimension de la pupille, y sont généralement les mêmes ; mais les ano-

malies mêmes, telles que le microphthalmos, la cataracte congénitale, l'iridémie, la cornée conique suivent encore la loi de parité.

Il en est encore de même de la condition réfringente des deux yeux: on la reconnaît particulièrement aux degrés de la myopie progressive qui suivent une loi parallèle. L'œil emmétrope, qui peut différer dans ses éléments d'un individu à l'autre, chez la même personne y a des éléments qui sont les mêmes à droite qu'à gauche : La mensuration du rayon de courbure de la cornée, donnant des deux côtés le même résultat, entraîne ipso facto l'égalité des autres éléments qui concourent à la conformation de l'œil emmétrope. On reconnaît l'uniformité jusqu'à la distribution des vaisseaux sous-conjonctivaux, et dans la forme même de la papille optique à droite et à gauche. Il en est de même du spectre entoptique de la lentille et de la position de la tache jaune. Enfin, quand il y a asymétrie de la cornée, cette asymétrie se reproduit de la même manière des deux côtés.

Telle est la règle — elle n'est pourtant pas sans exceptions. Nous avons vu, en parlant de l'astigmatisme, que cette condition de la réfraction de l'œil avait sa condition congénère dans une déformation de la face, du front et de l'orbite. Les règles de ces rapports ne sont pas fixées; mais il paraît établi cependant que « du côté où la réfraction est la plus forte, c'est-à-dire où le globe est le plus long, l'orbite et le globe oculaire sont plus rapprochés de la ligne médiane et leurs bords plus proéminents. »

Les différences de réfraction des deux yeux peuvent présenter toutes les formes possibles. Cependant, la loi probable est toujours celle de la plus grande conformité. L'élément organique qui peut présenter le plus de différences d'un côté à l'autre, c'est la cornée.

§ II. Exercice de la vision dans l'inégalité de réfraction des yeux.

147. — La fonction visuelle, dans l'inégalité de réfraction des deux yeux, s'exécutera de l'une des manières suivantes :

Il y aura : vision binoculaire, vision alternante ou bien exclusion constante du même œil.

a) *Vision binoculaire ou associée* : Elle a été mise en doute. C'était une forte erreur. Elle est régulière et avantageuse, même dans le cas d'une différence assez marquée dans la réfraction des deux organes. Quelquefois, dans le cas d'images très-différentes à droite et à gauche, y a-t-il pu avoir abstraction psychique de l'une d'elles. Mais, dans la grande généralité des cas, deux images, même assez notablement dissemblables, s'ajoutent et s'améliorent l'une l'autre par leur superposition. Les parties diffuses de l'une s'effacent, et le relief s'accuse avec une beaucoup plus grande netteté. La vision stéréoscopique a surabondamment démontré ce fait.

La seule circonstance dans laquelle la deuxième image trouble souvent la première, c'est dans le cas d'une opacité apportant beaucoup de lumière diffuse. Mais, même en ce cas, le trouble est encore l'exception.

Une des grandes preuves est l'ignorance où sont parfois si longtemps les malades, de l'existence chez eux d'une cataracte lentement progressive.

Quand les deux yeux ont des états différents de réfraction fixe, l'un d'eux est toujours mal adapté pour une distance donnée, car leurs pouvoirs accommodatifs sont égaux. *Celui-là des deux règle le degré d'accommodation qui, avec la moindre tension, procure les meilleures images. Un œil, affecté d'un trop grand degré d'amétropie et donnant des images absolument confuses, devenu comparable à un œil aveugle, se dévie, et généralement en dehors.*

M. Donders ajoute : Je n'ai jamais vu cette déviation produite par une différence de réfraction. Il faut qu'il y ait impuissance visuelle et nullité d'avantage binoculaire. Pour peu que la vision binoculaire puisse avoir lieu, il n'y a jamais déviation.

b) — *Usage alternatif d'un œil.* — Il n'est pas rare de rencontrer des cas où l'un des yeux sert à la vision de loin, l'autre à la vision de près.

Il faut, pour cela, qu'il y ait une certaine déviation. Du reste, si l'on considère que, eu égard au même degré d'accommodation, les pouvoirs des deux yeux sont si différents, on ne sera pas surpris d'entendre dire qu'une personne y voit d'un côté l'horizon et de l'autre d'extrêmement près.

Mais le plus souvent l'œil myope se dévie, et il y a là pour lui un préservatif contre l'amblyopie par tension intra-oculaire, cet apanage de la convergence.

c) — *Exclusion constante d'un œil.* Il faut distinguer ici le cas où la déviation a lieu en dedans ou en dehors. En dehors, elle est avantageuse quant à la tension et quant au champ qu'elle acquiert; en dedans, elle peut amener l'amblyopie et troubler la vision de l'autre œil, eu égard aux doubles images. Mais, par suite de l'abstraction psychique, la vision est supprimée dans le champ binoculaire.

Les différences acquises de la réfraction, appartiennent plus particulièrement à l'aphakie et à la perte de l'accommodation. M. de Graefe a étudié le mode dont la vision a lieu dans l'aphakie, afin de décider de la conduite à tenir dans le cas de cataracte à un œil, l'autre étant sain. Il est arrivé à cette conclusion que « *tout balancé, l'opération a de grands avantages et peu d'inconvénients pour la vision; elle est par là toujours indiquée, si l'on peut compter sur un résultat opératoire favorable.* » Dans la jeunesse surtout, cela est formellement indiqué ; l'opération offrant peu de dangers, acquérir un plus large champ de vision, diminuer les chances de blessure de l'œil sain, augmenter la confiance que donne la vision associée (convergence, relief) tout cela est du plus grand poids. Car il est positif qu'on peut assurer la convergence et le relief.

Quand l'inégalité procède de la perte de l'accommodation, la vision distincte est bien différente à droite et à gauche. Elle peut être égale à l'horizon, mais, dès qu'un objet s'approche, elle devient de plus en plus confuse ; d'abord, par le fait de la différence d'adaptation, mais encore par suite de la largeur de la pupille. Ce dernier inconvénient est de beaucoup le plus grave.

§ III. Du traitement.

148. — Dans le cas où la vision binoculaire est possible, il y a lieu de choisir des verres convenables. L'œil qui doit servir de point de départ est celui qui a la meilleure acuité et auquel, en général, correspond le moindre degré d'amétropie. Celui-ci étant réglé, il s'agit de l'autre.

La condition à remplir en ce cas est : 1° de s'écarter aussi peu que possible des habitudes acquises; 2° de troubler aussi peu que possible la grandeur relative des images.

A cet effet, M. Donders conseille de donner aux deux yeux le même verre (empirique), et il s'en trouve bien. Cette règle n'est pas absolue; on peut s'en écarter, mais seulement pour de petites différences, et en sachant ce qu'on fait au point de vue des deux principes posés ci-dessus.

De la ténotomie quand il y a différence de réfraction. — Elle ne doit être conseillée que dans le cas où la vision binoculaire sera ultérieurement possible, sans risquer de produire un excès de tension lors de la convergence. Sans cele, il convient de laisser l'œil dévié en dehors (126).

Il y a des cas où, sans de notables désavantages, un des yeux peut servir pour la vision de loin, l'autre étant réservé pour la vision de près.

Quand un œil a perdu la faculté de fixer, il est inutile de l'essayer à l'exercice de la vision, les essais seront superflus.

CHAPITRE V.

DES ANOMALIES DE L'ACCOMMODATION.

Nous avons défini (73) ce que l'on doit reconnaître sous ce titre : ce sont les perturbations du système dynamique, les altérations, par défaut ou par excès, des forces musculaires qui président à l'accommodation, en d'autres termes : les paralysies ou les spasmes du système ciliaire.

Eu égard à leur étroite connexité, nous y joindrons les modifications de même ordre que peut présenter l'iris, organe musculaire puisant son innervation aux mêmes sources que l'accommodation, et offrant sur le muscle ciliaire l'avantage d'être constamment accessible à l'exploration directe.

Nous commencerons donc cette étude en portant notre attention sur les affections connues sous le nom de *Mydriasis* et *Myosis*.

SECTION Ire.

INFLUENCE DES NERFS SUR L'ACCOMMODATION.

149. — Les mouvements de l'iris ne sont point directs ou volontaires. Ils sont, ou l'effet d'une action réflexe, ou le résultat d'une synergie préétablie.

Comme type d'action réflexe, on peut considérer l'effet produit sur le degré d'ouverture de la pupille par l'abord subit ou en excès de la lumière sur la rétine.

Comme exemples d'action sympathique ou synergique, on a : 1° le rétrécissement de cette ouverture dans un œil, quand c'est l'autre que l'on soumet à l'action subite de la lumière ; 2° la diminution ou la dilatation de la même ouverture, sous l'influence des variations en plus ou en moins de l'effort accommodatif ; 3° enfin des alternances de même espèce, observables sous l'influence du mouvement de convergence des axes optiques.

De ces deux derniers exemples de synergie, la relation qui unit la convergence des axes optiques au resserrement de la pupille est la plus impérieuse. Cependant, pour être moins rapide, l'influence de l'accommodation n'est pas moins incontestable, ainsi que l'ont fait voir MM. Listing et Donders. Ces deux physiologistes ont même montré qu'en agissant sur l'accommodation par la pensée ou l'attention, on pouvait, à volonté, opérer le resserrement ou la relaxation de la pupille (1).

Quand la lumière pénètre dans un œil, elle y exerce sur l'iris une action réflexe directe ; sur l'autre œil, une action seulement sympathique. Ces actions continuent à s'exercer (l'action directe du moins), même un certain nombre d'heures après la mort. Lorsque la contraction sympathique existe dans un œil dans lequel manque, au contraire, la contraction directe, nous sommes autorisés à conclure à la cécité dans cet œil.

§ I. Influence des nerfs sur le système ciliaire.

150. — Le muscle ciliaire et l'iris sont, on le sait, sous la dépendance des mêmes influences nerveuses. Toutes prennent d'ailleurs naissance dans le ganglion ophthalmique. (Voir la description des émergences et pénétrations ciliaires dans tous les traités d'anatomie). Nous rappellerons seulement les connexions de ce ganglion :

1° Une courte racine, provenant de l'oculomoteur ;

2° Une longue, fournie par la branche nasale de l'ophthalmique ;

3° Une troisième, du grand sympathique au cou.

Ajoutons que, dans ce même ganglion, et jusque sur le parcours des distributions ciliaires, on constate l'existence (Müller et Schweigger) de nombreuses cellules propres, permettant de soupçonner en ces points, la naissance de fibres nerveuses nouvelles.

Rôle de chacune de ces parties: Il résulte des nombreuses recherches expérimentales instituées sur le mode d'action de chacun de ces éléments nerveux que :

1° La contraction du muscle ciliaire et du sphincter de l'iris sont sous la dépendance de l'oculomoteur. Le ganglion en ralentit seulement et en règle l'action.

2° L'*action* de la racine sympathique du ganglion ophthalmique consiste en une exaltation persistante de la *tonicité* des fibres radiées. (Le dilatateur de la pupille est donc l'antagoniste *tonique*, constant dans son action, du sphincter, dont l'action est mobile et variable. Les oscillations de la pupille, variables avec l'éclairage et l'accommodation, ne dépendent que de ce dernier).

On a avancé hypothétiquement que le sympathique étend son action sur l'accommodation. Le fait est plutôt du domaine de l'analogie qu'il n'est démontré. On ne connaît aucun muscle qui agisse *activement* sur l'accommodation négative ou distante.

L'influence de la cinquième paire sur les mouvements de l'iris et sur l'accommodation reste encore à déterminer. La cinquième paire est un nerf du sentiment : cependant son irritation amène la contraction de la pupille et son action reflexe centrale, car le fait a

(1) Sur ces deux exemples d'actions synergiques, quelques auteurs considérables, M. Donders en particulier, ont cru pouvoir ranger les mouvements de l'iris au nombre des mouvements *volontaires*. En convergeant, ou en accommodant pour les points rapprochés, on peut en effet faire éprouver à l'iris les effets de la volonté. — Malgré cela, nous ne nous croyons pas en droit, quand à nous, d'appeler ces mouvements volontaires, non pas seulement par cette considération que notre volonté ne se manifeste à leur endroit que par voie indirecte ; mais par ce motif que, si notre intelligence, nos connaissances acquises ne nous avaient pas *appris* l'existence de la loi synergique que nous mettons en action, notre volonté demeurerait sans aucune relation avec l'iris. Cette volonté ne se manifeste pas chez l'homme en général, mais seulement chez l'homme instruit de son pouvoir indirect.

lieu quand le sympathique et l'oculo-moteur ont été divisés. Il faut croire que le ganglion ophthalmique, comme le ganglion sous-maxillaire (M. Claude Bernard), est un centre d'actions réflexes spéciales. M. Donders a démontré, en outre, que la section du trijumeau diminuait la tension intrà-oculaire, fait sur lequel l'éminent physiologiste a fondé une théorie explicative du glaucome.

SECTION II.

PARALYSIE ET AFFAIBLISSEMENT ARTIFICIELS DE L'ACCOMMODATION.

151. — Les premiers éléments de l'étude de ces états pathologiques doivent évidemment être cherchés dans l'analyse expérimentale physiologique, qui va nous la fournir presque complète dans le tableau de l'action des mydriatiques (mydriase, αμυδρος, obscur).

§ I. **Des mydriatiques et de leur action en général.**

De tous les mydriatiques, le plus puissant, le plus régulier dans son action est l'atropine ou mieux encore son sulfate neutre.

Étudions d'abord les effets d'une solution forte : à savoir dans la proportion de $\frac{1}{120}$; une goutte de cette solution produisant son plein effet en un temps facile à mesurer.

Les phénomènes principaux qui suivent l'instillation de cette solution sont les suivants :

1° L'accroissement ou la dilatation de l'ouverture pupillaire, puis l'immobilité de l'iris (*mydriase*) ;

2° La diminution et bientôt la perte totale de l'accommodation : le punctum proximum recule jusqu'à se confondre avec le punctum remotum, lequel demeure sensiblement invariable.

L'action sur l'iris s'accomplit dans un temps qui varie entre quinze et vingt-cinq minutes ; celle sur l'accommodation suit la première et prend de vingt-cinq minutes à deux heures.

Le retour à l'état primitif commence après quarante minutes et quelques heures ; mais n'est complet qu'après un temps qui varie de dix à quatorze jours. Cependant, dès le quatrième jour, les effets ont cessé d'être pénibles.

§ II. **Effets spéciaux des mydriatiques sur l'accommodation.**

152. — 1° *Léger recul du punctum remotum.* — Nous venons de dire que le punctum remotissimum demeurait invariable ; ce n'est pas tout à fait exact, car il est certain qu'il recule aussi parfois quelque peu, de 1/60 environ chez l'emmétrope, ou plus généralement chez les sujets habitués à une tension habituelle de l'accommodation, comme, par exemple, chez les hypermétropes, les astigmatiques, quelques amblyopes.

M. de Graefe pense que, chez l'emmétrope, ce recul va même souvent jusqu'à 1/30.

2° *Micropie.* — En même temps que s'affaiblit le pouvoir accommodatif, et tant que sa paralysie n'est pas complète, il arrive que le sujet voit les objets plus petits qu'ils ne lui apparaissent ordinairement : c'est un état connu depuis longtemps, sous le nom de *micropie*.

On se rend facilement compte du mécanisme de ce phénomène : Quand on instille le mydriatique dans un œil affecté de tension accommodatrice, cette tension, effet de l'habitude spasmodique acquise, se voit annulée. L'attention du sujet se portant sur un objet, la vue de cet objet ne peut être nette qu'au moyen d'un effort dont le malade a conscience, effort plus grand que d'habitude et qui correspond à un éloignement de l'objet, moindre que l'éloignement réel. Il y a donc erreur du sensorium sur la distance, laquelle s'accuse à lui plus petite. D'autre part, l'objet n'a pas varié de lieu; l'angle visuel est donc demeuré le même. Or, la notion de grandeur des objets repose sur deux éléments : l'ouverture de l'angle visuel et la distance supposée de l'objet. La première demeure ici constante, mais la seconde est supposée moindre : l'objet doit donc paraître plus petit. Une hauteur de un centimètre à un pied de distance, et une de deux centimètres à deux pieds, soustendent, en effet, le même angle visuel ; la notion de leur grandeur ne dépend donc que du jugement porté sur la distance de ces objets.

3° Après l'instillation des mydriatiques, et indépendamment des cercles de diffusion, les objets paraissent plus éclairés. Chaque foyer n'est-il pas formé par un cône lumineux d'une plus grande section?

§ III. Effets de la mydriase suivant les divers états de la réfraction statique.

153. — Il est facile de comprendre que le trouble apporté par la mydriase artificielle variera avec la condition première de l'œil, avec son état de réfraction statique.

Chez l'*emmétrope*, par exemple, le punctum proximum est seul à subir un effet marqué de la part du mydriatique : le recul du point p annulera la vue nette pour les objets plus ou moins rapprochés, tandis que la presque invariabilité du point r ne changera rien, ou du moins bien peu, à la netteté des objets distants.

Quant au myope et à l'hypermétrope, les effets seront chez eux tout différents : par le recul du point p jusqu'en r, le *myope* n'y verra plus nettement qu'en ce dernier point; en deçà et au delà, vision trouble et grands cercles de diffusion. Mais si r n'est pas très distant, c'est-à-dire si la myopie est assez forte, le sujet pourra continuer ses occupations et ne sera que médiocrement gêné par la paralysie accommodative : c'est la mydriase seule qui le troublera.

Le plus grand trouble sera éprouvé par l'*hypermétrope*. Ce dernier, quand l'accommodation est paralysée, a son point r au delà de l'horizon : il ne peut donc à aucune distance voir nettement sans verres convexes, et il en demande de différents pour la vue distante et la vue rapprochée. La mydriase, qui ne porte que sur un œil, est plus pénible que celle qui affecte les deux yeux, et oblige souvent, à cause de l'inégalité de l'éclat des images, à se réduire à la vision uni-oculaire.

§ IV. Du mode d'action des mydriatiques.

154. — Si l'on suit pas à pas les phénomènes que nous venons de résumer, on observe :

1° Que le sphincter de l'iris est graduellement paralysé. Bientôt, mais plus lentement, le même fait se constate dans le muscle ciliaire. Il y a donc premièrement effet stupéfiant produit sur les fibres nerveuses de l'oculo-moteur.

2° Le muscle dilatateur de l'iris se contracte puissamment. (M. Ruete a démontré, en effet, que, dans les paralysies morbides de l'oculo-moteur, l'atropine manifestait une énergique action dilatatrice, qui ne pouvait évidemment être produite que par la contraction des fibres radiées.)

Il faut, pour se rendre compte de ce résultat, admettre que l'atropine exerce sur le nerf sympathique une action stimulante. Mais il faut encore admettre que cette action s'exerce par l'intermédiaire des cellules ganglionnaires.

L'effet observé, en effet, est constant, permanent, et c'est le propre des cellules ganglionnaires que le maintien d'une action constante.

D'autre part, pendant l'action maxima de l'atropine, le sympathique (physiologie expérimentale) peut encore être artificiellement excité, et produire ainsi un accroissement de dilatation. Son action est donc encore susceptible de plus et de moins. Nous devons en conclure qu'assurément l'atropine stimule le nerf sympathique et que probablement elle étend son action sur les cellules ganglionnaires (Donders).

Action sur le trijumeau. — L'action de l'atropine sur le trijumeau est, sans doute, narcotisante. Cependant aucun effet direct n'a pu être constaté. Après la division de ce nerf ou sa paralysie d'un côté, les mêmes différences s'observent à droite et à gauche après l'action de l'atropine. Ajoutons, pour terminer, que M. de Graefe attribue à l'atropine une action par diminution sur la tension oculaire. L'effet de l'atropine, dans certaines tensions oculaires pathologiques, semble conduire à cette conclusion.

Cependant, d'autre part, M. Donders a montré que: si, dans le cours d'une heure et demie, l'instillation est suivie de douleurs et d'injection dans les vaisseaux, la préparation ne convient pas et amène, par son usage répété, une inflammation spéciale. Cette inflammation, au bout de quelques mois d'usage, se montre aussi chez certains sujets. L'usage de l'atropine doit alors être suspendu. Il est rare que, dans de tels cas, d'autres mydriatiques soient mieux supportés. Nous avons tous observé de ces faits; il y a donc encore ici quelque chose d'inconnu et qui doit être étudié: à savoir l'action des mydriatiques et des myotiques sur les vaisseaux. Contrairement aux prévisions les plus logiques, on observe souvent des cas où la tension vasculaire semble diminuée dans l'œil par l'usage des *myotiques*, ou s'accroître, au contraire, par l'emploi des mydriatiques.

Quant au mode de pénétration de l'atropine dans l'économie, après son application entre les paupières, les expériences de MM. de Graefe et Donders ont surabondamment démontré qu'elle a lieu par absorption directe opérée par la cornée. Chacun connaît ces belles expériences dans lesquelles l'humeur aqueuse d'un lapin, soumis à l'instillation d'atropine, a pu, au bout d'un quart d'heure, servir de collyre mydriatique pour d'autres animaux.

Plus la cornée est mince, plus l'action est rapide. Quand, à la suite d'une friction sur le front, la dilatation s'observe, il y a lieu de soupçonner qu'un peu de la substance a touché la conjonctive. Ajoutons que, lorsque l'absorption a lieu par méthode hypodermique, en général les deux yeux en subissent l'influence.

§ V. Effet des solutions à divers titres.

155. — Une solution de $\frac{1}{120}$ (25 centigr. sur 30 gr.) produit, comme nous l'avons vu, à la dose de 1 goutte, tous les effets qu'on peut attendre de l'atropine sur l'iris et sur l'accommodation. Cette dose de 1 goutte (1) représente 0 milligr., 3 de sulfate d'atropine. — La solution de $\frac{1}{1800}$ produit une bonne dilatation dans les 30 minutes; l'accommodation est à peu près complétement paralysée en 45 à 60 minutes; après quelques jours, tout est réparé. Une goutte de cette solution représente 0 milligr., 02 (deux centièmes de milligramme du sel). — La solution de $\frac{1}{2400}$ produit la dilatation en 25 à 33 minutes: cette solution ne détruit pas entièrement l'accommodation. Au bout de quelques heures, l'effet produit sur l'iris est déjà en voie de diminution, mais il n'a complétement disparu que le quatrième jour environ. Une goutte de cette solution correspond à $0^{mm},015$. — La solution de $\frac{1}{14400}$ commence à agir sur la pupille, après 40 minutes environ; de deux à quatre heures après, le diamètre de la pupille s'est accru de 2 millimètres. La contraction reparaît après sept heures, et, le lendemain, il ne reste plus trace de l'effet mydriatique. Une goutte de cette dernière solution contient $0^{mm},00009$ de sulfate d'atropine (Dr Kuyper) ou, en nombres ronds, $= 0^{mm},0001$.

On l'obtient très simplement en laissant tomber dans 120 grammes d'eau distillée, *une goutte* de la première solution. De cette façon, la première solution peut servir à la fois à obtenir *ad libitum* soit l'effet complet du mydriatique, soit une simple action déterminée de la pupille pour une observation expérimentale.

Les expériences de M. Follin l'ont conduit, sur la valeur relative des solutions faibles d'atropine, à des résultats très analogues.

Les collyres secs à la gélatine de M. E. Hart, de Londres, présentent des divisions analogues. Le disque coté ($\frac{1}{20000}$ de grain) représente une goutte contenant elle-même $0^{mm},0025$ de sel. Celui coté $\frac{1}{50000}$ de grain équivaut à $0^{mm},0010$. Enfin le plus faible, marqué $\frac{1}{100000}$, représente $0^{mm},0005$. Le papier atropiné de M. Streatfeild contient, par division de un cinquième de pouce au carré, $0^{mm},15$ de sel.

On emploie encore, à titre de mydriatiques, l'extrait de *Datura stramonium* ou son alcaloïde la daturine, et l'extrait de jusquiame. Ce dernier extrait, à la dose de 25 centigrammes dans 4 grammes d'eau, produit tous les effets des solutions faibles citées ci-dessus, celle de $\frac{1}{14400}$ en particulier (Coccius). Nous l'avons vérifié également.

(1) Nous supposons que vingt gouttes pèsent 0,70 gr.

SECTION III.

PARALYSIE MORBIDE DE L'ACCOMMODATION.

156. — L'accommodation, force active, est, ainsi que nous l'avons vu, sous l'influence directe de la courte racine du ganglion ophthalmique, provenant elle-même de l'oculo-moteur. Les causes de sa paralysie ne devront donc être recherchées que dans celles qui peuvent affecter le moteur oculaire commun.

Nous ne voulons pas dire par là que l'accommodation ne puisse être paralysée, sans qu'on observe en même temps les symptômes de semblable défaillance dans les forces innervées par l'oculo-moteur. Dans nombre de cas, en effet, on rencontre la paralysie limitée aux dépendances de la courte racine, muscle ciliaire et iris. Mais, dans un nombre de cas au moins égal, les autres branches de l'oculo-moteur sont également atteintes. Il est très rare, par exemple, que, celles-ci étant toutes entreprises, l'accommodation ne soit pas aussi compromise.

§ I. Paralysie exclusive de l'accommodation.

157. — La paralysie de l'accommodation seule est plus commune chez les femmes et les enfants. Celle de la 3e paire (y compris l'accommodation) l'est plus, au contraire, chez l'homme, mais après 25 ans. Il est rare qu'elle soit complète, c'est-à-dire qu'il n'y ait plus trace de pouvoir accommodatif. La paralysie exclusive de l'accommodation n'a qu'un symptôme objectif, à savoir : la dilatation et l'immobilité de la pupille. Nulle action réflexe ne peut être obtenue dans la paralysie complète. Mais ces cas sont rares.

Les phénomènes subjectifs jouent ici le grand rôle ; et, dans ceux-ci, l'état de la réfraction statique marque dès l'abord son influence.

L'*emmétrope*, par exemple, accuse une impossibilité plus ou moins grande pour les occupations de près. Il n'y voit plus avec netteté qu'au loin. On le distingue alors de l'hypermétrope par l'essai, au moyen des verres convexes, dans la vision à distance. Aucun de ces verres ne peut améliorer sensiblement sa vue.

Chez l'*hypermétrope*, au contraire, il y a d'abord trouble marqué, de loin comme de près, une confusion réelle à toute distance ; ces malades se présentent en général à nous avec une véritable crainte d'être amblyopes. Le verre convexe, employé dans la vision à distance, précise bientôt le diagnostic.

Le *myope* est plus favorisé : si le trouble de sa vue à distance est singulièrement accru par la grandeur mydriatique des cercles de diffusion, la vision de près est, par contre, bien moins altérée. Il y a chez lui un point (réunion du point *p* et du point *r*) pour lequel la vision est parfaite. Mais ce point est unique ; et si la myopie est légère, c'est-à-dire si *r* est un point loin du sujet, les occupations de près se trouvent ainsi suspendues.

Nous supposons, dans tous ces cas, que la paralysie soit complète. Mais il n'existe parfois qu'une paralysie incomplète ou *paresis*. Dans ces cas, le diagnostic est un peu plus difficile.

Chez *le myope*, les symptômes seront peu apparents, incommoderont peu le malade : ce que nous venons de dire à son sujet l'explique suffisamment. Chez *l'emmétrope* et *l'hypermétrope*, on observera de l'asthénopie : on devra rencontrer les effets d'un effort plus ou moins pénible pour surmonter le déficit de la force naturelle ; cette asthénopie sera prématurée chez l'hypermétrope. En outre, eu égard à cet effort même, le malade accusera souvent de la micropie (152). Enfin, non moins fréquemment, on observe tous les troubles de la polyopie monoculaire. La raison en a été suffisamment exposée (95).

§ II. Paralysie de l'accommodation, compliquée de celle des autres branches de l'oculo-moteur.

158.—Dans cette circonstance, la symptomatologie de la paralysie propre de l'accommodation s'enrichit de toute celle de la paralysie complète ou incomplète de la troisième paire.

Le premier signe apparent est le relâchement de la paupière supérieure et un peu aussi de l'inférieure : la fente palpébrale est inclinée et abaissée. C'est en effet généralement le releveur de la paupière supérieure qui est le premier atteint, comme c'est, au contraire, l'oblique inférieur qui l'est le moins souvent ; circonstance bizarre, car c'est lui qui fournit la courte racine du ganglion, que l'on voit si souvent prise toute seule.

Ce n'est pas ici le lieu de reproduire le tableau séméiotique de la paralysie de la troisième paire ; strabisme, diminution ou suspension des mouvements, diplopie binoculaire, discordance des mouvements associés (1).

§ III. Étiologie ou causes premières de la paralysie de l'accommodation.

159. —Elles sont évidemment les mêmes que celles des paralysies de la troisième paire. La plus simple de toutes est la paralysie d'origine rhumatismale, légère, celle que l'on peut directement rattacher à un

(1) Voir nos Leçons sur le Strabisme, §§ 51 et suiv.

refroidissement. La cause morbide porte ici sur le névrilemme, comme dans la paralysie du facial.

Cette paralysie cède plus ou moins vite au traitement indiqué par la nature de la maladie. Mais, après six mois, l'espoir de guérison est bien faible.

Les causes les plus ordinaires sont d'une espèce plus grave, locales quelquefois (causes intra-orbitaires ou intra-crâniennes), ou générales comme les fièvres graves, les affections constitutionnelles, les empoisonnements et intoxications de toute sorte, en particulier l'empoisonnement diphthéritique et la syphilis qui, dans le cadre, tiennent la plus grande place (1).

§ IV. Traitement.

160.—En dehors de la thérapeutique dirigée contre la cause supérieure de la paralysie de l'accommodation, du traitement général, en un mot, deux indications expresses se présentent, auxquelles il faut satisfaire :

1° Débarrasser le malade de la confusion et de la multiplicité des images (polyopie monoculaire) par l'usage de lunettes appropriées. Seulement on n'oubliera pas que le verre conseillé ne procurera une vision nette que pour une distance donnée.

Si les occupations du sujet exigent une certaine variation de la distance sur laquelle porte son attention, on s'inspirera, dans le conseil, des directions données au paragraphe relatif à l'aphakie (p. xc), et où l'éloignement facultatif de la lunette remédie, entre certaines limites, à l'absence de l'accommodation.

2° La seconde indication à remplir est la diminution de l'ouverture pupillaire, qu'il importe de procurer au malade dans le cas de tout éclairage un peu vif. On a employé dans cet objet la fève de Calabar, avec succès assurément, mais avec un succès de très courte durée, ainsi qu'on le verra plus loin (161); son action ne dure, en effet, que de cinq à six heures, mais on peut y recourir chaque jour. On retire aussi du bénéfice de l'injection hypodermique d'une solution de morphine. La lunette sténopéique à trou d'épingle, trop rarement employée, peut aussi rendre, en semblable circonstance, de grands services.

Simple paresis. — On doit encore porter son attention sur le degré (complet ou incomplet) de la perte de la faculté accommodatrice. S'il n'y a que simple *paresis*, le malade peut faire certains efforts et tomber dans l'asthénopie accommodatrice. Il importe de surveiller cette possibilité pour y parer au moyen des verres appropriés.

(1) Voir nos Leçons sur le Strabisme, § 75.

SECTION IV.

SPASMES DE L'ACCOMMODATION.

§ I. Myosis et myotiques. — Fève de Calabar.

161. — On donne le nom de myosis (μυω, je ferme) au rétrécissement anormal ou excessif de l'ouverture pupillaire.

Par l'effet des connexions nerveuses établies entre l'iris et le cercle ciliaire, le rétrécissement de la pupille se lie à la contraction du muscle qui préside à l'accommodation. L'étude de ces deux états sera donc associée comme l'a été celle des états opposés des mêmes organes. Et, de même que cette dernière a dû se fonder d'abord sur l'analyse expérimentale, de même encore, nous éclairerons l'étude du myosis et du spasme de l'accommodation, par l'analyse préalable des effets des substances qui déterminent artificiellement ces états anormaux.

Un assez grand nombre de substances exercent sur le rétrécissement de la pupille une action incontestable, telles sont : le *Semen santoninum*, le daphné mézéreum, le tabac, l'aconit, le seigle ergoté, la ciguë, la digitaline, la morphine (antagoniste de l'atropine en cette circonstance comme dans ses autres effets), mais, au premier rang, la fève de Calabar (*Physostigma venenosum* (1).

Nous choisirons donc la *fève de Calabar* pour type dans l'étude de l'action myotique.

1. EFFETS EXERCÉS SUR LES ÉLÉMENTS ORGANIQUES DE L'OEIL PAR LA FÈVE DE CALABAR.

Parmi les principaux effets observés après l'application de la solution de la fève de Calabar sur la conjonctive, on doit citer la contraction de la pupille, ainsi que la contraction de l'appareil accommodatif, et, après quelques minutes, de légères convulsions de la paupière inférieure.

1o *Action sur la pupille. — La contraction* de la pupille commence après cinq à dix minutes, atteint son maximum entre 30 et 40, diminue lentement après trois heures et disparaît complétement en deux à quatre jours, remplacée quelquefois par un peu de dilatation. L'effet général est plus rapide que celui de l'atropine. L'effet myotique dépasse celui de la plus forte lumière ou de la plus puissante accommodation (de Graefe) ; néanmoins l'influence de la lumière sur la pupille ne cesse pas pour cela, et un excès nouveau de lumière rétrécit encore la pupille. On peut s'en assurer par la méthode entoptique (8), en soumettant l'œil libre à l'action subite d'une vive lumière, et en observant, au moyen du trou d'épingle placé devant l'œil qui a

(1) Voyez, pour ses effets généraux, WARLOMONT, Annales d'Oculistique, sept.-oct. 1863.

reçu le calabar, la variation qui s'accuse dans la grandeur du cercle lumineux entoptique. (Voyez *images entoptiques* (94).

La pupille est un peu déformée, et on constate des irisations chromatiques; le milieu des cercles lumineux (surfaces blanches) est légèrement jaune. On reconnaîtra dans cette circonstance la preuve d'une discordance entre la tension accommodative et la distance de l'objet éclairé, et d'une discordance par excès d'action ciliaire : il y a myopie relative (28).

En même temps qu'une déformation, on observe des oscillations dans l'étendue de la pupille, au commencement de la contraction. Cette double circonstance et la diminution de l'éclairage rendent suffisamment compte de la diminution constatée dans l'acuïté de la vision, les oscillations devant porter sur l'accommodation comme sur l'iris (de Graefe).

L'éclairage est diminué, disons-nous; si l'un des yeux est libre, on peut comparer aisément les images au moyen de la diplopie prismatique. L'éclairage rappelle celui des éclipses de soleil.

Les cercles de diffusion sont singulièrement rétrécis, et la vision en tire avantage pour les objets situés au delà des limites de l'accommodation. La ligne d'accommodation de Czermak est notablement accrue.

2° *Action exercée sur l'accommodation.* — L'action exercée sur l'accommodation se reconnaît au changement produit dans la position des points *p* et *r*. Le mouvement du point *r* embrasse les 2/3 de l'étendue de l'accommodation normale. Le point *p* suit la même marche, mais conserve un peu d'avantage sur le point *r*, lors du retour à l'état antérieur. Il y a donc, pendant le retrait de l'action spécifique, augmentation relative dans l'étendue du champ accommodatif.

On doit aussi signaler ici le grand effet produit sur l'accommodation par la plus légère manifestation de la volonté. On accommode pour la vision de près, et inversement on relâche son accommodation (pendant la période de retrait de l'action) avec une merveilleuse facilité.

3° *Macropie relative.* — Nous avons exposé (152) comment, l'œil étant sous l'influence des mydriatiques, les objets paraissaient plus petits; par un mécanisme inverse, sous l'influence de la fève de Calabar ou du spasme accommodatif, les objets devront paraître plus grands (macropie).

Pour une convergence donnée, la force accommodatrice développée par la volonté est moindre que d'habitude, puisque le calabar en accomplit une partie. Le sujet a donc conscience d'un éloignement plus grand de l'objet. Constance de l'angle visuel d'une part et sentiment d'une distance plus grande de l'objet, d'autre part : voilà tous les éléments d'une augmentation de la grandeur apparente.

Le calabar a été éprouvé (de Graefe) en l'absence de l'iris ; or, les effets sur la réfraction statique et dynamique sont demeurés les mêmes. C'est un fait que nous avons noté dans la théorie de l'accommodation.

Disons enfin, qu'avec de très-faibles doses on peut ne pas agir sur l'accommodation et n'influencer que la pupille.

2. MODE D'ACTION DE LA FÈVE DE CALABAR.

162.—L'humeur aqueuse, extraite d'un œil de lapin soumis à l'action un peu en excès de la fève de Calabar, a pu, comme pour l'atropine (quoique beaucoup plus difficilement que dans le cas de cette dernière), devenir un collyre myotique pour l'œil d'un autre animal (de Graefe). Il est donc démontré que le calabar pénètre par absorption directe dans l'œil, comme le fait l'atropine, quoique beaucoup moins rapidement.

5. DE L'ACTION SPÉCIALE DU CALABAR SUR TELLES OU TELLES FIBRES NERVEUSES.

Il résulte des expériences de M. Donders et de ses habiles collaborateurs :

1° Que, sous l'influence de la fève de Calabar, le sphincter de l'iris et le muscle ciliaire entrent en contraction.

Or, ces deux actions sont sous la dépendance plus particulière de l'oculo-moteur et même quelque peu du trijumeau. Néanmoins, lors de leur paralysie complète, la fève de Calabar ne demeure pas sans une certaine action sur ces mêmes appareils ; elle est même plus puissante encore après la section du trijumeau.

2° Le calabar paralyse un peu le sympathique ; néanmoins, après la division du cordon ganglionnaire, le calabar exerce une action plus accentuée.

3° Le calabar ne paralyse pas absolument le sympathique ; car, après l'usage prolongé de cette substance, on peut encore, en irritant le sympathique, procurer une augmentation de la dilatation pupillaire.

Il suit de ces expériences, contradictoires en quelques points, qu'aucun nerf, parmi les trois origines du ganglion ophthalmique, ne peut être considéré comme agent exclusif de la contraction myotique. Nous sommes donc conduit à admettre qu'il y a, dans cette circonstance, une action exercée directement sur les éléments *intra-oculaires*, c'est-à-dire sur les cellules ganglionnaires dont la présence y a été constatée.

Nous avons dit, tout à l'heure, que le calabar agissait en quelque mesure par dépression sur le sympathique. On le reconnaît aisément à ce fait que l'iris est beaucoup plus impressionné que l'agent de l'accommodation. Ainsi, la pupille a déjà atteint un degré de resserrement égal ou supérieur à celui procuré par la plus vive lumière et la plus forte accommodation volontaire, quand le point r n'est encore descendu que du tiers ou de la moitié de son parcours. Or, en cet état, le sphincter irien est encore susceptible de resserrement, sous l'influence d'une vive clarté ou de l'accommodation.

D'autre part, l'accommodation revient à son taux normal, bien avant que la pupille reprenne ses dimensions habituelles. Tous ces faits sont peu compréhensibles, si l'on n'y reconnaît un état d'affaiblissement relatif des fibres radiées de l'iris ou du sympathique qui les anime.

Ainsi, il est constant qu'il y a une action déprimante exercée sur le sympathique, mais qu'elle n'est pas la seule cause du phénomène.

Quant à l'action de l'oculo-moteur, par stimulation, si nous ne l'admettons pas, il nous faudra supposer que c'est le même affaiblissement du sympathique qui amène l'accommodation myotique et le resserrement pupillaire ; ce qui revient à admettre une force antagoniste du muscle ciliaire sous la dépendance du sympathique ; un certain nombre de physiologistes l'acceptent, mais le siége de cette action n'est pas encore clairement démontré.

En ce qui concerne l'action du calabar sur le trijumeau ou les vaso-moteurs, il n'a encore été rien établi à leur égard.

4. ANTAGONISME DE LA BELLADONE ET DE LA FÈVE DE CALABAR.

163. — La lutte entre le calabar et l'atropine, pendant leur administration commune, est très remarquable. Le calabar agit d'abord sur la pupille, l'atropine plus tard. D'autre part, l'accommodation répond au calabar pendant que l'atropine dilate déjà la pupille ; mais l'atropine finit bientôt par l'emporter (de Graefe). Dans un cas d'absolue paralysie, par l'atropine, de l'iris et de l'accommodation, une forte dose de calabar a encore de l'influence, mais dans ce cas plutôt sur la réfraction et l'accommodation que sur la pupille. Si l'ordre est interverti, l'atropine ne cesse point de produire toute son action ; seulement elle agit plus lentement.

5. EMPLOI THÉRAPEUTIQUE DU CALABAR.

164. — Nous empruntons textuellement à M. Donders les conclusions de son beau mémoire sur ce sujet (1) :

« Lors de la découverte de l'action physiologique de la fève de Calabar, on songea tout naturellement à essayer de ce remède dans diverses anomalies. Avant tout, il est reconnu actuellement d'un emploi avantageux pour diminuer les inconvénients de la mydriase produite par l'atropine. Suivant M. de Graefe, l'application méthodique de la fève de Calabar peut même abréger la durée du *processus* résultant de l'action de l'atropine. L'expérience seule peut décider jusqu'à quel point le myotique africain est à même de guérir ou, au moins, d'améliorer d'une manière durable, la paralysie de l'accommodation et la mydriase, grave question qui a déjà été indiquée par M. Robertson. Un résultat important est acquis, c'est que la fève de Calabar rétrécit la pupille et augmente l'accommodation dans la paralysie du muscle ciliaire, que celle-ci existe seule ou qu'elle soit liée à d'autres paralysies du nerf de la troisième paire. M. de Graefe a vu la fève de Calabar rester complétement sans effet sur une mydriase de cause cérébrale. Chez un malade qui s'est présenté à ma consultation, porteur d'une paresis de l'accommodation d'un œil, très per-

(1) Nederlandsch Archief voor Genees- en Natuurkunde, 1864, t. Ier, 1re liv.

turbatrice dans la vision binoculaire, la gêne occasionnée par cette affection fut enlevée d'une manière satisfaisante par la solution e', étendue de vingt parties d'eau et instillée une fois par jour. La myose résultant d'une faible dose de médicament peut aussi rendre de fréquents services dans un grand nombre des cas où l'appareil sténopéique améliore la vision, comme, par exemple, dans ceux où la lumière est diffusée par des taies de la cornée, etc., dans l'astigmatisme irrégulier (kératoconus, luxation du cristallin, etc.), dans l'aphakie, surtout lorsque le champ de la pupille n'est pas net. Elle augmente d'une manière réellement merveilleuse l'acuïté de la vue dans l'amétropie ordinaire; c'est précisément lorsque l'action de la fève de Calabar est très faible que les myopes distinguent bien plus nettement les objets éloignés et que les hypermétropes sont délivrés temporairement de leur asthénopie, avec le double avantage d'avoir des cercles de diffusion plus petits et d'éprouver moins de peine à mettre en activité leur accommodation.

» La grande question à laquelle la pratique aura à répondre, c'est de savoir si la fève de Calabar est, à la longue, aussi inoffensive que l'atropine pour l'accommodation, et si la conjonctive en supporte bien l'application longtemps continuée. Tant que cette question n'est pas résolue, il est impossible de porter un jugement sur l'avenir du myotique africain dans le domaine de la thérapeutique.

» J'ajouterai seulement que M. de Graefe a utilisé avec avantage le rétrécissement artificiel de la pupille, pour faciliter l'iridectomie dans le glaucome et que, dans son opinion, la fève de Calabar, administrée de façon à n'agir que d'une manière intermittente, pourra contribuer à la rupture des synéchies. »

§ II. Myosis pathologique. — Accommodation douloureuse.

165. — Les circonstances anormales dans l'exercice de la vision, que nous venons d'étudier expérimentalement ou par voie de production artificielle, peuvent se présenter spontanément à l'observation du médecin.

1° *Myosis.* — La pupille peut être pathologiquement resserrée (myosis pathologique); l'accommodation peut être spasmodiquement produite, le muscle ciliaire être contracté, tétanisé, de façon plus ou moins durable.

Il y a une espèce de myosis naturel, physiologique; c'est celui de l'âge avancé. La *paresis*, progressive avec les années, des fibres radiées de l'iris en rend suffisamment compte.

Ce même état peut se rencontrer également, soit sans causes apparentes, soit à la suite ou pendant le cours de certains états nerveux ou fébriles graves.

Pour le diagnostic de la nature de ces affections et de l'origine du myosis, les caractères généraux du système nerveux du malade, les manifestations que ce système écrit lui-même dans les différents appareils soumis à son influence, devront naturellement diriger l'opinion du médecin et lui marquer le choix à faire entre la cause « paralysie » et la cause « spasme ». On se rappellera à cet égard les beaux travaux de M. Cl. Bernard. La section (paralysie) du grand sympathique est suivie d'une augmentation de caloricité constante et considérable, accompagnée d'une grande vascularisation des parties où se répandent ses branches; phénomène absent dans l'état de spasme du système moteur spinal.

Pour tout myosis dont la cause nerveuse est encore active, la température et la vascularisation de l'œil affecté suffiront donc pour indiquer quel système il faut en accuser, du sympathique ou du spinal.

Dans les inflammations de l'iris, par exemple, le myosis ne peut-il pas être attribué à la même cause qui paralyse les vaso-moteurs de la membrane? A ce point de vue, le fait de se trouver intimement lié à l'inertie ganglionnaire peut en rendre, dans un grand nombre de cas, le pronostic fort grave.

Dans les circonstances contraires, c'est-à-dire dans l'absence de toute augmentation de caloricité et de vascularisation des parties, il y a lieu de soupçonner un spasme du sphincter, et par suite des nerfs spinaux de la troisième paire.

On recherchera dans ces cas-là avec soin s'il n'y a pas à accuser quelque intoxication par une des substances ci-dessus nommées: santonine, daphné mézéréum, tabac, aconit, seigle ergoté, ciguë, digitaline, morphine et enfin, au maximum, la fève de Calabar.

Le myosis est l'état physiologique de la pupille, pendant le sommeil.

De même que l'iris, l'appareil ciliaire peut voir ses fibres radiées céder d'une manière pathologique à l'empire prédominant des forces antagonistes.

Cet état se rencontre dans les circonstances propres à appeler sur ces organes un afflux trop fréquent, trop soutenu de puissance active. Ainsi, on l'observe chez les amblyopes, les hypermétropes, les astigmatiques. L'histoire de ces anomalies fonctionnelles en a exposé surabondamment la raison d'être.

Par contre, c'est un état fort rare chez l'emmétrope.

On pourrait, au point de vue de la réfraction, le croire rare également chez le myope. Il n'est pas pourtant sans exemple, loin de là, dans cet état de la réfraction. On le comprendra aisément, si l'on songe à l'état de congestion atrophique de la choroïde, qui caractérise cette anomalie. Les yeux du myope s'irritent facilement, et l'hyperesthésie des membranes profondes se reflète aisément sur l'appareil ciliaire.

On fera bien de tenir note de cette circonstance, dans les conseils à donner à la jeunesse vouée aux travaux de cabinet prolongés.

Le spasme ciliaire dans l'hypermétropie est mis aisément en évidence au moyen de l'atropine. Le déficit réel de la réfraction statique est ainsi décélé dans les cas nombreux où il se cache sous les traits de la myopie. Dans ces circonstances (voir l'article *hypermétropie*), l'habitude constante d'appeler en jeu la réfraction dynamique, pour suppléer à la réfraction statique en défaut, détermine un spasme, un état quasi-tétanique de l'appareil accommodatif.

Nous avons vu plus d'un cas de même ordre, dans lesquels l'anomalie, mesurée en l'absence de l'atropine, s'offrait sous les apparences de l'astigmatisme. Le spasme ciliaire se trouvait sans doute inégalement réparti, la contraction affectait certains méridiens plutôt que d'autres.

On a attribué au spasme de l'accommodation certains autres cas, qu'on a cru observer, de myopie acquise. M. Donders croit que ce ne sont que des amblyopies méconnues, le *punctum remotum* n'ayant pas été relevé.

Nous croyons pouvoir attribuer au même mécanisme le cas remarquable observé par M. de Graefe, et décrit par lui sous le nom de « myopie in distans. »

M. de Graefe cite un cas où ce spasme était l'effet d'une action réflexe à la suite d'une blessure de la cornée.

Ces états pathologiques cèdent, en général, à l'emploi plus ou moins prolongé de l'atropine à haute dose, au repos soutenu, aux verres bleu-cobalt, aux verres convexes et aux verres cylindriques de l'astigmatisme.

L'accommodation douloureuse est un épiphénomène qui se définit lui-même. Ce sont des spasmes accommodatifs, accompagnés de douleurs, apparaissant dans les mêmes circonstances que ceux décrits plus haut, et comme eux cédant aux moyens propres à corriger l'anomalie fonctionnelle qui en est la cause première et que nous venons d'énumérer : atropine, verres appropriés, employés graduellement et avec de grands ménagements.

CHAPITRE VI.

PRINCIPES GÉNÉRAUX PHYSIOLOGIQUES DE LA VISION BINOCULAIRE OU ASSOCIÉE.

SECTION UNIQUE.

§ I. De la sensation unique résultant de la vision binoculaire. — Mécanisme de la production du relief.

166. — Dans la plupart des questions qui font l'objet des chapitres précédents, nous avons considéré l'acte visuel comme étant formulé tout entier dans la fonction d'un œil. Ce point de vue, qui est celui de tout le passé de la science, est incomplet et par là même inexact.

La vision ne s'exerce pas de façon complète avec un œil ; la vision complète n'est pas davantage réalisée par l'action doublée d'un œil : La vision est le résultat du *système harmonique des deux yeux.*

L'analyse physiologique du rôle isolé de chaque œil ne représente donc que la première partie de l'étude de sa fonction : Cette étude, pour être entière, exige l'établissement des principes de la vision associée ou binoculaire :

Nous exposerons rapidement les lois physiologiques de la vision simple avec deux yeux.

Chaque rétine représente un tableau hémisphérique, concentrique avec celui de la perspective extérieure, dont il offre l'image renversée. Le centre de chacun de ces tableaux est, comme nous l'avons dit (3), la *macula lutea* ou tache jaune, point anatomique qui sert de siége ou d'organe à l'attention sensorielle.

Ce point anatomique a une autre propriété : il représente à l'esprit le centre de figure du moi sentant et jugeant, avec lequel il est lié sans doute par un rapport supérieur, une notion exacte innée de leurs positions respectives. Par l'intermédiaire de ces deux points, le centre sensoriel, sans cesser d'être un, se dédouble pour ainsi dire fonctionnellement pour se mettre en rapport, par la droite et par la gauche, avec un point donné, un objet dans l'espace, comme le font les deux mains dans l'acte du toucher immédiat. Tel est le mécanisme de la vision simple, réalisée, en ce qui concerne seulement le point de l'attention, le point de mire, au moyen de deux organes.

Il est aisé de passer de là à l'unité de la sensation qui résulte des deux tableaux de droite et de gauche.

Et d'abord, ces deux dessins représentent le même tableau, avec le même centre. Toute la moitié droite de l'un est donc la même que la moitié droite de l'autre, et réciproquement pour la moitié gauche; et de même encore pour le haut et le bas. Bref, les deux tableaux, fusionnés sensoriellement par leurs centres, étant composés à droite, à gauche, en haut et en bas, de la même série d'objets semblables, ne réveillent qu'une idée unique ainsi que leurs centres, qui déjà ne font qu'un.

Cette similitude cependant n'est pas absolue. L'analyse géométrique montre que, dans ces circonstances, les deux images rétiniennes de droite et de gauche, *extrêmement semblables*, ne sont pourtant pas *identiques*. La distance entre deux points quelconques de la perspective extérieure n'offre pas, dans l'œil droit et dans l'œil gauche, la même distance angulaire: elle y sous-tend des angles légèrement inégaux.

Cette inégalité, qui exclut la doctrine des points identiques (1), la remplace par un haut avantage; elle est l'origine, la *ratio quâ* de la sensation du relief ou, plus généralement, de la notion des distances relatives des différents points du tableau extérieur.

Tous les axes secondaires des yeux (ou directions virtuelles) jouent en effet, à la perfection près, dans l'exercice de la vision binoculaire, le même rôle exactement que les axes polaires ou de l'attention; ils jouissent de la propriété de procurer au sensorium la notion du lieu exact de leur entre-croisement.

Chaque point réel de l'espace est donc *vu* ou projeté par le sensorium, *exactement au lieu où il est; et le sensorium a conscience de cette position relativement à lui-même.*

Ce résultat est dû précisément à l'inégalité de l'angle sous-tendu par la rétine à droite et à gauche, et correspondant à un même espace dans la perspective. De cette circonstance si importante découle, comme corollaire inévitable, la notion des positions respectives et des limites des corps dans l'espace, c'est-à-dire celle de la grandeur relative des corps, de la sensation du relief ou des trois dimensions de l'espace.

Les yeux, en un mot, sont deux cercles répétiteurs intelligents, qui rapportent à l'esprit les angles mêmes qu'ils relèvent. La vision binoculaire est un travail géodésique instinctif et sans interruption.

§ II. Images doubles. — Diplopie binoculaire.

167. — Si le pôle de chaque rétine est ainsi la personnification sensorielle du centre de figure de l'individu, il est simple que la droite

(1) Voir notre Traité de la vision binoculaire, Ch. III.

et la gauche, le bas et le haut de chacun de ces hémisphères représentent les régions correspondantes (renversées) du moi sentant.

Toutes les questions de diplopie binoculaire seront donc jugées d'après cette base. Tout objet qui, pour une cause ou une autre, dessinerait son image nette sur la moitié droite d'une rétine et sur la moitié gauche de l'autre, serait nécessairement vu double.

C'est ce qui arrive, par exemple, au moment où un prisme est placé devant un œil. Le champ entier de la vision, le tableau extérieur est déplacé pour cet œil. *Si l'angle réfringent du prisme est dirigé en dehors*, par exemple, l'œil ne bougeant pas, tout le tableau rétinien se déplace en dedans, sur la région interne. Il est alors projeté en dehors de sa position première par rapport au centre du sujet.

Comme, de l'autre côté, il n'y a pas eu changement, le sujet voit donc deux tableaux semblables, l'un à droite par l'œil droit, l'autre à gauche par l'œil gauche. Il a des images doubles *homonymes*. (Fig. XLI).

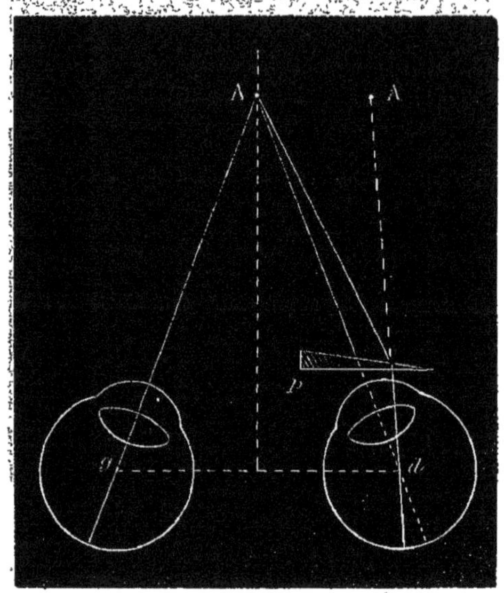

Fig. XLI.

Si le prisme n'est pas très fort, que son angle ne dépasse pas quelques degrés, il arrive généralement que, sous l'empire du besoin de voir simple, les deux images, d'abord séparées, se rapprochent bientôt d'un mouvement continu, et se fusionnent en une seule.

Si l'on observe, pendant ce mouvement, l'œil devant lequel est placé le prisme, on remarque que cette fusion des deux images est accompagnée d'un mouvement de divergence de cet œil, l'autre demeurant fixe.

Le point de concours des axes optiques, ou de l'attention, est donc alors virtuel et au delà de la position réelle de l'objet. Cet objet est vu plus loin et, ajouterons-nous, plus ou moins agrandi. Si l'angle du prisme était tourné en dedans, c'est-à dire vers la racine du nez, les phénomènes s'accompliraient en sens inverse ; les images doubles seraient *croisées*, et exigeraient, pour se réunir en une seule, un mouvement de convergence ou d'adduction de l'axe optique, correspondant à l'image déplacée. L'objet serait alors jugé plus rapproché ou plus petit. (Fig. XLII).

La figure XLI montre ce qui se passe dans le premier cas (prisme à angle externe); la figure XLII ce qui a lieu dans le cas inverse.

L'effet subjectif d'un prisme placé devant l'œil, l'image double de la diplopie binoculaire, peut être produit de même façon par un mécanisme inverse. Au lieu du déplacement de l'image, imaginons que, par suite d'une modification anormale quelconque, l'un des axes optiques se meuve quand l'autre demeure immobile. Supposons, pour fixer les idées, que l'œil droit fixant un objet qui se déplace, se meuve vers la droite, l'œil gauche demeurant fixe. L'attention étant portée sur l'objet qui se déplace, l'image de cet objet est maintenue sur la macula de l'œil droit, et l'objet est mis par elle en rapport constant avec le centre du sujet.

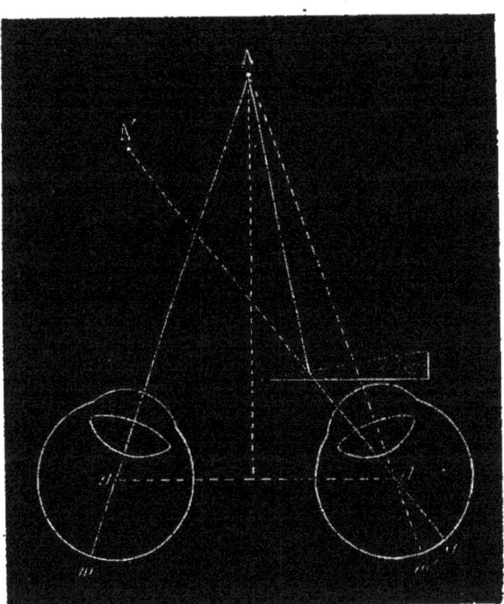

Fig. XLII.

Mais, dans l'œil gauche, qui est demeuré fixe, l'objet peint son image non plus sur la *macula,* mais bien sur la région externe de la rétine gauche. L'œil gauche rapporte donc cet objet à la droite du sujet, tandis que le droit le met en rapport avec son centre.

Il y a donc, en ce cas, double sensation (diplopie) croisée. Les yeux sont en même temps à l'état de strabisme divergent relatif.

C'est le cas du prisme à angle interne.

Les images doubles de la diplopie binoculaire accuseront donc toujours un état de discordance ou de strabisme relatif des axes de l'attention, ou axes polaires. Les images croisées : un état de strabisme divergent; les images homonymes, un strabisme convergent relatif.

§ III. Influence des verres convexes et concaves sur la grandeur apparente des objets.

168. — La notion exacte de la grandeur des objets est altérée par deux conditions : 1° une erreur sur la distance ; 2° une modification dans l'angle visuel.

L'influence des prismes nous fournit un exemple saisissant de la première de ces modifications. (Voyez les fig. XLI et XLII.)

L'action des verres concaves ou convexes nous présente un exemple du changement de grandeur apparente, sans changement de distance de l'objet, mais par modification de l'angle visuel.

Quand on accole ensemble deux lentilles convergentes, le centre optique du système se trouve transporté entre les deux lentilles.

Si, au-devant d'une lentille convexe, on présente une lentille concave, le centre optique du second système devient postérieur à celui du premier état dioptrique.

Dans le premier cas, l'angle visuel est donc accru d'autant, la distance diminuant entre l'objet et le centre optique.

Dans le second, il est diminué pour la raison inverse.

Au point de vue monoculaire, les images données par le verre convexe sont donc légèrement augmentées, celles résultant du verre concave quelque peu diminuées.

Mais si l'on réfléchit aux conséquences de la vision binoculaire, on peut comprendre aisément que cette modification (toujours légère) de l'angle visuel peut ne pas produire constamment tous ses effets. La position du centre des verres, si elle reste en parfait rapport avec l'axe optique de chaque œil dirigé sur un point donné, laisse les axes optiques dans leurs rapports réguliers avec la position de l'objet. La grandeur de l'angle visuel modifié conserve alors toute son influence sur la notion finale de grandeur de l'objet.

Mais imaginons que les centres de ces verres soient déplacés par rapport à l'axe optique, de façon à produire un effet prismatique de déviation externe, l'intersection des axes optiques se fera plus loin qu'à l'œil nu, comme elle se fera plus près, au contraire, si l'effet prismatique est inverse.

Or, la première circonstance agrandit virtuellement l'objet, la seconde la diminue. Dans chaque cas d'application des lunettes, la notion de grandeur apparente se fondera donc toujours sur la supériorité relative de l'un de ces deux éléments, s'ils viennent à être mis en opposition.

En d'autres termes, l'usage des verres convexes, considérés isolément, agrandissant les images, le déplacement de leurs centres en dedans ajoutera à cet effet ; leur déplacement en dehors exercera une influence contraire. Inversement, l'emploi des verres concaves, centre pour centre avec les pupilles, diminuant les images, le déplacement de leurs centres en dedans joindra son effet à la diminution première; leur déplacement en dehors agira en sens opposé.

Ces déplacements devront être pris en grande considération et mis en usage, dans toutes les circonstances dans lesquelles il y aura une insuffisance du mouvement musculaire associé, dans le sens de l'adduction mutuelle ou, au contraire, de la divergence.

La figure XLIII aidera à l'intelligence de ce qui précède; elle montre l'effet d'agrandissement de la dimension apparente d'un objet, procuré par l'action de deux prismes à angle externe, l'angle visuel demeurant le même.

ab étant l'objet vu sous un angle visuel de 10°, par exemple, à la distance de 8 pouces, paraîtra en AB sous le même angle visuel, si l'on place devant les yeux les prismes *p* et *p'*; ces prismes en effet déplacent sensiblement l'angle visuel dans son entier sans l'altérer. Mais la notion de grandeur entre AB et *ab* est, elle, singulièrement modifiée.

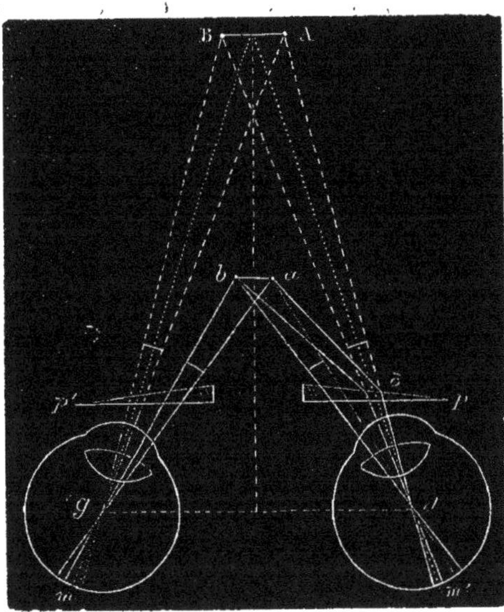

Fig. XLIII.

Les prismes étant tournés en sens contraire, on comprend que l'effet serait exactement inverse.

Il est facile de passer de là à l'influence exercée par la position relative des verres de lunettes binoculaires.

Prenons, par exemple, les verres bi-convexes.

Partant de la correspondance exacte de leurs centres avec ceux des pupilles et la position de l'objet, imaginons qu'on rapproche les centres des verres : on présente à chaque œil une région du verre qui, en sus de la qualité propre de la lentille, jouit de la propriété prismatique à angle extérieur. On produit donc un effet semblable à celui exposé par la figure XLIII.

Ainsi, il y a agrandissement de l'objet par deux causes : augmentation plus ou moins marquée de l'angle visuel ; éloignement virtuel de l'objet.

Cette augmentation appliquée, *mutatis mutandis*, au rapprochement des centres et aux verres concaves, permettra de résoudre en chaque cas tous les problèmes de cet ordre.

§ IV. Rapports de la convergence avec l'accommodation.

169. — L'association des deux facteurs de l'acte visuel repose donc sur ces deux principes que, pour toute distance du point de mire ou d'attention :

1° Les deux axes optiques (et leurs pôles, les *maculæ luteæ*) sont en concordance convergente sur ce point.

2° Les accommodations de chaque œil sont également en rapport avec cette distance.

On a cru longtemps ces rapports absolus et sans variations possibles. Une étude attentive a rectifié l'opinion sur ce point.

Quand les deux axes sont en parallélisme, l'emmétrope peut disposer d'un tiers environ de sa faculté accommodative positive. Ainsi, du côté des objets rapprochés, deux verres concaves de $\frac{1}{12}$ (ou deux fois $\frac{1}{24}$) peuvent encore procurer des images nettes.

Dans les mêmes conditions, le myope ne jouit que du quart environ de cette accommodation positive; l'hypermétrope, au contraire, peut employer les 3/5 de cette même étendue.

Si l'on rapproche le point de mire (convergence mutuelle des axes), l'emmétrope ne peut se maintenir en convergence persistante sur ce point, que s'il lui reste, en deçà de ce point, une quantité d'accommodation positive tolérablement grande relativement à la négative; c'est-à-dire si, pour ce point, il est encore capable de voir nettement avec des verres de un à deux vingt-quatrièmes (négatifs).

Dans l'amétropie : il en est autrement, et les rapports sont changés.

Ainsi, dans la myopie, la difficulté de maintenir la vision binoculaire en convergence sur un point donné, ne dépend pas de l'accommodation, pour laquelle la partie positive est toujours relativement grande; mais bien de la convergence des deux axes, pour le maintien de laquelle les muscles extrinsèques sont promptement insuffisants.

Il en est tout autrement dans l'hypermétropie : dans ce genre d'amétropie, les yeux sont promptement impropres à la vision binoculaire : mais c'est l'accommodation qui manque la première. Cependant la convergence lui fait gagner un ou deux vingt-quatrièmes.

Ce qui doit demeurer dans l'esprit à la suite de cet exposé, c'est que si, chez l'emmétrope, accommodation et convergence sont généralement en rapport, le sujet ayant, pour chaque degré de convergence, la disposition d'une certaine quantité d'accommodation positive et négative, il n'en est plus de même dans l'amétropie.

Dans l'amétropie par excès (myopie), l'accommodation, toujours surabondante pour les fortes convergences, est presque en déficit pour les convergences légères. Le myope, pour les convergences supérieures à son *punctum remotum,* ne cherche pas à accommoder.

L'hypermétrope, au contraire, pour les courtes distances, n'a plus d'accommodation disponible, il n'a que la convergence, qui est facile. Pour les convergences éloignées, c'est différent : il accommode avec excès, par le fait de l'habitude acquise, habitude sans laquelle il fût demeuré quasi amblyope.

L'usage constant des verres correcteurs ramène graduellement les amétropes aux conditions de l'amétropie; et c'est un résultat qu'il est bon de s'attacher à obtenir.

§ V. Champ périphérique de la vision associée.

170. — Nous avons dit plus haut que la vision complète exigeait le concours des deux yeux. Ce n'est pas à dire pourtant que la vision soit binoculaire dans toute l'étendue périphérique du champ visuel.

La position des deux globes, plus ou moins enfoncés dans les orbites, la présence des arcades orbitaires et de la protubérance nasale enlèvent de chaque côté, ainsi qu'en haut et en bas, une portion plus ou moins étendue du champ superficiel total.

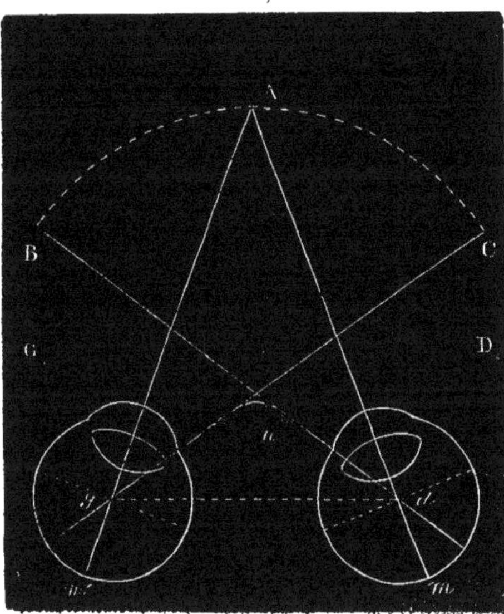

Fig. XLIV.

Quand les deux yeux pointent sur un même objet situé sur la ligne médiane, menant les deux lignes *gn*, *dn*, tangentes au nez, et passant par le centre optique de chaque œil, on voit que l'espace hémisphérique est ainsi divisé en trois parties, une médiane B *n* C, commune aux deux yeux, les deux autres, D et G, limitées aux parties internes de l'une des rétines. Dans celles-ci, la vision est évidemment monoculaire. C'est une simple vision d'avertissement, dans laquelle la direction seule est exacte, mais où les perceptions sont peu nettes.

Ce genre de vision est celui qui reste au strabique, quand il a su faire abstraction des images communes. C'est une fonction d'avertissement.

CHAPITRE VII.

LEÇON PRATIQUE POUR L'ÉTABLISSEMENT DU DIAGNOSTIC DANS UN CAS D'AFFECTION FONCTIONNELLE DE LA VUE.

SECTION UNIQUE.

La donnée est la suivante : Un malade se plaint d'une altération de la vision. L'ophthalmoscope (sans l'intervention préalable des mydriatiques) n'a pas suffi à donner le diagnostic. Établir celui-ci par l'analyse fonctionnelle et fixer les bases du traitement à appliquer.

Une diminution ou un affaiblissement de la vision sont démontrés : le premier point à éclaircir est de déterminer à quelle classe de maladies ils peuvent appartenir. Faut-il les rapporter à une altération de la transparence, à une altération de la sensibilité, à une anomalie de la réfraction ou à une anomalie de l'accommodation?

Nous avons sous la main les instruments suivants :

1° La lunette sténopéique, à fente ou à trou d'épingle; ou, à défaut de celle-ci, nous savons la remplacer par un trou d'épingle ou une fente, pratiqués dans une carte (noire s'il est possible) ;

2° L'échelle à caractères progressivement croissants de Snellen, ou la nôtre, suspendue et bien éclairée à l'une des extrémités de la salle de consultation ;

3° Sur notre table, la collection des lentilles positives et négatives de + 2 à + 80 ; et, joints à elles, les verres *plan-cylindriques* positifs et négatifs de 2 à 60 ; enfin les verres prismatiques de 1 à 10°;

4° Un ruban métrique, divisé en pouces, et la même division en pieds reproduite sur le parquet ou sur la muraille de la salle de consultation.

§ I. Amblyopie et altération de la transparence.

L'individu qui se présente, mis à 15 ou 20 pieds de l'échelle, n'en distingue aucun caractère ; nous plaçons devant ses yeux (éprouvés séparément), le verre — 30 : il n'y voit pas ; nous prenons successivement — 24, — 20, — 8, — 6. La confusion augmente plutôt qu'elle ne diminue ; la myopie est donc hors de cause. La même chose nous arrive avec les verres convexes ; loin d'améliorer, ils troublent davantage, s'il est possible, la vision, et la troublent d'autant plus que la force des verres essayés augmente.

En résumé, le malade ne distingue que peu ou point à distance, et les verres, soit positifs, soit négatifs, ne changent rien à la vision, ou la modifient même désavantageusement. Il ne saurait donc être ici question d'un vice de réfraction. La cause du mal est à rechercher dans la transparence des milieux ou le degré de sensibilité de la rétine. En un mot, il y a opacité ou amblyopie.

L'épreuve complémentaire au moyen du trou d'épingle n'est pas, en ce cas, beaucoup moins décisive. Avec le trou d'épingle, on y voit de loin et de près un peu moins qu'avec le verre convenable, celui qui neutralise l'amétropie ; mais la différence ne mesure généralement pas plus de 1/6 ou 1/5 de l'acuité.

L'absence d'une perception très passable, même de près, chez un hypermétrope, ou de loin chez un myope, au moyen du trou d'épingle, permet donc de déclarer la présence d'une altération soit de la transparence, soit de la sensibilité chez le sujet soumis à l'épreuve. L'ophthalmoscope complétera le diagnostic, et apprendra si l'altération doit être attribuée au défaut de transparence des milieux ou à une lésion de la sensibilité. Ce que l'on sait dès maintenant, c'est qu'il ne s'agit pas en ce cas-ci d'une anomalie de la réfraction.

§ II Détermination du degré de l'acuïté de la vision.

Supposons maintenant que l'une des deux épreuves que nous venons de rappeler apprenne que l'intervention d'un verre positif, ou, au contraire, d'un verre négatif, a rendu la vision nette et permis la lecture d'un des caractères de l'échelle, à la distance *d*, que nous supposerons ici de 15 pieds. Ce caractère est, par exemple, le n° 20. Mais le caractère immédiatement inférieur en dimension, le n° 15, n'a pas pu être distingué, ni avec ce verre, ni avec nul autre.

Nous en conclurons que l'acuïté de la vision du sujet est de $\frac{15}{20}$ ou de 3/4.

Le trou d'épingle nous fournit le même renseignement, ou du moins un résultat sensiblement voisin.

Nous prenons note de cette donnée, qui prend rang dans notre recherche, sous le nom de mesure *de l'acuïté de la vision*, et qui est déjà à elle seule d'une grande importance dans le diagnostic.

Une diminution notable de cette faculté au-dessous du degré indiqué par la table (45) nous décèle, *ipso facto*, une diminution adéquate dans la transparence des milieux ou dans la sensibilité rétinienne. Elle indique aussi parfois, comme nous l'avons vu (135), la possibilité de l'astigmatisme, particulièrement quand elle est accompagnée de certaines circonstances qui y sont décrites et qu'elle date des premières années du sujet.

En toutes circonstances, il faut donc commencer l'analyse qui nous occupe par la mesure de l'acuïté. C'est le premier renseignement que nous rencontrions, et qui, après nous avoir marqué qu'il n'y a ni opacité absolue, ni amblyopie, nous donne le degré d'énergie de la fonction, indépendamment de la réfraction.

§ III. Myopie.

Cela posé, nous supposerons que l'acuïté, éprouvée au trou d'épingle, représente $\frac{12 \text{ ou } 15}{20}$; le sujet y voit de près, les caractères sont confus de loin. Il rapporte lui-même qu'il a la vue basse et qu'il n'a jamais très bien vu de loin (ce dernier témoignage n'est pourtant pas constant et il ne faudrait pas s'y arrêter).

Mis en présence de l'échelle, à 15 pieds de distance, le sujet n'y distingue rien; du noir sur du blanc, ou seulement et confusément les plus gros caractères de l'échelle.

On essaye le verre (— 30); le malade y voit un peu moins mal; on augmente progressivement; vers (— 14) ou (— 12), la vision devient tout d'un coup beaucoup plus nette; à (—12), l'acuïté est de $\frac{15}{20}$, meilleure par conséquent qu'à l'épreuve du trou d'épingle;

Le sujet présente donc une myopie de ($\frac{1}{12}$). (75.)

On pourrait arriver plus promptement au même résultat. Les dires du malade, son apparence, la forme de son œil permettent, dès le début de l'examen, de soupçonner la myopie. On n'a qu'à lui présenter les caractères les plus fins de nos échelles, les nos 1 et 2, par exemple. On voit qu'il les lit parfaitement entre 6 et 12 pouces; mais qu'au delà, à 18 pouces, par exemple, il ne distingue à peu près rien du no 3. On peut conjecturer dès lors que le sujet offre une myopie de $\frac{1}{12}$ environ.

Pour s'en assurer, on le place en face de l'échelle, à distance, on essaye, comme dans 1, les verres concaves, mais en partant tout de suite de (— 13) ou (— 14). On constate alors rapidement que ces deux derniers verres éclaircissent notablement la vision; que (— 12) la rend très nette; (— 11) plus nette encore peut-être; mais que (— 10) rapetisse un peu les caractères sans rien ajouter à leur netteté. On conclut donc tout de suite à une myopie de (— 11).

1. — *Myopie compliquée de presbytie.* — La question est donc résolue, dans l'analyse précédente. par l'adoption du verre (— 11) ou (— 12) pour la vision à distance, si toutefois le malade n'a entendu accuser d'amoindrissement de sa faculté visuelle qu'en ce qui concerne les objets distants. Mais il n'est pas rare que ses plaintes soient tout autres et que ce soit pour la vision rapprochée qu'il réclame encore vos secours. En ce cas, vous êtes en présence d'un myope qui ne peut y voir de près.

L'examen commencé doit donc être poursuivi.

2. — *Myope ne pouvant pas voir de près.* — Quelles sont les causes (prises dans la réfraction) qui peuvent empêcher un myope d'y voir de près?

Elles sont de deux sortes et dépendent de l'accommodation ou de la convergence, ou des rapports mutuels de ces deux éléments fonctionnels.

1er *cas*. L'accommodation fait défaut, soit par le fait de l'âge, soit par suite d'une maladie qui a paralysé ou au moins affaibli cette faculté.

Or, dans l'espèce, ces deux cas ne peuvent être cause de troubles de la fonction dans la vision rapprochée, que si la myopie est faible. Au-dessous de $\frac{1}{8}$ ou $\frac{1}{10}$, la myopie ne se voit pas fonctionnellement affectée par la presbytie ou l'abaissement de la réfraction dynamique (124).

Mais si la myopie est faible, si elle est, supposons-nous, de $\frac{1}{18}$, l'accommodation est-elle suspendue? L'épreuve à faire est celle de la presbyopie. Nous présentons au malade le caractère 3, 4 ou 5 de l'échelle. Il lui est impossible de le lire (Il est entendu que dans toutes ces épreuves on essaye chaque œil isolément.) Le malade distingue seulement le n° 5 vers 15 à 16 pouces. Il y a évidemment paralysie de l'accommodation ou presbytie.

L'une se distingue de l'autre par la considération de l'âge, d'abord, puis par ce fait que, dans la paralysie de l'accommodation, la pupille est mydriatique et plus ou moins insensible à la lumière; dans la simple presbytie, au contraire, la pupille est plutôt resserrée.

Le choix du verre est donné par le procédé du (88) et du (89.) Par exemple : Le sujet offrait une acuïté des $\frac{15}{20}$ ou des $\frac{3}{4}$; on lui présente, à 14 pouces, le n° 2 ou 3 des caractères de l'échelle, puis on essaye le verre convexe le plus faible, qui lui en permette aisément la lecture.

Ou bien, partant de ce fait que ce n'est qu'à partir de 16 pouces que le sujet peut lire, tandis qu'il aurait besoin de lire à 8 pouces, par exemple, on en conclut qu'il lui manque pour cela le nombre d'unités de réfraction qui séparent 16 pouces de 8 pouces ; la table (45) nous donne ce nombre : c'est (27 — 13) ou 14 unités de réfraction correspondant à une lentille de 15 pouces.

Le sujet en question, que nous avons supposé avoir une myopie de 18 pouces et une presbytie de 16 (c'est-à-dire son point p à 16 pouces et son point r à 18), aura donc besoin, pour voir au loin, du verre — 18, et pour voir de près du verre + 15.

3. — *Myopie forte. Insuffisance des droits internes.* — Myopie forte, soit de $\frac{1}{7}$;

Un myope de $\frac{1}{7}$ qui n'y peut voir de près et qui n'est point amblyope pèche, selon toute apparence, par la faculté de converger. Il doit être affecté de ce que nous avons décrit sous le nom d'insuffisance des droits internes.

Comme première épreuve, nous étudions chaque œil isolément : cette épreuve peut être décisive et nous montrer chaque œil apte, séparément, au travail. Nous devons en conclure que c'est la convergence qui est en défaut ou difficile. Mais le plus souvent le résultat des premières épreuves est moins immédiatement satisfaisant, et le malade éprouve presque la même difficulté dans l'exercice d'un œil que dans la fonction binoculaire. Il faut alors recourir aux épreuves de l'insuffisance (121). On approche, jusqu'à 2 pouces et 1/2 des yeux, un objet de petite dimension, l'optomètre de Graefe, par exemple; le malade a peine à maintenir sur lui ses deux yeux en convergence; ses yeux oscillent; le malade a de la tendance à reculer : couvrant alors l'un de ses yeux avec la main, on voit cet œil se porter dans la divergence, pendant que l'autre se maintient sur l'objet présenté.

L'insuffisance est dès lors évidente; il ne reste plus qu'à la mesurer et à la traiter suivant les principes du (126). (Verres concaves — prismes — ténotomie.)

§ IV. Hypermétropie.

1. — *Hypermétropie manifeste.* — Mais le malade mis en présence des échelles à la distance de 15 pieds, et dont l'acuïté est de $\frac{15}{20}$, n'est pas soulagé ni secouru par les verres concaves, surtout les verres forts. Au contraire, le verre convexe + 30 lui paraît agréable, et il lit aussi bien de loin avec ce verre qu'à l'œil nu. La conséquence est simple, le malade est hypermétrope, et c'est même une hypermétropie manifeste à laquelle on a affaire. (97)

2. — *Hypermétropie latente.* — Mais l'hypermétropie ne se présente pas toujours aussi simplement, et, dans bien des cas, aucun verre convexe ne rendra à notre malade la vision plus nette, ni même aussi nette que son œil nu, à distance. On en a vu (97) la raison.

Que faire alors? Car voici un malade qui n'est pas amblyope, et qu'aucun verre ne satisfait dans la vision à distance.

On peut sortir d'embarras par l'atropine à forte dose ($\frac{1}{120}$, une goutte); après paralysie de l'accommodation, qui a lieu environ 1 h. 1/2 après cette instillation, on recommence les épreuves, et le résultat ne se fait pas attendre. (103-104.)

Mais on ne peut pas toujours employer l'atropine; il est même nombre de circonstances dans lesquelles il est au moins inutile de recourir aux mydriatiques. Ne pouvant donc interroger la vision à l'aide de la position du point *r*, cherchons à déterminer celle du point *p*.

Le sujet, supposerons-nous, a 25 ans; à cet âge un œil emmétrope a son point proximum à 4 pouces 1/2. (81) Présentons alors au sujet le n° 1 des échelles, et rapprochons-le de son œil jusqu'au point *précis* où il devient confus. On trouve, par exemple, que la confusion naît *exactement* à 5 pouces 1/2. Le point *p* chez ce sujet est donc plus éloigné que dans l'œil type. Or, pour passer de 5'' 1/2 à 4'' 1/2, l'accommodation déploie une force qui mesure (40 — 50), soit 10 unités de réfraction dynamique. (Table 45.)

Il manque donc audit sujet (40 — 30) = 10 unités de réfraction dynamique nécessaires pour passer de 5'' 1/2 à 4'' 1/2.

Ces dix unités manquent donc aussi du côté opposé du champ de la vision, et mesurent l'hypermétropie latente du sujet. Cette hypermétropie serait donc de $\frac{1}{21}$, car dix unités de réfraction mesurent la force d'une lentille de 21 pouces. Le diagnostic est par conséquent complet. Ajoutons que l'ophthalmoscope peut, comme dans le cas qui précède (myopie), être employé à le vérifier. (79 et 80.)

Mais, dans la plupart des cas, le diagnostic trouvera un élément important dans les symptômes fonctionnels accusés par le malade. Pour peu que la profession du sujet exige une tension un peu soutenue de l'attention, l'hypermétropie sera d'abord dénoncée par les symptômes de l'asthénopie accommodative. (Voir (100) et (101), ainsi que par la symptomatologie générale (99).

§ V. Asthénopie.

Diagnostic différentiel des deux genres d'asthénopie. — Dans ces circonstances, ce n'est pas une diminution plus ou moins notable de la vision que les malades accusent, c'est la fatigue, l'impossibilité de tout travail prolongé. Le malade offre ce cortége, aujourd'hui si bien connu, de symptômes, que nous avons décrit (100) sous le nom *d'asthénopie accommodative*. Les plus saillants sont la suspension obligée de l'occupation au bout d'un temps plus ou moins long; le recul du livre ou de l'ouvrage, en même temps qu'un nuage, passe devant les yeux avec douleur au front, etc.

Cet ensemble symptomatique exige exactement la même série d'épreuves que le soupçon primitif de l'hypermétropie, leur cause constante. Nous ne les répéterons pas. L'asthénopie, nous l'avons vu, se présente sous deux formes. Celle d'origine accommodative, généralement la conséquence de l'hypermétropie ou de l'astigmatisme. Nous venons d'en rappeler sommairement les principaux traits. La seconde forme, l'*asthénopie musculaire* symptomatique de l'insuffisance des muscles droits internes, devra être soigneusement distinguée de la précédente.

L'asthénopie musculaire, qui peut s'observer pour toutes les distances, est cependant plus particulière aux perturbations de la vue rapprochée. Les signes différentiels seront à noter dans le siége de la douleur, qui est fixé dans l'angle interne de l'orbite, et non plus sur le front; dans le genre de trouble de la vision, qui n'est pas un voile comme dans l'asthénopie accommodative : ici, les lettres sautillent, les lignes s'entrecoupent. Il y a un petit phénomène local de vision double, instantanément réduite, et reparaissant bientôt.

Le problème est bientôt résolu par les épreuves (121,) comparées aux résultats donnés par la recherche de l'hypermétropie.

§ VI. Presbyopie.

Le plus simple des cas serait le suivant :

Un malade a toujours bien vu de loin ; mais il se fait vieux, il a 55 ans. Il n'y voit plus le soir, à moins d'une très-vive lumière. Les miniatures, les gravures, les photographies n'ont plus la netteté d'autrefois, et la lecture ne peut plus se faire qu'à la distance du bout du bras, ou avec des caractères relativement forts; mais de loin la vue est parfaite.

On devine déjà qu'il s'agit ici d'une simple presbytie. Le moindre verre convexe améliore immédiatement la vision.

Pour assurer le diagnostic et déterminer la mesure du verre convenable, on précise la distance *minima* à laquelle est possible la lecture du plus petit caractère lisible, soit 24 pouces de distance.

Le malade n'exerce pas une profession exigeante ; son acuïté n'a subi que la diminution due à l'âge. Il n'est pas besoin qu'il lise d'ordinaire en deçà de 14 pouces. Il faut donc suppléer au déficit de sa réfraction dynamique et lui fournir le nombre d'unités de réfraction qui marquent le passage de l'accommodation de 24 à 14 pouces, c'est-à-dire (15—9) = 6 ou un verre de 36 pouces.

Cependant, il convient d'en donner un quelque peu plus fort (soit 30), pour ne pas employer toute l'accommodation disponible encore chez le sujet.

§ VII. Astigmatisme.

Mais des cas plus complexes peuvent se présenter, qui semblent sur la limite entre l'amblyopie et les vices de la réfraction.

Voici un sujet dont l'acuïté est très-diminuée; elle n'est guère que des $\frac{80}{160}$ ou $\frac{10}{20}$ de l'acuïté normale. Au trou d'épingle, elle s'améliore un peu, mais aucun verre convexe ou concave (dans les épreuves à distance) ne réussit à augmenter cette acuïté. Au contraire, on dirait qu'ils la diminuent. Les plus grandes variations s'observent dans les réponses : le verre qui semblait excellent, il n'y a qu'un instant, n'est plus bon du tout l'instant d'après. Les verres convexes soulagent une minute, mais le moment d'après, ce sont les verres concaves.

L'acuïté très-diminuée ne l'a été par aucune maladie grave, locale ni générale; *mais elle a dès l'enfance été moindre que chez les enfants du même âge*. En outre, les images semblent déformées; bientôt nous apprenons que le sujet voit moins bien les lignes verticales que les horizontales, ou inversement. Nous voilà sur la voie. Nous présentons au sujet le trou d'épingle se détachant sur le fond du ciel à 4 ou 5 pouces du sujet. Ce trou, qui est rond, lui semble ovale.

Le diagnostic est établi; nous sommes en présence de l'astigmatisme. Alors, il y a indication à recommencer toutes les épreuves ci-dessus, en opérant, non-seulement sur chaque œil isolément, mais séparément, et successivement même sur les méridiens vertical et horizontal de chaque œil. Alors nous arrivons à des résultats constants, et cette constance est un témoignage que nous sommes sur la voie de la vérité.

Ici le cas est sérieux comme diagnostic. Il importe d'avoir des résultats précis; il faut recourir à l'atropine. Cela est nécessaire pour se mettre à l'abri des intermittences d'action de l'accommodation.

Nous plaçons donc en face du tableau des caractères, et à distance le sujet soupçonné d'astigmatisme et dont nous avons préalablement dilaté la pupille. Cela fait, lui faisant fermer un œil, nous présentons tout contre l'autre œil la tente verticale de la lunette sténopéique. La vision est confuse. Devant cette fente, nous apportons alors successivement la série des verres convexes ou concaves, comme dans les cas qui précèdent.

Avec le n° 16 convexe placé devant la fente, le malade lit, supposerons-nous, le caractère 20 à 15 pieds. Nous en concluons que le méridien vertical offre un déficit de réfraction statique de $\frac{1}{16}$ ou de 13 1/2 unités de réfraction.

Essayé de la même manière (fente horizontale), le méridien horizontal accuse, au contraire, supposons-nous, un excès de réfraction de $\frac{1}{20}$ ou de 10 unités de réfraction : c'est le verre concave (— 21) qui lui a procuré la lecture du même n° 20 de l'échelle.

Il n'y a plus qu'à calculer la force du verre propre à corriger cet état, en apparence compliqué. Comme les redites en ces matières d'application encore délicate peuvent avoir leur utilité, nous nous répéterons donc sur ce point.

Nous donnerons au sujet un verre convexe sphérique de 16 pouces, lequel ajoutera au méridien vertical les 13 unités de réfraction qui lui manquent. Mais comme en même temps ce verre, par sa qualité sphérique, ajoute aussi cette même qualité de réfraction à tous les autres méridiens, le méridien horizontal, qui en a déjà 10 de trop, se trouvera en avoir dorénavant 10+13 1/2 en excès, soit de 23 à 24. Il y aura donc indication à les lui enlever par un verre négatif de 24 unités de réfraction ou de 9 pouces de foyer, mais qui n'agisse que sur le méridien horizontal. Ce verre-là, c'est un plan-cylindrique concave (—9), dont on dirige l'axe perpendiculairement audit méridien horizontal, c'est-à-dire verticalement, et qu'on accole au premier verre sphérique. L'autre œil sera ensuite traité de même façon, c'est-à-dire mesuré dans chacun de ses méridiens, et le remède optique calculé comme il vient d'être exposé.

§ VIII. Anomalies de l'accommodation.

Au point de vue fonctionnel, les affections de l'appareil de l'accommodation peuvent, dans certains circonstances, en imposer pour des anomalies de la réfraction.

Ainsi, on peut confondre, à un premier examen sommaire, la simple parésis de l'accommodation avec la presbyopie et l'hypermétropie. En ce qui concerne la presbyopie, on aura pour se mettre à l'abri de l'erreur la table donnant la distance du point p aux diverses époques de la vie dans l'œil emmétrope. S'il y a parésis, ce point sera très-notablement plus éloigné que ne l'indiquera la table pour l'âge du sujet. Ajoutons que l'atonie de l'accommodation se réfléchit dans l'iris : la pupille est lente, paresseuse dans ses mouvements; dans le cas du presbyte, la pupille, au contraire, est resserrée.

Quant à l'hypermétropie, un autre signe différentiel viendra se joindre aux précédents. La parésis de l'accommodation qui supprime dans l'œil emmétrope la faculté de voir de plus ou moins près, ne change rien à la vision à distance. Le sujet y voit donc très-bien de loin, et s'il n'est pas hypermétrope, le moindre verre convexe troublera la netteté de cette même vision à distance.

Par suite de rapports inverses, un spasme de l'accommodation peut être confondu avec la myopie. Ici les signes différentiels ne sont pas moins évidents. Le véritable myope est né myope, ou du moins sa myopie, si elle a progressé depuis sa jeunesse, a cependant marqué sa présence dès les premières années de ses occupations de près. Les spasmes de l'accommodation sont, au contraire, plus ou moins aigus ou subits dans leurs manifestations.

L'état de la pupille joint ici ses renseignements. Le myosis accompagne naturellement les contractures de l'appareil ciliaire. Dans la myopie, au contraire, les pupilles, sont plutôt dilatées. Mais les signes décisifs seront fournis par l'ophthalmoscope, dont l'intervention est péremptoire dans le diagnostic de la myopie. La forme de l'œil, son volume, l'hérédité apportent également leurs données, et la question, en fin de compte, se résout avec une réelle facilité.

§ IX. Hypéresthésie rétinienne.

Il est encore un état pathologique qui, ne pouvant recevoir la caractéristique d'aucune des affections décrites dans les chapitres qui précèdent, n'a point dû trouver place dans leur description.

Le tableau symptomatologique que cet état présente le ferait rattacher à l'asthénopie. Le malade accuse en effet un ensemble de souffrances ou de difficultés dans l'exercice de la vision que le praticien n'hésite pas, au premier abord, à attribuer à l'une ou à l'autre des deux espèces de l'asthénopie, à une fatigue, un état douloureux des systèmes musculaires de l'accommodation ou de la convergence. Je dis à dessein, l'une ou l'autre, parce que les caractères offerts par l'interrogation des malades appartiennent alternativement ou simultanément à l'une ou à l'autre des deux espèces de l'asthénopie.

L'analyse fonctionnelle, l'examen ophthalmoscopique sont cependant impuissants à résoudre le doute. Dans la plupart des cas, on trouvera ou des yeux emmétropes ou des yeux très-légèrement amétropes; d'autre part, le balancement musculaire est régulier, ou ses irrégularités ne sont que fugitives. Une particularité remarquable, c'est que, s'il existe une légère amétropie, le verre correcteur, celui qui procure la vision nette, ne saurait être supporté plus de quelques minutes. Il y a comme une horreur pour la vision nette, pour *l'attention.* C'est le trait le plus frappant de l'affection.

Enfin, l'ophthalmoscope ne révèle aucune altération, si ce n'est plus ou moins d'hypérémie rétinienne. Mais ce degré d'altération, on le rencontre dans vingt cas, sans constater à la suite le moindre trouble appréciable de la vision.

Dans ces états, aucune tentative n'aboutit qui s'adresse à la réfraction ou à l'insuffisance musculaire (j'entends ici l'usage des verres sphériques ou des prismes). Le seul remède est dans le repos absolu et prolongé de la vue et l'usage des conserves bleu-cobalt.

D'après ces considérations, nous avons cru pouvoir, jusqu'à ce que des recherches plus fructueuses aient apporté la lumière sur la cause de ces phénomènes anormaux, les rapporter à une hypéresthésie ou surexcitation particulière de la rétine.

TRAITÉ PRATIQUE

DES

MALADIES DE L'ŒIL.

CHAPITRE PREMIER.

MALADIES DE L'ORBITE (1).

(T. Ier, pp. 1-102.)

SECTION I.

BLESSURES DE L'ORBITE. (P. 2-37.)

Les blessures de l'orbite sont susceptibles de donner lieu aux accidents et aux symptômes les plus bizarres, dont le récit de faits bien observés peut seul donner une idée exacte. A ce compte, les observations ci-après sont dignes d'être ajoutées à celles qui ont déjà été citées.

§ III. Fractures des parois de l'orbite accompagnant celles du crâne. (P. 7.)

M. James Dickson, chirurgien à Baillieston, Écosse, rapporte le cas suivant, très remarquable, de fracture du frontal, avec déplacement étendu des os de la face, lésion du cerveau et dénudation du nerf optique.

(1) Il importe ici de bien connaître les dimensions moyennes de cette cavité, et la distance normale des bords antérieurs de l'orbite aux ouvertures par lesquelles il communique avec le crâne. Voici les mesures données, à ce sujet, par M. WECKER (Études ophth., t. Ier, p. 749).

DISTANCE DU TROU OPTIQUE.

	Millim.
Mesurée de l'angle interne (insertion du lig. palp. int.)	40 à 41
— — externe (milieu du bord orb. ext.)	43
— du milieu du bord supérieur	43
— du milieu du bord inférieur	46

DISTANCE DE L'EXTRÉMITÉ SUPÉRIEURE DE LA FENTE SPHÉNOÏDALE.

Mesurée de l'angle interne	41
— de l'angle externe	33
— du milieu du bord supérieur	37
— du milieu du bord inférieur	45

Obs. 1 (1). — J. N..., houilleur, pendant qu'on le remontait rapidement d'une fosse à charbon, se heurta violemment la tête contre une barre de fer. Les parties molles et les os, dans une étendue de quatre à cinq pouces, furent arrachés; les parties enlevées comprenaient l'arcade sus-orbitaire du côté droit, la racine du nez et les os malaires; la dure-mère se trouvait à nu dans toute cette étendue, le cerveau lésé, les nerfs optiques, au niveau de leur bifurcation, mis également à nu, ainsi que la face supérieure du globe de l'œil droit. Les os maxillaires supérieurs étaient aussi devenus mobiles et déplacés.

L'examen immédiat après l'accident fit reconnaître que la dure-mère était déchirée, dans l'étendue de plus d'un pouce; on introduisit le doigt par cette ouverture, pour extraire diverses portions d'os qui avaient pénétré dans la substance cérébrale. Au moment de la production de la blessure, il s'était aussi échappé environ une cuillerée à thé de substance cérébrale. Aucun des deux yeux n'était lésé, et d'aucun côté les sourcils n'avaient été arrachés. La circonstance la plus remarquable de ce cas, c'était certainement la mise à nu des nerfs optiques, en arrière des orbites, et là où on les voyait partir en divergeant de leurs commissures. Il semble que cela était dû à ce que les lobes antérieurs du cerveau avaient été soulevés par la portion orbitaire fracturée du frontal. Le malade fut, sur le moment, étourdi du coup, mais reprit bientôt connaissance, et, le lendemain, son intelligence était entière et son pouls naturel; absence presque complète de douleur. On convint d'appliquer sur la plaie le pansement à l'eau et de combattre les symptômes qui pourraient se produire, mais on ne croyait pas qu'il pût guérir d'une blessure aussi grave. Néanmoins, la santé générale n'éprouva que peu d'altération. La plaie diminua graduellement d'étendue et finalement se ferma; la cicatrisation toutefois ne fut jamais complète, car il resta toujours, au milieu du front, une ouverture à travers laquelle s'échappait du muco-pus et qui communiquait avec les narines. Pendant le travail de suppuration et de cicatrisation de la plaie, il s'échappa de temps à autre de petits morceaux d'os, qui ne paraissaient point le résultat d'un travail d'exfoliation; c'étaient probablement de petits fragments d'os qui avaient été rompus et détachés lors de l'accident. L'odorat fut, plus tard, trouvé complétement aboli, l'ouïe considérablement affaiblie, état qui persista jusqu'à la fin de sa vie. La vision, restée d'abord bonne des deux côtés jusque deux jours après l'accident, fut complétement perdue à gauche pendant plusieurs semaines. Graduellement, elle reparut et finit par se rétablir complétement. La santé générale de cet homme resta bonne pendant dix ans, à l'exception de quelques rares attaques de congestion cérébrale. Il procréa plusieurs enfants pendant cet intervalle de temps, puis mourut de quelque affection cérébrale, à ce que l'on suppose, car M. Dickson ne fut point appelé à lui donner des soins pendant sa dernière maladie.

M. Mackenzie décrit ainsi le crâne de cet homme, conservé au « Pathological Museum » du Glasgow Royal Infirmary.

« Le crâne est celui d'un homme, et, d'après l'état sain des dents, il doit provenir d'un sujet d'un âge moyen; macéré et nettoyé, il présente les particularités suivantes:

1. Lorsqu'on le place dans la position appelée *norma verticalis*, on constate que la face est tordue de droite à gauche; l'apophyse zygomatique gauche a une courbure anguleuse et fait en avant, du côté de la tête, une saillie d'un quart de pouce plus forte qu'elle ne devrait être.

2. Vu par-devant, le crâne présente une fracture et une perte de substance osseuse qui s'étend obliquement, en travers du front et de la partie supérieure de la face, à travers le sinus frontal et l'ethmoïde, jusqu'à environ 1 pouce 1/4 au-dessus de l'apophyse angulaire externe droite du frontal; il y a dans le frontal une perte de substance irrégulièrement oblongue, mesurant 2 pouces 3/4 dans son diamètre transversal, et de 3/4 de pouce à 1 pouce 1/2 dans son diamètre vertical. Les arcades sourcilières des deux côtés ont été fracturées; la gauche manque, et l'apophyse orbitaire interne est déprimée; l'apophyse orbitaire interne droite est tordue en bas et en dehors, de façon à empiéter sur le contour de l'orbite. L'orbite gauche, par suite d'une dislocation des os qui entrent dans sa composition, est notablement agrandi de haut en bas; de sorte que, tandis que le diamètre vertical de l'orbite droit mesure 1 pouce 5/8, celui du gauche a 2 pouces 1/8.

3. Les os de la face, et spécialement ceux des cavités nasales et du plancher de l'orbite gauche, sont déplacés en bas d'au moins 1 pouce; pour que ce déplacement ait pu

(1) Dickson. Glasgow Medical Journal, 1855, October, p. 318.

s'effectuer, les os nasaux, ainsi que la portion du frontal à laquelle ils s'insèrent naturellement, ont dû se séparer du reste du frontal ; les deux maxillaires supérieurs sont séparés de leurs attaches aux os malaires, et le malaire gauche de l'apophyse orbitaire externe du frontal. Il existe, entre l'angle supérieur du malaire et l'apophyse orbitaire externe, un intervalle d'au moins un 1/2 pouce. La suture qui réunit de chaque côté les os malaires aux maxillaires supérieurs est rompue. L'arcade zygomatique est formée à gauche par les restes du malaire, qui ne sont unis que par son angle postérieur à l'apophyse zygomatique du frontal.

4. La portion d'os détruite comprend, à droite, toute l'épaisseur du frontal dans le point qu'occupe le sinus frontal ; à gauche, elle ne comprend que la table externe, de sorte que la cavité du sinus frontal gauche est ouverte. Au-dessous du sinus existe une cavité irrégulière dans la région de la lame criblée de l'ethmoïde, portion de cet os qui est détruite, aussi bien que presque toute l'apophyse orbitaire interne du frontal ; tandis que les os nasaux, les cornets et le vomer, bien qu'ils soient déplacés, n'ont subi aucune altération de structure.

5. Il est évident que les bords de la perte de substance qui existe au niveau du front, de la partie supérieure des cavités nasales, et de la voûte orbitaire, ont été arrondis par l'action des parties molles; il en est de même de l'apophyse orbitaire externe gauche du frontal. Ces bords ne sont point aigus et déchirés ; ils ont évidemment été le siége d'un travail de cicatrisation. Ceci peut aussi avoir été le résultat du long temps qui s'est écoulé depuis l'époque de la blessure.

6. Lorsqu'on regarde le crâne par sa base, les particularités les plus remarquables sont: la projection angulaire de l'arcade zygomatique gauche, ce qui en augmente la capacité, et ce fait que, tandis qu'à droite la suture qui réunit le temporal au sphénoïde et court vers la scissure de Gasser est oblitérée par ossification, la suture correspondante du côté gauche est complétement ouverte, ce qui, sans aucun doute, est le résultat de la violence qui a occasionné la fracture et le déplacement des os de la face. L'oblitération de la suture à droite suffit pour qu'à la simple inspection du crâne on puisse supposer probable l'écoulement d'un temps assez long entre l'époque de la blessure et celle de la mort du sujet.

7. Malgré les altérations graves subies par le frontal, les os de la face, les orbites et les fosses nasales (ces parties semblaient avoir été labourées de droite à gauche, le front était écartelé et en partie arraché, et la face en grande partie séparée du crâne), il semble qu'à l'intérieur de la cavité crânienne il a dû y avoir comparativement peu de dégât. La selle turcique, la surface antérieure de la base du crâne formée par le sphénoïde sont intactes, de sorte que, bien que la lame criblée de l'ethmoïde et le sommet de l'orbite droite soient détruits, il peut se faire que la dure-mère et le cerveau aient peu souffert, ou même aient complétement échappé. Ceci toutefois n'est qu'une conjecture, démentie d'ailleurs par l'historique du cas. »

§ VII. Plaies pénétrantes des parois de l'orbite.

6. CORPS ÉTRANGERS RESTÉS DANS L'ORBITE. (P. 19.)

Obs. 2. — *Corps étranger dans l'orbite, y ayant séjourné trois mois. Extraction* (1). — Le 19 février 1855, le capitaine anglais John Smith, du navire *Earl of Carlisle*, conduisit au docteur Branzeau un matelot nommé John Bulwer, pour le visiter. Cet homme, âgé de trente-deux ans, dit qu'il souffrait, depuis son départ d'Angleterre, de douleurs à l'œil gauche, tantôt vagues, tantôt vives, et que souvent il était obligé de tenir les paupières fermées, parce que, disait-il, il sentait dans l'œil quelque chose qui le gênait. Cet état de gêne n'était pourtant pas permanent, car il avait pu continuer son service de matelot. A l'examen de l'organe, on observait seulement une légère ophthalmie, peu ou presque pas douloureuse ; la paupière supérieure s'abaissait avec quelque difficulté, et l'œil fermé laissait voir sous elle une petite tumeur de la grosseur d'un haricot, dure au toucher, mobile et située près du grand angle. En relevant la paupière, cette tumeur était encore plus apparente en dedans et offrait aussi plus de mobilité. On ne put obtenir de cet

(1) BRANZEAU. Annales d'Oculistique, 1864, t. LI, p. 154.

homme aucun renseignement sur l'époque précise où cette tumeur avait commencé à paraître; seulement il assurait que tout à coup il l'avait sentie et que son œil était devenu rouge. Autant qu'il pouvait se le rappeler, c'était peu de jours après son départ de Liverpool. Du reste, le malade ignorait ce qui pouvait avoir occasionné son mal.

M. Branzeau crut avoir affaire à un kyste des paupières, et en proposa la section. Après avoir fait maintenir la paupière supérieure par le capitaine même, il saisit superficiellement la tumeur au moyen d'une érigne, et, avec un couteau à cataracte, disséqua lentement, lorsqu'il sentit que la pointe de l'instrument trouvait de la résistance, absolument comme si elle avait rencontré une lime fine ou une pierre dure. Il prit alors des pinces à ligature d'artères, saisit fortement ce corps dur, et, opérant alors une traction légère et horizontale, amena au dehors un bout de tuyau de pipe d'un pouce et demi de longueur.

Si mon étonnement fut grand, dit M. Branzeau, celui du malade le fut plus encore, et le capitaine, qui soutenait la tête du patient, se trouva mal. Malgré mes demandes réitérées, le malade ne put me rien apprendre, ne sachant rien, ne se rappelant rien lui-même. « Mais enfin, lui dis-je, ce *bout de pipe* n'a pu s'introduire dans votre œil à votre « insu. » *I don't know*, me répondit-il (je n'en sais rien). Cette réponse ne suffisait pas, et voulant à tout prix approfondir la chose, je questionnai le capitaine en présence de M. Swan. Je parvins à savoir que, le jour du départ de Liverpool, ce matelot ayant reçu de l'argent le matin, s'était enivré et pris de querelle avec un autre marin. Avant de s'embarquer, ils avaient vivement boxé, et son adversaire, tenant sa pipe dans sa main par la noix, le poing fermé, lui avait porté un coup violent; le bout de cette pipe était entré horizontalement par le grand angle de l'œil jusqu'au fond de l'orbite, et s'était cassé juste au niveau des paupières. Celles-ci se refermèrent aussitôt, et le malade ayant sans doute porté sa main à l'œil, comme il arrive toujours, opéra un frottement sur le globe, qui refoula vers la partie supérieure de l'orbite le bout extérieur du corps étranger, qui se logea ainsi sous l'arcade supérieure pour y rester trois mois.

Les phénomènes d'irritation locale cessèrent comme par enchantement après son extraction, et l'opération n'étant rien par elle-même, l'œil guérit rapidement. Je revis cet homme le lendemain; il me dit que l'étonnement dont il avait été saisi en voyant sortir de son œil ce bout de pipe, l'avait fait réfléchir sérieusement le soir même, et que, rappelant ses souvenirs confus, il croyait savoir comment le fait s'était passé. Il me raconta alors plus au long la querelle qu'il avait eue avec son matelot, et dont le motif était une chique que l'autre tenait dans sa bouche depuis une heure, et qu'il ne voulait pas lui passer, selon leur convention, pour la mâcher à son tour. Sur ce frêle motif, ils se prirent de querelle, et tous les deux étant plus qu'en goguette, surtout le malade, celui-ci reçut, il se le rappelle bien, un coup de poing des mieux appliqués, quoiqu'il ne sentît presque pas de douleurs par l'état d'insensibilité alcoolique où il se trouvait.

Je livre sans commentaires ce fait, ajoute M. Branzeau, à l'appréciation des honorables confrères de la Société impériale de médecine, accompagné du corps étranger lui-même, comme un cas assez extraordinaire; surtout si l'on veut bien considérer que ce bout de pipe, inoffensif, il est vrai, par sa composition chimique au milieu de nos tissus, y a néanmoins séjourné plus de trois mois sans produire de graves accidents. Mais ce qui étonne le plus, c'est qu'un corps étranger de cette espèce et de ce volume ait pu pénétrer de force dans l'orbite, sans occasionner une grave blessure, et y séjourner aussi longtemps sans que sa présence ait déterminé, sur un organe aussi délicat que l'œil, plus de désordres que ceux que j'y ai constatés.

Obs. 3. — *Extraction d'un corps étranger de l'orbite et de la cavité crânienne, après un séjour de dix-sept ans* (1). — Marie D..., âgée de vingt-quatre ans, se présente, le 26 mars 1863, à la clinique de Wiesbaden. Elle avait sept ans lorsqu'elle tomba, en tricotant, et se perfora le globe oculaire droit avec une aiguille qui fut, dit-elle, retirée entière. Bientôt la vue s'abolit complétement de ce côté, et l'œil, porté dans l'adduction, perdit sa mobilité en dehors. La malade eut souvent, par la suite, à souffrir dans cet œil d'attaques inflammatoires subaiguës. Actuellement, le globe oculaire droit est réduit aux deux tiers de son volume primitif. Il est fortement attiré en dedans et

(1) Pagenstecher (de Wiesbaden). Klinische Monatsblätter für Augenheilkunde, 1864, B. II. S. 166.

fixe, de telle sorte qu'une partie seulement de la masse matérielle qui remplace la cornée s'aperçoit en dessous de la conjonctive fortement tuméfiée. La conjonctive des paupières est le siége d'un chémosis, et les paupières atteintes d'œdème et rougies. Le toucher de l'œil est douloureux. L'œil gauche craint beaucoup la lumière ; la conjonctive est légèrement rouge ; la fonction accommodatrice y est affaiblie, et la papille est rouge. Dans ces conditions, nous crûmes urgent de recourir à l'énucléation de l'œil droit, pour faire cesser les symptômes précurseurs d'une inflammation sympathique de l'œil gauche. L'opération fut faite le 30 mars. Lorsqu'on essaya de sectionner le nerf optique, les ciseaux rencontrèrent une résistance très considérable, causée par un corps acéré de 6 à 8 millimètres de long sur 1 millimètre de large et qui, provenant de la voûte orbitaire, avait traversé la sclérotique dans la partie postérieure et supérieure. Le corps, en forme d'arête, semblait légèrement mobile et élastique, et la malade, revenue de l'état anesthésique, accusait, quand on le touchait, de vives souffrances. Comme les ciseaux ne réussissaient pas à opérer cette section, on se vit contraint de n'enlever que les trois septièmes environ de la sclérotique et leur contenu. On appliqua le bandeau compressif, et l'on se réserva de soumettre la malade à une exploration plus attentive. Dans l'après-midi, la jeune fille fut très agitée, souffrit beaucoup dans le côté droit de la tête et eut, à diverses reprises, des vomissements violents qu'on attribua à l'action du chloroforme. Cependant la guérison n'avançait pas : la réunion ne se faisait point par première intention, comme il arrive habituellement après l'énucléation ; au contraire, il survint une suppuration fétide, et la malade fut agitée d'un mouvement fébrile incessant. La céphalalgie persista ; les vomissements seuls cessèrent.

M. Esmarck qui, le 20 avril, vint à la clinique, me fit penser qu'un corps étranger laissé dans l'orbite pouvait être la cause de cette suppuration et retarder la guérison. Malgré la malade, nous la soumîmes de nouveau aux inhalations du chloroforme, et le doigt porté dans l'orbite y rencontra encore la pointe élastique et mobile dont j'avais constaté la présence. J'introduisis le long de mon doigt une pince à pansement ; je saisis ce petit corps, et je retirai un morceau d'aiguille à tricoter, long de 1 décimètre et fortement rouillé. D'après la direction des tractions, il ne fut pas douteux que l'aiguille avait longé la face interne de la cavité crânienne et s'était dirigée vers le rocher droit. Le soir, vomissements violents et douleurs très vives dans la moitié droite de la tête et vers l'occiput. Le pouls s'éleva à 100. Traitement antiphlogistique et calmant. — Le 22 avril, les nausées, les vomissements et la fièvre persistaient. — Le 24, la suppuration diminue : pouls à 90. Calomel à haute dose. — Alors les symptômes généraux s'amendent pour reparaître le 9 mars, après la première sortie de la malade, mais pour céder bientôt aux émissions sanguines locales. — Au bout de trois semaines, la malade put quitter la clinique.

Cette observation était déjà écrite depuis quelque temps, lorsque j'appris que la malade, après avoir quitté la clinique, avait vécu dans la misère et, tombée de nouveau malade, s'était fait recevoir à l'hôpital de la ville, où elle avait succombé au mois de septembre. La pancarte qui porte son nom nous fournit les détails suivants : Marie D..., vingt-quatre ans, domestique, entre le 30 août 1861 à l'hospice, ayant été prise, huit jours auparavant, de vertiges, d'une céphalalgie intense, de douleurs à la nuque et de fortes envies de vomir. A ces symptômes s'ajoutaient un mouvement fébrile et un état gastrique. — État actuel : injection de la face, augmentation de la température, pouls à 100, régulier, plein ; région précordiale sensible à la pression : la malade se plaint de vertiges, de violents maux de tête, de tiraillements à la nuque, d'envies de vomir, d'une soif ardente et d'anorexie. Le jour suivant, la fièvre et les symptômes céphaliques augmentent ; le 7 septembre, la malade tombe dans la somnolence, l'ouïe devient obtuse, les pupilles se dilatent et la nuque se roidit. La fréquence du pouls et le coma augmentent ; la malade succombe le 13 septembre.

L'autopsie démontre un foyer purulent d'un demi-pouce d'étendue, à gauche de la moëlle allongée, et pénétrant dans la substance du cerveau. Un second foyer semblable, de la grandeur d'un florin, se trouve près du pont de Varole, entre l'arachnoïde et la pie-mère ; il ne pénètre pas dans la substance du cerveau. Tous les autres organes sont dans un état d'intégrité parfaite. Reste à savoir si, dans ce cas, l'extraction du corps étranger n'a pas hâté cette funeste terminaison.

SECTION III.

PÉRIOSTITE, OSTÉITE, CARIE ET NÉCROSE DE L'ORBITE. (P. 37-53.)

Il peut être bon, dans quelques cas, de mettre à nu l'os atteint de carie, afin de l'enlever au moyen d'un *ostéotrite* (1), instrument ressemblant à celui que les dentistes appellent *millhead*. On le fait pénétrer dans l'os par un mouvement de rotation, de façon à détacher la portion malade.

§ I. **Périorbitis aiguë.** (P. 40.)

Obs. 4. — Périostite de l'orbite et périneuritis du nerf optique (2). — Caroline Wrügler, manouvrière, âgée de quinze ans, souffrait depuis le commencement de l'année 1862 de maux de tête violents et rémittents. Bientôt ses glandes sous-maxillaires droites devinrent le siége d'un gonflement qui la décida à se soumettre à un traitement. Dans les premiers jours d'avril, elle fut prise d'une céphalalgie intense, occupant surtout la région sus-orbitaire, et qui dura trois jours : au bout de ce temps, la malade avait perdu l'usage de l'œil droit. Le 23 avril 1862, nous voyons cette jeune fille : elle est chétive et anémique. Les glandes sous-maxillaires droites sont gonflées, la peau est légèrement rouge; nous ne percevons aucune fluctuation. La fente palpébrale droite est plus élevée que la gauche. Par suite d'une exophthalmie, l'œil correspondant se meut très difficilement en dehors; il ne s'élève et ne s'abaisse qu'avec peine, mais se porte aisément en dedans. La pupille est modérément dilatée. L'examen ophthalmoscopique montre une hypermétropie plus prononcée à droite qu'à gauche; la papille est blanchâtre, opaque, irrégulière; les artères sont petites, les veines ont augmenté de calibre; les vaisseaux font, au bord de la papille, un léger coude. L'absence complète de douleur, de rougeur et de gonflement des paupières pouvait seule inspirer des doutes sur l'existence d'une inflammation du tissu graisseux de l'orbite ou d'une tumeur rétro-bulbaire; néanmoins le diagnostic fut suspendu. Nous prescrivîmes des lotions de teinture d'iode sur les glandes, et de l'huile de foie de morue à l'intérieur. Le 23, il survint une attaque violente de maux de tête qui se répétèrent jusqu'au 7 juin. Cependant la malade prit de l'embonpoint, et l'état local s'améliora pendant tout le mois de mai. L'exophthalmie diminua notablement; l'œil recouvra sa mobilité normale en haut et en bas; en dehors, ses mouvements gagnèrent deux millimètres, mais l'amaurose resta ce qu'elle était. Le 31 juin, la malade, ayant, malgré nos recommandations, essayé de travailler, sentit ses maux de tête augmenter pendant la nuit et fut prise de vomissements : son pouls se ralentit, sa face se congestionna; mais l'exophthalmie ne fit pas de progrès.

Une méningite devint manifeste : nous prescrivîmes des compresses glacées sur le front, du calomel à l'intérieur et des sinapismes. Pendant la nuit du 4 juin, la malade tomba dans le coma. Vers le soir du 5, nous ne pûmes constater chez elle aucun symptôme de paralysie; mais elle avait perdu toute connaissance, était fort agitée et poussait

(1) Voyez, sur l'ostéotrite, MARSHALL, Lancet, 1857, Jun. 20, p. 628.

(2) HORNER. Klinische Monatsblätter für Augenh. 1863, B. I, S. 71.

AUTRES FAITS : Inflammation des membranes qui tapissent l'orbite, par CRAIG (Edinb. Med Journ. 1855). — VON GRAEFE (Arch. für Oph. B. I, Ab. 1, S. 430). — De la périostite aiguë et chronique de l'orbite, par WHITE COOPER (Lancet, 1862, Jun. 7, p. 595). — Du diagnostic, etc. par DE GRAEFE (Ophthalmic Review, 1864, n° 3, p. 137, ou Klin. Monatsb. f. Aug. 1863, B. I, S. 49). — Périostite du sommet de l'orbite, déterminant la paralysie des 3e, 4e et 6e paires et des branches orbitaires de la 5e, avec ophthalmoptose, par WORKMANN (Oph. Hosp. Rep. 1861, Vol. IV, p. 114).) — Observation de carie et nécrose de l'orbite, par HEWETT (Lancet, 1864, Feb. 20, p. 205). — Tumeur de l'orbite, abcès cérébral, par HEYMANN (Arch. für Ophth. 1860, B. VII, Ab. 1, S. 135.

des cris.— Le 6, elle avait cent vingt pulsations le matin et cent quarante le soir. La mort arriva dans la nuit du 7 au 8.—Vingt-quatre heures après, l'autopsie nous montre le cerveau intact, la pie-mère et l'arachnoïde infiltrées d'une quantité notable de sérosité trouble, et toute la base du sphénoïde cariée. Le périoste y est épaissi et d'un rouge foncé ; les deux ailes (la droite plus en dehors que l'autre), le plancher de la selle turcique jusqu'aux apophyses clinoïdes postérieures sont dans le même état. C'est autour du trou optique droit que la destruction est le plus avancée ; cette partie de la base du crâne paraît être le siége d'une suppuration récente. Les parois de l'orbite sont saines, et le tissu graisseux rétro-bulbaire n'est pas infiltré. L'infiltration qui avait déterminé l'exophthalmie, et qui était évidemment le résultat de la compression des vaisseaux, a disparu. Le nerf optique droit est plus épais que le gauche, avant son passage dans le trou optique correspondant, où il semble comprimé, à partir de son entrée dans cet orifice. Au delà, il paraît aminci jusqu'à six millimètres du trou scléroticaI. En ce point, on y remarque un renflement noueux, développé surtout en dehors, et qui se perd insensiblement dans la sclérotique. Une section horizontale nous montre que la substance nerveuse est intacte, excepté au niveau de son entrée dans l'orbite, où elle est comprimée. Le renflement signalé en arrière de la sclérotique est produit par une masse blanchâtre, grumeuse, située entre la gaîne interne et la gaîne externe du nerf, et adhérente à cette dernière. En dehors, à 2 millimètres 1/2 du trou sclérotical, là où il offre son maximum de développement, il mesure un millimètre d'épaisseur.

L'examen microscopique nous fait voir que cette masse néoplastique interposée aux deux gaînes du nerf, dans un espace rempli d'un tissu cellulaire lâche, contenant beaucoup de fibres élastiques, se compose d'agglomérations de cellules nouvelles plus ou moins développées, arrondies, avec deux ou trois noyaux. Le point de départ de cette hypergénèse paraît être le tissu cellulaire attenant à la gaîne externe du nerf. La gaîne interne et les prolongements qu'elle envoie entre les faisceaux nerveux ne nous montrent aucune altération. Quant à l'œil lui-même, il ne nous a pas été permis de l'enlever et de nous rendre compte de son état.

§ III. Carie et nécrose de l'orbite. (P. 42.)

Obs. 5. — *Affection de l'orbite à marche particulière, perforation de la voûte orbitaire donnant issue au produit d'un abcès intrà-crânien* (1). — Une jeune fille de treize ans se présenta à la clinique, le 24 novembre, atteinte de douleurs et d'un léger gonflement de la paupière supérieure droite ; un examen attentif fit soupçonner l'existence d'une maladie des parties profondes, dont l'affection palpébrale n'aurait été que le symptôme. Le lendemain, en effet, on diagnostiqua une périostite de la région orbitaire supérieure, s'étendant assez profondément vers le fond de la cavité de l'orbite. (Sangsues, onguent napol., eau blanche.) Le gonflement finit par se limiter à la région supérieure et interne de l'orbite, entre celle-ci et le bulbe ; le 28 novembre, on perçut une fluctuation obscure ; la tumeur fut ouverte aussitôt ; elle fournit environ deux grammes de pus. La sonde pénètre dans une cavité étroite, mais profonde ; les parties molles sont décollées de la voûte orbitaire ; l'os semble être recouvert d'un périoste infiltré de pus. Le 29, l'état plus satisfaisant de la malade permet une exploration plus complète ; on reconnaît que, dans la partie la plus reculée de la cavité, le périoste a disparu.

Tout marche bien jusqu'au 6 décembre ; alors surviennent de la prostration, diminution de l'appétit, disposition aux syncopes, pas de fièvre.—Au 10 décembre, le pouls devient irrégulier, il se ralentit notablement ; la face est pâle, il survient des vomissements ; sentiment de pression dans la moitié droite du crâne. Les symptômes qui militaient en faveur d'une compression cérébrale ne firent que s'accroître ; l'os dénudé était devenu rugueux, ramolli ; il ne pouvait plus rester de doute quant à l'existence d'une affection intra-crânienne. — Le 19 décembre, la plaie de l'orbite laissa écouler 16 à 20 grammes de pus, et il survint une grande amélioration de l'état général. La sonde, introduite avec les plus grandes précautions, fit reconnaître une perforation de la voûte orbitaire ; à une demi-ligne au delà, elle ramena encore quelques gouttes de pus. Il y avait donc eu un abcès intra-crânien qui s'était vidé dans l'orbite à travers une perfo-

(1) Von Graefe. Archiv für Ophthalmologie, 1860, B. VII, Ab. 1, S. 135.

ration de la voûte osseuse. La malade se rétablit lentement; on fut obligé d'élargir la fistule orbitaire, parce qu'il y avait tendance à l'accumulation de la sécrétion. Le 8 janvier, il survint un nouvel écoulement de pus, mais beaucoup moins abondant que le premier. Depuis lors, la convalescence marcha sans entraves, et la jeune fille est maintenant parfaitement rétablie.

SECTION IV.

PÉRIOSTOSE, HYPEROSTOSE, EXOSTOSE ET OSTÉOSARCÔME DE L'ORBITE, KYSTES DE SES PAROIS. (P. 53-70.)

§ I. **Périostose.** (P. 54.)

On a vu un nodus, situé à l'intérieur de l'orbite, déplacer le globe oculaire et lui faire perdre toute mobilité, en même temps que la pupille se dilatait et que la vision se trouvait abolie par la tension imprimée au nerf optique; on a parfois aussi observé des symptômes cérébraux graves, le coma, la mort subite (1).

Obs. 6.—*Nodus syphilitique du frontal et de la voûte orbitaire; propulsion du globe de l'œil; effets avantageux de l'iodure de potassium; convalescence* (2). —John M..., âgé de 41 ans, homme gros, osseux et bien développé, se présente à la consultation externe de Moorfields, pour un gonflement considérable du frontal à la partie supérieure de l'orbite; l'œil est poussé en bas et en avant. Ses antécédents et des symptômes encore existants ne permettent pas de méconnaître la nature du mal. Il raconte avoir eu, il y a dix ans, un chancre induré et un bubon qui n'a pas suppuré, le tout suivi de symptômes secondaires de longue durée. Il a subi avec avantage un traitement mercuriel interne et des frictions; tous les symptômes ont alors disparu. Depuis lors, il a eu des attaques de rhumatisme, que soulageait l'iodure de potassium, et, dans plusieurs occasions, des nodus sur le tibia, guéris par des vésicatoires. La tumeur actuelle du frontal existe depuis six semaines : pendant ces derniers jours, son volume a augmenté très-rapidement; elle est très-ferme et dure, mais douloureuse et très-sensible au toucher; elle paraît s'étendre dans l'orbite, déplaçant l'œil en avant et en bas. Il n'y a pas de symptômes cérébraux. Trois grains d'iodure de potassium, trois fois par jour; frictions sur la tumeur matin et soir avec la pommade à l'iodure de potassium. Au bout de trois mois de ce traitement, la tumeur disparut complétement.

Remarques. — Des nodus, on le sait, peuvent se développer sur tous les os du corps et dans toutes les régions de la tête; bornons-nous à reproduire ce que l'auteur dit des nodus de l'orbite : « J'ai vu des cas de nodus développés sur la paroi externe aussi bien que sur la paroi interne de l'orbite : ces nodus sont plus généralement situés à la partie antérieure de l'orbite; toutefois, dans certains cas rares, ils paraissent se développer profondément à partir de l'intérieur. Le diagnostic dépend alors principalement de l'histoire de la maladie dans chaque cas particulier, de la rapidité de ses progrès et du développement de la suppuration. Le cas le plus formidable que j'aie jamais rencontré est celui d'une femme de près de six pieds de haut et ayant le système osseux énormément développé. Elle vint se confier à mes soins à Moorfields, il y a huit ou neuf ans, pour un gros nodus prenant naissance de la paroi interne de l'orbite; il paraissait au toucher parfaitement solide et avait poussé l'œil en dehors et en avant. Il avait déterminé la tension du nerf optique, de sorte que la vue était perdue, la pupille dilatée et sans mobilité, et l'œil complétement immobile. Il survint peu après des symptômes cérébraux graves; la malade tomba soudainement dans le coma et mourut. On ne put faire l'autopsie ».

(1) Poland. Ophth. Hosp. Rep. 1857-59, Vol. I, pp. 21 et 168.
(2) Id. 1859-1860, Vol. II, p. 223.

§ III. Exostose. (P. 56.)

Quand il y a exostose, on sent parfois à la tempe une tumeur recouverte par les téguments épaissis, d'autres fois cette région présente une saillie considérable. On peut alors sentir la tumeur à travers les paupières et surtout la conjonctive, à travers laquelle on en perçoit le mieux la dureté et l'immobilité. Si l'on conserve quelque doute sur la nature de celle-ci, il faut y pratiquer une ponction. Au bout d'un certain temps, l'exostose cesse de grossir. Elle est quelquefois moitié osseuse et moitié calcaire (1).

Obs. 7. — *Exostose de l'orbite, extirpation, guérison* (2). — Mademoiselle W., 18 ans, remarqua, pour la première fois, trois ans avant de consulter l'auteur, un léger grossissement de l'œil sous le sourcil ; l'os continua à augmenter sans occasionner de douleur ni de troubles fonctionnels. Quand M. Stephenson l'examina, l'excroissance osseuse avait plus de 2 pouces de diamètre à sa base, et elle proéminait sur l'œil comme un cône renversé. — Une incision linéaire fut pratiquée sur le bord sourcilier, de l'apophyse angulaire interne à l'externe de l'os frontal. Du milieu de cette incision, une autre, verticale, coupait la première à angle droit. L'os ayant été dénudé de son périoste, la tumeur fut enlevée au moyen de la scie de Hey, de l'élévateur et de fortes tenailles. La malade guérit parfaitement et n'eut pas de récidive.

Obs. 8. — *Excroissance fibro-calcaire de la paroi supérieure et externe de l'orbite gauche, opérée par M. Bowman* (3). — Richard R.., 19 ans, entre dans le service de M. Bowman en juillet 1860. Dès l'âge de 9 à 13 ans, il a été sujet à la céphalalgie. Il y a cinq ans, l'œil gauche grossit et, quelques mois après, le sourcil et la paupière supérieure devinrent très-proéminents. Il n'a éprouvé ni douleurs, ni diplopie, ni éclairs lumineux, mais la vision s'est affaiblie dans cet œil. A son entrée, on constate qu'une tumeur lisse, dure, immobile, un peu plus volumineuse qu'une noisette, proémine la partie supérieure et externe de l'orbite gauche, soulevant en avant la peau de la paupière supérieure, et repoussant l'œil en dedans et en bas, de sorte que le bord inférieur de la cornée droite se trouve de niveau avec le bord supérieur de la gauche. La peau de la paupière est mobile, sans changement de couleur ; les paupières peuvent se fermer par-dessus la tumeur, mais sont alors fort tendues. A part un peu de congestion de la conjonctive et de pâleur de la papille optique, l'œil ne présente rien à noter. Le malade peut lire le n° 16 de l'échelle des caractères.

Le 24 juillet, le malade chloroformé, M. Bowman pratiqua à travers la paupière supérieure, à trois lignes environ au-dessous du sourcil, une incision longue d'environ deux pouces et demi, qui mit à nu la surface antérieure de la tumeur, blanche et luisante. Après l'avoir complétement séparée des parties molles, il essaya d'introduire une gouge entre elle et le bord externe et supérieur de l'orbite : il éprouva des difficultés ; mais pendant les efforts qu'il faisait pour enfoncer l'instrument plus profondément dans l'orbite, la masse de la tumeur se sépara brusquement de ses attaches et put être extraite. On détacha ensuite de la paroi de l'orbite un certain nombre de petits fragments à l'aide de la gouge. Une portion de la paroi orbitaire supérieure et externe présentait des inégalités jusque vers le fond de l'orbite, aucune des parties contenues dans cette cavité n'était endommagée. Il s'écoula peu de sang ; les lèvres de la plaie furent rapprochées par la suture et une légère compression.

Aucun accident après l'opération. A la sortie du malade, l'angle externe de la plaie n'est pas encore cicatrisé ; la peau environnante est rouge, gonflée et sensible, mais les mouvements de l'œil sont libres, la paupière s'ouvre avec difficulté. Le malade lit le n° 4.

(1) Bowman. Ophth. Hosp. Reports, 1860-61, Vol. III, p. 80. — Voyez Paget. Des tumeurs osseuses (Lectures on Surgical Pathology, t. II, p. 235).

(2) Stephenson. Amer. Journ. of Med. Science, 1854, Oct. et 1855 Jan.

(3) Bader. Ophth. Hosp. Reports, 1860-1861, Vol. III, p. 80.

L'œil n'a pas encore complétement repris sa place. Le 28 septembre, le malade fait savoir que sa plaie marche bien, mais n'est pas encore entièrement cicatrisée. L'œil rentre progressivement, mais fait encore un peu de saillie. Il en voit aussi bien que de l'autre.

La grosse extrémité de la tumeur était dirigée en avant ; la petite, vers le fond de l'orbite. Cette tumeur, du poids de 6 drachmes, semble, à l'œil nu, formée de tissu osseux poreux. Elle est légèrement compressible, et la pression en fait sortir du sang.

Obs. 9. — Extirpation sous-périostique d'une exostose éburnée de l'os ethmoïde, réintégration de l'œil dans l'orbite, avec conservation de la vue et de tous les mouvements de l'organe (1). — Vandour (Eugène-Jacques), âgé 17 ans, apprenti serrurier, rue Notre-Dame-de-Nazareth, 68, vint à l'Hôtel-Dieu, le 9 juillet 1863, pour y être traité d'une exophthalmie considérable de l'œil droit. Le malade raconte qu'au mois de juin 1862, il s'aperçut pour la première fois que son œil grossissait ; quelques semaines après, il remarqua, vers la partie supérieure et interne de l'orbite, une petite saillie très-dure, mais nullement douloureuse, qui proéminait comme un petit pois au-dessous du sourcil. Comme il souffrait peu de cette affection, il n'en continua pas moins son travail sans se préoccuper autrement de son mal. C'est seulement au mois de mai 1863 que, tourmenté par les progrès incessants de la maladie et par l'apparition de douleurs profondes dans l'œil et dans la région frontale, il se décida à consulter un médecin qui, malgré l'absence absolue d'antécédents syphilitiques, crut devoir conseiller l'usage de l'iodure de potassium. Ce traitement fut continué six semaines environ sans aucun avantage ; c'est alors que, voyant son mal augmenter incessamment, il se décida à venir à l'Hôtel-Dieu se confier à mes soins.

L'œil était alors complétement sorti de son orbite et refoulé en bas et en dehors. La paupière supérieure, fortement tendue, ne recouvrait plus qu'une petite portion du globe ; la paupière inférieure renversée laissait voir la conjonctive rouge et tuméfiée. Pour éviter l'impression douloureuse de la lumière et le contact irritant de l'air et des corpuscules flottant dans ce fluide, il était contraint de protéger le globe oculaire avec un bandeau. La vision était presque entièrement abolie, les mouvements de l'œil se réduisaient à un léger tremblotement. A la place ordinaire de l'œil, on apercevait une tumeur qui soulevait la paupière supérieure et le sourcil ; elle avait complétement chassé

(1) MAISONNEUVE. Annales d'Oculistique, 1864, t. LI, p. 134.

AUTRES FAITS : Exostose éburnée de l'orbite, opération, mort, par KNAPP (Arch. für Ophth. 1862, B. VIII, Ab. 1, S. 239). — Tentative d'ablation d'une exostose de l'orbite, suivie d'une inflammation mortelle des membranes du cerveau, par PAGET (Lectures, etc. Vol. II, p. 236). — Exostose éburnée de la portion orbitaire de l'ethmoïde ; guérison avec conservation intégrale des mouvements de l'œil, par BOWMAN (Med. Times and Gaz. 1859, Oct. 22, p. 405). — Exostose de l'intérieur de l'orbite, ablation avec conservation de l'œil, par BOWMAN (Ibid. 1860, Aug. 18, p. 159). — Le cas publié par Baillie, reproduit très incomplétement à la page 39 du tome Ier, est plus exactement décrit dans le catalogue explicatif des pièces pathologiques du Muséum du Collége des Chirurgiens de Londres (Vol. II, p. 172, 1847). M. Paget rapporte que l'exostose a pris naissance dans les cellules de l'ethmoïde ou dans celles du frontal (Lect. vol. II, p. 235. Observation d'un des cas provenant du Muséum de l'Université de Cambridge. Id., p. 236). — Observation 74 continuée (V. t. Ier, p. 64) 26 mai 1858. Cinq ans après l'époque où nous l'avons laissé, le malade fut admis au Glasgow Eye Infirmary. L'exostose est beaucoup plus saillante, plus mobile ; du pus s'écoule en abondance de derrière la tumeur. Elle se laisse détacher sans beaucoup de peine. Elle était en grande partie nécrosée et de forme très irrégulière. Après son ablation, l'orbite fut trouvée intacte, mais très évidemment déplacée en bas, en même temps que le globe oculaire avait éprouvé une torsion en dehors. La vision était complétement éteinte, la paupière supérieure rétractée et déformée. Le grand diamètre de l'exostose ainsi détachée mesurait 1 1/8 pouce anglais ; elle pesait 4 drachmes 2 scrupules et 7 grains. Elle est conservée dans la collection ophthalmologique du Glasgow College, avec la portion que le docteur Lyon en avait déjà enlevée. L'exostose, dans ce cas, paraît s'être développée entre les tables externe et interne du frontal ; elle a laissé, après son ablation, une vaste caverne communiquant avec le sinus frontal droit. La voûte orbitaire, ou plutôt sa table inférieure, était refoulée en bas, en même temps que le globe oculaire. Le plancher de l'orbite était d'un demi-pouce au-dessous de son niveau normal. Le creux fut rempli de charpie, la plaie se recouvrit de granulations de bonne nature, le malade se trouva débarrassé de ses douleurs et très soulagé par l'ablation de l'exostose. La paupière supérieure resta rétractée et déplacée.

l'œil de son orbite et proéminait surtout vers la partie supérieure et interne de cette cavité. Cette tumeur était d'une dureté pierreuse; on reconnaissait à sa partie antérieure plusieurs mamelons irréguliers. Les téguments glissaient facilement sur elle et avaient conservé leur souplesse. La fosse nasale correspondante était restée perméable à l'air, la voûte palatine ne présentait rien d'anormal; on ne constatait aucun trouble du côté du cerveau. En présence de ces phénomènes, notre opinion fut qu'il s'agissait d'une exostose de l'orbite; cette opinion fut aussi celle de plusieurs de nos collègues, MM. Demarquay, Richet, Broca, Voillemier, qui eurent l'occasion d'examiner avec soin le malade. Mais s'il n'existait aucun doute sur la nature osseuse de cette tumeur, on pouvait se demander si cette exostose était éburnée et compacte, ou bien si elle ne contenait pas dans son intérieur quelque production fongoïde. D'une autre part, il était important d'établir son point d'origine, afin de peser les chances que pouvait présenter son extirpation. Or, en considérant : 1° que cette tumeur avait positivement commencé par le côté interne; 2° que l'œil avait été chassé de l'orbite presque directement en dehors; 3° qu'il n'existait aucune déformation du côté de la tempe, aucun trouble dans les fonctions cérébrales, je pensai que la tumeur était probablement développée à la surface de la paroi interne de l'orbite, peut-être même aux dépens de l'os ethmoïde, ainsi que j'en avais observé déjà un exemple en 1853, et qu'alors il serait possible d'en faire l'extirpation, non pas en essayant de la morceler, ce qui, vu son extrême dureté, serait à peu près inexécutable, mais en la détachant en bloc, ce qui devient relativement facile, vu l'extrême fragilité des os qui constituent la paroi interne de l'orbite.

Après avoir sérieusement pesé toutes ces raisons et, convaincu que ce pauvre jeune homme n'avait de chance de salut que dans l'extirpation de la tumeur, je me décidai à l'opération le 5 août 1863, en présence d'un grand nombre de chirurgiens, désireux de voir les détails d'une opération si rare et si pleine de difficultés. Le malade étant soumis au chloroforme, je fis immédiatement au-dessus du sourcil droit une incision transversale, depuis la tempe jusqu'à la racine du nez, puis verticale sur le côté droit de la proéminence nasale. Cette incision divisa d'un seul coup toute l'épaisseur des parties molles, jusques et y compris le périoste ; je décollai ce vaste lambeau avec le plus grand soin, en dénudant rigoureusement les parties osseuses. J'arrivai bientôt à la tumeur, dont je dénudai toute la face extérieure, sans autre instrument que le bout du doigt ou l'extrémité mousse de mes ciseaux courbes. Cette dénudation toutefois ne put être poursuivie bien loin, parce que la tumeur était entièrement cachée dans l'orbite, dont les parois distendues étaient exactement appliquées sur elle.

Ce premier temps accompli, je cherchai à reconnaître la résistance de la tumeur en l'attaquant avec la gouge et le maillet ; mais je vis bientôt que je n'obtiendrais rien de cette manœuvre et que j'avais affaire à un véritable tissu éburné, contre lequel tous les instruments viendraient s'émousser.

Cette conviction acquise, je me mis aussitôt en devoir de détacher la tumeur en bloc, en introduisant le ciseau dans la rainure profonde qui séparait celle-ci des os du nez. Il fallut de violentes percussions avec le marteau pour arriver à ce résultat, mais enfin je sentis la tumeur devenir mobile, sans que rien annonçât la fracture dans les os du voisinage. Saisissant alors la pointe antérieure de l'exostose avec une forte pince, j'essayai de l'ébranler d'avantage en l'attirant en avant ou en la faisant tourner sur son axe; puis, introduisant un ciseau d'acier entre elle et le rebord de l'orbite, tantôt en haut, tantôt en dedans, même en dehors et en bas, je m'en servis comme d'un levier pour la pousser en avant. Chacun de ces efforts n'amenait qu'un faible

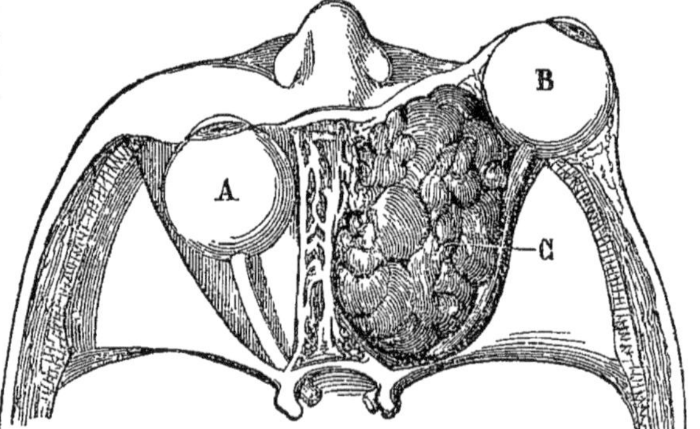

Fig. 1. — Coupe laissant voir la tumeur en place dans l'orbite.

progrès ; mais, à force de les répéter, je parvins à faire sortir la tumeur suffisamment pour pouvoir la saisir avec un puissant davier. (Fig. 1.)

Ce fut un moment plein d'émotion que celui où je sentis venir cette énorme tumeur qui semblait venir du crâne. En quel état, en effet, allais-je trouver les parois de l'orbite? en quel état l'œil, ainsi que les organes qui lui donnent le mouvement et la vie? Ces réflexions n'eurent que la durée d'un éclair, car à peine le tiers de la tumeur eut-il dépassé le cercle de l'orbite, qu'elle se dégagea tout d'un coup ; j'introduisis aussitôt le doigt dans la cavité orbitraire et j'éprouvai une vive satisfaction en voyant que cette cavité si profonde ne communiquait ni avec l'intérieur du crâne ni même avec les fosses nasales, et que les organes accessoires de l'œil ainsi que l'œil lui-même, complétement protégés par le périoste que j'avais eu soin de conserver intact, n'avaient pas éprouvé le moindre froissement. Après avoir constaté ces faits importants, je m'occupai de replacer l'œil dans son orbite et de rapprocher les lèvres de la plaie, ce que je fis au moyen de huit points de suture, en ayant soin toutefois de laisser une ouverture à la partie la plus déclive de la plaie pour l'écoulement de la suppuration. Quant à l'œil, je le maintins enfoncé dans l'orbite au moyen d'un tamponnement mollet, soutenu par un bandage en forme de monocle.

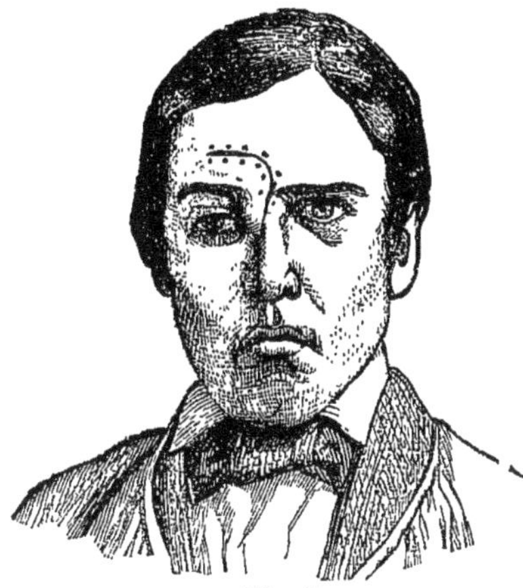

Fig. 2.
Portrait du malade cinq semaines après la guérison.

Après une pareille opération, on pouvait s'attendre à des accidents graves, tant du côté du cerveau que de celui de la plaie; il n'en fut rien. Le malade dormit toute la nuit d'un sommeil calme, et le matin à la visite, je trouvai la plaie déjà cicatrisée dans ses 4 cinquièmes; l'œil, entièrement rentré dans l'orbite, avait déjà recouvré une partie de sa mobilité normale. Les jours suivants, il s'établit dans le fond de la cavité orbitaire un peu de suppuration qui s'écoula facilement par l'ouverture déclive que nous avions ménagée, et qui nous servit aussi à faire quelques injections avec une solution d'acide phénique. Chaque jour amenait une amélioration sensible, et le 1er septembre, la guérison était complète. Aujourd'hui le jeune homme a complétement recouvré l'usage de son œil, et sauf la légère cicatrice qu'il porte sur le front, on ne se douterait jamais qu'il eût subi une opération si grave. (Fig. 2.)

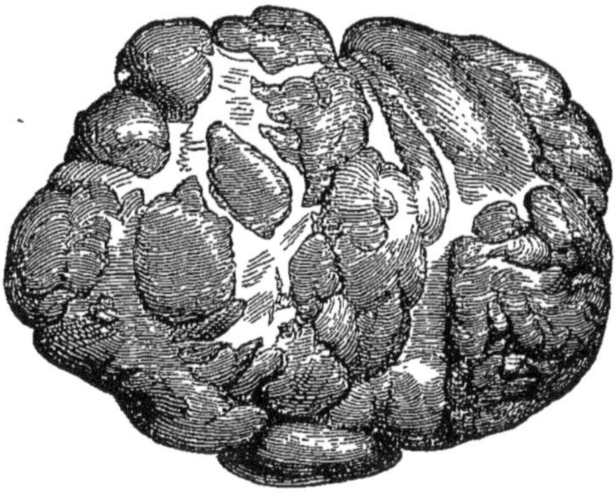

Fig. 3.
L'exostose de grandeur naturelle.

Description de la tumeur. — La tumeur a la forme d'un ovoïde légèrement aplati, dont le gros bout était tourné en arrière et distendait la cavité de l'orbite. Son diamètre antéro-postérieur est de 62 millimètres ; son diamètre transversal de 0,040 ; son diamètre vertical de 0,072; la grande circonférence mesure 0,170 ; la petite 0,140; son poids, immédiatement après l'extraction, était de 90 grammes; sciée en deux, elle présente un tissu compacte comme de l'ivoire, d'un blanc de lait et sans aucune veine. (Fig. 3.)

Sa surface extérieure est mamelonnée, mais parfaitement lisse, à l'exception d'une partie de sa face externe, qui est rugueuse dans une étendue de 4 centimètres carrés, à égale distance de son extrémité antérieure et postérieure. Cette partie rugueuse était évidemment le point par lequel la tumeur adhérait à l'os ethmoïde : c'était son pédicule.

§ IV. Ostéosarcome. (P. 67.)

Obs. 10. — *Cancer du frontal et de quelques-uns des os de la face, à la suite d'un coup* (1). — Un homme de bonne constitution, âgé de 40 ans, reçut dans une rixe, en mai 1858, sur la partie moyenne de l'os frontal, un violent coup d'une botte lancée après lui ; il se forma graduellement entre les deux sourcils, à l'endroit frappé, une tumeur douloureuse. Après le mois de décembre, la tumeur s'accrut beaucoup plus rapidement. Jusqu'au commencement de février 1859, elle resta dure, mais à partir de cette époque, sa portion moyenne se ramollit à la surface et elle présenta une fluctuation manifeste. En même temps, les forces du malade diminuèrent; il maigrit et éprouva chaque soir des accès de fièvre hectique. Le malade s'adressa alors à un charlatan de la campagne, qui ouvrit la tumeur en deux points, là où elle faisait la plus forte saillie. Cet homme fut ensuite admis à l'hôpital de Tiflis, le 27 mars 1859. La tumeur avait maintenant une forme conique; sa base était formée par l'os frontal, son sommet situé entre les sourcils et sa portion la plus déclive recouvrait les deux tiers du nez. La base était limitée par les extrémités internes des sourcils et, s'élevant à partir de ce point, la tumeur recouvrait les bosses frontales et arrivait jusqu'à la ligne de naissance des cheveux, qui était elle-même un peu relevée. La tumeur, à partir de sa base, s'amincissait graduellement en pointe et faisait une saillie considérable en avant. Comme cette tumeur n'était pas suffisamment soutenue, elle se recourbait en bas et recouvrait les deux tiers des orbites et le nez. On voyait à son sommet les deux ouvertures artificielles qu'on y avait pratiquées. On pouvait enfoncer une sonde dans la tumeur jusqu'à la profondeur de huit pouces, sans rencontrer d'os. Les paupières des deux yeux, très œdématiées, avaient le volume d'un œuf de poule et descendaient presque jusqu'au sillon naso-labial. Le gonflement était plus fort à droite. La peau était légèrement rouge dans le voisinage de la tumeur, d'un violet sombre sur la tumeur elle-même, pâle et d'une teinte sale sur la paupière inférieure; elle était immobile et adhérente à la tumeur. Celle-ci paraissait très ferme au toucher; néanmoins les incisions laissaient échapper en abondance un fluide clair, très fétide, dans lequel on découvrait des *coagula* sanguins décomposés et des fragments d'os nécrosés.

Le 1er août, pour faciliter l'écoulement des sécrétions, on réunit les deux ouvertures à l'aide d'une incision. L'introduction du doigt démontra qu'il existait une cavité profonde et étendue, dont les parois étaient recouvertes d'excroissances polypeuses du volume d'une noisette environ, et entre lesquelles se trouvaient de petits morceaux d'os nécrosés. Le doigt, ainsi introduit, ne permit cependant pas d'atteindre l'os frontal. Le malade, pendant l'examen, éprouva de légères convulsions, plus prononcées dans les membres inférieurs, et suivies d'une syncope. La conjonctive de l'œil droit était légèrement injectée, celle de l'autre œil tout à fait normale. Le malade, pour voir, relevait la paupière avec ses doigts. Son teint et l'expression de sa figure étaient ce qu'on observe d'ordinaire chez les sujets affectés de cancer. Il n'y avait pas d'autres symptômes cérébraux que ceux que nous avons signalés. Le sujet décrivait clairement et minutieusement son état. Les organes thoraciques et abdominaux étaient sains. On lui prescrivit, pour sa plaie, des lotions avec une solution de chlorure de chaux, et pour ses paupières une solution d'acétate d'alumine. — 2 avril. Paupières plus gonflées et rouges. La fièvre s'accroît; pas de convulsions. — 4 avril. Céphalalgie, agitation, langue sèche, état fébrile plus marqué, suivi d'abondantes sueurs. Potion de Rivière, etc. — 8 avril. Le malade est sans connaissance, très agité; il délire, pousse des cris, et est en proie à la jactation; langue sèche, fièvre continue. — Le malade reste dans cet état jusqu'au 12, où survient un coma profond. — 14 avril. Délire tranquille, soubresauts des tendons, convulsions des extrémités supérieures et inférieures. Pouls très faible; mort le 16 avril.

L'autopsie a lieu quarante-huit heures après la mort. Émaciation de tout le corps; teint jaune sale de la peau; pas de stase sanguine, pas de rigidité. L'œdème des paupières a disparu : par suite de leur distension antérieure, ces paupières forment une sorte de sac. Lorsqu'on eut pratiqué une incision cruciale dans la tumeur, il devint évi-

(1) J. Minkiewicz, de Witebsk. Virchow's Archiv f. path. Anat. und Phys. 1860, B. XIX S. 226.

dent qu'il s'agissait d'un carcinome. La masse cancéreuse pénétrait dans les orbites, surtout dans le droit, et dans les fosses nasales. Il y avait aussi des dépôts cancéreux dans la paupière supérieure droite. La cavité de la tumeur, ainsi qu'on avait pu le reconnaître pendant la vie, était remplie de masses cancéreuses ramollies et nécrotiques. A la circonférence de la tumeur, le périoste était détaché de l'os, mais paraissait sain. Rien à signaler sur la partie supérieure du crâne.

I. La dure-mère est plus tendue à droite qu'à gauche. Lorsqu'on l'incise, il s'échappe une quantité considérable d'un fluide épais et fétide. Un liquide semblable recouvre la face interne de la dure-mère et la surface externe de la pie-mère. La face interne de la dure-mère a perdu son lustre, elle est vascularisée par places et recouverte d'exsudations qui y adhèrent fortement. On trouve en certains points, sous les exsudations, des taches d'un rouge sale foncé, restes d'anciens épanchements sanguins. Ces exsudations et ces taches sont surtout nombreuses dans les points qui correspondent aux lobes cérébraux antérieurs. La surface de la pie-mère est recouverte d'un pus qu'enlève facilement un filet d'eau; les parties latérales sont aussi recouvertes de pus, mais inférieurement on n'en trouve que sur les lobes antérieurs. En enlevant la pie-mère, on trouve une quantité considérable d'un pus jaune et épais, rassemblé entre le repli falciforme et les lobes postérieurs de l'hémisphère droit. Les vaisseaux de la pie-mère sont volumineux et gorgés de sang, la membrane elle-même est épaissie, plus résistante, et infiltrée de pus. L'hémisphère droit du cerveau contient deux abcès un peu plus volumineux qu'une noisette. L'un était dans le lobe antérieur, au-dessus du *tractus* du nerf olfactif et de la lame criblée de l'ethmoïde; l'autre dans le lobe postérieur, près de la surface interne, où se trouvait la collection de pus. Le contenu des abcès et leurs parois consistaient en un *magma* de substance molle, déchiquetée et en voie de décomposition. Dans le voisinage des abcès, on apercevait les altérations propres à l'inflammation du cerveau. Ailleurs on ne trouvait qu'un pointillé sanguin.

II. La dure-mère enlevée, on n'observe pas à sa face interne les mêmes altérations que celles trouvées à droite. La pie-mère, qui recouvre le lobe antérieur, est recouverte de pus. Le lobe lui-même contient un abcès occupant le même siége qu'à droite. La substance cérébrale est dans le même état qu'à droite. Les plexus choroïdes ne sont point injectés de sang. En enlevant le cerveau, on constate que la dure-mère, en avant, au niveau de l'abcès, est ramollie, qu'elle se déchire aisément, et a une coloration grisâtre; cependant elle est entière. La face externe de la dure-mère, qui tapisse les fosses antérieure et moyenne, présente de petites tumeurs cancéreuses isolées, comme de petites verrues, du volume d'un pois ou plus petites encore. Ces tumeurs sont granuleuses, assez dures et d'un rouge sale; les unes ont une base large, d'autres sont pédiculées; quelques-unes sont contenues dans des cavités de la table interne, d'autres dans le diploé. Il y a entre ces cavités des points où la table interne est amincie, molle, semi-transparente, vitreuse et ressemble à du cartilage. Au-dessous de ces points, il y a dans le diploé des masses cancéreuses. En 1857, le docteur J. Minkiewicz avait fait des expériences sur l'action de l'acide lactique sur les os. Il plongeait de petits morceaux d'os dans l'acide tartrique dilué et les y laissait macérer de une à deux semaines. Il se montrait alors vers les bords une couche mince d'apparence cartilagineuse, transparente, molle et élastique. La table externe du crâne présentait le même aspect dans les points où elle recouvrait des masses cancéreuses. Les principaux changements des os de la tête consistaient dans la destruction des portions horizontale et moyenne du frontal, et de l'os ethmoïde. Pour se livrer à un nouvel examen plus complet, on mit macérer la tête et l'on enleva les parties molles avec précaution; il devint alors évident que la destruction portait sur la portion inférieure et moyenne du coronal, sur les portions nasale et orbitaire du même os, sur l'ethmoïde, les os nasaux, une portion de la petite aile gauche du sphénoïde, sur toute la petite aile droite et l'apophyse ptérygoïde du même os, sur la partie supérieure de l'apophyse nasale du maxillaire supérieure. Les bords de la portion restante du frontal étaient partout irréguliers, brisés et comme corrodés. Les *lamina externa ad lineas semilunares* avaient perdu leur poli; elles étaient poreuses et irrégulières. La *lamina ad lineam mediam* était tout à fait normale. On n'eut pas recours à l'examen microscopique.

Ce cas de cancer est remarquable en ce qu'il a été la conséquence d'un coup, et en ce que, malgré les désordres considérables des parties avoisinant l'œil, celui-ci est resté intact. L'auteur regrette que l'absence de tout examen microscopique l'ait empêché de déterminer à quelle sorte de cancer appartenait cette tumeur; mais ses caractères apparents, la rapidité de la marche de l'affection dans la dernière période, l'intensité des douleurs le portaient à conclure qu'il s'agissait d'un carcinome médullaire ayant pris naissance dans le diploé (1).

SECTION V.

DILATATION, DÉFORMATION ET ABSORPTION DE L'ORBITE PAR COMPRESSION.

(P. 70-107.)

Les changements que l'orbite peut avoir à subir par cette cause varient considérablement, comme la direction par laquelle elle s'exerce, et les maladies des os et des cavités susceptibles d'y donner lieu. On les a surtout rencontrées dans le maxillaire supérieur et son sinus, mais on les a trouvées aussi dans d'autres os. Ces maladies sont : les tumeurs kystiques, hydropisies, tumeurs osseuses, encéphaloïdes osseux, tubercules, polypes, encéphaloïdes ou cancers mous; les tumeurs fibreuses, fibroïdes, fibro-plastiques ou myéloïdes, cartilagineuses, fibro-cartilagineuses, multiloculaires, cystiques; les fibroïdes récurrents et les exostoses. Elles se développent dans les os ou dans les cavités qu'ils circonscrivent, distinction qu'il est souvent fort difficile et toujours fort important de faire avec précision. Quelques-unes sont malignes, d'autres ne le sont pas (2).

Dans les cas de carie, de nécrose ou de toute autre affection nécessitant le maintien d'une ouverture à l'aide d'une tente, on ne saurait mieux faire que d'employer celles qui sont recommandées par le docteur Sloan (d'Ayr) (3) et formées de *sea-tangle* séchée (*Laminaria digitata*). Mais il faut toujours pratiquer une contre-ouverture dans une position déclive.

§ I. Compression de l'orbite par une cause siégeant dans les narines (4). (P. 72.)

Les polypes naso-pharyngiens sont susceptibles d'envoyer des prolongements vers l'orbite, et de déterminer ainsi des déformations de

(1) Nous ne saurions partager l'opinion de l'auteur de cette observation qui, pour être admise, aurait dû s'appuyer sur l'examen microscopique. Cette tumeur ressemble de tous points aux tumeurs à myéloplaxes, si bien décrites par le docteur Eugène Nélaton neveu, dans son intéressant travail intitulé : « D'une nouvelle espèce de tumeurs bénignes des os, ou tumeurs à myéloplaxes, Paris 1860. » L'auteur va peut-être un peu loin en niant presque absolument le cancer développé dans les os, mais il est sûr que la science manque d'observations bien concluantes sur ce sujet, et il démontre parfaitement que nombre d'observations données comme appartenant au cancer des os ne sont, au contraire, que des tumeurs à myéloplaxes. De son côté, M. Paget (Voy. Lect., vol. II, p. 171) repousse l'appellation d' « ostéosarcome » qu'on pourrait être tenté de donner à cette sorte de tumeurs.

(2) Voyez un tableau de dix-sept cas de tumeurs osseuses développées dans les parois osseuses ou dans leurs sinus (Med. Times and Gazette, 1859, Sept. 5).

(3) Glasgow Med. Journ. 1862, Oct. 1.

(4) Voir : Polypes du nez s'étendant par en haut, déterminant l'absorption du sphé-

cette cavité, et, par suite, l'exorbitisme. Comme leur nom l'indique, ils ont une portion nasale et une portion pharyngienne; leur caractère propre est de faire invasion dans les régions de leur voisinage, par des embranchements plus ou moins développés. Ainsi, ils passent d'une fosse nasale dans l'autre, après avoir détruit la cloison ; ils entrent dans le sinus maxillaire et font saillie dans la bouche à travers la voûte palatine. Ils remontent vers la voûte des cavités nasales, dans le sinus frontal; ils envahissent un ou les deux sinus sphénoïdaux, si toutefois leur développement n'a pas commencé dans ces cavités; ils pénètrent dans la fosse sphéno-maxillaire en passant par le trou sphéno-palatin, et de là dans la fosse zygomatique, par la fente ptérygo-maxillaire ou en passant derrière l'apophyse ptérygoïde. De la fosse zygomatique, la tumeur peut descendre du côté de la joue, ou remonter dans la fosse temporale et dans l'orbite, où elle peut aussi arriver à travers la paroi externe de la cavité malade ou par la paroi supérieure du sinus maxillaire. Enfin, les polypes naso-pharyngiens peuvent entrer dans la cavité crânienne, soit par des ouvertures normales, soit en usant l'un ou l'autre point des parois de cette boîte. Les embranchements sont le plus souvent multiples (1).

Quand ces polypes sont volumineux, on ne peut guère parvenir à les extraire ou à les détruire qu'en déplaçant ou en enlevant le maxillaire supérieur, pour se créer une voie qui permette d'arriver jusqu'à eux (2).

Obs. 11. — *Polype naso-pharyngien très-volumineux. Ablation du maxillaire supérieur. Destruction du polype par l'arrachement, l'excision et la cautérisation actuelle. Cautérisation potentielle consécutive. Guérison datant de près de deux mois* (3). — Constant Van Tomme, âgé de 15 ans, apprenti tisserand, né et domicilié à Heale (Flandre occidentale), se présenta à ma clinique chirurgicale le 9 octobre 1862, pour se faire traiter d'une tumeur de l'arrière-bouche. Il m'était adressé par l'un de mes anciens élèves les plus distingués, M. le docteur Decraene, de Courtrai.

D'un tempérament lymphatico-sanguin, et d'une constitution excellente, Constant ne se rappelle pas avoir jamais été malade ; ses parents, ses frères et ses sœurs jouissent tous d'une bonne santé, et rien dans sa famille ne fait soupçonner une affection semblable à celle dont il est affecté. Constant fait remonter le début apparent de son mal à deux ans environ, époque à laquelle il était constamment enchiffrené, et où le passage de l'air par la narine droite était devenu impossible. D'abord on fit peu d'attention à une affection qui paraissait bénigne, mais bientôt divers accidents donnèrent l'éveil sur la gravité du mal. Deux hémorrhagies abondantes furent les premiers symptômes alarmants : l'une par la bouche, évaluée par le malade à plus d'un litre, fut consécutive à l'aspiration par le nez d'un liquide astringent; l'autre, un peu moins considérable, fut principalement nasale. Vers le même temps, le malade sentit sa respiration s'embarrasser de plus en plus,

noïde, etc., par ROBERT (Confér. de clin. chirurg.). — Id., par SIMON (Brit. med. Journ., 1858, Jun. 12, p. 471). — Extirpation d'un polype nasal, par FERGUSSON (Med. Times and Gazette, 1859, Déc. 3, p. 552, et Lancet, même date, p. 561).

(1) MICHAUX. Nouvelles considérations sur les polypes naso-pharyngiens (Bull. de l'Acad. de méd. de Belg. 1862, 2e série, t. V, p. 679).

(2) Voir, pour cette opération : MICHAUX. Loc. cit. — Mémoire sur les résections ostéoplastiques du maxillaire supérieur, par A. VAN BIERVLIET (Id. 1863, t. VI, p. 722). — Description de son procédé ostéoplastique, par LANGENBECK (Deutsche Klinik, 1861, no 29).

(3) MICHAUX (Loc. cit. pp. 768-776).

et la déglutition devenir presque impossible. C'est alors qu'il se confia à M. le docteur Decraene. Celui-ci, après deux vains essais de ligature, opéra le malade en se créant une voie artificielle par l'incision verticale du palais; cette voie ouverte, la tumeur, qui alors occupait seulement le pharynx et les narines, fut excisée, et le cautère porté sur ses insertions; et, pour s'opposer à la récidive possible, la staphyloraphie fut différée. Or, cette tentative de destruction, faite vers le milieu du mois de novembre 1861, amena chez le malade une grande amélioration qui, malheureusement, ne fut que passagère. Bientôt, en effet, la tumeur reparut, et malgré des cautérisations potentielles répétées, son accroissement fut rapide et ses embranchements devinrent de plus en plus considérables. Le malade me fut alors adressé.

Van Tomme entra à l'hôpital Saint-Pierre de Louvain, le 8 octobre 1862. Voici quel était l'état du sujet à son entrée dans mon service : En faisant ouvrir largement la bouche, on voit, entre les lèvres restées de l'incision du voile du palais, une tumeur arrondie, descendant un peu plus bas que le bord inférieur du voile du palais, qui se trouve légèrement projeté en avant. La tumeur est d'un rouge violacé, elle est lisse, un peu bosselée, de consistance charnue, indolore et s'étend en hauteur et en largeur dans la partie supérieure du pharynx. En explorant l'arrière-bouche avec le doigt, on sent que la tumeur est libre en arrière et à gauche; en avant, elle est adossée au voile du palais sans y adhérer; toutefois, en haut, le doigt est arrêté à l'apophyse basilaire, où la tumeur semble s'insérer largement et surtout du côté droit; l'ouverture nasale postérieure du même côté est inaccessible. L'insertion paraît s'étendre à la base de l'apophyse ptérygoïde et à la partie supérieure et latérale droite du pharynx. Ces explorations donnent lieu à un écoulement de sang qu'on arrête facilement par un gargarisme légèrement astringent. Une portion de la tumeur vient faire saillie dans la narine droite, qui est dilatée et complétement imperméable à l'air. Une sonde flexible pénètre pourtant avec facilité entre la tumeur et les parois nasales. La narine gauche, diminuée de calibre par la déviation de la cloison médiane, livre encore passage à l'air, mais non sans difficulté. L'odorat est presque entièrement aboli. La joue droite, fortement tuméfiée, présente, au-dessous de l'arcade zygomatique, une tumeur qui, très-distincte en bas dans l'épaisseur de la joue, va se perdre en haut sous l'arcade zygomatique. L'œil droit, un peu larmoyant, est plus proéminent que l'œil gauche. Le malade ne souffre jamais de la tête, jamais il n'a éprouvé ni vertiges ni éblouissements. Le sommeil est bon. Hormis la gêne de la respiration et de la déglutition, toutes les fonctions s'exécutent bien et le sujet jouit d'une santé générale excellente.

J'établis le diagnostic d'un polype naso-pharyngien fibro-vasculaire, qui n'avait pas été détruit par le procédé de Manne. Les insertions me paraissent larges et résistantes, et pour autant qu'on peut les déterminer, elles se font à l'apophyse ptérygoïde droite et à la partie supérieure et latérale droite du pharynx, près de la trompe d'Eustache. Le polype a deux embranchements bien évidents; l'un nasal et l'autre zygomatique. Peut-être la cavité orbitaire droite et le sinus sphénoïdal sont-ils déjà envahis.

Je me décidai à enlever le maxillaire supérieur pour arriver aux racines du polype et découvrir ses embranchements. L'opération fut pratiquée le 6 novembre. Le malade étant assis sur une chaise et contenu par des aides, je fis à la face une incision verticale qui, partant de la racine du nez, s'étendait jusqu'au bord libre de la lèvre supérieure en déviant un peu à droite pour ménager la cloison médiane. Le lambeau fut disséqué rapidement en haut et en dehors, en essayant de conserver le périoste, sans compromettre la célérité de l'opération. Le maxillaire étant ainsi mis à nu, je procédai à la désarticulation. La fente sphéno-maxillaire fut agrandie au moyen d'un poinçon, et avec la scie à chaînette, je détruisis promptement l'union avec l'os malaire; saisissant alors un sécateur de Liston, je coupai l'apophyse montante de l'os maxillaire au niveau du bord inférieur des os propres du nez. Enfin, après l'avulsion de la première incisive supérieure droite, je séparai complétement le maxillaire supérieur droit de son congénère, en divisant la suture médiane au moyen de la gouge et du maillet; détruisant alors les attaches fibreuses et musculaires, je pus extirper complétement le maxillaire supérieur droit. La voie étant ainsi largement ouverte, je pus reconnaître que le polype, très-volumineux, naissait, comme je l'avais déjà reconnu, de l'apophyse basilaire et de la portion du sphénoïde qui en est la continuation. Dans le double but d'éviter autant que possible l'hémorragie et de détruire plus sûrement toutes les racines, je m'attachai à décoller le polype au moyen des doigts, mais le grand volume de la tumeur m'obligea de le fendre en deux et de détacher séparément les deux portions. Pendant que j'extrayais ainsi la tumeur, je pus vérifier les divers points de mon diagnostic. Il en fut de même des suppositions relatives aux embranchements; en effet, outre la portion qui avait traversé la fente ptérygo-maxillaire pour aller s'épanouir dans la fosse zygomatique, je constatai qu'un petit prolongement pénétrait déjà dans l'orbite et que le sinus sphénoïdal, largement ouvert, était rempli par une portion du pédicule de la tumeur. Ces divers embranchements, excepté le sphénoïdal, n'avaient contracté que des adhérences, assez faibles : circonstance très-heureuse pour le succès définitif de l'opération. Je dois noter que, pendant les manœuvres d'extraction, l'apophyse ptérygoïde droite fut brisée, probablement par suite de l'amincissement de cet os, occasionné par la pression de la tumeur. Enfin, après avoir épongé convenablement le sang qui, du reste, s'écoulait en assez faible quantité, je cautérisai les divers points d'insertion avec le fer rouge. La plaie de la face fut alors réunie au moyen de la suture métallique; aucun accident ne vint entraver la marche de l'opération, aussi fut-elle terminée en moins de vingt-cinq minutes. Elle fut très-bien supportée par le malade, qui fut porté immédiatement dans son lit, et l'on commença aussitôt l'application des compresses imbibées d'eau froide sur la face.

C'est alors qu'en présence de mes élèves, je procédai à l'examen des diverses pièces que j'avais enlevées. D'abord venait le maxillaire supérieur. Hormis l'apophyse montante réséquée obliquement, au niveau du bord inférieur des os propres du nez et du sommet de la portion triangulaire qui entre dans la composition du plancher de l'orbite, cet os avait été enlevé en entier. Il présentait ses caractères anatomiques ordinaires. Je ferai toutefois observer que la paroi postérieure de l'antre d'Highmore ayant été très-amincie en plusieurs points, les seules manœuvres de traction pour détacher le maxillaire avaient suffi pour les faire éclater, et que, par suite de la présence des deux surfaces des sections et des attaches avec l'os malaire, et d'une partie de l'apophyse montante, la configuration de l'os était quelque peu modifiée. Pour le polype, je dus d'abord le reconstituer. Cette opération faite, il offrait une tumeur trilobée, triangulaire, laissant entre les deux lobes inférieurs un espace où venait se loger le bord postérieur du maxillaire. Sa consistance était fibreuse; sa coloration rouge présentait çà et là des parties livides, surtout aux points d'insertion. Pour faciliter la description de cette masse, je la diviserai en trois portions, division du reste basée sur sa constitution anatomique, savoir : le lobe supérieur ou pharyngien, le lobe externe ou génien et le lobe interne ou nasal.

Cette tumeur offre les dimensions suivantes : dans sa plus grande longueur, c'est-à-dire de l'extrémité du lobe supérieur à l'extrémité antérieure du lobe externe, j'ai trouvé dix centimètres, tandis que, du même point supérieur à l'extrémité antérieure du lobe nasal, la tumeur mesure seulement huit centimètres ; ses autres diamètres sont : à l'union des deux lobes internes et externes avec le lobe supérieur, cinq centimètres : celui du lobe externe quatre centimètres; celui du lobe nasal trois. Le lobe externe présente une forme ovoïde, aplatie de dedans en dehors et à grosse extrémité postérieure. Il est séparé du lobe supérieur par une dépression résultant de l'étranglement opéré par la fente ptérygo-maxillaire. Ce lobe, de même que les deux autres, est plus ou moins lobulé. La face externe et le bord inférieur ne présentent rien de remarquable ; à la face interne, qui est beaucoup plus vasculaire, on voit, près de la dépression que j'appellerai volontiers ptérygo-maxillaire, une petite plaque osseuse appartenant à la paroi postérieure du sinus maxillaire. Toute cette face est rugueuse et recouverte de débris de tissu fibroïde, indices de ses adhérences avec les diverses parties osseuses voisines. Le bord supérieur est aussi très-vasculaire, surtout vers son extrémité antérieure, où l'on voit des traces évidentes d'insertions. Le lobe interne ou nasal a une forme plutôt légèrement conique allongée, à grosse extrémité postérieure. La face intérieure présente, au moment où elle se détache du lobe supérieur, une forte vascularisation et plusieurs petites lamelles osseuses arrachées des os environnants. La face interne est aussi vasculaire au point où elle s'introduisait dans les fosses nasales. La face postérieure et la face externe n'offrent rien de particulier, si ce n'est un petit point plus vasculaire, qui se trouve vers la partie antérieure de cette dernière et qui accuse une adhérence avec un point du plancher des fosses nasales. Reste maintenant le lobe pharyngien. Cette partie offre une forme assez régulière. Sa face postérieure est convexe et son bord antérieur plus ou moins concave. Elle se réunit aux portions nasale et zygomatique au niveau du trou sphéno-palatin énormément dilaté. Ce qui frappe tout d'abord, c'est que la vascularisation est ici beaucoup plus marquée que partout ailleurs. Ce lobe appuyant inférieurement sur le voile du palais, se termine à son extrémité supérieure par une surface irrégulière, déchiquetée, composée de plusieurs languettes adossées et très-vasculaires, que l'on reconnaît aisément pour les insertions de la tumeur dans les sinus sphénoïdaux et leur voisinage.

Les suites de l'opération furent des plus heureuses et l'on n'eut aucun accident à combattre. Le gonflement de la joue, qui avait pris le troisième jour de l'opération, une teinte rouge un peu luisante, m'avait fait craindre un érysipèle, mais grâce à quelques soins de propreté, cet état se dissipa bientôt. La suppuration, peu abondante et de bonne nature mais très fétide, s'établit du quatrième au cinquième jour. Dès lors des gargarismes et des injections de propreté furent fréquemment employés. Le sixième jour, je fis administrer un lavement pour vaincre la constipation qui avait persisté jusqu'à ce jour. Le 13 novembre (huitième jour), les points de suture furent enlevés. Toute la plaie de la face était cicatrisée, sauf une petite partie au dos du nez que je recouvris d'un petit emplâtre agglutinatif. Selon mon habitude, le malade ne fut pas soumis à une diète sévère. Dès le second jour déjà, je lui permis le lait et le bouillon, et dans la suite je me réglai sur l'appétit du malade pour lui permettre aussitôt que possible les soupes à la bière, les potages, la viande hachée, etc., etc. Le 4 décembre, l'état de l'opéré est toujours très-satisfaisant. La cicatrisation est presque complète. Il n'existe plus rien dans le fond de la gorge, sauf un point mollasse ayant plutôt l'aspect d'une portion de muqueuse détachée que d'une récidive du polype; cependant, par précaution, de jour à autre on cautérise cette partie avec le caustique de Filhos. De temps en temps de petites parcelles osseuses se détachent du sphénoïde.

La difformité est à peine sensible. L'état général est bon, sauf un peu d'anémie par suite des hémorragies abondantes survenues avant et pendant l'opération, et aussi par suite du changement survenu dans les milieux qu'habite l'individu. On combat cet état par les toniques, les ferrugineux et l'exercice au grand air.

§ III. Compression de l'orbite ayant sa cause dans le sinus frontal (1). (P. 74.)

Obs. 12. — *Mucocèle chronique des cellules de l'ethmoïde envahissant l'orbite gauche, et abcès aigu du sinus frontal droit* (2). — Thomas W., âgé de 22 ans, ouvrier de ferme, est admis au *Middlesex Hospital*, le 12 juin 1863, pour des tumeurs de l'orbite. M. Shaw, mon collègue, a la bonté de m'en confier le traitement. L'œil gauche est considérablement déplacé en avant et en dehors, par une tumeur oblongue, élastique, fluctante, qui fait saillie en avant entre le globe oculaire et le bord supérieur et interne de l'orbite. La partie supérieure de cette tumeur est en rapport avec l'apophyse orbitaire interne du frontal, qui est légèrement augmentée de volume. On sentait l'extrémité inférieure de la tumeur se portant en arrière le long de la paroi interne de l'orbite, mais on ne pouvait atteindre les limites postérieures.

L'œil droit est aussi déplacé, quoiqu'à un moindre degré, par une tumeur solide, située à la partie supérieure et interne du rebord orbitaire. La paupière supérieure est rouge et légèrement œdémateuse. Vers la partie centrale de son bord adhérent, juste au-dessous du sourcil, on remarque un petit orifice déprimé, qui est l'ouverture externe d'une fistule, à travers laquelle on peut porter une sonde, en haut et en dedans, dans le sinus frontal droit, puis ensuite si loin vers la gauche, qu'il faut que la cloison des sinus manque ou qu'elle soit singulièrement reportée à gauche. Cette fistule laisse échapper du muco-pus peu consistant, principalement pendant la nuit; le malade évalue la quantité

(1) Voir : Observation de polypes du sinus frontal, se propageant dans le nez et les orbites; opération suivie de succès, par Henry (Lancet, 1859, Déc. 24, p. 634). — Exostose du sinus frontal, par Home (Philos. Trans. Vol. LXXIX, p. 239, Lond. 1799). — Le professeur Syme rapporte l'observation d'un noble écossais qui, atteint d'une suppuration du sinus frontal, où la suppuration s'était fait jour par la paupière supérieure, s'adressa à un praticien de Paris, qui, sous prétexte de laver la cavité et de fermer l'orifice au moyen d'une tente pour empêcher la pénétration de l'air, lui avait fait près de 400 pansements sans résultat (Month. Journ. of Med. Sc. Vol. XIV, p. 534, Edinb. 1862).

(2) Hulke. Ophth. Hosp. Rep. 1864, Vol. IV, p. 176. — V. aussi d'autres observations du même auteur, Id. 1860-61, Vol. III, pp. 147-341.

qui s'en échappe pendant ce temps, à la moitié de la contenance d'une tasse à thé. L'apophyse orbitaire interne droite du frontal est augmentée de volume et recouverte de nodosités osseuses qui ont la forme de verrues. La partie droite et centrale du front est gonflée, et l'on y sent de la fluctuation. Le gonflement dépasse de deux pouces la racine du nez, et se porte en dehors jusqu'au bord temporal droit. Les limites du gonflement étaient marquées par un rebord saillant, comme la circonférence d'un cautère. Il n'y avait ni rougeur, ni augmentation de chaleur de la peau, ni aucune apparence de la formation d'un abcès. La pression exercée sur la tumeur frontale ne se communiquait pas à celle de l'orbite et ne provoquait point la sortie de pus par la fistule de la paupière supérieure.

Il racontait qu'il y a deux ans, sans trouble aucun de sa santé, il s'était montré au côté interne de son orbite gauche une petite *bosse*, qui s'était accrue lentement et avait déplacé l'œil. Elle n'avait provoqué ni douleur ni aucun symptôme du côté de la tête, mais bien déterminé une diplopie fort gênante qui avait disparu lorsque l'œil avait été fortement déplacé. En avril, il avait été pris d'une violente douleur vers l'orbite droite. Les paupières étaient devenues très rouges et gonflées. Le gonflement avait envahi le front et les paupières gauches. Céphalalgie intense et fièvre marquée. On pratiqua quatre incisions au niveau du sourcil droit, chacune donnant issue à beaucoup de pus; ce qui amena une diminution rapide du gonflement, mais beaucoup plus lente que de la douleur.

L'historique des symptômes locaux indiquait évidemment un abcès aigu du sinus frontal droit; d'un autre côté, le développement de l'apophyse orbitaire interne du frontal du côté correspondant, le déplacement de l'œil par l'empiétement de la paroi postérieure du sinus sur l'orbite, rendaient probable que l'abcès était consécutif à une distension chronique du sinus par du mucus, dont l'accumulation devait être due à quelque obstacle à son écoulement dans les fosses nasales par l'infundibulum. La tumeur fluctuante du frontal consistait probablement en un abcès situé sous le périoste et dû à la propagation de l'inflammation à travers la paroi antérieure du sinus. On concluait qu'il n'existait aucune communication libre entre cet abcès et le sinus, de ce que la fluctuation ne se propageait point d'une tumeur à l'autre, et de ce fait qu'aucune perforation de la partie antérieure du sinus n'avait été observée dans aucun des cas d'abcès du sinus frontal, publiés dans ce journal. Mais la nature de la tumeur de l'orbite gauche n'était pas aussi claire. Un chirurgien capable avait supposé qu'il s'agissait d'un cancer. Cette supposition était rendue improbable par ce fait que, parmi les diverses formes de cancer, l'encéphaloïde seul offre une élasticité susceptible d'être prise pour de la fluctuation, et que, s'il s'était agi d'un encéphaloïde, la tumeur se serait accrue bien plus rapidement chez un sujet jeune et vigoureux. Il n'était guère probable non plus qu'un cancer pût exister depuis deux ans, sans que les glandes lymphatiques avoisinantes se fussent prises consécutivement. D'après ce que mon expérience des autres cas m'apprenait, je considérai la tumeur gauche comme un mucocèle chronique du sinus frontal gauche, et je me décidai à l'ouvrir et à mettre en même temps à découvert l'intérieur du sinus frontal droit.

Juin 17. Après chloroformisation, je fendis la fistule qui conduisait au sinus frontal droit, et enlevai la paroi antérieure du sinus jusqu'à ce que son intérieur fût bien mis à nu. Il était presque complétement rempli par un tissu mou, rouge, très vasculaire, qui saigna très abondamment. La cavité ne présentait aucune portion d'os dénudé; mais, en ouvrant l'abcès superficiel du front, on trouva que la face externe de l'os, constituant la paroi antérieure du sinus, était dépouillée de son périoste dans une grande étendue. On ponctionna alors la tumeur de l'orbite gauche. Il y eut un écoulement abondant de sang artériel; mais, comme il parut provenir de la lésion de l'artère angulaire dilatée, on agrandit l'ouverture jusqu'à ce que le doigt pût être enfoncé dans une cavité, dont on put extraire environ une once d'un mucus visqueux et glaireux. Cette cavité était tapissée d'une membrane vasculaire lisse; elle s'étendait le long de la paroi interne de l'orbite, empiétant fortement sur les fosses nasales, et paraissant provenir des cellules ethmoïdales et des cellules frontales qui communiquent avec elles. Ni la sonde, ni les injections d'eau ne purent me faire découvrir de communication avec le sinus frontal droit dilaté, et la cavité, au reste, n'affectait point la direction du sinus gauche. On se trouva bien, pour modérer la vive inflammation qui survint, de l'emploi de sacs en caoutchouc contenant de la glace. On pratiqua dans les cavités des injections d'eau tiède additionnée d'un peu de solution de permanganate de potasse de Condy. Pendant une quinzaine, il s'échappa journellement une quantité de muco-pus qu'on évalua à quatre onces. On plaça des drains pour faciliter l'écoulement des liquides et empêcher la trop prompte occlusion des ouvertures. L'écoulement diminua progressivement. Aucun séquestre ne se détacha de la paroi antérieure du sinus frontal droit, mais le périoste se réunit à l'os. Les globes oculaires reprirent lentement leur position normale, de sorte que la déformation des traits du malade, si remarquable à son entrée, était à peine appréciable à sa sortie.

Novembre 17. Le déplacement des yeux, surtout de celui du côté gauche, a presque absolument disparu. Une petite cicatrice, plissée au-dessous du centre du sourcil droit, indique l'ouverture de la petite fistule, qui conduisait dans le sinus frontal droit. La sonde ne pénétrait plus que jusqu'à la profondeur d'un demi-pouce dans l'orbite gauche, et l'écoulement ne consistait qu'en quelques gouttes échappées dans l'espace de 24 heures. On lui prescrivit de maintenir dans la cavité un petit drain tant que durerait l'écoulement, drain qu'on devait raccourcir à mesure que la cavité diminuerait de profondeur.

§ IV. Compression de l'orbite par une affection du sinus maxillaire (1). (P. 81.)

M. Heyfelder rapporte (2) que, sur 450 cas d'affections du maxillaire supérieur, il a trouvé 74 cas de carcinome, 48 de sarcome, et seulement 8 cas d'enchondrome. Il représente cette dernière tumeur comme prenant naissance soit à l'intérieur du sinus maxillaire, soit dans la substance même de l'os ; comme s'accroissant d'ordinaire lentement, et rarement avec rapidité, et comme restant parfois stationnaire. Si

(1) Voir : Kyste membraneux dans l'antre d'Highmore, par PAGET (Lect. Vol. II, p. 56). — Kyste séreux du maxillaire supérieur ; excision et cautérisation au nitrate d'argent, par PIZE (Gaz. des Hôp. 1864, p. 574). — Les sinus maxillaires contiennent parfois des poches dans lesquelles on rencontre des dents. Il peut se former aussi, dans les alvéoles, des kystes membraneux qui simulent la dilatation de l'antre. Voir, pour la structure et les variétés du sinus maxillaire : CATTLIN (Lancet, 1858, Jun. 19, p. 114). — Amaurose consécutive à un abcès aigu de l'antre d'Highmore, occasionnée par une dent cariée, anémie de la papille optique, fig. ophthalmoscopique, par SALTER (Med. Chir. Trans. Vol XLV, p. 555, Lond. 1862). — Abcès du sinus maxillaire, observé par SYME (Monthly Journ. of Med. Sc. Vol. XIV, p. 503, Edinb. 1852). La lèvre relevée, on plonge, entre elle et la gencive, la lame d'un bistouri qui traverse l'os distendu et aminci. On le fait agir horizontalement, de façon à obtenir une ouverture large et déclive. On introduit d'abord de la charpie pour arrêter tout écoulement de sang. Dès que celui-ci a cessé, on laisse l'ouverture libre. — Cancer encéphaloïde, tumeur fibroïde récidivante, myéloïde, fibro-plastique de Lebert, V. PAGET (Lect. Vol. II, p. 212) et SKEY (Med. Times and Gaz. 1860, Mars 24, p. 291). Cachexie, accroissement rapide, antécédents fâcheux des parents, — fig. reprcs. les cellules. — Tumeur fibreuse du sinus maxillaire, par ROBERT (Conf. de clin. chir., pp. 274-290. Obs. 1, 4 et 6 ; deux bonnes fig. Paris 1861). — Tumeur fibreuse du maxillaire supérieur ; ablation, mort par érysipèle. Elle était formée d'une masse molle, juteuse et de tissu fibreux délicat, appartenant probablement à la variété récurrente (Lancet, 1862, Déc. 27, p. 701). — De l'excision du maxillaire supérieur à travers le nez, par BUTCHER (Dubl. Journ. of Med. Sc. 1860, Mai, p. 257). — Observation de cancer encéphaloïde, procédé nouveau par lequel on n'enlève qu'une petite portion d'os par DAVIES (Lancet, 1858, Janv. 23, p. 85). — Observation avec figures, par BUTCHER (Dubl. Quart. Journ. of Med. Sc. 1861, Fév.). — Ablation du maxillaire supérieur droit et de la portion palatine du maxillaire gauche ; guérison, par MARSDEN (Med. Times and Gaz. 1862, Mars 15, p. 265). — Tumeur de l'antre d'Highmore, envahissant le plancher de l'orbite et le voile du palais, excision du maxillaire supérieur, par FERGUSSON (Id. 1865, Fév. 14, p. 159). — Excision du maxillaire supérieur, tumeur maligne ; description minutieuse de l'opération, par CRAVEN (Id. 1865, Oct. 5, p. 356). — Description de l'opération, par FERGUSSON ; il divise la lèvre supérieure sur la ligne médiane et pousse l'incision jusque dans le nez ; il détache ensuite la lèvre supérieure, l'aile du nez et la joue ; il évite ainsi la difformité consécutive à une incision qui intéresserait la joue (Med. Times and Gaz. 1860, Fév. 25, p. 191). — M. BOWMAN a pu, sans inciser la lèvre, enlever des tumeurs volumineuses du sinus (Ibid). — Observation, avec remarques, d'un cas opéré par le procédé Fergusson, avec conservation de la voûte palatine, par JACKSON (Lancet, 1863, Janv. 24, p. 89).

(2) Enchondrôme ou tumeur cartilagineuse du maxillaire supérieur, par HEYFELDER (Dublin Quart. Journ. of Med. Sc. 1857, p. 282).

on l'enlève, elle se reproduit d'ordinaire promptement. Suivant lui, les tumeurs cartilagineuses sont ordinairement de forme sphérique ou largement ovalaire, à surfaces unies, quoique lobulées et présentant plus ou moins de bosselures. Lorsqu'on les incise, elles crépitent sous le couteau ; leur intérieur est blanc, brillant, dur, et consiste en une masse homogène, ou se trouve formé par l'aggrégation de petites tumeurs de volume différent, réunies ou enveloppées de cordons de tissus fibro-cartilagineux durs et blancs. La masse cartilagineuse n'est pas toujours homogène, elle contient parfois des grumeaux mous; ou d'autres osseux ou calcaires. Le cartilage de l'enchondrome simule toute espèce de cartilage physiologique, et comme tous les enchrondrômes, ceux de la mâchoire supérieure sont simples ou mixtes. Les premiers montrent des cellules cartilagineuses et une substance homogène ou stratifiée; l'enchondrôme mixte présente la combinaison de divers éléments, principalement ceux du tissu fibreux, du cancer, des tumeurs vasculaires, etc. Si l'enchondrome prend son origine dans le sinus, le périoste en est d'ordinaire le point de départ. Il peut exister là depuis longtemps sans que le malade en ait eu conscience, et ce n'est qu'alors que la tumeur vient presser contre les parois de l'antre qu'elle produira des symptômes morbides. Les symptômes sont les mêmes que ceux que détermineront d'autres tumeurs occupant la même région, et nous les avons déjà détaillés à l'article « pression de l'orbite, suite du développement du sinus maxillaire. »

Le Dr Heyfelder cite des cas d'enchondrôme de la mâchoire supérieure publiés par Partridge, Stanley, Gensoul et Langenbeck. Voici la description qu'il donne d'un cas observé sur une femme de 56 ans.

Obs. 13. — La tumeur avait débuté, à ce que l'on suppose, 2 ans avant la mort de la malade, et s'était développée dans le sinus maxillaire gauche; mais il est probable qu'elle existait déjà depuis longtemps sans avoir produit aucun symptôme remarquable, et par suite, sans avoir été observée. Elle avait le volume de la tête d'un homme, et consistait en trois lobes, séparés par des rainures superficielles. Deux de ces lobes appartenaient au côté gauche de la face, qui était beaucoup plus distendu que le droit. Le nez était presque complétement aplati, et les narines n'étaient plus représentées que par des fentes obliques; l'œil gauche était recouvert par la tumeur et par des plis de la peau; le droit était intact. La peau tendue ne présentait aucune altération de texture, aucune trace d'inflammation; elle était attachée à la tumeur par un tissu cellulaire dense. L'enchondrome qui avait pris naissance dans l'autre d'Highmore avait distendu les parois interne, supérieure et inférieure, mais surtout l'interne. On apercevait à son centre, comme vestige du sinus maxillaire, un creux de la dimension d'une petite noix communiquant avec le nez. La partie postérieure de la cavité nasale et les narines postérieures sont conservées; la partie antérieure du nez a été comprimée de telle façon que ses parois se touchent de toutes parts. Les parties supérieures de la tumeur occupent, de chaque côté, les apophyses frontales du maxillaire supérieur et l'os nasal, et s'étendent à la surface de l'os frontal laissant les sinus intacts. La voûte palatine et l'arcade alvéolaire sont transformées en une masse informe, irrégulière et bombée. Le sinus maxillaire droit est fortement distendu.

Une section pratiquée à travers la tumeur montra qu'elle était en partie ossifiée, surtout autour du sinus et dans la portion qui adhérait aux os nasaux. A la périphérie, on trouvait des tissus purement cartilagineux. Il n'y avait aucune croûte osseuse à l'intérieur de la tumeur. Au microscope, le Dr Heyfelder la trouva composée d'un tissu fondamental amorphe, offrant çà et là l'aspect fibreux, de grandes cellules cartilagineuses, de cellules cartilagineuses à différents degrés en voie d'ossification, et enfin de corpuscules osseux parfaits (1).

Obs. 14. — *Abcès dans le sinus maxillaire gauche: exophthalmie produite par la collection purulente* (2). — Me Sauval, 55 ans, d'une bonne constitution, entre le 14 juillet 1859, à l'hôpital Saint-André pour un exophthalmos de l'œil gauche et un gonflement de la région malaire du même côté. La maladie a débuté, il y a 4 mois, de la manière suivante : céphalalgie frontale très-intense et odontalgie qui a forcé la malade à se faire arracher la dernière molaire supérieure gauche. A peine cette avulsion est-elle accomplie, que des tiraillements se font sentir dans la région malaire; peu de temps après, la malade y éprouve de vrais élancements et s'aperçoit d'un commencement de déformation et de gonflement de cette région. Bientôt l'œil devient saillant, proémine en avant de l'orbite. C'est alors qu'elle se décide à entrer à l'hôpital, où l'on peut constater l'état suivant : Tuméfaction très-apparente au niveau du maxillaire supérieur gauche. L'os malaire semble repoussé en avant. L'œil gauche proémine fortement en avant; il ne peut plus être recouvert par les paupières, qui se tiennent la supérieure relevée, l'inférieure abaissée. La conjonctive est injectée; elle forme autour de la cornée un chémosis très-intense. La malade éprouve des élancements, des battements dans l'œil qui la font beaucoup souffrir. On fait une application de six sangsues à l'angle externe de l'œil, et des onctions mercurielles au pourtour de l'orbite et sur la région malaire. Les 15, 16 et 17, les phénomènes inflammatoires persistent du côté de l'œil; l'injection de la conjonctive et le chémosis que cette dernière forme, conservent la même intensité. (Onctions mercurielles; nouvelle application de six sangsues au-devant de l'oreille gauche.) Le 18, l'état de l'œil est à peu près le même ; la cornée est un peu trouble, terne, on en redoute l'ulcération. La malade accuse l'existence d'un petit abcès de la gencive, situé entre la deuxième et la troisième molaires supérieures gauches. (On continue les onctions mercurielles.) Le 19, l'abcès de la gencive est percé, et il s'est écoulé dans la bouche une certaine quantité de pus très-fétide; l'injection de la sclérotique est moindre. Le 20, la malade, en se mouchant avec force, remarque du pus mélangé aux mucosités qui viennent du nez ; l'injection de la sclérotique disparaît. Le 21, il s'écoule encore du pus dans les grands efforts que la malade fait en se mouchant. Une difficulté dans l'écoulement du pus doit dépendre de ce qu'il n'existe pas de trajet direct communiquant du foyer purulent aux fosses nasales; l'écoulement doit se faire par les cellules ethmoïdales. Du 21 au 25, il s'écoule encore du pus toutes les fois que la malade se mouche avec force ; il s'en écoule également par l'orifice de l'abcès gencival, qui est devenu fistuleux. L'injection qu'offrait la sclérotique a complétement disparu ; le chémosis que cette dernière forme autour de la cornée semble avoir un peu diminué d'intensité. L'œil est toujours à moitié hors de l'orbite. La tuméfaction de la région malaire n'a pas diminué. Le 29, le chémosis est peu intense; la saillie formée en avant par l'œil est moins marquée, il paraît être un peu rentré dans l'orbite. La malade mouche du pus ; il s'en écoule aussi par le trajet fistuleux qui existe entre la deuxième et la troisième molaires supérieures gauches. Le 2 août, le chémosis a disparu ; l'œil bombe légèrement en avant; la quantité du pus mouché diminue, le trajet fistuleux en fournit très-peu. Du 2 au 8, l'œil a repris ses rapports normaux, la malade ne mouche presque plus de pus. Le 15, il y a suppression complète de ce dernier, il s'en écoule encore un peu par le trajet fistuleux ouvert dans la bouche; la tuméfaction de la région malaire n'a pas diminué; l'œil est dans un état satisfaisant; la malade quitte l'hôpital.

(1) Consultez sur l'enchondrôme : Paget, Vol. II, pp. 171-194. Il donne des figures représentant la structure vue au microscope. — Stanley's Illustrations of Diseases of the Bone, Pl. XVII, fig. 4. Elle représente une tumeur en grande partie cartilagineuse et qui était unie aux os de la face et de la tête d'un jeune garçon de seize ans. Elle englobait les deux maxillaires supérieurs, pénétrait dans l'orbite gauche, et passait à travers le côté gauche de la base du crâne, comprimant le lobe antérieur du cerveau. La tumeur est conservée à St.-Bartholomew's Hospital, à Londres.

(2) Duchesne. Journ. de médecine de Bordeaux, févr. 1861.

§ IV. Compression de l'orbite par une cause siégeant à l'intérieur du crâne (1). (P. 102.)

Une cause assez fréquente d'exorbitisme réside dans l'affaissement de la paroi supérieure de l'orbite, occasionné par les hydropisies du cerveau. Carron du Villards dit avoir rencontré, dans le muséum du Dr Vrolick, d'Amsterdam, des pièces anatomiques très curieuses à ce point de vue, parmi lesquelles un crâne où le plancher supérieur de l'orbite s'était affaissé de telle manière que l'œil n'y pouvait plus rester; les os étaient amincis et papyracés. Avec un trois-quart explorateur, rien ne serait plus facile que d'évacuer par cette voie les liquides renfermés dans la boîte crânienne, ainsi que notre auteur l'a fait sur le cadavre d'un enfant de deux ans, ayant succombé à une hydrocéphale énorme et dont le dessin est ici représenté (fig. 4). La quantité de liquide extrait pesait 17 onces, et le cerveau n'avait pas été lésé par la ponction (2).

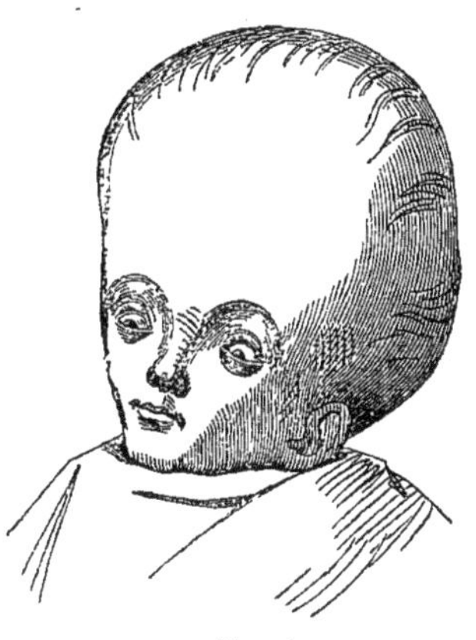

Fig. 4.

CHAPITRE II.

MALADIES DES ORGANES SÉCRÉTEURS DES LARMES.

(T. I, pp. 107-140.)

SECTION V.

INFLAMMATION ET SUPPURATION DE LA GLANDE LACRYMALE (P. 114.)

Obs. 15. — *Inflammation de la glande lacrymale* (3). — Paul S..., âgé de dix ans, me fut amené, pendant l'automne de 1859, pour une maladie de l'œil gauche traité jusqu'à cette époque par des topiques d'un usage pénible. La paupière supérieure corres-

(1) Voir : Observation de fongus hématode (c'est-à-dire encéphaloïde) de la dure-mère perforant l'os frontal et déprimant les yeux en bas, par Marsden (Lancet, Vol. I, 1858 p. 479). Dissection de ce cas (Ib. 1858, Sept. 4, p. 255). — Cécité occasionnée par des tumeurs perforantes de la dure-mère, par Coote (Lond. Med. Rev. 1861, Jul., p. 20). — Exorbitisme par suite d'une tumeur intra-crânienne ayant déterminé une distension considérable des sutures pariéto-coronale, corono-sphénoïdale et corono-malaire, par Delgado (Congrès d'ophthalmologie de Paris, Compte rendu, p. 199, Paris, 1863).

(2) Annales d'Oculistique, 1858, t. XL, p. 115.

(3) Heymann. Arch. für Ophth., 1860, B. VII, Abth. 1, S. 142.

pendante était fortement distendue, et il était impossible de la soulever. Le mal aurait débuté, si l'on s'en rapporte aux renseignements fournis, par un ulcère de la cornée, et n'aurait pris cette gravité que depuis peu de jours. Un examen très-attentif révéla sous la paupière l'existence d'une tumeur charnue sans bosselures. La paupière était d'une rougeur intense, mais non phlegmoneuse, et l'on pouvait la mouvoir sur place, bien qu'elle résistât aux tractions exercées de bas en haut; la tumeur, du volume d'une pomme, tombait au-devant de la paupière supérieure et n'était sensible que du côté externe de l'orbite. On ne percevait aucune fluctuation; un liquide séreux jaunâtre s'écoulait bien par la fente palpébrale, mais jamais on n'avait constaté une suppuration véritable. Incertain sur la nature du mal, j'ordonnai des cataplasmes, ce qui rendit la tumeur plus molle et la diminua de volume. Six jours après, il était possible de soulever la paupière supérieure et d'entrevoir, non sans peine à la vérité, le globe oculaire immobilisé en dedans, mais ne faisant aucune saillie en avant. Au travers de la paupière ramollie, on sentait, au niveau du bord externe de l'orbite, une tumeur dure et assez nettement circonscrite. Bientôt l'écartement des paupières, devenu plus facile, permit d'introduire une sonde pour savoir si cette induration n'était pas causée par la présence d'un corps étranger. On reconnut ainsi que le cul-de-sac supérieur était occupé tout entier par une tumeur qui faisait une saillie prononcée en bas, et que la dureté perçue était le symptôme d'une infiltration qui n'avait aucun des caractères des abcès. L'œil ayant repris sa position normale, on voit la cornée très-opaque et faiblement ramollie. La conjonctive du cul-de-sac supérieur n'offre aucune autre altération que de la rougeur et une turgescence assez forte. On est en droit de supposer qu'il s'agit, dans ce cas, d'une inflammation du tissu cellulaire voisin de la glande. Par l'emploi de l'iodure de potassium à l'intérieur et des frictions mercurielles, le malade guérit bientôt. La région de la glande lacrymale, sans être tuméfiée, resta longtemps sensible au toucher. La sécrétion des larmes s'accomplissait comme à l'état normal. Il faut se demander si, dans ces circonstances, l'usage de topiques irritants n'a pas agi sur la maladie comme cause déterminante.

SECTION VI.

ENGORGEMENTS CHRONIQUES ET SPÉCIFIQUES DE LA GLANDE LACRYMALE. (P. 118.)

Obs. 16. — *Hypertrophie de la glande lacrymale; ophthalmoptose; extirpation de la tumeur; guérison avec conservation de la vision* (1). — La nommée Marie-Anne Willems, épouse Mayne, de Boitsfort, âgée de 67 ans, se présente à l'Institut ophthalmique de Bruxelles, le 12 mai 1862. Elle nous dit que, il y a un an environ, un enfant, avec lequel elle jouait, l'a heurtée assez violemment du doigt vers l'angle externe de l'œil gauche; elle en a ressenti une douleur assez vive, mais la contusion a été peu violente, car, au bout de quelques jours, c'est à peine si elle en conservait le souvenir. Peu de temps après, cependant, elle s'est aperçue qu'une grosseur se développait dans cette région; mais comme elle ne s'accompagnait ni de gêne, ni de douleur, la malade ne s'en est pas autrement préoccupée. Ce n'est que plus tard, lorsque la tumeur, prenant plus de développement, a commencé à comprimer l'œil et à le déranger de sa position normale, qu'elle s'en est sentie incommodée. Bientôt cette incommodité est devenue de plus en plus pénible; le globe, chassé de l'orbite, a fait éruption au dehors, et la malade est venue, dans l'état suivant, réclamer nos conseils : Tout l'ensemble de la région oculaire gauche constitue une hideuse difformité : la paupière supérieure, tuméfiée, brune, parcourue de veines variqueuses, énormément distendue et complétement paralysée dans ses mouvements, recouvre tout le globe; celui-ci, entièrement sorti de l'orbite, repose sur la pommette, où il est incessamment soutenu par la main de la malade, qui ne le quitte pas d'une seconde, ou par un bandeau contentif; la paupière inférieure a conservé sa position normale, et sur son bord ciliaire tranchant vient s'appuyer la partie postérieure du globe qu'il étrangle pour sa part.

(1) Warlomont. Annales d'Oculistique, 1862, t. XLVIII, p. 55.

Quand l'œil cesse d'être soutenu, il tombe de plus en plus, et la paupière supérieure, qui alors ne peut le suivre, glisse derrière lui. Dans cette position, la racine s'en trouve étranglée par le rapprochement du bord libre des deux paupières, état cruel et qui arrache à la malade les plaintes les plus vives. Chose remarquable et cependant déjà bien des fois signalée, les fonctions de l'organe visuel ne sont pas abolies : des doigts passés devant lui sont aperçus et comptés, et si la cornée n'était nébuleuse, la vision serait évidemment bien meilleure encore. La pupille a conservé presque toute sa mobilité.

Les désordres que nous venons de signaler sont le résultat de la présence d'une tumeur qui s'est développée insensiblement dans la cavité orbitaire, à sa région temporale. Elle est dure, rénitente, arrondie, immobile, paraît adhérer à l'os, et occupe une place de plus de trois centimètres de longueur entre l'angle orbitaire externe et le globe qu'elle repousse en dedans et en bas : il est impossible de la séparer de l'arcade orbitaire, à laquelle elle paraît étroitement unie ; on constate, d'autre part, qu'elle n'est adhérente ni à l'œil, ni au plancher inférieur de l'orbite. Elle n'est, d'ailleurs, et n'a jamais été le siége d'aucune douleur spontanée ni provoquée, et l'on peut sans inconvénient la tourmenter de toute façon, pourvu que l'on ait bien soin de soutenir le globe, dont l'abandon à lui-même est des plus pénibles.

La malade est pâle, maigre, et sa physionomie exprime une véritable anxiété : elle demande à être, à tout prix, débarrassée de l'infirmité qui fait le tourment de sa vie. L'absence de tout signe de cachexie générale et de douleurs antérieures et actuelles, l'origine traumatique de la tumeur et l'ensemble des symptômes accusés nous ayant permis d'écarter jusqu'à l'idée d'une affection maligne, nous n'hésitâmes pas à déférer à ce désir, d'autant plus que tout nous faisait espérer de pouvoir conserver intact le globe de l'œil. Aidé de MM. Van Roosbroeck et J. Bosch, nous procédâmes à cette extirpation le 13 mai dernier, sans avoir pu, nous ne craignons pas de l'avouer, fixer préalablement notre diagnostic d'une manière complète : une ponction exploratrice, qui n'avait donné issue qu'à quelques gouttes de sérosité sanguinolente, nous avait fait écarter l'idée d'un kyste à contenu liquide et nous arrêter à celle d'une tumeur fibreuse ou fibro-plastique ; la rareté relative des hypertrophies de la glande lacrymale, jointe à l'absence de tout signe capable de la faire reconnaître, ne nous en ayant pas non plus permis la constatation.

Le volume de la tumeur et son siége dans la profondeur de l'orbite, où nous craignions qu'elle n'eût poussé des racines, d'une part ; de l'autre, la paralysie complète du muscle releveur de la paupière supérieure, qu'il nous parut, pour cela même, inutile de ménager, nous déterminèrent à attaquer la tumeur par la face conjonctivale. Une incision de cinq centimètres, prolongeant la commissure externe, permit de relever complétement et de renverser la paupière supérieure ; puis la tumeur, saisie au moyen d'une pince de Museux confiée à un aide chargé de l'attirer au dehors, fut facilement disséquée, avec des ciseaux courbes, et extirpée en son entier sans que le globe en fût aucunement intéressé. Une légère et timide pression exercée sur celui-ci ne réussit pas à le faire rentrer dans l'orbite, et, comme bien l'on pense, nous n'y insistâmes pas, convaincu que la nature, mieux que la main de l'homme, se chargerait de ce soin. Nous allions donc procéder à la suture de la plaie temporale et au pansement, quand nous nous aperçûmes que des vaisseaux du fond de l'orbite et de la plaie cutanée versaient du sang en abondance. Après avoir vainement cherché à saisir, à cautériser et à tordre ou à lier les premiers, force nous fut de tamponner l'orbite au moyen de boulettes de charpie trempées dans une solution de perchlorure de fer à 30°, et de maintenir ce pansement à fond, qu'il nous eût paru préférable d'éviter. Plus que jamais, l'œil resta ainsi chassé de sa place, encore occupée jusqu'à nouvel ordre. Au bout de trois jours, les boulettes de charpie furent entraînées par la suppuration ; la plaie était noire à cause de l'action caustique de la teinture ferrique, mais, sous les eschares, un bon bourgeonnement commençait à se manifester. Un simple pansement avec de la charpie sèche fit désormais tous les frais du traitement, et au bout de trois semaines, l'œil, qui s'y était lentement acheminé, avait reconquis la place qui lui revenait.

La pièce anatomique avait le volume et la forme d'une grosse noix : elle était entièrement enveloppée d'une tunique fibro-celluleuse qui l'étranglait légèrement à certaines places, sans cependant la séparer en lobes distincts. Elle offrait, d'ailleurs, tous les caractères de la tumeur observée par M. Lebert, et la description qu'il en a donnée s'y

rapporte en tous points: « Sur une coupe fraîche, on constate un aspect grenu, rou-
» geâtre, ayant la ressemblance la plus frappante avec la structure des glandes en
» grappes; à la pression, on obtient de nombreux grumeaux qui, sous le microscope, se
» montrent être des culs-de-sac allongés en groupes et lobules. Les canaux terminaux
» sont allongés et varient entre un et demi et un demi-millimètre de largeur. Avec de forts
» grossissements, on reconnaît leur membrane propre, finement grenue, recouverte de
» fibres, très-ténues, éloignées les unes des autres. A sa face interne, on voit beaucoup
» de noyaux d'épithélium de 5/1000 de millimètre, renfermant un ou deux nucléoles
» punctiformes; on ne voit qu'un petit nombre de cellules rondes de 1/100 de millimètre,
» mais un grand nombre de corps allongés, cylindriques, de 5/100 de millimètre de
» longueur sur 6/1000 à 7/1000 au plus de large; leur intérieur est homogène et opalescent.
» L'acide acétique, ainsi que la solution de potasse, ne les altère point. »

Il s'agissait donc ici, à toute évidence, d'une hypertrophie de la glande lacrymale par cause traumatique, affection rare et d'un diagnostic généralement obscur. Les suites de l'extirpation ont été aussi heureuses que possible: le globe oculaire a repris sa place, la vision s'est conservée, et sauf le prolapsus de la paupière supérieure, qui existait avant l'opération, celle-ci n'a rien laissé à désirer dans les conséquences qu'il était permis d'en attendre.

Nous avons cependant un regret et un scrupule à exprimer: si notre diagnostic eût été plus exact, nous eussions vraisemblablement tenté l'opération imaginée par M. Halpin, et qui consiste, comme on sait, à tirer fortement en bas la paupière supérieure, puis à faire une incision courbe à convexité supérieure, commençant immédiatement au-dessus du tendon du muscle orbiculaire, se terminant à un demi-pouce au-dessus de la commissure externe, et divisant le sourcil dans toute sa longueur, en laissant du côté du front environ la moitié de sa hauteur. La tumeur eût pu être extraite par cette ouverture, qu'on eût ensuite réunie par des points de suture. En agissant de la sorte, le muscle releveur de la paupière supérieure aurait pu être ménagé, et peut-être les mouvements de cette dernière, depuis longtemps abolis, auraient-ils reparu.

Obs. 17. — *Hypertrophie énorme de la glande lacrymale* (1). — Une femme de trente ans se présente, le 30 juin 1862, à la clinique. De l'orbite droit sort une tumeur arrondie, dure, immobile, recouverte par la paupière supérieure et de 2 pouces 1/2 de diamètre. La paupière montre une cicatrice adhérente à la tumeur et qui provient d'une cautérisation ancienne. Le globe de l'œil est complétement luxé sur la pommette en bas et en dedans, et descend un pouce plus bas que celui du côté opposé. Il est légèrement aplati, et la cornée s'est assez notablement opacifiée, à la suite d'une kératite panneuse, pour que la malade puisse à peine, de cet œil, compter les doigts à un pied de distance. Il y a cinq ans que la tumeur a paru; au bout d'une année, elle avait les dimensions d'un œuf de pigeon: il y a deux ans, la malade pouvait encore lire de l'œil droit. L'extirpation fut facile et l'œil replacé dans l'orbite. La tumeur mesurait cinq centimètres et demi de longueur sur cinq de largeur; elle était compacte, et la section y montra un contenu gélatineux. Le professeur Buhl constata, au moyen du microscope, qu'elle provenait de l'hypertrophie de la glande lacrymale. Après la guérison, la cornée recouvra une partie de sa transparence, et la malade put compter les doigts à quatre pieds de distance.

Obs. 18. — *Hypertrophie de la portion palpébrale de la glande lacrymale* (2). — M..., âgé de vingt ans, opticien, se présente à la clinique de notre confrère, le 7 octobre dernier, se plaignant d'éprouver depuis quatre ans de la douleur vers la partie externe de la paupière supérieure droite. Il a remarqué qu'il était pris de larmoiement de l'œil droit seul, toutes les fois qu'il regardait soit le soleil, soit la lumière d'un bec de gaz, soit

(1) ROTHMUND. Klinische Monatsblätter, etc., 1863, B. I, S. 264.

(2) FANO. Gazette des Hôpitaux, 1862, nº 133.

Relativement aux opinions de WUTH, ARLT, etc., sur l'hypertrophie de la glande lacrymale, V. Med. Times and Gazette, 1863, Jan. 3, p. 17. — Dans un cas de tumeur qui englobait les surfaces de la dure-mère, le docteur FULLER trouva, à l'examen microscopique, que la masse présentait, outre de nombreux corps nucléaires et plusieurs fibres-cellules très distinctes, une grande quantité de tissu fibreux. On trouva dans les poumons de petites masses de dépôts de nature maligne. (Brit. Med. Journ. 1858, oct. 23, p. 882.)

la lumière d'une lampe ordinaire. Ce larmoiement cessait dès que le patient ne fixait plus l'une des trois sources lumineuses précédentes. M. Fano constate que lorsque M... porte l'œil droit fortement en bas et en dedans, et qu'on relève aussi haut que possible la paupière supérieure, pendant qu'on abaisse l'inférieure, il existe au niveau de la partie externe du cul-de-sac supérieur de la conjonctive, précisément à l'endroit où se trouve à l'état normal la portion palpébrale de la grande lacrymale, une tumeur du volume d'un petit haricot flageolet. Cette tumeur est d'une consistance moyenne; la portion de conjonctive qui la recouvre n'est pas mobile sur elle; la muqueuse est très injectée non-seulement à ce niveau, mais encore dans le voisinage. Dès qu'on cesse de maintenir la paupière fortement relevée, la tumeur disparaît, ou tout au moins se cache. Séance tenante, notre confrère procède à l'extirpation de la petite tumeur. Les paupières étant convenablement écartées par un aide, au moyen d'une pince à griffes, il saisit la portion de conjonctive qui recouvre la production morbide, et excise celle-ci avec des ciseaux. Le lendemain, la conjonctive est à peine injectée; il y a une légère ecchymose de la paupière supérieure. Le 11 octobre, il existe une exsudation blanchâtre à l'endroit où la conjonctive a subi une perte de substance. Dès le 13, cette exsudation diminue; la conjonctive oculaire est médiocrement injectée dans les divers points de son étendue; l'ecchymose palpébrale est résorbée. Le 15, la plaie conjonctivale est cicatrisée; la vascularisation de la muqueuse oculaire a diminué. M. Fano engage le patient à reprendre ses travaux d'opticien. Le 23, il vient lui rendre compte de l'effet produit par l'exercice des yeux. Il affirme ne plus souffrir et ne plus être pris de larmoiement lorsqu'il travaille à la lumière du gaz. La conjonctive reste à peine injectée aux environs de la cicatrice.

La tumeur est formée d'une série de granulations de couleur grisâtre, du volume d'un grain de chènevis, nettement séparées les unes des autres, mais adhérentes à la petite portion de conjonctive qui a été enlevée. M. le docteur Ordoñes ayant fait, sur la demande de M. Fano, l'histologie de cette tumeur, a reconnu qu'elle était formée par une hypertrophie glandulaire. Voici la note rédigée par cet habile micrographe :

« La masse de la tumeur est constituée par un grand nombre d'acini glandulaires, entourés d'une trame assez serrée de tissu fibrillaire (cellulaire) dans laquelle se trouvent plusieurs capillaires sanguins de nouvelle formation. Les culs-de-sac glandulaires présentent un volume au moins double de celui de l'état normal. La paroi propre de ces culs-de-sac glandulaires est fortement distendue par la pression qu'exercent de dedans en dehors la grande quantité de cellules d'épithélium nucléaire développées dans leur cavité, de manière que celle-ci en est entièrement comblée. La même hypergénèse cellulaire s'observe dans les canaux excréteurs de ces glandes. La distension de la paroi propre des culs-de-sac glandulaires est telle, qu'en faisant des préparations microscopiques, la paroi se crève facilement par l'action des aiguilles à dissection. On peut alors constater que la cavité des culs-de-sac est comblée par la multiplication des cellules d'épithélium nucléaire; que l'enveloppe épithéliale est convertie en une masse de cellules conservant la forme du cul-de-sac. Les cellules ne présentent aucune déformation. »

Obs. 19. — *Cancer encéphaloïde de la glande lacrymale* (1). — C. M., célibataire, âgée de 33 ans, vient me consulter le 22 septembre 1857. Il y a dix semaines que son œil droit est saillant hors de son orbite. Elle ne peut soulever complétement sa paupière supérieure. Le globe oculaire est abaissé et ne peut être dirigé en haut. On sent, dans la région de la glande lacrymale, une tumeur bosselée mais non dure. La malade n'accuse aucune douleur. La vision de cet œil est obscurcie, de sorte qu'elle ne peut en lire que lentement. Avant que je l'eusse vue, elle avait éprouvé, dans le côté droit de la poitrine, des douleurs pour lesquelles on lui avait appliqué des sangues et un vésicatoire. Des applications de sangsues sur la tumeur orbitaire, l'iodure de potassium intus et extra n'ayant amené aucune amélioration, je procédai à l'extirpation de la glande. Elle était molle partout et offrait l'aspect cérébriforme. Après son extirpation, je pus facilement introduire le doigt profondément dans l'orbite.

Quelques jours après l'opération, dont la malade se remit parfaitement, elle me montra une masse cancéreuse dure, située sous la peau à laquelle elle adhérait, et occupant

(1) Mackenzie. Ophthal. Review, Jan. 1865, nº 4, p. 333.

l'espace qui s'étendait entre sa mamelle gauche et le creux axillaire, et de plus, deux autres masses semblables sous la peau de l'abdomen. Elle ne m'avait point parlé de ces tumeurs avant l'opération. Ce fait démontre combien il importe, lorsqu'un malade se présente avec une tumeur de l'orbite, de s'informer soigneusement s'il n'en a pas une autre dans une région quelconque du corps.

Peu de temps après être retournée chez elle, cette malade fut prise à gauche d'une hémiplégie partielle; le membre inférieur n'était pas affecté. Une tumeur dure commença aussi à se remontrer au-dessous de l'arcade orbitaire droite; elle était indolore, mais la paupière supérieure était très-tuméfiée et sa coloration altérée, le globe de l'œil fort saillant en avant et la vision éteinte.

SECTION VII.

TUMEUR ENKYSTÉE DANS LA GLANDE LACRYMALE. (P. 130.)

Obs. 20. — *Kyste lacrymal* (1). — Un malade qui est actuellement à Bicêtre, dans le service de M. Broca, présente une tumeur curieuse, au niveau de l'angle externe de l'œil. Cet homme a été brûlé dans son enfance et il lui est resté un ectropion. Au mois d'août dernier, il s'est aperçu qu'une tumeur se développait dans l'angle externe de l'œil. Elle a grossi peu à peu, et actuellement elle offre le volume d'un petit œuf de pigeon. Elle est un peu aplatie, rougeâtre à sa surface, franchement fluctuante et transparente. Quand on examine avec soin le siége de cette tumeur, on voit qu'elle est située au niveau des conduits lacrymaux. On aperçoit en haut deux petits orifices, qui sont les orifices des conduits lacrymaux, et autour de ces points de petits pertuis appartenant aux glandules lacrymales, qui sont assez nombreuses en cet endroit. En exposant cet homme à l'action des rayons solaires, on a pu voir sourdre un liquide aqueux, transparent, des larmes, de tous ces petits orifices. Une petite ponction pratiquée à cette tumeur a donné issue à du liquide clair, fluide et parfaitement transparent. La poche vidée, M. Broca sentit, dans le fond du cul-de-sac oculo-palpébral interne, une petite tumeur résistante, qui échappe à l'exploration quand la poche est pleine. Le kyste s'est rempli depuis la ponction. Cette tumeur paraît être un kyste lacrymal et pourrait être rapprochée de la grenouillette; on sait qu'autour de la glande lacrymale se trouvent les canalicules excréteurs des glandules lacrymales accessoires de Rosenmüller; peut-être l'un d'eux est-il le siége de ce kyste et la petite tumeur dure, résistante, que l'on sent très bien dès que le kyste est vide, est-elle constituée par l'hypertrophie de l'une des glandules de Rosenmüller. M. Broca a ponctionné le kyste, il en est sorti un liquide opalin un peu visqueux; une injection iodée a été faite immédiatement après.

L'analyse de ce liquide, faite par M. Reveil, a donné le résultat suivant : Poids, 2,63. Soumise à l'ébullition, l'albumine se coagule; celle-ci, desséchée exactement, pesait 0.06. Le liquide évaporé à siccité et le résidu étant repris par l'éther, par évaporation de celui-ci, on obtient des traces évidentes de matière grasse tachant le papier. Le résidu laissé par l'éther, fortement calciné à blanc, laisse du chlorure de sodium à peu près pur avec des traces de sulfate.

Eau.	2,47	ou	96,87	p. c.
Albumine.	0,06	ou	2,86	
Sels inorganiques	0,02	ou	78	
Matières grasses.	traces.			
			100,00	

Le cas suivant, qui s'est présenté dans la pratique de M. Wharton Jones, paraît identique à ceux rapportés par Schmidt.

(1) Broca. Union médicale. Avril 1861, p. 159.

Obs. 21. (1). — Un homme d'environ trente ans fut amené du Workhouse-Saint-Pancrace à *University College Eye Infirmary* avec une exophthalmie de l'œil gauche. Comme la désorganisation était considérable, M. Jones se décida d'abord à pratiquer l'excision de l'œil hors de la capsule. Cela fait, il explora l'orbite avec le doigt et trouva que la cause de la propulsion de l'œil était un kyste fluctuant, adhérent aux parois supérieure et externe de l'orbite et se portant en arrière vers le fond de cette cavité. Il fallut dès lors s'occuper de l'enlèvement de ce kyste et, pour cela, M. Jones incisa horizontalement la commissure externe des paupières avec la conjonctive oculaire adjacente, que l'on avait détachée de l'œil lors de son excision. La partie antérieure du kyste fut ainsi rendue complétement accessible et, pour l'isoler, il ne resta plus qu'à diviser le tissu cellulaire qui l'unissait aux autres parties contenues dans l'orbite, les muscles, la capsule de Ténon, etc. On reconnut, pendant ce temps de l'opération, que le kyste se prolongeait profondément vers le sommet de l'orbite. M. Jones, ne croyant pas devoir porter le bistouri si loin, se contenta d'enlever toute la portion de la tumeur accessible sans danger. Dès que celle-ci fut ouverte, il s'en échappa une grande quantité d'un liquide séreux; puis, lorsque l'ouverture eut été agrandie, on découvrit un plus petit kyste libre à l'intérieur du plus grand.

Lorsque l'on eut enlevé ce petit kyste avec des pinces, on reconnut qu'il avait environ le volume d'une prune; et, à l'examen, M. Power, l'aide de M. Jones, constata que c'était un acéphalocyste proligère ou sac contenant des échinocoques. On disséqua alors le kyste cellulo-fibreux aussi loin qu'on le crut prudent. Avant le pansement, on explora avec le doigt la paroi de l'orbite où le kyste avait été attaché et on la trouva parsemée d'aiguilles osseuses exostosiques. On réunit par la suture la commissure externe qu'on avait divisée et on remplit légèrement de charpie l'espace laissé vide dans l'orbite par l'enlèvement du kyste. La suppuration s'établit convenablement et la cicatrisation se fit favorablement. L'état des parties fut ce qu'il est d'ordinaire après la simple excision de l'œil. Le malade parut idiot, et le gardien qui l'amena à l'hôpital dit qu'il était parfois nécessaire de le placer dans la salle des aliénés du *workhouse*.

Les parois du kyste à échinocoque étaient formées d'une couche externe, lamellaire, extrêmement coriace, d'une couleur jaunâtre, et d'une couche interne rude et facile à déchirer. Dans le liquide qui remplissait le kyste, M. Power trouva suspendu un nombre immense d'échinocoques, de cellules rondes et de crochets libres. Les échinocoques pouvaient juste être distingués à l'œil nu et leur longueur variait beaucoup, ainsi que leur forme, parce que les uns avaient la tête sortie, les autres l'avaient rétractée et, enfin, parce qu'ils étaient à différentes périodes de leur développement.

Siebold a démontré que les échinocoques peuvent devenir, en se développant, une sorte de *tænia*, qu'on peut, par conséquent, les considérer comme des larves non développées. Les expériences de Siebold ont consisté à mélanger à la nourriture de chiens des *echinococci veterinorum*. En examinant, trois ou quatre semaines après, les intestins des animaux ainsi nourris, il y trouva une espèce de *tænia* à trois articulations, en lesquels s'étaient transformés les échinocoques en se développant.

SECTION IX.

FISTULE LACRYMALE VRAIE. (P. 137.)

M. Hulke a donné, de cette affection très-rare et très-curieuse, une excellente description que nous lui empruntons (2). Le *dacryops* débute sous la forme d'une petite tumeur kystique, que l'on aperçoit d'abord au niveau de la partie supérieure et externe de la paupière

(1) Brit. med. Journal. 1864, Déc. 17, p. 675.
(2) Hulke. Ophth. Hosp. Reports, 1857-59; Vol. I, p. 285.

supérieure. La peau glisse facilement sur la tumeur; mais celle-ci se prolonge en arrière au-dessous du rebord de l'orbite et vers la glande lacrymale. Si l'on attire la paupière du côté du sourcil, et qu'on exerce en même temps une pression en bas et en dedans, on voit jaillir instantanément d'entre le globe de l'œil et la face interne de la paupière, une tumeur tendue, élastique, fluctuante. Tant que le kyste est petit, les mouvements de l'œil ne sont point gênés; mais dès qu'il augmente de volume, et surtout lorsqu'il se prolonge en arrière jusqu'au-dessous du rebord de l'orbite, il entrave les mouvements de l'œil, et peut même le pousser en avant. Le signe le plus caractéristique du dacryops, c'est l'accroissement brusque qui survient dans la tumeur lorsque le malade pleure. La tentative faite pour extirper une pareille tumeur à l'aide du bistouri échoue généralement, parce que la texture du kyste est si délicate qu'il n'est guère possible de la disséquer entièrement, et, lorsque la plaie se cicatrise, il se forme une nouvelle tumeur. Le plus souvent, la plaie ne se ferme point complètement, et une petite ouverture fistuleuse persiste à la surface de la peau de la paupière, d'où l'on voit suinter continuellement, goutte à goutte, la sécrétion limpide de la glande lacrymale. En pareil cas, il n'existe plus guère de tumeur à la paupière, parce que les larmes s'échappent librement et ne distendent plus le kyste.

Les kystes lacrymaux sont le plus communément la conséquence d'abcès mal traités ou de plaies négligées, qui se sont accompagnés d'une suppuration prolongée de la paupière supérieure. Le premier pas vers leur formation consiste dans l'obstruction d'un ou de plusieurs des canaux excréteurs des larmes, soit à leur orifice externe dans le sillon supérieur de la conjonctive, soit à tout autre point plus rapproché de la glande.

La sortie des larmes étant empêchée, celles-ci s'accumulent et distendent la portion du canal située au-dessus du point obstrué et restée en rapport avec la glande. Toutefois, ces kystes ne doivent pas constamment leur origine à une cause traumatique; ils sont parfois congéniaux. Voici comment Schmidt comprit les choses dans les deux cas qu'il observa : Il s'imagina que, par suite de quelque vice de conformation congéniale, quelques-uns des canaux excréteurs venaient se terminer dans le tissu cellulaire de la paupière supérieure, et que la sécrétion de la glande lacrymale, versée dans les interstices du tissu, y formait un kyste par la distension d'une ou de plusieurs cellules, kyste qui, à mesure qu'il s'agrandissait, s'entourait d'une sorte de capsule formée par la condensation des lamelles environnantes.

On a donc expliqué la formation des kystes lacrymaux de deux façons : dans l'une, on admet la distension et la dilatation uniformes d'un canal excréteur; dans l'autre, on met en avant la distension et l'expansion des interstices du tissu cellulaire. Quoi qu'il en soit de cette question d'origine, elle ne peut fournir aucune donnée pratique pour le traitement. Il importe beaucoup de se rappeler que, lorsque ces kystes s'ouvrent à travers la peau, cette ouverture reste presque toujours fistuleuse. Cette particularité constitue parfois le symptôme le plus saillant, surtout lorsque le kyste s'est affaissé après que les larmes s'en sont échappées.

La seule manière de traiter le dacryops avec succès, qu'il s'accompagne ou non de fistule, consiste dans la formation, à la surface interne de la paupière supérieure, d'une ouverture artificielle permanente par laquelle les larmes puissent s'échapper. Lorsque ce but est atteint, l'orifice fistuleux qui existe à la surface de la peau se ferme aisément.

Obs. 22. — *Dacryops fistuleux* (1). — Caroline Bewley, âgée de 27 ans, gantière, s'adresse à M. Bowman, à *Moorfields Hospital*, le 25 mai 1856, à cause de la gêne que lui occasionne un écoulement de larmes qui s'effectue par une petite ouverture située sur la peau de la paupière supérieure de l'œil gauche. Sa mère l'avait déjà amenée autrefois à l'hôpital, alors qu'elle n'était qu'une enfant de 9 ans. Elle avait à la paupière supérieure un gonflement que l'on qualifia d'abord de tumeur; mais, plus tard, il s'y établit de la suppuration, on ouvrit avec la lancette, et on dut extraire un corps dur, ressemblant, pour la forme et le volume, à un noyau de prune. La plaie ne se ferma point complétement, et depuis, il s'est fait continuellement, par une petite ouverture de la peau de la paupière, un suintement de larmes. Il y a huit ans, l'écoulement s'arrêta pendant un court espace de temps. Cet arrêt fut suivi d'un abcès de la paupière supérieure, qui détermina un tel gonflement des deux paupières que l'œil en resta complétement caché. Lorsque l'abcès s'ouvrit, le gonflement des paupières disparut, mais la fistule se montra de nouveau, et les larmes recommencèrent à couler. Voici la note qui fut rédigée lorsqu'elle se présenta à l'hôpital, en 1856 :

« La peau de la paupière supérieure de l'œil gauche présente, à sa partie externe et à un huitième de pouce environ de son bord libre, une petite ouverture d'où s'échappe continuellement, goutte à goutte, pour s'écouler sur la joue, un liquide incolore et limpide. Ce liquide offre une légère réaction alcaline, ressemble parfaitement aux larmes, et n'excorie point les parties sur lesquelles il coule. La petite ouverture admet une sonde fine, que l'on peut pousser jusqu'à un demi-pouce de profondeur du côté de la glande lacrymale, et un examen attentif démontre que la fistule communique avec un kyste qui occupe la moitié externe de la paupière supérieure, mais qui, se trouvant revenu sur lui-même, n'occasionne aucune tuméfaction. La cornée a son brillant naturel; la conjonctive ne présente aucune rougeur, et la malade n'accuse aucune sensation de sécheresse dans l'œil. »

Il n'y avait pas à douter que ce kyste ne fût en communication avec les conduits excréteurs de la glande lacrymale, et que le seul moyen d'arriver à fermer la plaie de la peau était de pratiquer une ouverture qui permît aux larmes de s'échapper à la surface interne de la paupière. Cette indication fut remplie de la manière suivante, à l'aide d'un séton: Un fil de soie simple fut armé d'une aiguille à chacune de ses extrémités; l'une de ces aiguilles fut introduite par l'orifice fistuleux de la face externe de la paupière et dirigée un peu en haut; puis on lui fit traverser le fibro-cartilage de la paupière et la conjonctive, de manière à la faire ressortir, entraînant une extrémité du fil, à la face interne de la paupière. La même manœuvre fut exécutée avec la seconde aiguille, et l'autre extrémité du fil fut également amenée à la face interne de la paupière, à la distance d'un quart de pouce de la première et un peu plus près du bord adhérent de la paupière. De cette façon, le kyste se trouva perforé en deux points par le fil embrassant dans son anse une

(1) Bowman. Ophth. Hosp., Rep. 1857-59, Vol. Ier, p. 286.

petite portion de sa paroi et du tissu environnant. Les extrémités du fil furent ensuite amenées dans l'angle externe et fixées à la tempe au moyen d'un emplâtre agglutinatif.

La présence du fil n'occasionna que très-peu de gêne ; la conjonctive qui double la paupière supérieure se gonfla et s'injecta un peu, et les larmes continuèrent à s'échapper par l'ouverture cutanée, mais en petite quantité. Dix jours après, le fil fut remplacé par un plus gros qui occasionna plus d'irritation, et la conjonctive environnante se recouvrit de granulations. On fit alors une tentative pour fermer l'ouverture cutanée ; on saisit avec des pinces la petite portion de peau que traversait l'ouverture fistuleuse, et on la retrancha d'un coup de ciseaux. On aperçut alors les fibres de l'orbiculaire recouvrant la surface externe du kyste, qui était extrêmement mince. Les bords de la plaie furent rapprochés au moyen de deux serre-fines, qui furent elles-mêmes remplacées le soir par des bandelettes agglutinatives.

Lorsque la malade fut revue, quatre jours après, la plaie était cicatrisée et la fistule cutanée de la paupière parfaitement fermée. Il ne s'était fait aucune accumulation de larmes dans le kyste ; mais une semaine après l'opération, il contenait du mucus qu'on en expulsait aisément par la pression qui le faisait s'échapper sur les côtés du fil, lequel se trouvait encore dans l'ouverture pratiquée à la surface interne de la paupière. On retira alors le fil et l'on coupa le mince pont de tissu compris dans l'anse. L'ouverture ainsi pratiquée à la conjonctive resta perméable, et il ne s'effectua plus dans le kyste ni accumulation de larmes, ni collection du mucus.

Obs. 23. — *Fistule lacrymale vraie* (1). — On extirpa, chez un homme âgé de vingt et un ans, un kyste siégeant à l'angle externe de l'œil gauche. Une inflammation violente de toute la région suivit l'opération, et la formation d'un abcès nécessita des incisions profondes. Ces tentatives thérapeutiques combattirent avantageusement l'inflammation ; mais elles laissèrent, près de l'angle externe, une petite plaie par laquelle s'écoulait souvent un liquide transparent. Des essais d'oblitération au moyen de la galvano-caustique restèrent sans résultat ; d'ailleurs, le malade n'éprouvait presque aucune incommodité de cette fistule. Lorsque ce jeune homme se présenta pour la première fois chez M. Alf. Graefe, celui-ci constata de la rougeur au voisinage de la commissure externe, où se voyaient quelques petites cicatrices, en partie adhérentes à l'os. Immédiatement au-devant de la commissure se trouvait une petite ouverture, perméable seulement aux sondes les plus fines, qui n'y pénétraient qu'à la profondeur de 4 millimètres, et par laquelle les larmes s'écoulaient souvent. Quelque temps après la présentation du malade, la fistule se ferma spontanément. A partir de cette époque, ce jeune homme fut tourmenté par des poussées inflammatoires qui se répétaient avec une grande régularité, de quinzaine en quinzaine. La paupière supérieure se gonflait alors à partir de l'angle externe, de manière à réduire presqu'à rien la fente palpébrale. La conjonctive entourait la cornée sous forme d'un bourrelet épais, et, le quatrième jour, une pustule s'étant élevée au-dessus de l'ancien emplacement de la fistule, celle-ci, en se rompant, donna passage à un pus cohérent. En même temps que ce pus s'écoulait, la région de l'angle externe était baignée par un liquide transparent, et le malade pouvait accélérer l'évacuation de ces produits, en exerçant sur la paupière une pression qui la refoulait vers le nez. Deux ou trois jours après, tous les symptômes inflammatoires avaient disparu, pour se reproduire périodiquement au bout d'un espace de temps qui variait entre dix et dix-huit jours. Ces attaques étaient si douloureuses qu'elles forçaient le malade à garder la chambre de 4 à 6 jours. Des tentatives faites dans l'espoir de rétablir, par la dilatation, le trajet fistuleux, échouèrent complétement. Ayant observé qu'à l'endroit où le kyste avait siégé primitivement, on pouvait constater une petite tumeur peu mobile qui se gonflait dès l'apparition de la période inflammatoire. M. Alf. Graefe extirpa ce reste de kyste qui renfermait un pus épais. En même temps, il fendit la commissure externe dans une étendue de 6 millimètres, et après avoir dégagé les cicatrices des os, il pratiqua une nouvelle commissure par la réunion des parties saines de la peau. L'opération n'exerça aucune influence sur la périodicité des attaques. C'est alors qu'on procéda à l'extirpation de la glande, qui fut détachée sans peine du périoste, moins facilement des parties sur lesquelles elle reposait et auxquelles elle était réunie par un tissu cellulaire dense, dont la division fut suivie

(1) ALFRED GRAEFE. Arch. für Ophth., 1861. B. VIII, Abth. I, S. 279

d'une hémorrhagie abondante. La réunion s'effectua par première intention, sans produire de difformité et sans déterminer chez ce malade d'autre embarras que l'impossibilité de pleurer de cet œil. Les attaques inflammatoires ne se renouvelèrent pas.

SECTION XI.

LARMES SANGLANTES, HÉMORRHAGIES DE LA GLANDE LACRYMALE. (P. 139.)

Obs. 24. — Chez une jeune fille de treize ans, chez laquelle on remarquait depuis six mois environ ce singulier phénomène, l'écoulement venait des glandes lacrymales et se produisait habituellement l'après-midi, plus souvent à droite qu'à gauche, quelquefois des deux côtés à la fois, survenant brusquement et s'arrêtant après avoir duré quelques secondes. Le sang qui s'écoulait se coagulait promptement et ne contenait que des globules rouges, qui s'altéraient rapidement. A part une anémie légère, cette jeune fille ne présentait d'ailleurs aucun symptôme morbide : elle n'était pas encore réglée (1).

CHAPITRE III.

MALADIES DU SOURCIL ET DES PAUPIÈRES.

(T. I, p. 141-323.)

SECTION Ire.

ABNORMITÉS CONGÉNITALES. (P. 141.)

Obs. 25. — *Hypertrophie partielle de la conjonctive oculaire droite, en forme de quatrième paupière* (2). — Une enfant, du sexe féminin, âgée de quatre mois, du nom de Terminion, m'est présentée, à ma clinique, le 15 septembre dernier. Tous les organes sont bien conformés et l'appareil de la vision ne présente, de chaque côté, d'autre anomalie que celle que je vais indiquer : A droite, il existe, au devant de la moitié externe de la sclérotique, un repli semi-lunaire, à concavité tournée en dedans ; ce repli est formé par un tissu blanc grisâtre parcouru, à la surface, par quelques vaisseaux. Il devient beaucoup plus saillant, lorsqu'on déprime fortement la paupière supérieure. Ses deux extrémités semblent se perdre dans le cul-de-sac supérieur et inférieur de la conjonctive. Il a une consistance moyenne. Lorsque l'œil se porte en dedans, le repli roule avec le globe. Dans son parcours le plus étendu, il n'arrive jamais jusqu'au niveau de la circonférence de la cornée. Il ne gêne donc en rien l'exercice de la vision.

Cette dernière considération me détermina à ne pas entreprendre d'opération sanglante, dans le but d'enlever ce repli. Je craignais, de plus, qu'en intervenant avec l'instrument tranchant, il ne se formât un symblépharon qui aurait apporté des entraves aux mouvements du globe.

(1) Hasner. Wiener medicinische Wochenschrift, 1859, n° 44.
(2) Fano. Annales d'Oculistique, 1863, t. XLIX, p. 25.

Obs. 26 (1). — *Renversement en dehors* (*Umstülpung*) *de la conjonctive dans l'angle externe de l'œil.* — La nommée Deiringer, de Langenzenn, âgée de dix-sept ans, bonne, offre, entre la cornée et le petit canthus de l'œil gauche, une sorte de tumeur assez plate, de la forme d'un pli et de couleur rouge pâle ; le bord tourné vers la cornée en est légèrement concave. Elle ressemble tout à fait, pour la structure, à la conjonctive palpébrale. Si l'on fait tourner le globe oculaire vers le nez, la tumeur proémine ; le fait-on tourner en dehors, la moitié externe de la cornée se cache sous le pli. Lorsque les paupières sont fermées, on observe une éminence vers l'angle externe. Le repli prend son origine immédiatement dans le petit canthus ; vers la cornée, l'espace compris entre elle et la conjonctive va toujours croissant. Les paupières sont assez mobiles. La vue n'est pas beaucoup gênée par cette anomalie qu'elle dit être congénitale. Aucune formation pathologique analogue n'existe dans la famille de cette jeune fille, qui n'a jamais été affectée de maux d'yeux.

Ainsi que le dit fort bien M. Fronmüller (2), il n'est pas permis d'expliquer cette anomalie congénitale en l'attribuant à la présence d'une quatrième paupière, parce que les caractères d'une paupière y font absolument défaut : il n'y a ni cartilage palpébral, ni poils, ni fibres musculaires susceptibles d'imprimer le mouvement à cette prétendue paupière. D'ailleurs, on ne rencontre point ce voile supplémentaire au petit angle de l'œil dans le règne animal ; aucun organe de ce genre, situé dans cet endroit, n'existe dans la nature. L'abnormité dont il s'agit n'est certainement pas autre chose qu'une duplicature congénitale, ou, pour mieux dire, un renversement de la conjonctive en dehors, partant de l'angle externe et se déployant vers la cornée, aplati qu'il est par les paupières. On voit parfaitement bien que le seul point de fixation du repli est au petit canthus ; car, dans tous les autres points, la duplicature n'adhère pas aux parties voisines.

Obs. 27. — *Coloboma des paupières* (3). Ch. F..., âgé de six mois, m'est amené après avoir été déjà opéré d'un bec-de-lièvre qui avait 8 millimètres de hauteur et qui se trouve aujourd'hui réuni dans sa partie supérieure. Il n'existe pas de séparation complète du palais, mais bien une excavation anomale qui occupe toute la longueur de cette voûte. Les os du nez sont portés vers la droite, de telle façon que la pointe de cet organe s'écarte de 6 millimètres de la ligne médiane ; de plus, l'os nasal gauche descend moins bas que le droit. Les parties molles du nez offrent deux anomalies singulières : l'aile gauche n'est pas en continuité avec la pointe, mais avec une partie de la saillie dorsale déviée à droite et, située à 8 millimètres au-dessus de la pointe. En outre, cette aile gauche est fendue par un coloboma de 8 millimètres de hauteur. Les deux paupières de l'œil gauche sont le siége d'un coloboma analogue, situé vers l'angle interne de l'œil, qui reste, par conséquent, à découvert pendant l'occlusion de l'organe. Les deux coloboma ont diminué par l'effet de l'action musculaire et présentent 3 millimètres de hauteur sur 8 de largeur. Le point lacrymal inférieur est en dehors du coloboma, et tout près de lui. Une sonde d'Anel introduite par cet orifice traverse un conduit assez large dirigé en bas et en dedans, en dehors du coloboma qu'il longe et aboutissant directement, par l'intermédiaire du canal nasal, dans le méat inférieur des fosses nasales. A la paupière supérieure, il existe, au niveau du coude que forme le bord externe du coloboma avec le bord ciliaire, et tout près de ce dernier, une saillie papilli-

(1) Fronmuller. De l'anomalie congénitale de l'œil dite quatrième paupière. Annales d'Oculistique, 1856, t. XXXVI, p. 49, et Journ. ophth. de Walther et Von Ammon, 1847 ; t. VI, p. 278.
(2) Annales d'Oculistique, 1856, t. XXXVI, p. 50.
(3) Von Graefe. Arch. für Ophth. 1858. B. IV, Abth. 2, S. 269.

forme sans ouverture; mais, au côté interne du coloboma, et un peu au-dessus du ligament palpébral interne, on aperçoit un orifice très-fin appartenant à un canal un peu moins étroit, long de plusieurs millimètres, dirigé de bas en haut et aboutissant à un cul-de-sac. Les bords internes des coloboma convergent vers l'angle interne où ils se réunissent. Lors même qu'on tend les paupières en les attirant de dedans en dehors, à l'aide d'un doigt appliqué sur la peau de la tempe, le bord ciliaire de la portion gauche offre 3 millimètres de moins que celui de la portion droite, et l'on y observe un moins grand nombre de cils. Enfin l'on trouve, au voisinage du bord interne de la cornée, une petite tumeur dermoïde glabre, de la dimension d'une lentille. Les parents de l'enfant sont très-bien portants, et l'on ne connaît dans les antécédents qu'une chute sur le visage faite par la mère durant sa grossesse.

Obs. 28. — *Coloboma des paupières, avec tumeurs dermoïdales multiples* (1). — B. L., âgé de vingt-huit ans, se présente, le 12 juillet, à la clinique. L'œil droit montre, au bord inférieur et externe de la cornée, deux petites tumeurs rosées. La supérieure a 8 millimètres de diamètre et s'étend surtout vers la sclérotique; elle est peu élastique et supporte quelques poils : l'inférieure, plus petite, est à demi sur la sclérotique, à demi sur la cornée. Si l'on relève la paupière supérieure, on voit, entre le droit supérieur et le droit externe, une troisième tumeur, du volume d'une amande, couverte de poils nombreux et déliés. L'œil droit montre, à la paupière supérieure, un coloboma double. Entre les deux fissures, qui occupent toute la hauteur des tarses, existe un petit appendice cutané. Le bord externe du coloboma est tranchant, tandis que son bord interne est plus mousse et remonte moins haut. L'espace laissé libre par ce coloboma est occupé par un leucôme de la cornée, suite d'une kératite purulente, survenue dans le cours de la deuxième année, et ayant résulté, elle-même, de l'occlusion imcomplète de l'œil. En relevant cette paupière, on constate, entre les muscles droits supérieur et externe, une tumeur analogue à celle du côté gauche, mais bien plus volumineuse, puisque son diamètre mesure un pouce. Elle est recouverte aussi de poils nombreux. Sans aucun doute, toutes ces tumeurs sont congénitales, aussi bien que le coloboma.

SECTION II.

BLESSURES DES SOURCILS ET DES PAUPIÈRES. (P. 146.)

Une simple contusion ou une blessure de ces régions peuvent atteindre le nerf frontal et amener d'étranges altérations de l'œil. Ainsi, dans un cas, cité par M. Dixon (2), il y a eu amaurose, avec atrophie de la rétine, à la suite d'une blessure du sourcil. A moins d'une douleur et d'un gonflement considérables, indiquant une violente inflammation, il ne faut pas recourir aux sangsues, dont l'action donne fréquemment lieu à une vive irritation, quand on les emploie contre des ecchymoses.

M. Busch (3) recommande, pour obtenir la disparition des grains de poudre dont la peau peut-être tatouée, l'application d'une solution du sublimé corrosif (5 gr. par once d'eau), afin de provoquer une inflammation eczémateuse avec éruption. Cette solution s'applique,

(1) Horner. Klinische Monatsblätter, 1864, pp. 190-192.
(2) Med. Times and Gazette, 1859, Mai 7, p. 471.
(3) Dublin Med. Press, 1859, Oct. 19, p. 246. — Extr. de Virchow's Archiv.

chaque jour, pendant plusieurs heures, jusqu'à ce que l'eczéma survienne; finalement, il se forme une croûte et, quand on l'enlève, on trouve les grains de poudre adhérents à sa face interne.

M. Mackenzie a été consulté par un monsieur qui, en tombant dans son escalier, s'était fait à la peau, à la jonction de la tempe avec le sourcil, une déchirure d'un pouce et demi d'étendue. Les paupières étaient contuses et ecchymosées et, quand on examina l'œil à l'ophthalmoscope, on trouva un épanchement de sang dans le corps vitré. La plaie guérit et le sang se résorba; les milieux redevenus parfaitement clairs, la rétine se représenta dans un état parfait d'intégrité; néanmoins, la vue resta complétement perdue.

M. Hutchinson (1) a publié un grand nombre de faits propres à démontrer, d'une façon plus ou moins directe, l'influence des nerfs sensitifs de la face sur les fonctions ou sur la nutrition de l'œil.

Obs. 29. — *Lésion traumatique de la région frontale gauche. Mydriase persistante de la pupille gauche et paralysie du muscle ciliaire du même côté* (2). Un Irlandais intelligent, âgé de 70 ans, vint me consulter, le 10 septembre 1862, pour de la roideur dans le dos et d'autres accidents qu'il faisait remonter à une blessure reçue trois ans auparavant. Sa pupille offrait une dilatation triple de celle du côté opposé et était complétement immobile. Il voyait bien de ses deux yeux; mais, tandis que du droit il lisait le n° 1, il lui fallait un verre convexe pour lire le n° 8 du gauche. L'ophthalmoscope montrait les milieux transparents. Les artères et les veines de la rétine gauche étaient un peu plus petites qu'à droite. Il voyait les objets plus petits avec l'œil gauche qu'avec le droit. Avec un verre plus fort, il voyait aussi bien de l'œil gauche que du droit. La tempe gauche est le siége d'une cicatrice profonde et étendue qui s'étend jusqu'au trajet du nerf frontal, mais sans le croiser. Toutes les sensations sont parfaites des deux côtés. Ouïe bonne. Sa blessure était la conséquence d'une chute qu'il avait faite en tombant dans la rue, renversé par un chariot. Transporté au *London Hospital*, il y avait séjourné plusieurs semaines. Il avait eu deux attaques d'érysipèle.

Ce qui complique ce cas, c'est que le sujet avait, avant l'accident, un léger tremblement de la main, qu'actuellement il a une *paralysis agitans* bien marquée, et que, pendant ces derniers six mois, il lui est arrivé une fois de se perdre dans la rue, atteint de vertige et de trouble, et qu'une autre fois il a eu une sorte d'attaque. Avant l'accident, sa santé était bonne, ses facultés sont encore parfaites, à l'exception peut être de sa mémoire. Il se plaint qu'à plusieurs reprises « il a entendu une superbe musique, alors qu'on n'en faisait point, » et que souvent, lorsqu'il a regardé des objets, il continue de les voir longtemps après qu'ils ont cessé d'être devant ses yeux.

Obs. 30. — *Déchirure grave du sourcil gauche. Commotion possible du globe oculaire. Perte progressive de la vue de cet œil. Anesthésie partielle de la joue gauche. L'ophthalmoscope ne révèle aucune altération morbide* (3). — Benjamin Brown, 52 ans, charpentier de navire, robuste, bien portant, se présente au *London Hospital*. Il a été renversé, il y a douze semaines, par un morceau de charpente; il a reçu un coup très-violent qui l'a lancé à trente pieds. Il est resté un certain temps sans connaissance; on l'a transporté à *Poplar Hospital*, où il a séjourné quelques jours. Plusieurs dents de la mâchoire supérieure gauche ont été enlevées; il a eu une plaie

(1) Hutchinson. Sur les affections réflexes ou sympathiques de l'œil. Ophth. Hosp. Reports, 1864, Vol. IV, p. 120. — Consultez aussi, sur le même sujet, Walton (Med. Times and Gazette. 1860, May 26, p. 125.

(2) Hutchinson. Op. cit.

(3) Ibid. Id.

qui lui a complétement déchiré le sourcil gauche en travers.— *Mai* 14. Le sourcil gauche présente une grande cicatrice. L'œil a l'air un peu affaissé; pupilles égales et de dimension normale. Il dit que la vue de l'œil gauche va se perdant. Dès que le gonflement qui suivit l'accident lui permit l'usage de son œil, il s'aperçut qu'il n'en voyait plus aussi bien que de l'autre; mais il est sûr que, depuis deux mois, cela n'a fait qu'empirer. De l'œil droit, il lit facilement le n° 10 à une longue distance; de l'œil gauche, il ne peut que nommer une à une les lettres du n° 20. Il a eu en même temps le bras droit fracturé en deux endroits, et ne peut encore travailler. Il se plaint de ce que la joue gauche est insensible, et il indique exactement que cette insensibilité s'étend jusqu'à la partie moyenne de la lèvre supérieure. L'anesthésie n'est pas complète ; le sujet dit qu'il sent très-peu, mais que, lorsqu'il a frotté ou pincé les parties pendant un certain temps, il lui semble qu'elles ont été piquées par des orties. L'anesthésie paraît plus prononcée au front, au-dessus de l'oreille. — Pupilles inégales, de dimension normale et peu actives. Milieux parfaitement transparents. Fond de l'œil normal ; cependant la papille gauche semble circonscrite par un bord abrupte et un peu plus pâle que l'autre. — Surdité marquée à gauche; néanmoins il entend une montre appliquée contre l'oreille. Il est tout à fait sûr qu'auparavant il entendait bien de ce côté. Il y a de petites contractions spasmodiques dans la joue gauche, surtout du zygomatique et de l'orbiculaire. Il ne peut tirer le coin de la bouche vers l'oreille gauche. Le menton ne présente d'anesthésie d'aucun côté. La luette se dévie un peu à gauche : elle n'éprouve point de spasme.

Lorsqu'on couvre l'œil gauche, le droit se place au centre de l'orbite sans dépasser cette limite, et alors il en voit aussi bien que de l'autre. Il pense que, depuis trois ans, sa vue a été graduellement en diminuant. D'abord il a vu de nombreux points noirs ressemblant à un essaim de mouches volantes; puis il a éprouvé de la difficulté à lire; cette difficulté a été en s'accroissant. Naturellement, il ne peut plus lire. Il pense que sa mémoire s'affaiblit. Il s'est promptement rétabli de son coup. Il n'a éprouvé dans les yeux qu'un peu d'endolorissement. Il est très-assoupi pendant le jour. Sa santé était excellente, il y a quatre ans, lorsque ces symptômes ont commencé à se développer.— *Août* 4. Atrophie blanche des papilles optiques également marquée des deux côtés. Les gros vaisseaux de la rétine ont leur dimension normale. Ceux propres au nerf optique manquent absolument.

SECTION IV.

ÉRYSIPÈLE DES PAUPIÈRES. (P. 166.)

L'inflammation se communique quelquefois au nerf optique et en amène l'atrophie, soit qu'elle se soit propagée par le tissu cellulaire de l'orbite, soit qu'elle ait pour cause directe la contamination du sang (1). Les symptômes peuvent revêtir l'aspect typhoïde; les stimulants sont alors indiqués : la quinine, la teinture de muriate de fer, à petites doses fréquemment répétées. S'il survient un ulcère de la cornée, on n'oubliera pas l'usage de l'atropine. M. Solomon recommande l'application du collodion, dans les gonflements érysipélateux asthéniques des paupières chez les enfants. Dans l'érythème, affection chronique à marche lente, qui détermine la rudesse de la peau, on conseille l'application fréquente d'une lotion, contenant quatre grains d'acétate de plomb et quatre grains d'opium par once d'eau.

(1) Von Graefe. Ophthalmic Review, 1864, n° II, p. 145. Londres.

SECTION V.

PHLÉBITE DES PAUPIÈRES. (P. 171.)

Syn. — Phléb. faciale. — Phléb. orbitaire.

M. Blanchet (1) a décrit sous ce nom une affection qui nous paraît être la même maladie que celle que nous avons désignée (t. II, p. 92) sous le nom d'« ophthalmitis phlébitique. » Elle débute d'abord sous la forme d'un léger érysipèle de la face, puis surviennent des symptômes cérébraux et la mort. On trouve une phlébite intense dans les veines frontales, le tissu cellulaire de l'orbite infiltré de pus, les veines ophthalmiques, les sinus caverneux et circulaire qui entourent la selle turcique également remplis de pus. On peut confondre cette affection avec un érysipèle simple ; mais la rougeur est ici plus limitée, et consiste surtout en taches livides qui suivent le trajet des veines, lesquelles sont dures, tendues et proéminentes. L'exophthalmos est un des symptômes de l'affection.

SECTION VIII.

ULCÉRATION SYPHILITIQUE DES PAUPIÈRES. (P. 181.)

Obs. 31. — *Ulcère syphilitique primaire de la paupière, chez un enfant de huit mois, embrassé par une personne affectée de symptômes secondaires. Maladie communiquée à sa mère par l'enfant* (2). — Le 11 septembre 1860, un enfant de huit mois est admis au traitement de M. Vose Solomon. Cet enfant a depuis 15 jours un petit ulcère de mauvaise nature avec une base indurée, situé à l'extrémité interne de la paupière inférieure, tout contre la racine des cils. Cet enfant, quoique un peu strumeux, paraissait bien nourri, et on ne pouvait dire qu'il fût maladif. Le père et la mère examinés ne présentaient aucun symptôme de syphilis; aussi, bien que M. Solomon crût à la nature syphilitique de l'ulcère, il se borna à des pansements adoucissants, mais il ne survint aucune amélioration. Une tante qui lui avait donné des soins fut alors amenée à l'hôpital ; elle avait la peau couverte de taches cuivrées, et ses amygdales étaient le siége d'ulcères avec écoulement. On avait attribué aux bains de mer la cause de ces symptômes et on ne les avait pas combattus. M. Solomon conclut de cet examen que la tante avait infecté l'enfant en l'embrassant. Suivant son expérience, l'extrémité interne de la paupière, près du bord muco-cutané, est la partie de la paupière la plus susceptible de syphilis primaire. Aucun médecin ayant vu un tubercule syphilitique de la paupière, ne pourrait le confondre avec un ulcère primaire. On prescrivit alors deux fois par jour de petites doses de mercure avec la poudre de Dover et du sucre. Néanmoins, le 28 septembre, six semaines après le début de l'affection primaire, qui se trouvait alors guérie, les fesses de l'enfant se recouvrirent de taches syphilitiques bien marquées; et le 2 octobre un ulcère profond, assez étendu et d'un mauvais aspect, avait envahi une des grandes lèvres. On ajouta au mercure du

(1) British Med. Chir. Review. 1864, Jan., p. 268, et Gaz. Hebdomad. 1864, n° 44.
(2) J. Vose Solomon. British Medical Journal, 1863, Mars 7, p. 236.

sirop d'iodure de fer. Au bout d'un certain temps, une fissure se montra à la commissure buccale; puis il survint à la mère un ulcère de la mamelle, lequel ulcère fut suivi de symptômes secondaires.

SECTION X.

CANCER DES PAUPIÈRES (P. 182.)

Syn. — Ulcère de Jacob. — Ulcère rongeant.

Il importe de distinguer l'ulcère rongeant ou de Jacob de l'épithélioma. M. Lebert comprend l'ulcère rongeant dans le cancroïde; M. Paget le sépare du cancer épithélial. Les paupières sont sujettes à ces deux maladies. Dans l'ulcère rongeant, les bords ne sont pas très-saillants; la surface est unie. L'épithélioma a l'aspect plus verruqueux; il attaque plutôt les lèvres que les paupières, et se propage au système lymphatique, ce que l'ulcère rongeant ne fait pas. Celui-ci ne contient ni élément épithélial, ni élément cancéreux. Tous deux sont sujets à reparaître quand on en a fait l'ablation (1). C'est M. Hutchinson qui a, le premier, fait ressortir les différences qui existent entre ces deux maladies (2).

Si l'ablation d'une tumeur squirheuse ou cancéreuse exige qu'on enlève une partie considérable de la paupière, soit supérieure, soit inférieure, et que l'on puisse conserver le bord libre, il peut être bon de remplacer les tissus enlevés par un lambeau emprunté à la tempe ou à la joue. Sans cette précaution, on s'expose à voir s'établir un ectropion qui, plus tard, exigerait une nouvelle opération.

Obs. 32 (3). — Le 29 octobre 1860, j'extirpai une portion squirheuse de la paupière inférieure gauche, dont la surface interne était renversée au dehors et ulcérée. Le bord de la paupière était verruqueux, dur et irrégulier. Bien que j'eusse coupé profondément, en examinant au microscope, je trouvai que le bord du cartilage dénudé, et les follicules de Meïbomius offraient une surface dure, granuleuse, d'un blanc jaunâtre, d'un caractère suspect; j'en examinai quelques râclures au microscope et j'y reconnus en abondance des cellules cancéreuses de diverse dimension, rondes et pourvues de noyaux, et peu ou pas de corpuscules épithéliaux. Deux mois plus tard, le sujet vint me revoir, la plaie était solidement cicatrisée et il n'y avait presque pas de difformité. Mais la paupière inférieure droite était affectée de la même façon; je l'extirpai aussi.

Obs. 33.— *Ulcération cancéreuse située près du canthus interne, traitée avec succès par la pâte au sulfate de zinc* (4). — Un malade, âgé d'environ 55 ans, vint me con-

(1) Consultez : Laurence. On Cancer, 2e Ed.; Hutchinson. Med. Times and Gaz. 1860, Oct. 6 — Paget. Lect., Vol. II, pp. 452, 478.

(2) Ophth. Hosp. Rep. 1860, Vol. II, p. 5.

(3) Mackenzie. Inédite.

Autres faits. Ablation d'un cancer épithélial situé près de l'œil, etc., par Thompson (Lancet 1857, Nov. 14, p. 497. — Obs. de Cancer de la paupière et de l'orbite, ablation, par Moore (Dubl. Med. Press. 1862, Sept. 6, p. 237.)

(4) Mackenzie. Opht. Hosp. Rep. 1859-1860. Vol. II, p. 5. — Voyez, sur le sulfate de zinc anhydre, Simpson (Med. Times and Gaz. 1857, Jan. 17, p. 55.)

sulter, le 1er février 1859, pour un ulcère cancéreux siégeant au côté du nez, près de l'angle interne de l'œil gauche. Il avait largement la dimension d'une pièce de quatre penny, était d'une forme irrégulière, recouvert d'une croûte et entouré de bords durs et élevés. Les papilles et la caroncule lacrymales, ainsi que la conjonctive palpébrale, étaient enflammées, et la maladie paraissait s'étendre dans la direction de ces parties. Convaincu que le mal résisterait aux applications calmantes, ayant appris par expérience que ces sortes d'altérations, détruites par l'instrument tranchant, se reproduisent souvent, alors même qu'une cicatrice solide semble en indiquer la cure radicale, je me résolus à essayer la valeur escharotique du sulfate de zinc, recommandé par le docteur Simpson d'Edimbourg. Je privai quelques grains de sulfate de zinc de leur eau de cristallisation, au moyen de la chaleur, et après les avoir réduits en poudre, j'en fis, à l'aide de la glycérine, une pâte épaisse dont je recouvris la croûte et les bords durs de l'ulcère, puis je mis par-dessus un peu de charpie sèche. Le lendemain, on constata que l'application avait déterminé peu de douleur; néanmoins elle avait presque complétement détruit les bords durs de l'ulcère et débarrassé de sa croûte toute la surface, qui était d'une couleur rouge vif et d'apparence saine. Deux ou trois applications de la même pâte furent encore faites sur les bords, puis on laissa la plaie se cicatriser. Le 24 mars, la cicatrice était solide et offrait une bonne coloration.

SECTION XI.

INFLAMMATION DU BORD LIBRE DES PAUPIÈRES OU OPHTHALMIA TARSI, OPHTHALMIE TARSIENNE. (P. 193.)

Syn. — Blepharitis ciliaris. — Tinea tarsi, *Critchett.* — Blepharitis marginalis, *Ellinger.*

Rien n'indique mieux l'ignorance où l'on est de la nature d'une maladie, que la multiplicité de ses noms et des remèdes qu'on conseille d'y opposer. Maccall Anderson (1) dit que la blépharo-adénite ou ophthalmia tarsi, selon que ce sont les glandes ciliaires ou celles de Meïbomius qui sont affectées, n'est autre chose qu'un eczéma pustuleux ou un impetigo. Pour Küchenmeister (2) c'est un parasite végétal ou favus de la face.

Quoi qu'il en soit, la maladie commence par la formation, à l'orifice des follicules pileux, de pustules qui se transforment en croûtes, au-dessous desquelles on découvre de petits ulcères; puis, lorsque la maladie est complétement développée, il survient des démangeaisons, de l'infiltration, des exsudations, qui sont les symptômes ordinaires de l'eczéma. Dans les cas depuis longtemps négligés, tous les éléments de la paupière sont pris.

Souvent cette affection se présente sur plusieurs membres de la même famille, ce qui a fait supposer qu'elle pourrait bien être contagieuse; le fait est qu'on la voit fréquemment se propager d'un enfant à l'autre. Dans tous les cas, elle est d'ordinaire d'autant plus difficile et longue à guérir, qu'elle remonte à une date plus ancienne; elle a,

(1) On Eczema. London, 1863, p. 107.
(2) Virchow's Arch., B. 23, S. 449. Berlin, 1862. ELLINGER, Pilze bei blepharitis ciliaris.

d'autre part, une grande tendance à récidiver, quand on en abandonne trop tôt le traitement.

Les poils que l'on enlève par l'épilation se présentent sous trois états : 1° Ils sont sains, vivaces et ne se laissent pas arracher sans douleur ; 2° leur racine est atrophiée et leur bulbe a la forme d'une pyramide ou d'un cône tronqué ; il est corné, ratatiné, n'a plus d'enveloppe radicale adhérente, et n'est recouvert que par un épithélium très-rare ; le poil et la substance médullaire sont atrophiés, immédiatement au-dessus du bulbe ; on peut l'arracher sans causer de douleur, et il est plus profondément situé que les suivants ; 3° les poils longs et épais se laissent arracher facilement et sans douleur ; leur racine n'offre qu'une pointe courte, continuation du poil, sans renflement. Elle est entourée de la gaîne interne de la racine, qui contient une petite goutte de liquide, rassemblée à l'extrémité centrale du sac ou gaîne qui entoure la racine. Lorsqu'on ouvre le sac dans le premier cas, on y trouve un liquide incolore, avec un petit nombre de cellules épithéliales bien formées. L'autre kyste ne s'ouvre pas facilement ; ce n'est qu'en le déchirant et en le mélangeant avec de l'eau qu'on en rend visibles les amas épais d'épithélium, mélangés de champignons (favi).

Ces formations parasitaires se rencontrent assez constamment chez certains individus, sur un dixième peut-être des malades qu'on examine ; chez ceux qui n'en offrent pas, l'aspect n'est pas différent pour cela. Chez un certain nombre, les champignons ciliaires sont beaucoup moins nombreux que dans le favus, bien que, sous le rapport de la structure, ils ressemblent complétement à ceux qu'on observe dans cette dernière affection ; seulement, ils offrent rarement plus d'une ou deux branches, avec de longs sporocystes.

De nouvelles observations seraient nécessaires à la détermination du siége exact du parasite et de sa transmissibilité, de même que pour constater si sa présence dans la blépharite est primitive ou secondaire. Sa présence implique l'urgence de l'entretien, pendant plusieurs mois, d'une extrême propreté des yeux, et d'un traitement dans lequel les douches, l'épilation et les escharotiques sont indiqués (Ellinger). Dans les cas graves, il ne faut pas se fier à ces moyens seuls, ni en continuer trop longtemps l'usage. Si l'on y a recours tous les soirs pendant plusieurs semaines, ils occasionnent du gonflement, de l'inflammation de la peau des paupières, et parfois une éruption eczémateuse de celle-ci.

L'épilation, déjà indiquée depuis longtemps, a encore été recommandée par MM. Lawrence, Ellinger et Critchett, mais elle doit être faite avec soin et se borner à l'extirpation des cils malades, qui cèdent facilement quand on les saisit avec une pince : il faut se garder d'arracher les cils sains, parce qu'on s'expose à en enflammer les follicules, et à y introduire de la matière provenant des follicules malades et portant le germe de la maladie. M. Streatfeild enlève les croûtes avec des pinces et touche les surfaces ainsi mises à nu au moyen du crayon de nitrate d'argent, après avoir coupé les cils très courts (1). M. Critchett fait de même. Le docteur Macmillan, de Hull, peint, tous les trois ou quatre jours, tout le bord de la paupière avec un pinceau chargé de teinture d'iode, et en maintient dans l'intervalle les bords humides par l'application continuelle, jour et nuit, de la glycérine pure (2). Maccall Anderson fait usage d'une solution de potasse caustique. C'est un remède assez hasardeux, même à la dose de 10 grains par once qu'il conseille, et que le médecin doit toujours appliquer lui-même (3). Un bon moyen consiste à appliquer une mixture composée de quinze parties d'huile de foie de morue et deux de super-carbonate de soude. Toutefois, il ne faut pas oublier que tous ces moyens n'ont d'efficacité réelle que pour autant qu'ils sont appliqués sur des surfaces débarrassées de leurs croûtes : une bonne pratique consiste à en faire précéder l'usage de l'application, pendant une heure ou deux, soit de fomentations émollientes, soit de cataplasmes de farine de riz, qui permettent d'enlever facilement toutes les croûtes ainsi parfaitement ramollies. Une décoction d'althæa, contenant un grain de sublimé sur 8 onces de véhicule, est un topique excellent à cet effet. Un soin essentiel à prendre encore est de veiller à empêcher le développement d'un entropion, d'un ectropion ou d'un phimosis palpébral.

SECTION XIV.

VITILIGO DES PAUPIÈRES. (P. 203.)

De vitio, infector. A vitulo (4).

Cette affection a une certaine ressemblance avec celle que M. Laycock a appelée *stearrhœa* (5), qui consiste dans un flux de matière sébacée onctueuse, qui lui a fait donner son nom, et dont il y aurait trois variétés : « stearrhæa flavescens, nigricans et cerulea. » Cet auteur pense toutefois que ces deux maladies sont tout à fait différentes et que, dans le vitiligo, les tissus affectés diffèrent complétement de ceux de la « stearrhæa flavescens. » Dans cette dernière affection, les glandes sébacées, surtout celles de la joue, versent en excès un

(1) Ophthalmic Hospital. Reports 1860, Vol. II, p. 52.
(2) Med. Times and Gaz. 1858, Jun. 12, p. 600.
(3) On Eczema, p. 108.
(4) Propter ejus membranæ candorem, quâ nascitur involutus. Celse, lib. V, cap. 28, § 19.
(5) Laycock. British et For. med. chir. Review. 1861, Jan. et Aug., pp. 185, 457.

fluide sébacé coloré en jaune, ces glandes n'étant que de simples enfoncements du derme et contenant, par suite, un tissu coloré, qui est l'épiderme. Ce fluide épanché se dessèche sur les joues sous forme de croûtes jaunes. Dans le vitiligo, dit-il, le derme proprement dit, dans lequel les glandes sont contenues, est altéré dans sa nutrition ou atrophié, et devient blanc, parce qu'il est à la fois privé de vaisseaux sanguins et des tissus qui renferment la matière colorante : de là son nom, parce qu'on le comparait à la chair blanche du veau; mais la peau y est lisse, sèche et sans aucun flux.

SECTION XIV *bis*.

CHROMHIDROSE DES PAUPIÈRES (1).

Syn. — Nigredo cutis. Facial nigrities, *Laycock*. Blepharal melasma. Pityriasis nigra. Stearrhæa nigricans, *Neligan*. Blepharo-melæna, *Law*. Melastearrhée, *Gintrac*. Chromocrinie, *Le Roy de Méricourt*, de χρῶμα et κρίνειν, séparer. (De χρῶμα, couleur, et ἱδρώς, sueur.)

Fig. Med. Chir. Trans. Vol. XXVIII, p. 611, Lond. 1845.

La chromhidrose ou chromocrinie des paupières, bien que signalée depuis un grand nombre d'années, n'est que depuis peu de temps admise dans le cadre nosologique. Les travaux importants publiés à son sujet nous commandent d'en donner une description détaillée, que nous emprunterons au mémoire de M. Le Roy de Méricourt (2), son historien moderne.

Symptômes. — La chromhidrose ou chromocrinie cutanée est une sécrétion anormale, par les orifices cutanés, d'une matière colorante

(1) Cas observés : JAMES YONGE. Philos. Trans. 1790, 4, 521, Vol. XXVI. — LE CAT, Traité de la peau humaine, 1765, Obs. 5, p. 136. — GALLOT. Journ. de méd. et de chir. Déc. 1775, 2. 44, p. 524. — BILLARD D'ANGERS. Arch. gén. de méd. 1831, t. XXVI, p. 453. — BOUSQUET. Mém. Acad méd. 1834, t. XVIII, p. 559. — TEEVAN. Med. Chir. Trans. 1845, Vol. XXVIII, p. 611, et Med. Times, Vol. XII, p. 293. — QUINAN. NELIGAN. Dubl. Quart. Journ. Mai 1855, Vol. XIX, p. 295. — LAW. Id. p. 297. — MAC INTYRE. Diseases of the Skin. Erasmus Wilson. Lond. 1857, 4e Ed. p. 353, § 582. — MACKER. Gaz. méd. Strasb. 26 nov. 1858. — BANKS. Dubl. Quart. Journ. Mai 1858. — HARVEY. Id. Féb. 1859. — BLAISE. Gaz. des Hôp. 6 nov. 1858. — A. LYONS. Dubl. Hosp. Gaz. Mai 1858. — KIRCHBERG. Gaz. des Hôp. 12 mars 1859. — BARENSPRUNG. Die Hautkrankheiten. Erlangen. 1859, p. 42. — FAUVEL. — Union méd. 21 mars 1860. — HARDY. Id. 10 mars 1860. — LARREY. Bull. Acad. méd. 1er sept. 1861. — DUVAL. Gaz. Hebd. 14 juin 1861. — GODEFROID Annales d'Oculistique, 1863, t. L, p. 172. — C. JAMES. Monde Hermal. Gaz. méd. — CABASSE. Gaz méd. Alg. 23 Janv. 1863. — WARLOMONT. Annales d'Oculistique, 1864, t. LII, p. 97. — DE MOORLOOSE. Id. p. 205. — CH. ROBIN. Journ. de l'anat. et de la physiologie. 1re année, 1864, p. 299.

Dans les cas de « facial nigrities » LAYCOCK a trouvé du pigment libre dans le sang (Dublin Med. Press, 1856, Jun. 16, p. 582). — Consultez : LAYCOCK. Clin. Lect. (Med. Times, 1858, réimprimées dans Dubl. Med. Press. 1858, Jun. 16, p. 581). Voyez aussi ses « Clinical Researches » sur les changements apportés au teint par une pigmentation morbide. Brit. and For. Med. Chir. Rev. 1861, Jan. et Avril, pp. 185, 457. — LE CAT. Traité de la peau humaine, pp. 108 et suiv.

(2) Mémoire sur la chromhidrose ou chromocrinie cutanée, suivi de l'Étude microscopique et chimique de la substance colorante de la chromhidrose, par CH. ROBIN, et d'une note sur le même sujet, par ORDOÑEZ. Ann. d'Ocul., 1863, t. L, et J.-B. Baillière ; Paris 1864.

d'un bleu foncé, ayant des caractères microscopiques propres. La production de cette sécrétion, sur une surface limitée de la peau, donne lieu à des taches d'étendue variable, dont le siége d'élection est aux paupières inférieures. Ces taches peuvent être enlevées complétement, à l'aide d'un linge imprégné d'huile; parfois, mais rarement, au moyen de lotions aqueuses, jamais à sec. Elles reparaissent de nouveau, après un temps plus ou moins long.

Cette anomocrinie coïncide le plus souvent avec des troubles plus ou moins sérieux de la santé. Chez les femmes, qui en ont été de beaucoup le plus fréquemment atteintes, il paraît exister ordinairement un certain rapport avec les dérangements de la menstruation. La chromhidrose peut se montrer subitement, sans cause déterminante appréciable, au milieu des apparences de la santé. Mais, le plus souvent chez les femmes, il existe depuis un temps variable un état de chloro-anémie, de la dysménorrhée, de l'aménorrhée et les conséquences ordinaires du trouble de la menstruation. Dans les trois cas observés chez l'homme, la santé générale avait été profondément débilitée antérieurement.

Quelle qu'en soit l'étendue, quelles que soient les régions successivement occupées par la sécrétion colorée, les deux paupières en ont toujours été le siége primitif. (Un seul cas sur vingt-cinq a fait exception, et encore, cette fois, la tache s'est montrée au-dessus du sourcil gauche). Lorsque la maladie tend à disparaître et que les surfaces anormalement colorées se limitent de plus en plus, toujours ce sont les paupières inférieures qui reprennent, en dernier lieu, leur aspect naturel. Tous les observateurs s'accordent à signaler les deux paupières comme envahies en même temps.

Les régions atteintes successivement sont, par ordre de fréquence : les paupières inférieures, les supérieures, les joues, le front, les ailes du nez, toute la face, la région sternale, la poitrine, le ventre, presque toute la surface antérieure du corps, les mains. *Jamais* les oreilles n'ont présenté la sécrétion colorée. Lorsque les quatre paupières sont le siége de l'exsudation accidentelle, les deux inférieures sont de beaucoup plus colorées que les deux supérieures.

La couleur de la sécrétion anormale varie suivant les cas, et quelquefois chez un même sujet, du noir profond au bleu-indigo. La teinte noire a été, de beaucoup, plus fréquemment observée. Dans presque tous les cas, il y a à peu près égalité de ton entre les deux côtés, quand les taches occupent des régions symétriques et qu'elles ont été, bien entendu, sécrétées depuis le même temps. Une seule fois le phénomène ne s'est montré que vers l'angle externe d'un œil, au-dessus du sourcil, pour reparaître plus tard sur la joue du côté opposé.

Lorsque la sécrétion colorée n'occupe que les paupières, elle imprime à la physionomie un aspect très-différent, suivant les cas, suivant les époques, chez un même sujet. Si la teinte est peu foncée, si elle ne couvre qu'une zone étroite près du bord ciliaire des deux paupières inférieures, l'effet produit n'est pas disgracieux, le regard peut en acquérir plus d'éclat. C'est ce qui explique pourquoi, au théâtre, les actrices, et même dans la vie privée, certaines femmes emploient un cosmétique coloré en noir pour tracer, à l'exemple des femmes de l'Orient, une ligne étroite qui a surtout pour but de prolonger l'angle externe de l'œil. Mais si les quatre paupières sont couvertes d'une couche d'un noir profond, si le front, les joues, toute la face enfin prend cette couleur, l'effet produit est *horrible*. Il n'est plus possible alors d'invoquer un artifice de coquetterie ; à toute vue, la personne atteinte de chromhidrose à ce degré paraît avoir d'énormes lunettes noires ; elle ne peut circuler hors de son domicile sans être l'objet de l'attention la plus importune et la plus pénible, pour une femme surtout.

Si, dans un petit nombre de cas, la santé générale a continué à être normale, depuis comme avant l'apparition de la chromocrinie, il est loin d'en être de même pour tous.

Les symptômes morbides concomitants signalés par les différents observateurs sont les suivants : Une toux sèche, quinteuse, dont aucune lésion appréciable à l'auscultation ne pouvait rendre compte ; des hémoptysies ; des déjections contenant une matière colorante ; une céphalalgie intense ; la sensation de froid aux extrémités inférieures.

Les taches formées par l'exsudation colorée sont généralement noires, lorsque la sécrétion est abondante ou qu'elle est restée un certain temps exposée à l'air sans avoir été essuyée. Quand elle est peu abondante, récemment produite, elle donne souvent aux surfaces qu'elle recouvre, surtout sur leurs limites, une teinte bleue plus ou moins foncée. Dans le seul cas où il ait été donné à l'observateur de voir reparaître la sécrétion accidentelle à mesure qu'il l'enlevait, l'exsudation était d'abord bleu-indigo, puis passait au noir, soit par le fait de l'accumulation, soit par l'influence de l'air. Dans quelques cas, les surfaces envahies ont été franchement bleues.

En examinant avec soin et de près les portions de la peau anormalement colorées, on voit qu'elles sont recouvertes comme d'une légère efflorescence rappelant celle qui se trouve sur certains fruits. Si la transpiration est assez abondante pour les humidifier sensiblement, elles peuvent alors avoir un aspect reluisant.

Jamais les taches ne rappellent l'idée de l'application d'une substance colorante artificielle ayant un corps gras pour excipient. En examinant les taches à la loupe, on voit que les corpuscules colorés sont surtout accumulés dans les plis de flexion de la peau. On peut constater, surtout en suivant la réapparition de la substance colorante sur les paupières supérieures, qui habituellement en sont beaucoup moins chargées, que cette disposition est due aux mouvements de clignement de ces voiles membraneux. Les plis de flexion sont alors dessinés en noir bleuâtre par des lignes d'une délicatesse extrême, surtout si l'on vient à tendre légèrement les téguments. Ce sont aussi les mouvements des paupières qui font que des amas de matière colorée se rassemblent vers l'angle interne de l'œil, près du bord ciliaire. A la loupe, on reconnaît que les poils légers qui composent le duvet de la peau ont leur couleur blonde ou blanche, et *ne sont nullement colorés*. En promenant la pulpe d'un doigt, à nu ou enveloppée d'un linge blanc et fin, on enlève une très légère quantité de matière colorante. Un linge mouillé d'eau ne parvient pas, même à l'aide d'un frottement assez énergique, à rendre à la peau son aspect ordinaire. La glycérine permet de charger plus fortement de substance colorante le linge fin qui en est imprégné; mais la tache ne disparaît pas encore entièrement; il reste une nuance d'un noir bleuâtre, due à une innombrable quantité de petits points noirs qui donnent à la surface l'aspect qu'offre la peau du menton fraîchement rasée, chez les hommes à barbe noire et bien fournie.

L'huile seule a, jusqu'à présent, permis de nettoyer rapidement et parfaitement la peau. Après un lavage bien fait avec cette substanee grasse, il est impossible de retrouver, en examinant à l'aide d'une forte loupe, le moindre corpuscule noir.

Souvent les surfaces qui sont le siége de la chromocrinie sont d'une sensibilité exagérée. La surface essuyée est aussi plus facilement congestionnée que ne le seraient les paupières d'autres personnes, par suite d'un frottement aussi léger. Sous l'influence de ces deux phénomènes, sensibilité et hypérémie, les yeux se remplissent de larmes, et le clignement devient très-énergique et très-fréquent.

Le développement exagéré du réseau veineux cutané superficiel, qui se rencontre dans presque tous les cas, mérite de fixer toute l'attention; les paupières inférieures surtout sont parcourues par des veines bleues très apparentes.

Au bout d'un temps très variable (depuis quelques minutes jusqu'à douze et vingt-quatre heures, plusieurs jours même), la matière colorante reparaît, en quantité égale ou moindre, suivant que la maladie est récente ou ancienne, que les règles sont sur le point de paraître ou ont paru; toutes les causes susceptibles de congestionner momentanément le visage paraissent avoir une influence accélératrice sur la rapidité de la sécrétion, du moins dans la plupart des cas. Chez plusieurs sujets, la matière colorante se manifestait d'abord sur un point très limité, pour s'étendre de là peu à peu et occuper, au bout d'une à plusieurs heures, les portions de téguments habituellement envahies.

Cette réapparition *spontanée* est le symptôme carastéristique, c'est le point capital à constater. Aussi, toutes les fois qu'il sera possible de le faire, faudra-t-il s'en assurer par l'examen direct, ou, si des obstacles s'opposent à cette constatation, recourir à l'examen microscopique et chimique de la substance colorante recueillie avec précaution. Un linge huilé, promené quelques instants sur les paupières anormalement colorées, offre des marques semblables, pour peu que la sécrétion soit abondante, à celles qui résulteraient du nettoyage d'une cheminée de lampe qui a fumé. La matière exsudée a une grande puissance colorante.

Une goutte exprimée d'un pinceau imprégné de glycérine et promené quelques instants sur les régions noircies, offre une coloration d'un gris-bleuâtre, quand on place sur un papier blanc la lamelle de verre sur laquelle on l'a déposée. Et cependant cette même goutte, examinée au microscope, ne présente que des corpuscules colorés, disséminés au milieu du liquide. Si le pinceau a été trempé dans l'huile, la goutte qu'on en exprime est d'un noir profond. Si l'on réunit dans un godet de porcelaine le résultat de plusieurs lavages des paupières, on peut obtenir ainsi une assez grande quantité de matière qui, par le repos, se sépare en partie du corps gras.

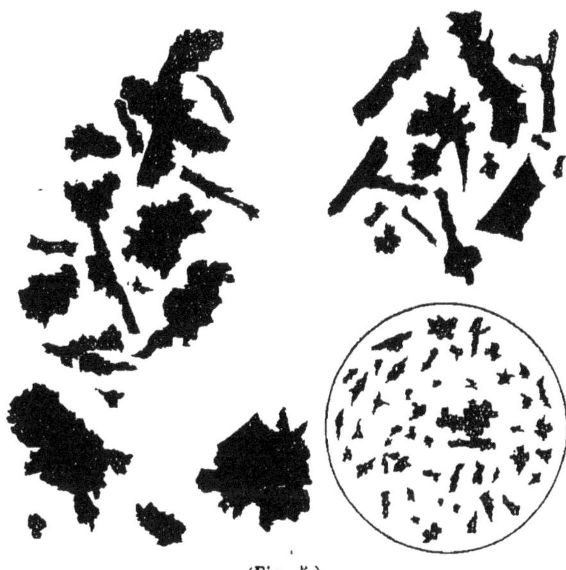
(Fig. 5.)

La matière colorante offre l'aspect suivant : (fig. 5). Ce sont des corpuscules, ayant l'apparence lamelleuse, ressemblant à des fragments brisés de vernis desséché, représentant, en général de petits bâtonnets, ou des fragments, très sinueux sur leurs bords, rappelant les contours géographiques des îles sur les cartes.

En parcourant avec attention la gouttelette de glycérine colorée placée sous le microscope, on rencontre, en nombre variable, suivant les personnes qui ont fourni la substance, et suivant les jours chez une même personne, des corpuscules ordinairement très petits, ayant les formes décrites déjà, mais d'une coloration *bleu-azur*.

2. *Marche.—Durée.—Terminaison.*— Excepté dans un cas, ob-

servé par M. le docteur Kirchberg, de Nantes (1), la chromhidrose a toujours débuté par les paupières inférieures. Plusieurs fois, chez les personnes qui ont présenté des intermittences dans le phénomène de sécrétion colorée, on a remarqué que son retour était précédé par le gonflement du réseau veineux sous-cutané, ainsi que par cette teinte bleuâtre ou bistrée qui caractérise l'état *cerné* des paupières. L'exsudation peut, en quelques jours, atteindre le maximum d'intensité et les limites qu'elle ne dépassera pas ; elle est alors ordinairement bornée aux paupières inférieures et à une petite portion de la partie supérieure des joues ; ou bien, commençant par une zone étroite, peu foncée, près du bord ciliaire, elle gagne peu à peu les paupières supérieures et inférieures, le front, une partie des joues. En augmentant, la teinte devient de plus en plus sombre, à mesure que le dépôt coloré est plus abondant ; dans tous les cas, les paupières inférieures paraissent être le siége d'élection.

Enfin, après s'être montrées d'abord sur cette région, les taches peuvent gagner la figure presque entière et des portions très étendues de la surface cutanée. Quand l'affection marche vers sa terminaison, en même temps que l'exsudation diminue, que les teintes s'affaiblissent, les taches se restreignent et finissent par n'occuper, en dernier lieu, que le point primitivement envahi, pour disparaître tout à fait.

Le plus souvent, une fois le phénomène apparu, il dure un certain temps en n'offrant que des variations dans l'intensité de la coloration ; mais d'autres fois il y a des intervalles plus ou moins longs, pendant lesquels le peau reprend son aspect ordinaire. L'approche des règles, l'état de grossesse ont semblé, dans quelques cas, agir comme cause déterminante du retour des taches.

La durée de la sécrétion accidentelle est très variable. Par les observations où elle a été indiquée, on voit qu'elle oscille entre quelques mois et plusieurs années. Deux dames de Brest n'ont pas cessé un seul jour d'avoir les paupières d'un noir bleuâtre, depuis dix ans au moins. Dans le cas rapporté par le docteur Fauvel (d'Argentan) (2), la chromhidrose a duré huit ans et n'a présenté que deux fois des intervalles très courts pendant lesquels les taches n'existaient pas.

Souvent la terminaison a coïncidé avec la cessation des troubles généraux de la santé et surtout avec le retour des règles. Mais aussi on a vu la menstruation se rétablir ou continuer régulièrement, sans qu'il y ait eu de rapports appréciables avec la chromhidrose. D'ailleurs, les deux cas observés chez l'homme par M. A. Duval (3), et celui de M. de X., étudié par MM. Godefroy, de Rochas et Coindet (4),

(1) Kirchberg. Annales d'Oculistique, 1865, t. L. pp. 148-151.
(2) Fauvel. Union médicale, Nouvelle série, t. VI, 31 mai 1860, p. 404.
(3) Duval. Gazette hebdomadaire, 4 et 14 juin 1861.
(4) Godefroid, De Rochas et Coindet. Ann. d'Ocul. 1863. t. L, p. 172.

sont venus enlever beaucoup de l'importance qu'on avait cru devoir attacher à l'aménorrhée dans cette anomocrinie.

La plupart des observateurs ayant publié hâtivement les cas qu'ils avaient étudiés, n'ont pas indiqué l'époque ni le mode de cessation de la coloration. Dans le fait de Lecat (1), elle a coïncidé avec une sueur abondante et une désquamation assez sensible. On a remarqué aussi une légère désquamation chez les personnes qui offraient des intermittences plus ou moins longues.

3. *Étiologie.* — Comme dans un grand nombre d'autres maladies, il est impossible jusqu'à présent d'arriver à la connaissance des causes de cette bizarre affection. Jusqu'au moment où M. A. Duval a publié les deux cas observés chez l'homme, l'apparition de la chromhidrose, uniquement chez les femmes et pendant la période d'activité de l'utérus, pouvait faire espérer de trouver dans les troubles des fonctions de la génération des rapprochements féconds; mais cette donnée a perdu naturellement de sa valeur, depuis qu'il a été constaté que la sécrétion colorée des paupières avait pu se montrer chez deux hommes âgés de plus de 40 ans. Quoi qu'il en soit, le sexe féminin est de beaucoup plus disposé à cette affection, depuis l'âge de quinze ans jusqu'à celui de trente.

4. *Constatation de la chromocrinie.* — *Diagnostic.* — La possibilité d'enlever complétement, par une lotion huileuse, la matière noire ou bleue déposée accidentellement à la surface de la peau de certaines régions, et particulièrement des paupières inférieures, est un fait tellement caractéristique, qu'il suffirait, à lui seul, pour établir le diagnostic d'une manière précise, s'il n'y avait pas à se tenir en garde contre la simulation. Rien n'est plus simple, en effet, à l'aide de différentes substances colorantes étrangères au corps humain, que d'imiter les taches de la chromhidrose vraie. La reproduction *spontanée* de ces mêmes macules, d'une manière appréciable, au bout d'un certain temps, sur la région qui a été préalablement ramenée à son état normal, est certainement la garantie la plus irrécusable de la réalité de l'affection. Mais, nous l'avons déjà dit, la constatation de ce phénomène offre, dans quelques cas, des difficultés d'observation. La simulation peut encore réussir à entretenir l'erreur et annuler ainsi l'épreuve. Nous devons donc faire tous nos efforts pour réunir la plus grande somme possible d'éléments de conviction. Il faut que le médecin, mis en présence d'une personne dont les paupières sont noires, puisse arriver *facilement* et *promptement* à dissiper tout soupçon de supercherie à l'égard du malade et toute crainte de mystification pour lui-même.

Les troubles de la santé qui ont précédé le début de l'exsudation ou qui l'accompagnent doivent être notés avec soin; mais, comme on

(1) Lecat. Traité de la couleur de la peau, etc. Amsterdam, 1765, et Ann. d'Ocul., 1863, t. L, p. 115.

l'a vû, ils n'ont rien de caractéristique, d'essentiel, et parfois une santé parfaite en apparence peut coïncider avec la chromocrinie.

L'examen des taches peut, pour un observateur exercé, qui a vu beaucoup de cas, qui a concentré fortement son attention sur ce sujet, lui fournir quelques notions utiles; mais comme l'affection est rare, comme beaucoup de circonstances, encore mal appréciées, peuvent leur imprimer des caractères variables, cet examen ne peut avoir qu'une valeur accessoire. Il sera très important de constater, s'il y a lieu, que la surface colorée anormalement est terne, non luisante, ne donnant pas l'idée d'une couche liquide ou huileuse, que le duvet de la peau n'est nullement coloré. On écartera ainsi, d'une manière à peu près certaine, la possibilité de l'usage d'un cosmétique coloré, et en particulier d'un corps gras. On s'assurera en même temps qu'il n'existe pas de réserve de matière colorante agglutinant les cils. On notera l'injection du réseau veineux sous-cutané. Enfin, on fixera les limites de la surface atteinte. La nécessité de l'intervention de l'huile pour nettoyer *complétement* la peau éliminera naturellement toutes les substance colorantes solubles dans l'eau et celles qui, à l'état pulvérulent, peuvent adhérer à la peau (poussière de charbon). On remarquera qu'à l'aide d'un doigt ou d'un linge sec, on ne peut pas agrandir à volonté les limites de la tache.

Quand on voudra nettoyer les surfaces, pour les soumettre à l'épreuve de la reproduction spontanée, il faudra le faire assez complétement pour qu'à l'aide d'une bonne loupe, *il ne soit plus possible de voir, sur aucun point, le moindre corpuscule noir*. Cela fait, il restera à s'assurer, par les moyens que chacun puisera dans sa sagacité, que la réapparition de la coloration est due, non à un subterfuge, mais au phénomène morbide lui-même.

Reste l'examen microscopique et chimique. Pour recueillir la matière colorante, nous conseillons l'usage d'un pinceau imprégné de glycérine, si on ne désire avoir que de petites quantités. Autrement, en priant la malade de laver, chaque jour, les paupières colorées, à l'aide d'un pinceau trempé dans l'huile et exprimé ensuite sur un godet de porcelaine, en obtiendra, au bout d'un temps variable, une assez grande quantité de liquide fortement coloré, pour permettre des essais chimiques. L'éther, qui ne dissout pas la matière colorante, servira à l'isoler.

L'acide sulfurique est, de tous les réactifs qu'il a essayés, celui qui a donné à M. Ordoñez les résultats les plus concluants. Il s'en est servi d'abord à froid, mais son application et son contact avec la matière noire de la chromhidrose, quoique donnant des résultats relativement à la modification de la couleur et à l'altération des bords des tablettes et des angles, n'étaient pas suffisants, même au bout de 48 heures, pour donner une réaction nette. Il s'est alors décidé à employer simultanément la chaleur; et c'est à l'aide de ce dernier moyen qu'il est arrivé à obtenir des résultats qui, à eux seuls, contribueraient, à son avis, à vider une partie très importante de la question. Ces résultats, dit-il, peuvent se résumer en ces deux propositions (1) :

« 1. La matière noire de la chromhidrose diffère essentiellement, au point de vue chimique, des poussières noires ou très-foncées, minérales ou végétales, auxquelles on a voulu l'assimiler.

» 2. La matière noire de la chromhidrose présente des analogies frappantes, au point de vue de sa composition chimique, ainsi que de certaines particularités d'aspect et de forme observables au microscope, avec certains produits de l'économie animale, d'origine pathologique, et connus en général sous la dénomination de *mélanose*.

» Pour se servir des deux réactifs combinés que je propose, j'ai employé un moyen très simple : Les préparations microscopiques que j'avais précédemment traitées par l'acide sulfurique à froid, étaient soumises à l'action de la flamme d'une lampe à alcool, ayant toujours soin de les tenir suffisamment écartées, pour éviter les secousses d'une évaporation brusque. Au bout de quelques instants, je voyais la matière noire se fondre, se mêler à l'acide sulfurique et communiquer à celui-ci une teinte bistre très prononcée, même à l'œil nu. Le refroidissement de la plaque de verre opéré, j'examinais au microscope, et je remarquais que, en effet, la substance noire de la chromhidrose fondait facilement dans l'acide, en lui communiquant une coloration bistre parfaitement homogène partout.

» Toujours méfiant, j'ai pensé que peut-être la coloration bistre était due à l'action de l'acide sulfurique et de la chaleur sur les matières grasses qui accompagnent les plaques de chromhidrose, ou sur l'huile d'olive ou la glycérine, dont on se sert souvent pour enlever la matière colorante étalée sur les paupières. Voulant éviter ces inconvénients, j'ai institué un nouveau système d'expérimentation, et j'ai procédé de la manière suivante :

» Sur un morceau de papier blanc à filtrer, plié en quatre, je plaçais une certaine quantité de matière noire chromhidrotique, mélangée à de la glycérine. Je traitais ce dépôt, à plusieurs reprises, par l'alcool rectifié, de manière à dissoudre la glycérine et les matières grasses, et à les faire rester dans cette espèce de filtre. Une fois la matière colorante nettoyée par le moyen indiqué, j'enlevais les plaques de chromhidrose; je les plaçais sur une bande de verre porte-objet, et je continuais l'opération par l'acide sulfurique et la chaleur, comme il a été indiqué précédemment. Le résultat a toujours été identique : la matière noire chromhidrotique fondait toujours dans l'acide

(1) ORDOÑEZ. Ann. d'Ocul., 1865, t. L, p. 296.

sulfurique chauffé, en lui communiquant la coloration bistre foncée que j'ai indiquée. Pour peu qu'on prolongeât l'opération après la fonte de la matière colorante, on voyait celle-ci prendre une coloration noire très foncée et se répandre sur la plaque, en plusieurs directions, sous forme d'arborisations ou de rivulations. »

Traitement : Les applications topiques très-diverses, tentées jusqu'à présent, n'ont donné aucun résultat. Le voisinage des yeux, la sensibilité de la région doivent, d'ailleurs, rendre le praticien très réservé dans le choix des substances qu'il voudrait essayer. Les lotions huileuses n'ont d'autre avantage que de faire temporairement disparaître les taches. Dans le cas de troubles généraux de la santé, il faut, avec soin, en rechercher l'origine probable et saisir toutes les indications thérapeutiques qu'ils peuvent donner. On aura, le plus souvent, à combattre l'aménorrhée, la dysménorrhée, la chloro-hystérie ou l'anémie. Si les eaux thermales sulfureuses paraissent avoir eu un succès si prompt et si marqué dans le cas publié par M. A. Duval, ce résultat a été dû surtout à l'heureuse influence qu'elles ont eue sur la constitution affaiblie du malade, ainsi qu'à l'ensemble des modifications apportées par le voyage et le changement de climat. Le déplacement des personnes atteintes, depuis peu de temps, de chromocrinie paraît encore, lorsqu'il peut être effectué, une des meilleures ressources.

Obs. 34 (1). — En janvier 1858, je fus consulté par une dame, qui se plaignait de ce que ses paupières inférieures se teignaient en noir, comme si on les eût barbouillées de nitrate d'argent. Cet état s'était montré après qu'elle avait reçu un coup violent sur la partie postérieure de la tête, et la malade pensait qu'il était de la même nature que l'ecchymose, qui apparaît après un coup sur l'œil; mais il en différait complétement et consistait évidemment en écailles noires d'épithélium qui se détachaient. Cette dame était bien portante, assez corpulente et nullement anémique.

Obs. 35 (2). — Cabanes (Marie), de Montouliers (Hérault), âgée de 21 ans, d'une bonne constitution, d'une taille moyenne, ayant les yeux et les cheveux noirs, n'ayant jamais été malade, vit paraître ses règles à treize ans. Depuis cette époque jusqu'à ce jour, elles se sont montrées d'une manière très-régulière. Elle n'a jamais eu de pertes blanches. Mariée depuis deux ans, elle n'a pas encore eu d'enfant. Vers le mois d'août de l'année dernière, elle fut atteinte, sans cause connue, d'une toux assez forte, qui avait lieu par quintes, et durait pendant une demi-heure environ. Cette toux, en tout semblable à celle qu'on observe dans la coqueluche, était rare dans la nuit, ne donnait lieu à aucune expectoration et se présentait surtout après le repas. A la suite de cette toux, qui avait quelque chose de convulsif, elle ressentait une douleur assez vive à l'épigastre, aux attaches du diaphragme. Jamais elle n'a craché, expectoré de sang : seulement elle éprouvait de la dyspnée au moment où elle toussait; mais cette gêne de la respiration disparaissait avec la toux, qui était forte, résonnante, caverneuse, et se faisait entendre à une assez grande distance ; son timbre grave n'était pas en rapport avec la stature de la malade et le développement de sa poitrine. Consulté à cette époque pour cette toux dont l'intensité, la force, le volume m'étonnaient, j'ordonnai une tisane préparée avec le lichen, édulcorée avec du sirop de Briant, et celui de mou de veau, un vésicatoire au

(1) Mackenzie. Observation inédite.
(2) Bousquet. Mémoires de l'Académie impériale de médecine, 1854, t. XVIII, p. 559.

bras et des pilules contenant du cyanure de potassium, de l'extrait de belladone et de jusquiame. A cette époque, les forces, l'appétit étaient moindres que dans son état de santé; mais le sommeil était bon, la toux étant rare pendant la nuit. Vers la fin du mois d'août, et sous l'influence des moyens précédents, la toux disparut; mais la malade s'aperçut que les paupières inférieures et supérieures des deux yeux prenaient une teinte bleuâtre, qui d'abord, ne consistant qu'en un cercle qui entourait les organes de la vision, semblait croître en étendue sur les joues, en même temps que la couleur devenait de plus en plus foncée. Au bout de quelques jours, cette teinte gagna les joues, le nez, le front, le menton, toute la figure en un mot, et ne s'arrêta qu'aux oreilles et au cou, qui conservèrent leur couleur et leur teinte naturelles. Étant allé à Montoulieu à cette époque, je revis la malade et ne fus pas peu étonné de l'état où elle se trouvait. La figure semblait avoir été enduite d'une couche d'une épaisse solution d'indigo. La toux avait disparu, l'appétit était bon, les digestions faciles, le pouls normal. L'auscultation du cœur et des poumons n'indiquait aucune lésion de ces organes. Depuis cette dernière visite, la malade avait vu paraître, comme à l'ordinaire, son flux menstruel, tout aussi abondant et avec les mêmes qualités physiques du sang. Je me contentai d'ordonner l'eau ferrée et les pilules de Blaud.

De la fin d'août au 15 septembre, je ne revis pas la malade; mais étant venue elle-même me trouver à cette époque, je m'aperçus que la teinte bleuâtre était devenue plus foncée: la figure était noire sur toute son étendue: on aurait dit qu'on l'avait couverte d'une couche de cambouis. Elle ressemblait, quant à la figure, à une négresse, avec le luisant que donne une légère transpiration. M'étant aperçu que la partie du bonnet qui touchait le front ou les joues était noire, je lavai avec un linge mouillé une portion de la joue gauche. Sous l'influence de ce lavage, la couche noire fut enlevée, et la peau m'apparut d'un blanc légèrement bleuâtre, pareil à celui qu'on remarque chez les personnes qui ont la barbe noire et forte et qui viennent de se raser. Mais peu à peu je vis comme poindre des gouttelettes d'une sueur noire qui, formant une couche de plus en plus épaisse et compacte, donna d'abord à cette partie de la joue que j'avais lavée une couleur bleue plus foncée, puis noire, et arriva à avoir la même nuance que le reste de la figure. Les objets, le linge dont se servait la malade pour frotter, essuyer le visage, étaient tachés de noir; doux, onctueux au toucher, comme graisseux, un lavage fait au savon n'était pas suffisant pour faire disparaître les traces de ces taches noires. Les draps de lit, contre lesquels la figure frottait la nuit, conservent encore une teinte noirâtre, quoiqu'ils aient été lessivés plusieurs fois.

Pendant tout le temps que la figure resta noire, la malade éprouva une céphalalgie violente, au point qu'il lui semblait qu'on lui arrachait la calotte du crâne; il n'y avait ni soif ni fièvre, l'appétit continuait à être bon. On combattit cette céphalalgie par des bains de pied sinapisés et des lavements purgatifs; on continua l'usage des pilules ferrugineuses, et je prescrivis à la malade de se laver la figure avec de l'eau-de-vie camphrée, à laquelle j'avais fait ajouter pareille quantité d'une forte décoction de quinquina et de ratanhia. Vers la fin du mois de novembre, la céphalalgie devint atroce, intolérable; la malade n'a aucune sensation des briques très-chaudes que ses parents lui appliquent sur le crâne, dans l'intention de la soulager. Cette céphalalgie dure quatre heures. On a recours alors à des bains de pied sinapisés; la douleur se calme et disparaît. Vers le commencement de décembre, la figure s'éclaircit, et dans un jour (le 9), cette teinte noire disparaît tout à fait. Vingt-cinq jours après, la malade ayant, en se lavant, mis les pieds nus sur le sol, voit reparaître presque immédiatement cette teinte noire de la figure, mais elle se dissipe quelques jours après. Depuis cette époque, la céphalalgie a complétement cessé, la santé est excellente; les menstrues qui, pendant la durée de cette affection, n'avaient jamais varié dans leur apparence régulière, continuent à se montrer à leur époque ordinaire . . . .

. . . .

La matière noire qui recouvrait la face de notre malade n'était pas seulement déposée à la surface, mais encore dans l'épaisseur de la peau; car, dès qu'on l'avait enlevée au moyen d'un linge mouillé, on voyait que la peau conservait sur ce point une nuance bleuâtre pareille, comme nous l'avons dit, à ce qu'on observe chez les individus qui ont la barbe noire, forte, et qui viennent de se raser. Cette surface n'était pas uniformément noire ou bleuâtre, mais offrait un pointillé noir; de chacun de ces points, se touchant presque les uns les autres, mais pourtant distincts et séparés, on voyait, au bout de peu de temps, apparaître une goutte excessivement fine qui, peu à peu, augmentant de volume, finissait par se joindre à ses voisines, couvrir de nouveau la partie de la peau qu'on avait lavée et lui donner la même couleur noire du restant de la face. Ce phénomène était en tout semblable à celui qu'on remarque chez les personnes dont la peau est en voie de transpiration, avec cette différence que cette sueur était moins abondante, d'un noir très foncé, douce, onctueuse au toucher . . . .

. . . .

C'est aux paupières, dont le tissu est plus lâche que dans les autres parties de la figure, que la nuance noirâtre a commencé à se manifester.

Obs. 36. — *Première relation due à M. Godefroid, chirurgien de deuxième classe, attaché au corps des fusiliers marins (Expédition du Mexique.)* (1). — M. de X., lieutenant de vaisseau, âgé de trente-deux ans, est d'un tempérament nervoso-sanguin et a toujours joui d'une bonne santé jusqu'en 1852. A cette époque, étant embarqué sur un navire en fer, de station sur les côtes de Syrie, il fut atteint de douleurs rhumatismales dans les membres inférieurs. Lors du siége de Sébastopol, attaché aux batteries de la marine, il fut assez grièvement blessé à la cuisse droite. Rentré en France, il ne tarda pas à présenter (fin de 1854) des accidents nerveux hystériformes qui le laissaient, pendant plusieurs heures, sans connaissance. Les crises étaient devenues de plus en plus rares, lorsque vers la fin de 1855, il s'aperçut que ses paupières inférieures présentaient une coloration noirâtre qui chaque jour gagnait en étendue et en intensité. Du reste, cette coloration variait avec la température : très-prononcée sous l'influence de la chaleur, elle devenait à peine visible pendant les temps froids. C'est ainsi que, durant l'hiver de 1859, la teinte noirâtre disparut complétement, ne laissant qu'un cercle à la base de la paupière, au point qu'elle pouvait paraître n'être que cernée par la fatigue. M. de X. se croyait débarrassé de son affection, mais cette illusion dura peu : dès les premières chaleurs, la teinte des paupières reparut. Depuis lors, elles sont toujours restées plus ou moins colorées. Lorsque je fus embarqué, au mois d'octobre 1861, sur le même navire que M. de X., ses paupières inférieures offraient une coloration d'un gris terne. Mais quand nous eûmes à supporter les chaleurs des tropiques, puis celles du Mexique, elles prirent une belle teinte noire, dessinant nettement un croissant à concavité supérieure, limité par le bord libre de la paupière et dont la convexité suit, sans le dépasser, le rebord inférieur du trou orbitaire. Si l'on vient à soumettre la paupière à des lavages réitérés et à des frottements énergiques, la coloration disparaît en partie, mais il reste cependant un reflet grisâtre très accusé. Le linge qui a servi à ces lavages est coloré en noir. La chaleur, une vive émotion, l'acte de la digestion et toute cause, en un mot, qui active la circulation sanguine, contribue aussi à augmenter la coloration noirâtre des paupières. Si la sueur coule sur le visage et qu'elle vienne à passer sur la paupière inférieure, elle prend une couleur noire. Je n'ai jamais vu aucune accumulation de matière colorante entre les cils ni vers le grand angle de l'œil, comme cela a été signalé dans quelques-uns des cas publiés. La seule douleur que cette affection cause à M. de X., c'est une sensation de gravier qui existe de temps en temps dans la paupière inférieure, surtout lorsqu'il est exposé à une vive lumière, telle que celle qui est renvoyée par une plage de sable.

La vision n'est pas altérée; toutefois M. de X. s'est aperçu que lorsqu'il se livre à des observations méridiennes, sa vue se fatigue plus rapidement qu'avant l'apparition des taches colorées. M. de X. désirerait vivement être débarrassé de cette singularité. La réalité de l'exsudation de la matière colorante a été constatée par tous les médecins militaires ici présents : MM. Erhmann, Coindet et Claudel, médecins majors de première classe, ainsi que par M. Colson, médecin principal de la marine.

Deuxième relation, due à M. le docteur V. de Rochas, chirurgien de deuxième classe, chirurgien-major du paquebot la Louisiane (2). — M. de X., lieutenant de vaisseau, âgé de trente-deux ans, a pris part au siége de Sébastopol; il a été blessé dans la tranchée par des éclats d'obus qui lui ont labouré la partie supérieure de l'une des cuisses. Au retour de la campagne de Crimée, il est venu en congé à Lorient, et dès

(1) Godefroid. Ann. d'Ocul., 1863, t. L, p. 172.
(2) Ann. d'Ocul., 1863, t. L, p. 173.

lors on remarquait une teinte brune des paupières inférieures. Cette teinte resta à peu près la même jusque vers ces derniers temps, si ce n'est que, lorsqu'il était fatigué, qu'il était souffrant ou qu'il faisait très-chaud, elle devenait un peu plus foncée. M. de X. vient d'accomplir la première phase de la guerre du Mexique, pendant laquelle il a été maltraité de toute façon. En effet, il a été frappé à la tête devant Puebla par une balle qui a entamé la boîte crânienne. Il a été atteint de fièvre intermittente, puis de dyssenterie. M. de X. offre un certain degré d'anémie; tout le système nerveux est profondément troublé. Aussi présente-t-il fréquemment des accès de névralgie dont le siége varie, mais qui intéressent surtout les plexus pulmonaires; dans ce cas, il survient alors des spasmes respiratoires effrayants.

Depuis la blessure à la tête, les paupières inférieures se couvrent chaque jour d'une couche noire en forme de croissant, dont les deux pointes vont rejoindre les sourcils, en sorte que de loin on croirait voir une paire de lunettes colorées appliquées sur les yeux. La paupière supérieure elle-même n'est pas parfaitement nette. Cette couche noire est très adhérente à la peau; cependant, en exerçant une légère friction à l'aide d'un linge blanc, on en enlève une certaine quantité, que j'ai regretté ne pouvoir examiner au microscope. Le matin, après que M. de X... s'est lavé le visage, les paupières sont plus nettes que dans la journée et surtout que le soir; mais, pour enlever complétement ce qui reste dans les pores de la peau, il faudrait se servir d'huile ou de glycérine; pendant et après les accès névralgiques dont j'ai parlé, la coloration des paupières est plus marquée. Il y a une relation évidente entre la chromhidrose et l'état nerveux du sujet. J'ai remarqué que les paupières se couvraient de gouttelettes de sueur, alors qu'il n'en paraissait pas sur le reste du visage. En regardant de très près, les portions de la peau anormalement colorée, sans même se servir d'une loupe, on voit que cette couche qui paraît, à distance, *continue* et *uniformément* étendue, ne l'est pas en réalité : ce n'est que le rapprochement extrême des particules colorantes qui produit cet aspect.

Extrait d'une lettre du docteur Léon Coindet, médecin en chef de la 2me division de l'armée du Mexique, adressée à M. le baron Larrey.

« Enfin, en dehors de tout ceci et comme fait intéressant, j'ai donné mes soins à un lieutenant de vaisseau, natif de Lorient, M. de X., qui avait reçu un coup de feu à la tête, au combat de Puebla, et qui, depuis cinq à six ans, était atteint d'une chromhidrose parfaitement marquée des deux paupières inférieures. La matière bleuâtre, noirâtre, qui les recouvre d'une manière permanente, s'enlève facilement avec un mouchoir, qui reste imprégné de cette matière colorante, pour reparaître presque aussitôt. »

L'observation qui suit a été publiée à la suite d'une enquête faite par les docteurs Libbrecht, Van Roosbroeck et Warlomont, dans le but de constater l'authenticité d'un cas de chromhidrose que le docteur Coppée, de Gand, avait signalé à la Société de médecine de cette ville et sur la réalité duquel des doutes s'étaient manifestés, malgré le rapport favorable qu'une commission, nommée par cette dernière, avait fait à son sujet.

Obs. 37 (1).— Nathalie de P., âgée de 28 ans, a toujours été souffrante depuis l'âge de 11 ans : des tumeurs blanches, des accidents hystériques se présentant sous les formes les plus diverses et une foule d'autres symptômes pour le détail desquels nous renvoyons à l'observation originale, ont profondément altéré sa constitution. Le premier jour où nous nous rendîmes près d'elle, nous trouvâmes la malade assise dans sa chambre. Les quatre paupières étaient colorées en bleu-noir dans tout l'espace correspondant au muscle orbiculaire; la matière colorante était régulièrement étendue, aussi foncée aux bords qu'au

(1) WARLOMONT. Bulletin de l'Académie royale de médecine de Belgique, 2e série, tome VII, no 8, et Annales d'Oculistique, 1864, t. LII, p. 97.

centre; des frictions à sec avec le doigt n'en entraînaient pas la moindre parcelle; pratiquées avec de l'ouate également sèche, à peine donnaient-elles à celle-ci une légère teinte bleuâtre. Au contraire, ces mêmes frictions, au moyen d'ouate imprégnée de glycérine, firent sans peine disparaître entièrement cette trace de coloration. La matière enlevée, soigneusement recueillie, nous étendîmes, après nous être bien assurés à la loupe qu'aucune parcelle n'en avait été négligée ni sur la peau, ni dans les cils, une bonne couche de collodion sur la paupière inférieure droite, et nous attendîmes, décidés à ne pas perdre la malade de vue un seul instant. Nous nous attendions à voir le phénomène se produire au bout de trois quarts d'heure; mais, moins heureux que nos confrères de la Société de médecine, au bout de trois heures, nous n'étions pas plus avancés qu'à la première minute. N'ayant pas prévu ce contre-temps et n'ayant pas pris nos mesures en conséquence, il nous fallut partir, aussi peu avancés qu'à notre arrivée: l'épreuve était négative; elle ne nous avait rien appris dans un sens ni dans l'autre. C'était à recommencer.

Quinze jours après, nous nous retrouvâmes au poste; M. Van Roosbroeck, qu'un obstacle majeur avait éloigné, s'était fait remplacer par M. le docteur Rommelaere jeune, de Gand. Décidés à passer toute la journée en observation, s'il le fallait, nous nous étions munis de vivres pour ne pas être, comme la première fois, éloignés par la famine de ce que nous nous étions imposé comme un devoir. Nous nous y prîmes comme la première fois, sans être plus heureux; car, après trois heures d'observation, de onze heures du matin à deux heures de relevée, rien absolument ne s'était encore produit. Nous nous mîmes à table, dans la chambre même de la malade, où nous l'avions dressée, et toujours sans perdre celle-ci de vue. Une heure se passe encore et rien. — A trois heures, notre jeune fille nous déclare qu'elle doit indispensablement se retirer un instant sans témoin; nous ne pouvons décemment nous y refuser: elle passe donc dans sa chambre, où elle demeure dix minutes à peine, et d'où elle revient avec les paupières colorées du plus beau bleu-noir, du côté où aucune application de collodion n'avait été faite: du côté opposé, où le collodion avait été appliqué, la peau avait conservé sa coloration normale.

Étions-nous dupés? Nous étions fort portés à le penser, et le médecin même de la malade, jusque-là ferme dans ses convictions, paraissait près d'être ébranlé. Je lui proposai d'aller visiter la chambre de la malade qu'elle venait de quitter, dans la pensée d'y découvrir quelques pièces de conviction: nous remuâmes tout, de fond en comble, sans rien trouver. Pendant que nous nous livrions à cette besogne, au moins indiscrète, la malade parut sur ses béquilles: elle nous reprocha notre inquisition; nous lui répondîmes qu'après ce qui venait de se passer, nous étions fondés à croire qu'il y avait dans sa chambrette quelque agent susceptible de causer son mal, et que, dans son intérêt, nous avions voulu nous en enquérir. Elle parut se payer de cette monnaie, et la paix fut faite.

Mais nous n'étions pas plus avancés, nous l'étions moins au contraire, car nous ne pouvions nous défendre d'un doute assurément légitime. Seul, le médecin de la malade tint bon. Comment l'idée d'une semblable simulation aurait-elle pu venir à cette campagnarde, éloignée du commerce de ses semblables, depuis plusieurs années, par un état maladif continuel, dont une tumeur blanche du genou, des vomissements de sang, des polypes utérins avaient été quelques-unes des manifestations? Avait-elle jamais ouï parler de chromhidrose, quand lui, médecin, s'avouait qu'avant d'avoir vu ce cas, il ignorait jusqu'à l'existence de cette étrange affection? La matière, plus ardoisée que noire, examinée par M. Poelman, avait présenté un nombre considérable de granulations moléculaires noirâtres, et entre autres une cellule pigmentaire, à noyaux vésiculeux, des plus caractéristiques (1). Les autres caractères microscopiques étaient absolument identiques à ceux que MM. Robin et Ordoñez avaient découverts à la substance que M. Le Roy de Méricourt avait soumise à ces habiles micrographes (2). Comment notre malade aurait-elle pu se procurer cette substance spéciale, inconnue, différente de tous les produits

(1) Bulletin de la Société de Médecine de Gand, 1864, p. 70.

(2) S'il y a une analogie à établir, nous a écrit plus tard M. Poelman, je pense que cette matière se rapproche plus de ces produits peu connus qu'on rencontre accidentellement dans la sueur que de celle des tissus pigmentaires; je ne suis pas éloigné de croire, ajoute-t-il, que, si le fait de Vosselaere est bien établi, le produit coloré dépend d'une sécrétion glandulaire.

tinctoriaux connus? Non, tout cela n'était pas possible. La sécrétion chromhidrotique pouvait, comme d'autres sécrétions, comme la sueur, par exemple, avoir ses variations d'évolution, ses caprices, etc., etc. « Tout est possible, nous dit-il, tout, sauf le subterfuge que vous soupçonnez et auquel manquent tous les motifs comme tous les moyens d'exécution. »

Quoi qu'il en fût, notre seconde campagne était encore négative ; cependant nous ne nous tînmes pas pour battus. Nous engageâmes M. de Meulemeester à faire de nouvelles épreuves sans notre participation, principalement au moyen de bandeaux bien soigneusement apposés, de nous tenir au courant des résultats et de nous faire savoir quand nous pourrions revenir. Il fallait attendre que la malade fût un peu remise des émotions que nos indiscrètes perquisitions ne lui avaient guère épargnées. Cela fut ainsi convenu.

Six semaines se passèrent pendant lesquelles M. de Meulemeester ne perdit pas son temps. A diverses reprises, il avait appliqué des bandages hermétiquement scellés, et plusieurs fois, après avoir constaté qu'ils n'avaient pas été dérangés, il avait pu s'assurer que la sécrétion morbide s'était manifestée. Le procédé auquel il s'était arrêté, nous écrit-il, consistait dans l'application d'un large lambeau de taffetas gommé, soigneusement collé au moyen de collodion ; ce lambeau recouvrait l'œil sans le toucher, fixé qu'il était aux parties saillantes voisines, front, nez, tempe et pommette : il permettait l'exhalation cutanée de se produire et à l'observateur de voir, au besoin, sans le soulever, ce qui s'était passé sous lui. L'épreuve étant désormais convaincante, nous disait-il, il nous priait d'aller la répéter avec lui, ce que nous ne nous fîmes pas dire deux fois. Le 14 août, M. Van Roosbroeck et M. Libbrecht, qui habitent Gand, allèrent avec M. de Meulemeester appliquer un appareil construit comme nous venons de dire. Après avoir lavé avec le plus grand soin les quatre paupières, l'œil droit fut recouvert seul ; le gauche resta libre. Une toute petite traînée de collodion avait été appliquée, à l'insu de tout le monde, par M. Van Roosbroeck, à la paupière inférieure droite, assez étendue pour permettre de voir si quelque matière y était déposée, trop étroite pour empêcher l'exhalation cutanée. — Le lendemain, j'allai prendre, à Gand, mes deux collègues, qui s'étaient adjoint le docteur Van Weesemael, et nous nous rendîmes ensemble à la poursuite de notre solution, qui, cette fois, ne devait plus nous échapper.

L'appareil était à peu près intact : il était bien un peu décollé du côté du nez ; mais en y regardant attentivement, on pouvait s'assurer que le joint n'était pas assez large pour avoir pu permettre l'introduction d'une matière colorante quelconque, dont aucune traînée, d'ailleurs, ne se voyait sur la partie de la peau qui le séparait de la paupière. A la rigueur cependant, une main habile, munie d'un pinceau à miniature, aurait pu, passant par là, aller badigeonner les parties recouvertes ; mais, à coup sûr, la malade n'aurait pu exécuter elle-même ce tour de force : il lui eût fallu un complice, impossible à soupçonner dans son entourage. L'appareil levé, les paupières furent trouvées aussi colorées qu'elles l'avaient jamais été : la pellicule de collodion, soigneusement enlevée, était colorée des deux côtés, mais par transparence seulement vers la surface libre ; sa surface adhérente était seule granuleuse et garnie d'une poudre bleu-noir qu'on put enlever par le grattage. La surface libre était parfaitement lisse et reluisante.

Donc, sans ce maudit joint, l'épreuve eût pu sembler complète. Nous ne voulûmes pas, néanmoins, nous en contenter, et nous recommençâmes séance tenante. Il fut convenu que nous ne perdrions pas la malade de vue, mais que, pour éloigner jusqu'à l'ombre d'un doute possible, nous recouvririons l'un des yeux de l'appareil de taffetas collodionné ; de cette façon, échappât-elle même un instant à nos regards, qu'il lui serait de toute impossibilité de porter quoi que ce fût au contact de ses paupières ainsi calfeutrées. Trois heures se passèrent de la sorte sans résultat bien appréciable ; il nous semblait cependant voir les paupières se bistrer un peu, mais c'était au moins douteux. Nous nous mîmes à table et engageâmes notre sujet à s'y installer avec nous : elle fit assez de résistance : depuis longtemps, nous dit-elle, elle ne mangeait que du fruit et du laitage, et ne supporterait ni la viande, ni le vin ; elle se décida cependant, mais ne voulut d'abord rien prendre. L'un de nous ayant émis l'idée qu'un doigt de vin, pris par une personne peu habituée à en boire, provoquerait peut-être une transpiration qui pourrait nous venir en aide, insista pour lui faire prendre quelques gorgées de vin de Porto ; peu d'instants après les avoir ingurgitées, elle fut prise de vomissements, qui n'eurent pas lieu sans effort. Dix minutes après, sous nos yeux, sans que l'appareil eût subi la moindre avarie, les quatre paupières avaient repris leur coloration bleuâtre. Nous ne dirons pas que nous avons vu sourdre la matière colorante par les orifices cutanés (voit-on marcher les aiguilles d'une montre, qui cependant en dix minutes font bien du chemin ?) mais nous pouvons affirmer que le phénomène de la chromhidrose s'est développé devant nous dans peu d'instants et dans des conditions telles que le moindre doute sur sa réalité n'est plus désormais possible pour nous. C'est qu'en effet, il ne s'agissait pas ici, pour la malade, de profiter d'un moment de distraction des spectateurs pour se barbouiller la pommette d'un peu de graphite; il lui eût fallu plus d'un quart d'heure pour déplacer son appareil, se peindre, le mot est exact, les quatre paupières au moyen d'un pinceau ou d'un crayon à pastel, et replacer l'appareil, collé au moyen de collodion, auquel il eût fallu laisser au moins le temps de se sécher. Et pour cela un quart d'heure n'eût même pas suffi; car, nous le répétons, la coloration est étendue en couche uniforme, sans stries, traînées ou irrégularités quelconques, et admirablement limitée à la région du muscle orbiculaire.

La pellicule de collodion et la matière recueillie sur les paupières de l'œil calfeutré furent remises à M. le docteur Rommelaere-Pidoux, de Gand, qui, après en avoir fait l'objet d'un examen attentif, nous a fait parvenir la note ci-après :

« Les objets qui m'ont été remis pour être soumis à l'examen microscopique et chimique étaient : 1° deux plaques chargées de la matière colorante enlevée des paupières à l'aide de la glycérine ; 2° un lambeau du collodion qui avait été appliqué sur la paupière.

» 1° La matière colorante des plaques, soumise au microscope, a présenté tous les caractères de la matière examinée par MM. Robin et Ordoñez. Je l'ai trouvée composée de corpuscules de dimensions et de formes extrêmement variables, d'apparence lamelleuse et présentant presque partout une coloration d'un bleu indigo foncé. La teinte était plus claire sur les bords; là aussi la transparence était plus prononcée. Cette matière répondait exactement à la description donnée par M. Le Roy de Méricourt (1).

» J'avais déjà antérieurement, et à deux reprises différentes, examiné la matière colorante provenant des paupières de la même malade, et toujours l'examen m'avait donné les mêmes résultats. Dans un de ces cas, la matière, moins diluée, s'est présentée sous forme d'amas amorphes, complétement opaques et noirs.

» En soumettant la matière des plaques qui m'ont été remises à l'action des réactifs, les résultats ont été aussi concluants. Je me contenterai de parler de la réaction par l'acide sulfurique et la chaleur combinés, que M. Ordoñez considère comme donnant les résultats les plus concluants. Cette réaction a été extrêmement nette. J'ai suivi le procédé indiqué à la page 165 (2) du Mémoire de M. Le Roy de Méricourt. A l'œil nu, je voyais la matière noire se fondre, en communiquant à l'acide une teinte bistre très-prononcée. L'examen microscopique qui a suivi a démontré qu'en effet, la matière noire s'était fondue dans l'acide : la coloration bistre était parfaitement homogène partout.

» 2° J'ai ensuite soumis à l'examen le petit lambeau de collodion enlevé de la paupière de la malade. A l'aide d'une forte loupe, j'ai constaté que la face externe, convexe, en était parfaitement lisse et brillante; la face concave, au contraire, qui avait été en contact avec la peau, était terne et couverte d'une infinité de granulations. Les dimensions trop exiguës de ce lambeau ne m'ont pas permis de chercher à enlever cet enduit à l'aide d'un linge huilé. Je dus me contenter de le soumettre à l'examen microscopique et aux réactifs : sous ce double rapport, la matière qui constituait cet enduit s'est montrée identique de tous points à celle qui recouvrait les plaques et dont j'ai parlé plus haut. La réaction par l'acide sulfurique et la chaleur combinés a été tout aussi nette. »

Bruxelles, le 1er septembre 1864.

Signé : Libbrecht, Van Roosbroeck, Warlomont.

(1) Annales d'Oculistique, 1863, t. L, p. 192-193 et p. 122-123 de son mémoire.
(2) Annales d'Oculistique, 1863, t. L, p. 296.

SECTION XXIV.

§ IX. Éléphantiasis des paupières. (P. 220.)

Obs. 38.—*Éléphantiasis de la paupière supérieure* (1).—L'été dernier, il se présenta à ma clinique une femme dont la paupière supérieure gauche, monstrueusement déformée, pendait sur la joue. La peau et la conjonctive formaient, entre le bord sourcilier et le tarse, des bourrelets mollasses retombant sur le bord libre de la paupière. La dégénérescence de la peau s'étendait du côté externe jusqu'à la naissance des cheveux sur la tempe. Les dimensions de la paupière étaient réellement énormes. Légèrement attirée vers la joue, elle mesurait bien trois pouces dans son diamètre vertical : son diamètre transversal atteignait à peu près la même dimension. Le sac conjonctival participait à cette déformation, sans toutefois montrer d'autres symptômes de maladie propre. Les fonctions du releveur de la paupière ne semblaient pas altérées ; mais ce muscle était tout naturellement impuissant à soulever un poids aussi considérable. On avait observé cet état peu de temps après la naissance. Il s'était peu à peu aggravé, et la malade assura qu'elle pouvait encore, cinq ans auparavant, ouvrir assez l'œil gauche pour se conduire, surtout en renversant fortement la tête en arrière. On excisa un lambeau triangulaire, à base tournée vers le bord de la paupière, comme dans l'opération de l'ectropion. Le lambeau excisé, modérément tiraillé, mesurait un pouce. On prit le soin d'exciser en même temps une partie des masses hypertrophiques de la paupière et de la tempe. L'examen microscopique ne montra qu'une hypertrophie du tissu cellulaire et des éléments constituants de la peau, jointe à une quantité abondante de graisse et de vaisseaux dilatés. Une amélioration notable suivit cette opération : la malade pouvait entr'ouvrir la fente palpébrale dans une hauteur de deux lignes. Une nouvelle opération exécutée de la même façon amènera probablement une guérison complète.

SECTION XXVI.

NÆVUS MATERNUS ET ANÉVRYSME PAR ANASTOMOSE DES SOURCILS ET DES PAUPIÈRES. (P. 223.)

1. La cure radicale des nævi materni est loin d'être encore bien déterminée. La ligature, la cautérisation et la vaccination comptent des succès, mais les injections coagulantes, notamment celles au perchlorure de fer, semblent de beaucoup plus efficaces que les autres procédés opératoires. Malheureusement, ainsi qu'il a été dit plus haut (v. t. I, p. 230), elles exposent, si l'on n'y prend bien garde, à des accidents graves, tels que l'infiltration de la matière d'injection dans le tissu cellulaire avoisinant et son introduction jusqu'au centre circulatoire, où sa présence amène une mort immédiate. M. Carter a publié (2) deux observations de cette issue fatale.

Ce n'est pas à dire pour cela qu'il faille renoncer à ce moyen efficace de traitement, contre une maladie des plus graves, surtout

(1) Von Graefe. Kleinische Monatsbl, 1863. Jauv., B. I.
(2) Med. Times and Gaz. 1863, Sept. 5, p. 262, et Annales d'Oculistique, 1864, t. LII, p. 215

si les autres tentatives ont échoué (1). Il importe seulement d'en entourer l'application des plus minutieuses précautions. Ainsi, il faudra toujours avoir soin de faire usage des petites seringues de Pravaz ou d'autres analogues, permettant au liquide, chassé par un piston mû par un pas de vis, de ne s'en écouler qu'en bavant et jamais sous forme de jet (2). D'autre part, si le nævus siége à la paupière, de façon à permettre de l'enserrer dans la pince à anneau (V. fig. 16, t. I, p. 212), la compression exercée tout autour de lui sera une sauvegarde à peu près certaine contre ce formidable accident, en même temps que contre les hémorrhagies (3).

Il est des cas où, les injections ayant échoué, d'autres procédés ont réussi, tels que la vaccination, la ligature, la cautérisation ou la combinaison de plusieurs de ces moyens (4).

2. M. Nélaton recommande la vaccination, suivant un procédé qui lui appartient : il plonge dans la tumeur de petites épingles à insectes, chargées de virus vaccin, et inocule ainsi les parties profondes et non la superficie ; les épingles doivent rester en place pendant plusieurs minutes. Il se sert aussi quelquefois d'épingles sans virus, mais alors il les laisse en place pendant vingt heures, puis les remplace par des fils imprégnés de vaccin, qu'il laisse à demeure plusieurs jours. Il a soin de protéger les bords des piqûres à l'aide de petites canules à fistule lacrymale, à travers lesquelles il fait passer les fils, pour les introduire dans la masse érectile, et cela, afin d'éviter que ces bords, inoculés, ne deviennent le siége de cicatrices apparentes.

3. La cautérisation s'applique de différentes façons. Quand la tumeur est petite, on peut se borner à en toucher le centre avec une aiguille chargée d'une forte solution de potasse caustique. Si elle est cutanée, l'application d'un petit cautère au milieu de sa surface peut réussir ; si elle est sous-cutanée, on commence par diviser les téguments.

4. La ligature de la tumeur, au moyen de fils de soie très-forts imprégnés de teinture d'iode ou d'une forte solution d'alun, de perchlorure de fer, de tannin, etc., a été pratiquée. On passe le fil, à l'aide d'une aiguille courbe, autour de la moitié de la tumeur, puis on lui fait traverser celle-ci suivant son diamètre médian ; ce même fil contourne alors la seconde moitié du nævus, et il ne reste plus qu'à en serrer les deux chefs. On peut aussi faire traverser la tumeur par un fil, qu'on fait sortir par le point opposé à son lieu d'introduction ;

(1) Après l'emploi infructueux des aiguilles et de la galvano-caustique, la guérison a été obtenue par des injections de lactate de fer, dans un cas où la maladie siégeait à la paupière inférieure. MACKINDER, Med. Times and Gaz. 1857, Aug. 22, p. 711.

(2) L'aiguille-seringue de Fergusson n'est pas convenable dans ce cas et expose à faire partir brusquement un jet de liquide, ce qu'il importe d'éviter à tout prix.

(3) Voir un cas mortel au quatrième jour, avec convulsions, après l'injection de quelques gouttes d'acide tannique pur. (Oph. Hosp. Rep. 1859-1860, Vol. II, p. 113.)

(4) Obs. de nævus de l'orbite : injection au perchlorure de fer, insuccès ; guérison par la ligature. (Lancet, 1859, Nov. 26, p. 536.)

on applique alors sur le nævus un petit disque de bois, sur lequel on serre le fil de manière à agir ainsi en même temps par ligature, compression et effet chimique (1). On assurerait ce triple effet, si, au lieu d'un seul fil, on en appliquait deux, perpendiculaires l'un à l'autre, qu'on serrerait ensuite.

5. M. Gay (2) a fait l'excision de ces sortes de tumeur : il passe d'abord une ou plusieurs aiguilles à leur base, puis fait son excision au-dessus d'elles et rapproche ensuite les bords de la plaie au moyen de la suture entortillée, en plaçant un fil autour des aiguilles. Quand l'application en est possible, la pince à anneau de M. Desmarres peut être ici très utile en diminuant la perte de sang.

6. La ligature de la carotide externe, parfois celle de la carotide primitive ont été pratiquées. M. Bertherand a dû faire celle-ci, après que la première avait été reconnue insuffisante, sur un enfant de quatre mois et demi, apporté à l'hôpital d'Alger, pour un nævus couvrant toute la fosse temporale gauche, s'étendant en haut jusqu'au vertex, en arrière jusqu'à la protubérance occipitale, et occupant en bas les paupières qui ne pouvaient plus s'ouvrir. Il ne survint aucun symptome fâcheux et le malade guérit (3).

7. Parmi les moyens médicamenteux qui comptent des succès, il faut citer la teinture d'iode, dont les applications topiques ont fait disparaître plus de cent nævi qui existaient chez un seul enfant (4), et le collodion au sublimé (une once de collodion sur un gros de sublimé corrosif). Il se développe toujours, à la suite des applications caustiques ou seulement irritantes, de celles même de collodion simple, une certaine inflammation qui s'étend aux vaisseaux dilatés et se termine par la formation d'une croûte. M. Zicsel préconise un composé de diachylon et de tartre émétique; on l'applique sur le nævus, qu'il dépasse un peu et on le maintient en place à l'aide de bandes de papier gommé (5).

Obs. 39. — *Tumeur érectile de la paupière, guérie par la cautérisation interstitielle* (6). — Le malade n'était âgé que de huit mois, lorsqu'il fut apporté, en octobre 1862, au London Ophthalmic Hospital. Le nævus occupait toute la paupière supérieure gauche, qui ne pouvait être relevée. La peau était elle-même comprise dans la tumeur. Après avoir administré un peu de chloroforme, le chirurgien enfonça un grand nombre de fois dans la tumeur une aiguille chauffée à la lampe à alcool. On se contenta pour tout pansement d'une compresse trempée dans l'eau froide. Un mois environ après, le nævus

(1) Lancet, 1857, Aug. 7, p. 145.

(2) Lancet, 1861, Déc. 14, p. 568.

(3) Wardrop a opéré ainsi un enfant de six semaines, qui en mourut. Mayo un sujet de cinq mois, chez qui il y eut récidive. Mayor a encore pratiqué la ligature sur un enfant de sept mois, Rogers sur un autre de huit mois, Pirogoff sur un troisième de neuf mois, et Zeis, sur un enfant de quinze mois : les deux premières de ces opérations furent suivies de succès, mais les deux autres entraînèrent la mort. (Gaz. méd. de Paris, 1865, 21 mars.)

(4) Lancet, 1858, Jan. 16, p. 65.

(5) Med. Times and Gaz., 1864, Oct. 25, p. 445.

(6) Wordsworth. Lancet, 1865.

était presque guéri; mais, quelques vaisseaux ayant échappé à la cautérisation, on fit de nouvelles ponctions : cette fois le succès fut complet. Parmi les précautions qu'indique M. Wordsworth, la plus importante est celle-ci : l'aiguille ne doit pas être chauffée au rouge-blanc, mais seulement au rouge très sombre. Il ne faut pas, en effet, déterminer la formation d'eschares qui seraient suivies d'élimination; il faut seulement déterminer dans la tumeur une inflammation qui amène l'induration et la rétraction des tissus.

Obs. 40. — *Tumeur érectile artérielle de la paupière inférieure droite. Attouchement avec un cautère chauffé à blanc. Guérison* (1). — Augustine Jourdan, âgée de six mois, demeurant à Belleville, rue des Envierges, n° 8, est présentée à ma clinique, le 25 novembre dernier. C'est une enfant bien constituée, douée d'embonpoint. La mère raconte qu'à la naissance, cette petite fille présentait, à la partie externe de la base de la paupière droite, une tache de la couleur et de la dimension d'une piqûre de puce. Depuis cette époque, la tache a grossi. Actuellement, il existe, à l'endroit que nous venons d'indiquer, une saillie, couleur de framboise, du volume d'une lentille, s'effaçant presque complétement par la pression, pour reparaître peu de temps après. Le 21 décembre, je la touche avec la *pointe* d'un cautère en *bec de moineau*, chauffé à blanc. Immédiatement après cette brûlure, une compresse d'eau froide est appliquée sur la partie; le même pansement est continué pendant deux jours. Le 24, il existe une croûte jaunâtre entourée d'une auréole, à l'endroit de la cautérisation. L'enfant n'a pas cessé de prendre le sein, ni d'avoir son sommeil habituel. Le 28, la petite eschare est tombée; à sa place existe une plaie bordée d'une auréole rouge. Le 4 janvier, il s'est reformé une petite croûte ; la rougeur qui existait au pourtour a diminué. Enfin, le 11, on voit, à la place occupée antérieurement par la tumeur érectile, une cicatrice légèrement blanchâtre, qui se perd dans le sillon du bord adhérent de la paupière inférieure.

SECTION XXX.

CLIGNOTEMENT MORBIDE. (P. 249.)

Il s'observe surtout sur des enfants de six à huit ans, mais peut commencer plus tôt, vers trois ans, par exemple. Il reconnaît d'ordinaire pour cause une conjonctivite palpébrale négligée, ou l'habitude de rester assis trop près du feu ou de regarder souvent et longtemps les objets ; le séjour trop prolongé dans les appartements, le manque d'air frais et d'exercice, l'habitude de regarder de petits dessins, le confinement des enfants dans des *nurseries* (2) enfumées, sales, et parfois situées sous le sol. L'exposition, pour ceux qui n'y sont pas faits, à l'air de la mer, peut déterminer la conjonctivite simple et, par suite, le clignotement morbide. Toutes ces causes doivent être éloignées. Des fomentations chaudes, soit simples, soit avec une solution de bromure de potassium, font disparaître cette affection, si on les emploie de bonne heure.

SECTION XXXI.

BLÉPHAROSPASME. (P. 249.)

On peut parfois le modérer ou même le faire cesser tout à fait

(1) Fano. France médicale, 1864.
(2) *Nurseries*, chambres des nourrices, où les enfants mangent et dorment.

en comprimant le nerf facial, à son point d'émergence par le trou stylo-mastoïdien, entre l'angle du maxillaire inférieur et l'apophyse mastoïde. M. Romberg (1) pense que le tic convulsif provient rarement d'une affection cérébrale; il insiste plutôt sur la fréquence d'une irritation centripète de la cinquième paire, qui tantôt se propage au cerveau, tantôt, transmettant vers la moelle l'action réflexe dont elle est la cause, reste dissimulée. M. de Graefe (2) a publié un cas dans lequel le blépharospasme cessait rapidement quand on comprimait un point situé au-dessous de l'alvéole de la dernière molaire inférieure. On pratiqua, en arrière de la dernière alvéole, une incision pénétrant jusqu'à l'os, mais sans succès. Alors, ayant constaté qu'en comprimant le nerf sus-orbitaire et la branche temporale du malaire, on diminuait notablement le spasme, on procéda à la section de ces nerfs. Le spasme s'arrêta presque complétement, mais reparut quinze jours après. La section du nerf dentaire inférieur, faite par la bouche, réussit enfin à faire cesser le blépharospasme qui, quatre semaines après, ne s'était pas reproduit. Mitchell a signalé un cas de tic convulsif survenu spontanément, qui s'était propagé aux muscles du cou et du bras, et qui disparut après l'extirpation de plusieurs dents cariées.

On rencontre des cas dans lesquels la blessure d'un œil ou la présence, dans son intérieur, d'un corps étranger, provoque une photophobie intense de l'autre œil, qui persiste aussi longtemps qu'on n'a pas extrait le corps étranger ou pratiqué l'énucléation de l'œil blessé. Dès que l'opération est faite, l'œil sympathiquement affecté redevient tout à fait normal. Les cas de cette espèce doivent être distingués, d'après M. de Graefe, de ceux d'ophthalmie réflexe ou sympathique, en ce que, même après qu'ils ont duré longtemps, ils ne laissent aucune altération organique et que le pronostic n'en est jamais défavorable (3).

Traitement. (Voir t. I, p. 252.) — Nous avons à signaler ici quelques moyens nouvellement recommandés.

1. *Inhalations d'éther ou de chloroforme.* — M. Mackenzie (4) en a retiré de grands services dans les cas de blépharospasme de longue durée. Chez une malade qu'il avait guérie une première fois par ce moyen, l'affection avait reparu le 15 janvier 1858, après un excès de danse. Des inhalations de chloroforme furent encore employées dix fois à des intervalles de deux jours, et, le 5 février, la maladie avait disparu de nouveau. Voici l'observation complète de ce fait intéressant.

(1) Lehrbuch der Nerven-Krankheiten des Menschen, 1853, B. I. S. 350.
(2) Rapports de la Société médicale de Berlin, 16 Déc. 1863 et 6 Avril 1864.
(3) M. DONDERS range cette affection dans la classe des affections sympathiques de l'œil, dont elle est évidemment une variété, tout en reconnaissant avec nous qu'elle ne s'accompagne d'aucune altération pathologique. Congrès de Heidelberg, 1865. Compte rendu. Annales d'Oculistique, t. LI, p. 236.
(4) Med. Chir. Trans. Lond. 1857, Vol. XL, p. 175.

Obs. 41. — *Photophobie et blépharospasme intenses et de longue durée, guéris par l'inhalation du chloroforme.*—(1) C.M., jeune femme de 22 ans, paraissant pleine de santé, pensionnaire du *Glasgow Asylum* pour les aveugles, m'est amenée le 13 février 1857. Elle est affectée d'une photophobie et d'une contraction spasmodique des paupières si intenses, que, malgré les plus grands efforts, elle ne peut arriver à ouvrir les yeux à aucun degré. Ce n'est qu'avec difficulté que je parviens à écarter assez les paupières supérieures pour entrevoir l'œil un instant. Lorsque j'ouvre ainsi forcément l'un des yeux, je trouve généralement la pupille dirigée en haut et complétement cachée derrière la paupière supérieure; mais, dès que l'œil se trouve exposé à la lumière, il se précipite brusquement en bas comme pour se réfugier derrière la paupière inférieure. Ce mouvement convulsif est si rapide, qu'il est tout à fait impossible d'examiner l'état du globe. Le blanc de l'œil, toutefois, est exempt de rougeur, et les cornées sont assez transparentes. Celles-ci m'ont paru plus petites que de coutume; mais il m'a été démontré, par la suite, que c'était une erreur d'appréciation. Quand les yeux sont ainsi ouverts, la malade perçoit la lumière, mais elle ne distingue aucun objet. L'arrivée du fluide lumineux occasionne évidemment une souffrance aiguë, de sorte que les yeux se ferment avec violence pour échapper à son action. Ni le muscle frontal, ni le sourcilier n'étaient affectés, mais seulement l'orbiculaire des paupières, et peut être sympathiquement l'élévateur et l'abaisseur du globe de l'œil, ainsi que semblait l'indiquer le rapide mouvement de rotation en haut ou en bas, qui survenait alors qu'on écartait forcément les paupières. Il y avait évidemment hypéresthésie de la rétine; mais les téguments n'indiquaient au toucher aucune augmentation de leur sensibilité. Plusieurs dents étaient cariées. Je pensai qu'il s'agissait d'une irritation transmise probablement du nerf optique, par l'intermédiaire du cerveau, au nerf facial; toutefois, il y avait lieu de douter si le mal ne siégeait pas dans les dents malades, réagissant sur les branches de la cinquième paire.

J'appris avec étonnement que cette photophobie et cet état de contraction rigide des paupières avaient duré presque sans intermission pendant seize mois, et que, la condition de cette fille ayant été considérée comme n'offrant aucune chance de guérison, on l'avait admise dans le *Blind Asylum* comme un sujet privé de la vue pour toujours. Elle rapportait que, pendant son enfance, ses yeux avaient beaucoup souffert d'une inflammation, que je supposai avoir été une conjonctivite phlycténulaire ou une cornéite scrofuleuse; j'appris aussi qu'elle avait été asthénopique, se trouvant incapable de lire au delà de quelques minutes de suite. Elle avait aussi eu de fréquents maux de tête et de dents. Sa première attaque de blépharospasme remontait à deux ans environ. A cette époque, ses yeux étaient restés fermés pendant trois jours; au bout de ce temps, elle avait pu les ouvrir, et ils étaient restés exempts de spasme pendant quelques mois. Il était survenu une nouvelle attaque qui avait duré six semaines; elle avait été suivie d'une intermission de trois semaines, puis d'une rechute d'une durée de quinze jours, et enfin de l'attaque actuelle, dont la durée avait surpassé de beaucoup toutes les autres. La santé générale paraissait excellente; l'appétit était bon, l'intestin fonctionnait régulièrement; il n'y avait pas de symptômes d'hystérie. Cette fille ne se rappelait pas qu'il y eût eu la moindre intermission dans cette dernière attaque. Le sommeil ne paraissait avoir aucune influence sur les symptômes, qui n'étaient ni pires ni moindres à l'époque de la menstruation qui survenait régulièrement. La malade ne pouvait assigner aucune cause excitante à cette dernière attaque, non plus qu'à celles qui l'avaient précédée.

Lorsque, il y a dix ans environ, on commença à se servir des inhalations de vapeur d'éther sulfurique pour rendre les malades insensibles pendant les opérations chirurgicales, je fus amené à faire usage du même moyen pour alléger certaines affections douloureuses de l'œil, et entre autres la photophobie excessive qui accompagne certaines ophthalmies. J'ai inséré, dans le n° du 18 juin 1847 du *Médical Gazette*, une courte notice sur les bons effets de ce médicament, et j'y faisais ressortir ce fait remarquable, que le soulagement que les inhalations de vapeurs anesthésiques apportaient aux affections douloureuses et spasmodiques de l'œil, n'était pas seulement temporaire, mais le plus souvent permanent; circonstance qui recommandait fortement cette médication à l'attention des praticiens. Je fus donc conduit par les résultats que j'avais obtenus, dans des cas à peu près semblables, de l'inspiration des vapeurs d'éther sulfurique, à essayer sur C. M. la vapeur de chloroforme.

(1) Loc. cit.

Je la soumis sept fois, à des intervalles de trois ou quatre jours, à l'action du chloroforme, sans jamais pousser jusqu'à l'insensibilité complète. Chaque application produisit une diminution marquée des symptômes; après la troisième ou la quatrième, la malade pouvait mouvoir les paupières sur le globe de l'œil, quoiqu'elle ne pût les ouvrir, et lorsque je soulevais la paupière supérieure avec le doigt, elle entrevoyait rapidement les objets avant que son œil se portât sous l'une ou l'autre paupière. Après la septième application, elle put ouvrir complétement les yeux et apercevoir tous les objets qui l'entouraient.

Lorsqu'elle vint me voir, le 13 mars, elle pouvait, avec un peu de difficulté, lire quelques lignes d'un caractère ordinaire. Je remarquai alors que les yeux avaient leur dimension normale, que les pupilles étaient assez grandes, les cornées un peu nébuleuses, que la malade tenait le livre très-rapproché d'elle, et que les globes oculaires étaient affectés d'une légère oscillation. Elle était naturellement charmée du changement surprenant survenu dans son état; elle pouvait maintenant se promener sans guide et voir tout ce qui l'entourait; contraste frappant avec la cécité complète dans laquelle elle était restée plongée pendant plus de seize mois. Il est arrivé dans ce cas, comme dans quelques autres que j'ai observés, qu'un effet permanent a été produit sur un nerf efférent dont le spasme dépendait et que le relâchement du muscle affecté n'a pas été seulement temporaire. — Mars 20. Les yeux sont toujours bons. Ni le spasme ni la photophobie n'ont reparu. Je m'aperçois maintenant que la vue de l'œil droit est de beaucoup inférieure à celle de l'œil gauche, au point qu'elle n'en peut pas lire. Cela dépend de ce que cet œil a plus souffert de l'inflammation à laquelle tous deux ont été en proie pendant l'enfance du sujet. — Avril 5. L'amélioration persiste.

C'est une question très-intéressante, au double point de vue de la physiologie et de la thérapeutique, que celle de savoir comment l'asphyxie produite par l'inhalation d'une vapeur narcotique peut exercer une influence aussi favorable sur l'hypéresthésie et le spasme, que celle survenue dans le cas présent. On ne peut guère révoquer en doute que ce ne soit la présence dans le sang de l'agent anesthésique, agissant sur les centres nerveux, qui détermine l'amélioration, que le spasme doive être attribué à une action morbide réflexe du nerf de la cinquième paire ou du nerf optique, le chloroforme circulant avec le sang et faisant disparaître l'excitation du nerf sensitif, fait cesser l'action irrégulière du nerf moteur qui, ici, est le facial; et si l'on répète l'application du remède jusqu'à ce que l'on se soit rendu maître des symptômes, l'effet obtenu, du moins d'après mon expérience, devient permanent. Quant à l'action sur le sang ou la substance nerveuse du chloroforme, de l'éther sulfurique et, à vrai dire, de tous les narcotiques en général, il est peu de médecins, je pense, qui refuseront d'admettre qu'en dépit des théories du baron Liebig, du docteur Snow et autres, nos connaissances jusqu'à présent sont tout à fait nulles (1).

2. *Injections sous-cutanées.* — Celles faites à la tempe avec une solution d'un sel de morphine (4 grains sur un gros d'eau distillée) dont on introduit de dix à vingt gouttes au moyen d'une seringue ad hoc, ont donné des succès nombreux, mais malheureusement le plus souvent temporaires. C'est quand elles ont échoué que l'on doit recourir au moyen suivant :

3. *Section du nerf sus-orbitaire.* — M. Wecker décrit ainsi cette petite opération (2) : Pour pratiquer la section du nerf sus-orbitaire, il est bon de soumettre préalablement le sujet aux inhalations de chloroforme, et il faut prendre le soin de tendre la peau du sourcil en haut et en dehors, afin d'éprouver moins de difficultés à faire glisser le ténotome, qu'on enfonce sous la peau de dehors en dedans.

(1) Headland's Essay on the Action of Medicines. 3e édition, p. 253. London, 1855.
(2) Études ophthalmologiques, 1864, t. I, p. 681.

On tourne le tranchant de l'instrument vers le rebord orbitaire supérieur, en incisant avec une certaine force le périoste, à la réunion du tiers moyen et du tiers interne de cette saillie osseuse. Aussitôt après l'opération, on applique un bandeau compressif, pour prévenir la formation de larges ecchymoses qui défigureraient le malade. L'anesthésie cutanée qu'on obtient ainsi n'occupe généralement, après la section du nerf, qu'une partie assez restreinte du front; mais quelques heures ou au plus tard un jour après, elle gagne en étendue.

L'effet immédiat de l'opération consiste à permettre d'attirer en haut la paupière supérieure sans déterminer le spasme ou même les convulsions qui résultaient jusque-là d'une pareille tentative. Les contractions spasmodiques disparaissent d'abord du côté opéré et abandonnent la paupière supérieure avant l'inférieure. Ce n'est que postérieurement qu'elles se dissipent de l'autre côté. Néanmoins, dans certains cas, on a dû recourir, pour obtenir un résultat complet, à une névrotomie double.

J'ai plusieurs fois, ajoute M. Wecker, pratiqué cette petite opération. Quoique l'effet immédiat qu'elle a produit sur les contractions spasmodiques ait été très favorable, les accidents nerveux ont, chez deux malades, reparu au bout de quelques semaines.

4. *Courants induits.* — M. Wecker dit (1) avoir obtenu de bons effets, chez deux malades, momentanément guéris par la névrotomie et chez qui les accidents avaient reparu, de l'emploi énergique des courants induits, dirigés à l'aide de conducteurs humides au travers des paupières. Ces mêmes courants n'avaient procuré, avant l'opération, aucun soulagement, et cette médication lui paraît n'être avantageuse que contre les affections spasmodiques peu intenses. M. Remak (2), cité par M. Wecker, vante les bons effets qu'il a obtenus de l'emploi de courants constants appliqués directement sur les muscles ou les nerfs qui s'y rendent. Il signale, en outre, un cas dans lequel l'application d'un électrode positif sur la région cervicale postérieure, au niveau de l'apophyse transverse de la cinquième vertèbre, fit, en trois semaines, disparaître le spasme presque complétement. Le point sur lequel il agit correspondait environ au ganglion moyen de la portion cervicale du grand sympathique.

5. M. Wecker recommande de rechercher toujours si la compression du nerf sus-orbitaire ne réussit pas à modérer les contractions spasmodiques. Quand ces tentatives sont suivies de succès, c'est vers le point indiqué qu'il faut diriger les essais thérapeutiques.

6. Les applications topiques de chloroforme, jusqu'à rubéfaction de la peau, comptent des succès, malheureusement trop souvent temporaires.

(1) Op. citato, p. 682.
(2) Berliner Wochenschrift, 1864, nos 21, 23.

SECTION XXXII.

PARALYSIE DE L'ORBICULAIRE DES PAUPIÈRES ET DES MUSCLES DU SOURCIL.

Syn. — Hémiplégie faciale. Histrionic paralysis, *Romberg*.

La paralysie de la face peut être : 1. Congénitale. M. Mackenzie a vu, au *Glasgow Eye Infirmary*, un cas de ce genre, accompagné d'hydrophthalmie et d'entropion de la paupière inférieure. — 2. Traumatique, par suite, par exemple, d'un coup reçu sur la joue et d'une blessure de la portion dure de la septième paire. — 3. Rhumatismale, à cause de ses rapports avec un état diathésique, ou simplement par l'action du froid. — 4. Syphilitique (1). — On l'a vue se produire aussi : — 5. Par suite d'une suppuration de l'oreille, avec carie des parois du tympan et altération du nerf dans l'aqueduc de Fallope (2). — 6. Par une lésion siégeant à l'intérieur du crâne, une tumeur du cerveau, etc. — 7. Par des tumeurs siégeant entre l'angle de la mâchoire et l'apophyse mastoïde et situées directement au-dessus du nerf facial (3).

Les nerfs crâniens éprouvent leur décussation dans la base du cerveau. Si la maladie est située à la partie inférieure du pont de Varole, au-dessous de la décussation des nerfs faciaux, la paralysie siége au côté correspondant de la face; si elle occupe la partie moyenne, les deux côtés sont paralysés; si c'est la partie supérieure, c'est le côté opposé. Mais l'hémiplégie concomitante est toujours du côté opposé à l'hémisphère cérébral affecté (4).

Dans la paralysie de l'orbiculaire, l'action réflexe est généralement perdue, en même temps que la contraction volontaire. Néanmoins, M. Romberg rapporte un cas dans lequel, lorsque la malade était soumise à l'action d'une forte lumière, lorsqu'on faisait le simulacre de toucher son œil, ou lors d'un éternument, les paupières se fermaient complétement. Elles restaient complétement fermées aussi pendant le sommeil (5).

(1) Hutchinson. Med. Times and Gazette, 1861, Déc. 14, p. 606.

(2) Abercrombie. Observation d'un cas, emprunté à Descot, où une partie du nerf a été détruite au dedans du canal de Fallope.

(3) Abercrombie. On the Brain, 4e édit., p. 418. Observation d'une tumeur située entre l'angle maxillaire et l'apophyse mastoïde, offrant les apparences d'une inflammation considérable du tissu cellulaire environnant le nerf.

(4) Brown-Séquard. Lancet, 1861, Aug. 17, p. 153. — Mac Donnell. Dublin Hosp. Gazette, 1861, Aug. 15, p. 241.

(5) Romberg. Vol. II, p. 278.

Consultez : Romberg. Sur les maladies nerveuses de l'homme, Vol. II, p. 267. — Wells. Ophth. Hosp. Reports, 1860, Vol. II, p. 299. — Brown-Séquard. Obs. de paralysie de la portion dure de la 7e paire, avec hémiplégie; maladie du pont de Varole. Med. Times and Gazette, 1863, Féb. 28, p. 210. — Von Graefe. Tarsoraphie dans la lagophthalmie paralytique; Archiv. für Ophth. 1858, B. IV, Abth. 2, S. 208.

SECTION XXXIII.

PTOSIS OU CHUTE DE LA PAUPIÈRE SUPÉRIEURE.

Le ptosis congénital s'accompagne parfois d'un défaut de courbure du sourcil et d'un excès d'aplatissement de l'arcade surcilière, ce qui indique une altération plus étendue que celle dont la paupière supérieure est le siége.

La paralysie des muscles de l'œil est assez souvent due à la syphilis (1). M. Türck a vu celle des deux oculo-moteurs déterminée par leur compression par les petites branches de l'artère postérieure du cerveau, qui les entouraient de leurs anses (2). Parfois le sphincter de la pupille et le muscle ciliaire participent à la maladie; la faculté d'accommodation est alors paralysée.

Dans la variété atonique ou paralytique, le badigeonnage de la paupière avec la teinture d'iode peut être utilement employé (3). Dans les cas dus au rhumatisme, un émétique, le tartre stibié à dose nauséeuse, le colchique, le bain de vapeur russe, sont utiles. Chez un des malades de M. Mackenzie, où les purgatifs, le calomel avec l'opium paraissent n'avoir amené aucun résultat, l'application d'un vésicatoire à la tempe amena une telle amélioration qu'en quelques jours les deux tiers de la pupille se trouvèrent à découvert. Le moyen qui nous a paru réussir le mieux dans les cas récents, quelle qu'en fût la cause, est la pommade à la vératrine (4 grains par once d'axonge) appliquée à la tempe, aux sourcils et sur les paupières, en frictions prolongées et répétées trois ou quatre fois par jour.

Indépendamment de l'excision simple d'un pli du tégument palpébral, qui, outre qu'il est insuffisant, a encore le désavantage d'effacer le repli naturel entre le bord orbitraie et le globe de l'œil, ou du lambeau plus vaste enlevé dans le procédé de Hunt, d'autres opérations ont encore été proposées. Ainsi, M. Bowman voulant tirer parti des données fournies par la thérapeutique du strabisme, s'est efforcé de fournir au muscle releveur de la paupière supérieure une insertion plus favorable au développement de sa puissance : dans ce but, il a appliqué le procédé que voici (4) : il retourna la paupière et excisa le bord postérieur ou supérieur du cartilage palpébral, y compris environ un demi-pouce du tendon de l'élévateur de la paupière, inséré à ce cartilage. Avant d'enlever ce lambeau, il avait placé des fils très

(1) DIXON. Obs. de paralysie du nerf facial et de la 5e paire, par suite de névrômes syphilitiques. Deux cas intéressants. (Med. Times and Gazette, 1858, Oct. 23, p. 419.)

(2) Ophth. Hosp. Reports, 1860-61, Vol. III, p. 25.

(3) Lancet, 1858, Sept. 4, p. 254.

(4) Ophth. Hosp. Rep. 1857-59, Vol. I, p. 34.

fins, de façon à réunir les lèvres de la plaie et à assurer ainsi le raccourcissement du tendon de l'élévateur dans une étendue de trois quarts de pouce. On peut s'attendre à voir le tendon, raccourci d'une manière permanente, contribuer pour sa part à l'élévation de la paupière. Le cul-de-sac supérieur de la conjonctive est exposé à peu de de mouvements et les plaies y guérissent facilement. La paupière fut ramenée dans sa position naturelle. Malheureusement, ces tentatives ont échoué, à cause des particularités anatomiques propres au muscle releveur. Il a eu recours, sur un autre malade, à une nouvelle opération (1) ayant pour objet de déplacer le bord inférieur du muscle orbiculaire des deux paupières supérieures. Il commença par enlever un étroit lambeau ovalaire à la peau, qui mit à découvert le bord inférieur de l'orbiculaire, et au moyen d'un couteau à cataracte, il disséqua la peau de la face antérieure du tiers inférieur de ce muscle. Un fil de soie très fin fut alors passé à travers la peau, au-dessous et tout près du bord orbitaire, au-dessus des angles externe et interne de l'incision cutanée ovalaire ; le fil fut ensuite amené entre la peau et le muscle orbiculaire vers le bord inférieur du muscle, où il fut poussé à travers ce bord, de façon à embrasser quelques fibres musculaires. Cela fait, le fil fut ramené entre le fibro-cartilage et la face postérieure de l'orbiculaire, de manière à ressortir de la peau à un point situé à environ quatre lignes du point d'introduction. Chaque muscle orbiculaire se trouva ainsi suspendu par deux anses de soie, et les extrémités des fils furent nouées au-dessus d'un morceau d'emplâtre, de manière à relever la paupière et le muscle orbiculaire derrière la peau détachée. M. Bowman suppose que le muscle orbiculaire doit contracter ainsi des adhérences et occuper, par rapport au bord de la paupière, une position plus élevée que primitivement.

M. de Graefe, voyant l'impossibilité de développer dans le muscle releveur une puissance suffisante, s'est efforcé d'affaiblir son antagoniste, le muscle orbiculaire. Voici son procédé (2). On incise, à 5 millimètres de son bord libre, le tégument de la paupière supérieure dans toute sa longueur ; en exerçant ensuite des tractions verticales sur les lèvres de la plaie, on les écarte assez fortement, surtout si l'on a pris le soin de disséquer légèrement le tissu sous-cutané. Cela fait, on saisit avec des pinces à crochet une portion du muscle orbiculaire, large de 8 à 10 millimètres, qu'on excise avec des ciseaux, en laissant l'aponévrose orbitaire intacte. Si, par hasard, on intéressait cette aponévrose et qu'il en résultât une hernie du tissu graisseux de l'orbite capable d'entraver la réunion de la plaie, il faudrait en enlever une partie. Deux ou trois points de suture suffisent : ils doivent comprendre les bords de la plaie musculaire aussi bien que ceux de la plaie cutanée. Comme

(1) Lancet, 1857, Oct. 17, p. 391, et Ophth. Hosp, Reports, 1859-60, Vol. II, p. 111.
(2) Archiv. für Ophth. 1863, B. IX, Abth. 2, S. 59.

il est important d'apporter beaucoup d'exactitude dans la coaptation des bouts du muscle sectionné, on commence par enfoncer l'aiguille au-dessous de la lèvre inférieure de la plaie, en traversant simultanément le muscle; puis on saisit les fibres musculaires de l'autre bout avec des pinces et on les traverse, ainsi que la peau, en sens inverse, c'est-à-dire de la profondeur vers la superficie. L'effet que produit cette opération consiste, on le voit, dans le raccourcissement de la portion sous-cutanée de la paupière supérieure, combiné avec l'affaiblissement du muscle orbiculaire. Si la paupière a subi un élargissement anormal, on peut, à l'excision de l'orbiculaire, joindre celle d'un lambeau cutané, ci-dessus décrite, ou les ligatures métalliques.

SECTION XXXV.

ECTROPION OU RENVERSEMENT DES PAUPIÈRES EN DEHORS. (P. 269.)

§ I. Renversement par inflammation et étranglement.

On rencontre fréquemment ce renversement, à un degré considérable, chez de jeunes enfants, que l'incurie des parents et souvent l'ignorance des médecins ont laissés en cet état pendant plusieurs mois. Nous venons d'en rencontrer un cas, de la plus belle venue, livré depuis six semaines à l'homœopathie, qui en avait affirmé la guérison. (V. pour le mécanisme en vertu duquel l'ectropion s'opère : t. I. p. 271). Quand on est parvenu, souvent à grande peine, à opérer la réduction de ces renversements, qu'on a réussi à calmer l'enfant et à maintenir la paupière en place, au moyen d'un bandage appliqué avec soin, il suffit de quelques cris ou de quelques pleurs pour neutraliser ces efforts; la luxation tarsienne se reproduit et tout est à refaire. Malgré cela, le pronostic de ces cas, de ceux même qui paraissent le plus confirmés, n'est pas défavorable ; on retrouve, le plus souvent, les cornées intactes et, si l'on ne se décourage pas, il est infiniment rare que le succès ne couronne pas les tentatives bien faites et longtemps continuées.

Dans les cas anciens, accompagnés d'hypertrophie de la conjonctive, depuis longtemps exposée à l'air, nous avons eu recours, avec le plus grand succès, au procédé suivant : Après avoir excisé, au moyen du bistouri ou de forts ciseaux, un lambeau de conjonctive en forme de feuille de myrthe (fig. 6), proportionné au degré d'hypertrophie de la muqueuse, parallèlement au bord inférieur (devenu supérieur) du cartilage tarse, et à une distance d'une ligne de ce bord, nous passons à travers les lèvres de la plaie ainsi produite trois fils forts, cirés, armés chacun d'une aiguille courbe à large chas; les deux bouts de chacun de ces fils sont alors passés ensemble dans le chas de l'aiguille à laquelle ils appartiennent, et celle-ci, conduite le long de l'ongle de l'index gauche glissé entre la paupière et le globe de l'œil, passée à son tour de dedans en dehors et du cul-de-sac conjonctival vers la peau, à travers toute l'épaisseur de la paupière : là les fils sont de nouveau dédoublés et liés deux à deux sur un morceau de diachylum, immédiatement en dessous de l'arcade orbitaire (fig. 7). Il est essentiel de tenir le sujet, pendant toute la durée de l'opération, qui est assez longue et douloureuse, sous l'influence du chloroforme.

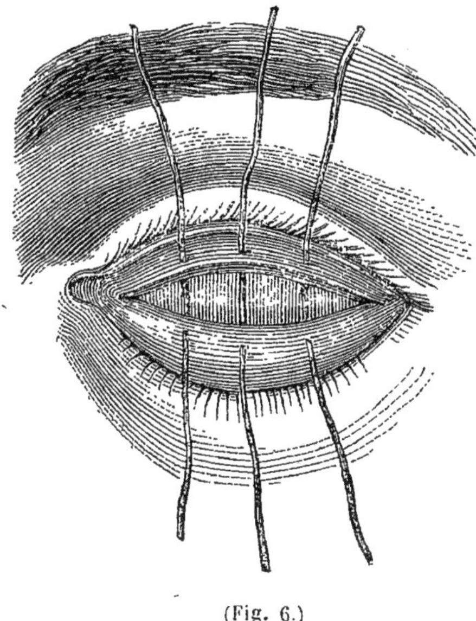

(Fig. 6.)

Des applications froides sont maintenues pendant deux ou trois jours. Cette opération a pour résultat de diminuer le volume de la conjonctive, d'opérer une réduction forcée de l'ectropion et de la maintenir : elle est d'une rare efficacité. En général, sauf un gonflement assez considérable de la paupière supérieure, il ne survient aucun accident et l'on peut retirer les fils à la fin du troisième jour. Il importe alors de soutenir la paupière bien réduite au moyen d'une bande légèrement compressive, ou de l'anneau de caoutchouc recommandé plus loin par M. Streatfeild (1).

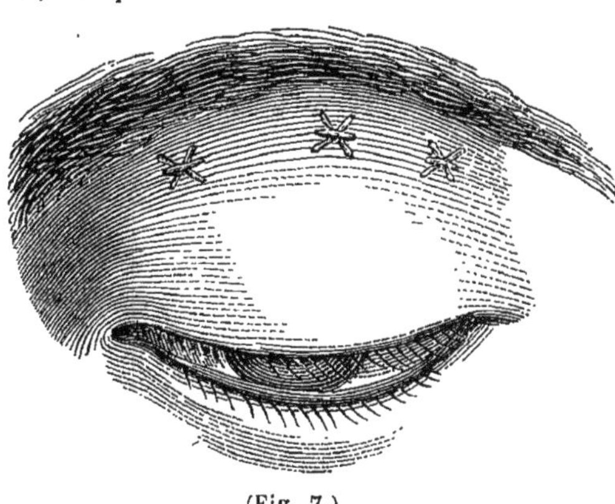

(Fig. 7.)

Dans les cas moins graves, mais où la conjonctive est néanmoins tuméfiée, bourgeonnée, hypertrophiée, on doit, avant de procéder à la réduction, la toucher avec le crayon au sulfate de cuivre. Quand, malgré cela, le renversement met de l'opiniâtreté à se reproduire,

(1) Warlomont. — Procédé non publié.

M. Critchett recommande de passer des sutures à travers le bord libre des deux paupières, afin de les maintenir en place (1), procédé que nous avons déjà appliqué, il y a longtemps, avec des chances diverses. Dans un de ces cas, les fils, quoique placés à une bonne distance du bord libre, à travers toute l'épaisseur de la paupière, avaient, en deux jours, coupé le tout et permis au renversement de se reproduire. Nous avons, depuis, et avec plus de succès, procédé de la manière suivante : chacun des deux chefs d'un fil double ciré, armé de deux aiguilles, est passé à travers la paupière supérieure, de dehors en dedans, à trois ou quatre millimètres de son bord libre et à un centimètre environ l'un de l'autre, de façon à laisser au dehors une anse de fil, sous laquelle on glisse un morceau de gomme élastique; ce même fil est ensuite conduit à travers deux points correspondants de la paupière inférieure, de dedans en dehors, et les deux chefs en sont liés sur un autre morceau de gomme élastique : de cette façon, la traction, s'exerçant sur une surface plus large, court moins de risque de déchirer les tissus. Nous avons vu ce moyen réussir très bien dans un cas, échouer parfaitement dans un autre. Il faut toujours en soutenir l'action par un bandage contentif.

M. Streatfeild (2) conseille, dans ces même cas, d'appliquer autour de la tête de l'enfant un anneau de caoutchouc, comme ceux que les femmes emploient pour maintenir leurs manches de mousseline, et, la paupière étant mise en place, de le passer par dessus celle-ci, qui en est ainsi facilement maintenue. L'application d'une bande de caoutchouc vulcanisé avait déjà été recommandée dans ces circonstances par M. Mackenzie. (V. t. 1er, p. 272.)

§ II. Ectropion, suite d'excoriation.

Quand le bord des paupières a subi de notables altérations de texture; qu'à la suite d'adénites palpébrales invétérées, il s'est complétement ulcéré; que la paupière, affaiblie, s'est éloignée en masse du globe de l'œil; que la ligne de démarcation entre la peau et la muqueuse est déplacée, par la rétraction excessive de la surface cutanée; que la portion intermarginale, au lieu d'occuper le sommet du tarse, est, au contraire, reportée sur le bord externe de celui-ci; qu'enfin, le déplacement des parties est tel qu'il faut, pour s'orienter, aller à la recherche du point lacrymal, M. de Graefe recommande, pour la paupière inférieure, le procédé opératoire suivant (3) :

Après avoir bien nettoyé les parties et vérifié avec soin la situation

(1) Ophth. Hosp. Reports 1864, Vol. IV, p. 104, et Lancet 1863, Jan. 3.
(2) Id. Vol. IV. pp. 104-226.
(3) Archiv für Ophthalmologie, 1864, B. X, Abth. 2, S. 229.

du bord antérieur de la paupière, on pratique, immédiatement derrière celui-ci, c'est-à-dire à la région intermarginale, une incision horizontale, comprenant la peau et le tissu cellulaire sous-cutané, depuis le point lacrymal inférieur jusqu'à la commissure externe: de ces deux points extrêmes, on abaisse sur la joue deux autres incisions parallèles, de 8 à 10 lignes de longueur, et on dissèque le lambeau ainsi limité, plus bas même que ne l'indiquent les incisions verticales, si le degré d'atrophie de la peau semble l'exiger. Cela fait, on saisit le lambeau, avec de fortes pinces, par ses deux angles supérieurs, et on l'attire en haut, puis on le fixe dans cette position, au moyen de points de suture appliqués, en commençant par en bas, et de manière que les coins supérieurs du lambeau dépassent de beaucoup la limite supérieure de la lèvre de la plaie correspondante. Ces deux portions angulaires sont alors enlevées par une excision B (fig. 8) et l'angle obtus C, qui en résulte, est fixé, à l'aide d'un point de suture, dans l'angle correspondant de la plaie primitive. — Cette excision coudée a une double action : elle diminue l'étendue du bord de la paupière, tout en attirant le lambeau vers le haut. Plus le point C est près du bord libre de la paupière, plus le bord palpébral sera raccourci, et moins il produira de soulèvement du lambeau. Au contraire, plus ce point C se rapprochera de la plaie verticale, plus le lambeau sera soulevé et moins le bord palpébral sera raccourci. Il faut donc avoir soin de ne pas dépasser le but. Pour terminer, on réunit les lèvres de la plaie horizontale, en ayant soin de comprendre dans les points de suture beaucoup de peau et le moins possible de conjonctive; enfin, plusieurs des fils de suture, fortement attirés vers le front, y sont provisoirement assujétis.

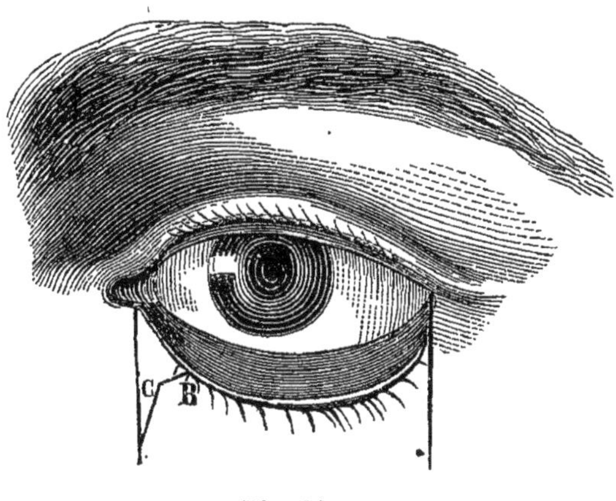

(Fig. 8.)

Il est de la plus haute importance d'obtenir une réunion complète par première intention; d'attendre, en conséquence, pour appliquer la suture, que l'écoulement du sang ait complétement cessé, et de maintenir les parties dans la plus stricte immobilité, au moyen d'un bandage compressif, pendant les vingt quatre heures qui suivent l'opération.

§ III. Ectropion, suite de cicatrices.

Chaque cas réclame, pour ainsi dire, des modifications dans les procédés opératoires décrits par les auteurs et auxquels chaque praticien peut avoir à recourir. Ainsi, il est parfois nécessaire d'inciser verticalement la paupière, pour en faire cesser l'état de tension et le renversement; quelquefois encore, de recourir à des procédés autoplastiques. M. Wharton Jones a, dans un cas, formé une paupière supérieure avec la protubérance du pouce (the ball of the tumb). La paupière avait été détruite par la syphilis, et la peau de la tempe tellement endommagée que c'est en vain qu'on y aurait demandé un lambeau pour sa restauration. Il ne restait de la paupière qu'une petite portion située près du canthus interne, et encore cette portion était-elle renversée en dehors. Il fallut emprunter, pour représenter la conjonctive, le tégument qui recouvrait le bord de l'orbite, tégument qui était d'ailleurs formé par elle et par de la peau nouvelle, à laquelle la cicatrice avait soudé la conjonctive oculaire. Vers le 6e jour, on sépara du pouce le lambeau transplanté, celui-ci adhérait dans sa position nouvelle. Bien que l'opération eût parfaitement réussi à rétablir un sillon oculo-palpébral suffisant pour maintenir un œil artificiel, le succès ne fut pas complet, parce que le lambeau se rétracta et s'atrophia considérablement (1).

Dans un cas, M. Mackenzie, consulté par un sujet âgé de seize ans, atteint d'ectropion cariosum de la paupière inférieure droite, enfonça d'abord un bistouri étroit à travers la conjonctive palpébrale jusqu'à l'os, et détacha la peau du creux que présentait celui-ci; il excisa ensuite un pli de la conjonctive renversée, puis retrancha, à l'extrémité externe de la paupière, un lambeau en forme de Λ, et rapprocha enfin les deux lèvres de la plaie à l'aide de la suture (2).

Dans les cas où l'une ou l'autre des paupières, ou toutes deux à la fois, sont renversées en dehors et maintenues dans cette position par la rétraction permanente d'un tissu cicatriciel, M. Mirault (d'Angers), après avoir, par des incisions convenables, restitué aux parties leur position, a réussi à la leur conserver, en réunissant ensemble les paupières, bord contre bord, par des points de suture entortillée, qui affrontaient exactement, l'une à l'autre, les deux surfaces excisées de la conjonctive: maintenues ainsi par une cicatrisation véritable, les paupières ne furent séparées qu'après un an, et cela pour reprendre une position presque physiologique. (V. t. Ir, p. 278.)

(1) WHARTHON JONES. Observation inédite.

(2) Consultez : ECCLES. Opérations blépharoplastiques. Oph. Hosp. Rep. 1860-61, Vol. III, p. 2. — BOWMAN. Id. 1859-60, Vol. II, p. 114. — LEGROS CLARK. Med. Times and Gaz. 1860, Déc. 15. p. 584. — WORDSWORTH. Lancet, 1857, Sept. 5, p. 242. — R. J. MACKENZIE. Obs. de restauration de la lèvre supérieure, de la joue et de la paupière. (Monthly Journ. of Med. Science), 1852, Edinb. Vol. XIV, p. 70.

Depuis, cette idée a fait du chemin; on a compris, et cela devait être, que le même procédé, qui s'était révélé curatif, pouvait, à plus forte raison, servir de moyen préventif dans les cas où, par le fait d'une maladie, d'une blessure, d'une brûlure ou d'une opération, l'avénement d'une cicatrice devenait imminent. C'est ainsi que M. Debrou, pour s'opposer à la production de l'ectropion dans les cas de pustule maligne, de brûlure ou de sphacèle des paupières, a proposé de pratiquer la suture des paupières immédiatement après la chute des eschares, et de maintenir leur réunion pendant la formation des cicatrices, jusqu'à ce que le tissu inodulaire eût épuisé toute la durée de sa rétractilité. Cette méthode lui a complétement réussi dans un cas dont voici l'observation :

Obs. 42 (1). — Un homme, âgé de vingt-cinq ans, fort et vigoureux, travaillant chez un mégissier d'Orléans, sentit, le 5 novembre 1859, une démangeaison à la paupière supérieure de l'œil gauche. Le 7, il entra à l'Hôtel-Dieu, et l'interne de service, trouvant l'œil rouge et les paupières volumineuses, fit appliquer douze sangsues à la tempe.

Le 8, M. Debrou vit le malade pour la première fois: les deux paupières de l'œil gauche sont gonflées, distendues comme par un liquide transparent. La supérieure l'est beaucoup plus que l'inférieure; sa surface est unie, lisse, rosée, sans écorchure ni croûte, bouton ou pustule. Cependant, en l'examinant très attentivement, on trouve, près de l'angle interne, un peu au-dessus des cils, une rangée de petites élevures ou vésicules. En écartant les paupières, ce qui est difficile, on trouve que la cornée est saine, sans injection, mais entourée d'un chémosis transparent, non rouge, formé par la conjonctive sclérotical. La face interne des paupières est rouge et injectée. Très léger gonflement des téguments à la tempe gauche, que l'on peut même attribuer aux sangsues appliquées la veille. Point de gonflement ni de rougeur au front, au nez, ni ailleurs. Point de fièvre, aucun symptôme général. — Le 9, les deux paupières, beaucoup plus volumineuses que la veille, sont dures et s'appuient l'une sur l'autre, en se pressant fortement par une surface aplatie près des bords libres. On ne peut plus les écarter, et lorsqu'on cherche à le faire, il sort de dessous elles une notable quantité de muco-pus. Le gonflement s'est étendu au front jusqu'au-dessus de l'œil droit, à la tempe, à toute la joue, à la lèvre supérieure, qui est tendue et déjetée, de manière à dévier la bouche à l'angle de la mâchoire et au côté gauche du cou. Le pouls est à 120, fort et tendu; pas d'envie de vomir. Aucun bouton, aucune pustule en aucun point de la paupière. La petite rangée de très légères vésicules est exactement comme la veille. Une lentille de potasse caustique, tenue par une pince, est promenée et maintenue sur la partie occupée par les vésicules. L'épiderme est enlevé et un peu de sang s'écoule; le caustique est appuyé pendant une ou deux minutes après que la surface est devenue saignante, et il en résulte une eschare molle ayant 1 centimètre de longueur et de hauteur. Infusion de quinquina pour tisane, sinapisme, bouillons. — Le 10, nuit très agitée, sans sommeil, paupières plus volumineuses, devenues *dures comme du bois*. La joue elle-même a une dureté ligneuse, et sa peau est si tendue qu'on dirait qu'elle est sur le point de s'érailler par place. Elle est d'un rouge uniforme, pas très vif, pas beaucoup plus marqué que de l'autre côté du visage. Le gonflement s'est étendu à tout le front, aux paupières de l'œil droit, au cuir chevelu, au cou, surtout à gauche, et à la partie supérieure de la poitrine. La bouche est très déviée, le malade boit et avale très difficilement. L'eschare produite s'est agrandie par imbibition ou mieux par endosmose du liquide caustique. En outre, une autre eschare, venue spontanément, se montre en dehors vers le bord adhérent de la paupière, parallèlement au sourcil. Cette plaque de sphacèle est distincte de la première, et séparée d'elle par un pont de parties saines. La surface est brune, sèche, non humide. En voulant ouvrir les paupières, ce qui n'est plus possible, on fait jaillir un flot de liquide clair, et, à une seconde tentative, il sort un flot de pus. Anxiété générale très grande, pouls à 124; pas d'envie de vomir. Le soir, à six

(1) DEBROU. Mémoires de la Soc. de Chir. de Paris, Octob. 1860.

ures, très-grande agitation; le gonflement a encore augmenté d'une manière notable. pendant la cautérisation n'est pas renouvelée; l'on sait que M. Bourgeois, d'Étampes, a t qu'une nouvelle cautérisation, faite un ou deux jours après une première pratiquée ec soin, serait inutile, quand bien même les accidents continueraient ou augmenteraient. napismes, potion avec acétate d'ammoniaque, 10 grammes. — Le 11. La nuit a été ès agitée; le malade est un peu plus calme le matin. L'enflure s'est étendue plus loin, la tête, au front, au cou, à la poitrine, mais elle est moins tendue, n'a plus sa dureté gneuse qu'au voisinage des paupières. Les eschares se sont beaucoup agrandies; à la aupière supérieure, les deux eschares se touchent et comprennent toute la paupière; à inférieure, il y en a une large qui s'est établie depuis hier; pouls à 100, même potion, olages.

A partir de ce moment, la guérison devint certaine et fit de rapides progrès. — Le 16, n put écarter les paupières et s'assurer que l'œil était sain : il y a seulement toujours un émosis considérable autour de la cornée. Le gonflement a complétement disparu le 24. es eschares se soulevèrent graduellement sur leurs bords, et le 30 elles furent détachées omplétement par un coup de ciseaux sur leur face profonde. La plaie de la paupière s'étenait depuis le sourcil jusqu'à 2 millimètres du bord ciliaire, et depuis la caroncule lacryale jusqu'à la commissure externe. A la paupière inférieure, la plaie de l'eschare est oins étendue, ne comprend pas toute la hauteur de la paupière et ne commence qu'à 4 illimètres au-dessous du bord ciliaire. En dedans, elle ne va pas non plus jusqu'à la mmissure, et s'arrête à 1 centimètre d'elle. Chaque eschare comprend, outre la peau, u tissu cellulaire et sans doute une partie du muscle palpébral. — Le 5 décembre, le lobe oculaire est sain, la conjonctive qui le recouvre est un peu rouge et boursouflée près es angles. Les paupières sont assez largement étalées pour recouvrir l'œil aisément uand on les rapproche, sans qu'il soit nécessaire de faire beaucoup d'efforts pour mettre es bords au contact. La supérieure a perdu sa peau depuis le sourcil jusqu'à 1 millimètre des cils et depuis le tendon interne du muscle palpébral jusqu'au delà même e l'angle externe. La paupière inférieure conserve sa peau dans le cinquième de sa longueur environ vers l'angle interne, et pour le reste dans une bandelette de 3 millimètres u-dessous des cils. Cette paupière a de très faibles mouvements à peine visibles; la supérieure se meut davantage, monte et s'abaisse par le mouvement de son muscle élévateur ropre. La conjonctive palpébrale est rouge et gonflée, ainsi que les bords ciliaires, et il a une assez notable inflammation dans les parties; néanmoins, quatre jours après l'entier détachement des eschares, cinq fils de soie fine et cirée sont placés de l'angle interne l'angle externe des paupières, avec l'aide d'une fine aiguille à coudre ordinaire, avec aquelle on traverse les bords de part en part, commençant par l'inférieure, et piquant immédiatement en deçà de la rangée des cils; les bords ciliaires sont ensuite avivés à l'aide d'une pince à dents de souris et de petits ciseaux courbes, de manière à n'enlever que la muqueuse qui recouvre le bord saillant et libre du cartilage tarse à chaque paupière. es surfaces avivées saignèrent beaucoup, et les fils furent immédiatement serrés. Le remier fil était placé en dehors des points lacrymaux, de façon à laisser libre en dedans n espace de 3 à 4 millimètres, et le dernier laissa libre également, à la commissure exerne, un espace moins large de 1 à 2 millimètres.

Le lendemain, les paupières étaient gonflées et tuméfiées; 3 sangsues, 1 dessus et 2 u-dessous de la paupière inférieure. — Le 7, moins de gonflement et de tension, quelues brins de charpie sont introduits par l'angle interne, afin de faciliter la sortie des armes et du mucus. — Le 8, les fils sont enlevés et les paupières maintenues rapprochées par deux bandelettes de linge imbibées de collodion. — Le 10, les bandelettes ont enlevées, la réunion est très exacte partout, excepté aux deux angles. L'œil est ettoyé de temps en temps au moyen d'une injection pratiquée avec la seringue d'Anel. — e 13 mars, la suture des paupières est détruite.

A cette époque, les paupières sont souples, unies, lisses et paraissent avoir leur épaiseur ordinaire. Les cils sont droits, bien rangés. Le niveau de la suture est un peu plus levé que ne l'est la jonction des paupières fermées de l'autre œil; la distance qui sépare a suture du sourcil est de 15 millimètres, tandis que la paupière supérieure de l'autre il a 19 millimètres. Pour rompre la suture, on glisse une sonde cannelée par l'angle nterne au-devant du globe oculaire, la cannelure dirigée en avant contre les cils, et, vec un bistouri étroit glissé dans la cannelure, on coupe graduellement jusqu'à l'angle externe, en tâchant de se tenir à égale distance des deux rangées de cils; car on ne pouvait plus se guider sur une ligne visible de cicatrice. Le globe oculaire était sain, non injecté; la face interne des paupières était rouge. Le malade vit très clairement tout de suite. La pupille était élargie. De la charpie fut placée entre les deux paupières et l'œil recouvert d'un linge cératé. Après six jours de ce pansement, les bords étaient complétement cicatrisés. — Le 2 mai, le malade quitte l'hôpital dans l'état suivant : Les paupières sont souples, molles, paraissent avoir une épaisseur normale; les cicatrices sont linéaires, plates et peu visibles. Les paupières s'ouvrent et se ferment activement par abaissement de la supérieure; le globe oculaire est presque entièrement couvert; il reste seulement un léger intervalle, qui est de 2 millimètres dans l'occlusion modérée et ordinaire, et qui reste de 1 millimètre quand le malade fait effort pour fermer l'œil. La paupière supérieure s'enroule et se cache sous l'arcade orbitaire pendant l'élévation, et se déroule pour fermer l'œil qui se recouvre parfaitement. Le sourcil est un peu abaissé, et la ligne inter-ciliaire un peu plus élevée qu'à l'autre œil.

Il eût mieux valu maintenir l'occlusion pendant six mois, au lieu de trois; mais, dans le cas présent, il a été impossible de décider le malade à rester plus longtemps à l'hôpital. Toutefois, comme les paupières étaient souples, molles et semblables à des paupières ordinaires, il est probable qu'elles auront dû perdre très peu et peut-être pas du tout ultérieurement, d'autant que, pendant les quarante-neuf jours qui se sont écoulés entre leur décollement et la sortie du malade, il ne s'est fait aucun changement dans leur état. Il demeure certain, néanmoins, que l'on a prévenu l'ectropion qui succède à la gangrène des paupières, et que l'on s'est opposé à l'adhérence du bord ciliaire au sourcil pour la paupière supérieure, et à celle du bord ciliaire à la joue pour la paupière inférieure; les ectropions ont été nuls, la paupière supérieure est restée seulement un peu courte.

Pour pratiquer la suture du bord libre des paupières, on se sert d'une fine aiguille à coudre ordinaire, qu'on chauffe à la bougie pour la détremper, et qu'on peut alors courber un peu. On enfile dans le chas de cette aiguille, ainsi préparée, un fil de soie très-mince qu'on obtient en dédoublant le cordonnet ordinaire. Pour aviver, on incise le bord libre de la paupière avec une lancette bien tranchante, et l'on excise, avec de bons petits ciseaux courbes très coupants le petit lambeau qu'on vient de tailler.

En faisant cette opération, il faut ne prendre que le bord libre, et avoir soin surtout de ne pas intéresser la peau : il vaut mieux empiéter sur la muqueuse, comme l'a fait M. Richard, dans un cas où il pratiqua la suture des paupières pour prévenir l'ectropion, qui eût sans doute succédé à l'ablation d'une tumeur érectile située près du bord adhérent de la paupière supérieure : on peut enlever sans inconvénient, sur la face muqueuse des paupières, un lambeau de 4 millimètres de haut. Un avivement aussi large peut même être avantageux, si la muqueuse palpébrale est boursouflée.

Tout récemment, M. Furnari a fait, sur le meilleur mode de blépharoplastie par la fusion temporaire des paupières, des recherches qui le portent à considérer cette méthode comme préférable à toutes les autres. « Dans cette méthode, dit-il, on diminue d'autant plus les chances de rétraction cicatricielle, que les attaches provisoires sont plus nombreuses; aussi, au lieu de réunir les surfaces cutanées par deux ou trois petites portions de peau, qu'on soude dans de petites plaies produites artificiellement sur le lambeau correspondant, j'ai toujours pratiqué une incision assez profonde, d'une commissure à l'autre, et j'ai implanté dans cette solution de continuité la totalité du bord libre du lambeau réparateur; de cette manière l'œil est complétement masqué, et, au lieu de deux ou trois brides isolées qui, après l'opération, s'allongent outre mesure et ne résistent pas aux rétractions, on a une longue surface adhésive qui abrite l'œil et qui s'oppose, même dans les grands lambeaux disséqués, à la rétraction inodulaire. » C'est ce qui est arrivé dans l'observation suivante :

Obs. 43 (1). — Une femme des environs de Palerme portait un volumineux épithélioma qui avait détruit la moitié externe de la paupière supérieure de l'œil gauche, ainsi qu'une partie de la peau de la tempe, la totalité de la paupière inférieure et plus de la moitié de la joue; le globe était sain et les fonctions visuelles à l'état normal. Renvoyée comme incurable des salles de chirurgie de l'hôpital civil de Palerme, la malade a été reçue dans la clinique ophthalmique de la Faculté, le 15 décembre 1863. Après avoir enlevé le cancroïde, M. Furnari a rempli ainsi l'énorme brèche qui restait après l'opération :

La paupière supérieure fut restaurée par le glissement d'un lambeau cutané pris au-dessous du sourcil et du front, et placé, à l'aide de deux points de suture détachée, au bord vertical de la portion saine de cette paupière; deux incisions, dont l'une partant de la commissure interne et l'autre de la région temporo-malaire externe que le cancroïde avait respectée, se réunirent à angle aigu au bord inférieur de la mâchoire inférieure. La dissection de cet énorme lambeau, depuis sa base jusqu'à son sommet, fut considérablement gênée par des hémorrhagies qui obligèrent à lier plusieurs artères.

Le lambeau ainsi disséqué et ne conservant d'autre élément de vitalité que sa petite attache à la partie inférieure de la mâchoire, fut fortement tiré de bas en haut et greffé par sa base dans une incision semi-lunaire pratiquée au-dessous du sourcil; six points de suture entortillée fixèrent le lambeau d'une extrémité à l'autre ; les bords latéraux du triangle furent rapprochés aux parties voisines par douze points de suture entrecoupée. Application de glace pendant quatre jours. Il n'y eut ni fièvre, ni érysipèle, ni mortification partielle du tissu, et, quinze jours après l'opération, les surfaces incisées et transplantées étaient complétement soudées ; les douleurs atroces qui tourmentaient la malade cessèrent après l'opération, et jusqu'à présent, après un intervalle de dix mois, aucune crainte de reproduction de l'épithélioma ne s'est manifestée.

Il est évident qu'un lambeau sain et très-étendu, pris dans une région éloignée et remplaçant la déperdition de substance occasionnée par l'ablation de la tumeur, a produit dans la plaie de soustraction une modification de nutrition et de structure qui a éloigné les craintes de la répullulation du cancroïde. Dans quelques mois, on fera une incision horizontale pour mettre à découvert le globe de l'œil et la paupière supérieure restaurée; cependant, pour éviter définitivement toute espèce de rétraction, on devra avoir soin de laisser encore, pendant quelque temps, deux ou trois brides verticales, qui continueront à maintenir l'antagonisme entre les lambeaux.

SECTION XXXVI.

TRICHIASIS ET DISTICHIASIS. (P. 297.)

SECTION XXXVII.

ENTROPION OU RENVERSEMENT DES PAUPIÈRES EN DEDANS. (P. 307.)

On rencontre parfois des cas de conjonctivite, accompagnés du

(1) Furnari. Bull. de l'Acad. de méd. de Paris, séance du 8 nov. 1864.

renversement en dedans de deux ou trois cils de la paupière supérieure ou de l'inférieure, près de l'angle externe de l'œil. Il y a lieu de supposer que cela est généralement dû aux frottements que le malade exécute avec sa main sur l'œil enflammé ; parfois aussi, cependant, c'est l'inversion des cils qui a provoqué l'inflammation. Il faut toujours, dans ces cas, avoir soin de ramener les cils à leur place, au moyen d'une sonde passée sous la paupière, et leur faire ainsi reprendre promptement leur position normale (1).

Quant à la cure radicale de ces affections, devenues chroniques, elle a pour but de détruire les cils (2) ou de leur rendre leur direction physiologique. La destruction des cils est un mauvais moyen, qu'on doit réserver pour les cas où tous les autres ont échoué; des bords ciliaires qui en sont dépourvus font subir au globe un contact pénible qu'il faut, autant que possible, lui épargner.

Quand le bord tarsien est sain, on peut essayer de déplacer les bulbes : pour cela, on enlève une tranche de peau, parallèlement aux cils déviés, on dissèque ensuite celle qui recouvre le cartilage et qui renferme les bulbes, pour la transporter plus haut, de façon à lui faire recouvrir la perte de substance d'abord pratiquée, sur laquelle on la fixe par des points de suture (3).

La portion ciliaire de l'orbiculaire peut être enlevée, sans excision des téguments, pour opérer le redressement des cils. La seule objection qu'on puisse faire à cette opération, dit M. Taylor, c'est qu'elle exige une petite dissection et qu'elle est assez longue à pratiquer (4).

Les procédés suivants, que nous décrirons avec soin, ont fait faire à la cure radicale de l'entropion et du trichiasis un progrès véritable.

1. *Procédé de M. Anagnostakis* (5). L'auteur le décrit ainsi :

« I. Dans les cas de *trichiasis partiel (paupière supérieure)*, la plus sûre ainsi que la plus simple de toutes les méthodes est l'amputation partielle des téguments ; seulement, elle a l'inconvénient de raccourcir la lèvre externe du bord palpébral et, partant, de favoriser la formation de l'entropion, ou bien de l'augmenter s'il a déjà commencé. En effet, il est souvent arrivé de trouver, après la cicatrisation, un grand nombre de cils en contact avec le globe, à la place de quelques cils qu'on avait voulu écarter. Pour éviter cet inconvénient, je comprends les

(1) STREATFEILD. Ophth. Hosp. Rep. 1860-61, Vol. III, p. 8, et 1864, Vol. IV, p. 105.

(2) CHAMPOUILLON. Incision du bord libre, en parcourant la ligne des ouvertures des glandes de Meïbomius dans toute l'étendue occupée par les cils anormaux, et en pénétrant à 5 millim. de profondeur ; puis cautérisation avec l'acide nitrique. (Gaz. des Hôp. 1864, p. 595). — DEBOUBAIX. Enlèvement des bulbes, de dedans en dehors, par une sorte d'énucléation pratiquée au sein des tissus. (Presse médicale belge, 1861, 29 décembre, et Ann. d'Oculist. 1862, t. XLVII, p. 285.)

(3) STREATFEILD. Loc. cit.

(4) Ophth. Hosp. Rep. 1859-60. Vol. II, p. 187.

(5) Annales d'Oculistique, 1857, t. XXXVIII, p. 5.

cils à détruire entre deux longues incisions verticales qui divergent un peu en haut (fig. 9); puis, après avoir réséqué une partie (fig. 10) du lambeau cutané compris entre ces incisions, je l'attire en bas de manière à le faire excéder d'une demi-ligne environ le bord libre de la paupière, et je l'y attache par deux points de suture (fig. 11). En général, après 24 heures, les sutures étant enlevées, on trouve la perte de substance remplie par la peau ainsi glissée, de sorte qu'il ne reste aucun raccourcissement de la lèvre externe.

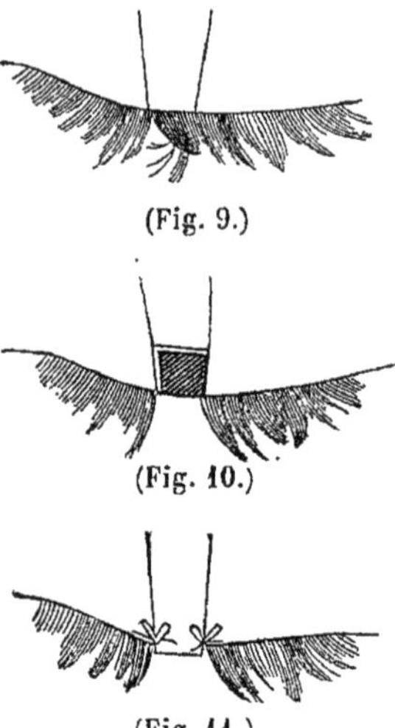
(Fig. 9.)
(Fig. 10.)
(Fig. 11.)

» II. Pour renverser impunément d'une manière permanente le bord de la *paupière supérieure* dans le cas de *trichiasis général*, on a trois indications à remplir, savoir: 1° La peau palpébrale doit être tendue d'une manière forte et durable ; 2° La tension doit se borner à la paupière et ne pas intéresser les parties environnantes ; 3° La tension doit partir d'un point solide situé dans la paupière elle-même.

» *Premier temps :* incision de la peau. — La paupière étant tendue sur une plaque d'ivoire, je pratique sur elle, avec un bistouri convexe, une incision parallèle au bord palpébral et à une distance de trois millimètres à peu près de ce bord: cette incision ne doit intéresser que la couche cutanée. Si la peau est trop abondante, au lieu d'une simple incision, je fais avec les ciseaux l'excision d'un pli transversal.

» *Deuxième temps :* excision des faisceaux musculaires. — L'aide tirant fortement en haut la lèvre supérieure de la plaie, de manière à mettre à nu le muscle orbiculaire, je saisis avec une pince les faisceaux de ce muscle qui recouvrent le segment supérieur du cartilage tarse, et je les excise avec les ciseaux, après les avoir soigneusement disséqués. Le tarse n'est plus alors recouvert, à la hauteur de cette seconde plaie, que par du tissu cellulaire et par une couche fibreuse qui provient à la fois de l'expansion aponévrotique du releveur de la paupière et du ligament large.

» *Troisième temps :* suture. — Je passe trois ou quatre fils à suture, d'abord par le bord inférieur de la plaie cutanée, puis à travers la couche fibro-celluleuse qui recouvre la portion dénudée du cartilage, et je forme des nœuds séparément avec chacun de ces fils. (Fig. 12.) Ceux-ci peuvent être laissés à demeure jusqu'à ce qu'ils soient éliminés par la nature.

» Voici les résultats de cette opération: Sur la portion du tarse qui a été mise à nu se forme une cicatrice solide qui réunit le cartilage au bord de la plaie cutanée. La portion supérieure de la peau, qui, du reste, ne tarde pas à se réunir avec la plaie dans laquelle la suture ne l'a pas comprise, reste abondante et forme encore des plis pendant le clignement; tandis que la bandelette inférieure, attachée en haut au cartilage et soulevée par les faisceaux épargnés de l'orbiculaire, qui font ici l'office d'une poulie, est tendue fortement et renverse d'une manière permanente le bord palpébral. La récidive ne peut avoir lieu que lorsque la bandelette cutanée est trop large pour exercer sur la portion de la paupière qu'elle embrasse une tension suffisante; or, il est évident que, dans ces cas, on n'a qu'à en exciser plus tard un petit pli transversal pour éloigner définitivement toute chance de récidive.

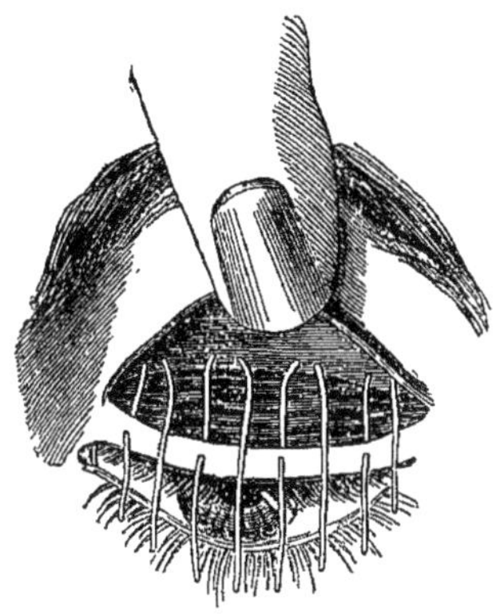
(Fig. 12.)

» Cette méthode présente les avantages suivants :

» 1° La tension n'intéressant que la peau palpébrale, on peut opérer avec succès, lors même que le globe oculaire est profondément enfoncé dans l'orbite. » 2° Comme elle n'exige pas la moindre perte de substance de la peau, elle peut être appliquée non-seulement aux paupières les plus étroites, mais aussi à celles qui, ayant été mal opérées d'après la méthode ordinaire, ont subi la perte d'une grande partie de la peau, et où une nouvelle excision amènerait infailliblement le lagophthalmos. 3° Elle est efficace même dans les cas les plus graves, et dès lors, dispense le chirurgien de l'amputation totale du bord de la paupière, qui, de quelque façon qu'on s'y prenne, est pour le moins une mauvaise opération, que Himly appelait *opprobrium artis.*

» Dans quelques cas moins graves, on peut opérer d'une manière beaucoup plus simple. Après avoir excisé un pli cutané transversal immédiatement au-dessus du bord palpébral, on excise quelques-uns des faisceaux musculaires sous-jacents, et on laisse la plaie se cicatriser par suppuration; quelquefois même on touche le fond de cette plaie avec un crayon de nitrate d'argent. Il se forme ainsi une cicatrice solide et profonde qui renverse suffisamment le bord de la paupière.»

Le procédé de M. Anagnostakis nous a rendu les plus grands services, dans les cas moyens d'entropion ou de trichiasis, dans ceux où le renversement est modéré et où le cartilage tarse n'a pas subi d'incurvation manifeste. Pour l'appliquer avec facilité et, on peut le dire, avec coquetterie, il faut s'aider de la pince que M. Warlomont a fait construire à cette intention (fig. 13), sur le modèle de celle de M. Desmarres, et qui a pour objet d'empêcher l'abord du sang, pendant toute la durée de l'opération, qui se fait ainsi sans au-

cône entravé et comme sur le cadavre : la plaque, destinée à être glissée entre le globe et la paupière, est de corne, semblable à celle de Jaeger. M. Snellen a fait construire, dans le même but, un instrument qu'il a appelé *blépharospathe* (fig. 14) et que M. Laurence a légèrement modifié (fig. 14 *bis*) (1). Il en faut un pour chaque côté. L'opération, bien faite, ne laisse aucune trace, aucune difformité ; c'est à peine si, après quinze jours, on aperçoit encore une traînée rouge rappelant l'incision du tégument.

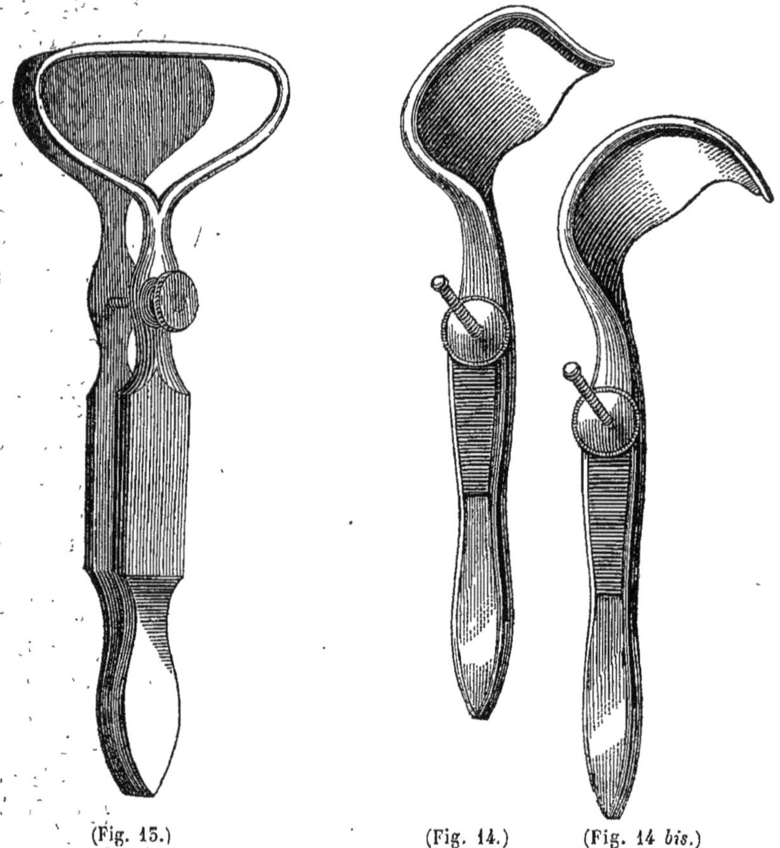

(Fig. 15.) (Fig. 14.) (Fig. 14 *bis*.)

2. *Procédé de M. Streatfeild, par évidement du cartilage-tarse* (2). L'opération se pratique de la manière suivante : A. « On saisit la paupière avec la pince de Desmarres, de façon que la branche plate soit au-dessous de la face interne de la paupière, et la branche à anneau appuyée sur la peau, qu'elle tend en rendant bien apparent le bord libre de l'organe. — B. On pratique, à l'aide d'un scalpel, une incision de la longueur nécessaire et à la distance d'une ligne et même moins du bord libre de la paupière ; cette incision ne comprend que

(1) Med. Times and Gazette, 1861, Jan. 26, p. 85.
(2) Ophth. Hosp. Rep. 1857-1859, Vol. I, p. 121.

la peau et doit mettre à nu, sans les intéresser, les bulbes des cils: au delà de ceux-ci, l'incision doit pénétrer jusqu'au cartilage (les deux extrémités de la plaie se recourbant vers le bord libre de la paupière): on exécute ensuite une seconde incision pénétrant d'un seul coup jusqu'au cartilage; elle est située plus loin du bord palpébral que la première, mais elle suit la même direction et vient se confondre avec elle à chacune de ses extrémités. On fait alors pénétrer profondément dans l'épaisseur du cartilage ces deux incisions dans une direction oblique l'une vers l'autre.— C. On saisit avec des pinces le lambeau que l'on vient d'inciser et on le détache avec le scalpel.

» La pince à anneau de M. Desmarres doit être de grande dimension : elle prévient complétement le saignement, si gênant dans les petites opérations que l'on pratique sur les paupières. Un petit scalpel me paraît être l'instrument le plus convenable pour cette opération. Les pinces que l'on emploie doivent être légèrement dentelées à leur extrémité. L'opération terminée, j'arrête le sang avec une éponge et de l'eau froide, je maintiens l'œil fermé et je continue le pansement à l'eau.

» *Avantages de l'opération.* — Je n'ai point remarqué que la plaie du fibro-cartilage éprouvât de difficulté à se guérir. L'intérêt pratique qu'il y a à retrancher une portion de la peau et du muscle orbiculaire, c'est qu'il y a ainsi une tendance moindre à la réunion par première intention: le travail de réparation, en se prolongeant, donne lieu à la formation d'une cicatrice plus ferme, plus profonde et plus déprimée qu'alors que la réunion est immédiate. Aussi, je n'emploie ni emplâtres adhésifs ni sutures.

» Lorsque l'on a enlevé le lambeau en regard du lieu malade, le travail de cicatrisation s'établit dans tout le trajet de la plaie, la rétraction qui s'ensuit rapproche les deux bords opposés du cartilage, diminuant ainsi l'étendue de la perte de substance qui, au moment de l'opération, forme un angle de 90 à 45°. Le lambeau représente un triangle dont le sommet est dirigé vers la conjonctive et dont la base (qui comprend toutes les parties de la paupière qui recouvrent le cartilage en dehors) répond à la peau. L'étroite portion de peau comprise entre les deux incisions n'est point enlevée dans le but de corriger la distorsion des cils : le lambeau n'est jamais assez étendu pour cela, mais cette manière de faire facilite l'opération. Il reste toujours assez de peau à la paupière, en vertu de cette même extensibilité qui fait que l'on ne peut compter, pour corriger la difformité, sur l'ablation d'une portion quelconque de cette membrane; et, de plus, ainsi que je l'ai déjà dit, une plaie avec perte de substance est moins disposée à la réunion par première intention qu'une simple incision. Quelques fibres ciliaires de l'orbiculaire sont comprises dans le lambeau, et comme les deux extrémités des incisions sont recourbées vers le bord libre de la paupière, il en résulte que la portion marginale de l'orbiculaire se trouve isolée et englobée dans la cicatrice, ce qui détruit son action anormale.

» Ce qui caractérise surtout cette opération, c'est que l'on conserve les cils et qu'on les oblige à prendre une direction convenable ; le point le plus important, c'est l'incision du cartilage tarse, qui, à l'état normal, donne à la paupière la forme qu'elle a, ce qui m'a fait penser que sa forme doit avoir éprouvé un changement, lorsqu'il a subi une distorsion telle, que les cils viennent compromettre l'œil qu'ils ont mission de protéger.

» *Précautions à prendre en opérant.* — Il ne faut serrer les pinces à anneaux qu'au degré nécessaire pour interrompre la circulation, sans quoi l'on verrait survenir une bouffissure après la cessation de l'écoulement du sang. Dans quelques cas d'entropion simple, il faut manier le scalpel légèrement en pratiquant l'évidement, afin de ne pas inciser les canaux des follicules de Méïbomius, ni traverser la paupière de part en part.

» *Variations à faire subir à l'opération.* — La première incision doit être faite près du bord libre de la paupière, mais point assez pour diviser les bulbes des cils ; la distance à laquelle peuvent se trouver ceux-ci, dans les diverses affections qui exigent l'opération, varie beaucoup ; néanmoins la largeur de la portion de peau à laisser au voisinage des bulbes doit être calculée d'après l'état de la peau du bord de la paupière : ainsi, lorsqu'elle est épaisse, on peut donner à cette peau une ligne de largeur, mais on doit en laisser beaucoup moins lorsque la paupière est mince. La seconde incision mesure l'étendue de la portion de la peau à enlever ; lorsqu'il y a épaississement, cette étendue doit être plus considérable, afin de dénuder une portion proportionnelle du cartilage. Le point le plus important est la détermination de la portion de cartilage à retrancher. Les dimensions extérieures de celle-ci doivent être proportionnées à l'épaisseur du cartilage : plus celui-ci est épais, plus le sillon doit être profond.

» *Cas pour lesquels l'opération ne convient pas.* — L'évidement du fibro-cartilage convient pour les cas ordinaires d'entropion et de trichiasis, dans lesquels les cils ont conservé leur forme naturelle, de sorte qu'il y a intérêt à les ménager ; mais il ne convient plus lorsque les cils sont déformés, leur perte étant alors de peu d'importance ; si, en pareil cas, on rectifiait leur position, ils ne rempliraient plus aucun des usages auxquels la nature les destinait ; s'ils sont fins, incolores et enroulés, la guérison de la maladie exige l'extirpation de ces faux cils. Je pense aussi que cette opération n'est point applicable lorsque la direction des cils est normale, à part trois ou quatre, qui sont déviés en dedans ; on peut avoir recours à l'évidement pour un entropion ou un trichiasis partiel, mais non pour la déviation de deux ou trois cils seulement. Chez un de mes malades, tous les cils étaient déviés en dedans, mais il n'y en avait qu'un petit nombre qui se trouvassent en contact avec l'œil; je pratiquai un étroit sillon dans toute la longueur du cartilage, et je plaçai une suture sur le point du bord libre de la paupière qui exigeait un plus grand renversement en dehors; le résultat fut satisfaisant, tous les cils furent entraînés en dehors, et il resta une encochure dans le point du bord libre où la suture avait été placée. Il serait irrationnel de recourir à l'opération lorsque l'entropion est dû à une tumeur des paupières; je crois qu'elle ne convient pas non plus lorsque le trichiasis est la conséquence d'une cicatrice irrégulière, à la suite de l'ablation de quelqu'une de ces tumeurs, d'un séquestre, de plaies, de brûlures, etc. L'évidement du fibro-cartilage convient surtout dans l'entropion chronique confirmé, ou le trichiasis avec épaississement du bord de la paupière. Il n'exclut pas les autres procédés opératoires; dans l'entropion sénile et dans quelques autres cas, l'ablation d'un pli de la peau et d'une portion du muscle peut suffire; en tout cas, on peut ensuite recourir à mon procédé et attaquer le tarse, si la première opération n'a pas suffi. »

3. *Procédé de MM. Williams et Pagenstecher* (1). — Le procédé recommandé par M. Williams (de Cincinnati) n'est, comme il a eu soin de le dire lui-même, que la méthode par ligature, imaginée par M. Gaillard, de Poitiers (v. t. I, p. 313), avec cette différence qu'avant d'appliquer les ligatures (il en met ordinairement plusieurs), il divise l'angle externe des paupières horizontalement avec un bistouri *en évitant d'inciser la conjonctive*. L'incision horizontale est convertie en une verticale par un aide, qui tire la peau en haut et en bas, des deux côtés de la plaie, et la peau de l'extrémité externe de l'incision est unie à la conjonctive par un point de suture.

M. Pagenstecher décrit son procédé comme il suit : « Nous fendons la commissure externe des paupières *dans toute son épaisseur*, dans la direction du soi-disant ligament palpébral externe. Cette plaie, *qui comprend la conjonctive*, a en dedans l'étendue de 4 à 6 millimètres, en dehors celle de 6 à 8. En faisant subir aux lèvres de la plaie horizontale une traction modérée, on parvient à la transformer en une plaie verticale, et il est alors bien facile de réunir les bords correspondants de cette plaie, de manière à mettre la muqueuse en rapport direct avec la peau, et de rendre ainsi impossible, par l'interposition de la conjonctive, une réunion des lèvres de la plaie.

» En procédant de cette façon, on parvient : 1° A allonger la fente

(1) Compte rendu du Congrès d'ophthalmologie de Paris. 1862, pp. 140 et 241.

palpébrale de 2 à 4 millimètres; 2° A produire un ectropion modéré occupant un espace de 2 à 4 millimètres; 3° Par l'interposition de la muqueuse entre les fibres du muscle orbiculaire, on diminue l'énergie de ce muscle, surtout quant à la partie interne de ce dernier.

» Il est facile de se convaincre que, de toute manière, nous combattons ainsi l'influence nuisible que la paupière malade exerçait sur le globe. Sur ces paupières, légèrement renversées en dehors, nous plaçons les ligatures, en ayant soin toutefois de les introduire en regard des points où la direction des cils est la plus vicieuse. On soulève avec une pince à béquilles la peau de la paupière, qui est devenue plus lâche, de manière à avoir, dans un pli parallèle au bord palpébral, un grand nombre de fibres du muscle orbiculaire. Une aiguille munie d'un fil bien ciré est enfoncée à la base de ce pli. Introduite par le bord orbiculaire, on la fait glisser tout près du tarse, et on la fait sortir en dehors des orifices des glandes de Méïbomius. Le fil est alors fortement serré, et on le laisse s'éliminer par la suppuration, ce qui a lieu dans l'espace de six à dix jours. Dans la plupart des cas, 2 ou 3 ligatures suffisent pour faire dévier le bord de la paupière : aussi peut-on se rendre compte d'avance de l'effet que produira chaque ligature en soutenant le pli qu'elle doit traverser.

» Voici les avantages obtenus par ce procédé opératoire : 1° La pression que la paupière exerce sur le globe est diminuée par l'élargissement de la fente palpébrale et l'affaiblissement que subit la partie interne du muscle orbiculaire; 2° On remédie au frottement des cils contre la cornée; 3° On conserve les cils et l'on en favorise la croissance normale. Ainsi, cette opération a même un avantage au point de vue plastique, car les cicatrices produites par les ligatures disparaissent presque complétement après quelque temps. Notre procédé, en écartant des inconvénients que d'autres manières d'opérer nous ont montrés, réunit un certain nombre d'avantages que l'expérience a bien prouvés. Comme nous avons eu l'occasion de le dire, il a été imaginé principalement pour combattre les suites de l'ophthalmie granuleuse; mais, dans les derniers temps, nous l'avons même exécuté dans des cas où la maladie n'était pas encore venue à son terme, où nous supposions une tendance à des rechutes, que devait amener l'irritation à laquelle la conjonctive bulbaire était exposée par le frottement des paupières malades. Nous avons eu la satisfaction de voir, après cette opération, les granulations céder à un traitement légèrement astringent et des plus simples. La tendance aux récidives, à une poussée nouvelle de granulations, avait disparu. »

4. *Procédé de M. Snellen* (1). — Dans les cas d'entropion de la

(1) Id., p. 236.

paupière supérieure qui ne sont pas très développés, l'auteur se borne à sa suture, dont il dit obtenir des résultats très avantageux. « Nous nous servons, dit-il, d'un fil muni de deux aiguilles, et nous les passons de l'intérieur à l'extérieur, à travers toute l'épaisseur de la paupière, en faisant en sorte que l'une d'elles traverse le tarse vers son bord supérieur, et que l'autre passe un peu au-dessus de ce bord. Ensuite, ces mêmes aiguilles sont conduites, en repassant par leur ouverture de sortie, le long de la face externe du tarse, entre celui-ci et la couche musculaire, pour venir sortir dans le bord ciliaire, l'une à côté de l'autre, à une distance de deux millimètres environ. On parvient facilement à faire parcourir cette direction aux aiguilles courbes en renversant fortement la paupière. Le bord supérieur du tarse se trouve ainsi entouré d'une anse, et en liant alors extérieurement le fil au bord ciliaire, ce dernier est attiré vers le haut.

Il y a deux choses à observer dans l'application de la ligature: la première, qu'on ait soin de perforer la conjonctive à un point assez élevé pour qu'il y ait entre l'endroit où elle a été traversée par l'aiguille et le bord libre de la paupière, une portion aussi étendue que possible de cette muqueuse. Et ceci s'obtient naturellement en renversant fortement la paupière. En second lieu, le fil ne doit pas venir à jour au-dessous du bord ciliaire, car la petite plaie, qui sera ensuite cicatrice, pourrait occasionner plus tard de la difformité dans la rangée ciliaire de cet endroit. Nous enlevons généralement le fil après trois jours. Il y a à veiller à ce que ce dernier soit retiré dans son intégrité. Dans un cas où, par négligence, un petit bout de fil était resté engagé dans le tarse, il se produisit une suppuration de très longue durée, qui ne fut tarie que lorsque, les trajets fistuleux qui s'étaient formés étant mis à nu, le bout de fil fut découvert et extrait.

5. Dans le trichiasis partiel, où de simples cils seulement sont renversés en dedans, nous avons essayé de leur rendre leur direction normale par redressement (*repositio ciliorum*, remplacement). Nous y avons parfaitement réussi, au moyen d'une aiguille très fine dont le chas était traversé par les deux bouts du fil, qui formait ainsi une anse. Cette aiguille, poussée à travers le bord palpébral, immédiatement au-dessus de l'insertion du cil dévié, doit venir sortir par le bord ciliaire normal, tandis que le cil est saisi par l'anse. Ceci s'obtient facilement à l'aide d'une pince qui, passant par l'anse, a d'abord été saisir ce cil. En attirant alors lentement le fil, le cil emprisonné se dégage et vient figurer extérieurement. Ce replacement des cils paraît, en effet, devoir être préféré de beaucoup à leur arrachement (*avulsio ciliorum*), parce que le cil arraché repullule ordinairement.

6. *Procédé de M. de Graefe* (1). — A. *Paupière inférieure.* — A une ligne et demie en dessous du bord antérieur de la paupière, on pratique une incision parallèle à ce dernier, et s'arrêtant, de chaque côté, à une ou deux lignes en dedans d'une ligne verticale descendant de chacune des commissures. On circonscrit ensuite, au moyen de deux incisions (fig. 15), un triangle cutané A, que l'on enlève, puis, après avoir disséqué, autant qu'il est besoin, les deux lambeaux B et C, on les unit au moyen de deux ou trois points de suture à points séparés. La plaie horizontale est abandonnée à elle-même, sauf cependant au point où la plaie verticale vient la rejoindre. La longueur et la largeur de la perte de substance, de la seconde surtout, sont subordonnées au degré de flaccidité de la paupière; sa base doit avoir de trois à cinq lignes. Quand on veut obtenir un effet plus considérable, on peut donner au lambeau excisé la forme d'une coupe (fig. 16.)

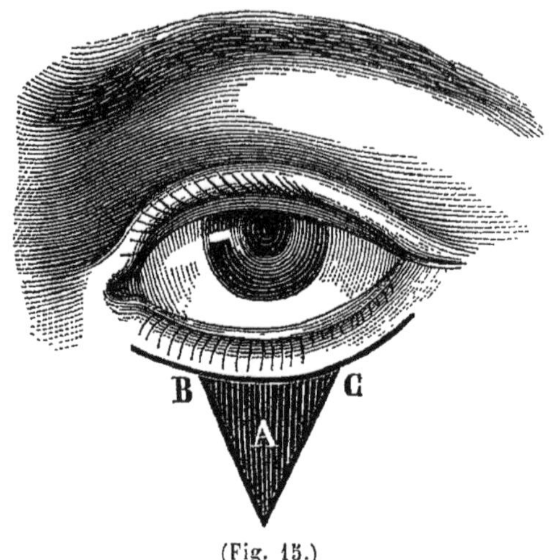

(Fig. 15.)

(Fig. 16.)

B. *Paupière supérieure.* — Après avoir fait l'incision indiquée ci-dessus et l'excision d'un lambeau triangulaire (fig. 17), on incise, dans la plaie, dont les bords sont soigneusement écartés, les fibres musculaires de l'orbiculaire, aussi près que possible du bord libre de la paupière, et on les refoule en haut, de manière à mettre à nu la face externe du cartilage tarse. On excise alors, au moyen d'un petit bistouri bien acéré, une portion triangulaire ⊟ du tarse dans toute son épaisseur, de façon que la conjonctive soit seule respectée; puis on réunit, au moyen de trois points de suture, dont celui du milieu *b* comprend les couches superficielles du cartilage. Ce procédé procure un raccourcissement du bord supérieur du tarse, qui concourt puis-

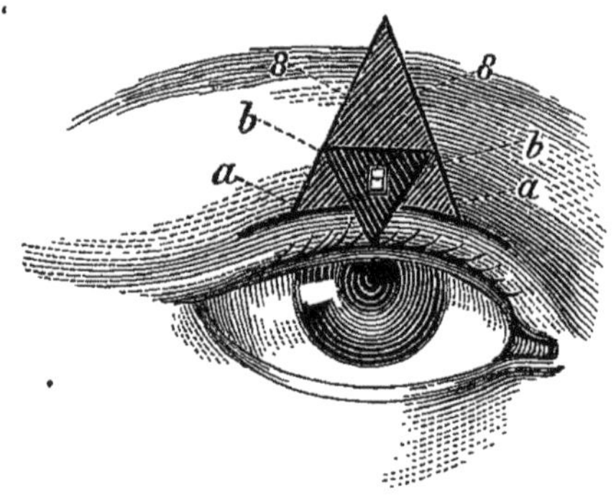

(Fig. 17.)

(1) Archiv für Ophthalmologie, 1864, B. X, Abth. 2, S. 223.

samment à corriger la situation vicieuse de la paupière, surtout s'il est secondé par l'opération du blépharo-phimosis.

7. M. Arlt emploie un procédé qu'on peut appeler « par transplantation du sol ciliaire. » Il introduit à plat un bistouri étroit et bien pointu, un peu en dehors du point lacrymal, dans l'épaisseur même du bord antérieur de la paupière supérieure, de façon à laisser en arrière les ouvertures des glandes de Méïbomius, et à avoir au-devant de lui les bulbes des cils et la peau dans laquelle ils sont logés (fig. 18). Ce bistouri, arrivé à une profondeur d'une ligne et demie environ, entre les deux plans de la paupière ainsi constitués par son passage, est poussé en avant à travers la peau et conduit jusqu'à l'angle externe, de façon à séparer du cartilage tarse une étroite bande cutanée comprenant les cils et leurs bulbes. Une seconde incision est alors pratiquée au-dessus de la première, dont elle rejoint les deux extrémités, mais en comprenant un lambeau de téguments, en forme de croissant, dont on fait l'excision : deux ou trois points de suture viennent enfin rapprocher les deux lèvres de la plaie ainsi constituée (fig. 19), et reporter d'autant en haut le sol ciliaire, préalablement détaché par la première incision.

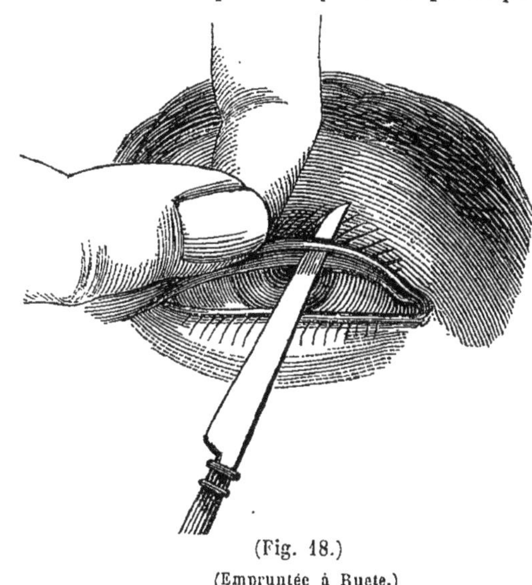
(Fig. 18.)
(Empruntée à Ruete.)

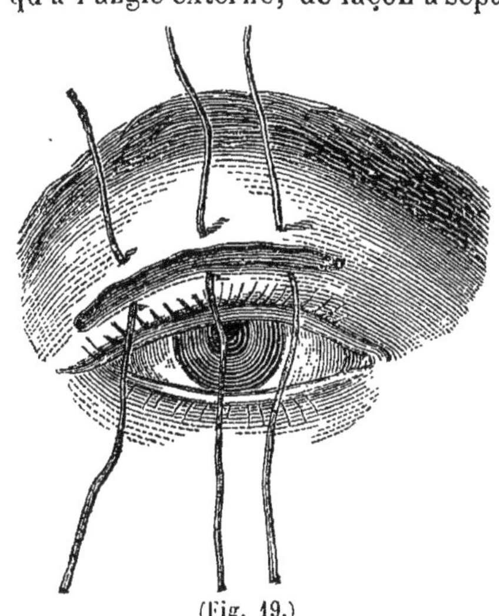
(Fig. 19.)
(Empruntée à Ruete.)

M. de Graefe (1) a modifié comme suit le procédé de M. Arlt : Il commence par faire deux incisions verticales de quatre lignes de longueur, qui, partant de la face antérieure du bord libre

(1) Archiv für Ophthalmologie. 1864, B. X, Abth. 2, S. 226.

de la paupière, remontent, à travers la peau et le muscle orbiculaire, délimitant exactement les parties qu'il s'agit de transplanter. Il procède alors à la séparation des deux couches de la paupière, par une incision intermarginale, et dissèque le lambeau cutané qui contient les bulbes ciliaires, à une hauteur de deux lignes. Une excision de peau ovale (fig. 20), pratiquée parallèlement au bord palpébral, est ensuite réunie par la suture, de façon à maintenir les parties dans la position voulue (1).

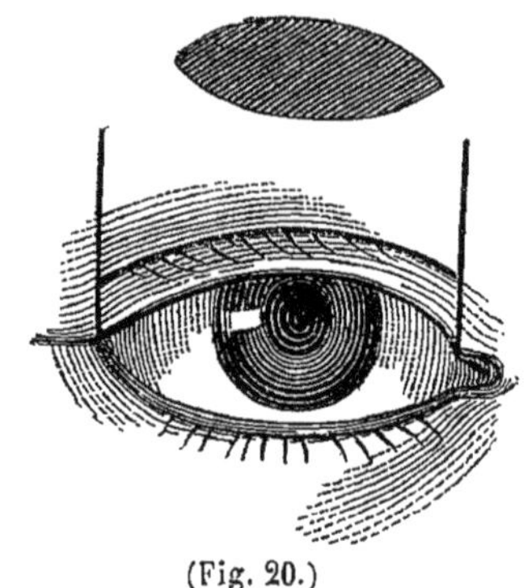

(Fig. 20.)

8. La diminution de l'étendue de la fente des paupières qui accompagne souvent l'entropion chronique, s'appelle « phimosis palpébral » : quand elle existe, l'indication est d'agrandir la fente palpébrale vers son extrémité temporale, puis de réunir séparément les lèvres de l'incision, en les ourlant avec la conjonctive, au moyen de fines sutures (2). C'est sur ce principe qu'est fondée l'opération de MM. Williams et Pagenstecher, décrite plus haut.

Cette opération du phimosis palpébral est souvent indiquée, même quand il n'y a pas d'entropion, lorsque, par le rétrécissement de la fente des paupières, la supérieure, garnie ou non de granulations, se trouve trop hermétiquement appliquée contre la cornée, qu'elle tourmente incessamment. L'agrandissement de la fente palpébrale, en donnant plus de jeu à ces voiles, fait cesser cette pression, trop souvent désorganisatrice. Le procédé de MM. Williams et Pagenstecher réalise cette indication dans certains cas; mais, dans ceux où la conjonctive est peu mobile sur le globe, friable ou atrophiée, cette membrane se déchire facilement, soit pendant l'opération, soit après; d'autre part, son insertion dans un angle plus reculé diminue la mobilité du globe dans le sens opposé, deux inconvénients sérieux.

C'est pour y obvier que M. Hamer (3) a proposé d'apporter à cette opération une modification, nécessaire surtout dans les cas où la muqueuse du cul-de-sac est en quantité insuffisante, et dans ceux où le phimosis est accompagné de symblépharon, complication très fréquente dans le troisième stade du trachome.

Dans de pareilles conditions, en effet, où la distance entre l'angle externe des paupières et le bulbe oculaire est très petite, où, en outre, la muqueuse est peu mobile, on éprouve de la difficulté à amener au

(1) WRIGHT. On trichiasis. (Dubl. Quart. Journ. of med. Science, 1865, Feb. n° LXXVII). Modifications de ces mêmes procédés, avec figures.
(2) THIRY. Med. Times and Gazette, 1858, May 29, p. 559.
(3) Nederlandsch Archief voor Genees- en Natuurkunde, 1864, t. I, 1e liv.

dehors une portion suffisante de conjonctive, surtout lorsque cette dernière est divisée. Il en résulte que, trop fortement tendue, elle se déchire souvent, pendant que les points de suture sont encore en place, ou se rétracte après qu'on les a enlevés; et, alors même qu'on parvient à obtenir la réunion de la muqueuse avec la peau, le tiraillement continuel auquel sont soumises ces parties, entretient un état d'irritation qui détermine la récidive du blépharo-phimosis, sans compter que le globe oculaire, fixé trop en dehors, est gêné dans ses mouvements.

M. Hamer, pendant son séjour à Veenhuizen, en qualité de médecin-oculiste, a eu l'occasion de constater l'inefficacité de l'opération dont il s'agit, lorsqu'elle est pratiquée dans les circonstances indiquées plus haut. Sur 188 yeux affectés de trachome au troisième degré, 22 étaient atteints de blépharo-phimosis et, parmi ces derniers, 15 avaient en outre un symblépharon. L'opération fut pratiquée sur eux suivant le procédé de Rau; or, à l'exception d'un seul cas, tous les autres furent des insuccès. C'est pour parer à ce fâcheux état de choses que M. Hamer a cherché à conserver autant de conjonctive que possible, entre l'angle externe des paupières et le bulbe oculaire, et qu'il a imaginé, à cet effet, le procédé suivant:

On prend des ciseaux à extrémités pointues dont on fait pénétrer l'une des branches entre la peau et la conjonctive, à partir de l'angle externe de l'œil, là où a lieu la transformation de la muqueuse en peau. En fermant alors les ciseaux, on pratique, sur une longueur d'environ 8 à 10 millimètres et dans la direction de la tempe, une incision qui n'intéresse que la peau. Les paupières étant renversées, on détache alors avec les ciseaux la conjonctive en haut et en bas sur une longueur d'environ 8 à 9 millimètres, à partir du petit angle de l'œil, le long du bord ciliaire postérieur de chaque paupière. La conjonctive est ensuite saisie avec des pinces, à l'angle externe de l'œil, resté intact, et la portion qui revêt la région la plus externe des paupières disséquée, sur toute son étendue, dans la direction du bulbe oculaire; on obtient ainsi un lambeau triangulaire de conjonctive. On donne alors, avec un bistouri, à la plaie pratiquée dans l'angle externe, une profondeur telle que les bords de l'incision soient suffisamment entr'ouverts. Dans cette partie de l'opération, le muscle orbiculaire est divisé; il n'est pas rare non plus que les artères palpébrales externes, la supérieure et l'inférieure, soient blessées et qu'il faille recourir à leur torsion pour arrêter l'hémorrhagie. Enfin, le lambeau triangulaire de la conjonctive est facilement amené au dehors, grâce à ses dimensions, et fixé, à l'aide de trois points de suture, dans le petit angle palpébral, agrandi comme il a été dit. Pour prévenir toute déchirure, il faut avoir soin de ne pas placer les points de suture trop près du bord du lambeau conjonctival.

M. Hamer a appliqué la méthode précédente dans dix-huit cas ; il a eu l'occasion d'en suivre quelques-uns pendant deux ans, et de constater ainsi les bons effets de ce nouveau procédé opératoire. De son côté, le docteur Snellen, qui a fait usage du procédé de M. Hamer chez plusieurs malades de l'Institut ophthalmique néerlandais, a reconnu à ce mode opératoire les avantages suivants : les mouvements du globe oculaire sont bien moins limités, la forme des paupières se présente sous un meilleur aspect, la pression qu'elles exercent sur l'œil est notablement diminuée ; en même temps on a bien moins à craindre des récidives, attendu que la conjonctive n'est pas autant tiraillée.

SECTION XLI.

PHTHIRIASIS DU SOURCIL ET DES CILS. (P. 322.)

Dans un cas, observé par M. Streatfeild (1), les cils offraient de un à cinq œufs chacun. Ceux-ci se présentaient sous la forme de petits corps pyriformes, de couleur brun foncé, longs d'environ 1/48 de pouce, fixés à la tige des cils par leur petite extrémité, au moyen d'un cément transparent. L'extrémité élargie présentait une lèvre à laquelle s'attachait un couvercle conique, parsemé de petites saillies nodulaires. Celui-ci tombe quand le fœtus est complétement développé. L'œuf est tapissé par une membrane (le chorion) qui contient le fœtus. La malade, qui était une juive allemande, âgée de 50 ans, avait des « phthiri » dans les poils du pubis et des aisselles et des « pediculi capitis » à la tête.

M. Streatfeild dit que les « phthiri » passent du pubis à l'aisselle, puis de là aux paupières, et que leur propagation a toujours lieu de bas en haut. Cela peut être vrai pour les adultes, mais, chez les enfants, ces insectes se rencontrent souvent bien avant l'époque de la puberté.

Le « phthirus » qu'on rencontre dans les poils des paupières et des sourcils est-il de la même espèce que le « phthirus inguinalis ? » Cela nous paraît douteux, car il est beaucoup plus petit et plus pâle.

(1) Ophth. Hosp. Rep. 1860, V. II, p. 125, avec figures.

CHAPITRE IV.

MALADIES DE LA CONJONCTIVE.

(T. I, pp. 323-375.)

SECTION IV.

LÉSIONS TRAUMATIQUES DE LA CONJONCTIVE. (P. 335.)

§ II. Brulûres et autres lésions chimiques.

1. La conjonctive est susceptible de conserver indéfiniment l'empreinte de certaines substances mises en contact avec elle et d'en subir ainsi une sorte de tatouage. M. Mackenzie nous signale le cas d'un jeune homme, qui avait enfoncé sa plume chargée d'encre à travers la conjonctive scléroticale de son œil droit, au niveau de sa portion temporale; il en était résulté une tache noire par infiltration, de la dimension de la moitié d'un pois, contre laquelle il prescrivit, non sans succès, des lotions avec un mélange d'acide muriatique et d'eau (un gros sur six onces).

2. Des dépôts de plomb peuvent s'être effectués dans la conjonctive cornéenne, à la suite de l'usage longtemps continué de collyres plombiques. Si ce dépôt est récent, on doit l'enlever avec une petite spatule d'argent ou un bistouri. S'il est ancien, sans pourtant qu'il soit profondément incorporé aux tissus, on recommande d'en détacher l'un des bords avec un bistouri, puis de le saisir avec deux pinces et d'enlever ainsi tout le dépôt, couche par couche. Quelquefois l'on s'expose à entamer la cornée, dans ses parties restées saines, mais il n'en résulte pas toujours une opacité indélébile (1).

3. Dans certains cas d'inflammation de la conjonctive, dont la cause paraissait obscure, on a découvert qu'elle était due à une fine poussière contenant de l'arsenic, qui se détachait des murailles d'appartements tapissés de papier de couleur *emerald green*, vert d'émeraude. Ces cas s'accompagnent ordinairement des autres symptômes de l'intoxication arsenicale, tels que grande dépression des forces, sensation d'âcreté à la gorge, coliques, diarrhée muqueuse, etc. Les yeux

(1) Ophth. Hosp. Rep. 1857-59, Vol. I, p. 158, et 1859-60, Vol. II, p. 115. — Sur l'emploi des iodures pour l'enlèvement des taches, voy. BRAITHWAITE's Retrospects, Vol. VI, p. 1, et Vol. VII, p. 112.

sont malades et irritables; la conjonctive palpébrale d'un rouge foncé, surtout le long du tarse et vers les angles; les paupières gonflées et offrant de la tendance à se renverser en dehors; la vision douloureuse. Quelquefois cependant l'irritation est locale, l'arsenic ayant agi directement sur la conjonctive (1).

4. On a donné le nom d'*argyrose de la conjonctive* à l'altération de la couleur de cette membrane, due à son contact prolongé avec des préparations de nitrate d'argent. (V. t. I, p. 342.) En général, dit M. de Graefe (2), il est assez rare que ce sel détermine l'argyrose, quand il n'est employé qu'en solution légère, mais cela peut arriver. Il en a observé un cas chez un ouvrier, qui avait employé pendant plusieurs mois une solution d'un demi-grain de nitrate dans une once d'eau. La conjonctive près de la cornée était d'un gris clair; sa coloration devenait de plus en plus foncée, de la marge cornéenne vers la périphérie du globe. Deux petits lambeaux de conjonctive excisés furent soumis au microscope. La coloration grise siégeait dans l'épithélium et les couches superficielles du tissu cellulaire; cependant les couches profondes étaient envahies là où la teinte était très foncée. Les cellules épithéliales étaient devenues plus dures et adhéraient fortement entre elles : elles présentaient une coloration gris jaunâtre, à peine altérable par l'action prolongée de l'acide acétique, de l'acide sulfurique étendu, des alcalis et du chlorhydrate d'ammoniaque. La couche brune sous-épithéliale de tissu cellulaire renfermait des particules opaques, noires (oxyde d'argent?) et des grains brun-cerise (albuminate d'argent?). Sur des coupes obliques, on remarquait un réseau brun noirâtre pénétrant jusqu'au chorion, et constitué par des fibres à noyau et des fibres élastiques imbibées de la solution de nitrate d'argent.

Cette altération a longtemps été considérée comme indélébile; mais M. Streatfeild pense (3) qu'en faisant usage du moyen inventé par les photographes pour changer ou faire disparaître les teintes produites par le nitrate d'argent, on pourra arriver à un résultat avantageux. Ce moyen est l'hyposulfite de soude, déjà employé avec succès par M. Dixon, sur un homme dont la partie inférieure du globe de l'œil, la caroncule, le repli semi-lunaire, la conjonctive palpébrale et jusqu'à la cornée, avaient éprouvé une profonde altération de couleur. M. Dixon essaya d'abord une solution de 5 grains de cyanure de potassium par once d'eau, puis de 10 grains, qu'il appliqua, deux fois par jour, pendant plusieurs mois, à l'aide d'un bain d'œil, pour en assurer le contact prolongé, mais sans aucun succès. Il eut alors recours à l'hyposulfite de soude, 10 grains par once d'eau distillée, em-

(1) TAYLOR. Ophth. Hosp. Reports, 1857-1859, Vol. I, p. 270.
(2) JUNGE. Archiv für Ophth. 1859, B. V, Abth. 2, S. 197.
(3) Ophth. Hosp. Rep. 1857-1859, Vol. I, p. 51.

ployé de la même façon que la précédente solution. Au bout de deux mois, il était survenu une grande amélioration, et la conjonctive avait repris presque son aspect naturel. On continua le traitement en doublant la dose du sel. Il est probable, dit M. Dixon, qu'elle pourra encore être augmentée, car ce médicament n'a pas excité la moindre irritation.

SECTION XII bis.

PRODUCTIONS ÉPITHÉLIALES DE LA CONJONCTIVE.

La conjonctive peut être le siége de productions épithéliales offrant différents aspects. L'un de nous en a publié une observation que l'on trouvera ci-après. D'autre part, M. Betol a signalé l'existence d'une lésion qu'il considère comme caractéristique de l'héméralopie et siégeant dans l'épithélium conjonctival (1). Elle consiste en un assemblage de petits points, d'un blanc éclatant, produisant comme une tache nacrée ou argentée, à côté de la cornée transparente : en général cette plaque est triangulaire, à sommet externe; la base, voisine de la cornée, est un peu concave. Des parcelles de ces petites productions peuvent s'enlever, soit spontanément, soit par le frottement d'un corps solide; elles sont inhérentes au tissu sur lequel elles sont étalées et composées de couches d'épithélium. Ces taches seraient une altération squameuse spéciale de l'épithélium conjonctival.

Nous ne saurions comprendre ni admettre le rapport qu'il peut y avoir entre ces deux affections.

Obs. 44. — Production épithéliale de la conjonctive sclérotico-kératique (2). Le nommé Jacob Janssens, âgé de 52 ans, cultivateur à Liedekerke (Brabant), d'une bonne constitution, est entré à l'Institut ophthalmique du Brabant, à Bruxelles, le 10 août 1860, atteint d'une affection oculaire qui l'empêche de continuer à se livrer aux travaux des champs. Il déclare avoir eu *l'ophthalmie* pendant qu'il servait dans l'armée, au 1er régiment d'artillerie, avoir séjourné de ce chef, en 1835, à l'hôpital militaire d'Ypres, pendant un mois environ, et en être sorti pour se rendre, en congé de convalescence, dans ses foyers. Depuis cette époque, il n'a jamais cessé de souffrir des yeux et de se faire traiter de son affection, qu'il se plaît à attribuer à l'action de la poudre à canon, que son service l'obligeait à manipuler et dont la poussière fine, répandue dans l'atmosphère de l'atelier, s'introduisant sans cesse entre ses paupières, y aurait été la cause déterminante et le point de départ des désordres dont il est actuellement affecté.

Les conjonctives palpébrales n'offrent aujourd'hui aucune trace de cautérisations qu'on y aurait fait subir; il ne s'y reconnaît ni cicatrices inodulaires, ni brides, ni adhérences, mais seulement, à la paupière supérieure droite, quelques éminences *sablées* n'offrant aucun des caractères des granulations contagieuses. La principale altération réside dans la conjonctive kérato-scléroticale et mérite une description minutieuse. Au côté externe de l'œil droit, on remarque, au premier aperçu, une opacité crayeuse de la cornée, occupant environ un bon quart de cette membrane, partant de la conjonctive

(1) Gazette hebdomadaire, 1863, 1er mai, p. 284.

(2) WARLOMONT. Annales d'Oculistique, 1860, t. XLIV, p. 253.

scléroticale, où elle est moins apparente, et s'étendant jusqu'aux confins de la pupille, dont elle recouvre même en partie la marge inférieure et externe. Elle est imparfaitement circonscrite par le secteur inférieur et externe de la cornée, compris entre deux rayons se coupant à angle droit. La partie scléroticale de cette production offre à peu près une étendue égale à celle qui occupe la cornée, mais elle tranche beaucoup moins sur le fond blanc de cette membrane. Son aspect s'éloigne complétement de celui des opacités cicatricielles de la cornée : elle est d'un blanc crayeux, grumeleux, chagriné, et ne saurait mieux se comparer, quand elle est en place, qu'à une couche assez épaisse de poudre calcaire ou de farine bien blanche qu'on y aurait déposée. Absolument dépourvue de transparence, elle ne laisse rien apercevoir de ce qui est derrière elle. Elle paraît adhérer intimement à la cornée, et cependant on l'en détache avec la plus grande facilité, soit avec un instrument mousse, soit avec l'ongle. Elle se présente alors comme une pulpe amorphe, blanche et se ramassant complétement sur elle-même. A la place qu'on lui a fait quitter, il reste une opacité nuageuse, mais en partie transparente, semblable à celle qui persiste sur le drap, après qu'on en a fait éclater la partie la plus saillante et déjà desséchée d'une éclaboussure de boue blanche; la cornée y paraît nébuleuse et dépolie. Quand on va plus loin et qu'on fait, au moyen d'un grattoir *ad hoc*, l'abrasion superficielle de la cornée, à son endroit malade, on rend à celle-ci tout son poli et sa transparence normale. Cette abrasion se fait sans que le sujet en manifeste la moindre souffrance. Au bout de vingt-quatre à trente-six heures au plus, le produit s'est renouvelé avec tous ses caractères. Au côté interne du même œil, à savoir à l'extrémité nasale du diamètre transversal de la cornée, ainsi qu'aux deux extrémités du diamètre correspondant de l'œil gauche, la même affection commence à se manifester. Elle n'empiète encore qu'à peine sur la cornée et n'y gêne aucunement l'exercice de la vision. L'ablation de ce produit anormal ne donne lieu à aucune douleur et ne laisse après elle ni photophobie, ni larmoiement. Les cornées, dans leurs parties non occupées par lui, sont nuageuses et ne permettent qu'une vision fort imparfaite. De plus, le malade ne voit que les objets très rapprochés de ses yeux, devenus très myopes. Les globes et les paupières ne sont le siége d'aucune inflammation ni injection morbide.

Examinée au microscope par le docteur Sacré, la production pathologique se trouve être constituée exclusivement par de l'épithélium pavimenteux, disposé par couches stratifiées. On n'y découvre que des cellules; celles-ci sont très-grandes, mesurant de 0mm04 à 0mm07, à contours très pâles et formées d'une membrane incolore transparente; elles contiennent un noyau de 0mm010 à 0mm015, dans lequel on distingue, à un fort grossissement, un ou deux nucléoles. La forme des cellules varie : la plupart sont irrégulièrement polygonales, quelques-unes allongées, les plus jeunes à peu près arrondies; toutes sont aplaties, de même que leur noyau. L'alcool et l'éther sont sans action sur elles; l'acide acétique fait d'abord pâlir leur membrane et rend le noyau plus apparent, mais bientôt il la dissout entièrement. La potasse caustique détruit la cellule et le noyau, effet que ne produisent ni l'ammoniaque, ni les acides chlorhydrique, sulfurique et azotique. Quand on examine des cellules disposées en couches, les contours n'en sont apparents qu'à la limite de la préparation ; au centre on ne distingue que les noyaux.

Aucun des moyens de traitement employés jusqu'à ce jour, et l'on compte parmi eux les plus énergiques, tels que les cautérisations au nitrate d'argent, l'application d'un vésicatoire et d'un séton à la nuque, etc., n'a en rien modifié l'aspect ni l'étendue du développement épithélial décrit. La maladie est restée stationnaire et rien n'annonce qu'elle soit disposée à se modifier avantageusement. Depuis l'entrée du malade à l'Institut, on a fait diverses cautérisations avec la pierre infernale sur la cornée dépouillée de son dépôt morbide, mais celui-ci n'en a pas moins reparu peu de jours après. L'application, très fréquemment répétée, d'une solution de tartrate de potasse dans la glycérine (2 gros sur une demi-once) est également restée sans aucun résultat.

SECTION XIV

NÆVUS MATERNUS DE LA CONJONCTIVE. (P. 358.)

On peut comprendre sous cette dénomination les cas de saignements provenant de petites élevures vasculaires de la conjonctive qui recouvre la caroncule lacrymale, le repli semi-lunaire, la sclérotique, ou qui tapisse les paupières. Ces élevures saignent parfois assez abondamment pour affaiblir le malade et pour nécessiter leur attouchement par le fer rouge.

Obs. 45 (1). — Le 25 août 1864, le docteur Carette, de Roubaix, m'adresse un jeune homme de 17 ans, présentant, à l'angle interne de l'œil gauche, une tache mélanique qui empiète un peu sur la cornée. Elle est constituée par un assemblage de petites taches noires, de la grosseur d'une tête d'épingle à un volume trois fois plus considérable. Ces taches sont irrégulièrement disséminées sur un espace d'environ un centimètre carré. La portion de conjonctive sur laquelle elles reposent est un peu épaissie et parcourue par des vaisseaux nombreux et assez volumineux. Cette portion de conjonctive est bien mobile sur la sclérotique, et je crois qu'on pourrait l'enlever aisément, sauf la portion qui empiète sur la cornée. Les parents ne se sont aperçus de l'existence de cette tache que vers l'âge de cinq ans : ils trouvent que, depuis deux ans, elle s'est beaucoup accrue. Ils ne se décident pas, pour le moment, à l'opération.

SECTION XV.

VARICES DE LA CONJONCTIVE. (P. 358.)

Obs. 46. — *Varices ou paquet variqueux de la conjonctive scléroticale gauche; excision de la tumeur; cautérisation consécutive avec le crayon de sulfate de cuivre, guérison* (2). — Célina Wertem, âgée de dix ans, demeurant à Paris, faubourg du Temple, 98, est présentée à ma clinique le 11 avril dernier. Au rapport de la mère de l'enfant, l'œil gauche s'est recouvert de sang, il y a trois ans. Cette congestion s'est dissipée; mais depuis cette époque, il est resté une petite tumeur qui offre les caractères suivants : elle est située vers la partie inférieure et externe de la conjonctive scléroticale de l'œil gauche, non loin du cul-de-sac inférieur de la conjonctive oculo-palpébrale, si bien que, pour la découvrir tout entière, il faut faire porter l'œil très fortement en haut et en dedans. Cette tumeur, dont la surface ressemble un peu à celle d'une framboise, est composée de quatre ou cinq petits mamelons, du volume d'un grain de millet, de couleur punaise, placés les uns à côté des autres. En exerçant sur la tumeur une compression avec la paupière inférieure, que l'on fait mouvoir de haut en bas et de bas en haut sur le globe, on la fait disparaître en grande partie, et l'on constate le déplacement d'un liquide de couleur rouge foncé, dans les vaisseaux qui partent de la petite production morbide et qui marchent, en très petit nombre, vers la circonférence de la cornée, sans atteindre cette dernière membrane. En faisant exécuter à l'enfant une forte expiration, la bouche et le nez fermés, on voit la tumeur se reformer presque immédiatement. L'œil est parfaitement sain, l'enfant n'accuse aucun trouble de la vue.

Je conseillai l'usage d'une pommade au précipité rouge. Ce traitement n'ayant amené, au bout de huit jours, aucune modification dans l'état de la tumeur, je me décidai à emporter le paquet variqueux avec l'instrument tranchant. En conséquence, l'enfant étant assise sur une chaise basse, la tête assujétie sur la poitrine d'un aide et les paupières convenablement écartées, je saisis, avec une pince à griffes, la portion de conjonctive sous laquelle rampaient les veines dilatées, et j'en pratiquai l'excision d'un seul coup de ciseaux. L'écoulement de sang fut insignifiant. — Compresses d'eau froide sur l'œil. Le lendemain, il existe un boursouflement de la portion de conjonctive voisine de celle qui a été enlevée et l'on constate, à la place de cette dernière, quelques veines encore dilatées. Je touche les restes des varices avec un crayon de sulfate de cuivre.

(1) TESTELIN. Observation inédite.
(2) FANO. Annales d'Oculistique, 1861, t. XLV, p. 230.

Trois jours après, on me ramène l'enfant. La conjonctive oculaire est injectée dans une partie de son étendue et offre une ecchymose aux environs du paquet variqueux enlevé. A la place occupée précédemment par la petite tumeur se trouvent quelques caillots sanguins très petits. Nouvel attouchement avec le crayon de sulfate de cuivre. — Enfin, le 29 avril, l'ecchymose conjonctivale est entièrement dissipée ; toute trace de varices a disparu : au niveau de la partie excisée se voit un petit épaississement de la conjonctive, auquel aboutit un vaisseau d'un assez gros calibre, situé profondément et masqué par la muqueuse oculaire épaissie. Une petite ligne blanchâtre, appréciable seulement alors qu'on fait porter le globe fortement en haut, indique le théâtre primitif de l'opération.

SECTION XV bis.

PEMPHIGUS DE LA CONJONCTIVE.

M. White Cooper a décrit sous ce nom (1) une affection caractérisée par la présence d'une large vésicule, occupant en partie la surface de la paupière inférieure, en partie le globe de l'œil, qu'il a observée chez un jeune fille affectée de pemphigus chronique. Cette vésicule s'étant crevée, une surface dénudée sécrétant du pus indiquait la place qu'elle avait occupée : cette vésicule, ressemblant exactement à une phlyctène qui aurait succédé à l'action de l'eau bouillante, était remplie de sérum trouble et offrait une base enflammée : on y appliqua de l'eau froide, puis une solution de nitrate d'argent ; six mois plus tard, le pemphigus avait disparu, mais les yeux conservaient des altérations semblables à celles qu'un escharotique puissant, tel que la chaux, y aurait déterminées. A droite, une masse charnue partait de la caroncule, se portant le long de la face interne de la paupière inférieure presque jusqu'à la partie moyenne ; son sommet s'insérait au globe de l'œil contre le bord interne de la cornée ; une rangée de petites brides existait entre la paupière et le globe oculaire, jusqu'au canthus externe, qui lui-même était fixé à l'œil. A gauche, il existait une large bride semblable à un ptérygion, s'étendant de la caroncule et de l'angle interne de la paupière à la cornée, sur laquelle elle empiétait un peu. La vue n'était point entravée.

SECTION XVII.

TUMEURS CONJONCTIVALES ET SOUS-CONJONCTIVALES. (P. 361-369.)

On a décrit diverses espèces de tumeurs de la conjonctive, telles que les tumeurs dermoïdes congénitales, les lipômes et le cancroïde, qui ne se rencontrent pas communément.

(1) Ophth. Hosp. Rep. 1857-59, V. I. p. 155.

1° *Tumeurs dermoïdes congénitales.* — Elles sont tantôt lisses, tantôt garnies de poils; leur diamètre varie de 2 à 4 lignes; elles sont arrondies, saillantes d'une demi-ligne à une ligne et demie, situées en partie sur la cornée, en partie sur la sclérotique; le plus souvent, elles ne semblent pas s'accroître après la naissance (V. *Trichosis bulbi*, t. Ir p. 362). M. de Graefe (1) conseille de les enlever, sans chercher à détacher scrupuleusement toute la masse malade; il se forme, à la surface de la plaie, des granulations qui sont remplacées plus tard par une cicatrice étroite, située à la région marginale de la cornée et qui ne gêne que peu la vision.

2° *Lipômes.* — M. de Graefe en a observé plusieurs cas : il ignore si des tumeurs lipomateuses peuvent se développer au devant de la cornée; il cite un seul cas où une tumeur jaune, d'aspect lipomateux, s'étendait sur la cornée d'un jeune homme qui, malheureusement, disparut avant qu'on pût l'opérer et s'assurer ainsi de la nature du cas (2).

Obs. 47. — *Lipôme sur l'hémisphère antérieur du globe de l'œil, produisant un strabisme inférieur interne* (3). — En retournant à Moscou, je me suis arrêté, pour me reposer, à Toula. Un officier employé à l'arsenal de cette ville m'y pria d'examiner sa fille, à laquelle notre art ne pouvait venir en aide, car elle avait la chambre antérieure d'un œil effacée à la suite de graves ulcérations de la cornée; mais je m'adressai à l'officier même, atteint d'une grande difformité de l'œil gauche. Une tumeur de la grosseur d'une noix était plantée sur l'hémisphère antérieur du globe de l'œil, dans la conjonctive scléroticale de l'angle externe; elle n'embrassait pas la cornée, mais elle induisait l'œil en un strabisme inférieur interne. La fonction visuelle n'en était pas du tout troublée. La base de la tumeur aurait été bien large si, en sortant de la paupière, elle n'eût pas été restreinte par la contraction habituelle du muscle orbiculaire. Sa consistance était molle, sa couleur jaune rougeâtre. Elle avait aussi tous les caractères de ce tissu morbide dont l'accroissement se fait lentement et sans aucune tendance à l'inflammation ni à la suppuration : elle consistait en une enveloppe externe conjonctivale, sur laquelle étaient dispersés des vaisseaux sanguins ; l'intérieur renfermait plusieurs plans celluleux pleins de graisse.

Ayant proposé l'ablation de cette tumeur et l'officier y ayant consenti, j'écartai les paupières avec l'ophthalmostat, je pris la tumeur avec une pince et je l'extirpai avec des ciseaux courbes sur le plat, après avoir eu bien soin de la déraciner sur tous les points de sa base. Les compresses d'eau froide constituèrent le traitement consécutif. Le lendemain, le malade était guéri de la tumeur et du strabisme, parce que l'œil était dévié par la tumeur et non par l'attraction des muscles obliques et droits internes.

Un pinguecula, petit comme la tête d'une épingle, avait été le commencement de cette maladie, que l'officier avait portée pendant toute sa jeunesse sans y faire attention. Il raconta qu'un jour, je ne me rappelle plus dans quelle circonstance, il avait reçu un coup sur l'œil, et que, peu de temps après, il s'était aperçu que la tumeur grandissait visiblement. Au bout de sept ans, elle était arrivée à la grandeur d'une noix. Selon moi, le pinguecula avait subi un déplacement par le coup reçu sur l'œil, ce qui avait donné lieu à une invasion des vaisseaux sanguins dans le tissu cellulaire qui unit la conjonctive à la sclérotique; le pinguecula s'en était enveloppé et avait pris le caractère d'une tumeur croissante. J'ai appelé cette tumeur *lipôme*, parce qu'elle était d'une substance grasse, sillonnée de tissu cellulaire et enveloppée de la conjonctive. Abernethy fait allusion à un

(1) De Graefe. Contributions à la pathologie des tumeurs de l'œil (Archiv für Ophth. 1860. B. VII, Abth. II, pp. 1-47).

(2) Ibid. Id.

(3) Alessi. Annales d'Oculistique, 1862, t. XLVII, p. 41.

cas semblable et très-curieux, publié à Londres par le docteur Boutatz. Il s'agissait d'une tumeur qui provenait du dessous de la conjonctive et la poussait en avant entre les paupières; elle avait sept pouces de long, trois et demi de circonférence et pesait deux livres et demie.

3. *Cancroïde.* — Le cancroïde du bulbe est infiniment plus rare que celui des paupières. Chez un officier, cité par M. de Graefe (1), qui avait été traité plusieurs fois pour une soi-disant « ophthalmie phlycténulaire rebelle, » un examen attentif fit reconnaître l'existence, au bord externe de la cornée, d'une tumeur large d'une ligne, haute d'une demi-ligne, à bords coupés à pic, couverte d'épithélium lisse ; sa surface, garnie d'épithélium, était irrégulièrement papuleuse. La conjonctive adjacente ne présentait pas de signes d'inflammation : elle était légèrement infiltrée, parcourue de grosses veines. La tumeur extirpée avec succès, M. Virchow y reconnut tous les caractères du cancroïde. Un second cas, observé chez une dame âgée de 57 ans, présenta à peu près les mêmes caractères que le premier ; l'opération réussit très bien, mais il y eut récidive un an après. Le cancroïde de la cornée est rare ; M. Laurence en a néanmoins rapporté trois cas (2).

Obs. 48. — *Cancroïde de la conjonctive, simulant une ophthalmie phlycténulaire* (3). — Un homme de soixante ans avait, dans sa jeunesse, éprouvé plusieurs atteintes d'ophthalmie scrofuleuse. Dans l'automne de 1861, il présenta des symptômes fort analogues à ceux qu'il avait ressentis jadis : violente névralgie ciliaire, larmoiement, photophobie, blépharospasme. Le médecin appelé trouva une congestion fasciculée dans la conjonctive et dans le tissu cellulaire épiscléral, se terminant en anneau rouge au bord de la cornée. En ce point, la surface de la cornée était déjà nuageuse et soulevée; le diagnostic fut « ophthalmie phlycténulaire. » On remarqua, au bout de quelque temps, que la tuméfaction avait notablement augmenté, quoique la rougeur de l'œil et les autres symptômes d'irritation se fussent calmés. En février 1862, Demme remarqua, au bord interne de la cornée gauche, un petit noyau brun rougeâtre, d'une ligne à 1 ligne 1/2 de largeur, d'une demi-ligne de hauteur, rond, légèrement papillaire, couvert par la continuation de l'épithélium conjonctival, et rappelant d'une façon saisissante à sa mémoire les cas de M. de Graefe. De cette tumeur au canthus interne s'étendait un faisceau de vaisseaux conjonctivaux ressemblant exactement à ceux de la kératite herpétique ou scrofuleuse. La surface entière de la conjonctive était passablement injectée çà et là, même chémotique. Les paupières étaient tout à fait normales; la névralgie ciliaire avait cédé. Le malade se plaignait seulement de la sensation d'un corps étranger, de la prompte fatigue de son œil et d'un sentiment de brûlure sur le soir. Il ne consentit pas à l'excision.

Le 15 mars, la tumeur s'était accrue et sa surface était devenue beaucoup plus irrégulière. Deux granulations brunâtres furent aperçues au milieu de la paupière supérieure, à 2 lignes environ de la marge ciliaire; elles étaient rondes, d'une 1/2 ligne d'étendue, et reposaient sur un tégument tout à fait normal. Elles furent toutes excisées, les surfaces cautérisées, à l'exception de celle des paupières, qui avait été détruite par l'acide nitrique fumant. Quelques petites granulations suspectes, qui apparurent sur le bord de la cornée quatre jours plus tard, furent touchées avec la teinture d'iode concentrée. La guérison était complète à la fin de mars. L'examen microscopique de l'un des nodules palpébraux confirma le diagnostic (cancroïde), montrant d'innombrables granules noirs et bruns de pigment. La tumeur du globe fut reconnue être de même nature.

(1) Arch. für Ophth. 1860, B. VII, Abth. II, S. 1-47.
(2) Ophthalmic Review, 1864, Vol. I, p. 79.
(3) Herman Demme. Schweiz-Zeitschrift für Heilkunde, t. I, p. 501.

L'auteur regarde comme les principaux de son observation les points suivants:

1° Le cancroïde simulait une ophthalmie phlycténulaire, pour laquelle il avait été pris d'abord. Les symptômes d'irritation étaient encore plus marqués que dans les cas de M. de Graefe. Les antécédents de la violente névralgie ciliaire fournissaient un diagnostic incorrect. La congestion veineuse notée par M. de Graefe était absente.

2° La tumeur était située au bord interne de la cornée, tandis que le plus communément c'est le côté externe qui est le siége favori des nouvelles formations.

3° L'affection secondaire n'est pas ordinaire à la paupière supérieure.

Dans la pratique, nous devons avoir en vue de reconnaître ces tumeurs d'aussi bonne heure que possible, afin de les détruire complétement, seul moyen de prévenir les récidives.

Obs. 49. — Cancroïde de la cornée et de la paupière supérieure (1). — J. B., âgé de 26 ans, porte depuis son enfance un épaississement de la paupière supérieure droite qui, d'après la description qu'il en donne, n'était autre chose qu'une « ophthalmia tarsi » chronique. La paupière paraît avoir été cautérisée plusieurs fois. Au commencement de 1863, il a été traité pour un « *Vaste kyste de la paupière inférieure. — Cornée opaque et vasculaire. — Épaississement de la conjonctive et granulations.* » Le kyste fut incisé ; on prescrivit au malade trois gouttes de liqueur arsenicale trois fois par jour et un collyre au sulfate de zinc. Le kyste fut guéri ; mais au bout de quelques mois, la paupière se trouvait toujours dans le même état.

Vers le milieu d'octobre 1863, le malade observa, pour la première fois, à la surface du globe de l'œil, une petite excroissance, qui continua à se développer jusqu'à son entrée à l'hôpital, au mois d'avril de la même année. L'œil présentait alors les caractères suivants: Presque toute la moitié externe de la cornée était occupée par une tumeur molle vasculaire, conique, mesurant à peu près 4 lignes dans le sens transversal, à peu près 3 lignes de haut en bas, et s'élevant de 1 1/2 ligne au-dessus de la surface de la cornée. La tumeur paraissait provenir en grande partie des couches les plus profondes de la cornée; la partie externe se perdait peu à peu dans la sclérotique qui l'entourait. De nombreux vaisseaux, partant de la conjonctive, fortement injectée, recouvraient la tumeur; on remarquait surtout une veine volumineuse partant du côté interne. Le malade assura qu'il n'avait éprouvé que peu de douleurs dans l'œil, et que la tumeur était peu sensible au contact d'un corps étranger, comme un stylet fin. La portion de la cornée qui n'était pas recouverte par la tumeur était trouble et très vasculaire; à sa partie supérieure et externe, elle adhérait à la paupière supérieure, fortement épaissie et congestionnée, et dont la face palpébrale était rendue inégale par suite de petites élévations fongueuses, qui offraient tous les caractères des granulations chirurgicales. La vue était réduite à la simple perception quantitative de la lumière. Lors de l'admission du malade, M. Laurence enleva une portion de la tumeur avec le bistouri. Cette opération fut suivie d'une forte hémorrhagie. La surface saignante fut touchée au nitrate d'argent; l'application fut deux fois répétée plus tard; on cessa d'y avoir recours à cause des vives douleurs qui en résultaient et du faible résultat obtenu.

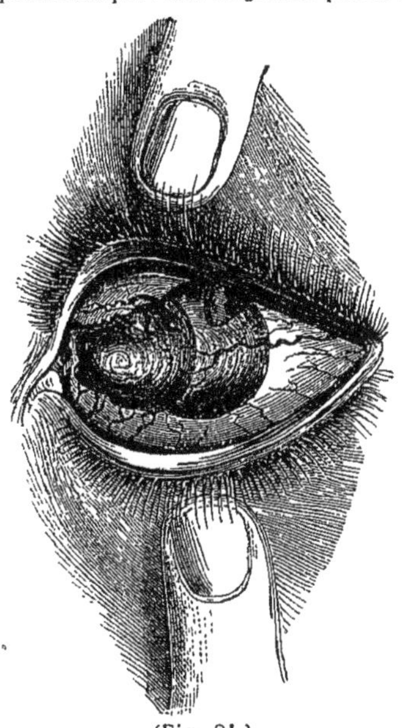
(Fig. 21.)

Le malade fut examiné une dernière fois le 9 août : l'œil n'avait guère changé, sauf la conjonctive, qui était peut-être un peu plus vasculaire, et le sommet de la tumeur, qui était moins pointu, plus mou, inégal et d'un blanc sale; de nombreux vaisseaux tortueux s'y rendaient et se ramifiaient à sa surface. La présence de la tumeur entre les paupières les empêchait de se fermer complétement.

(1) LAURENCE. Ophthalmic Review, 1864, n° 5, p. 255.

Le bord de la paupière supérieure était fortement épaissi, et deux lobes charnus, mesurant chacun environ 1 1/2 ligne de longueur, sortaient de dessous la paupière et descendaient librement au-devant de la cornée (fig. 21). Le malade refusa de se soumettre alors à une nouvelle opération, parce que la tumeur ne lui occasionnait que peu d'inconvénients.

Ce cas ressemble fort, sous beaucoup de rapports, à ceux de Demme et de M. de Graefe; il diffère cependant de ce dernier par la complication de l'affection palpébrale et par l'extension beaucoup plus grande de la maladie de la cornée. La tumeur enlevée par M. de Graefe, dans un de ces cas, n'adhérait au tissu de la cornée que par un seul petit point. Dans le cas de Demme, « le malade avait souffert d'une violente névralgie ciliaire, de larmoiement, de photophobie et de blépharospasme, » tandis que, dans le cas présent, les symptômes d'irritation étaient très peu marqués (1).

4. *Cancer mélanique de la conjonctive.* — M. Fano a trouvé, chez un homme de 34 ans, qui en avait déjà été opéré trois fois, une tumeur, située derrière la paupière inférieure droite, de la grosseur d'un haricot, s'insérant, par une base large, à la conjonctive, au niveau du cul-de-sac inférieur, vers la région de la caroncule lacrymale. La tumeur était molle, de couleur gris brunâtre et saignait au moindre contact. Le reste de l'œil paraissait sain. La tumeur était composée de tissu cellulaire de nouvelle formation, de vaisseaux sanguins et d'une masse de cellules épithéliales libres, de forme et de grandeur variables, les unes incolores, les autres remplies d'une matière pigmentaire plus ou moins foncée. Plusieurs de ces cellules étaient à moitié transparentes, à moitié colorées par l'agglomération de cellules pigmentaires noires. Indépendamment des cellules épithéliales, il y existait un très grand nombre de noyaux libres, nageant dans un liquide transparent et homogène (2).

CHAPITRE VI.

MALADIES DES ORGANES EXCRÉTEURS DES LARMES.

(T. I, pp. 375-434.)

SECTION II.

LÉSIONS TRAUMATIQUES DES ORGANES EXCRÉTEURS DES LARMES. (P. 376.)

§ I. **Lésions traumatiques des points et des conduits lacrymaux.**

M. Mackenzie a vu une brûlure, occasionnée par une fusée, déterminer l'oblitération des deux points lacrymaux. Il est rare

(1) Voir : Boult. Observation d'épithélioma de la conjonctive. Ophth. Hosp. Reports, 1864, Vol. IV, p. 67. — Williams (de Cork). Observation de mélanose de la sclérotique avec figures. Opht. Hosp. Rep. 1859, Vol. II, p. 120. V. Szokalski. Papilloma de la cornée. (Annales d'Oculistique, 1865, t. LIII.)

(2) Annales d'Oculistique, 1861, t. XLVI, p. 86.

que les deux canaux lacrymaux soient déchirés à la fois; c'est surtout la paupière inférieure, susceptible de céder vers le côté nasal, qui peut se prêter à ces lésions. Le plus souvent, celles-ci sont dues à des manœuvres chirurgicales malheureuses, pendant le cathétérisme ou les injections faites à travers ces canaux. M. de Graefe rapporte l'observation d'un cas curieux dans lequel, en pratiquant une injection par le point lacrymal inférieur, le liquide pénétra dans le tissu cellulaire, évidemment à la suite d'une déchirure de la muqueuse par l'extrémité tranchante d'une canule mal faite. Il en résulta un phlegmon de la paupière inférieure et un épanchement exsudatif dans le tissu cellulaire intra-orbitaire, qui fit sortir le globe de l'œil de sa cavité et amena la perte irremédiable de la vision, par atrophie du nerf optique. Le globe oculaire avait conservé sa forme, mais l'exophthalmos s'était accompagné d'une gangrène partielle du tissu cellulaire(1). Nous avons récemment vu une injection, heureusement anodine, passer ainsi dans le tissu cellulaire de la paupière d'un enfant remuant, dont une canule tranchante avait déchiré la muqueuse du canal; l'accident se limita heureusement à un œdème de peu de durée : mais nous avons eu soin, depuis, de faire modifier l'extrémité de nos canules, que nous avons rendue entièrement mousse, de tranchante qu'elle était, ce qui rend moins possible le retour de semblables accidents.

SECTION X.

RENVERSEMENT DES POINTS LACRYMAUX EN DEHORS. (P. 415.)

M. Critchett, afin de rendre permanente la fente du canal, enlève une petite portion de la lèvre postérieure de la plaie (2). Au lieu de fendre le canal, M. H. Walton préfère retrancher un morceau de conjonctive, d'une étendue suffisante pour que le point lacrymal soit attiré en dedans (3).

SECTION XI.

OBSTRUCTION DES POINTS ET DES CONDUITS LACRYMAUX. (P. 416.)

On remarque parfois, avant l'ouverture du sac, dans le mucocèle, que les canaux lacrymaux sont imperméables et que la pression, méthodiquement appliquée sur ce même sac, n'en fait rien sortir par les points lacrymaux. Or, le sac étant ouvert, sous l'influence de

(1) Von Graefe. Leçons cliniques sur l'exophthalmos. (Klin. Monatsbl. 1864, B, I, S. 45, et Ophth. Review. 1864, nº II, p. 144.)
(2) Opht. Hosp. Rep. 1857-59, Vol. I, p. 103.
(3) Brit. Med. Journ. 1857, Nov. 14.

l'application de cataplasmes chauds ou de fomentations tièdes, leur perméabilité peut se rétablir en peu de jours, sans le secours d'aucun moyen mécanique; les larmes les traversent alors de nouveau et parviennent évidemment dans le sac, d'où on peut les faire ressortir par la pression.

M. Mackenzie a vu deux fois les sondes d'Anel, introduites à travers un canal lacrymal rétréci, guérir un *stillicidium lacrymarum* qui durait depuis plusieurs années. Si ce moyen échoue, il conseille d'inciser le canal et d'obliger les deux lèvres de l'incision à se cicatriser séparément, en introduisant chaque jour une sonde entre elles. Il a réussi, par ce moyen, dans un cas de rétrécissement dû à une brûlure. Il n'est pas nécessaire d'inciser le canal dans toute sa longueur : une incision de deux lignes environ suffit.

Parfois, les points lacrymaux sont tellement effacés qu'il est impossible de les découvrir, soit pour les dilater, soit pour y introduire les instruments destinés à la section des canaux. M. Streatfeild est parvenu, dans un cas semblable, à se rendre maître de l'obstacle, de la façon décrite dans l'observation ci-après :

Obs. 50. — *Oblitération du point lacrymal inférieur, son rétablissement par une nouvelle opération* (1). — Christiana Stevenson, âgée de 13 ans, est affectée de *tinea tarsi* négligée, ayant déterminé la perte de presque tous les cils. Les bords palpébraux sont arrondis, et la peau, reluisante, se confond, sans limites précises, avec la muqueuse, qui est très-rouge. Le point lacrymal inférieur est renversé en dehors; il faut le chercher dans la peau mince et tendue de la paupière, laquelle peau semble s'être portée en dedans au delà de ses limites naturelles. M. Streatfeild fendit le canal lacrymal inférieur gauche, quoiqu'il eût eu beaucoup de peine à trouver le point lacrymal et à y introduire une mince sonde cannelée; mais, à droite, il lui fut complétement impossible de découvrir la moindre trace du point lacrymal inférieur. Le docteur Bader, n'ayant pas été plus heureux, se décida à fendre le point lacrymal supérieur dans l'espoir de diminuer l'épiphora. En injectant de l'eau, avec la seringue d'Anel, par le point lacrymal supérieur, aucune portion n'en ressortait par le point inférieur. Désirant rétablir le cours des larmes par le point lacrymal inférieur, l'auteur pensa que l'anatomie indique que l'on peut, par le canal supérieur (ici le point lacrymal supérieur avait déjà été fendu) faire parvenir une sonde dans le canal inférieur. En conséquence, il choisit une des sondes de M. Bowman (n° 1), en recourba la portion la plus mince, qu'il introduisit dans le canal lacrymal supérieur, et la poussa en dedans jusqu'à ce qu'il fût sûr qu'elle avait pénétré dans le sac lacrymal. Il éleva alors le manche de l'instrument jusqu'au niveau de la tempe, et essaya par ce mouvement d'élévation de faire pénétrer la pointe dans l'ouverture interne du canal inférieur; ce à quoi il réussit sans beaucoup de difficulté. Il put sentir distinctement la pointe de l'instrument à travers la conjonctive, mais ne put d'abord le faire sortir par le point inférieur. Il pensa alors à inciser sur la pointe; mais, en portant le manche de l'instrument plus fortement vers la racine du nez, et en agissant un peu avec le doigt sur la peau de la paupière inférieure, il vit saillir cette pointe au dehors au niveau du point lacrymal, et la pression du doigt fit complétement émerger l'instrument. Il fendit alors le canal lacrymal et retira la sonde.

L'état de la malade s'améliora rapidement, et l'écoulement des larmes est parfait. Le 5 novembre, 13 jours après l'opération, l'état des paupières s'était beaucoup amendé. L'auteur essaya d'introduire son instrument, comme lors du jour de l'opération, afin de bien s'assurer quelle serait la meilleure manière de procéder à l'avenir dans des cas sem-

(1) Streatfeild. Ophth. Hosp. Rep. 1859-1860. Vol. II, p. 4.

blables. Mais il fut tout surpris de ne pouvoir réussir; ce qu'il attribue avec raison au clignement continuel que la malade ne pouvait empêcher. Lorsqu'il l'eut chloroformée comme la première fois, il réussit sans difficulté. Il a reconnu qu'en traversant le canal supérieur, il vaut mieux presser la convexité de la courbure en haut; au contraire, pour franchir le canal inférieur, il est préférable de la presser en bas : on évite ainsi probablement d'accrocher l'extrémité libre de l'instrument. Voici, du reste, comment il procéda : L'instrument introduit par le point lacrymal supérieur fut poussé en dedans jusqu'à ce qu'il vînt heurter contre l'os; il le retira alors un peu en dehors, puis la pointe fut dirigée en bas et en haut, et enfin tout à fait en dehors.

L'auteur a exécuté aussi avec succès la manœuvre inverse, c'est-à-dire introduit son stylet par le point lacrymal inférieur pour le faire sortir par le supérieur.

SECTION XII.

OCCLUSION DU CANAL NASAL. (P. 420.)

Souvent l'obstacle au cours des larmes et les divers accidents ou inconvénients qui en sont la conséquence, sont causés par le rétrécissement de différents points du canal nasal. Rendre à ce canal, modifié dans ses dimensions, son calibre normal, tel est le but que le chirurgien doit se proposer, et que malheureusement il lui est bien rarement donné d'atteindre d'une manière définitive. Parfois, ce calibre semble redevenu suffisant à la fonction qu'il doit desservir, mais, d'ordinaire, il ne tarde pas à reprendre son exiguïté première, et les moyens de dilatation sont appelés de nouveau à le reconstituer. C'est à cause de ces fâcheuses conditions que l'on en était encore réduit naguère à employer et à maintenir à demeure des agents dilatants mécaniques, dont l'usage était le plus éclatant témoignage de l'impuissance de l'art.

De notables perfectionnements ont été apportés, dans ces derniers temps, à cette partie de la thérapeutique oculaire. Nous voudrions pouvoir dire qu'ils ont enfin fait disparaître les difficultés de ces traitements si longs, et les chances de la récidive; mais il n'en est pas ainsi : ces perfectionnements ont fait faire un grand pas vers la cure radicale des obstructions des voies lacrymales, et c'est déjà beaucoup; mais on ne doit pas se dissimuler qu'elles leur ont encore laissé beaucoup à faire. Quoi qu'il en soit, nous les exposerons ci-après, avec détails, parce que, nous le répétons, ils constituent une acquisition précieuse pour ceux qui en savent tirer parti.

Grâce à une petite opération, à laquelle on était loin d'abord d'assigner la valeur qu'elle devait bientôt acquérir, l'incision des points lacrymaux, pratiquée par M. Bowman (1) en vue de corriger le lar-

(1) La méthode de M. Bowman a certaine analogie avec celle de POUTEAU, qui ouvrait le sac avec une lancette enfoncée à travers la conjonctive, entre la caroncule lacrymale et la face

moiement déterminé par le renversement de ces points en dehors, on en est arrivé à pouvoir introduire, à travers les voies naturelles et jusque dans le nez, des instruments dilatateurs d'un volume jusque-là impossible; de là la méthode que nous allons exposer, à laquelle M. Bowman a attaché son nom, et qui nous a donné, dans bon nombre de cas, des résultats avantageux que nous n'oserions pas encore affirmer définitifs, mais que nous aurions, nous en avons la certitude, demandés vainement à toutes les autres médications connues.

1. INCISION DES POINTS LACRYMAUX.

I. *Point lacrymal inférieur.* — M. Bowman conseille d'introduire, jusqu'aux abords du sac, dans le canal lacrymal, une sonde cannelée d'un calibre approprié; puis, tendant la peau en dehors et en bas, au moyen de l'annulaire de la main gauche, de faire passer entre le pouce et l'index de la même main l'instrument que l'on tenait jusque-là de la main droite : cela fait, d'inciser le canal au moyen d'un couteau à cataracte conduit sur la cannelure, jusqu'à la caroncule. Un procédé plus simple consiste, après avoir bien tendu la peau, à passer dans le point lacrymal, et jusqu'à destination, la branche légèrement émoussée de petits ciseaux bien effilés, puis, en en rapprochant les branches, de faire la section voulue. Il importe beaucoup, dit M. Critchett (1), de n'inciser la muqueuse que dans le point où l'on coupe toute l'épaisseur du canal; il faut pour cela de très bons ciseaux. Après l'opération, il est nécessaire de revoir le sujet à des intervalles rapprochés, afin d'empêcher la réunion et d'obliger les bords de l'incision à se cicatriser isolément : si les parties se sont réunies, on déchire les adhérences au moyen de la sonde. Nous avons l'habitude de prescrire aux malades, pour prévenir cette agglutination, d'instiller dans le coin de l'œil, toutes les heures, une goutte de glycérine, et nous nous en trouvons bien.

II. *Point lacrymal supérieur.* — Les deux procédés que nous venons de décrire conviennent aussi, à la rigueur, pour les points supérieurs, mais ils y sont d'une application difficile. Pour les simplifier, M. Weber a fait contruire un petit bistouri falciforme, terminé par une extrémité mousse que l'on engage dans le point lacrymal; il suffit de le pousser jusqu'au sac pour inciser largement le conduit. Malheureusement, cette lame concave, à la façon dont elle est disposée, n'agit guère que par pression, ce qui nécessite un assez grand effort, rendu plus indispensable encore par la défectuosité d'un tran-

interne de la paupière, évitant ainsi toute plaie extérieure. Il passait alors une sonde dans le canal nasal, qu'il faisait sortir par la narine, puis qu'il armait d'un fil à l'aide duquel il attirait, au bout de deux jours, une mèche dans le canal nasal. (POUTEAU. Mélanges de chirurgie, Lyon, 1740, pp. 100-104.)

(1) CRITCHETT. Leçons sur les maladies de l'appareil lacrymal, professées à Moorfields Hospital. (Ann. d'Ocul., 1864, t. LI, p. 85.)

chant, que sa forme permet rarement de rendre parfait. On a obvié en partie à cet inconvénient en diminuant la courbure de la lame jusqu'à en faire disparaître presque entièrement la concavité. Néanmoins, l'instrument à lame cachée fabriqué par M. Luër, sur les indications de M. Giraud-Teulon, y est encore de beaucoup préférable. L'extrémité très déliée de cet instrument étant introduite jusqu'au sac, une lame, cachée jusque-là dans sa cannelure, vient, poussée par le doigt indicateur posé sur le bouton, faire saillie et inciser le conduit (fig. 22). On a reproché à cet instrument la difficulté de son entretien, mais on n'y a pas assez songé : la lame se retire, au contraire, le plus aisément du monde et se prête de même au nettoyage le plus minutieux. L'emploi en est commode, comme ingénieuse l'idée qui y a donné naissance.

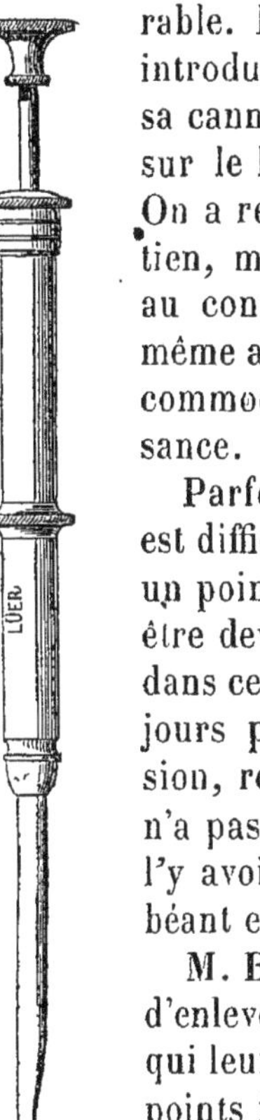

(Fig. 22.)

Parfois, quelque déliés que soient les instruments, il est difficile ou même impossible de leur faire traverser un point lacrymal contracté ou rétréci, au point d'en être devenu presque imperceptible : nous conseillons, dans ces cas, de préparer la voie par l'introduction, toujours possible, d'une épingle ordinaire de forte dimension, représentant en somme une sonde conique, que l'on n'a pas toujours sous la main : quand on la retire, après l'y avoir laissée séjourner quelques instants, le point est béant et se prête aisément au passage des instruments.

M. Browne reproche à l'incision des points lacrymaux d'enlever à ces organes l'exercice intégral de la fonction qui leur est dévolue : pour le leur conserver, il laisse ces points intacts et incise les canaux lacrymaux jusque dans le sac, sans les intéresser (1).

Si l'incision des points lacrymaux présente en effet les inconvénients que M. Browne lui impute, ce que l'avenir apprendra, on pourra y suppléer par la dilatation temporaire de ces points, au moyen de sondes de laminaria, qui pourra, comme celle-ci, permettre l'introduction de sondes dilatantes du canal nasal. Seulement, ou bien la dilatation qui en résultera sera toute temporaire, et il faudra y procéder à chaque séance, ou bien elle sera définitive et participera, dès lors, des inconvénients éventuels de l'incision.

2. DES DIFFÉRENTES ESPÈCES DE SONDES.

A. *Forme des sondes.* — Les sondes de M. Bowman sont d'un

(1) Browne. On Watery Eye. (Dublin Journal of Med. Science. 1860.)

argent malléable, se prêtant aux différentes courbures qu'on peut vouloir y donner, cylindriques et comptant six numéros, depuis le n° 1, de la grosseur d'un fort crin, jusqu'au n° 6, dont le diamètre est d'un millimètre environ. Elles ont une légère courbure qui leur permet de s'adapter à l'axe de l'orifice du canal nasal. Les n°s 1 à 4 ne servent guère que pour les canalicules, les n°s 5 et 6 pour les canalicules et le canal nasal (fig. 24). — M. Weber se sert, pour forcer les rétrécissements, d'une sonde métallique bicône (fig. 23), dont l'une des moitiés correspond, par sa petite extrémité, au n° 1 de Bowman, et atteint, au bout de 30 à 35 millimètres, de 1 millimètre et demi à 2 millimètres de diamètre; l'autre moitié de la sonde offre, aux mêmes distances de son extrémité libre, une épaisseur de 2 à 3 millimètres et demi. Cette sonde est graduée et répond au double but de déterminer le siége du rétrécissement et de forcer celui-ci pour l'introduction des bougies qui correspondent aux n°s 5 et 6 de Bowman (1). Nous nous servons depuis longtemps d'une sonde conique, établie sur ces mêmes principes, et dont l'introduction, lors des premières tentatives, prépare admirablement la voie à l'introduction des autres. La forme rectiligne ne convient pas aux sondes métalliques, rigides, que l'on veut faire pénétrer jusqu'au plancher des fosses nasales; la forme et la direction du canal ne s'y prêtent pas; pour le cathétérisme à fond, M. Bowman leur a donné une courbure spéciale (il en faut une pour chaque côté), moyennant laquelle elles descendent facilement, si on leur fait subir un léger mouvement de rotation; elles sont assez résistantes pour franchir les obstacles qu'elles peuvent rencontrer.

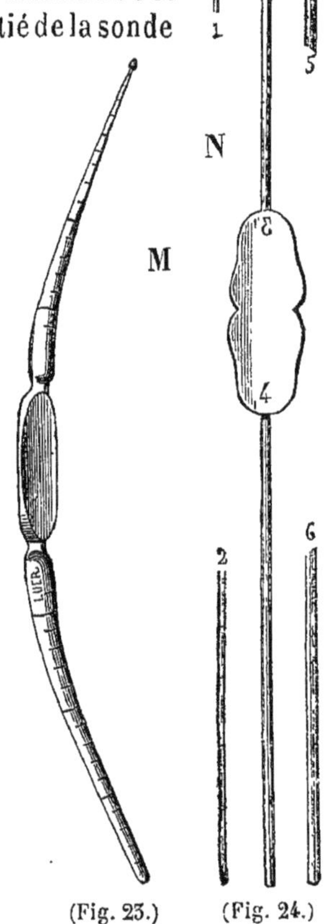

(Fig. 23.) (Fig. 24.)

B. Substance des sondes. — *a.*) *Sondes métalliques.* Elles sont d'argent ou de plomb : les premières, auxquelles appartiennent celles de M. Bowman et de M. Weber, sont d'un excellent usage : il faut se méfier d'elles néanmoins, lorsque, après avoir franchi le détroit supérieur (entrée du canal nasal), on rencontre quelque résistance dans le reste du parcours : en voulant la forcer, on s'expose à causer des

(1) WEBER. Archiv für Opht., 1861, B. VIII, Abth. 1, S. 94.

désordres et surtout des éraillures de la muqueuse, qu'il faut éviter avec soin. Les sondes de plomb, plus flexibles, sont peut-être moins dangereuses, et partant préférables dans ces circonstances.

b.) *Sondes de baleine.* — Flexibles, mais offrant néanmoins une suffisante résistance, ces sondes conviennent dans tous les cas où il est nécessaire de faire un certain effort, qu'elles rendent moins dangereux que la sonde de métal rigide. En général, elles plaisent davantage aux malades, qui les trouvent non-seulement moins inflexibles, mais, nous disait l'un d'eux, moins inexorables ; car elles se plient aux embarras du chemin, égards qu'il ne faut pas attendre des sondes d'argent, devant lesquelles tout ce qui ne cède pas doit se rompre, si l'on y met de l'insistance et l'effort souvent nécessaire à leur marche.

c.) *Bougies élastiques.* — M. Weber les a substituées, dans sa pratique, aux sondes métalliques (1) : La plus mince correspond au n° 5 de M. Bowman; il y ajoute, comme dernier moyen de dilatation, des bougies de cire qui, larges, à l'une de leurs extrémités, de un millimètre et demi à deux millimètres, s'accroissent assez brusquement jusqu'à quatre millimètres. Elles sont munies d'un mandrin, qui doit les traverser jusqu'à leur extrémité, dépourvue de renflement olivaire. M. Weber commence le sondage avec les bougies les plus faibles, et arrive vite aux bougies d'une épaisseur de trois millimètres et aux bougies de cire, dont l'introduction l'oblige à ouvrir largement le conduit lacrymal supérieur, et même à inciser en partie le ligament palpébral interne.

d.) *Sondes de laminaria digitata.* — Recommandées, pour le traitement des coarctations des voies lacrymales, par M. Critchett (2), ces sondes ont pour objet la dilatation excentrique et progressive des conduits dans lesquels on les a introduites. La substance dont elles sont formées appartient à une plante marine, signalée par le docteur Sloan (d'Ayr) et ayant pour propriété de se gonfler au contact de l'humidité, jusqu'à atteindre un volume considérable et en rapport avec la durée de ce contact. M. Krohne, de Londres, en a fabriqué de quatre calibres différents, répondant à peu près aux n^{os} un à quatre de M. Bowman. Privées, par cet habile fabricant, des matières salines qui les rendaient irritantes et raboteuses, ces sondes sont aujourd'hui parfaitement lisses et rigides, au même degré que les sondes de baleine du calibre correspondant. Placées dans le canal nasal, elles s'y gonflent plus ou moins, selon la résistance qu'elles y rencontrent ; il en résulte que les parties situées au-dessous des rétrécissements y prennent des dimensions telles, qu'il est difficile ensuite de leur faire franchir ces derniers. Pour pallier ce que cet effet peut

(1) WEBER. Loc. cit.
(2) CRITCHETT. Loc. cit.

avoir d'excessif et partant de fâcheux, il suffit, ou bien de recouvrir de vernis au copal la partie de la sonde dont on veut empêcher le gonflement, ou bien, la sonde une fois placée et destinée à séjourner un temps plus ou moins long, de la retirer d'un millimètre ou deux toutes les deux ou trois minutes, de façon à rendre la différence du calibre moins sensible et partant la dilatation successivement plus étendue.

Si l'on préfère employer le vernis, il faut prendre d'abord l'empreinte du rétrécissement, au moyen d'une bougie de laminaria de petit calibre, que l'on retire bientôt, après avoir marqué d'un trait le point exact de son émergence extérieure : ces deux points de repère établis, il n'est pas difficile de remettre en rapport le rétrécissement et la partie de la sonde destinée à le dilater et laissée, par conséquent, dépourvue de vernis, tandis que tout le reste en a été revêtu. Moyennant cette précaution, ou la manœuvre que nous avons indiquée, l'emploi des sondes de laminaria peut être très utile et l'est, en effet, surtout au début du traitement, dont elle accélère incontestablement la marche, en permettant, au bout de très peu de jours, l'introduction de sondes métalliques de fort calibre.

3. DE L'INTRODUCTION DES SONDES (1).

Ainsi que l'a, le premier, conseillé M. Weber, c'est par le point lacrymal supérieur, préalablement incisé, qu'il faut préférablement introduire les sondes, si l'on a le choix, ce dont on doit, tout d'abord, s'assurer : pour cela, il faut, ou faire une injection par l'un des points et voir si elle sort par l'autre, ou bien faire l'épreuve par les sondes d'Anel. Sans cette précaution, on s'exposerait à faire une première section inutile, si, après l'avoir pratiquée, on constatait que l'accès vers le sac n'est pas libre. Il va de soi que l'introduction des sondes doit se faire par celui des canaux qui n'est pas obstrué. Quand les

(1) M. Wecker a donné, dans ses Études ophthalmologiques, t. Ier, p. 792, les dimensions du sac lacrymal et du canal nasal, obtenues par deux des auteurs qui se sont le plus occupés de cette question :

SAC LACRYMAL.	M. Arlt.	M. Weber.	SAC NASAL.	M. Arlt.	M. Weber.
Longueur.	10 millim.	12 à 15	Longueur. . .	10 à 16 millim.	10 à 12
Prof. d'arr. en avant	4 —	6	Profondeur . .	1 1/2 à 2 1/2 —	4
Largeur.	4 —	4	Largeur. . . .	» » —	5

« Quelles sont, ajoute M. Wecker, les déductions pratiques à tirer de ces notions anatomiques, en dépit des différences des résultats qu'elles indiquent? Voici les principales :

1° Le sac lacrymal se rétrécit insensiblement pour former le canal nasal ; or, la mesure de ce rétrécissement est comprise entre 1/2 et 2 millimètres.

2° Il y a entre la profondeur et la largeur du *sac* des différences manifestes : il n'en est pas toujours de même pour les dimensions correspondantes du *canal*, etc.; lorsque ces différences existent aussi pour celles-ci, elles ne dépassent jamais 1 millimètre. Cela prouve que le canal se rapproche beaucoup de la forme cylindrique. »

L'usage des sondes de laminaria confirme pleinement cette dernière allégation Quand elles sortent, gonflées, d'un canal non déformé, elles ont une forme parfaitement cylindrique.

deux canaux le sont, c'est le supérieur qu'il faut tâcher de dégager. On peut aussi, comme le fait M. Bowman, se placer derrière le malade et se servir alors de la main correspondante au côté sur lequel on opère.

Pour opérer le cathétérisme du canal nasal *par le point lacrymal inférieur*, on saisit la sonde chargée d'un corps gras, de la main droite pour le côté gauche et *vice versâ ;* de l'autre main, on tend le canal, en tirant l'angle interne de la paupière en bas et en dehors. La sonde, engagée dans la gouttière muqueuse, est dirigée vers le sac, de bas en haut et de dehors en dedans : le plus ordinairement elle rencontre, avant d'y pénétrer, un premier obstacle, qu'il faut se garder de forcer, et qui correspond au point où le canal rencontre le canal supérieur ou celui ou il s'abouche dans le sac : la sonde doit y être soutenue, appuyée avec douceur jusqu'à ce que la résistance cède, ce dont on s'aperçoit au mouvement de progression que fait ensuite la sonde et à la manifestation d'un sentiment de douleur accusé par le malade. Quelquefois le repli de la muqueuse, qu'a rencontré le bec de la sonde, cède, au point de faire croire que celle-ci est dans le sac; mais on reconnaît qu'il n'en est rien à ce que la moindre pression entraîne toute la paupière avec elle. Ce signe est caractéristique et doit décider l'abandon de tout effort : il faut recommencer l'introduction de plus belle, soit avec la même sonde, soit avec une sonde de plus petit calibre, mais ne pas s'impatienter et finir par forcer l'obstacle : on n'y parviendrait qu'au prix de déchirements dangereux et sans aucun profit pour le résultat final du traitement, qu'ils ne manqueraient pas de compromettre.

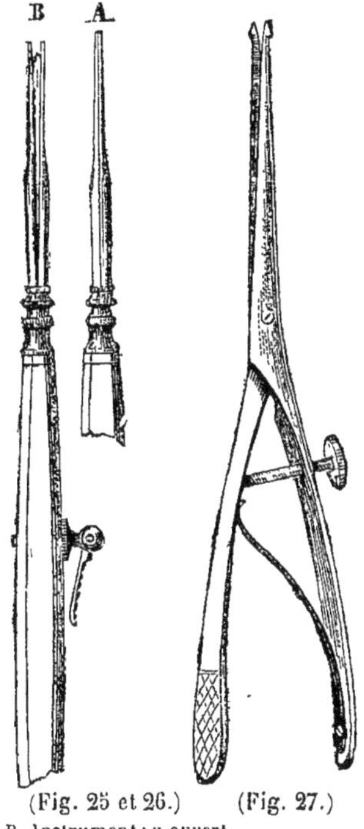

(Fig. 25 et 26.) (Fig. 27.)
B. Instrument vu ouvert.
A. Id. vu fermé.

Parfois l'obstacle est difficile à franchir : on peut alors en tenter la dilatation préalable et progressive au moyen des bougies de laminaria ; ou bien, si l'introduction en est tout à fait impossible, pénétrer avec le secours de la lancette-canule de M. Bowman (V. t. Ier, p. 419) jusque dans le sac, et avoir soin de maintenir l'ouverture ainsi pratiquée, par l'introduction, fréquemment répétée, d'agents dilatants. Si cette ouverture demande à être agrandie, il peut être satisfait à cette indication par le petit instrument représenté ci-dessus (fig. 25 et 26)(1)

(1) Cet instrument, ainsi que ceux représentés fig. 28, 29, 30 et 31, ont été exécutés, sous la direction de M. Bowman, par M. Weiss. On les trouve aussi chez M. Charrière, à Paris.

ou l'un des petits bistouris à lame cachée, de M. Bowman (fig. 28, 29, 30 et 31). L'instrument (fig. 27) est destiné à dilater l'ouverture faite au sac par le bistouri.

Si l'on est bien dans le sac, la sonde marche sans difficulté jusqu'à sa paroi interne, où elle rencontre une résistance infranchissable et contre laquelle il faut la maintenir, si l'on veut se tenir en garde contre les déviations, pendant le mouvement de redressement de la sonde, dont le moment est arrivé. Pour l'exécuter, il faut, l'extrémité interne étant immobile, relever l'externe de façon à l'appliquer contre l'os frontal « dans la direction d'une ligne qui, passant par le milieu du ligament palpébral interne et par l'intervalle compris entre la deuxième incisive supérieure et la dent canine correspondante, irait rejoindre l'arcade sourcilière vers la tête du sourcil (1). » Cette position étant prise, on est certain d'être dans la direction du canal nasal, où la sonde entre directement, si ce canal est libre.

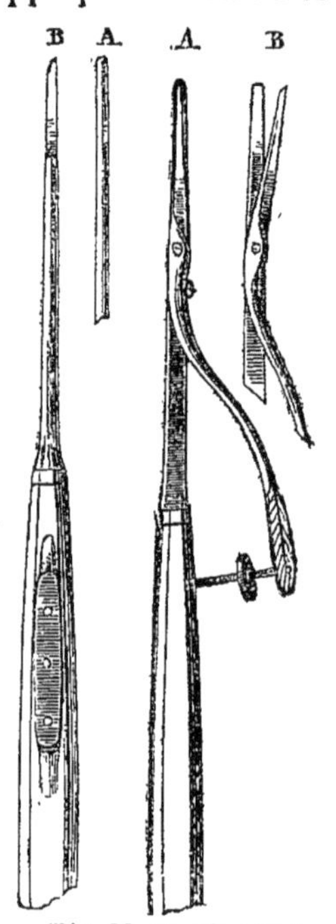

(Fig. 28, 29, 30 et 31.)

AA. Instr. la lame cachée.
BB. Id. la lame découverte.

Mais, le plus souvent, l'ouverture supérieure en est rétrécie, parfois même presque complétement oblitérée, et ce n'est qu'au prix d'un certain effort qu'on parvient à la franchir. On a bien dit que cette résistance est molle et qu'il faut s'en rendre maître sans employer la force, mais ceci est un précepte tout théorique. D'ordinaire, il faut appuyer assez fort pour pénétrer dans le nez, et cet effort est sans danger, si la direction de la sonde est bonne. Si l'on sent qu'elle appuie contre une surface dure et résistante, c'est qu'elle menace de faire fausse route et se trouve en contact avec les parties osseuses. Il faut alors la retirer un peu, en changer la direction et lui imprimer un mouvement de rotation qui la porte en divers sens, jusqu'à ce qu'on sente un point qui cède ou ne donne que la sensation d'une résistance élastique, qu'une légère pression permet alors de surmonter (2).

C'est pour les cas où la résistance est assez forte que notre sonde conique, munie d'une extrémité mousse terminée en olive, nous paraît excellente : il n'est pas nécessaire de la faire pénétrer très loin, pour obtenir une bonne dilatation de l'ouverture d'entrée, et quand cette dilatation est opérée, nous remplaçons, séance tenante, cette sonde par une bougie de laminaria que, dans bon nombre de cas, l'on

(1) Wecker. Études ophthalmologiques, t. Ier, p. 803.
(2) Critchett. Loco citato, p. 211.

peut conduire, presque sans effort, jusque sur le plancher des fosses nasales, où le malade dénonce sa présence, soit en accusant une vive douleur dans la mâchoire et les dents du côté correspondant, soit en se plaignant de sentir une pression pénible dans le nez. Il ne faut pas trop s'en fier néanmoins à ce renseignement. Il arrive souvent que le malade dise qu'il sent la sonde dans le nez, alors que l'extrémité en est seulement appuyée sur un rétrécissement siégeant à la partie inférieure du canal : on pourrait en être induit ainsi à négliger de franchir celui-ci et à ne faire qu'un traitement incomplet.

La sonde de laminaria est laissée en place, immobile, pendant quatre ou cinq minutes; on a soin de marquer son point d'émergence extérieure, et quand on la retire, on y trouve l'empreinte des rétrécissements avec lesquels elle s'est trouvée en rapport. Là se termine la première séance. On conseille au malade de se mettre, de temps en temps, dans le coin de l'œil, une goutte d'huile fine, pour empêcher la réagglutination des lèvres de la plaie des canaux, et on le revoit le lendemain, pour détruire la cicatrice qui tenterait de s'y faire et pour introduire une seconde fois la sonde, s'il n'est survenu ni gonflement, ni inflammation des parties; auquel cas, assez rare, on en attendrait la disparition pour revenir au cathétérisme.

L'introduction de la sonde *par le point supérieur* se fait de haut en bas et un peu de dehors en dedans. L'entrée de la sonde dans le sac et son installation dans le canal nasal sont beaucoup plus faciles que lorsqu'elle a eu lieu par le point inférieur.

Quelquefois, malgré toute la pression qu'on se croit autorisé à exercer sur l'entrée du canal nasal, celle-ci ne cède pas : nous avons coutume alors de remplacer notre sonde par la lancette à canule, introduite fermée, que M. Bowman a imaginée pour détruire les rétrécissements que les canaux lacrymaux présentent parfois près de leur embouchure dans le sac (1). Quand la canule, qui est bien mousse, se trouve en regard du rétrécissement, on fait saillir la lance, en pressant sur le ressort, et la canule ne tarde pas à pénétrer après elle dans le canal. L'introduction des sondes est dès lors devenue possible. Nous avons dit que le même instrument s'emploie pour franchir les rétrécissements dont les canaux lacrymaux peuvent être le siége. Dans l'un comme dans l'autre cas, il est essentiel, après en avoir fait usage, de passer, à de courts intervalles, des bougies dilatatrices, pour empêcher la cicatrisation à laquelle la plaie est très disposée.

Pendant les premiers temps du traitement par la dilatation progressive, il est bon d'introduire les sondes tous les deux, trois ou quatre jours, à moins que leur passage ne donne lieu à une vive douleur, à

(1) Voir t. I, p. 419, fig. 62.

une sensation de fer rouge, accusant l'inflammation des parties : dans ce dernier cas, il faut employer des émollients ou des antiphlogistiques pendant quelques jours, comme des sangsues sur le sac ou dans la narine correspondante, des fumigations adoucissantes dans le nez, etc. On ne revient au cathétérisme que lorsque ces symptômes se sont dissipés. Parfois, dans le cours du traitement, on rencontre, à certains jours, une difficulté, inattendue et que rien n'explique, au passage des bougies : il ne faut pas insister, mais prescrire quelques émollients et remettre à deux ou trois jours, pendant lesquels la muqueuse reprend son état, de nouvelles tentatives qui, d'ordinaire, sont alors plus heureuses (1). Il ne faut augmenter le volume des sondes que lentement et ne les laisser en place qu'une ou deux minutes : les séances fréquentes et courtes valent mieux que les séances longues, dont les conséquences obligent souvent à les rendre rares, et qui sont toujours fort désagréables aux malades.

Quand les rétrécissements tardent à se résoudre, M. Libbrecht, de Gand, conseille de les cautériser au moyen du nitrate d'argent fondu, qu'il introduit dans le canal nasal au moyen d'un porte-caustique de platine ayant la forme d'une sonde de Bowman de gros calibre, creusée d'un conduit dans lequel passe un mandrin porteur du caustique. Les cautérisations ne doivent être répétées qu'à des intervalles assez éloignés pour que la réaction ait eu le temps de s'en éteindre. M. Libbrecht se loue beaucoup de ce mode de traitement. Nous n'avons pas encore eu, quant à nous, l'occasion d'essayer de cette pratique, faute d'un instrument convenable ; mais il nous paraît évident que les cas ne doivent pas être rares où l'application en est indiquée et nous nous promettons bien d'y recourir au besoin.

4. INDICATIONS DU CATHÉTÉRISME.

Nous n'avons pas à revenir ici sur l'histoire pathologique et thérapeutique générale des maladies des organes excréteurs des larmes, qui a déjà été si complétement tracée dans cet ouvrage (t. Ier, pp. 375-432). Nous devons nous borner à examiner quelles sont celles de ces maladies dans lesquelles le cathétérisme rencontre ses indications les plus manifestes. A ce point de vue, on peut les réduire aux trois états suivants :

1° Larmoiement ou « stillicidium lacrymarum simple, » causé ou entretenu par un obstacle matériel au cours des larmes, depuis le point lacrymal jusqu'au plancher des fosses nasales.

2° Larmoiement avec reflux d'une matière mucoso-purulente sécré-

(1) POUTEAU (loc. cit., p. 107) a observé que certaines formes du nez indiquent des variations dans la direction du canal nasal. Ainsi, quand le nez est écrasé à sa partie supérieure, ce canal s'ouvre beaucoup plus en arrière que dans le cas contraire : par conséquent, quand on introduit la sonde à travers le sac, elle arrive beaucoup plus en arrière dans la narine.

tée par le sac (mucocèle du sac, blennorrhée), coexistant avec le rétrécissement du canal nasal.

3° Même état compliqué d'une fistule du sac lacrymal.

1° *Larmoiement.* — Le nombre est considérable des personnes qui sont, depuis de longues années, atteintes de cette infirmité, contre laquelle elles ont, dès longtemps et sans succès, employé les moyens ordinaires de la thérapeutique, collyres astringents, injections irritantes, médication interne, etc., et qui continuent à avoir sans cesse les yeux baignés de larmes : chez quelques-unes, les narines, ou la narine correspondante au côté malade, sont sèches; chez d'autres, elles ne sont qu'un peu moins humides que de raison, circonstances qui dépendent du degré de la coarctation. Chez les unes comme chez les autres, ce larmoiement constitue une incommodité des plus pénibles, dont elles parviennent très rarement à se débarrasser. Le plus souvent, leur médecin, après leur avoir fait quelques injections au sulfate de zinc, peu efficaces, leur a déclaré qu'il n'y a plus rien à faire. Or, chez ces malades, le cathétérisme du canal nasal est d'une grande efficacité, quand il est dirigé par des mains habiles. Le plus souvent, le chirurgien peut, dès la première séance, pénétrer à travers les rétrécissements, et il ne lui reste plus alors qu'à en entretenir la dilatation par les moyens que nous avons décrits plus haut. D'ordinaire, après trois ou quatre introductions de la sonde, une amélioration considérable se manifeste; mais, lors même que la voie est bien tracée, il est urgent de passer encore des sondes, de loin en loin, pendant plusieurs mois, si l'on veut que la guérison soit durable.

Obs. 51. — Madame X..., 50 ans, institutrice, est atteinte, depuis plusieurs années, d'un larmoiement qui va s'aggravant chaque jour, et qui est pour elle un objet d'ennui et presque de désespoir. Durant ses leçons, elle est tenue d'avoir sans cesse son mouchoir à la main, ce qui lui cause une gêne très-grande. De plus, il lui arrive fréquemment que, sans autre cause connue, une inflammation phlegmoneuse s'empare du sac et vient se terminer par une ouverture externe. Jusqu'ici cette ouverture s'est toujours refermée, mais les accès se répètent et, chaque fois, tiennent la malade, pendant plus de quinze jours, éloignée de ses occupations.— Une injection, poussée à travers le canal lacrymal supérieur, revient tout entière par l'inférieur; aucune trace ne s'en fait sentir dans la gorge ou la narine; le canal nasal est évidemment rétréci ou obstrué et le séjour des larmes dans le sac y est la cause des poussées inflammatoires qui s'y développent périodiquement. Nul doute que la restitution du cours normal des larmes ne soit le vrai remède à cet état. Le point lacrymal supérieur ayant donc été incisé, nous introduisons notre sonde conique, qui ne pénètre à travers l'embouchure du canal nasal qu'avec une assez grande difficulté, et que nous remplaçons incontinent par une bougie de laminaria n° 2, que nous y laissons en place pendant 5 minutes : elle nous rapporte l'empreinte d'une coarctation siégeant au détroit supérieur. Dès le lendemain, il y avait une amélioration sensible et, au bout de quinze jours, la guérison pouvait être considérée comme assurée. Six mois se sont passés depuis; la sonde n° 6 de M. Bowman passe avec la plus grande facilité (nous l'introduisons encore tous les quinze jours); aucune inflammation ne s'est plus manifestée dans le sac et le larmoiement a presque entièrement disparu.

2° *Larmoiement avec mucocèle ou blennorrhée du sac.* — L'inflammation chronique avec sécrétion muco-purulente du sac, coexistant avec une coarctation du canal nasal, peut être cause ou effet de ce dernier : cause, en donnant lieu à une phlegmasie chronique de la muqueuse de ce canal et à son hypertrophie; effet, en ce que l'obstacle au cours des larmes entretient l'état catarrhal de la muqueuse du sac, par la stagnation de matières irritantes qu'il y détermine. Or, l'expérience a démontré que la maladie guérit fort rarement, s'il est vrai qu'on l'ait jamais guérie, en se bornant à agir sur le sac : la muqueuse du canal nasal une fois hypertrophiée au point d'y donner lieu à un embarras de circulation, revient rarement à récipiscence, à moins d'être directement attaquée. C'est donc par le cathétérisme qu'il faut commencer, sauf à y joindre les injections détersives et modificatrices, dès que cette première cause de la maladie a été, au moins en partie, maîtrisée. L'introduction des sondes doit se faire suivant les principes généraux que nous avons tracés, et leurs effets ne tardent pas à se manifester : il faut commencer alors à faire des injections détersives avec de l'eau tiède et surtout engager les malades à presser fréquemment sur le sac pour en faire sortir, au moins une fois toutes les demi-heures, le mucus ou le sang qui peuvent s'y être accumulés (1). Ces injections ne sont pas toujours faciles à pratiquer; en général, l'extrémité des canules de nos seringues d'Anel est pointue ou tranchante et son contact avec la muqueuse des conduits impatiemment supporté des malades. C'est pour y suppléer que M. Wecker a eu l'idée de faire percer d'un canal capillaire une sonde n° 5 de M. Bowman et de s'en servir pour faire, au moyen de la seringue ordinaire, adaptée à son extrémité supérieure, des injections qu'il peut adresser de cette façon, en retirant insensiblement la sonde, à chacune des parties des voies lacrymales qu'il veut atteindre (2). Nous avons employé ce moyen et nous en sommes bien trouvés ; seulement, l'appareil instrumental laisse à désirer ; la sonde armée de sa seringue est un instrument très-long et, pour peu que la main qui le tient soit mal assurée, chacun des mouvements qu'elle y imprime vient retentir douloureusement au point avec lequel l'autre extrémité se trouve en contact, et en meurtrir les tissus.

Nous avons profité de l'idée de M. Wecker pour faire adapter à une seringue, de moitié moins longue que celle d'Anel, des canules coniques de trois pouces de longueur, percées d'une ouverture capillaire et dont l'extrémité libre correspond au n° 4 de Bowman, pour prendre, à un centimètre plus haut, le calibre du n° 5, puis, à un centimètre plus haut encore, celui du n° 6. Ces canules peuvent servir à la fois de moyen de cathétérisme et d'injection, et la seringue, ainsi con-

(1) M. White Cooper recommande une ou deux gouttes de teinture de muriate de fer dans une once d'eau, comme un bon astringent dans l'obstruction du canal.

(2) Wecker. Études ophthalmologiques, 1864, t. Ier, p. 808.

struite (fig. 32), offre des dimensions qui n'en rendent ni le maniement difficile, ni l'application douloureuse. M. Bowman se sert pour les injections détersives, d'une boule de caoutchouc, munie d'une canule ayant la forme et la dimension de sa sonde n° 4, creusée et convenablement recourbée, instrument très simple et de beaucoup préférable à toutes les seringues. Les injections caustiques, avec les solutions de nitrate d'argent à haute dose ou la teinture d'iode, doivent être sévèrement proscrites. La meilleure matière d'injection est le collyre alcalin de notre formulaire (t. II, p. 874). L'alcali forme, en se combinant avec le mucus, une espèce de savon qui déterge la membrane malade.

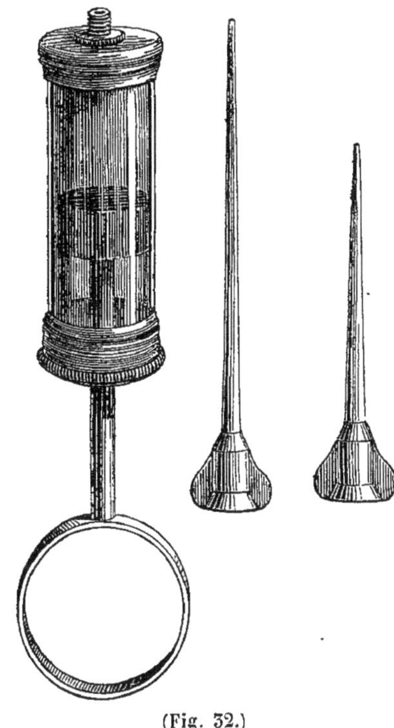

(Fig. 32.)

3° *Fistule du sac lacrymal.* — Le cathétérisme par les voies naturelles, en restituant au canal nasal son calibre et aux larmes et autres produits leur écoulement normal, permet à la fistule, que ces produits n'ont plus à traverser, de se fermer soit spontanément, soit sous l'action de caustiques appliqués superficiellement pour en animer les bords. Nous voyons chaque jour des fistules déjà anciennes se guérir de cette façon dans l'espace de moins d'une semaine. Dans un cas où cette occlusion s'était opérée pendant que le sac était encore enflammé, et avant que le canal nasal fût suffisamment restitué à ses fonctions, le sac se remplit de nouveau de pus, mais l'abcès ne se fit plus jour à l'extérieur, une simple pression suffisant à évacuer le pus par le point lacrymal qui avait été incisé. La fistule ne se reproduisit donc plus.

§ II. Destruction ou occlusion du sac lacrymal.

M. Bowman prétend que, à la seule condition d'apporter à l'application de sa méthode de traitement de la persévérance et une patience suffisante, elle suffit dans tous les cas à rétablir la perméabilité des voies destinées à l'excrétion des larmes. Il condamne, par le fait, de la manière la plus absolue, toutes opérations ayant pour objet d'amener l'occlusion de ces voies, méthode irrationnelle au premier chef et, selon lui, constamment inutile.

Cette condamnation est trop radicale : le chirurgien se trouve souvent en présence de malades qui demandent à être débarrassés vivement de leur infirmité, qu'ils n'ont pas le temps de faire soigner par la méthode, toujours longue, du cathétérisme : Pressés de retourner à leurs occupations, souvent même de regagner leurs pénates, dont leurs intérêts leur interdisent de rester éloignés, ils préfèrent une guérison moins correcte, mais plus prompte, qu'il n'est pas toujours permis de leur refuser.

D'autre part, quand le larmoiement, le catarrhe du sac et la fistule lacrymale sont accompagnés de désordres profonds; qu'il y a, dans la région du sac, une ulcération accompagnée d'un bourgeonnement des parties, trahissant des altérations osseuses qu'on désespère, à bon droit, de pouvoir réduire par d'autres moyens, la destruction du sac (si tant est que cette destruction soit jamais possible), est une ressource ultime, qu'il ne faut pas dédaigner, malgré les imperfections dont le résultat final est parfois entaché.

On a dit, avec une grande apparence de raison, qu'une fois le sac détruit, une fois le cours des larmes intercepté, celles-ci devaient forcément couler sur la joue. Or, il s'en faut qu'il en soit ainsi : quand l'inflammation de la conjonctive, entretenue par celle du sac, que l'opération a fait disparaître, est venue à cesser, la sécrétion de cette muqueuse, larmes et mucosités, rentrant dans les conditions normales, ne produit guère plus de larmes que n'en peut entraîner l'évaporation qui se fait à sa surface; l'opéré ne *pleure* donc que lorsqu'une circonstance quelconque provoque aux *pleurs*, telle qu'une émotion, un vent violent, la présence d'un corps étranger sur l'œil : alors il y a rupture de l'équilibre entre la quantité de liquide produite et les puissances de l'évaporation; le surplus doit donc s'écouler au dehors. L'expérience a justifié cette supposition, car elle montre chaque jour des personnes dont le sac a été détruit, et chez lesquelles on ne remarque pas le moindre larmoiement. Mais c'est qu'il y a plus, nous devons à M. Sperino (1) la constatation de ce fait, qu'après la cautérisation et l'élimination complète du sac, il n'y a pas, à proprement parler, d'oblitération des voies d'excrétion des larmes. On s'assure en effet que, chez ces opérés, la narine correspondante persiste à s'humecter, et si l'on instille quelque collyre de haute saveur dans le coin de l'œil, le goût ne tarde pas à s'en faire sentir dans l'arrière-gorge. On peut en induire que les liquides se sont creusé ou plutôt réservé

(1) MANFREDI. Della cura radicale del tumore e della fistola del sacco lagrimale. Torino, 1864.

un trajet à travers le tissus cicatriciel dont les parties ont été envahies (1).

Il nous a semblé que la nature demandait à être encouragée, aidée dans cette voie, et que si, une fois la cautérisation faite et le bourgeonnement établi, on pratiquait le cathétérisme comme à l'ordinaire, ou qu'on laissât à demeure dans le canal nasal, jusqu'à complète cicatrisation de la plaie extérieure, une bougie introduite par un des conduits incisés, on réserverait ainsi une route toute faite au passage des larmes, que le contact continuel de celles-ci aurait peut-être pour effet de maintenir. Nous avons mis cette idée en pratique chez une petite malade dont nous donnons ci-après l'observation.

Obs. 52. — (2). « Marie X, de Halle, âgée de 15 ans, d'une bonne constitution, entre à l'Institut ophthalmique du Brabant pour une fistule lacrymale ancienne, accompagnée d'une dilatation considérable du sac et d'une abondante suppuration : cinq ou six pertuis cutanés permettent l'introduction d'une sonde qui vient heurter des surfaces osseuses rugueuses et en partie dénudées. Le point lacrymal inférieur incisé, une sonde est introduite sans difficulté jusque dans le canal nasal, qui n'est pas notablement rétréci. Nous nous décidons à détruire, par la cautérisation, le sac lacrymal hypertrophié et trop malade pour pouvoir revenir à de bonnes conditions physiologiques. — 3 Novembre. Une sonde canelée, introduite dans le sac, sert de guide à un bistouri, au moyen duquel nous incisons largement toutes les parties qui le recouvrent, puis, le sang étanché, nous introduisons le plus profondément que nous le pouvons, un morceau d'éponge préparée à la ficelle, que nous maintenons en place au moyen de deux bandelettes croisées de diachylon. — 4. La malade n'a pas souffert ; l'éponge préparée est retirée du sac, dont on aperçoit le fond bien sec, grisâtre et parfaitement accessible aux agents qu'on peut vouloir y introduire. Un petit tampon de charpie, trempé dans du chlorure d'antimoine, fondu sur place à la bougie dans une capsule de montre, est alors promené sur toute la surface et principalement en haut, derrière le tendon du muscle orbiculaire, avec le soin d'éviter d'en toucher la peau : un plumasseau de charpie imbibé d'eau fraîche sert de pansement. — 7. La douleur de la cautérisation a duré quatre heures et n'a été suivie d'aucune réaction générale ni locale. L'eschare paraît bien limitée ; en la saisissant avec une forte pince et en exerçant sur elle de légères tractions, on l'entraîne tout entière et l'on n'a aucune peine à reconnaître que le sac tout entier y est compris. Une bonne surface vive le remplace. — 10. La cicatrisation est bien établie sur les bords et commence dans le fond du sac. Une sonde d'argent (n° 3 de Bowman), introduite par le point lacrymal inférieur, arrive sans effort jusque dans le nez et y est maintenu pendant une heure. — 11. Après avoir maintenu pendant deux heures une sonde n° 4, parfaitement tolérée, nous la remplaçons par un fil de plomb du calibre du n° 2, dont le bout recourbé sert à le fixer en place. Ce fil est laissé à demeure jusqu'au lendemain, où nous le retirons sans qu'il ait donné lieu à aucun désagrément. Les larmes passent dans le nez ; la petite malade nous dit qu'il n'en est pas tombé une seule sur sa joue ; le tampon de charpie, servant au pansement, n'est chargé que d'une bonne suppuration, peu abondante. — 19. Le fil de plomb est resté à demeure, si ce n'est qu'il est retiré chaque jour à la visite, pour être nettoyé et permettre une injection qui passe facilement dans le nez. Pas de larmoiement. — 25. La cicatrisation est complète : le trajet à travers le tissu de cicatrice, entretenu par le stylet de plomb, charrie les larmes, dont aucune nne suit une autre voie. Le 10 dé-

(1) Il n'est pas possible de *détruire* le sac par les caustiques, quelque énergiques qu'ils soient, dans le sens absolu du mot ; il en reste toujours une partie et il y a régénération d'un nouveau sac. Le passage des larmes à travers la substonce d'une cicatrice est fort difficile à admettre. (*Note de M. Mackenzie.*)

(2) Warlomont. Observation inédite.

cembre la petite malade quitte l'Institut dans l'état le plus satisfaisant; le larmoiement a complétement disparu et la cicatrice ne la défigure nullement.

Procédé opératoire. — On sait que l'idée de l'occlusion du sac revient à Nannoni, chirurgien du siècle dernier. Sévèrement jugée, notamment par Scarpa, cette méthode a été longtemps abandonnée, et ce n'est guère que vers l'année 1850 qu'elle a été reprise, en France, par M. Magne. Ce chirurgien, poussant plus loin qu'à notre avis il ne le faut, son enthousiasme pour la méthode dont il s'est fait le vulgarisateur, voudrait la voir appliquée comme méthode générale: c'est vouloir aller trop loin.

Quoi qu'il en soit, l'occlusion du sac n'a pas tardé à gagner du terrain, et l'on a vu bientôt M. Desmarres tenter, au moyen du fer rouge, cette même oblitération (v. t. 1er, p. 429), qu'il a d'ailleurs abandonnée depuis. D'autre part, un grand nombre de chirurgiens et d'oculistes, marchant dans la voie tracée par M. Magne, ont adopté sa manière de procéder, sans y apporter d'autres modifications que la nature du caustique ou son mode d'application. Le chlorure de zinc, la pâte de Vienne, le chlorure d'antimoine, la pâte de Cancoing, le nitrate d'argent ont été successivement employés, suivant des modes et avec des résultats sur lesquels il serait oiseux d'insister.

Nous devons néanmoins faire une exception en faveur des deux procédés ci-près :

M. Lacaze (1) ouvre d'abord le sac, avec un bistouri étroit et aigu, par une incision d'un centimètre d'étendue environ. Le sac vidé et le sang suffisamment étanché, il nettoie la plaie avec de l'eau fraîche; puis, avec une seringue d'Anel, injecte au fond du sac quelques gouttes de teinture d'iode. Il faut avoir soin, avant d'injecter, de garantir le globe de l'œil : la teinture d'iode qui y pénètre occasionne un sentiment de brûlure intolérable et une inflammation assez vive. Il faut aussi, avec un linge placé au-dessous de l'œil, recueillir l'excès de teinture qui pourrait s'écouler sur la joue. L'injection faite, on introduit une petite boulette de charpie dans le sac et on l'imprègne d'une ou deux gouttes de teinture; l'on ferme ensuite la plaie avec du taffetas gommé et l'on recouvre l'œil d'un léger bandeau. Si l'œil, après l'opération, éprouve un sentiment de chaleur exagéré, des compresses d'eau froide sont appliquées. Le lendemain ou le surlendemain, la paupière inférieure est enflammée et l'œil un peu injecté. Pendant huit jours environ, la charpie est changée chaque matin; une injection d'eau froide fait refluer de la plaie du pus et des débris de membranes. La boulette de charpie iodée est ensuite replacée, jusqu'à ce qu'on suppose le sac détruit et parti en suppuration. Du

(1) Union médicale, 23 janvier 1864.

reste, la tendance de la plaie à se fermer et la destruction du sac repoussent la charpie, et, vers le huitième ou dixième jour, on peut à peine l'introduire. Alors, après le nettoyage de la plaie, on applique seulement un taffetas gommé, et la plaie est cicatrisée le lendemain ou après. L'inflammation de l'œil et de la paupière ne tarde pas à disparaître; la cicatrice est imperceptible et, en palpant le grand angle de l'œil, le doigt ne perçoit plus qu'un tissu un peu induré sans la moindre trace de tumeur. Au bout de trois semaines, un mois, il ne reste plus apparence d'opération. Le larmoiement existe plus ou moins, mais tend chaque jour à diminuer. Les canaux lacrymaux ne sont pas détruits et laissent suinter pendant quelques jours du muco-pus, mais peu à peu, cet accident disparaît.

Obs. 53 (1). — Madame G..., âgée de 55 ans, a une tumeur fistuleuse de l'œil droit. Les injections, le cathétérisme ont été essayés sans autre résultat que l'augmentation de l'état catarrhal des voies lacrymales, avec douleur prononcée dans les os du nez et l'arcade orbitaire inférieure. Le larmoiement est considérable; la tumeur cause une grande gêne, surtout quand elle est distendue. Alors madame G... fait une ponction avec une forte aiguille et se débarrasse ainsi. Je pratique l'incision et l'injection iodée. Au bout de huit jours, toute la partie antérieure du sac est détruite, mais en portant le doigt profondément derrière le grand angle de l'œil, je sens encore un tissu arrondi et dur. Avec une petite sonde mousse, je pénètre au fond de la plaie et fais une nouvelle injection, en laissant à demeure une boulette de charpie iodée renouvelée chaque jour. Huit ou dix jours après, le sac avait disparu, et je pouvais laisser la plaie se cicatriser. La paupière est restée un peu injectée pendant quelque temps, et les points lacrymaux laissaient, une ou deux fois par jour, suinter du muco-pus. Tous ces phénomènes ont disparu. Le larmoiement a diminué et la guérison est complète, à la grande joie de madame G..., qui me félicite chaque jour de l'avoir débarrassée d'une infirmité si incommode.

M. Rouault (2) conseille, pour guérir les trajets fistuleux en général et la fistule lacrymale en particulier, d'introduire jusqu'au fond du trajet un stylet cannelé dont on a rempli la cannelure de pâte de Vienne, et à imprimer à celui-ci un mouvement de rotation sur lui-même, dans le but de mettre tous les points de la muqueuse qui tapisse l'ulcère en rapport avec le caustique. Cela fait, on retire l'instrument et l'opération est terminée. Lorsqu'il s'agit de la fistule lacrymale, nous commençons d'abord, dit l'auteur, par ponctionner le sac, et nous introduisons dans le canal nasal une tige de plomb, que nous laissons à demeure pendant une huitaine de jours environ. Nous retirons ensuite la tige et nous opérons comme ci-dessus.

Comme on le voit, ce procédé est d'une remarquable simplicité dans son exécution. L'auteur y assigne les avantages suivants :

1° En raison de la causticité de la pâte de Vienne et de la rapidité de son action, son application ne peut manquer de détruire, dans toute son épaisseur, la muqueuse qui recouvre les parois de la fistule, que celles-ci présentent ou non des fongosités. 2° La douleur qui en

(1) Lacaze. Loc. cit.
(2) Rouault. Union médic. 1864, 9 fév.

résulte est de très courte durée. 3° Le lendemain et les jours suivants, on ne voit apparaître aucun phénomène phlegmasique, si ce n'est, au bord de l'orifice externe de la fistule, un faible degré d'irritation nécessaire, du reste, à l'élimination de l'eschare. 4° Il n'y a point de pansements consécutifs à faire subir au malade qui, dès le lendemain, peut reprendre ses occupations ordinaires. 5° L'oblitération du trajet fistuleux s'opère seule, en vertu de la disposition nouvelle des parties et de la tendance qu'elles ont à se rétracter, de la circonférence vers le centre, à fur et à mesure que le tissu inodulaire se forme et que la cicatrisation s'avance.

M. Rouault a employé ce procédé qui, jusqu'à présent, dit-il, lui a toujours réussi : 1° Dans sept cas de fistules lacrymales qui dataient toutes de plusieurs années. 2° Dans un cas de fistule à l'anus. 3° Dans un cas de fistule uréthro-périnéale.

Voici le procédé auquel nous nous sommes arrêté et dont, nous tenons à le dire, nous nous sommes admirablement trouvé (1), toutes les fois que la méthode d'occlusion nous a paru indiquée. Nous avons coutume de faire l'opération en deux temps, séparés l'un de l'autre par un jour d'intervalle, afin de laisser au sang le temps de s'arrêter, et au sac celui de se dilater largement, sous l'action des moyens de dilatation que nous y introduisons.

Le sac étant largement ouvert, selon le procédé décrit et sur lequel nous n'avons pas à revenir, nous laissons couler le sang pendant quelques instants; puis nous introduisons dans le sac un morceau d'éponge préparée à la ficelle, que nous y assujétissons au moyen d'une bandelette de sparadrap placée en travers. Cet appareil, que nous laissons en place pendant 24 heures, est parfaitement supporté par les malades, qui n'en accusent aucune douleur.

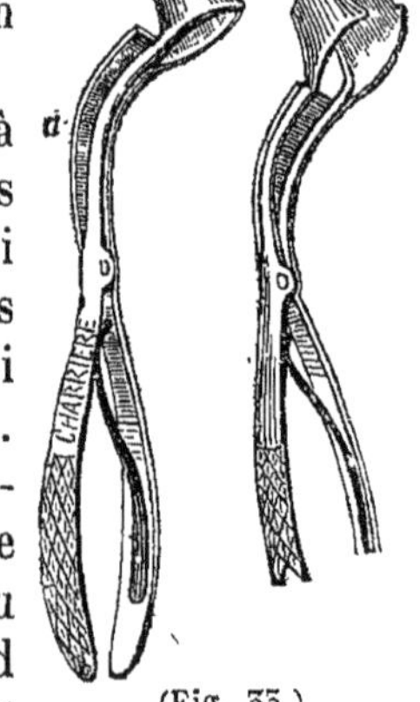

(Fig. 33.)

Le lendemain, l'éponge étant enlevée, met à découvert l'intérieur du sac, sans en laisser dans l'ombre le moindre recoin; toutes les parties, ainsi mises au jour, sont grisâtres, sèches, débarrassées de toute exhalation sanguine, et se prêtent ainsi merveilleusement au second temps de l'opération.

Le spéculum de M. Magne, modifié par M. Manfredi (fig. 33), est ensuite appliqué, dans le but de préserver les lèvres de la plaie des atteintes du caustique, et confié à un aide; le chirurgien prend alors un petit bourdonnet de charpie, fixé au bout d'une pince ou d'un petit porte-caustique, et le trempe dans une cupule renfermant du beurre d'antimoine, qu'il vient de faire fondre

(1) WARLOMONT.

à la chaleur, puis l'introduit au fond du sac, dont il a soin de toucher tous les recoins, surtout à sa partie supérieure et aux points d'immergence des canaux lacrymaux.

L'opération est terminée et le malade est renvoyé chez lui, avec la seule prescription de faire des applications continuelles d'eau froide sur les parties atteintes. La douleur qui résulte de la cautérisation dure de 3 à 4 heures; elle est assez vive, mais les malades la supportent très bien, assurés qu'ils sont qu'elle ne sera pas de longue durée. Le troisième jour, l'eschare est bien limitée et l'on peut, au moyen d'une pince, entraîner avec elle le sac parfaitement mortifié, dont l'enlèvement laisse une plaie rouge, prête au bourgeonnement, et qu'il suffit désormais de panser à fond avec de la charpie sèche. C'est à ce moment qu'il faut, si la chose est possible, introduire dans le canal nasal un stylet de plomb, à travers le point lacrymal, qu'on a eu soin d'inciser avant la cautérisation, en vue de cette dernière éventualité, et qu'on laisse en place, pendant toute la durée du travail de cicatrisation, pour frayer ou conserver aux larmes leur cours naturel. A la faveur de cette addition à la méthode de l'occlusion, la plaie extérieure se guérit avec une grande rapidité, parce que les larmes, ayant un écoulement facile par le nez, ne refluent pas par la plaie, dont, sans ces conditions, elles retardent plus ou moins l'occlusion. En général, la cure ne dure pas plus de quinze à vingt jours et le résultat ne laisse pas d'être satisfaisant; car, si le caustique a bien ménagé les bords de la plaie cutanée, la cicatrice finale est à peine apparente (1).

§ III. Perforation de l'os unguis.

Cette méthode, ressuscitée par M. Reybard (2), employée en France surtout par M. Demarquay, n'a jamais joui de beaucoup de faveur. Néanmoins elle a été recommandée de nouveau, il y a quelques années, par M. Folz, de Lyon (3), qui a construit un emporte-pièce à l'aide duquel la perforation de l'os unguis, ou plutôt de la gouttière lacrymale, est devenue, à ce qu'il affirme, une opération régulière, facile, prompte et surtout plus efficace dans ses résultats. Cet instrument se compose d'une pince à jonction, dont les branches au delà de l'articulation sont droites, longues de 35 à 40 millimètres, épaisses de 5 à 6, et écartées l'une de l'autre de 15, lorsque l'instrument est

(1) M. Charrière a réuni, dans une boîte-écrin, tous les instruments nécessaires aux différents traitements des maladies des voies lacrymales, qui viennent d'être décrits.

(2) On sait qu'elle a été imaginée par Archigènes d'Apamea (V. Galenus, De Compos. med. sec. loc. Lib. V, c. 2, p. 224), et adoptée depuis par Rhazès, Ambroise Paré, etc., etc. Enfin, Jean Hunter a déjà recommandé un emporte-pièce destiné à la perforation de l'unguis. (V. Himly, B. I. S. 350.)

(3) Folz. Annales d'Oculistique, 1860, t. XLIII, p. 108.

fermé. L'une des branches est armée d'une canule emporte-pièce, fixée à angle droit sur son extrémité par un pas de vis, et coupant par pression et par un mouvement circulaire qu'on lui communique à l'aide d'une clef. L'autre, destinée à servir de point d'appui dans la fosse nasale, porte une plaque de maillechort sur laquelle doit agir le tranchant de la canule. L'extrémité de cette branche est aussi mince, étroite et courte que possible, pour s'accommoder aux dispositions du méat moyen. Sa base offre en outre une lame recourbée, qui recouvre l'articulation et qui sert à préserver du pincement le bord de la narine refoulé pendant l'opération. Les canules, qu'on peut changer à volonté, ont 4, 5 et 6 millimètres de diamètre. Voici quel est le manuel opératoire : Préalablement, il faut préparer l'instrument en vissant à fond la canule, puis en la dévissant d'un demi-tour ou d'un tour au plus. L'opération se compose de trois temps, qui peuvent s'exécuter après ou sans l'éthérisation : 1° Incision du sac, longue de 10 à 12 millimètres au-dessous du tendon de l'orbiculaire, dans le sens oblique des plis de la peau et près du bord de la gouttière lacrymale. 2° Mise en place de l'instrument : c'est la partie délicate de l'opération ; la branche introduite dans la fosse nasale vient se placer en quelque sorte d'elle-même dans la portion antérieure du méat moyen ; la canule est introduite entre les lèvres de l'incision, écartées avec un stylet jusque dans le sac. Il importe alors d'enfoncer un peu l'instrument et même de cogner légèrement l'œil, pour éviter de tomber trop en avant sur l'apophyse montante, et pour arriver exactement dans la gouttière lacrymale. 3° Section de la cloison lacrymo-nasale. On rapproche et on serre les branches de l'instrument ; un craquement se fait entendre ; tandis que d'une main, on maintient les branches fortement rapprochées, de l'autre, armée de la clef, on fait tourner doucement la canule d'un demi-tour ou d'un tour pour achever la section. L'instrument retiré, la canule contient une rondelle osseuse doublée des muqueuses lacrymale et nasale. Une petite mouche de taffetas sur la plaie est tout le pansement.

La perforation porte sur la moitié inférieure de la gouttière lacrymale, aux dépens non-seulement de l'unguis, mais encore de la lame de l'apophyse montante qui concourt avec lui à la former. M. Foltz ne s'en est pas tenu là ; il a perfectionné sa méthode, en la complétant par le cathétérisme nasal de la perforation. Cette idée, simple et pratique, selon lui, n'était encore venue à l'esprit d'aucun des chirurgiens qui ont pratiqué la perforation de l'unguis. Il l'a réalisée à l'aide de petites sondes en maillechort, de dix centimètres de largeur, de un et de deux millimètres de calibre, recourbées en forme de pas de vis dans l'étendue d'un centimètre à une extrémité, et terminées à l'autre par une portion aplatie. Il en faut pour le côté droit et pour le côté gauche.

Le cathétérisme se pratique d'une manière analogue à celui du canal nasal. La sonde présentant le bec tourné en bas, est introduite le long de la paroi externe de la fosse nasale et portée obliquement en haut, dans la direction du grand angle de l'œil, jusqu'à la profondeur connue de la perforation ou jusqu'à ce qu'on sente le cornet moyen. Alors, on imprime à l'instrument un mouvement de rotation par lequel on porte en dehors le bec de la sonde, qui tombe dans la perforation et arrive jusque dans le sac où on peut le sentir sous le tendon de l'orbiculaire. On pourrait faciliter l'entrée de la sonde dans le sac, si cela était nécessaire, en tirant sur l'angle externe des paupières pour faire saillir le tendon, et écarter l'une de l'autre les parois de cette cavité.

M. Foltz pense qu'il est suffisant de pratiquer ce cathétérisme tous les deux ou trois jours pendant la période de cicatrisation, c'est-à-dire environ trois semaines. Il pense qu'avec une sonde creuse de même forme et de même dimension, on peut faire arriver très aisément jusque dans le sac des liquides soit cathérétiques, comme une solution de nitrate d'argent, pour modifier la muqueuse, soit cicatrisants, comme le sous-acétate de plomb, l'alcool, la teinture d'aloès, pour empêcher l'épanchement de lymphe et l'oblitération du nouveau canal. On emploie concurremment, dans certains cas, des collyres, des pommades et des injections, par les points lacrymaux, d'agents substitutifs ou cicatrisants. Ces moyens et le passage continu des larmes suffiraient pour assurer, dans l'immense majorité des cas, la permanence de la nouvelle voie.

M. Foltz a fait construire encore un scarificateur ayant la même forme et la même dimension que les sondes précédentes, mais pointu à son extrémité et tranchant sur deux bords dans la partie recourbée. Cet instrument a pour destination de percer de la fosse nasale au sac, la fausse membrane qui, dans quelques circonstances, viendrait à boucher l'ouverture. Pour s'en servir, il suffit de porter l'instrument à la profondeur de la perforation et de le faire agir ensuite comme le cathéter plein.

Parmi les 15 observations de guérison tirées de la pratique de M. Foltz et de celle de quelques chirurgiens lyonnais, nous citerons les trois suivantes (1) :

Obs. 54. — *Tumeur lacrymale opérée par l'emporte-pièce; guérison.* — Lapalus, 40 ans, journalier, entre à la salle Saint-Philippe, dans le service de M. Barrier, professeur de clinique chirurgicale, le 5 février 1861. Il y a onze mois, sans cause connue, l'œil gauche est devenu rouge et s'est mis à larmoyer. Cinq mois après, abcès au niveau du sac lacrymal; l'abcès s'est ouvert spontanément, a suppuré quinze jours, puis s'est cicatrisé. Actuellement, tuméfaction diffuse de la région du sac; œil un peu rouge et

(1) Annales d'Oculistique, 1865, t. LIII.

noyé de larmes ; paupières légèrement tuméfiées ; en pressant sur le sac, on fait refluer abondamment des larmes et du muco-pus par les points lacrymaux ; narine sèche.

M. Barrier désirant soumettre à l'expérience mon instrument, m'invita obligeamment à venir opérer ce malade dans son service. — Le 14 février, je l'opérai en présence de M. Barrier, du docteur Bron et de plusieurs chirurgiens internes. Incision du sac de 8 millimètres ; mise en place de l'instrument, section de la cloison lacrymo-nasale, le tout en deux ou trois minutes. La canule ramène une rondelle formée de trois couches, une osseuse placée entre deux muqueuses. — 15 février. Le sujet se lève ; la plaie est déjà réunie par première intention ; le larmoiement a cessé aussitôt après l'opération, comme le malade le constate lui-même, la pression sur le sac ne fait rien refluer par les points lacrymaux ; narine humide. — 17 février. Cicatrisation complète, plus de larmoiement, plus de rougeur ni de tuméfaction ; guérison. — 18 février. Le sujet, se sentant bien, demande à sortir, quatre jours après l'opération.

Obs. 55. — *Tumeur lacrymale datant de quatre ans ; perforation de la gouttière lacrymale par l'emporte-pièce ; guérison constatée plus de trois ans après.* — Sœur Anne-Marie, de l'Hôtel-Dieu, tempérament sanguin, constitution forte, est affectée d'une tumeur lacrymale gauche depuis quatre ans. La tumeur est peu saillante ; mais la pression en fait refluer, à travers les points lacrymaux, des larmes et du muco-pus ; larmoiement abondant et incommode ; œil rouge, blépharite chronique avec épaississement des paupières, surtout de l'inférieure ; chute partielle des cils ; narine sèche.

La sœur Anne-Marie est entrée plusieurs fois à l'infirmerie de l'Hôtel-Dieu ; une fois elle y est restée quatre mois. Collyres divers, cautérisations répétées de l'œil avec le nitrate d'argent, cathétérisme du canal nasal par la méthode de Gensoul ; ce cathétérisme, qui a été pratiqué par M. Desgranges, a produit une diminution du larmoiement pendant quelques jours seulement. Un abcès s'est formé au-devant du sac ; l'abcès a été ouvert, puis il s'est refermé, laissant une cicatrice apparente. — 27 février 1861. La malade présentant les symptômes énumérés ci-dessus, est opérée par M. Barrier avec mon instrument, en présence de plusieurs docteurs et chirurgiens internes. Incision de 8 millimètres environ ; l'instrument, armé d'une canule de 4 millimètres, est mis en place ; il n'amena la rondelle qu'à la troisième application, ce qui tenait à ce que l'instrument n'avait pas été assez enfoncé et avait porté un peu trop sur l'apophyse montante du maxillaire supérieur. Aussi la rondelle osseuse était-elle plus épaisse que de coutume ; elle avait 3 millimètres d'épaisseur en avant et 1 millimètre en arrière : elle avait été exclusivement taillée aux dépens de la partie de l'apophyse montante qui concourt à former la gouttière lacrymale. Ce cas peut servir à montrer la puissance de l'instrument. La perforation est d'ailleurs régulière et complète ; quand l'opérée se mouche, l'air jaillit avec force par la plaie. — 5 mars. La malade n'est restée qu'un jour à l'infirmerie ; le larmoiement a disparu aussitôt après l'opération ; la petite plaie est guérie par première intention ; l'œil est moins rouge ; quand la malade se mouche, elle sent l'air *siffler* dans le coin de l'œil. Collyre au sulfate de zinc. — 11 mars. Neuf jours après l'opération, le larmoiement qui avait cessé jusque-là recommence. La pression sur le sac fait refluer quelques larmes par le conduit lacrymal inférieur. — 17 mars. Le larmoiement diminue ; collyre au nitrate d'argent, 5 centig. sur 30. — 27 mars. Même état. — 21 mai. Amélioration très notable depuis quelques jours. La sensibilité que l'œil et le sac lacrymal avaient conservée jusqu'ici a presque entièrement disparu ; le larmoiement et la rougeur de l'œil existent à peine ; l'opérée peut écrire sans que les larmes lui tombent de l'œil ; la narine gauche est aussi humide que l'autre. Depuis quelque temps, M. le docteur Bron lui fait appliquer la pommade de la veuve Farnier. La pression du sac ne fait sortir que quelques bulles d'air. L'opérée est très satisfaite ; jamais son œil, depuis quatre ans, n'a été aussi bien ; guérison. — 28 août. La guérison continue, plus de tumeur ni de reflux des larmes à la pression ; plus de blépharite, narine humide et même plus humide, dit-elle, que celle du côté opposé. — 12 novembre. Guérison toujours complète ; il est presque impossible de dire quel est l'œil qui a été malade. Plus de tumeur ni de larmoiement ; narine humide ; en se mouchant, l'opérée sent l'air monter jusqu'au coin de l'œil ; en pressant le sac, on ne fait rien sortir par les points lacrymaux. — 8 décembre 1862. La guérison ne s'est pas démentie ; ni larmoiement, ni tumeur, ni reflux à la pression. C'est un succès complet qui a été constaté à maintes reprises par tous les chirurgiens et médecins de l'Hôtel-Dieu. — 31 juillet 1864. Je revois sœur Anne-Marie, qui continue à aller parfaitement, plus de trois ans après l'opération.

Obs. 56. — *Tumeur lacrymale datant de trois ans; perforation de la cloison lacrymo-nasale par l'emporte-pièce, cathétérisme de la nouvelle voie par la narine, à l'aide d'une sonde en pas de vis; guérison constatée seize mois après.*— Madame C., femme d'un opticien de Lyon, environ 35 ans, m'est adressée par M. Richard (de Nancy). Larmoiement de l'œil gauche datant de plusieurs années; depuis trois ans, tumeur au grand angle de l'œil, résistante, mais parfois réductible par la pression qui, au dire de la malade, fait refluer le liquide dans le nez. — 14 mai 1863. Je constate une tumeur de la grosseur d'une amande, irréductible, la pression ne faisant rien refluer par les points lacrymaux ni par le nez. Larmoiement abondant; narine sèche. La malade est sujette à des fluxions qui se renouvellent assez souvent sur l'œil affecté. L'autre œil s'en ressent et devient parfois larmoyant. M. Sichel lui a conseillé un collyre, qui est resté sans effet. — 16 mai 1863. Je l'opère, par ma méthode : éthérisation, incision du sac de 12 millimètres au-dessous du tendon; il en sort une grande quantité de mucosités purulentes; j'enlève une rondelle de 6 millimètres; mouche de taffetas sur la plaie. — 22 mai. La plaie est cicatrisée, le larmoiement a cessé aussitôt après l'opération. Pour assurer plus complétement la permanence de la nouvelle voie, j'introduis à travers la fosse nasale, dans la perforation et jusque dans le sac un cathéter métallique recourbé en pas de vis à son extrémité et de deux millimètres de diamètre. Il s'écoule quelques gouttelettes de sang. La malade sent l'air, quand elle se mouche, arriver jusque dans le coin de l'œil. — 26 mai. Très bien, cicatrice complète et à peine visible; plus de tumeur, pas le moindre larmoiement; ma sonde pénètre facilement jusque dans le sac. — 2 juin. Cathétérisme de la nouvelle voie. — 12 juin. Nouveau cathétérisme; la malade va très bien; ni tumeur, ni larmoiement. — 22 juin. La guérison continue. — 12 août. La malade s'est enrhumée; un peu de douleur dans la région du sac, qui disparaît sous l'influence de pédiluves sinapisés et de lavements purgatifs. — 10 août 1864. La guérison continue; ni tumeur, ni larmoiement. — 25 novembre. Guérison parfaite, seize mois après l'opération. Il est impossible de voir une guérison plus complète et plus facilement obtenue. L'étendue de la perforation, qui avait 6 millimètres, y a sans doute contribué. Mais l'introduction, répétée quatre ou cinq fois et à quelques jours de distance, d'une sonde particulière sur laquelle nous reviendrons, me paraît avoir été d'un excellent effet pour maintenir la perméabilité de la nouvelle voie.

Sans préjudice des moyens de traitement recommandés au chapitre traitant, d'une manière générale, des inflammations chroniques des organes excréteurs des larmes (t. Ier, p. 389), nous résumerons, dans les propositions suivantes, les indications thérapeutiques fondées sur les moyens chirurgicaux que nous venons d'exposer :

1. Dans les cas de larmoiement, causés ou entretenus par une occlusion complète ou un rétrécissement du canal nasal, il faut, après avoir incisé le point lacrymal supérieur, ou l'inférieur si celui-ci paraît plus libre, introduire une sonde conique d'argent ; puis, après l'y avoir laissée quelques instants, la remplacer par une bougie de laminaria digitata du même numéro. Après l'y avoir laissée cinq minutes, on la retire, non sans avoir marqué son point d'émergence extérieure. Cette bougie emporte l'empreinte des rétrécissements, de leur nombre et de leur situation, renseignements que l'on utilise pour le traitement ultérieur.

2. S'il y a, en même temps, blennorrhée du sac, il faut, indépen-

damment du cathétérisme, faire dans les voies lacrymales des injections, d'abord détersives, puis astringentes, au moyen de notre canule ou de celle fixée à la poire de caoutchouc de M. Bowman, qui permet, si on la retire progressivement, de porter la matière de l'injection directement à son adresse.

3. C'est cette même ligne de conduite qu'il convient de suivre dans les cas où ces conditions se compliquent d'une fistule du sac. Que si celle-ci résiste, malgré ce traitement patiemment appliqué, ou si l'on a cru qu'il n'y fallait pas recourir, parce que le délabrement des parties ne permettait pas d'en attendre une issue favorable, l'occlusion du sac par les caustiques est une ressource ultime, puissante, presque certaine dans ses résultats et à laquelle il ne faut pas hésiter à recourir. Peut-être même fera-t-on bien, lorsque les malades désirent être à tout prix et promptement débarrassés de leur infirmité, de demander tout d'abord à cette méthode si radicale, un soulagement que les autres modes de traitement lui feraient sûrement plus longtemps attendre.

4. En ce qui concerne la perforation de l'os unguis, la méthode de M. Folz est faite pour séduire, surtout dans les cas où l'on pourrait l'utiliser pour emporter les parties cariées de cet os. Nous devons, en tous cas, être réservé dans l'appréciation de cette méthode, que nous n'avons ni employée ni vu appliquer.

SECTION XIII.

DACRYOLITHES, OU CALCULS LACRYMAUX DANS LES CANAUX EXCRÉTEURS DES LARMES. (P. 431.)

M. de Graefe cite l'exemple d'un homme d'une quarantaine d'années, qui portait une tumeur du sac lacrymal du volume d'une noisette, dont l'incision fit sortir une substance pâteuse renfermant de nombreux cristaux de cholestérine, très volumineux, et accompagnés de cellules contenant des gouttelettes de graisse, des noyaux colorés en rouge sombre ou orangé, dus probablement à un ancien épanchement de sang dans le sac (1).

M. Benjamin Bell a montré à la *Médico-chirurgical Society* d'Édimbourg un calcul lacrymal, long d'un pouce et demi, provenant d'une opération faite à la campagne. On ignorait dans quelle portion de l'appareil lacrymal il avait pris naissance; mais, d'après ses dimensions, il est évident qu'il aurait fini par l'envahir tout entier (2).

(1) Archiv für Ophthalmologie, 1857, B. III, Abth. 2, S. 527.
(2) Edinburgh Med. Journ. 1865, Jan. p. 664.

Obs. 57.— *Concrétions dues à la formation de champignons dans les canaux lacrymaux inférieurs* (1).—Une dame présentait,dans la région du point lacrymal inférieur, une tumeur un peu plus volumineuse qu'un gros pois. La compression et les injections par le point lacrymal n'avaient aucune action sur la position de cette tumeur. Après avoir introduit un stylet d'Anel, on parvint dans une petite cavité occupée par cette tumeur, qui s'était développée du côté de la conjonctive, fortement amincie en cet endroit. Une ouverture ayant été pratiquée du côté de la conjonctive, une légère compression en fit sortir trois concrétions qui avaient chacune la grosseur d'une demi-lentille. La petite cavité sembla alors être complétement vide, et on put pénétrer facilement au moyen du stylet d'Anel jusque dans le sac lacrymal. En examinant ces petites productions avec le microscope, on y reconnut l'organisation des champignons. Le jour suivant, quatre nouvelles concrétions sortirent encore par la plaie conjonctivale. Trois jours plus tard, deux concrétions presque aussi fortes que les précédentes furent de nouveau évacuées, et enfin trois autres après cinq jours. Alors toute espèce de tuméfaction avait disparu sur la conjonctive, et la plaie se cicatrisa complétement. L'auteur pense que ces productions se sont développées d'une manière primitive et qu'elles n'ont pas été formées par la sécrétion purulente qui les accompagnait et qui était due plutôt à leur présence. Il croit qu'on peut les comparer à ces champignons qui se forment sur la muqueuse du canal digestif.

Obs. 58. — *Champignons développés dans le canal lacrymal inférieur* (2). — A. T., petite fille de 9 ans, non scrofuleuse, eut, il y a environ quinze mois, dans le voisinage du point lacrymal inférieur, une sorte de vésicule qui, au bout de trois mois, ressemblait à un orgeolet, et dont la compression faisait sortir un peu de pus par le point lacrymal inférieur. L'emploi de cataplasmes avait déterminé la sortie d'un petit disque solide et blanc, qui devint brun en se séchant. Après une amélioration de la tuméfaction et de la suppuration, le tout se reproduisit, et, quelques mois plus tard, eut lieu l'issue d'un nouveau petit disque, suivi plus tard et successivement de deux autres, dont le dernier quelques semaines avant que la malade se présentât. Le sac lacrymal était complétement libre, la petite tumeur étant dans la région du point lacrymal inférieur: à la pression elle laissait suinter du pus, mais ne se dissipait pas entièrement. Une sonde d'Anel introduite vint heurter contre un obstacle, et M. de Graefe ne put faire entrer l'eau qu'elle contenait dans le canal, d'où elle ressortait immédiatement. Il n'y avait d'épiphora que quand un surcroît de suppuration irritait l'œil; pas de douleur, mais un sentiment de pression désagréable. Le point lacrymal inférieur fut élargi avec un stylet conique, M. de Graefe y introduisit une lame de ciseaux, et fit une incision, comme dans l'opération de M. Bowman, dans une étendue d'une ligne et demie environ. Il se présenta alors un petit disque d'environ 2/3 de ligne de diamètre, qui sortit sous l'effet d'une pression, et fut suivi d'un second, absolument semblable à ceux décrits précédemment. Le canal lui-même était dilaté et garni d'une muqueuse unie, légèrement rouge et un peu humide. On maintint l'incision ouverte et l'on y introduisit deux fois, à trois jours de distance, un crayon de pierre infernale mitigée, qui rétablit l'aspect normal de la muqueuse. Cette enfant fut observée encore quelques semaines; l'incision était restée ouverte et tous les symptômes morbides avaient cessé.

SECTION XIV.

POLYPES DU SAC LACRYMAL.

Chez une jeune fille de 10 ans, qui offrait les symptômes d'une dacryocysto-blennorrhée, on observait, dans la région du sac lacrymal, une tumeur proéminente; la compression ne la faisait pas dispa-

(1) Von Graefe. Arch. für Ophth. 1854. B. I, Abth. 1, S. 284.
(2) Ibid. Id. 1855, B. II, Abth. 1, S. 224.

paître et ne faisait sortir par les points lacrymaux qu'une certaine quantité de liquide muco-purulent. Le sac lacrymal ayant été ouvert, un petit polype de la grosseur d'une noisette vint faire saillie. Il présentait tous les caractères des polypes nasaux. Le pédicule coupé et le polype enlevé, comme il existait un rétrécissement très prononcé de l'extrémité inférieure du canal nasal, M. de Graefe opéra la destruction du sac au moyen du cautère actuel, d'après le procédé de M. Desmarres ; c'est d'ailleurs la conduite qu'il a cru devoir suivre dans tous les cas de même nature.

Dans un second cas, observé chez un homme de 24 ans, il existait des deux côtés une dacryocysto-blennorrhée. Après l'ouverture du sac, on put s'assurer que la partie inférieure du canal nasal était oblitérée. Du côté droit, il y avait, en outre, un petit polype deux fois aussi gros qu'un pois ; il présentait aussi les caractères des polypes nasaux. M. de Graefe l'enleva, puis eut recours, comme dans l'autre cas, à la destruction du sac lacrymal, seul traitement dont on pût espérer une guérison définitive.

CHAPITRE VII.

MALADIES DE LA CAPSULE DE L'ŒIL, DU TISSU CELLULAIRE ET DU TISSU ADIPEUX DE L'ORBITE.

(T. I, pp. 433-462)

SECTION Ire.

LÉSIONS TRAUMATIQUES DU TISSU CELLULAIRE DE L'ORBITE. (P. 434.)

Des plaies pénétrant dans l'orbite, à travers les paupières ou la conjonctive, peuvent déchirer des branches nerveuses ou occasionner un épanchement de sang, susceptible de comprimer un nerf ou d'amener, dans la capsule oculaire, une inflammation exsudative, suivie de symptômes de paralysie, siégeant dans l'un ou l'autre muscle, de dilatation de la pupille, de strabisme, de luscitas ou d'exophthalmie.

Souvent, des corps étrangers plus ou moins volumineux se sont introduits au moment de l'accident et restent cachés, parce que la plaie, parfois très étroite, s'est fermée sur eux. Si l'on a quelque raison de supposer que le corps vulnérant est demeuré dans l'orbite, il faut mettre le blessé sous l'influence du chloroforme, et faire son possible pour le découvrir et l'extraire. Quelquefois il arrive que le corps étranger, ayant traversé la capsule oculaire, échappe aux recherches, que l'on ne peut pousser trop loin ; la nature provoque alors l'inflammation, la suppuration et l'ulcération, et ce chirurgien naturel se charge de l'expulser. D'autrefois, il s'y installe, y fait pour ainsi dire élection de domicile, s'entoure de lymphe plastique et d'adhérences qui le protégent et peuvent le retenir pendant fort longtemps, sans qu'il manifeste sa présence par des accidents sérieux. Le plus souvent cependant, il donne lieu ainsi à un gonflement inflammatoire dur et circonscrit, qui doit toujours être tenu pour suspect et incisé le plus tôt possible.

Obs. 59 (1). — J'ai eu l'occasion de voir un gentleman, chez qui un morceau d'écorce d'arbre était venu se loger dans l'orbite par suite d'une chute. L'œil prit bientôt l'aspect qu'il présente dans l'ophthalmie purulente. Au bout de quelques semaines, une portion de l'écorce se présenta à l'orifice externe de la plaie et fut extraite, ce qui fit disparaître toute gêne pour un certain temps. L'écoulement diminua, la plaie se referma et l'inflammation de la conjonctive s'éteignit presque complétement. Mais bientôt tous ces symtômes reparurent sans que le malade consentît à croire que son orbite recélât encore quelque fragment d'écorce, ce qui était cependant. En effet, après quelques semaines d'une attente douloureuse, un morceau d'écorce, plus considérable que le premier, se présenta et fut extrait. L'œil reprit alors promptement son aspect normal.

Obs. 60. — *Corps étranger de l'intérieur de l'orbite, inflammation orbitaire, propulsion du globe de l'œil; extraction du corps étranger; guérison* (2). — C. L..., âgé de dix ans, jeune garçon sain et robuste, revenait de l'école portant à la main son ardoise et sa touche; tout à coup il broncha, tomba, et se fit une blessure à la paupière supérieure. Il courut chez lui et raconta qu'il pensait être tombé sur sa touche; celle-ci, en effet, était cassée près de sa pointe, dans l'étendue d'un pouce. Il existait à la paupière supérieure, au-dessous du sourcil, une petite plaie saignante; mais un examen attentif ne fit reconnaître dans la blessure aucune trace d'une portion de touche qui y serait restée. On se contenta de rapprocher les bords de la plaie. Au bout de quelques jours, il survint dans la paupière supérieure une inflammation accompagnée de dureté et de légers symptômes généraux : ce mal s'accrut : il survint des battements dans l'orbite et des douleurs sus-orbitaires. L'œil devint bientôt plus proéminent que celui du côté opposé, pas à un haut degré cependant, mais assez pour indiquer l'existence de quelque cause située profondément. C'est en cet état qu'on l'apporta à Moorfields ; mais à part la dureté, conséquence d'une exsudation inflammatoire, l'examen le plus attentif ne fit rien découvrir. L'historique du cas fit sentir la nécessité d'explorer la partie supérieure de l'orbite et de diminuer la tension occasionnée par l'exsudation inflammatoire. Une incision transversale, comprenant la cicatrice laissée par la blessure, fut pratiquée le long de la paupière supérieure ; le scalpel ayant ensuite été plongé profondément dans l'orbite, vint heurter contre un corps étranger, lequel fut soigneusement mis à nu, saisi avec des pinces et extrait : c'était la portion de touche qui manquait. L'inflammation s'arrêta, l'œil reprit sa place, et une prompte guérison survint.

(1) MACKENZIE. Observation inédite.
Voir aussi une observation d'un morceau de tuyau de pipe ayant séjourné six semaines dans l'orbite, par WORDSWORTH (Med. Times and Gaz. 1861, Apr. 2, p. 452.)

(2) POLAND. Ophthalmic Hospital Reports, 1859-60; t. II, p. 216.
Voir aussi une observation de blessure du tissu aréolaire de l'orbite, avec épanchement de sang dans la chambre antérieure, par ERICHSEN. (British Med. Journ. 1854, Oct. 22, p. 847.)

M. Paget (1) cite l'observation d'une plaie du lobe moyen du cerveau, par un bâton enfoncé à travers la paupière supérieure et la fissure sphénoïdale; cas semblable à l'observation 245 (t. I, p. 438).

Il n'est pas rare que des plombs de chasse viennent se loger dans le tissu aréolaire de l'orbite, où il est difficile de les toucher et d'où il est d'ordinaire plus difficile encore de les extraire. Ils peuvent s'enkyster et ne donner lieu à aucun résultat fâcheux, à la condition de ne pas se trouver trop près du nerf optique, du globe oculaire ou de quelque vaisseau ou nerf important. D'autres fois, ils donnent lieu à des accidents graves, tels que le ptosis, résultant souvent de la gêne mécanique provenant du sang épanché dans la paupière supérieure.

Obs. 61. — *Blessures par un plomb de chasse. Strabisme. Ptosis* (2). — C. S., garçon âgé de 11 ans, reçut une plaie par une arme à feu à la face, le 28 juin 1858. Le fusil avait été chargé de très petit plomb (n° 10), et tiré à la distance d'une vingtaine de verges du blessé. Un plomb traversa la paupière supérieure au niveau de son repli, au-dessous du rebord de l'orbite et perpendiculairement au-dessus du point lacrymal supérieur. Une sonde introduite dans la plaie pénétra directement en arrière jusqu'à la profondeur de trois quarts de pouce; néanmoins, on ne put découvrir le plomb et aucune tentative ne fut faite pour l'extraire. L'œil lui-même n'était point lésé: la pupille était très sensible à l'action de la lumière et la vue parfaite. L'épanchement considérable de sang, survenu dans les paupières, empêcha d'observer les mouvements de l'œil jusqu'au quatrième jour. A cette époque, on reconnut que le parallélisme des axes était détruit; l'œil blessé était fortement dévié en dehors, et le malade ne pouvait le ramener en dedans que jusqu'au niveau du centre de l'orbite: l'œil présentait exactement l'aspect qu'il offre après la section du muscle droit interne. Lorsque le gonflement de la paupière eut disparu, on vit persister un degré considérable de ptosis, et la pupille était encore plus dilatée que celle du côté opposé.

Il y avait une diplopie marquée; à six pieds de distance, les deux images d'un objet paraissaient éloignées l'une de l'autre de deux pieds. Je recommandai d'exercer l'œil à regarder des objets rapprochés, ce qui amena une amélioration prompte; les deux images se rapprochèrent graduellement; enfin, le 1er août, le parallélisme fut complétement rétabli et la paupière avait repris sa position normale. Le trajet suivi par le projectile exclut l'idée que le droit interne ou son tendon aient pu être lésés directement. Le strabisme fut donc probablement dû à une blessure des nerfs. Le plomb, à ce que j'imagine, ne peut avoir divisé le nerf de la troisième paire, car la pupille n'offrit d'abord aucune dilatation, et la guérison fut trop rapide pour faire admettre la section du nerf. Voici l'explication qui me paraît la plus probable : La lymphe épanchée par suite de l'inflammation, peut-être le sang extravasé dans l'orbite autour du projectile, auront déterminé, pendant un certain temps, la compression du nerf ou de ses branches. De là les symptômes paralytiques décrits.

SECTION II.

ÉPANCHEMENT DE SANG DANS LE TISSU CELLULAIRE DE L'ORBITE. (P. 440.)

Les hémorrhagies spontanées dans la capsule oculaire ne sont pas

(1) Med. Times and Gazette, 1862, Mars 15, p. 268.
(2) PLAYNE. Ophth. Hosp. Rep. 1857-1859, Vol. I, p. 215.

fréquentes. M. Wharton Jones en a publié un cas (1) et M. de Graefe un autre, dont voici l'observation :

Obs. 62.— *Épanchement sanguin dans l'orbite* (2). —Un ouvrier, âgé de 19 ans, vint consulter l'auteur pour une diplopie qui était survenue subitement, quatre jours auparavant. Même en l'examinant superficiellement, on était frappé de l'expression étrange de l'œil gauche, qui ne suivait qu'imparfaitement la direction du regard dans les mouvements latéraux, de sorte que son axe visuel se trouvait tantôt dans un état de convergence anormale, tantôt dans un état de divergence avec l'œil droit.

La diplopie binoculaire, dépendant de cette disposition irrégulière de l'axe visuel gauche, offrait une manière d'être très différente, selon la position des objets. Quand l'objet était placé à droite, il y avait diplopie croisée ; à mesure qu'il se rapprochait de la ligne médiane, les images paraissaient converger davantage, et il y avait un certain espace, correspondant à la position de l'objet en ligne droite, où la vision redevenait simple, si ce n'est que l'image de l'œil gauche était en même temps située un peu au-dessous de l'image de l'œil droit. L'auteur crut devoir rattacher les différents phénomènes que présentait cette aberration de la vue à une paralysie presque complète des muscles droits interne et externe.

Les mouvements de la pupille étaient normaux, mais la vision était fortement altérée, de sorte que le malade ne pouvait, de l'œil gauche, distinguer qu'un très gros caractère; cependant l'examen ophthalmoscopique ne fit rien reconnaître d'anormal dans les milieux réfringents ou dans les membranes internes, et les lunettes ne purent faire découvrir aucun dérangement dans les phénomènes de l'accommodation. En conséquence, on put rattacher cette amblyopie à une paralysie incomplète du nerf optique, et considérer l'affection dans son ensemble, *comme une paralysie complète du muscle droit inférieur, du muscle droit supérieur et du muscle oblique supérieur*, et comme une *paralysie incomplète du muscle droit interne, du muscle droit externe et du nerf optique ;* l'altération fonctionnelle s'étendait aussi aux quatre nerfs, oculo-moteur, pathétique, moteur externe et optique.

A cause de l'absence de symptômes cérébraux auxquels on puisse rapporter cette affection, on doit en placer le siége dans la cavité orbitaire, et il est très rationnel, puisqu'elle est survenue subitement et peu de temps après un travail pénible, dans lequel le malade était exposé à l'ardeur du feu, et ensuite, à cause de l'absence de symptômes inflammatoires, de la considérer comme due à un *épanchement sanguin placé en arrière du globe*, et déterminant la *compression des nerfs indiqués plus haut.* La nature de la douleur semblait d'ailleurs militer en faveur de cette opinion. Sous l'influence du repos de l'organe malade, des émissions sanguines générales et locales, des purgatifs, etc., la douleur déterminée par la compression diminua au bout de deux jours, et disparut bientôt totalement, ainsi que la forte proéminence de l'œil gauche. Il n'était pas sans intérêt, pendant les quinze jours que dura le traitement, de voir comment les différentes parties reprenaient leurs fonctions normales. Ce fut d'abord le nerf optique qui récupéra ses fonctions, de sorte qu'au bout de six jours à peine, la vision avait repris presque toute sa netteté. La faculté de se mouvoir en dedans et en dehors commença alors à reparaître graduellement, et le muscle droit supérieur jouit aussi d'une certaine mobilité. Quand cette dernière fonction fut complétement rétablie, la diplopie en haut disparut entièrement et n'exista plus que pour les objets placés de côté. Les épanchements sanguins dans l'orbite paraissent devoir se rencontrer très rarement, à cause de la pression uniforme que le globe, retenu par les muscles, exerce sur les vaisseaux, et cette raison suffirait peut-être pour infirmer le diagnostic qui a été porté dans le cas actuel. Cependant la courte durée des symptômes et la guérison qui a probablement eu lieu spontanément doivent faire considérer ce diagnostic comme le plus vraisemblable.

Des épanchements de sang surviennent très fréquemment à la suite des plaies pénétrantes de l'orbite et y donnent lieu à l'exophthal-

(1) British Med. Journ. 1863, May 2, p. 453.
(2) Archiv für Ophth. 1854, B. I, Abth. 1, S. 424.

mos : il est prudent, en semblables circonstances, de donner issue au sang épanché et d'extraire les caillots, soit par des injections, soit autrement. Carron du Villards a observé plusieurs cas de cet accident, dont il a donné la relation dans les observations qui suivent : (1)

Obs. 63. — Le docteur M... M..., mû par un sentiment de curiosité inconsidéré, se mit à sa fenêtre, le 29 juillet 1830, rue Saint-Anne, à Paris, au moment où le peuple ripostait par une vive fusillade au feu bien nourri des Suisses retranchés dans les maisons de la rue Saint-Nicaise ; il reçut à l'œil droit une balle de mousquet ; ce projectile pénétra à travers la commissure externe, rompit l'articulation des os maxillaire et coronal, et sortit par la tempe sans blesser le bulbe. Le blessé ne perdit pas connaissance et pas une goutte de sang. Les hommes de l'art qui lui donnèrent les premiers soins notèrent que le bulbe était sain. M... était mon ami, mais je ne pus le voir que le soir, parce que j'étais occupé à l'ambulance du quai de Gèvres et enfermé dans un triple rang de barricades. A mon arrivée, je constatai un commencement d'exophthalmos qui, dans la nuit, arriva à son summum ; je proposai à mes confrères de débrider largement la plaie, pour évacuer le caillot sanguin qui portait l'œil en avant ; mais le blessé, très pusillanime et n'éprouvant pas de douleur, se refusa obstinément à cette opération. J'eus beau lui dire qu'il se formerait un phlegmon qui compromettrait son œil, qui lui occasionnerait des accidents graves, tout fut inutile. Deux jours après, ma prédiction se réalisait : un énorme phlegmon, accompagné de douleurs horribles et de phénomènes cérébraux, se manifesta, et l'œil se fondit au milieu d'une suppuration abondante, entraînant des fragments osseux et d'énormes caillots sanguins.

Obs. 64. — Monsieur le chevalier de P..., du canton des Grisons, capitaine dans le régiment suisse, retranché à la caserne de Babylone, à Paris, reçut à l'attaque de cette caserne un coup de feu qui pénétra à la commissure externe de l'œil gauche, brisa cette partie de l'orbite et alla sortir à la tempe du même côté. Il resta sans connaissance sur le coup, et lorsqu'il fut revenu à lui, il se fit conduire chez sa femme, rue Plumet, où il se rendit à pied. Le docteur Colombat, de l'Isère, lui donna les premiers soins : l'œil était sain, sans aucune ecchymose, et jouissait de la vue ; les paupières étaient ecchymosées et légèrement gonflées. Dans la nuit, il se fit un épanchement sanguin considérable au fond de l'orbite. Le 30 juillet, je le vis à quatre heures du matin, l'exophthalmos était à son comble ; je fis pressentir au malade la nécessité d'un large débridement, qui permît d'évacuer le sang épanché, et de vérifier s'il existait des corps étrangers. Il y consentit immédiatement. Après avoir débridé largement en haut et en bas, j'introduisis une sonde de femme qui rencontra un corps dur, irrégulier, sur lequel je portai immédiatement des pinces à pansement qui ramenèrent un carré d'imprimerie et une petite esquille ; avec le doigt, j'extrayai un grand nombre de caillots ; des injections d'eau tiède firent sortir le reste, et l'œil rentra dans l'orbite. La plaie suivit la marche ordinaire et se cicatrisa rapidement, sans difformité appréciable. M. de P... commande aujourd'hui un régiment suisse au service de S. M. le roi de Naples.

Obs. 65. — N. N., caporal dans un régiment d'infanterie de la garnison de Paris, reçut, à la caserne des Célestins, un coup de feu au moment où il mettait lui-même en joue. La balle pénétra vers l'occiput et, longeant cet os de même que le temporal, alla sortir à la commissure externe de l'œil droit, sans blesser l'œil, mais en éraillant l'articulation de l'apophyse coronaire externe avec le maxillaire ; l'œil était sain, mais chassé en dehors par un épanchement sanguin très considérable. Lisfranc, contrairement à ses doctrines habituelles, jugea le débridement nécessaire ; il y procéda au moment même et donna issue à une grande quantité de sang coagulé, ce qui permit la rentrée de l'œil dans sa cavité. La guérison fut prompte et rapide sans difformité.

(1) Annales d'Oculistique, 1858, t. XL, p. 116 — En tant que plaies de l'orbite, ces cas auraient peut-être été mieux placés dans le chapitre premier ; on les a mis ici à cause du symptôme « épanchement de sang » dont ils sont accompagnés, et qui y donne une physionomie particulière.

Obs. 66. — M. X..., notaire des environs de la ville de Chartres, reçut en duel, au bois de Boulogne, une balle qui pénétra au grand angle de l'œil droit, traversa l'orbite droite et alla sortir à la hauteur du pavillon de l'oreille gauche. Le blessé tomba sans connaissance sur le coup et je le crus mort. Porté dans la maison du garde forestier, il fut saigné et reprit ses sens. Il ne sortit que quelques gouttes de sang par la plaie située au-dessus de l'oreille gauche; mais, par contre, il se fit un épanchement considérable de sang dans l'orbite. L'œil chassé de sa cavité se trouvait au milieu d'un vaste bourrelet ecchymotique, qui le sertissait de toutes parts. Je fis appeler en consultation Lisfranc, qui déclara, ainsi que moi, qu'il était urgent d'évacuer le sang renfermé dans la cavité orbitaire. Cette opération fut pratiquée par moi, séance tenante, et l'évacuation d'une grande quantité de sang caillebotté permit à l'œil de rentrer dans sa place. Pendant longtemps, il sortit par l'ouverture sus-auriculaire gauche et par les narines une suppuration abondante qui se tarit peu à peu, et l'on obtint une guérison absolue en moins de deux mois.

SECTION III.

INFLAMMATION PHLEGMONEUSE DU TISSU CELLULAIRE DE L'ORBITE (1). (P. 441.)

1. Les abcès de l'orbite ont souvent une haute gravité, puisqu'ils peuvent donner lieu à la mort par suite de pyohémie. La particularité saillante en est l'inflammation de tout le tissu cellulaire de l'orbite; la thrombose s'étend des veines ophthalmiques au sinus caverneux, aux sinus circulaire, pétreux et latéral de l'un ou de l'autre côté et, finalement, par la veine jugulaire, jusqu'au tronc innominé. Fréquemment alors, l'orbite du côté opposé s'affecte sympathiquement.

Obs. 67. — *Abcès aigu succédant à un coup* (2). — ... âgé de 27 ans, reçut un coup violent sur l'œil et la tempe du côté droit; il y eut, comme conséquence immédiate, une ecchymose et un gonflement des paupières. Les trois jours suivants, il vomit à plusieurs reprises. Le quatrième jour, le gonflement des paupières augmenta, et il éprouva de vives douleurs dans la partie postérieure de l'œil, dans le sourcil et dans le derrière de la tête. Le cinquième jour, 11 octobre 1862, on l'amena au *Royal London Ophthalmic Hospital*. Il y avait une forte ecchymose et un gonflement œdémateux des paupières : en écartant celles-ci, on apercevait que l'œil était saillant. La pupille était mobile, et la vue ne paraissait pas altérée. La douleur était moins intense qu'au début. Le malade était assoupi et lourd : il était, en un mot, dans une demi-stupeur; mais lorsqu'on lui parlait vivement, il répondait sensément. Son pouls ne battait que 56 fois à la minute. Il avait des frissons. Les symptômes indiquaient une extravasation de sang dans le fond de l'orbite (peut-être aussi une fracture), suivie d'abcès. On plaça sur les paupières gonflées et la tempe un sac de caoutchouc rempli de glace, et l'on administra un sel purgatif actif. — 24 octobre. La douleur et le gonflement des paupières sont moindres. Pouls encore à 56. — 26. Pas de douleur dans l'orbite et le front, une légère douleur seulement dans l'occiput. Moins assoupi. La rougeur et le gonflement de la conjonctive ont disparu. Pouls à 60. — 29. Pouls à 80.

(1) Voir une observation de M. de Graefe : Décollement rétinien consécutif à un abcès rétro-bulbaire. Recollement de la rétine et rétablissement de ses fonctions après l'ouverture de l'abcès (Klin. Monatsb. 1863, B. I, S. 49, et Ann. d'Ocul. 1863, t. XLIX, p. 244). Leçon pratique suivie de nombreuses et intéressantes remarques. — Voir aussi : Observation d'abcès de l'orbite par l'action du froid, par Dusch (Sur la thrombose des sinus cérébraux, p. 97, trad. par Whitley pour la New Sydenham Society, 1861, Vol. XI); on y trouve aussi un autre cas, à la suite de plaie de tête, p. 126; tous deux furent suivis de mort.

(2) Hulke. Ophth. Hosp. Rep. 1863, Vol. IV, p. 88.

Le gonflement des paupières a presque disparu, la saillie de l'œil est notablement moindre. On sent profondément, à travers la paupière inférieure, au côté interne de l'orbite, une dureté. — 30. Céphalalgie. Retour de la rougeur et de l'œdème des paupières. Fièvre. — 1er novembre On pratique, à travers la paupière inférieure, une profonde incision sur le nodule dur; il s'échappe un peu de pus épais et granuleux. Nulle part on ne sent l'os à nu. On place un petit morceau de charpie dans l'incision. — 4. Le gonflement et la rougeur disparaissent. On place dans la plaie un petit tube à drainage. 8. L'œil reprend son niveau normal, et il ne reste qu'un léger gonflement de la paupière inférieure. — 12. L'incision est presque cicatrisée. — 22. L'œil a repris sa position normale; ses mouvements sont libres, la vision intacte. Tout gonflement a disparu. Il survient parfois la nuit une légère douleur le long du bord inférieur de l'orbite, qui n'est pas sensible à la pression. On n'a plus revu le malade depuis lors, ce qui permet de présumer que la guérison est restée parfaite.

Obs. 68. — *Abcès aigu sur un jeune garçon chez qui s'est développée une phthisie pulmonaire, à la suite d'une fièvre typhoïde* (1). — Un jeune garçon de 17 ans, pâle, affaibli, qui n'avait jamais pu récupérer ses forces épuisées par une fièvre typhoïde, survenue dix-huit mois auparavait, éprouvant, depuis plusieurs mois, une toux fatigante et avait craché maintes fois du sang, lorsqu'il fut pris tout à coup d'une violente douleur derrière l'œil gauche. La douleur fut d'abord des plus intenses le matin, puis diminua au bout de deux ou trois jours, et alors manqua parfois pendant quelques heures. Au bout d'une semaine, les paupières devinrent très gonflées. — Le 21 mai 1863, dix-septième jour de l'apparition de la douleur, on l'amena à l'hôpital. La paupière supérieure et le sourcil étaient énormément tuméfiés; le gonflement était d'un rouge sale : il y avait une fluctuation évidente. En soulevant la paupière pour examiner l'œil, qui voyait un peu trouble, par suite de la tuméfaction environnante, on constata que cet organe était poussé en avant et en bas. Il était complétement privé de mouvement; aucun de ses muscles ne pouvait agir. La conjonctive, rouge et œdémateuse, fournissait un écoulement jaunâtre, transparent, terne et peu abondant. La cornée était brillante, la pupille mobile et la vue peu affaiblie.

Il y avait évidemment un abcès de l'orbite qui pointait à travers la paupière supérieure. On pratiqua une incision parallèlement au sourcil et juste au-dessous de celui-ci, et il s'échappa plusieurs drachmes d'un pus crémeux. On appliqua des cataplasmes, et l'on prescrivit la liqueur de quinquina avec l'acide nitrique dilué. Deux jours après, le gonflement du sourcil était dissipé, et celui de la paupière était moindre ; la rougeur avait aussi diminué. Bien que le chémosis et la rougeur de la conjonctive fussent moindres, la cornée était devenue un peu trouble. Le septième jour, on dut rouvrir l'incision, qui s'était fermée prématurément. Le dixième jour, le globe oculaire avait repris sa position normale ; le trouble de la cornée avait disparu ; il y avait à peine du gonflement de la paupière supérieure ; la rougeur et l'œdème de la conjonctive n'existaient presque plus. On ne revit plus le malade, de sorte qu'on ignore comment se termina ce cas.

2. Dans l'érysipèle de la face, quand les paupières sont envahies par l'inflammation, celle-ci se propage quelquefois au tissu cellulaire de l'orbite, accident très grave, mais heureusement assez rare.

Obs. 69. — *Exophthalmie par inflammation suppurative du tissu cellulaire de l'orbite, suite d'érysipèle* (2). — Rosina M..., âgée de 17 ans, entra dans l'hôpital Saint-Barthélemy de Londres, service de M. le docteur Burrows, le 18 juillet dernier, pour y être traitée d'un érysipèle du côté droit de la face et du cuir chevelu. Quand l'érysipèle entra en résolution, la paupière supérieure resta tuméfiée, et il se produisit un abcès qui fut ouvert. Il sortit une grande quantité de pus, mais la plaie ne se referma pas. Le docteur Burrows pria alors M. Coote de recevoir la malade dans son service de chirurgie. Le globe oculaire faisait une saillie marquée en avant et son axe ne se trouvait plus dans la

(1) Hulke. Id., p. 89.
(2) Burrows. Lancet, 1861, Oct. 12.

direction normale; il existait un trouble prononcé de la vue. On prescrivit le fer, un régime fortifiant, le vin, etc., l'exercice dans le promenoir de l'hôpital. — Le 24 août, la malade, en baignant son œil, tira de la plaie deux portions de tissu cellulaire mortifié d'un volume considérable, lesquelles venaient évidemment de la partie profonde de l'orbite. A la suite, il se produisit une réduction graduelle du globe, l'état de la vision s'améliora et la plaie de la paupière sembla marcher vers la guérison. — Le 7 septembre, sortie d'une nouvelle portion de tissu cellulaire moins volumineuse que les précédentes, et le 23 du même mois l'œil avait repris, à peu de chose près, sa situation normale. Peu de temps après, la malade sortit guérie de l'hôpital.

3. M. de Graefe a rapporté (1) un cas dans lequel une injection poussée par le conduit lacrymal inférieur, ayant pénétré dans le tissu cellulaire de l'orbite, avait donné lieu à un phlegmon de la paupière inférieure et à une infiltration de ce dernier. A peine le globe oculaire fut-il poussé au dehors, de quatre millimètres seulement, que la vue s'éteignit d'une manière absolue.

L'ophthalmoscope fit découvrir un gonflement inflammatoire de la papille optique et de la partie adjacente de la retine. L'exophthalmos, peut-être sous l'influence d'une disposition particulière, amena la gangrène d'une partie du tissu graisseux de l'orbite: le globe fut conservé, mais le nerf optique s'atrophia et la cécité fut complète. Un cas semblable fut observé après une cautérisation du sac suivie de gangrène nosocomiale. Dans ce cas aussi, la propulsion de l'œil fut peu prononcée et le gonflement de la papille se termina par l'atrophie du nerf et une cécité complète.

Dans un cas où une injection d'une solution de sulfate de zinc, poussée par le point lacrymal inférieur, avait pénétré dans le tissu cellulaire de l'orbite, M. Wecker a pratiqué, sans hésiter et sur le champ, le long du rebord orbitaire inférieur, une incision d'un centimètre par laquelle il introduisit une mèche; puis il appliqua le bandeau compressif. L'inflammation suppurative, qui ne survint que le sixième jour, n'amena aucune saillie de l'œil, le pus s'écoula par la petite plaie, qu'on eut soin de tenir ouverte pendant quinze jours, et il ne survint aucun accident (2).

Nous hésiterions à suivre cette conduite, car une injection très légèrement irritante, comme celle dont nous nous servons habituellement, peut ne donner lieu qu'à un gonflement œdémateux, que des applications réfrigérantes suffiraient à faire disparaître, ainsi que nous en avons vu un exemple. On peut même se demander si l'introduction d'une mèche et son séjour dans l'orbite n'ont pas, dans le cas de M. Wecker, été la seule cause de la suppuration qui est survenue le sixième jour.

4. Dans les cas chroniques, qui se terminent par des fistules à travers la paupière supérieure, il est bon d'élargir l'ouverture fistu-

(1) Klinische Monatsb. 1862, B. I, S. 49.
(2) Annales d'Oculistique, 1863, t. XLIX, p. 247.

leuse au moyen de bougies de laminaria digitata, tandis qu'on en badigeonne le pourtour avec de la teinture d'iodure. On prescrit en même temps l'huile de foie de morue, le quinquina, le fer, l'iodure de potassium, les bains de mer, l'air de la campagne et un régime tonique.

Obs. 70. — *Abcès chronique. Carie étendue de la voûte orbitaire* (1). — Un garçon de la campagne, âgé de 18 ans, entre dans mon service au Middlesex Hospital, le 23 septembre 1862. Son œil gauche était déplacé en bas, en dehors, et aussi un peu en avant, par un gonflement présentant une dureté osseuse occupant le bord interne et la moitié interne du bord supérieur de l'orbite. Les mouvements de cet œil étaient peu gênés, la vue n'était pas altérée. Dans la partie tuméfiée, au-dessous de l'extrémité interne du sourcil, il existait une petite fistule qui laissait pénétrer une sonde d'Anel à deux lignes de profondeur, et conduisait dans une petite cavité qui n'avait pas plus de trois lignes de diamètre. La quantité de pus qui s'échappait chaque jour, et qu'on évaluait à environ deux cuillerées à café, était trop considérable pour être fournie par une surface aussi restreinte. C'était un ouvrier de ferme au teint bronzé et à la mine saine. Il me raconta qu'il y a deux ans, sa santé étant bonne, il s'était aperçu qu'il avait au-dessus de l'œil une tumeur douloureuse; il avait vu double et son œil était sorti de sa position naturelle. Au bout de dix-huit mois, la tuméfaction avait augmenté brusquement; il avait ressenti une vive douleur dans l'orbite, et les paupières étaient devenues rouges. Une semaine après, un abcès s'ouvrit à travers la paupière supérieure, près de son extrémité externe, contre son bord adhérent, et laissa échapper du pus jaune et épais. Le gonflement et la douleur disparurent, mais la plaie ne se guérit jamais complétement et, parfois, il se faisait une nouvelle accumulation de pus. Après un de ces retours d'inflammation, on pratiqua une incision à travers l'extrémité interne de la paupière, juste au-dessous du bord orbitaire, là où se voit actuellement la fistule ; après cela, l'ouverture spontanée resta fermée. Ce récit, joint aux symptômes actuels, ne permettait pas de mettre en doute qu'il y eût eu un abcès, mais ce qui restait douteux, c'était la question de savoir si cet abcès avait pris naissance dans l'orbite ou dans les sinus frontaux, les abcès de cette cavité venant fréquemment faire saillie au côté supérieur et nasal de l'orbite. Si c'était un abcès de l'orbite, sa longue durée fournissait une forte présomption qu'il était dû à une maladie des os.

M'étant décidé à pratiquer une incision explorative, le malade fut chloroformé le 25 septembre; puis une sonde mince fut introduite, d'abord avec quelque difficulté, mais bientôt elle franchit un rétrécissement situé à deux lignes de la surface, et glissa tout d'un coup dans une cavité à deux pouces de profondeur : là on pouvait la faire mouvoir librement, parallèlement à la voûte de l'orbite, et beaucoup moins facilement en haut et en bas. En essayant de fendre, à l'aide d'un bistouri boutonné, le trajet fistuleux, on reconnut que le gonflement dur qui englobait le bord orbitaire était constitué par un os nouveau. Une portion de cette substance ayant été retranchée à l'aide d'une pince incisive, on put introduire le petit doigt dans la cavité déjà reconnue à l'aide de la sonde. Il s'en échappa environ une once d'un pus glaireux épais. La cavité s'étendait jusqu'au sommet de l'orbite et présentait une surface continue et unie. La voûte orbitaire s'interrompait à un huitième de pouce environ de son bord antérieur et, en passant le doigt, on ne la retrouvait plus, si ce n'est tout près du sommet de la cavité orbitaire, de sorte qu'il existait un vaste hiatus à travers lequel la dure-mère faisait dans l'orbite une saillie convexe. On enleva aussi loin qu'on le put les bords de cette ouverture osseuse, qui étaient dénudés et rugueux. On ne trouva point de séquestre. On plaça dans la cavité un tube à drainage et l'on maintint la plaie ouverte. Le lendemain, il existait une inflammation locale vive et de la fièvre. On la traita par le froid et les purgatifs, et elle s'apaisa le quatrième jour; la suppuration devint alors abondante. Le malade resta en observation à l'hôpital, l'écoulement de pus allant en diminuant, mais ne cessant pas complétement. A l'exception de l'époque de l'inflammation provoquée par l'opération et

(1) Hulke. Ophth. Hosp. Rep. 1863, Vol. IV, p. 89.

une fois qu'il but de la bière à mon insu, le malade n'éprouva jamais la moindre céphalalgie ni aucun malaise du côté de la tête. Comme la cavité se contractait lentement, on pratiqua des injections astringentes qui parurent bien faire, car on fut ensuite obligé de raccourcir progressivement le tube à drainage.

SECTION V.

EXOPHTHALMOS OU HERNIE DE L'ŒIL. (P. 453.)

Syn. Proptosis.

Indépendamment des causes d'exophthalmos déjà mentionnées (t. Ier, p. 454), nous avons à signaler encore la périorbitis, la carie de l'orbite et l'œdème, aigu ou chronique, des tissus de l'orbite (1), enfin, l'hydropisie de la bourse de Ténon.

§ I. **Exophthalmos simple.**

Il se développe quelquefois subitement, et sans autre cause connue que l'action du froid : on a quelque raison de supposer, dans ces circonstances, que c'est l'œdème du tissu cellulaire de l'orbite qui est la cause de l'exorbitisme. Dans un cas, publié par Dubois (2), cet accident était survenu à un enfant de six ans, à la suite d'une promenade de quatre heures et demie, pendant laquelle, assis sur le strapontin d'une voiture, le dos tourné aux chevaux et par un temps froid, il avait eu constamment la partie supérieure de la figure, les oreilles et une étroite région du cou, au-dessous des cheveux, battus par un air froid et vif : le lendemain, l'œil droit de l'enfant avait commencé à faire saillie, pour atteindre, au bout de trois jours, l'exorbitisme que, le cinquième, Dubois avait été appelé à constater : la saillie du globe oculaire droit était de près d'un centimètre et demi, joint à un déplacement inférieur externe, ne laissant plus les deux iris sur le même plan horizontal : il n'y avait aucune rougeur de la conjonctive oculaire, mais une certaine tuméfaction de la membrane rudimentaire du grand angle de l'œil droit, un peu d'épiphora, toutefois sans douleur orbitaire ou circum-orbitaire, ni altération aucune de la vision. La maladie, que Dubois considérait, évidemment à tort, comme un cas d'exophthalmos anémique, céda à l'application de quelques sangsues au-devant de l'oreille, de quelques frictions iodurées et à l'administration du calomel à dose altérante. Il y avait eu vraisemblablement, dans ce cas, un œdème du tissu cellulaire intra-orbitaire.

(1) Med. Times and Gaz. 1860, Apr. 17, p. 481.
(2) Annales d'Oculistique, 1860, t. XLIV, p. 30.

Carron du Villards a rapporté l'histoire d'une jeune fille (1) atteinte d'un exophthalmos très prononcé, accompagné de douleurs très violentes. Plusieurs personnes et lui-même avaient proposé l'extirpation de l'œil, lorsqu'il crut prudent de recourir à une ponction exploratrice, qui produisit l'évacuation de deux onces environ d'un liquide légèrement citriné, ressemblant à celui des hydrocèles simples. Sur la canule, il fit une légère dilatation pour introduire une tente, afin de produire une inflammation adhésive, ce qui devenait facile, l'œil ayant repris sa place naturelle. La nature et la quantité du liquide excluaient l'idée de la présence d'une collection d'hydatides : c'était simplement une hydropisie de la capsule de Ténon, comme dans le cas suivant (2).

Obs. 71. — En 1842, on me présenta une orpheline âgée de 17 ans, résidant à l'hôpital de Luxembourg : elle portait un exophthalmos assez volumineux, accompagné de douleurs excessivement vives lorsqu'elle penchait la tête en bas ou lorsqu'on cherchait à refouler l'œil, enchâssé dans une tumeur dure uniforme, sans altération de la conjonctive et de la cornée, mais avec perte absolue de la vision. On avait épuisé tous les moyens de résolution. Je l'avoue avec autant de regret que de franchise, je diagnostiquai une tumeur fibreuse enveloppant l'œil dans toute sa périphérie, et proposai l'extirpation de l'organe en même temps que de la tumeur. Cette opération fut acceptée par les médecins et les directeurs de l'établissement. Je me croyais tellement sûr de mon diagnostic, que je négligeai de pratiquer une ponction exploratrice. L'extirpation fut pratiquée en présence des docteurs Classen et Wurth, membres de la commission médicale du Luxembourg. J'y procédai par la méthode de Lisfranc, après avoir préalablement débridé la commissure externe des paupières. L'œil, détaché de tout l'orbite, ne tenait plus que par l'anneau fibreux formé par ses muscles et le nerf optique : quand je donnai le dernier coup de ciseaux destiné à opérer cette séparation, il s'écoula une grande quantité de liquide citrin, l'œil s'affaissa et la tumeur disparut. J'avais donc ouvert une poche ; mais l'œil était complétement séparé. La pièce extraite fut placée dans une cuvette d'eau fraîche, pour être examinée plus tard ; l'artère ophthalmique donna très peu de sang, grâce à l'introduction d'une petite boule de charpie imbibée d'eau hémostatique de Broschieri. On plaça sur les paupières un bandage ordinaire, destiné à maintenir des gâteaux de charpie continuellement arrosés d'eau froide. La guérison suivit la marche ordinaire sans accident.

L'esprit préoccupé de ce qui s'était passé pendant l'opération, je me rendis chez moi pour examiner avec le plus grand soin l'œil extirpé. Son séjour dans l'eau lui avait rendu la forme qu'il avait avant son ablation, c'est-à-dire qu'une tumeur uniforme l'enveloppait de toutes parts ; en le sortant, le liquide s'échappa par une ouverture située à la partie inférieure correspondant à l'anneau fibreux, d'où naît la bourse de Ténon. Je le replongeai de nouveau dans le liquide, et il se remplit derechef : j'avais donc affaire à une cavité, que je me proposai d'examiner avec le plus grand soin.

Sortant l'œil de nouveau, mais en sens inverse de la première fois, c'est-à-dire en le saisissant par le point d'où l'eau s'échappait en tenant la cornée en bas, il ne s'écoula aucun liquide, et la tumeur conserva sa forme. Il s'agissait donc d'une poche environnant l'œil de toutes parts et à laquelle j'avais, dans le dernier temps de l'opération, pratiqué une ouverture accidentelle. L'examen anatomique de la pièce justifia complétement mon opinion. Ayant introduit par l'ouverture accidentelle un stylet mousse, je pus le promener dans toute la circonférence du bulbe. Le décollement de la bourse fibreuse de Ténon était complet jusqu'à la cornée. Ayant introduit une sonde cannelée pour dilater un peu l'ouverture accidentelle, et après avoir dégagé le nerf optique de ses ad-

(1) Annales d'Oculistique, 1858, t. XL, p. 104.
(2) CARRON DU VILLARDS. Id. Id. p. 106.

hérences avec l'anneau fibro-aponévrotique qui l'entourait, je pus retourner la poche, comme on retourne un gant : de telle sorte que l'œil était libre de toute enveloppe, et que la face interne de la poche aponévrotique était devenue externe, exactement comme on retourne la chemise de la canule de Dupuytren pour le tamponnement, dans l'opération de la taille bilatérale. L'œil étant complétement à nu, il me fut loisible de l'examiner avec soin et de constater, avec un indicible regret, qu'il était parfaitement sain. Seulement, le nerf optique, en raison de la saillie de la tumeur, avait acquis une longueur triple de son état normal. C'est probablement à cet étirement qu'il fallait attribuer les douleurs très vives qu'éprouvait cette jeune fille, quand elle penchait la tête en avant. Les muscles, un peu plus longs que de coutume, occupaient leur place ordinaire, ce qui explique l'intégrité des mouvements du bulbe, malgré sa propulsion.

De l'examen de cette pièce je fus autorisé à conclure que la jeune fille dont j'ai parlé plus haut, et qui fut guérie par une ponction exploratrice pratiquée avant l'extirpation de l'œil déjà résolue, portait une hydropisie de la bourse de Ténon. Sans aucun doute, la même opération, pratiquée sur la jeune fille de l'hôpital de Luxembourg, eût produit le même résultat.

Carron du Villards ajoute que, depuis cette époque, il a rencontré plusieurs fois la même hydropisie de la bourse fibreuse de Ténon, et qu'il l'a toujours fait disparaître par la ponction ; que, d'autre part, en autopsiant avec soin des moutons morts de la clavelée, maladie pendant laquelle l'exophthalmos est très fréquent, il a constaté que celui-ci était dû à cette même hydropisie de la capsule fibreuse. Chez un jeune homme d'Acisclo (État de Puebla) dont il a fait prendre la photographie (fig. 34), le même praticien observait, dit-il, distinctement la saillie du liquide, quand le malade penchait la tête en avant. S'il restait dans cette position, l'œil devenait si dur et si douloureux, qu'il était obligé de se coucher sur le dos, pour refouler le liquide à la partie postérieure, en exerçant sur les paupières une pression légère, comme dans certains taxis d'entérocèle réductible. Ce garçon, âgé de 37 ans, n'avait jamais voulu consentir à l'opération ; il voyait assez pour se conduire et se contentait de son état.

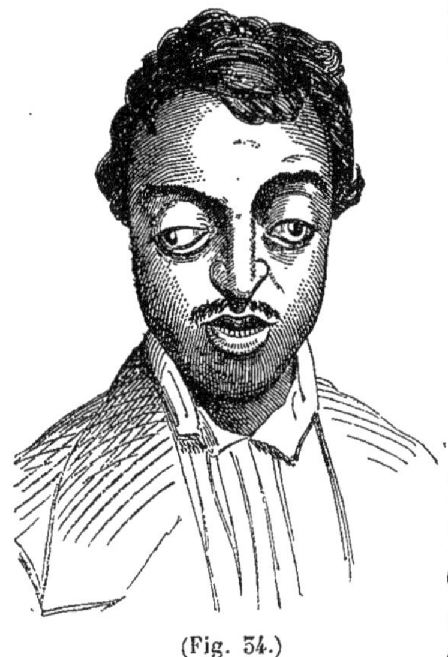
(Fig. 34.)

Chez toutes les personnes qu'il a vues atteintes de cette maladie, les premiers symptômes d'exophthalmos s'étant montrés à la suite de la scarlatine ou de la rougeole, on est en droit de conclure que les affections éruptives aiguës de la peau peuvent produire facilement cette espèce d'hydropisie, de la même manière qu'elles produisent l'ascite et l'hydrocéphale. La clavelée étant une éruption aiguë cutanée des races ovines, il n'est pas étrange que l'hydropisie de la bourse fibreuse de l'œil se développe chez elles comme dans l'espèce humaine. On comprend, d'après cela, la nécessité de faire précéder d'une ponction exploratrice toute opération ayant pour objet l'ablation des tumeurs molles de la cavité orbitaire.

M. Hulke a publié l'observation suivante, qui offre symptomatiquement beaucoup d'analogie avec l'espèce d'affection que nous venons de décrire.

Obs. 72. — *Tumeur hydatique déterminant une proptose extrême* (1). — Me trouvant à la campagne, en avril 1862, on me pria de voir un jeune garçon qui, depuis quelques mois, avait une saillie croissante de l'œil gauche. La cornée de cet œil fut trouvée par moi d'un pouce plus en avant que celle de l'œil droit; cette saillie était si considérable que l'œil semblait situé tout à fait au-devant de l'orbite. Lorsqu'on essayait de le repousser à sa place, on sentait une forte résistance. Le déplacement n'avait pas seulement lieu en avant, mais aussi en haut; la paupière supérieure était tellement refoulée par l'œil qu'on apercevait, à travers elle, la forme de la cornée. La paupière inférieure était abaissée, mais non renversée en dehors, et séparée du globe oculaire par une tumeur solide, légèrement élastique, à fluctuation obscure, arrondie, lisse, faisant saillie entre l'œil et le bord inférieur de l'orbite, et s'étendant aussi en haut le long du bord externe. En pressant fortement, on arrivait à sentir distinctement le bord orbitaire, au-dessus duquel passait le gonflement. La peau avait sa coloration naturelle, et l'on pouvait la faire glisser sur la tumeur : il n'y avait pas d'œdème. Les mouvements de l'œil en bas et en dehors sont abolis; il y a une légère perception quantitative de la lumière. L'enfant, qui jouissait auparavant d'une bonne santé, est devenu pâle et faible. La saillie du globe oculaire a commencé, il y a sept mois; elle s'est accompagnée de violente douleur dans l'orbite et de diplopie. Après quatre mois, la douleur avait cessé, mais la saillie oculaire avait augmenté.

Les contours arrondis, unis, de la tumeur, et la fluctuation, indiquaient qu'il s'agissait d'une collection de liquide. Quelle en était la nature? un abcès ou un kyste hydatique? La soudaineté avec laquelle le mal avait débuté, et l'intensité de la douleur, indiquaient un abcès; mais s'il en eût été ainsi, tant de mois n'auraient pu se passer sans qu'il vînt pointer au dehors, et à l'époque où je l'ai vu, on aurait dû trouver quelque œdème des parties environnantes, quelque adhérence de la peau. L'absence de symptômes inflammatoires qui écartait l'idée d'un abcès rendait, au contraire, probable l'existence d'un kyste hydatique. Je m'arrêtai à cette supposition sans cependant pouvoir affirmer qu'elle fût juste. — Avril 21. En explorant la tumeur avec une aiguille cannelée, il s'échappa de la tumeur un liquide incolore tel qu'il n'en sort que d'une hydatide. On pratiqua alors, à travers la paupière inférieure, parallèlement à son bord adhérent, une incision par laquelle sortirent plusieurs drachmes du même fluide, et l'on put faire glisser le doigt dans l'orbite, derrière l'œil, où il pénétra dans une large cavité à surface unie. On sentit en haut le nerf optique entouré par les muscles et refoulé contre la voûte orbitaire. On ne découvrit aucun kyste distinct. Un morceau de charpie fut placé dans la cavité et l'on maintint la plaie ouverte. Le globe oculaire avait un peu reculé.

Le lendemain, les paupières étaient œdématiées; il y avait de la céphalalgie et de la fièvre. Au bout de deux jours, on enleva la charpie, et la plaie suppura abondamment jusqu'à la fin de la semaine. Vers cette époque, en changeant un cataplasme, on trouva un kyste hydatique qui, après quelques jours de macération dans l'alcool, offrait à peu près le volume d'un œuf de poulette. La cavité se ferma alors promptement. Lorsque je revis ce garçon, en décembre 1862, l'œil avait repris sa position normale et la liberté de ses mouvements. Il ne pouvait que reconnaître incomplétement de gros objets, tels que le doigt. L'incision ayant porté sur le bord adhérent de la paupière, celle-ci n'était nullement tiraillée par la cicatrice, qui était à peine visible.

(1) HULKE. Ophth. Hosp. Rep. 1863, Vol. IV, p. 91.

§ II. Exophthalmos anémique.

Syn. — Goître exophthalmique. — Bronchocèle vasculaire et exophthalmos. *Warburton Begbie.*—Exophthalmos cardio-thyroïdien. *De Graefe.* — Cachexie exophthalmique. *Withusen.* — Maladie de Basedow.— Maladie de Graves.

L'exophthalmos anémique doit aux cas nombreux qui en ont été récemment observés, d'avoir été très scrupuleusement étudié dans ces dernières années. Il y a donc opportunité à ajouter de nouveaux détails à l'histoire qui en a été donnée précédemment (t. I, p. 458).

La maladie présente trois symptômes principaux, dont la réunion constitue une espèce morbide digne de recevoir une dénomination spécifique. Ces symptômes sont : l'exophthalmos ou la propulsion des globes oculaires en avant, le goître et les battements du cœur.

1. *L'exophthalmos* existe le plus souvent des deux côtés, tantôt très prononcé, d'autres fois peu manifeste; il s'accompagne d'un certain embarras des mouvements du globe, qui éprouve de la difficulté à se fixer dans la direction que le regard voudrait lui imprimer, embarras qui donne lieu à du larmoiement. D'autre part, il est un premier indice caractéristique et pathognomonique de cette affection, indiqué par M. de Graefe (1) et digne de toute l'attention : c'est la suspension des relations sympathiques qui existent entre les mouvements de rotation verticale du globe de l'œil et les mouvements d'élévation et d'abaissement de la paupière supérieure. Dans la rotation en bas du globe oculaire spécialement, la paupière reste immobile, symptôme qui n'existe pas dans l'exophthalmos ordinaire et qui dépendrait, dit-il, de l'action nerveuse du grand sympathique, dont des filaments, suivant Müller, se distribuent à la paupière. La diminution de la mobilité est symétrique dans toutes les directions, particularité qui sert à différencier la maladie de l'exophthalmos simple, tel que celui développé par une tumeur, une exostose.

Toutefois, on a observé la diplopie et un strabisme divergent de l'un ou de l'autre œil. Le centre de rotation de l'œil est déplacé en avant. La mobilité latérale est un peu affaiblie, ce qui donne lieu à un regard fixe et à une expression singulière de la physionomie. Quelquefois l'exorbitisme est tel qu'il empêche les paupières de se fermer pendant le sommeil. M. de Graefe croit qu'il est déterminé tout d'abord par la congestion du système veineux, dont l'hypertrophie du tissu adipeux est aussi le résultat (2).

2. Le *goître* qui accompagne l'exophthalmos, en suit toutes les phases d'augmentation ou de diminution : il est ordinairement plus

(1) Deutsche Klinik, 1864, n° 16; Klinische Monatsbl. 1864, S. 185, et Brit. Med. Journ. 1864, Sept. 17, p. 34.
(2) Archiv für Ophth. 1857, B. III, Abth. 2, S. 278.

développé du côté droit, et est le siége de mouvements d'expansion, de battements, analogues à ceux qu'offre une poche anévrysmale. On y perçoit des bruits de souffle continu, avec renforcements systoliques. L'anatomie pathologique a démontré que la tumeur est bien une simple hypertrophie générale du corps thyroïde. Quand la maladie doit se terminer par la guérison, le goître peut disparaître, sans que l'exorbitisme cesse entièrement, et réciproquement; presque toujours cependant la tumeur thyroïdienne laisse des traces persistantes.

3. En général, le premier symptôme dont les malades se plaignent part du *cœur;* ils accusent, tout au début, des battements violents, bruyants, allant parfois jusqu'à soulever la poitrine et à se faire entendre à distance, sans voussure de la région précordiale. Ces battements peuvent retentir dans les artères du cou et des globes oculaires, et s'accompagnent d'ordinaire de céphalalgie et d'une altération marquée du caractère, qui devient chagrin et souvent violent : tous ces signes augmentent, en même temps que les yeux se remplissent de larmes, sous l'influence des émotions morales. On constate un bruit de souffle systolique à la base du cœur, se prolongeant dans les vaisseaux du cou ; les artères thyroïdiennes bondissent à chaque pulsation du cœur, mais, en même temps, le pouls radial reste petit et faible. Il n'y a point de bruit de souffle dans les artères humérales et crurales. Selon M. Trousseau (1), dans le goître exophthalmique, il n'y a pas ordinairement d'hypertrophie cardiaque, bien que celle-ci puisse exister quelquefois d'une façon passagère. Dans les huit cas observés par M. de Graefe, il n'existait ni hypertrophie du cœur, ni altération des valvules.

4. Les troubles de la menstruation, la suppression ou l'irrégularité des règles existent chez toutes les femmes affectées de la maladie : quelquefois il y a, en même temps, accroissement du volume, induration et abaissement de l'utérus. La grossesse apporte toujours un amendement considérable des symptômes, qui d'ordinaire reparaissent avec leur intensité première, après l'accouchement.

5. Chez beaucoup de malades, il existe des troubles de la digestion, des vomissements aqueux fréquents et des altérations graves de la cornée, évidemment déterminées par le peu de protection que l'œil reçoit des paupières et par la diminution de l'humectation des membranes externes. La faculté visuelle ne change pas, aussi longtemps que la cornée n'est pas altérée ; mais, chez certains malades, le contact continuel de l'air avec cette membrane, que les paupières ne recouvrent plus, y donne lieu à des inflammations et à des opacités qui compromettent gravement l'acte de la vision. L'ophthalmoscope

(1) Rapport présenté à l'Acad. de méd. de Paris. — Id. Séance du 15 juillet 1862.

n'indique qu'une hypérémie des veines de la rétine, plus ondulées et plus volumineuses qu'à l'état normal. La maladie est plus grave chez l'homme et s'y développe à un âge plus avancé que chez la femme. Le symptôme le plus opiniâtre est ordinairement l'altération qu'a subie l'action du cœur. Dans les neuf cas, signalés par M. Praël (1), il n'y a eu de trouble de la vision, au début de la maladie, que chez un seul sujet; l'affection a atteint tantôt les deux yeux, tantôt l'œil droit seul, mais pas l'œil gauche isolément. Dans deux cas, il n'y avait ni affection du cœur, ni goître, mais une anémie bien prononcée. L'hypertrophie du corps thyroïde existait dans tous les autres cas; elle était compliquée d'affection organique du cœur dans quatre d'entre eux. Un seul malade appartenait au sexe masculin. Au fond de toutes les affections réunies, se trouvait une hydrohémie provenant de causes diverses. Chez une jeune fille, cette affection succéda à la guérison de la chorée. On a cité des cas, rares à la vérité, où la maladie avait débuté après une blessure de la tête : le plus souvent, elle succède à des émotions vives, des chagrins ou de longues privations.

6. En général, la maladie affecte une marche aiguë, avec paroxysmes fréquents, et dure de quelques mois à deux années : la forme chronique est plus rare et succède quelquefois à la forme franchement aiguë; elle offre aussi des paroxysmes, mais ils sont moins violents et moins pénibles.

7. M. Trousseau considère le goître exophthalmique comme une maladie spéciale, due peut-être à une excitation du grand sympathique, une névrose en un mot. Pour M. Beau, il est dû à un état cachectique, pour ainsi dire radical, dans la constitution de la malade (2); à une chloro-anémie, dans le développement de laquelle les causes morales joueraient un grand rôle. Enfin, M. Bouillaud (3) prétend que la maladie dite « goître exophthalmique » ne saurait être considérée comme une entité spéciale, puisqu'elle n'est, pour lui, qu'une réunion de deux éléments morbides, le goître et l'exophthalmos, qui ne reconnaissent aucune cause spécifique.

8. Tous les auteurs s'accordent à reconnaître que les moyens hygiéniques, les voyages, les distractions, les bains de mer et surtout l'hydrothérapie doivent faire le fond du traitement. M. Trousseau a constaté que les préparations ferrugineuses et les toniques amers, non-seulement ne donnent pas de résultats satisfaisants, mais ont eu plusieurs fois pour effet d'accélérer les battements du cœur. L'iode a semblé, ajoute-t-il, exaspérer chacun des symptômes et déterminer des paroxysmes. Les préparations de digitale ont, au

(1) Archiv für Ophth. 1857, B. III, Abth. 2, S. 199.
(2) Loc. cit.
(3) Id.

contraire, produit des effets très satisfaisants, mais c'est à la condition que l'on ait rétabli la fonction menstruelle. Les applications de glace sur le goître contribuent puissamment à diminuer la tuméfaction du corps thyroïde.

M. de Graefe recommande l'emploi du fer, mais seulement au début de l'affection, quand la fréquence du pouls n'est pas trop grande; mais, comme M. Trousseau, il le trouve contre-indiqué quand la maladie est arrivée à un haut degré. Dans ce dernier cas, dit-il, tous les médicaments semblent être plus nuisibles qu'utiles : l'air pur, l'emploi du laitage, surtout du petit-lait, procurent seuls alors quelque soulagement aux malades.

La compression du bulbe est utile, pourvu que les paupières puissent encore se fermer et que la compression ne soit pas trop forte. L'électricité rend parfois l'occlusion palpébrale plus facile, ce qui est un avantage. La tarsoraphie constitue pour M. de Graefe le meilleur moyen contre l'exophthalmos, ou plutôt contre la désorganisation de la cornée, qui est toujours à redouter : elle doit être faite sur une certaine étendue pour être efficace; ainsi, l'on ne craindra pas de réunir les paupières à leur angle externe, dans une étendue de trois, quatre à cinq lignes, d'après le degré de l'exorbitisme (1).

L'application du courant électrique au sympathique cervical a été recommandée (2). M. Willebrand (3) dit avoir retiré des avantages du seigle ergoté, à la dose de dix grains, quatre fois par jour. Il pense que ce médicament a la propriété de faire rétracter le cœur et les vaisseaux jusqu'à leur rendre leur capacité normale (4).

Obs. 73 (5). — Une jeune dame, âgée de 25 ans, me consulta, le 5 octobre 1857, pour une proéminence des yeux avec augmentation de la thyroïde. L'exophthalmos existait depuis deux ans. Six semaines avant qu'elle vînt me consulter, la vue s'était affaiblie au point qu'elle ne pouvait plus lire. Les pupilles se dilataient complétement à l'obscurité. Image renversée distincte. Règles absentes depuis deux mois. Elle avait employé le fer, l'huile de morue, etc. Je prescrivis le sirop d'iodure de fer à l'intérieur et des frictions sur la région thyroïdienne avec la pommade iodurée. Je n'entendis plus parler de cette malade jusqu'au 25 août 1861, époque à laquelle son frère vint me consulter pour une amaurose avec atrophie du nerf optique. Il m'apprit que sa sœur avait récupéré sa santé et ses forces à un établissement d'hydrothérapie, et qu'elle avait regagné la faculté de lire.

Obs. 74 (6). — Homme brun, yeux bleus, âgé de 50 ans, marié, sans enfants, domes-

(1) De Graefe. Archiv für Ophth. 1857, B. III, Abth. 2, S. 505.
(2) British Med. Journ. 1864, Sept. 17, p. 34.
(3) Archiv für Ophth. 1858, B. IV, Abth. 1, S. 345.
(4) Voir aussi : Begbie. Contributions to practical Medicine. Edinburgh 1862. p. 116. — Charcot. Brit. Med. Journ, 1862, Oct. 11, p. 597. — Autopsies par Basedow et autres (Edinb. Med. Journ. 1859, p. 1127). — Withusen. Dublin Med. Press, 1859, July 6, p. 1. — Laycock. Edinb. Med. Journ, 1863, Feb. pp. 681-760 et Med. Times and Gaz. 1864. Sept. 24, p. 325. — Piorry. Recueils inédits, t. II, p. 125. — Warburton Begbie. Edinb. Med. Journ. 1863, Sept. p. 198. — Fletcher, Brit. Med. Journ. 1865, May, 23, p. 529. — Handfield Jones. Ophth. Review, n° 2, p. 171.
(5) Mackenzie. Inédite.
(6) Praël. Archiv für Ophth. 1857. B. III, Abth. 2, S. 199.

tique, atteint, depuis sa vingtième année, de palpitations. Pendant la convalescence d'une fièvre muqueuse, survint une saillie remarquable de l'œil droit, accompagnée d'une augmentation d'intensité des battements du cœur et de développement du corps thyroïde. La saillie de l'œil ne restait pas constamment la même, elle semblait être en rapport avec l'état général de la santé. En décembre 1849, le malade maigrit; il se plaignit souvent de douleurs rhumatismales à l'œil et à la joue : il fut atteint, sur ces entrefaites, d'une bronchite catarrhale, pendant le cours de laquelle l'œil droit fut plus proéminent que jamais; l'œil gauche devint saillant à son tour, au point de ne plus pouvoir se fermer. Trois semaines avant la mort, la cornée de l'œil droit s'infiltra, à la suite d'une saignée que le malade avait demandée contre l'avis de son médecin. Au lieu de s'ulcérer et de se perforer, la cornée infiltrée se raccornit et devint sèche; ce phénomène fut accompagné d'une secrétion conjonctivale caséiforme, d'un gris jaunâtre. Les mêmes phénomènes survinrent à l'œil gauche; le malade avait perdu complétement la vue quelques jours avant sa mort. — Autopsie. Hypertrophie du corps thyroïde s'étendant jusque dans la cavité thoracique : le lobe droit enveloppait la trachée et présentait une dégénérescence cartilagineuse. Le thorax était aplati, surtout à sa région inférieure gauche. Hypertrophie du cœur gauche, transformation de la valvule bicuspide en un anneau résistant par dégénérescence athéromateuse. L'aorte était considérablement rétrécie, depuis son origine jusqu'à sa portion descendante, par suite de la même dégénérescence. L'intérieur des yeux ne présentait pas d'altérations : leur volume avait diminué, et la cornée ainsi que la sclérotique étaient raccornies, sèches. L'encéphale était ramolli en plusieurs endroits; son développement était au-dessous du développement normal.

Obs. 75 (1). — La malade a soixante ans, et c'est depuis 1856 qu'elle est atteinte de l'affection qui l'a conduite à l'Hôtel-Dieu, et dont les débuts ont été remarquables par leur soudaineté. Son père, qui paraît avoir été sujet à des accès d'épilepsie, étant mort subitement au milieu de la nuit dans une attaque convulsive, c'est dans cette nuit même que les yeux de cette femme se gonflèrent, que son corps thyroïde augmenta très-notablement de volume et devint le siége de battements insolites. En même temps survinrent des palpitations extrêmement pénibles, et comme conséquence immédiate de ces troubles circulatoires, des épistaxis qui persistèrent toute la nuit.

En 1857, la malade était en Afrique, où le goître disparut avec une rapidité qui surprit les médecins de l'hôpital où elle était entrée. Des fièvres paludéennes qu'elle contracta à cette époque lui donnèrent la teinte cachectique qu'elle a gardée depuis. Les palpitations et l'exophthalmos ont persisté et persistent encore. Il survint, dès les premiers jours de son arrivée à Alger, de l'œdème des membres inférieurs et de l'ascite. Cette hydropisie disparut après quelques jours seulement de durée, et ne se reproduisit que quatre ans après. Cette année, la malade a eu encore, à quatre reprises, de l'hydropisie, qui toujours n'a eu qu'une durée d'une remarquable brièveté. Peut-être n'est-il pas indifférent d'ajouter qu'au mois de janvier 1863, elle a eu tous les accidents de l'angine de poitrine, qui durèrent pendant quelques heures.

Au moment de l'entrée de la malade à l'hôpital, le cœur, mesuré par M. Peter, offrait treize centimètres dans son diamètre longitudinal, et douze centimètres dans son diamètre transversal. L'impulsion de la pointe était énergique et se faisait sentir dans le sixième espace intercostal, à deux travers de doigt en dehors du mamelon. Les battements étaient tumultueux et présentaient une certaine irrégularité; mais on n'entendait aucun souffle dans aucun temps. Au cou, il n'y avait pas d'avantage de souffle vasculaire. Les battements artériels étaient plus énergiques au cou qu'à la radiale, et plus aussi au bras gauche qu'au bras droit. Cette espèce d'ataxie circulatoire nous paraît accuser manifestement l'atteinte portée à certains groupes des nerfs vaso-moteurs, et l'accès d'angine de poitrine n'a peut-être été que l'expression exagérée des troubles de l'innervation cardiaque. Du reste, le tempérament nerveux de cette femme, qui s'est si bien manifesté dans la façon dont sont arrivés les premiers accidents, plaide aussi en faveur de l'idée d'une névrose, et il ne faut pas oublier non plus que le père de la malade avait la pire des névroses, l'épilepsie.

Pour beaucoup de médecins, l'élément nerveux ne se dessinerait pas seul dans les

(1) TROUSSEAU. Gazette des Hôpitaux, 1863, p. 589.

antécédents pathologiques, car cette femme n'a été réglée qu'à vingt ans, et de quinze à vingt ans elle a été très-pâle et a éprouvé des palpitations; pâleur et palpitations ont cessé quand les règles ont paru. La chlorose intervient donc ici dans une certaine mesure; mais, dans la chlorose, quelle est la part de la névrose, quelle est celle de l'aglobulie? Il ne nous paraît pas douteux que l'affection nerveuse, au moins primitivement, ne joue le rôle le plus important. Disons ici qu'aux accidents nerveux présentés par cette femme, il faut ajouter des névralgies des nerfs occipitaux et de la branche ophthalmique de la cinquième paire. La nuit où les premiers symptômes de la cachexie exophthalmique se sont si rapidement développés, la malade avait ses règles, circonstance qui n'est pas indifférente, puisqu'elle devait amener une exagération momentanée de la susceptibilité nerveuse, et favoriser, dans une certaine limite, l'explosion des accidents. Depuis, ses règles se sont supprimées entièrement.

Pendant les premiers temps, les yeux ont été plus gros qu'ils ne l'étaient au moment du passage de la malade à l'Hôtel-Dieu. Ils l'étaient encore assez, même alors, pour que l'occlusion complète des paupières fût impossible. Aussi cette femme dormait-elle les yeux demi-ouverts. Elle n'a jamais eu toutefois la sensation de la sortie du globe de l'œil hors de l'orbite. Les paupières inférieures, au lieu d'être tangentes par leur bord supérieur à la cornée transparente, en sont éloignées de 4 millimètres, et le bord libre de la paupière supérieure, au lieu de cacher un segment de la cornée, en est distant de 2 millimètres. La vue est bonne, quoiqu'il y ait de la presbytie et non de la myopie, à laquelle on aurait pu s'attendre à cause de la convexité apparente des globes oculaires. Une lumière un peu vive détermine des éblouissements et comme une sorte d'ivresse. Dans la nuit de l'accident, la photophobie était extrême; la lumière d'une bougie ne pouvait être supportée sans de très-violentes douleurs, et la vision même a été abolie un instant. Pendant toute l'année qui a suivi l'accident, la malade n'a pu ni lire ni coudre le soir.

Du côté des fonctions gastriques, le seul trouble a été de la boulimie, qui est survenue peu après le début de la maladie. Aujourd'hui la faim est encore assez prononcée et se fait sentir à des époques très-rapprochées. Pendant la première année, il y a eu de la diarrhée et des selles décolorées. Le foie déborde un peu les côtes. Lorsque la malade a quitté l'hôpital, où elle n'a été traitée que par la digitaline, les toniques, les gouttes amères de Baumé, elle était un peu soulagée de ses battements de cœur, mais conservait son exophthalmie.

Obs. 76 (1). — Jeune fille de vingt ans, présentant, avec un exophthalmos très-prononcé et un goître volumineux, des battements violents du cœur et des artères du cou, des palpitations et de l'oppression. Fille d'une mère très-nerveuse, affectée elle-même pendant sept ans d'une maladie hystériforme, avec suppression des règles, douée d'un tempérament lymphatique, cette jeune personne avait été bien portante jusqu'à l'âge de 12 ans, époque du premier établissement de ses règles, qui furent toujours assez peu abondantes et assez peu colorées. État de malaise depuis ce moment, syncopes fréquentes, petite toux sèche, éclatante; plus tard, respiration un peu courte, gêne dans la marche et pour monter les escaliers. Vers la fin de l'été de 1856, l'état de malaise augmente, la respiration devient plus fréquente et le pouls s'accélère. Au mois de novembre suivant, troubles nerveux, parole brève, tremblement dans les membres, faiblesse dans les membres inférieurs, irritabilité de caractère, et à très-peu de temps de là gonflement de la face et du cou, yeux saillants et hagards, palpitations plus fréquentes et plus répétées, malaise plus prononcé, oppression respiratoire. Considérés surtout comme chlorotiques, ces accidents sont traités sans succès par les préparations ferrugineuses et par un voyage dans les montagnes; l'iode ne réussit pas mieux.

Ce fut alors que M. Aran, appelé, reconnut chez cette jeune fille les signes de la maladie étrange décrite par Basedow, à savoir : un exophthalmos double, avec conservation de la vue, le gonflement du corps thyroïde, des battements frémissants et visibles à l'œil dans les artères du cou et à la région cordiale, avec fréquence considérable du pouls, une respiration également précipitée, et de plus des signes plessimétriques et stéthoscopiques ne pouvant laisser aucun doute sur l'existence d'une dilatation avec hypertrophie du cœur, enfin les signes d'une chlorose.

(1) Aran. Bulletin de l'Acad. de Méd. de Paris. Séance du 4 déc. 1860.

Application continuelle de glace sur la région précordiale, administration à doses croissantes de la vératrine et de la digitale jusqu'à intolérance, diminution dans la quantité des aliments et des boissons; plus tard, douches froides, et tous les moyens propres à congestionner l'utérus et à régulariser la fonction menstruelle; plus tard enfin, administration du perchlorure de fer à l'intérieur. Ce traitement fut suivi de la manière la plus scrupuleuse : pendant neuf mois, les applications de glace furent continuées sans interruption; pendant huit mois, la vératrine et la digitale furent administrees de temps en temps, et la malade prit un grand nombre de douches; pendant deux mois enfin, à partir du milieu de juin 1858, le perchlorure de fer fut administré sans interruption.

Sous l'influence de ce traitement, l'amélioration était déjà marquée en quelques jours; la matité précordiale avait diminué de 2 cent. dans tous les sens après huit jours : après deux mois surtout, l'amélioration générale était très-notable et la matité précordiale avait repris des proportions très-ordinaires : l'accélération des battements vasculaires ne disparut cependant qu'au mois de septembre, c'est-à-dire un ans après le commencement du traitement. Depuis ce moment, la guérison a pu être considérée comme définitive, toute trace de maladie ancienne a disparu, et il y a lieu de croire, après deux années écoulées sans accidents, que la maladie ne récidivera pas.

M. Aran termine son travail par les conclusions suivantes :

1° L'affection connue sous les noms de *goître exophthalmique*, *cachexie exophthalmique*, *maladie de Basedow*, n'est essentiellement constituée ni par l'exophthalmos, ni par le gonflement du corps thyroïde, mais bien par un état d'irritabilité du cœur et des artères du cou, auquel s'ajoute, dans un temps extrêmement rapproché, car il est impossible de préciser l'intervalle qui sépare la production de ces deux ordres de faits, une dilatation avec hypertrophie du cœur et des gros vaisseaux du cou.

2° Cette dilatation avec hypertrophie, non plus que l'augmentation d'irritabilité du système circulatoire qui paraît la régir, ne peut être considérée comme étant la base, le point de départ de la maladie.

3° Précédant ces symptômes ou coïncidant avec eux, il existe des troubles variés vers le système digestif, les appareils sécréteurs et le système nerveux, qui ne peuvent laisser aucun doute sur le lien commun qui les unit et qui les généralise; ce lien paraît être un trouble du grand sympathique.

4° L'existence de ce trouble du grand sympathique est encore démontrée par le fait de la production de l'exophthalmos qui, inexplicable par des dilatations vasculaires que l'anatomie pathologique n'a pas retrouvées, inexplicable également par l'hypothèse d'une hypertrophie du tissu cellulo-graisseux de l'orbite, hypothèse inconciliable elle-même avec la production rapide, dans certains cas, de ce phénomène, avec son absence dans d'autres, avec sa manifestation plus tranchée vers un œil que vers l'autre, s'explique au contraire très-bien par l'influence du grand sympathique, telle que l'ont montrée les belles recherches de M. Cl. Bernard, influence qui se traduit par la contraction du muscle orbitaire, que les recherches de Henri Müller ont montré exister chez l'homme comme chez les animaux, et dont l'action est bien certainement de porter le globe de l'œil en avant.

5° L'affection nerveuse appelée *goître exophthalmique*, *cachexie exophthalmique*, etc., est une affection curable par un traitement suffisamment long et convenablement dirigé, ayant pour but à la fois de réveiller la contractilité des parois cardiaques et artérielles, de faire tomber l'irritabilité exagérée du cœur et des vaisseaux du cou, et de combattre l'état névropathique général qui lui sert de base, en même temps que l'altération du sang lorsqu'elle existe. Parmi les moyens thérapeutiques, ceux sur lesquels on peut le plus compter sont les applications de glace sur la région du cou, l'administration à doses réfractées et croissantes de la digitale et de la vératrine, l'hydrothérapie, le séjour à la campagne, et, à une certaine époque de la maladie, les préparations ferrugineuses, et plus particulièrement le perchlorure de fer.

CHAPITRE VIII.

TUMEURS INTRA-ORBITAIRES.

(T. Ier, pp. 462-481.)

SECTION Ire.

TUMEURS SOLIDES OU ENKYSTÉES DE L'INTÉRIEUR DE L'ORBITE. (P. 462.)

« Le diagnostic entre les tumeurs malignes et les bénignes, fait observer un critique intelligent, devient de plus en plus obscur, à mesure que s'accumulent les faits et les recherches. Les caractères microscopiques auxquels on avait d'abord accordé tant de confiance, occupent un rang de moins en moins élevé parmi les signes diagnostiques. La tendance à la récidive, que l'on considérait comme un indice certain de la nature cancéreuse, est reconnue maintenant pour appartenir à plusieurs autres espèces de tumeurs, n'offrant pas d'autre caractère de malignité. D'autre part, quelques affections qui, à l'œil nu ou armé du microscope, présentent tous les caractères des affections bénignes, ont été surprises parcourant toutes les phases propres aux affections malignes. En somme, il ne reste plus guère au cancer d'autre caractère pathognomonique que la contamination du sang qui l'accompagne et sa reproduction dans les viscères (1). »

Les tumeurs fibroïdes et les tumeurs fibroïdes récurrentes sont considérées comme malignes; elles ont, en effet, l'aspect général du cancer médullaire, mais les cellules diffèrent, en ce qu'elles sont allongées (2). D'un autre côté, elles s'éloignent des tumeurs fibro-plastiques de Lebert et du sarcome albumineux de Gluge. Elles n'infiltrent pas les tissus circonvoisins, ne pénètrent pas les lymphatiques et n'infectent pas l'organisme, et si elles entraînent parfois la mort, c'est en détruisant la santé du sujet par leur répullulation ; à ce point de vue, elles peuvent être considérées comme malignes, mais pas à la façon du cancer (3).

On rencontre dans l'orbite des tumeurs *solides* et des tumeurs enkystées. Parmi les premières, il faut citer : 1° les tumeurs *fibreuses*,

(1) British Med. Journ. 1858, Oct. 23, p. 883.
(2) Paget. Lectures, Vol. II, p. 155.
(3) Voyez Quain. Med. Times and Gazette, 1863, Aug. 8, p. 155.

consistant en une substance qui ressemble au tissu fibreux ou tendineux normal (bénignes); 2° les tumeurs *épithéliales,* consistant en écailles épithéliales infiltrées dans le tissu propre de la partie malade; 3° les *fibroïdes,* composées de cellules nucléées, étroites, allongées; elles récidivent et sont de nature maligne, mais non à la façon du cancer; 4° le *squirhe* dur, avec des cellules cancéreuses; 5° l'*encéphaloïde,* à cellules cancéreuses, mou comme le tissu cérébral; 6° la *mélanose,* caractérisée par la présence de pigment noir. Ces trois dernières sont malignes.

Parmi les tumeurs *enkystées,* on trouve: 1° des kystes *séreux;* 2° des kystes (1) *hydatigènes* et 3° des kystes mous (athéromes, stéatomes, méliceris. Toutes ces tumeurs offrent une résistance élastique spéciale, qui les distingue des tumeurs solides, lesquelles sont pâteuses ou dures à la pression, tandis que les premières se soulèvent quand on les comprime. Il faut faire exception pour les tumeurs encéphaloïdes, souvent élastiques, d'où le nom de spongoïdes que leur a donné Burns.

La lenteur du développement d'une tumeur est le meilleur indice de son défaut de malignité.

Obs. 77. — *Extirpation d'une tumeur de l'orbite, avec conservation du globe de l'œil* (2). — Il s'agit d'une femme de 44 ans, habitant la campagne, atteinte d'exophthalmos de l'œil gauche, avec déviation du globe en haut, déterminé par une tumeur volumineuse de l'orbite. La cornée présentait une obnubilation centrale: l'œil était devenu hyperpresbyope par suite de la pression exercée par la tumeur. L'extirpation de celle-ci fut pratiquée de la manière suivante : une première incision horizontale, partant de l'angle palpébral externe, longue de 3/4 de pouce, prolongea la fente des paupières. Celles-ci furent alors largement écartées par des aides; l'opérateur put ainsi pénétrer dans la cavité orbitaire et détacher la tumeur; celle-ci n'opposa de résistance que près de la fissure sphéno-maxillaire et près de la surface orbitaire de la grande aile du sphénoïde. Le peu de consistance de la tumeur, qui s'écrasait sous le doigt, rendit son extraction plus facile. La tumeur enlevée, on ne chercha pas à réduire le globe oculaire; la cavité orbitaire fut remplie avec précaution de charpie, puis on appliqua un léger bandage compressif, qu'on laissa vingt-quatre heures en place avant de le renouveler. Quelques points suspects de la paroi orbitaire furent cautérisés au moyen d'une pâte de chlorure de zinc, étendue sur des languettes de cuir, de manière que le globe oculaire fut protégé à la fois par de la charpie et par la face externe de la bandelette de cuir, dépourvue de caustique. L'eschare put être enlevée le quatrième jour, quoiqu'avec un peu de peine; on continua le pansement primitif. Le bulbe se replaça peu à peu de lui-même dans l'orbite; au bout de trois semaines il était à peu près complétement réduit. L'obnubilation de la cornée disparut; la pupille, d'abord très-dilatée et immobile, reprit sa mobilité, mais elle ne revint pas tout à fait à son diamètre normal.

(1) Demarquay. Gaz. méd. de Paris, 1859, 12 et 19 Nov. p. 730.
Autres faits : Giachaud. Tumeur épithéliale de la région orbito-nasale droite, ablation, autoplastie complexe, succès complet (Écho méd. de la Suisse, 1860, n° 11). — Walton. Encéphaloïde de l'orbite (Lancet, 1857, Janv. p. 61). — Sidney Jones. Tumeur maligne adhérente à l'os planum. Ablation (Lancet, 1863, Sept. 12, p. 308). — Wordsworth. Kyste dans l'orbite, ouvert et touché avec la teinture d'iode. Guérison (Lancet, 1859, Aug. 20, p. 185). — Poland. Observations de tumeurs de l'orbite (Oph. Hosp. Rep. 1857-1859, Vol. I, p. 23). — Carron du Villards. Études pathologiques et cliniques sur les différentes espèces d'exophthalmie. (Annales d'Ocul., 1858, t. XL, p. 97.)

(2) Zehender. Arch. für Ophth. 1858, B. IV, Ab. 2, S. 55.

La tumeur extirpée pesait à peu près 20 grammes; son volume était d'environ deux fois et demie celui du bulbe. Extérieurement elle paraissait glanduleuse; sa consistance augmentait de la circonférence au centre, où elle était presque cartilagineuse. Les couches externes étaient composées de noyaux ovales, les couches internes formées par des fibres à noyau et des cellules fusiformes, tendant à se transformer en fibres. Il resta après la guérison complète une certaine insuffisance d'action des muscles droits interne, externe et supérieur; le droit inférieur resta normal; l'état des muscles obliques ne put pas être nettement déterminé. La vue de l'œil opéré s'est constamment améliorée depuis l'extraction de la tumeur: la malade lit le nº I de l'échelle de Jaeger, au moyen des verres nº 4, tandis qu'auparavant elle ne lisait avec les mêmes verres que le nº VI.

Obs. 78. — *Tumeur énorme du nerf optique* (1). — Au commencement du mois de février de l'année courante, on nous a présenté, à la Société médicale de Varsovie, un paysan, âgé de 22 ans, d'une constitution irréprochable et jouissant d'une parfaite santé. Il portait une tumeur, grande comme *un œuf d'autruche*, dans son orbite gauche, et prétendait qu'elle s'était développée à la suite d'un coup de bâton, reçu à la tête, à l'âge de trois ans. Cette tumeur augmentait graduellement et ne le faisait jamais souffrir; comme sa pesanteur gênait considérablement le jeune malade et l'empêchait dans ses travaux agricoles, il voulait s'en débarrasser à tout prix.

La tumeur était recouverte de la peau tendue, mais du reste à l'état normal. Sur son sommet arrondi, qui s'avançait de plus de 15 centimètres au-devant du nez, on distinguait deux énormes paupières, largement écartées, et attachées par leurs bords, ainsi que par leurs surfaces internes, à la masse sous-jacente. La fente palpébrale mesurait 7 centimètres de large et 4 de haut; on y distinguait au centre une cornée bleuâtre, mal limitée, et entourée d'une sclérotique ayant la couleur normale. Enclavée dans l'orbite, la tumeur y était cependant un peu mobile; le malade même, en faisant un effort, pouvait la remuer visiblement, et l'on remarquait alors qu'elle suivait les mouvements de l'œil droit. Les paupières étaient également mobiles, autant que le permettait leur adhérence, et, lorsque le malade versait des larmes, celles-ci coulaient également des deux côtés. L'orbite était immensément distendu; le nez rejeté à droite, l'arcade sourcilière en haut; cependant la paroi antérieure externe avait le plus souffert; elle était déplacée et présentait un bord saillant, qui cédait comme une lame cartilagineuse, sous la pression du doigt.

En se basant sur ces faits, on avait tout droit d'admettre que la tumeur avait pour point de départ la partie postérieure de la coque oculaire, qu'elle était d'une nature bénigne et tout à fait séparée du périoste. Comme le malade désirait vivement en être débarrassé, nous nous décidâmes à l'opérer, et mon savant confrère Lebrun, professeur de notre clinique chirurgicale, voulut bien s'en charger, ce qui fut exécuté sans retard, avec mon aide et assistance. La peau a été entamée par une incision circulaire, parallèle au bord adhérent des deux paupières, et située à deux pouces plus loin. Sur le cercle qui en est résulté, on a fait tomber deux autres incisions droites, venant des deux angles de l'orbite, et on a disséqué ensuite deux lambeaux, un supérieur et un inférieur, de la masse du néoplasme en se dirigeant vers le bord orbitaire. La séparation de ces lambeaux a été très facile, attendu que la tumeur était recouverte d'une membrane épaisse limitante, et que l'hémorrhagie a été minime. Après avoir retourné ces deux lambeaux, on a détaché la tumeur jusqu'au fond de l'orbite, et comme ce dernier était évasé et peu profond, on a pu appliquer l'écraseur de M. Chassaignac sur le pédicule et terminer l'opération sans hémorrhagie.

L'orbite, débarrassé de la masse néoplastique, fit voir une cavité qui avait de 10 à 12 centimètres d'étendue, mais peu profonde et pourvue d'un trou optique assez vaste pour y loger deux doigts. Ses bords renversés, et surtout le bord externe, n'étaient pas ossifiés, mais cartilagineux, déchirés et saillants, de manière qu'il a fallu les retrancher avec des ciseaux, pour éviter la perforation des lambeaux cutanés destinés à tapisser l'intérieur de l'excavation.

La masse extirpée pesait 586 grammes. Disséquée avec soin, elle nous fit voir que le globe oculaire n'avait pas dégénéré, mais qu'il était seulement *aplati* d'arrière en avant, et qu'ayant perdu tout son contenu, il avait été transformé en une petite palette, ressem-

(1) Szokalski. Compte rendu du Congrès d'ophthalmologie de Paris, 1863, p. 245.

blant à un œil artificiel qui coiffait la partie antérieure de la tumeur. A partir du bord circulaire de cette coquille, on remarquait les muscles oculaires couvrant d'une couche épaisse la masse entière; ils étaient hypertrophiés, au point que les droits et les obliques présentaient le volume des muscles sterno et omo-hyoïdiens. L'élévateur de la paupière avait le même sort, et l'orbiculaire présentait presque la force du sphincter anal. Les nerfs étaient également beaucoup plus épais ; on y trouvait des rameaux gros comme la branche récurrente du pneumo-gastrique.

A la surface concave de la coquille oculaire, on apercevait un cordon blanc, long de 3 millimètres : c'était le nerf optique qui se perdait brusquement ensuite dans la masse de la tumeur. Cette dernière, débarrassée de son enveloppe musculaire, était elliptique, longue de 16 et large de 13 centimètres, ayant sa plus longue dimension dirigée en avant; elle était recouverte d'une membrane blanche, fibreuse, qui ressemblait à la sclérotique.

L'intérieur de la tumeur fit voir des cloisons nombreuses, qui prenaient leurs racines dans la membrane d'enveloppe et formaient des compartiments nombreux. Les uns contenaient du tissu graisseux, les autres une matière glaireuse ressemblant à celle des kystes méliceriques, d'autres un amas de cellules à queues, d'autres un détritus difforme ou du sang fraîchement épanché. Bref, il m'a été impossible de classer cette tumeur dans une catégorie de néoplasme bien déterminée; une chose était seulement certaine: c'est que la tumeur s'était développée au-dessous du nerf optique, et que le névrilème distendu et épaissi de ce nerf était venu former la membrane d'enveloppe, ainsi que les cloisons internes.

La guérison se fit sans accident; la peau s'attacha au périoste de la cavité orbitaire, qui à son tour se rapetissa de manière à mesurer transversalement plus de 30 centimètres en moins.

Obs. 79. — *Tumeur squirho-cancéreuse du nerf optique* (1). — Au commencement de l'année 1855, on m'a présenté, à l'Institut ophthalmique de Varsovie, un enfant campagnard, âgé de 4 ans, d'une constitution robuste, bien portant, bien nourri, et cependant atteint d'une exophthalmie considérable de l'œil gauche, que ses parents attribuaient à une forte contusion qu'il s'était faite à la tempe quatre à cinq mois auparavant. Le globe de l'œil proéminait considérablement, bien qu'il fût encore assez bien recouvert par les paupières. Il était poussé en avant, ne louchait nullement, et conservait une mobilité parfaite. Entre l'œil et le bord orbitaire, on ne sentait ni dureté, ni fluctuation; seulement, le tissu cellulaire était plus saillant et présentait un peu plus d'élasticité. La vue était assez bien conservée : de près comme de loin, l'enfant distinguait une main, une montre, etc.; la pupille conservait aussi ses dimensions et sa mobilité normales. Le fond de l'œil, examiné à l'ophthalmoscope, montrait, à travers des milieux bien transparents, un aspect normal; seulement, les ramifications de la veine centrale étant plus dilatées, présentaient une pulsation évidente, quand on exerçait une pression sur l'œil au moyen du doigt. L'enfant, bien qu'assez gai, se plaignait cependant de temps en temps de douleurs au front et à la tempe gauche. Ces douleurs, qui étaient devenues, au bout de deux semaines, beaucoup plus fortes, finirent par priver le jeune malade du repos de la nuit et par réagir considérablement sur son état général ; on remarqua aussi que l'œil devenait de plus en plus saillant. Alors la conjonctive rougit, se gonfla, et les paupières cessèrent de recouvrir le globe. Peu après, la cornée devint opaque, au point de ne plus permettre de reconnaître la pupille; et l'œil qui, quelque temps auparavant, présentait de la photophobie, devint tout à fait insensible à la lumière, tandis que l'autre œil devenait le siége d'une irritation sympathique.

Il était donc évident qu'il y avait derrière le globe une tumeur comprimant le nerf optique, lequel n'était pas particulièrement affecté, puisque la vision avait persisté très longtemps malgré la propulsion considérable de l'œil. Je demeurai également convaincu que cette tumeur n'était adhérente ni au globe, ni à l'orbite, car, dans ce cas, elle eût exercé une influence fâcheuse sur les mouvements de l'œil, ce qui n'existait nullement. L'absence d'une pulsation anévrismatique et des signes que l'on provoque dans les tumeurs érectiles par la compression des carotides, ainsi que celle de toute dureté, de

(1) V. Szokalski. Annales d'Oculistique, 1861, t. XLVI, p. 45.

toute crépitation, de toute fluctuation dans la région péri-globaire, me fit penser que j'avais affaire à une tumeur enkystée qui se développait directement derrière le globe à côté du nerf optique, entre les muscles droits.

Prenant alors en considération et la santé du malade, et l'impossibilité de conserver son œil, j'entrepris immédiatement l'extirpation du contenu de l'orbite. Ayant élargi la fente oculaire par une incision horizontale sur la tempe et écarté convenablement les deux paupières, je séparai, par une autre incision circulaire et profonde, le globe de l'œil des parois de l'orbite; mais le doigt introduit immédiatement dans le fond de la plaie trouva derrière ce globe un corps dur, bosselé et mobile. Ce corps, ayant été séparé soigneusement des tissus environnants par des incisions rasant les parois de l'orbite, fut saisi à l'aide d'un fort crochet, attiré en avant, puis détaché entièrement, d'un coup de ciseaux, du sommet de l'orbite. L'hémorrhagie, assez considérable, fut facilement arrêtée par un morceau de glace introduit dans l'orbite et qu'on y avait laissé pendant deux minutes. (Ce moyen m'a déjà plus d'une fois rendu des services signalés dans des circonstances analogues.)

L'examen de la pièce excisée m'a montré ce qui suit : Le globe de l'œil était tout à fait sain; mais derrière lui, à un centimètre à peu près, on voyait, sur le nerf optique, une tumeur arrondie, bosselée et allongée dans le sens transversal, grosse comme une aveline, que le nerf traversait en en suivant la petite dimension. La surface de cette tumeur tombait d'aplomb sur la direction du nerf, à peu près comme celle d'une perle enfilée sur un cordon. La gaîne névrilématique du nerf passait directement sur la tumeur, où elle se montrait plus forte et plus adhérente. La substance de cette tumeur était dure, grisâtre, fibreuse et criant sous le couteau ; elle présentait sous le microscope des aréoles réticulaires, au milieu desquelles on apercevait des amas de cellules à queue ayant un ou plusieurs noyaux. Mais ce qu'il y avait de plus curieux, c'était, au milieu de ces cellules, la disposition des éléments nerveux, disposition que l'on apercevait parfaitement sur les tranches minces formées dans le sens du nerf optique et allant à travers la tumeur. Les tuyaux nerveux qui composent le nerf optique sont, comme on le sait, rassemblés en faisceaux séparés entre eux par les cloisons qui proviennent des prolongements de la gaîne névrilémateuse vers l'axe du nerf. Or, quand on suivait ces faisceaux dans les tranches indiquées, on remarquait bien qu'ils s'écartaient en forme d'éventail, en se perdant insensiblement au milieu de la tumeur, tandis que, plus loin, ils reparaissaient de nouveau dans cette masse, se rapprochaient, s'engageaient dans le nerf du côté de l'œil et prenaient vers lui leurs cours. Ces faisceaux nerveux, éloignés les uns des autres par la masse croissante de la tumeur, qui prenait indubitablement sa source dans les cloisons névrilématiques, avaient été enfin détruits et rompus lorsque cette masse s'était développée outre mesure.

Il était aussi hors de doute que cette masse était d'une nature squirho-cancéreuse, et qu'en pullulant elle avait dû étouffer la fibre nerveuse et interrompre peu à peu les rapports de la rétine avec le cerveau. Mais il importe de remarquer que, pendant longtemps au moins, elle n'a pas dû gêner ce rapport et que la vue a pu ainsi se conserver jusqu'au dernier moment, malgré la propulsion considérable du globe oculaire. Le déplacement latéral des tuyaux nerveux ne nuisait donc pas beaucoup à leur fonction conductrice, puisque cette fonction n'a été interrompue que du moment où ces tuyaux ont été brisés et détruits par la croissance de la tumeur.

Bien que le nerf optique fût coupé le plus profondément possible vers le sommet de l'orbite, on a pu cependant constater sur sa tranche une teinte grisâtre, indiquant qu'une fusée de la matière fibro-squirheuse s'étendait plus profondément encore vers le cerveau. Cette fâcheuse circonstance me fit prévoir le résultat peu favorable de l'opération; car il était à présumer que la tumeur allait répulluler plus tôt ou plus tard. Je crus aussitôt qu'il était de mon devoir de prévenir les parents du petit malade. Les événements, comme on va le voir dans la suite, n'ont que trop prouvé la vérité de ce pronostic.

L'œil extirpé avec la tumeur me fit voir la cornée opaque, ainsi qu'une matière caillée, ramassée en abondance dans la chambre antérieure. Quant au cristallin, au corps vitré et aux membranes, ils ne présentaient aucune anomalie. Mais puisque cet œil avait dû être extirpé à cause de la dégénérescence du nerf optique, il a fallu examiner soigneusement la rétine, bien qu'elle ne présentât pas, à l'inspection ophthalmoscopique, d'anomalies saillantes. Dans ce but, je divisai le globe en deux moitiés par une section circulaire sur son équateur, et constatai, en effet, que les vaisseaux rétiniens étaient en partie gorgés de sang. Cependant, il existait encore une circonstance beaucoup plus intéressante qui attira mon attention : la rétine était entièrement transparente au moment de la section; mais, peu à peu, et dans l'espace d'un quart d'heure, elle devint blanchâtre comme elle le devient ordinairement sur les cadavres, et la *tache jaune*, qui manquait entièrement de prime abord, se dessina lentement sous nos yeux, à mesure que l'œil se refroidissait et que la rétine changeait d'aspect. Le bord coupé de cette membrane se courba en dedans, se roula en plusieurs endroits sur lui-même, et à côté de la tache de Sœmmering jaunissant de plus en plus, se sont relevés deux replis au milieu d'une surface primitivement unie. Ainsi, cette couleur nébuleuse de la rétine, cette tache jaune et ces replis ne sont que des transformations qui surviennent dans les premiers moments qui suivent la mort. L'ophthalmoscopie, du reste, nous en démontre l'absence dans l'œil sain et vivant. Les recherches faites sur les suppliciés ont déjà fait connaître cette circonstance, et ce que je rapporte ici en est une preuve de plus.

La cicatrisation de l'orbite marcha avec une si grande rapidité que le petit malade put quitter l'hôpital trois semaines après l'opération. Depuis ce moment jusqu'à la fin de 1860, c'est-à-dire pendant cinq ans, je n'eus aucune nouvelle de lui. A cette époque seulement, on me manda qu'il avait grandi, qu'il se portait constamment bien, mais qu'on avait remarqué qu'une tumeur se formait de nouveau dans son orbite opéré, et que les parents de l'enfant, encouragés par la première opération, voulaient l'envoyer de nouveau à Varsovie pour le faire réopérer. En effet, quelques semaines après, il se présenta à la clinique, et là, voici ce qu'on put remarquer : l'orbite gauche s'était étendu de plus du double par la pression d'une tumeur dure, un peu élastique, occupant sa cavité et proéminant en avant en forme d'une petite pomme qui distendait considérablement les paupières. Les bords osseux de l'orbite, et surtout l'externe et le supérieur, amincis par la pression, étaient rejetés sur les côtés et y donnaient la forme d'un entonnoir. On distinguait aussi, derrière les paupières, un corps cédant un peu à la pression du doigt et fortement enchâssé dans l'orbite. Dans son milieu, ce corps présentait un petit enfoncement à fond plat, entouré d'une membrane tuméfiée, qui simulait la conjonctive, et adhérait autour de cet enfoncement, à peu près comme la conjonctive adhère autour de la cornée d'un œil détruit et dégénéré. Cet aspect trompait tellement qu'on aurait pu méconnaître l'absence du globe oculaire. Quant à l'enfant, il était blème et peu développé pour son âge; sa santé cependant était assez bonne, et, à l'exception de quelques douleurs lancinantes péri-orbitaires, toutes ses fonctions organiques s'exerçaient d'une manière normale.

Connaissant les antécédents du malade, je ne voulus pas l'opérer. Les parents de l'enfant s'adressèrent alors à la clinique chirurgicale de notre Faculté, et conjurèrent le professeur Lebrun de tenter de nouveau le sort. Ce dernier, cédant à leur prière, se décida à une nouvelle extirpation qui fut exécutée quelque temps après, à l'aide du chloroforme. Comme la tumeur n'était nullement adhérente aux parois de l'orbite, elle a été facilement séparée du périoste. En arrivant vers le sommet de la tumeur, le couteau tomba sur un réservoir rempli d'une sérosité jaunâtre qui a fourni à peu près deux onces de liquide. Après cet écoulement, on a retranché le sommet de la tumeur, et l'on a arrêté l'hémorrhagie qui, cette fois, n'a présenté aucune gravité. La tumeur incisée en plusieurs endroits fit voir une substance squirho-cancéreuse, lardacée, criant sous le scalpel et des places ramollies composées d'une substance encéphaloïde. Les deux premiers jours qui suivirent l'opération se passèrent assez bien, mais au troisième survinrent des convulsions et des vomissements; plus tard, il se développa même une méningite, et le sixième jour, l'enfant succomba.

L'autopsie, ayant été faite quarante-huit heures après la mort par le professeur Wislocki, fit voir la dure-mère un peu épaissie et blanchie au-devant, mais surtout à gauche. La pie-mère, qui était très injectée, montrait aussi à gauche des vaisseaux beaucoup plus volumineux, tandis que les anfractuosités cérébrales du lobe antérieur de ce même côté étaient plus larges et plus aplaties. A la base du crâne, on a trouvé également un épanchement hydro-purulent, verdâtre, et, au-dessus du lobe antérieur gauche et au-devant de la fosse de Sylvius, une tumeur ayant la grosseur d'une noix, et provenant du nerf optique dégénéré. Cette tumeur, qui se laissait facilement enlever de la masse cérébrale, était ferme et composée d'une substance squirheuse; elle touchait en arrière à l'entre-croisement des nerfs optiques, au devant au trou optique et allait se développant par le haut sous la forme d'un corps globuleux qui, logé dans la substance du lobe antérieur, avait tellement comprimé cette substance, qu'il n'en était resté qu'une lame mince au devant de l'angle antérieur du ventricule latéral. On pouvait remarquer aussi que tout autour de cette tumeur, la substance blanche, ainsi que la grise, avait subi une altération. En outre, la substance blanche présentait à la coupe un aspect reluisant, mouillé et parsemé de vascularités d'où le sang s'échappait par gouttelettes, et la grise nous apparaissait ramollie et presque pultacée. Passant ensuite à l'examen de l'orbite, nous vîmes qu'il était dilaté à peu près du double de sa grandeur ordinaire, surtout aux dépens de l'ethmoïde et de la mâchoire supérieure. Quant à la voûte de l'orbite, elle était un peu soulevée et très mince. Le trou optique, également dilaté, était aussi rempli d'une masse caillée rougeâtre, qui provenait évidemment du nerf dégénéré. Cette masse touchait en arrière à la tumeur intra-crânienne et en avant à la tumeur qui avait été enlevée de l'orbite pendant l'opération. Je passe ici sous silence quelques autres anomalies constatées par la section dans les organes pectoraux et abdominaux, et relatives aux symptômes qui précédèrent la mort, pour jeter encore un coup d'œil rapide sur la maladie, à partir de l'opération.

Nous avons vu que la tumeur en question était d'une nature squirheuse, qu'elle avait pris naissance dans les cloisons névrilématiques du nerf optique, et que la dégénérescence s'était déjà prolongée vers le crâne à l'époque de la première opération. C'est ce qui a été reconnu et constaté sur la coupe du susdit nerf optique et a motivé le pronostic fâcheux qui s'est malheureusement réalisé, car, dans la suite, la dégénérescence s'est emparée du nerf entier jusqu'à son entrecroisement. Cette dernière partie n'a pas été atteinte, par cette simple raison que la tumeur a pu se former seulement dans l'élément celluleux du névrilème dont l'entrecroisement est dépourvu. L'extrémité antérieure du nerf abandonné dans l'orbite a fourni l'énorme tumeur qui a dilaté ensuite cet orbite, et qui, en poussant en avant sous la forme d'un corps arrondi, se revêtit des restants de la conjonctive épargnés pendant l'opération. L'extrémité postérieure du nerf a fourni la tumeur logée dans le lobe antérieur du cerveau, et la partie intermédiaire qui occupait le trou optique a distendu également cette ouverture par l'augmentation de son volume. La masse du néoplasme a dû successivement se ramollir dans son intérieur comme cela arrive ordinairement aux tumeurs de cette nature. De là arriva le foyer liquide ouvert dans la deuxième opération, ainsi que le détritus rougeâtre rencontré dans le trou optique. Si le jeune malade eût vécu plus longtemps, cette masse ramollie se serait probablement frayé une route dans le tissu cellulaire qui séparait encore la tumeur des parois orbitaires, vidée probablement aussi entre les paupières, et aurait occasionné une fistule donnant jusqu'au fond de l'orbite et devant accélérer les progrès du mal. L'inflammation du cerveau et de ses enveloppes, qui est survenue évidemment à la suite de l'opération, se serait alors développée spontanément comme une conséquence naturelle des événements. Il est encore à remarquer que la tumeur intra-crânienne ne s'est pas trahie à l'observation, pendant la vie, par un symptôme quelconque, malgré la compression et la destruction considérable de la masse cérébrale; ce qu'on peut, du reste, expliquer par la lenteur du développement du néoplasme, ainsi que par la portion lésée du cerveau dépourvue de rapport intime avec les fonctions essentielles de la vie.

Obs. 80. — *Tumeur fibroïde* (1). — Une femme de journée, âgée de 40 ans, commença, en août 1861, à être gênée par un larmoiement de l'œil droit. Un mois plus tard, elle s'aperçut qu'elle avait, à l'angle interne de cet œil, une petite tumeur indolore qui s'accrut si rapidement que, lorsqu'en décembre, elle se présenta à moi au *London Ophthalmic Hospital*, elle constituait une tumeur proéminente, noueuse, lobulée, qui refoulait l'œil en dehors et en haut. Elle était solide, légèrement élastique, et paraissait naître de l'apophyse orbitaire interne du frontal, et de la portion orbitaire du maxillaire supérieur, jusqu'à la suture malaire, au delà de laquelle on sentait un nodule qui se portait vers la paroi interne de l'orbite. Les tendons des muscles de l'œil creusaient profondément la face antérieure de la tumeur, qui venait distendre la paupière inférieure. Les mouvements de l'œil étaient bornés, mais la vue non altérée. La narine n'était pas obstruée.

(1) HULKE. Ophth. Hosp. Rep. 1863, Vol. IV, pp. 88-100.

Un chirurgien qu'elle avait consulté pendant et après l'apparition de la tumeur, qui occupait la région du sac lacrymal, l'avait traité pour un mucocèle, par l'incision du point lacrymal inférieur et la dilatation du canal nasal par des sondes. Lorsque je la vis, en décembre, la dimension et la dureté de la tumeur empêchaient toute méprise; un certain degré de compressibilité, joint à l'absence de la sensation de parchemin froissé ou de lamelles osseuses brisées, écartait l'idée que la tumeur eût pris naissance dans l'épaisseur de l'os sur lequel elle était située, comme aussi celle qu'elle se fût propagée dans l'orbite en partant des sinus frontaux ou des cellules ethmoïdales; de sorte que l'opinion la plus probable était que le mal avait pris naissance dans le périoste. L'absence de douleur et d'œdème, la non-existence des signes de scrofule et de syphilis, excluaient l'idée d'un nodus. La non-adhérence de la peau et l'état sain des ganglions faisaient penser à une tumeur fibreuse; d'un autre côté, la rapidité de son accroissement suggérait la pensée d'un cancer. Comme il n'existait rien qui indiquât que la tumeur eût pénétré dans le crâne, son ablation parut non-seulement possible, mais encore exempte de risque grave. On s'y résolut donc. L'œil n'étant point poussé en avant, on en conclut que la tumeur ne s'était point glissée derrière cet organe, et que son immobilité devait être attribuée à ce que l'origine du muscle oblique inférieur et le tendon de l'oblique supérieur au niveau de la trochlée, se trouvaient englobés dans la tumeur : on pensa donc qu'il n'était pas nécessaire d'enlever préalablement l'œil.— L'opération eut lieu le 1er janvier 1862. Une incision suivant le contour de l'orbite, commençant à l'échancrure sus-orbitaire pour se terminer au niveau du trou sous-orbitaire, fut jugée suffisante. La tumeur était intimement soudée avec le périoste de l'apophyse maxillaire, avec celui de la partie externe et supérieure de l'os nasal du côté droit, et avec celle de l'apophyse interne angulaire de l'os frontal. Elle n'avait pas d'autres points d'attache, mais on reconnut qu'elle s'était portée en arrière, remplissant le sommet de l'orbite, et abaissant tellement son plancher qu'à un certain moment de la dissection elle parut provenir du sinus maxillaire, mais ce n'était point le cas. En l'attirant fortement avec des pinces à dents, et en faisant un usage prudent des ciseaux courbes, on put enlever complétement le mal sans intéresser l'œil. On nettoya la surface des os avec une rugine, et rien du mal ne parut rester. L'écoulement de sang fut moins abondant qu'on ne l'avait craint.

Les sections fraîches de la tumeur avaient un aspect légèrement fibreux, et lorsqu'on les râclait, elles fournissaient abondamment un suc crémeux. Les éléments microscopiques consistaient en grandes cellules du sang, trois ou quatre fois plus volumineuses que des globules sanguins, contenant deux ou trois noyaux; des noyaux libres ovales et fusiformes en grand nombre. Ils étaient situés dans une matière fibreuse. Les granulations se développèrent, et à la fin du mois, la plaie était cicatrisée. La cicatrice défigurait peu le sujet. Les mouvements que les muscles droits impriment à l'œil étaient libres et la vision bonne. Toutefois, en mars, trois mois après l'opération, on pouvait sentir un petit nodule dans la cicatrice, juste au-dessus du tendon de l'orbiculaire. On pressa vivement la malade de le laisser enlever, mais elle se refusa à toute nouvelle opération.—En juin, les paupières et le creux qui existe entre le nez et l'œil étaient distendus par une tumeur noueuse plus volumineuse et plus élastique que celle qui avait été enlevée. La peau était tendue, rouge, luisante, mais sa structure n'était point altérée par le mal. — En septembre, augmentation considérable du mal; la cicatrice de l'ancienne opération s'est ouverte et laisse à nu une cavité vaste et profonde, à bords mous, minces, demi-transparents; sa surface est unie et claire. — Février, 18, 1863. Lorsqu'on revoit la malade, la tumeur a envahi le maxillaire supérieur droit; la plupart des dents sont tombées et plusieurs portions des arcades alvéolaires se sont exfoliées. Il survient fréquemment de légères hémorrhagies. — Mai, 1er. Le nez et la moitié droite de la lèvre supérieure sont fortement gonflés; le gonflement est dur et élastique. La peau est mobile, pas très tendue, d'un rouge bleu. La partie supérieure de la joue droite a disparu; l'orbite et l'espace occupé autrefois par le corps du maxillaire supérieur constituent une vaste ouverture qui donne entrée dans la bouche, dans la partie postérieure droite des fosses nasales, et à travers la cloison dans la moitié gauche des narines. Cette vaste cavité est tapissée par un tissu charnu, uni, vitreux, rose : c'est plutôt une tumeur qu'un ulcère, et elle laisse échapper un sérum incolore et inodore. La peau environnante est molle, souple; ses bords sont recourbés en dedans et comme minés à la base. L'ouverture qui occupe la voûte buccale est entourée par des masses de tumeurs noueuses. L'action d'avaler es des plus difficiles. On ne trouve aucun ganglion lymphatique engorgé. La malade est extrêmement faible, mais contente et même gaie. — Juillet, 15. Le nez et la lèvre supérieure n'existent plus. La tumeur a envahi l'orbite gauche et en chasse l'œil. Les glandes lymphatiques du voisinage continuent à rester intactes, et l'on ne trouve nulle part aucun signe de tumeur secondaire.

Obs. 81. — *Tumeur fibroïde* (1). — M., âgée de 43 ans, se présente au *London Ophthalmic Hospital*, le 29 janvier 1862. Son œil droit fait une saillie d'environ 3/8 de pouce; il est en même temps refoulé en bas et en dehors par une tumeur ferme, solide, à peine compressible, non mobile, et qui est située entre le globe de l'œil et la moitié interne du bord supérieur de l'orbite. Cette tumeur paraissait avoir pour attaches osseuses l'apophyse orbitaire interne du frontal, l'os nasal droit et l'apophyse ascendante du maxillaire correspondant. Le tendon correspondant de l'œil y creusait aussi un sillon profond; on sentait au-dessous de lui la production morbide se portant en arrière, le long de l'angle formé par la réunion du plancher et de la paroi interne de l'orbite. L'œil pouvait être porté dans une certaine limite en dehors, en dedans, en bas, mais pas du tout en haut. Les veines de la paupière supérieure étaient gonflées et tortueuses. La vue était fort affaiblie, elle ne pouvait lire que le n° 16 de Jaeger, et il existait une presbyopie de près de 1/21. A l'ophthalmoscope, on ne constatait que l'état de gonflement des veines de la rétine, qui étaient tortueuses.

La malade me dit que le premier symptôme qui se montra, il y a dix-huit mois environ, consistait en un trouble pour la vision des petits objets; elle ne pouvait enfiler son aiguille, qui lui paraissait déformée. Peu de temps après, elle crut reconnaître que son œil gauche était un peu plus volumineux que le droit. La vision confuse était probablement la conséquence d'un léger degré de diplopie. Un an après l'apparition de ces symptômes, elle commença à ressentir de violentes attaques de douleur dans la région surcilière, lesquelles duraient plusieurs heures; elles se reproduisent encore maintenant, mais sont beaucoup moins intenses qu'alors. Le chirurgien qu'elle a d'abord consulté a considéré la tumeur comme un nodus syphilitique, et a prescrit, sans résultat avantageux, les mercuriaux et l'iodure de potassium. L'absence de mollesse et d'œdème, à l'époque où je vis la malade, déposait contre l'idée d'un nodus, et l'assertion qu'elle n'avait jamais eu la syphilis, fut corroborée par une investigation exacte de tous les symptômes constitutionnels qu'elle avait pu ressentir. Elle avait eu trois fausses couches, mais ceci ne pouvait guère être attribué à la syphilis, car dans l'intervalle de ces avortements, elle avait mis au monde des enfants bien portants, actuellement encore vivants. Négligeant l'idée d'une origine inflammatoire, et l'absence d'engorgement ganglionnaire écartant celle du cancer, on pensa qu'il s'agissait probablement d'une tumeur fibroïde, prenant son origine du périoste et des os. Les attaches étendues de la tumeur aux parois orbitaires, son extension vers les parties profondes de l'orbite, rendaient fort incertaine la question de savoir si on pourrait l'extirper en entier.

Février, 12. — La malade chloroformée, on pratique le long du rebord orbitaire une incision qui permet d'écarter la paupière et qui met complétement à nu la surface de la tumeur. Ses attaches profondes étaient encore plus étendues qu'on ne l'avait supposé; le plancher de l'orbite, sa voûte et sa paroi interne étaient pris. Elle n'avait aucune limite précise, et sa circonférence se continuait avec le périoste. La voûte orbitaire était plus rugueuse que le plancher de l'orbite et sa paroi interne, et en séparant avec une rugine des lambeaux de la tumeur, une portion d'os fut détachée, ce qui laissa une ouverture par laquelle on pouvait sentir la surface externe de la dure-mère. La malade avait beaucoup faibli pendant l'opération. L'écoulement de sang était fort abondant, et comme il continuait, on remplit la plaie de charpie, et avec beaucoup de précautions, on réussit à ne pas blesser l'œil. Deux heures après l'opération, on enleva les portions de charpie, et la plaie fut réunie à l'aide de points de suture métallique.

Examinée grosso modo, la tumeur présentait les caractères d'une tumeur fibroïde récurrente. Il survint une vive inflammation locale, qui s'accompagna d'un gonflement considérable des paupières et d'une aggravation de la céphalalgie avec fièvre; mais ces symptômes s'amendèrent lorsque la suppuration s'établit franchement. Au bout de quinze

(1) Ibid. — Id.

jours, l'opérée put retourner chez elle, la cicatrisation étant presque complète. La vision était améliorée et l'œil plus mobile. Mais ce temps de repos ne fut pas long. Le 2 avril, un mois après l'opération, je pus sentir un petit nodule à la racine du nez et un second au-dessous du bord supérieur de l'orbite. La cornée était attirée vers le canthus interne par la rétraction de la cicatrice, et l'œil complétement immobile. L'œil gauche se congestionna et devint irritable. — Juin 1862. Le sourcil et la moitié droite du front étaient gonflés, et il y avait à la racine du nez un nouveau nodule de la grosseur d'un marbre. La cornée s'était gangrenée, et l'on voyait l'iris revêtu d'une couche de lymphe plastique. La nuit d'avant, il s'était échappé, par une petite ouverture qui était survenue dans la cicatrice de l'ancienne opération, environ plein un verre à vin de sang. Vers cette époque, il survint de fréquents saignements de nez. La narine gauche était presque complétement obstruée. La malade éprouvait constamment une douleur intense dans le front; elle était très faible et fort découragée.

Je ne revis la malade que le 25 janvier 1863. Sa tumeur était devenue très volumineuse; elle distendait les paupières et le sourcil, en envahissant le front dans l'étendue de deux pouces; elle adhérait fortement à l'os, mais la peau qui la recouvrait était mobile. Il y avait encore un sillon profond au niveau du tendon de l'œil; ce sillon séparait deux nodules du volume d'un marbre : leurs sommets étaient ulcérés. Ces ulcères avaient des bords mous, et la peau environnante n'offrait aucune infiltration ni aucune adhérence à la tumeur; les surfaces ulcérées étaient propres et unies; elles laissaient exsuder un sérum presque incolore. On me dit qu'elles avaient saigné à plusieurs reprises, mais la quantité de sang n'avait jamais excédé une demi-once. De ces nodules ulcérés, la tumeur s'étendait actuellement jusqu'à la racine du nez. Il n'existait encore aucun engorgement des glandes lymphatiques; la douleur du sourcil et de l'occiput était plus intense, et les épistaxis, devenues plus fréquentes, étaient aussi plus copieuses.

En février, les tubercules de la racine du nez s'étaient beaucoup accrus. La peau qui les recouvrait était fortement tendue et rouge, mais sa structure n'était point dégénérée. La tumeur s'était portée en dehors dans la fosse temporale droite, et dans l'orbite gauche, dont elle refoulait l'œil. La vue de celui-ci avait beaucoup diminué. L'œil gauche était légèrement saillant en avant, et la paupière, le front et la tempe parcourus par des veines dilatées. — Mars 1er. Céphalalgie beaucoup plus intense. — Le 6 et le 7, un jet de sang s'échappe de la tumeur à plusieurs reprises. La quantité de sang est évaluée chaque fois à environ une demi-pinte. — Le 9, il survint une hémorrhagie moins copieuse. — Le 12, on sent au-devant de l'oreille une petite nodosité molle, évidemment une glande lymphatique. Le côté droit de la face est roide et la mastication douloureuse. Continuation des nausées. — Avril, 13. L'œil gauche forme une forte saillie; la malade ne voit qu'à peine pour se diriger dans sa propre maison. Tout le front et la tempe droite sont fortement tuméfiés. L'ulcère s'est agrandi et creusé profondément; sa surface continue à être propre et vitreuse; ses bords sont minces et mous, non sinueux, n'offrant point de tubérosités, comme les bords d'un ulcère cancéreux. La peau environnante n'est point prise. On ne sent plus la glande lymphatique qui avait augmenté de volume. La déglutition est devenue difficile. Les nausées persistent. La céphalalgie est des plus vives. La pauvre femme est presque complétement épuisée.

Obs. 82. — *Tumeur fibroïde* (1). — Une jeune servante de 18 ans, robuste et paraissant bien portante, se présente, le 7 mai 1862, au *Royal London Ophthalmic Hospital*, avec une tumeur à l'angle interne de l'œil droit. C'était une nodosité proéminente, oblongue, située entre la racine du nez et l'œil, profondément échancrée par le tendon de l'orbiculaire, et solidement fixée à l'apophyse orbitaire interne du frontal, à l'os nasal droit et à l'apophyse ascendante du maxillaire supérieur. Elle avait repoussé l'œil en dehors, et de près d'un demi-pouce en avant. Ses limites n'étaient point distinctes, et sa circonférence se confondait insensiblement avec la surface des os sur laquelle elle reposait. Sa dureté était considérable mais point osseuse. La peau était saine et libre, la narine droite presque complétement obstruée. On ne découvrait aucun ganglion engorgé.

La malade rapportait que, quatre ans auparavant, elle avait porté un stylet pour com-

(1) Hulke. Ophth. Hosp. Rep. 1863, vol. IV. pp. 88-100.

battre une obstruction du canal nasal. Au bout de deux ans et demi, on l'avait remplacé par une sonde qu'on introduisait de temps à autre par le point lacrymal inférieur. Après plusieurs mois de ce traitement, l'épiphora et l'écoulement muco-purulent du sac lacrymal ayant cessé, elle se crut guérie, bien qu'il persistât un léger épaississement dans la région du sac. Ceci ne l'avait inquiété en rien jusqu'il y a six mois que l'accroissement de la tumeur avait attiré son attention : depuis lors, celle-ci n'avait cessé de faire des progrès. La malade refusa toute opération et on ne la revit plus.

Obs. 83. — *Tumeur sarcomateuse paraissant d'abord bénigne, mais revêtant ensuite l'aspect cancéreux, et pénétrant de la narine gauche dans l'orbite* (1). — Un homme de 70 ans, faible et très émacié, se présenta, en avril 1862, à ma consultation de *Middlesex Hospital*. La moitié interne de la paupière inférieure et le tiers interne de la paupière supérieure de l'œil gauche étaient distendus par une tumeur solide. La peau y adhérait; elle était d'un rouge sombre, tendue, luisante. L'œil était d'environ un quart de pouce plus saillant que l'autre et ses mouvements très limités. Le malade voyait juste assez pour se conduire, mais d'anciennes nébulosités des cornées et une cataracte sénile empêchaient de juger jusqu'à quel point la cause qui déplaçait l'œil avait affaibli la vision. Son autre œil ne voyait plus depuis plusieurs années. On sentait à gauche, au niveau de l'angle de la mâchoire, une glande lymphatique molle du volume d'une fève. La narine gauche, qui était presque obstruée, était le siége de fréquentes épistaxis. Il me rapporta qu'un an auparavant, en mai, mon prédécesseur M. Flower, lui avait extrait un polype de la narine; que l'opération avait donné lieu à un écoulement de sang très abondant, qu'il avait perdu connaissance et avait dû rester plusieurs jours à l'hopital. — En août suivant, il revint avec l'œil rouge et saillant. On ne fit cette fois aucune opération; il sortit au bout de quelques jours, puis rentra le 20 octobre dans le service de M. Moore, qui fendit la narine et la commissure interne des paupières et enleva une masse charnue très considérable. Il y eut également alors une forte hémorrhagie. M. Moore m'apprit qu'à cette époque les caractères de la tumeur étaient ceux d'un sarcome simple et que sa texture interne ne faisait nullement soupçonner un cancer. On nota, vers la fin d'avril, une augmentation considérable du volume de la tumeur. La distension des paupières, de l'inférieure particulièrement, était beaucoup plus considérable. Une masse noueuse proéminente remplit l'espace compris entre la paupière inférieure, la racine du nez et le globe de l'œil. La surface de cette masse était ulcérée et exsudait un ichor fétide, ténu et presque incolore. La conjonctive palpébrale était gonflée et rouge. L'obstruction de la narine était complète. — Mai, 1er. Le malade ayant été fort affaibli par les fréquents saignements de la narine gauche, rentre à l'hôpital. L'ulcère envahit les bords libres des paupières, et il saigne plus facilement qu'auparavant lorsqu'on le touche. — Le 6, la distension de la paupière inférieure l'a écarté de l'œil et un peu renversé en dehors. La conjonctive forme un repli épais, charnu, rouge, qui s'étend presque jusqu'au bord de la cornée. La propulsion de l'œil en avant est plus marquée. Partie parce que cet organe a été refoulé en haut, partie par suite de la distension de la paupière supérieure, la cornée est presque complétement cachée. L'extrémité interne de la paupière inférieure, ayant perdu son attache fixe, cette paupière a été fortement éloignée de l'œil par la tumeur. Le repli charnu de la conjonctive exposée présente des granulations grossières et se trouve tapissée par une exsudation muco-purulente. L'ulcère continue à s'étendre; les bords en sont élevés, sinueux, un peu arrondis, mais point durs; dans le voisinage, la tumeur est molle et élastique, mais à quelque distance, elle est plus dure. La glande, située au niveau de l'angle de la mâchoire, est plus volumineuse et plus molle. La tumeur, au niveau du bord adhérent de la paupière inférieure, s'enfonce sans limite distincte dans la joue, qui est œdémateuse et charnue, outre la dureté de la tumeur, jusque vers le bord inférieur de l'os malaire. Il existe une vive douleur dans la joue et la tempe gauches. — 28. On note un accroissement rapide de la tumeur. La moitié interne de la paupière inférieure et le tiers interne de la supérieure ont été détruits par l'ulcération. La joue est plus gonflée, la glande du cou encore plus molle. — En juin, M. Moore essaye de détruire

(1) Ibid. — Id. Ce cas appartient plutôt aux polypes ou fongus siégeant dans les narines (t. 1er, p. 72). Bien qu'il ne soit pas ici tout à fait à sa place, nous l'y maintenons néanmoins, vu l'intérêt qu'il présente, pour n'en pas priver le lecteur.

la tumeur à l'aide du chlorure de zinc, mais le mal s'accroît plus vite que le caustique ne le détruit. Vers le milieu de septembre, l'orbite représente une vaste cavité à bord déchirés, tapissée de masses charnues fongueuses, et laissant écouler un ichor horriblement fétide. Les parties molles environnant l'orbite et une grande partie de la joue gauche sont comprises dans la tumeur. L'infiltration continue de s'étendre, précédant toujours l'ulcération. Il survient de temps en temps une petite hémorrhagie. La peau qui recouvre la glande du cou cède, et il s'établit une véritable ulcération cancéreuse. Le malade se traîna jusqu'en janvier 1863, que la mort vint le délivrer de ses souffrances. Depuis trois semaines, à moins qu'on ne lui parlât, il ne paraissait faire aucune attention à ceux qui l'environnaient. A l'autopsie, on trouva que la tumeur avait pénétré dans le crâne, à travers la voûte et la lame cribliforme de l'ethmoïde, et avait envahi jusqu'à une certaine profondeur les lobes antérieurs des deux hémisphères cérébraux. La portion intra-orbitaire du nerf optique était perdue dans le cancer, tandis que la portion intra-crânienne avait conservé son aspect normal. Le nerf optique droit (l'œil de ce côté était privé de la vue depuis de longues années) était mou, d'un gris rougeâtre, et ratatiné. Le foie contenait un tubercule cancéreux; les autres organes n'offraient pas de dépôt cancéreux.

MM. Langenbeck, Bowman et de Graefe (1) ont rencontré, chacun de son côté, une sorte de tumeur dite *caverneuse érectile*, offrant les caractères suivants : absence de douleur, conservation parfaite de la santé générale, développement lent, élasticité et absence de toute induration, conservation relative du jeu des muscles, et enfin phénomènes spontanés de gonflement et de dégonflement périodiques, après le repas, par exemple, et qu'on peut produire aussi par certains mouvements, en appuyant la tête sur la main. Anatomiquement, elle est constituée par une enveloppe extérieure, très résistante, de tissu cellulaire lisse : à la section, elle offre une structure en réseau, dont les grosses mailles répondent aux lacunes vasculaires et dont la trame est constituée par du tissu conjonctif : elle est remplie d'une énorme quantité de sang.

Obs. 84 (2). — *Tumeur caverneuse érectile.* — M. S., âgé de 55 ans, tempérament sanguin, santé généralement bonne, s'aperçut, en 1848, étant à la chasse, qu'il voyait moins bien de l'œil droit; plus tard, cet œil devint plus saillant et écartant les bords de la fente palpébrale; l'exophthalmos et l'affaiblissement de la vision allèrent en progressant. Le malade fut examiné une première fois par M. de Graefe, en 1856. La cornée de l'œil malade était de cinq lignes plus proéminente que celle de l'autre œil; les mouvements de rotation du bulbe en haut avaient diminué de moitié. En explorant avec précaution l'orbite, on y découvre une tumeur située derrière le bulbe, en haut et en dehors, qui s'étend en avant sous la voûte orbitaire et qui se termine près de la glande lacrymale par une surface bosselée, élastique, nullement dure. Tache centrale nuageuse du champ visuel; hypéropie et légère diminution du pouvoir d'accommodation. A l'ophthalmoscope, la papille est légèrement gonflée et trouble, quelques veines rétiniennes dilatées et onduleuses. Tous les symptômes s'aggravèrent successivement, et au mois d'août 1859, on dut procéder à une opération. A cette époque, il n'existait plus qu'une faible perception quantitative de la lumière; la papille et la rétine étaient en pleine voie d'atrophie par compression. Pendant onze années, la tumeur n'avait jamais été le siége d'aucune douleur. Le bulbe oculaire extirpé d'après la méthode de Bonnet, la fente palpébrale élargie en dehors, on incisa la capsule de Ténon au-dessus du nerf optique, et

(1) Archiv für Ophth. 1860, B. VII, Ab. 2, S. 11.
(2) Von Graefe. Id.

l'on mit à nu une tumeur bleu noirâtre, séparée de la capsule de Ténon par du tissu adipeux sain; il fut facile de la détacher et de l'extraire en entier sans hémorrhagie. La guérison se fit très bien, et les muscles de l'œil ayant été conservés, le moignon garda une mobilité suffisante : on put y appliquer dans la suite un œil artificiel. L'œil et la tumeur furent examinés immédiatement après l'opération par le docteur Junge : la rétine était atrophiée, plutôt, paraît-il, par suite de la pression de la tumeur sur le nerf optique que sur le globe lui-même. La tumeur avait une forme irrégulièrement ovoïde, mamelonnée à sa face antérieure; à sa face inférieure existait un sillon qui correspondait au nerf optique. Ses dimensions, après qu'elle eut perdu environ un tiers de son volume, par la sortie du sang qu'elle renfermait, étaient de 35 millimètres de long sur 22 à 26 de large.

Obs. 85. — *Cysticerque fibroïde développé dans l'orbite* (1). — Une jeune fille de dix ans présente une tumeur qui s'est développée sans douleur, entre le plancher de l'orbite et le globe oculaire, lequel, bien que n'étant pas notablement refoulé en haut, se meut assez difficilement vers le bas. Observée pendant six semaines, cette tumeur a semblé prendre un accroissement assez rapide pour que l'extirpation en soit jugée nécessaire. Une incision fut donc pratiquée le long du bord inférieur de l'orbite, à travers la peau de la paupière, l'orbiculaire et le fascia, et la partie antérieure de la tumeur mise ainsi immédiatement à découvert. Le bulbe et le sac conjonctival ayant alors été repoussés en haut, la tumeur fut facilement énucléée du tissu cellulaire, dans lequel elle s'était librement développée. Une guérison rapide, sans aucune altération du globe oculaire, et le rétablissement complet des mouvements de l'œil suivirent l'opération.

La tumeur, dont la présence ne s'était révélée que depuis trois mois, avait une longueur de 10 lignes et se terminait antérieurement par une surface hémisphérique de 6 lignes de diamètre, qui déplaçait en avant la paupière inférieure. En arrière, la forme en était conique, un peu aplatie cependant dans le sens vertical. En l'incisant, on constata qu'elle consistait en un tissu compacte, homogène, d'un éclat tendineux. A sa partie antérieure seulement, correspondante à la surface hémisphérique dont nous avons parlé, se trouvait un kyste dont le diamètre mesurait 3''' et qui contenait un liquide trouble, assez semblable à du pus et un *cysticercus cellulosæ*. Tout le reste de la tumeur était constitué exclusivement par du tissu fibreux. Ainsi que l'établit l'examen qu'en fit M. Reckhinghausen, il s'agissait d'une capsule de cysticerque arrivé à un degré extraordinaire de développement.

Obs. 86 (2). — *Tumeur fibreuse cloisonnée (cystosarcôme de Virchow) très volumineuse de l'orbite droite.* — Antoine V., manouvrier, âgé de 19 ans, habitant le département de la Haute-Loire, se présente à ma clinique au milieu de novembre 1861, pour une tumeur énorme de la partie supérieure interne de l'orbite droite, existant depuis 10 ans, et chassant le globe oculaire en bas et en dehors. Tout ce que le malade peut dire sur l'origine de cette tumeur, c'est qu'elle a commencé il y a dix ans et qu'elle a augmenté lentement. Elle est ovoïde, plus large à sa base, en haut et en dedans, plus pointue en bas et en dehors. Son sommet, formé par la cornée devenue opaque, distend fortement les paupières, surtout la supérieure, qui a au delà de trois fois son étendue normale. Près des commissures, notamment près de celle du côté interne, les paupières adhèrent à la production morbide, dont le quart inférieur, autour de la cornée, est entouré et recouvert par la conjonctive devenue sarcomateuse. La tumeur, immobile dans sa partie intra-orbitaire, est mobile de bas en haut, et même un peu d'un côté à l'autre, dans sa partie inférieure. Son ensemble, à partir des rebords orbitaires, a dans sa plus grande largeur, 5 1/2 centim., dans sa plus grande longueur, 7 1/2 centim., et ressemble assez, par sa forme et ses dimensions, à la tumeur représentée dans mon *Iconographie ophthalmologique*, pl. 75, fig. 1, si ce n'est que la partie supérieure de la tumeur est lisse, blanchâtre, tout à fait semblable à la sclérotique; de sorte qu'au premier aspect, on pouvait la prendre pour la coque oculaire, distendue outre mesure par une collection de liquide, espèce d'hydrophthalmie énorme. Toutefois, n'ayant jamais vu un œil hydrophthalmique de ce volume, de cette forme et de cette consistance, je me prononce pour un

(1) Von Graefe. Archiv für Ophthalm. 1864. B. X, Abth. 1, S. 205.
(2) Sichel. Annales d'Oculistique, 1865, t. LIII, p. 60.

cancer encéphaloïde, developpé primitivement dans la partie supérieure interne de l'orbite, et ayant chassé le globe en bas et en dehors. Telle était aussi l'opinion de M. Velpeau, qui, consulté par moi, diagnostiqua un fongus hématode de l'orbite; or, on sait que c'est sous ce nom que Wardrop, dont M. Velpeau a adopté la nomenclature, désigne le cancer encéphaloïde.

L'opération fut pratiquée le 21 novembre 1861, à ma clinique, en présence des docteurs Jaume, fils (de Montpellier), Lejeune et Wecker (de Paris), Saemisch (de Wiesbade), et de beaucoup d'autres médecins. Après que la commissure externe eut été largement fendue avec un bistouri droit et étroit, la paupière inférieure fut disséquée avec un bistouri convexe, et la tumeur, traversée de dehors en dedans avec l'alène de Schmucher, fut attaquée directement à sa partie inférieure avec le même bistouri; puis la dissection fut continuée dans la profondeur de l'orbite, et à grands traits, avec un scalpel boutonné, étroit, allongé et courbé sur le plat. La moitié inférieure de la tumeur d'abord et la moitié supérieure ensuite, furent disséquées et détachées de cette manière, puis le pédicule fut coupé au ras du trou optique, avec de forts ciseaux courbes introduits le long du plancher de l'orbite. Pendant toute l'opération, j'eus soin de refouler la tumeur avec les doigts de la main gauche et de la tenir éloignée des parois orbitaires, au ras de laquelle agissait l'instrument tranchant, de manière à ne laisser absolument aucune partie molle adhérente à cette paroi. Dans de précédentes opérations semblables, je m'étais servi, pour éloigner de l'orbite les parties de la tumeur, d'une spatule courbe; une cuillère, que j'ai employée plus tard en pareille occurrence, est encore meilleure.

Tout le contenu de l'orbite fut nettement enlevé, et l'exploration de cette cavité, depuis sa base jusqu'à son extrême sommet, pratiquée à l'aide d'un doigt par plusieurs des assistants et par moi, ne put plus faire découvrir aucune partie molle adhérente à ses parois. Des injections d'eau froide et finalement l'application, à l'aide d'un pinceau de charpie, d'une solution de perchlorure de fer sur le sommet de l'orbite, arrêtèrent l'hémorrhagie. La constitution du malade, son teint pâle, terreux et un peu jaunâtre, son pouls petit, faible, sa sensibilité et sa pusillanimité extrêmes m'avaient fait appréhender cette opération, et surtout l'emploi du chloroforme. Toutefois, l'anesthésie et l'ensemble de l'opération marchèrent très-régulièrement et sans aucun accident. Je ne fis cesser l'usage du chloroforme que lorsque le sang fut arrêté, et après que j'eus appliqué, à l'aide d'épingles, trois sutures, pour réunir la longue incision de la commissure externe et des téguments de la tempe. Le malade n'eut un peu de fièvre que le premier jour et le matin du lendemain. Dès le second jour, il prit du bouillon, le quatrième du potage, et le cinquième, une nourriture plus substantielle. L'orbite se remplit peu à peu de bourgeons charnus de bonne nature qui, le 10 décembre, jour de la sortie du malade, étaient déjà en grande partie en voie de cicatrisation. La suppuration, à cette époque, était modérée et la constitution notablement améliorée.

Examen de la tumeur. — La masse morbide enlevée, incisée dans son diamètre longitudinal, fut reconnue pour une tumeur fibreuse, partagée par des cloisons en plusieurs loges, dont la plus grande contenait un liquide séreux transparent, et les autres une matière gélatineuse d'un blanc jaunâtre et semi-transparente. Occupant la partie supérieure interne de l'orbite, cette tumeur, en chassant le globe en bas et en dehors, l'avait comprimé et aplati d'arrière en avant. La rétine était décollée et poussée en avant par un liquide séreux, épanché entre elle et la choroïde. Le corps vitré était résorbé, le cristallin diminué de volume et en voie de résorption. Le globe lui-même n'offrait aucune dégénérescence. La coque oculaire, amincie, était d'ailleurs régulière et ne présentait pas la forme plus ou moins quadrangulaire ni les quatre sillons ou strictures qu'on voit d'ordinaire dans l'atrophie de l'œil, consécutive aux ophthalmies chroniques et à l'action des quatre muscles droits sur le globe de l'œil. Ici il ne s'agissait que de l'atrophie de cet organe, causée par sa compression et par la résorption d'une portion de ses parties constitutives. La tumeur, partagée en plusieurs segments, fut soumise à l'examen microscopique par MM. Ch. Robin, Saemisch et Wecker.

Note micrographique de M. le professeur Charles Robin. — Le globe de l'œil n'a présenté que les altérations dues à la compression, mais aucun produit morbide. La tumeur, placée derrière le globe oculaire, est grisâtre, demi-transparente, rénitente, médiocrement vasculaire. Elle est formée par une trame de fibres lamineuses entre lesquelles se trouvent beaucoup de matière amorphe finement granuleuse et de noyaux dils fibro-plastiques ou embryo-plastiques. Les parois du kyste sont fibreuses. Le liquide ne contient qu'un sérum, dans lequel se sont formés de petits caillots fibrineux.

Note micrographique de MM. Saemisch et Wecker, rédigée par ce dernier. — La tumeur présentait un tissu dense et offrait des plans qui, en partie, avaient évidemment formé les parois des cystes. L'examen microscopique nous montra que la tumeur était composée de tissu conjonctif dans ses différents états de développement. En partie le tissu de la production morbide avait la dureté du cartilage, tellement il était dense, tandis que d'autres parties offraient la consistance d'une gélatine. On distinguait, dans une partie de la pièce, une masse de fibres-cellules de nouvelle date, assez serrées, cellules offrant des prolongements nombreux qui communiquaient les uns avec les autres. Il nous fut impossible de bien reconnaître le noyau de ces cellules. D'autres parties montraient moins ces dernières ; on y voyait une masse homogène striée (plis) : cette masse devenait de plus en plus fibrillaire, et on pouvait très bien y distinguer les faisceaux de larges fibrilles enroulées en boucle. Le tissu était entremêlé de fibres élastiques, et l'on y voyait des vaisseaux sanguins en quantité. Il ne nous fut pas possible d'apercevoir une couche épithéliale tapissant les parois des cystes. Le liquide qui nous fut remis contenait beaucoup de globules de sang; il était coagulable et d'une couleur rougeâtre.

L'examen de la partie de la tumeur qui nous a été remise nous permet de croire que nous avons eu affaire à un tissu conjonctif dans ses différents états de développement, comme M. Virchow l'a si bien décrit dans ses *Archives*.

CHAPITRE X.

TUMEURS ANÉVRYSMOÏDES DE L'INTÉRIEUR DE L'ORBITE.

(T. I, p. 487-504.)

Syn. Saillie vasculaire de l'œil, *Nunneley*. Varice pulsatile de l'artère ophthalmique, *Aubry*. Affection pulsative artérioso-veineuse. Exophthalmos anévrysmal.

De même que les autres artères, l'artère ophthalmique peut être le siége d'un *anévrysme vrai*, soit par suite d'une simple dilatation des trois tuniques de l'artère, chose rare dans toutes les régions du corps, soit, ce qui est plus fréquent, par la rupture des tuniques séreuse et musculaire et la distension de la tunique celluleuse, rupture survenant à la suite d'un dépôt athéromateux entre les différentes membranes et augmentant la fragilité des tissus. Ce genre d'anévrysme est très rare dans les artères du volume de l'ophthalmique. Néanmoins, le cas rapporté par M. Guthrie (*Obs.* 295, t. Ier, p. 488) en est un exemple authentique, le seul peut-être que la science possède.

Un grand nombre de faits ont néanmoins été publiés sous cette dénomination, qui n'étaient évidemment que des cas d'anévrysmes, non pas vrais ou spontanés, mais traumatiques, des cas *d'anévrysmes faux consécutifs ou diffus*. L'observation de M. Busk (*Obs.* 296, *id.*) rentre certainement dans cette catégorie.

D'autre part, on a décrit sous le nom *d'anévrysme par anastomose* de l'intérieur de l'orbite, une foule de tumeurs qui, au lieu d'être constituées par un tissu érectile analogue à celui des *nævi*, se sont trouvées, à l'autopsie, être d'une nature essentiellement différente. Aussi l'opinion qui, jusqu'à ces derniers temps, avait fait considérer toutes les tumeurs pulsatiles de l'orbite, accompagnées d'exorbitisme et d'altération de la vision, comme appartenant à la classe des anévrysmes, doit-elle être désormais abandonnée. Les deux observations qui suivent sont bien faites, on en conviendra, pour justifier ce revirement.

Obs. 87. — *Présence de tous les signes principaux d'un anévrysme de l'orbite, mais absence d'anévrysme ou de tumeur érectile* (1). — Une femme, âgée de 40 ans, d'une conduite irrégulière et dissolue, entre le 19 février 1858, à *King's College Hospital*, dans le service de M. Bowman, présentant des symptômes que l'on supposa dépendre d'un anévrysme de l'orbite. Elle avait reçu, il y a cinq mois, dans une rixe, un coup de poing sur la tempe et le côté gauche de la tête. Ce coup l'avait fait tomber à terre. Le lendemain, elle avait ressenti une vive douleur dans la tempe, à un pouce environ au-devant de l'oreille. La douleur augmentait lorsque la malade marchait ou se penchait en avant, et troublait son sommeil. Elle se calma au bout de quinze jours, mais fut remplacée par un bruit de sifflement, semblable à celui produit par une locomotive, qui se fit entendre du même côté de la tête, d'abord vers l'occiput, puis en dernier lieu en avant de l'oreille et de la tempe. Ce bruit était constant et augmentait lorsque les pulsations du cœur s'accéléraient. Depuis son apparition, l'intensité n'en avait fait que s'accroître. Ce bruit a été constamment entendu par son mari depuis trois semaines après l'accident. Un mois avant son entrée, elle voyait double les objets qu'elle regardait des deux yeux. Il y a quinze jours, l'œil gauche est devenu rouge et a fait une saillie sensible en avant. Voici dans quel état elle était à son entrée :

Tuméfaction générale de la région orbitaire gauche avec proéminence de l'œil correspondant, qui est congestionné. Pupille dilatée mais mobile. Elle voit parfaitement les objets éloignés, mais est incapable de lire. La veine angulaire ainsi qu'une autre parcourant le bord externe de l'orbite sont dilatées. Il existe une dépression abrupte du bord inférieur de l'orbite, au niveau de l'articulation des os malaire et maxillaire supérieur. Un bruit de sifflement intense s'étend au loin sur le côté gauche de la tête, mais il est plus prononcé au-dessus et au-devant de l'oreille. Ce son est synchrone aux battements du cœur. Un bruit semblable s'entend le long des gros vaisseaux du cou jusqu'au niveau de l'artère carotide primitive. Les doigts placés sur les paupières fermées perçoivent une pulsation sensible ; on les voit s'élever et s'affaisser successivement, suivant que la pulsation commence ou cesse : on entend aussi un bruit très fort lorsque l'on place le stéthoscope sur la face antérieure de l'œil. Il n'y a eu aucuns symptômes cérébraux, tels que vertiges et perte de la mémoire. L'irrégularité remarquée au bord inférieur de l'orbite paraît être la conséquence d'un coup reçu trois mois après la première blessure. Ces symptômes indiquaient manifestement l'existence d'un anévrysme de l'orbite, et comme ils allaient manifestement en s'accroissant, M. Bowman se décida à pratiquer la ligature de la carotide primitive. C'est ce qu'il fit, avec l'emploi du chloroforme, le 27 février. L'opération n'offrit aucune difficulté et permit de ménager les organes avoisinants. La gaîne ne fut ouverte que dans l'espace indispensable pour laisser passer l'aiguille à anévrysme. On n'aperçut ni la jugulaire interne, ni le pneumo-gastrique. Le vaisseau est lié un peu plus haut qu'on ne se le proposait, par suite de la présence d'une grosse veine qui se montre en travers de la plaie. Dès qu'on serre la ligature, toute pulsation s'arrête dans le vaisseau et dans ses branches supérieures. Les pulsations et le bruit perçus au devant de l'œil cessent. La malade, lorsqu'elle commença à revenir à elle, éprouva des nausées, et dit qu'elle entendait encore du bruit dans sa tête, mais faible-

(1) HULKE. Ophth. Hosp. Reports 1859-1860, Vol. II, p. 6.

ment; ce bruit, toutefois, ne fut plus perçu par personne. Le lendemain, elle accusa dans le côté droit de la tête, de forts battements, et à gauche un bruit semblable à celui du tambour dans le lointain. L'œil était moins saillant et moins congestionné, et la malade déclara spontanément qu'elle ne voyait plus double.

Pendant la semaine qui suivit, elle fut tourmentée par une toux accompagnée d'expectoration abondante, à laquelle elle était sujette depuis deux ans. Le 7, la plaie, qui était presque cicatrisée, avait pris l'aspect phagédénique. On percevait, au-devant de l'œil et aussi sur le côté gauche du front, un bruit distinct. Immédiatement au-devant et un peu au-dessus de l'oreille du même côté, on entend une note musicale d'un timbre assez élevé, qui augmente d'intensité à chaque pulsation. On ne sentait aucune pulsation de la carotide au-dessus de la ligature. L'ulcération phagédénique de la plaie s'étend, et la suppuration est de mauvaise nature. La langue devient chargée, sèche et brune. Le 10, vers deux heures du matin, il suinte un peu de sang de la plaie; deux heures après, il s'en échappe environ deux onces qui paraissent provenir de l'angle supérieur. On arrête aisément l'écoulement à l'aide d'une légère compression.

L'hémorrhagie reparaît deux fois dans les vingt-quatre heures qui suivent, et la malade a un fort frisson. La ligature se détache sans écoulement de sang dans la soirée du 11, treize jours après l'opération; mais le lendemain, vers quatre heures du matin, il survient une hémorrhagie abondante. Elle se renouvelle plusieurs fois dans les quatre jours suivants. On voyait sourdre le sang à plein jet du fond de la plaie profonde et comme gangrenée; il suffisait chaque fois d'une compression légère pour l'arrêter. On fit usage de compresses graduées, humectées de perchlorure de fer. Il parut probable que l'hémorrhagie venait du bout supérieur du vaisseau. L'œil gauche recommença à devenir saillant; la pupille était dilatée et immobile, l'œil tourné en dehors; il y avait ptosis de la paupière supérieure. On ne percevait aucune pulsation de l'œil. Le 15, à la visite, il s'échappa un jet de sang. M. Bowman, après quelques difficultés, parvint à enfoncer un ténaculum dans l'endroit d'où le sang paraissait provenir; on pratiqua la ligature des tissus soulevés, ce qui arrêta complétement l'écoulement de sang. La malade continua de s'affaiblir; elle était parfois fortement surexcitée, et enfin elle mourut le 17.

Autopsie. — On ne fut autorisé qu'à examiner la tête et le cou. Le feuillet viscéral de l'arachnoïde est un peu opaque par suite de la présence d'un peu de sérosité dans les mailles de la première. — Cerveau et ses vaisseaux parfaitement sains, quelques drachmes de sérosité seulement dans la corne descendante du ventricule droit. — Corps pituitaire tuméfié, congestionné, et recouvert de lymphe plastique. — La dure-mère qui recouvre la selle turcique, les apophyses clinoïdes postérieures, ainsi que celle qui correspond aux sinus caverneux, transverse, pétreux supérieur et inférieur, était congestionnée et recouverte d'une lymphe plastique parsemée de petits caillots de sang, mais dans laquelle le microscope ne fait point découvrir de vaisseaux. La dure-mère qui forme la paroi externe du sinus caverneux est gonflée et ramollie; la troisième paire qui y est contenue est fortement tuméfiée et baigne dans du sérum; il en est de même du ganglion de Gasser et des nerfs qui en partent. La cavité du sinus contient un fluide puriforme qu'un examen attentif fait reconnaître pour un coagulum ramolli et désagrégé. Le sinus transverse est rempli par un caillot ancien dont la partie externe est résistante et adhère à la paroi du sinus, mais dont le centre offre une couleur brun jaunâtre et une consistance pulpeuse. Cette pulpe grumeleuse était composée en grande partie de cellules ayant l'apparence des corpuscules de pus, mais n'offrant point par l'addition de l'acide acétique les noyaux caractéristiques. De petites masses de pigment d'un brun orange étaient mêlées à ces cellules. Le sinus circulaire était rempli de la même matière. Un caillot grêle et décoloré s'étendait à une courte distance du sinus caverneux dans le sinus pétreux supérieur; celui-ci dans le reste de son étendue est rempli de caillots mous. Les trous vasculaires de la surface du corps du sphénoïde et du sommet de la portion pétreuse du temporal sont dilatés; une section de ces os offre une teinte un peu brunâtre, mais ils ne sont ni ramollis ni cariés. La double courbure de la carotide qui repose contre le côté du corps du sphénoïde, les plexus carotidiens et caverneux du grand sympathique baignent dans un sérum ichoreux, mais l'artère n'est point dilatée, et sa surface interne est parfaitement saine. On suit très attentivement l'artère ophthalmique et ses branches; elles ne sont nullement dilatées ni plus nombreuses que de coutume. La branche sous-orbitaire de la maxillaire interne n'est point dilatée, le sinus maxillaire est parfaitement sain. L'os malaire est détaché du maxillaire supérieur et légèrement déplacé en haut : c'est la seule altération qui existe dans les parois de l'orbite. La veine ophthalmique a beaucoup augmenté de volume; elle ressemble à une varice. En la comparant à celle du côté opposé, on reconnaît que cette augmentation de volume est due à un épaississement de ses tuniques, et nullement à une dilatation de son calibre. Dans le point où cette veine s'ouvre dans le sinus caverneux, elle est obstruée par un caillot mou, altéré, semblable à celui que contient le sinus; ce caillot se prolonge le long du tronc de la veine jusque dans l'orbite, mais là, ainsi que dans les branches collatérales de la veine, il paraissait d'une date plus récente que le caillot qui obstrue l'embouchure de la veine dans le sinus caverneux.

La ligature a porté sur le tronc de la carotide primitive un peu au-dessous de sa bifurcation; les bouts du vaisseau divisé sont distants l'un de l'autre d'environ trois-quarts de pouce. Les artères carotides interne et externe sont perméables et vides; la portion inférieure du tronc de la carotide primitive, à partir du lieu où a porté la ligature jusqu'au bas du cou, est remplie par un caillot pulpeux et grumeleux qui s'échappe par l'extrémité ouverte pendant l'enlèvement des parties. A la racine du cou, le vaisseau est complétement formé par un caillot mince, membraneux, décoloré, qui forme un septum complet; en dessous de ce point, la carotide paraît parfaitement saine. La portion du vaisseau qui contenait le caillot grumeleux décomposé, présentait une teinte brun sale, et sa surface interne était rendue floconneuse par des lambeaux de fibrine qui y adhéraient, mais n'offrait pas d'autre altération. La carotide et ses branches étaient vides et saines. La carotide interne jusqu'à la base du crâne et dans le canal carotidien était saine, nullement dilatée, et sa surface interne unie offrait la teinte normale. Dans sa partie la plus élevée, elle contenait un mince caillot fibrineux, un simple fil qui n'occupait qu'une petite partie du calibre du vaisseau. La veine jugulaire, saine, contient un mince caillot décoloré qui part de la racine du cou et se porte jusqu'à la base du crâne : un caillot semblable existe dans le sinus latéral.

Ainsi, comme le fait remarquer M. Hulke, dans ce cas d'une affection si obscure, le bruit, la pulsation, la protrusion de l'œil, en un mot tous les signes physiques de l'anévrysme de l'orbite, existaient au plus haut degré, et néanmoins il n'y avait ni anévrysme, ni tumeur érectile. Pourtant, si la malade avait vécu, cette observation aurait figuré parmi les cas d'anévrysme de l'orbite, guéris par la ligature de la carotide, alors que les altérations cadavériques étaient, au contraire, celles d'une phlébite du sinus caverneux, transverse, circulaire et pétreux. Le *bruit* était sans doute causé par la carotide interne, partiellement comprimée par les parois tuméfiées des sinus caverneux contre la paroi du corps du sphénoïde, et il était transmis par les os du crâne. La *propulsion* de l'œil s'explique, de même peut-être que la *pulsation* perçue, quand on appliquait les doigts, par la présence d'un caillot obstruant la veine ophthalmique, dans son point d'union avec le sinus caverneux et gênant le retour du sang de l'orbite. En effet, chaque diastole de l'artère ophthalmique devait occasionner l'accroissement momentané de la quantité de sang dans cette cavité. Or, sa sortie par la veine ophthalmique étant empêchée, les parois résistantes de l'orbite ne permettaient de dilatation qu'en avant.

L'observation suivante n'est pas moins digne d'interêt :

Obs. 88.—*Tumeur de l'orbite; pulsations ; bruit de souffle. Erreur de diagnostic.*

Dilatation de la veine ophthalmique (1). — Le 10 mars 1853, entrait à l'Hôtel-Dieu de Rennes la nommée Jeanne L..., âgée de trente-deux ans. Cette fille, douée d'une intelligence très-bornée, habite la campagne. Elle n'a pas souvenance d'avoir été frappée à la tête, et la lésion qu'elle présente se serait développée, sans cause connue, à la suite d'une fièvre typhoïde qu'elle a eue quatre ans avant son entrée à l'hôpital.

État actuel. — Face congestionnée, bouffie, exprimant une sorte de stupeur. Le globe de l'œil du côté droit est atteint d'exophthalmos, mais il a conservé ses fonctions. A la partie interne de la paupière supérieure se voit une tumeur grosse comme une noisette, offrant en largeur 20 millimètres et en hauteur 17 millimètres; elle est sous-cutanée et sans changement de couleur à la peau. Plus en dedans, dans la rainure qui sépare le nez des paupières, existe une tumeur divisée en deux portions par le tendon de l'orbiculaire. Le lobe supérieur a 13 millimètres dans le sens vertical sur 5 millimètres de largeur. Le lobe inférieur est situé au-devant du sac lacrymal, et simule une tumeur lacrymale. Ces tumeurs sont molles, fluctuantes, disparaissent sous la moindre pression et reparaissent immédiatement après. En appliquant sur ces tumeurs très légèrement et très-superficiellement la pulpe des doigts, on y *sent des pulsations isochrones aux battements artériels, et un frémissement, un frôlement très manifestes.* L'oreille appliquée sur la région palpébrale perçoit un bruit de souffle très distinct, intermittent, isochrone à la systole ventriculaire; ce souffle est doux, prolongé, et il serait peut-être plus exact de le décrire comme un souffle continu renforcé au moment de la contraction du cœur (cette appréciation ne s'est présentée à mon esprit qu'après l'autopsie).

Ces phénomènes, à savoir les battements reconnus par le toucher et le souffle, furent constatés par le chef de service, M. Guyot, M. Pinault et plusieurs confrères qui, comme moi, suivaient la visite. La nature de la lésion parut à tous les observateurs être très évidente. Nous admîmes une tumeur anévrysmale siégeant dans l'orbite et développée dans l'artère ophthalmique. La malade est sujette à des étourdissements, des vertiges. Le 17 mars, après deux jours de malaise, elle succombe presque subitement.

Autopsie. — Tous les organes sont sains, excepté l'encéphale et la boîte crânienne. Toute la portion des deux hémisphères qui est logée dans les fosses latérales moyennes de la base du crâne, est le siége d'un ramollissement très notable. Les parois du crâne sont beaucoup moins épaisses que dans l'état normal; sillons vasculaires profonds, larges; grande vascularité des parois crâniennes. Le crâne est le siége d'une altération de forme singulière; dans toute la partie située en arrière des bords postérieurs des petites ailes du sphénoïde, il offre une synéchie ordinaire; mais au-devant de la ligne indiquée, il est le siége d'une différence très sensible entre la partie droite et la partie gauche; il semble que l'os frontal ait subi un mouvement de bascule, par suite duquel la partie gauche s'est portée en avant, tandis que la droite s'est portée en arrière.

La partie véritablement intéressante de l'autopsie consistait dans l'examen de la tumeur de l'orbite. J'ai poussé une injection solidifiable dans la carotide primitive droite, afin de distinguer plus nettement la branche de l'artère ophthalmique qui était le siége de l'anévrysme; l'injection ayant réussi, je pus disséquer les rameaux les plus ténus de ce vaisseau, et je constatai qu'il n'y avait pas la moindre lésion artérielle. La tumeur était constituée non par un anévrysme, mais par la dilatation et l'amincissement de la veine ophthalmique. Je préparai cette veine avec une attention minutieuse, je la suivis dans ses contours dans l'orbite, et je vis distinctement que les bosselures observées à la paupière supérieure étaient constituées par cette veine. Elle offre le volume du petit doigt; ses parois sont tellement minces qu'on pourrait les comparer à une séreuse ouverte en arrière dans le sinus caverneux, qui est lui-même trois fois plus large que celui du côté gauche. Elle parcourt l'orbite du sommet à sa base en décrivant des flexuosités; au niveau de l'échancrure sus-orbitaire, elle reçoit la veine de ce nom, qui présente elle-même en ce point une dilatation notable. La veine nasale et la veine faciale sont aussi dilatées et amincies dans leurs points rapprochés de l'angle interne de l'œil. Le sinus caverneux du même côté est largement dilaté; il communique librement avec la veine ophthalmique variqueuse; mais il se termine en arrière par un cul-de-sac, au lieu de communiquer avec le sinus pétreux inférieur, du moins ne me fut-il pas possible de trouver de communication entre ces deux sinus.

(1) AUBRY, Gazette des Hôpitaux, 1864, p. 171.

En présence du résultat fourni par l'autopsie, quelle pouvait être l'explication des battements isochrones à la systole observés dans la tumeur ? Nous en voyons deux : 1° Les pulsations étaient dues aux battements de la carotide interne dans le sinus caverneux dilaté, et à la transmission de ces battements au sang contenu dans la veine. M. le professeur Bérard aîné, se trouvant de passage à Rennes, et ayant bien voulu examiner la pièce, penchait pour cette explication. 2° Par suite du développement vasculaire des parois crâniennes, les capillaires, plus dilatés, établissaient entre les artères et les veines une communication si libre, que l'action du cœur sur le sang veineux se faisait sentir plus librement qu'à l'ordinaire.

Ce qui me porterait à accepter de préférence cette théorie, c'est que, sur le cadavre, avant de pousser mon injection solidifiable, ayant adapté aux deux carotides primitives les tubes d'une seringue à injection et y ayant à plusieurs reprises lancé de l'eau, je vis, à chaque coup de piston (soit que l'injection fût faite par la carotide droite ou par la gauche), je vis la tumeur se *gonfler*, se *remplir*, et je pus ainsi reproduire et les pulsations et le bruit de souffle qu'on avait notés pendant la vie ; il était évident que le battement, la distension, le souffle qui accompagnaient la projection de l'eau par la seringue étaient dus à l'arrivée du fluide dans la veine, absolument comme pendant la vie les mêmes phénomènes dépendaient de l'entrée du sang lancé avec force par le cœur à travers les capillaires.

M. Nunneley, qui a recueilli un grand nombre de faits de tumeurs pulsatiles de l'orbite, en a lu, le 22 novembre 1864, à la Société médico-chirurgicale de Londres, trois nouvelles observations. Dans l'une d'elles la maladie était survenue spontanément, sans qu'on pût en découvrir la véritable cause ; la propulsion de l'œil y était excessive et la ligature de la carotide put seule en arrêter les progrès. Dix-huit mois après l'opération, la malade succomba, épuisée par les désordres causés par des tumeurs de nature maligne. A l'autopsie, on trouva, dans le sinus caverneux, une tumeur maligne, comprimant la veine ophthalmique et pénétrant dans l'orbite. D'autres tumeurs malignes, dont une pulsatile, avaient traversé le pariétal pour se porter du côté du cerveau. Le même chirurgien a aussi rapporté l'autopsie d'un autre malade chez lequel il trouva, à côté de la selle turcique, juste au point où l'artère ophthalmique se détache de la carotide, un anévrysme circonscrit, rempli par un caillot solide, qui comprimait la veine ophthalmique et occasionnait ainsi la propulsion de l'œil. Sept cas cités par cet auteur et trois autopsies, démontrent que la vraie cause de ces tumeurs pulsatiles réside dans la compression des veines post-oculaires, gênant le retour du sang, et non dans une maladie occupant l'orbite même. Il résulte de ces faits que toute cause, susceptible de déterminer la compression des veines ophthalmiques et d'entraver le cours du sang dans ces vaisseaux, peut donner lieu aux tumeurs pulsatiles de l'orbite, sans que la participation d'un anévrysme circonscrit, diffus, ou par anastomose y soit aucunement nécessaire.

C'est pour toutes ces raisons que nous avons changé le titre de ce chapitre, pour lui donner celui de *Tumeurs anévrysmoïdes de l'orbite*, de façon à pouvoir y comprendre les différentes affections de cette cavité, caractérisées par le *bruit* dont elles sont le siége, la *propulsion* de l'œil qu'elles déterminent et les altérations de la vision qui en sont la suite, et la *pulsatilité* qu'elles accusent à une certaine pression ; enfin par ce fait qu'elles se guérissent ou s'amendent au moins notablement, par les moyens propres à y diminuer l'afflux du sang, moyens en tête desquels se trouve la ligature des carotides.

Ces tumeurs peuvent être : 1° des anévrysmes vrais de l'artère ophthalmique; 2° des anévrysmes faux ou artérioso-veineux ; 3° des anévrysmes par anastomose; 4° des anévrysmes traumatiques, suite de coups, de blessures de l'orbite ayant amené la lésion de l'artère ophthalmique seule ou de la veine en même temps (1) ; 5° des thromboses ; 6° des phlébites des sinus caverneux, ayant donné lieu à la coagulation du sang dans un point fixe particulier et ainsi à l'obstacle au retour du sang, et dont l'observation de M. Hulke, citée ci-dessus, est l'exemple le plus convaincant (2).

Le *traitement* des tumeurs pulsatiles de l'orbite doit avoir pour objet, soit de coaguler les liquides épanchés dans ces tumeurs et y arrivant incessamment, soit de réduire la quantité de sang qui y afflue et la force avec laquelle il y circule, par la ligature de l'artère

(1) NÉLATON. Varice anévrysmale, entre la carotide et le sinus caverneux, suite de blessure. Mort par hémorrhagie (Amer. Journ. of Med. Science, 1864, July, p. 46).

(2) Voir : *Tumeurs pulsatiles spontanées.* NUNNELEY. Cas guéri par la ligature (1re Obs.), causé vraisemblablement par l'altération des veines (Med. Chir. Trans. Vol. XLII, p. 165, ou Lancet, 1859, Avril 23, p. 415). — ID. Cas spontané et soudain. Mort après l'opération. — A l'autopsie : parois de l'artère ophthalmique athéromateuses et épaissies, ses branches dilatées et remplies de coagulum. Carotide interne, près de la selle turcique, également remplie et entourée par un coagulum. Les sinus n'ont pas été examinés (3e Obs.). — ID. Cas soudain, guéri par l'opération (4e Obs.), sous la dépendance d'une compression des nerfs de l'orbite par le sinus caverneux dilaté. — ID. Cas spontané, apparu brusquement sur une femme âgée de 47 ans, qui devra probablement subir l'opération (2e Obs.) (Med. chir. Soc. of London, 22 Nov. 1864). — *Cas traumatiques* : NUNNELEY. Cas guéri par la ligature de la carotide (1re Obs.). (Med. Ch. Tr., etc.). — POLAND. Ophth. Hosp. Rep. 1859-1860, Vol. II, p. 219. — GREIG. Cas guéri par la ligature de la carotide (Edinb. Med. Journ. 1862, Nov., p. 446). — MACKENZIE. Le seul cas qu'il ait rencontré avait débuté à la suite d'un coup sur le sommet de la tête. La vue de l'œil du côté affecté était perdue ; pupille dilatée et immobile. La guérison fut obtenue par la ligature de la carotide primitive, pratiquée par le docteur W. BROWN, au Glasgow Eye Infirmary. La maladie se montra alors de l'autre côté de la tête. La malade mourut plus tard à la suite d'un excès de boissons, et l'on n'eut pas l'occasion de faire l'autopsie. — HART. Cas dans lequel la veine et l'artère avaient été blessés et communiquaient (anév. artérioso-veineux). Guérison par la ligature de la carotide primitive, après que la compression digitale avait échoué. Remarques sur l'électro-puncture, les injections, etc. Parallèle entre la compression permanente et la digitale, maintenue seulement pendant quelques minutes à la fois (Lancet, 1862, Mars 15, p. 271). — NUNNELEY. Fracture de la base du crâne ; au bout de quelques jours, propulsion de l'œil et tous les autres signes caractéristiques ; crainte de voir l'œil tomber en gangrène. Ligature de la carotide cinq semaines après l'accident. Guérison. (1re Obs.) (Med. chir. Soc. of Lond. Id.).

AUTRES FAITS : NUNNELEY. Seconde série d'observations (Med. Times and Gaz. 1864, Déc. 3, p. 602). — FICKE. Guérison spontanée d'un anévrysme par anastomose de l'orbite (?) (Dubl. Med. Press, 1859, Aug. 24, p. 118). Il n'existe certainement, dans cette maladie, aucun tissu érectile comme dans le nævus. La dénomination « par anastomose » n'y est donc pas applicable. — DEMARQUAY. Gaz. hebd. 1859, nos 39 et 40, et Canstatt's Jahrb. Vol. III, p. 241. — Analyse de dix-sept cas, dans : Schmid's Jahrbücher, 1859, no 4. — CURLING. Med. Chir. Trans., Vol. XXXVII. — WOOD. New-York Journ. of Medic. 1857, July. — PAGET. Lectures, Vol. II, p. 267. — BOWMAN. Tumeur pulsative de l'orbite, ligature de la carotide primitive. Guérison (Med. Times and Gaz. 1860, Aug. 4, p. 107). — SIME. Tumeur pulsatile de l'orbite, ligature de la carotide primitive. Guérison. (Edinb. Med. Journ. 1861, p. 1065). — MASON. Succès par la ligature (Opht. Hosp. Rep. 1860-1861, Vol. III, p. 234).

carotide primitive ou la compression digitale de cette même artère. Quelquefois la ligature de la carotide d'un côté n'a pas suffi et il a fallu faire la même opération du côté opposé (1). Dans un cas d'anévrysme traumatique, survenu à la suite d'une chute sur la tête, d'un lieu élevé, et qui s'accompagnait d'exophthalmos et de paralysie de la 6e paire, M. Legouest (2), après avoir eu recours sans succès à la compression, a réussi en pratiquant la ligature de la carotide primitive et secondairement de la carotide externe. Lors même qu'on a obtenu la guérison, par la ligature de la carotide, de la tumeur intra-orbitaire, les veines situées derrière la paupière supérieure peuvent rester variqueuses et nécessiter un nouveau traitement. C'est ce qui est arrivé dans le cas de M. Brown.

La compression digitale de la carotide a admirablement réussi à M. Gioppi, dans un cas dont voici l'observation, et qu'il donne comme un cas d'anévrysme, bien que rien ne soit moins prouvé :

Obs. 89. — *Anévrysme de l'artère ophthalmique guéri par la compression digitale* (3). — Orzalis Maria, femme de 42 ans, d'une constitution grêle, à système musculaire peu développé, a la peau rugueuse, les yeux et les cheveux gris. Dans son enfance, elle avait été atteinte de rachitisme, et portait à droite une forte déviation des dernières vertèbres dorsales, avec compensation gauche des vertèbres lombaires et du bassin. Elle a été réglée à 16 ans et toujours physiologiquement depuis, et a joui constamment d'une bonne santé jusqu'à cette époque. — Elle n'a jamais souffert des yeux. Elle est devenue mère quatre fois ; ses deux premiers fils sont morts peu de temps après leur naissance ; le troisième enfant, une fille encore vivante, est atteinte d'ankylose du genou gauche.

Le 16 juin 1856, les douleurs de l'enfantement commençaient à se faire sentir, lorsque, pendant l'une d'elles, elle dit avoir subitement ressenti un bruissement inusité à l'œil gauche ; elle s'aperçut qu'il était chassé de l'orbite, et repoussait les paupières en avant. La conjonctive palpébrale forma assez rapidement un chémosis séreux et entourant le globe de l'œil, recouvert supérieurement par la paupière, repoussé inférieurement au-devant d'elle et atteignant une étendue de près de 2 centimètres à sa partie inférieure moyenne. La malade accusait alors de la tension plutôt que de la douleur, et percevait en outre, dans la cavité crânienne, une pulsation profonde et un bourdonnement. Le médecin appelé près d'elle indiqua qu'il fallait hâter l'accouchement, et prescrivit un collyre mucilagineux. Les onctions aux parties génitales, le seigle ergoté et la déchirure de la poche des eaux amenèrent promptement un accouchement normal.

Les suites en furent régulières, si ce n'est que la saillie de l'œil augmenta et que *la vision diminua petit à petit*, au point que, le cinquième jour, 21 juin, la malade s'aperçut que l'œil était entièrement perdu. Alors des piqûres furent pratiquées sur le bourrelet chémosique ; cette manœuvre, pendant quelques instants, réduisit la tension en diminuant la tuméfaction de la conjonctive ; mais il se produisit si peu d'amélioration, que la malade, ne trouvant aucun résultat satisfaisant dans le traitement, se décida, 12 jours après, à entrer à la clinique oculistique. L'aspect qu'elle présentait était fort étrange et singulièrement repoussant. L'œil gauche est immobile et si proéminent, que la paupière supérieure, distendue sur la tumeur, est rendue entièrement immobile, et recouvre à peine un segment supérieur de la cornée. Tout effort volontaire de la malade pour mouvoir les paupières et le globe de l'œil est inutile, et les lois de la synergie sont sans effet. La tension de la paupière est telle, qu'il faut employer le doigt pour la soulever

(1) M. Velpeau doit avoir pratiqué cette opération (Comm. verb. de M. Bjorken).
(2) Bull. de l'Acad. de méd. de Paris. Rapport de M. Gosselin (Séance du 18 Oct. 1864).
(3) Gioppi. Giornale d'oftalmologia italiano, 1858, t. I, p. 138.

et qu'elle reste passivement dans la position qu'il lui est donnée. Elle est tuméfiée, d'une couleur rouge livide, le cartilage tarse est plus prononcé et les rameaux veineux ectasiés; le volume que forme cette paupière fait saillie d'un centimètre et demi environ au-devant de l'arcade orbitaire supérieure. Sous cette dernière, dans la cavité de l'orbite, on voit une tumeur plus molle, de forme cylindrique, tortueuse, qui se dirige vers la paroi interne de cette cavité; elle peut être facilement comprimée, permet de sentir une faible pulsation sous la compression, et peut avoir un calibre de quatre à cinq centimètres. Cette tumeur cylindrique ne dépasse pas l'arcade orbitaire sur le front, attendu que, dans cette région, les battements de l'artère sus-orbitaire sont à peine sensibles. En soulevant la paupière supérieure, on aperçoit le globe de l'œil proéminent dans la direction indiquée, dont on ne pourrait reconnaître la structure, si l'on ne distinguait, au centre de la tumeur qu'il forme, la cornée, l'iris et la pupille. La conjonctive oculaire est fort injectée et infiltrée de sérosité. Cette injection est mobile, et peut être visiblement déplacée sur la capsule de Ténon par une légère pression exercée par le doigt. La paupière supérieure, renversée antérieurement, forme, à sa périphérie, l'anneau chémosique qui vient d'être signalé, et qui, en le relevant dans son segment inférieur, laisse voir le bord ciliaire de la paupière inférieure fixé sur le bord orbitaire correspondant. La portion plus convexe de ce gonflement est fendillée et couverte de croûtes d'un millimètre environ, que l'on peut déplacer avec un stylet comme des écailles de forme circulaire (détritus épithélial). L'écoulement des larmes par les points lacrymaux ne peut se faire: cependant il n'existe pas de larmoiement, parce que l'évaporation des larmes sur une surface aussi étendue suffit pour l'empêcher. La cornée, plus transparente à la partie supérieure, est un peu trouble et comme pulvérulente de son diamètre horizontal à sa partie inférieure. La convexité de cette membrane paraît augmentée et constitue une chambre antérieure de plus grande capacité qu'à l'état normal et contenant de l'humeur aqueuse transparente. L'ouverture pupillaire est fortement dilatée, et c'est à peine si l'on peut apercevoir, dans sa périphérie, un segment de l'iris qui indique, pour autant qu'il est possible de distinguer un si petit cercle, que sa structure est normale et sa couleur semblable à celle de l'autre œil. Il n'y existe aucun mouvement, à quelque degré de lumière que ce soit; elle reste toujours immobile, quoique l'iris du côté droit se contracte physiologiquement. La vision est complétement abolie. La malade n'accuse aucune douleur, et c'est à peine si elle sent le contact du doigt pendant l'exploration, soit sur la muqueuse conjonctivale, soit enfin sur la cornée elle-même. Cette diminution de la sensibilité est limitée au côté gauche; l'œil droit est dans son état normal. La thermogénésie n'est augmentée ni subjectivement, ni objectivement. On peut aisément constater sur chaque point de la conjonctive un tremblement particulier (fremito), et un battement isochrone à la systole du cœur, un peu postérieur à cette dernière, et qui est accompagné du souffle caractéristique aux anévrysmes, ce que l'on peut constater par l'auscultation médiate ou immédiate. La patiente se plaint de ressentir dans l'oreille gauche un bourdonnement et un bruissement continuels qui la privent souvent de sommeil.

La compression de la carotide arrête instantanément les battements, le souffle et le bourdonnement, et permet de faire rentrer le globe de l'œil de deux ou trois millimètres dans la cavité de l'orbite en le comprimant. Par la compression de cette artère, il se produisit d'abord un sentiment de bien-être indéfinissable, mais il n'est pas possible de la prolonger plus d'une minute sans la voir suivie d'une syncope grave. Ce phénomène eut lieu pour la première fois le 2 juillet, lorsque la compression de la carotide fut faite dans le but seulement d'établir le diagnostic, et il ne vint point à l'idée de constater si cet accident provenait de la diminution du stimulus nécessaire aux fonctions de l'hémisphère cérébrale.

La transparence suffisamment conservée de l'appareil dioptrique, la mydriase excessive qui existait, et surtout l'immobilité complète du globe de l'œil engageaient à faire une observation à l'ophthalmoscope, bien qu'on ne pût pas songer à trouver dans la rétine des altérations assez importantes pour avoir déterminé la perte totale de la vision. La projection latérale de la lumière au moyen d'une lentille bi-convexe de deux pouces de distance focale, permet de suivre distinctement les procès ciliaires jusqu'à leur origine, et on les voit s'avancer de l'équateur vers le centre de l'appareil capsulo-lenticulaire. Ils semblaient sujets à un mouvement, augmentaient ou diminuaient de volume, mais il fut tout à fait impossible de constater si ce mouvement était soumis à un rhythme régulier isochrone à la systole des autres artères. Au moyen de l'ophthalmoscope de Zehender, non-seulement on découvrait distinctement la pulsation des veines, mais on voyait, alternant avec leur dilatation, deux rameaux artériels, reconnaissables à leur couleur plus claire et à leur contour bien distinct, donner d'une manière *positive* des pulsations isochrones à celles du pouls. Mais, malgré la facilité que l'immobilité de l'œil donnait pour l'examen ophthalmoscopique, on chercha vainement la tache jaune, qu'il ne fut possible de trouver en aucune manière, bien que la position de l'axe optique dût spécialement favoriser sa recherche. La compression, exercée avec assez de force sur le centre du bulbe ou dans les régions plus éloignées (ce qui était facile, vu la saillie de l'œil), ne donnait la perception d'aucun phosphène.

L'examen général de la malade ne permet pas d'admettre l'insuffisance valvulaire; cependant l'impulsion du cœur est subjectivement et objectivement augmentée, les battements aux temporales et aux radiales externes sont normaux et au rhythme de 75 à 80; mais ils sont vibrants et empreints de roideur, malgré l'âge peu avancé de la malade. La nutrition est extrêmement défectueuse chez elle, soit par suite de l'accouchement récent, soit par l'agitation morale qui la tourmente; le système musculaire est peu prononcé, et les digestions sont mauvaises. Les lochies coulent normalement, et il en est de même des selles et des urines. Les mammelles sont flasques et ne sécrètent plus du tout de lait.

En présence de tous ces phénomènes, on devait admettre l'existence d'un anévrysme de l'artère ophthalmique, qui semblait reconnaître pour cause prédisposante la condition rachitique du sujet, avec probabilité du processus athéromateux étendu à tout l'arbre artériel, et, dans ce cas, comme cause occasionnelle, la compression du diaphragme et les congestions consécutives vers l'encéphale dans les fortes douleurs de l'enfantement. L'altération survenue dans les tuniques interne et moyenne des artères et leur élasticité étant diminuées, elles n'ont pu résister à la pression de la colonne sanguine augmentée par les contractions du diaphragme et des muscles abdominaux, et, par leur rupture, ont poussé en dehors la tunique cellulaire externe, donnant lieu ainsi à la formation de l'anévrysme. Dans ces circonstances, qui se rencontrent dans le cas qui nous occupe, la tumeur peut se former aussi rapidement sans cause traumatique; il n'y eut pas de cause de cette nature, et l'anévrysme a pu se former spontanément par suite d'une altération susmentionnée des tuniques artérielles. C'était donc un anévrysme spontané, mixte externe (Rokitansky) ou l'anévrysme circonscrit (Scarpa).

Le siége d'un tel anévrysme devait être au sommet de la pyramide formée par l'orbite, attendu que la saillie antérieure droite aurait fait dévier inférieurement à l'extérieur la tumeur anévrysmale, dans le cas où celle-ci se fût trouvée sous la trochlée à la paroi orbitaire interne, tant par le parallélisme des deux parois orbitaires internes que par leur inclinaison, et même aussi par l'espace plus grand du côté inférieur externe de la base (bord orbitaire). Ainsi donc, il intéressait l'artère ophthalmique, à l'endroit où elle a à peine franchi le trou optique, et se trouve encore sous le nerf optique, ou dans le trajet qu'elle parcourt à son côté interne, ou dans sa partie courbe qui passe sur le nerf avant de parvenir à la paroi orbitaire interne.

La ligature de la carotide pouvait-elle être immédiatement pratiquée dans ce cas et dans les conditions ci-dessus décrites? Se serait-il immédiatement établi une circulation collatérale suffisante, nécessaire non-seulement aux fonctions physiologiques du cerveau, mais encore à la vie même de la patiente? Comment y songer, si, par la simple compression momentanée, bien qu'elle fût incomplète et moins parfaite que celle produite par la ligature, il se produisait une syncope? A notre avis, il était de toute nécessité de favoriser une circulation collatérale, produite spécialement par la dilatation des artères vertébrales, de rendre le plus possible ses fonctions à l'hémisphère cérébrale gauche, qui eussent été gravement compromises par l'interruption de la colonne sanguine, provenant de la carotide. Considérant que, dans les conditions citées ci-dessus, la ligature de la carotide primitive était contre-indiquée, du moins pour le moment, il restait à examiner si, comme dans le cas cité par Bourguet, on ne pouvait pas essayer l'injection de perchlorure, ou celle de lactate de fer, que Brainard avait employée avec succès dans un cas de télangiectasie, après avoir eu ses espérances de voir le caillot se former après la ligature de la carotide, complétement déçues. Mais cette opération semétait d'une exécution difficile dans le cas qui nous occupe, et, ce qui est plus positif, offrait peu de chance de succès. La profondeur inconnue de la tumeur anévrysmale, l'incertitude de sa position exacte, ainsi que l'impossibilité de déterminer son volume, et la saillie du globe oculaire qui, étant de 25 millimètres, pouvait être produite par le coussinet adipeux rétro-bulbaire, donnaient beaucoup d'incertitude sur la direction à imprimer à la canule d'injection et sur la profondeur à laquelle elle devrait pénétrer. Dans les deux cas ci-dessus, les tumeurs pulsatives étaient visibles, et par conséquent l'introduction de l'instrument était simple et opportune. On aurait pu, il est vrai, tenter une ponction exploratrice, et se guider sur l'hémorrhagie artérielle; mais un seul cas de guérison, et dans des circonstances bien différentes, pouvait-il nous autoriser à tenter une expérience dont la réussite était bien incertaine? Et si le caillot ne se fut pas formé après l'injection, comment arrêter une hémorrhagie qui pouvait devenir fort grave à cause de l'ouverture de l'artère ophthalmique? Et si, pour l'arrêter, il eût fallu recourir à l'extirpation du globe, imitant en cela Dupuytren, qui l'a pratiquée et conseillée dans des cas semblables, œil à la vérité inactif, mais seulement d'une manière passive, et qu'on eût pu conserver par un autre traitement, et peut-être encore rendre à ses fonctions normales! La plus grande partie de tous ces inconvénients eussent accompagné l'acupuncture et l'électropuncture qui, du reste, est regardée comme plus efficace dans les télangiectasies, dans le cas où le calibre plus petit des vaisseaux et les nombreuses clôtures favorisent mieux la formation du caillot qu'une simple poche anévrysmale.

Il ne restait plus, à notre avis, à tenter d'autre traitement que celui de Valsalva et d'Albertini. Cette méthode avait procuré diverses guérisons à leurs inventeurs, ainsi qu'à d'autres qui l'avaient employée. Bologna et Hodgson la recommandaient, et, si nos espérances étaient déçues, il n'y avait pas d'obstacle à pratiquer plus tard la ligature de la carotide. — La malade fut donc astreinte à un repos physique et moral des plus absolus, le tronc fut placé dans une position demi-droite sur un coussin assez dur; un régime ténu fut prescrit, et pour boissons des limonades nitrées; il fut administré par jour deux pilules, contenant chacune un cinquantième de grain de digitaline, et en ordonnant progressivement tous les jours une pilule de plus, le nombre en fut ainsi porté à douze par 24 heures. Cette dose ne put être poussée plus loin à cause des symptômes d'intoxication qui se manifestèrent et qu'il fallut combattre par le laudanum de Sydenham. A cet agent thérapeutique succéda l'ergotine à la dose de deux à six grains par jour, qui ne donna pas plus de succès; l'eau de laurier-cerise fut prescrite, puis des purgatifs huileux ou salins, des lavements excitants, et finalement de temps en temps une saignée de 3 à 4 onces, et localement des onctions mucilagineuses et de légères compresses glacées constituèrent l'appareil pharmaceutique mis en œuvre pour atteindre le but qu'on se proposait. Il faut remarquer que, pendant le traitement, les pulsations augmentèrent de 19 à 15 par minute; il paraissait aussi que le bourrelet chémosique augmentait de volume; la malade elle-même accusait une sensation de tiraillement plus grand. Quand elle était trop incommodée par la tension de la tumeur, on la soulageait momentanément en pratiquant sur l'anneau chémosique quelques ponctions qui donnaient issue à quelques gouttes de sérosité; on pratiquait aussi, par intervalles et sous forme d'essai, une compression sur la carotide, mais incomplétement; elle diminuait, sans les arrêter, le battement et le souffle anévrysmal ressentis dans le crâne.

On arriva ainsi au 15 août sans constater aucun avantage de l'emploi de ces moyens. La débilité de la malade correspondait à la vérité au traitement débilitant, mais l'inefficacité de la méthode appliquée contre l'anévrysme était totalement prouvée, et cependant sept semaines s'étaient déjà écoulées. Persuadé qu'il n'était possible d'obtenir la guérison de l'anévrysme de l'artère ophthalmique que par la ligature de la carotide, vaisseau d'un large calibre et situé près du cœur, et dont la carotide interne est la continuation immédiate; vu l'inutilité du traitement mis en pratique jusqu'alors, on tenta, le 16 août, une compression plus efficace, afin de voir comment se comporterait la fonction cérébrale sous son influence, et si l'établissement de la circulation collatérale, que l'on désirait obtenir avant de pratiquer la ligature, avait déjà commencé à s'établir. Considérant la maigreur de la patiente, le peu de nutrition du système musculaire et le relâchement de la peau et des fibres musculaires du cou, la compression de la carotide ne présentait aucune difficulté dans ce cas et pouvait être pratiquée de quatre manières différentes :

A.) En pressant fortement d'avant en arrière et en ligne directe entre les deux chefs du sterno-mastoïdien, on pouvait diminuer les pulsations de la carotide, mais on empêchait le retour du sang dans la veine jugulaire antérieure, et il en résultait de la cyanose.

B.) En poussant l'index, le médius et l'annulaire de la main gauche le long du bord externe et le pouce de cette main le long du bord interne du sterno-mastoïdien immédiatement au-dessous de son entrecroisement avec l'omoplato-hyoïdien, et le serrant après l'avoir poussé postérieurement contre le muscle susdit, tandis que la main droite, posée sur le sinciput, renversait la tête à gauche et en bas, de manière à relâcher les téguments et les aponévroses du cou, on rencontrait la gaîne commune à la jugulaire, à la carotide et au nerf vague : on pouvait faire glisser postérieurement entre les doigts la jugulaire et le nerf vague en conservant entre eux le vaisseau artériel. La carotide se présentait sous la pression des doigts, comme un cylindre d'un centimètre environ de diamètre ; on la sentait roide, résistante, et, en serrant plus fortement, on pouvait exercer une compression à peu près parfaite.

Cette manœuvre était suivie de la cessation immédiate des battements, du souffle et du bruissement, qui apportait à la patiente, pour quelques secondes, ce bien-être qui suivait immédiatement leur suspension. Si ce mode de compression était interrompu par quelques pulsations imparfaites que l'on permettait, on pouvait le prolonger pendant un temps beaucoup plus long, c'est-à-dire pendant plusieurs quarts d'heure. Ce mode de compression était pratiqué par des élèves du cinquième cours de médecine exercés à cela. La malade indiquait par un mouvement quand elle éprouvait le besoin qu'on arrêtât la compression.

C.) En posant l'index d'une des mains le long du bord interne du sterno-mastoïdien, dans le trigone cervical supérieur, et le poussant en arrière et un peu en dehors, on trouvait la carotide, qu'il était possible de comprimer postérieurement sur le corps de la colonne vertébrale. Dans le cas où cette compression réussissait complétement, elle ne pouvait être que momentanée, parce que l'artère glissait facilement au côté interne ou au côté externe, et alors,

D.) On pouvait tenter une compression légère vers le larynx ou les premiers anneaux de la trachée.

Cette dernière méthode de compression était exercée par la malade elle-même, qui plaçait son pouce droit sur le côté droit du larynx pour obtenir une plus grande résistance, et l'index ou le médius de la même manière au côté externe du sterno-mastoïdien, dans le trigone cervical supérieur, et pratiquait ainsi la manœuvre décrite en *C.*

Quelquefois il arrivait à la malade de ne point réussir à saisir l'artère, et on devait alors la lui placer sous les doigts comme il est indiqué en *C.*

Déjà, vers la fin du deuxième jour, une amélioration marquée se déclarait sous l'influence de cette compression, et alors, me rappelant deux cas d'anévrysmes avancés de la poplitée, qui avaient été guéris par le seul moyen de la compression indirecte des doigts, employée méthodiquement à la clinique chirurgicale de cette université, il y a déjà quelques années, il me vint subitement à la pensée que, dans ce cas, la compression seule exercée de la même manière pourrait conduire à un résultat semblable. Dès ce moment, j'étais bien plus encouragé à pratiquer la simple compression avec le doigt, quoiqu'il me restât encore des doutes, vu l'importance du vaisseau et sa proximité du centre cardiaque.

Tout traitement fut abandonné et limité à la compression seule ; et quelle ne fut pas la surprise générale, lorsque, quatre jours après son emploi, la patiente assurait avec joie qu'elle se trouvait enfin délivrée des battements et du bruissement ! Quelle ne fut pas aussi la nôtre quand, par l'auscultation, il fut réellement constaté que tout battement avait cessé dans la tumeur et que le souffle caractéristique de l'anévrysme y manquait également. Dès lors, la tumeur commença à diminuer d'une manière manifeste, les paupières formèrent des rides transversales, et, six jours après, si ce n'était pas le fait d'une illusion, la malade accusait une réapparition incertaine de la faculté visuelle. La flamme d'une bougie n'était pas bien perçue à six pouces de distance, mais le jour était visible complétement à dix. Au commencement de septembre, elle pouvait distinguer sa main à la distance normale, mais elle ne lui apparaissait que de la grandeur du pouce. Le 6 septembre, à cause des vacances, elle fut renvoyée de la clinique, mais confiée aux soins d'un élève intelligent : elle continua d'être observée jusqu'à la fin des vacances.

La femme Orzalis se représenta à la clinique oculistique dans les premiers jours de novembre, ayant l'œil parfaitement rentré dans sa cavité, jouissant de ses mouvements normaux, et possédant une vision parfaite sous le rapport de la quantité, mais laissant à désirer sous le rapport de la qualité, car les objets apparaissaient de dimension moindre qu'en réalité. Celui qui la voyait alors et qui la reverrait aujourd'hui ne pourrait pas même supposer que cet œil s'est trouvé dans des conditions pathologiques. Cependant, par un examen attentif, on peut remarquer une pupille un peu plus dilatée que celle du côté droit et qui semble un peu moins noire, mais possédant cependant ses mouvements physiologiques. La patiente dit voir encore les objets plus petits qu'ils ne le sont réellement, mais cependant à un degré bien moindre. Le champ visuel est de 174° dans le sens horizontal, et d'un peu moins de 160° dans le sens vertical. Elle compte jusqu'à 55 les stries de l'optomètre de Jaeger, distinguant les espaces à la distance de dix à douze pouces. Elle n'est pas encore entièrement délivrée du léger bruissement, qui était limité d'abord au côté gauche et qui alors s'était étendu à droite et à toute la tête. L'auscultation permet d'entendre, non-seulement à l'œil gauche, mais encore à son congénère, un véritable souffle anévrysmal faible, qu'on peut mieux encore apercevoir lorsqu'on écoute dans tous les points de la voûte du crâne, et la transmission du son se propageant dans un milieu constamment homogène, malgré les sutures. Les carotides, toujours rigides, ne donnent aucun souffle caractéristique. On doit, sans aucun doute, attribuer la persistance du souffle à l'ampleur des anastomoses de la base du crâne, formées par l'augmentation du calibre des artères verticales, et qui fut reconnue malgré la ligature de la carotide pratiquée par Cooper, Syme, Vincent Walther. Jusqu'à cette date, 12 mars 1858, il n'est survenu aucun changement dans l'état de la malade.

Corollaires. — 1° La compression directe exercée par le doigt entre le cœur et la tumeur, qu'elle soit rémittente ou intermittente, peut à elle seule guérir un anévrysme.

2° Elle peut être faite par le malade lui-même dans la plupart des cas.

3° Il n'est pas nécessaire d'employer d'autres remèdes pour qu'elle soit efficace, et elle est applicable là où un compresseur mécanique ne peut être utilisé.

4° Le cas que nous rapportons offre une des preuves les plus remarquables que l'opinion émise pour la première fois par Vanzetti, au congrès de Bonn, en 1857, que la compression digitale doit être employée de préférence à toute autre méthode dans le traitement de toute espèce d'anévrysme, lorsque l'artère est accessible à la main entre la tumeur et le cœur, que cette opinion est rationnellement fondée et étayée sur des faits concluants, parmi lesquels on ne doit pas certainement placer celui-ci comme le dernier, parce qu'il est le seul cas connu d'anévrysme de l'artère ophthalmique guéri par cette méthode.

5° Cette compression est plus facilement supportée parce qu'elle est moins douloureuse et n'irrite point la peau, agissant seulement sur le vaisseau artériel, sans empêcher le reflux du sang veineux.

6° Elle ne peut produire d'accident fâcheux, et, si elle ne réussissait pas entièrement, elle modifierait certainement les conditions de l'anévrysme en favorisant la circulation collatérale.

7° La compression n'a pas été jusqu'à présent proposée comme méthode à suivre ; M. Broca même la déclare applicable seulement à des cas exceptionnels, comme il le dit dans son *Traité des anévrysmes et de leur traitement*. Paris, 1856 : « La compression digitale, qu'on ne peut songer à ériger en procédé ordinaire, devra être réservée pour des cas tout à fait exceptionnels. »

8° Cette sorte de compression a été adoptée et enseignée comme méthode préférable à toute autre, dès 1853, par M. Vanzetti, à l'école chirurgicale de Padoue, et appliquée ensuite par ses élèves dans divers cas traités par eux et que nous nous abstenons de citer pour ne point nous occuper des publications d'autrui, et cette compression a toujours été suivie de succès.

Les injections de liquides propres à déterminer la coagulation du sang ont été essayées avec des résultats divers. Il faut, dans tous les cas, ne pas oublier que la matière des injections peut être poussée jusqu'au cœur et donner lieu à des accidents mortels, ainsi qu'on en a signalé des exemples. On aura donc soin de ne faire usage, pour les introduire, que de seringues dont le piston, marchant par l'impulsion d'un pas de vis, ne laissent échapper le contenu qu'en bavant et non sous la forme d'un jet, dont il est toujours fort difficile de modérer la force. On peut aussi, pour plus de sûreté encore, imbiber de la solution qu'on a choisie du fil que l'on passe ensuite à travers la tumeur vasculaire de l'orbite.

Le perchlorure et le lactate de fer, l'alun et l'acide tannique sont les substances dont les solutions ont été le plus souvent utilisées dans ces circonstances (1).

CHAPITRE XI.

MALADIES DES MUSCLES DE L'ŒIL.

(T. I, p. 504.)

SECTION II.

LÉSIONS TRAUMATIQUES DES MUSCLES DE L'ŒIL. (P. 505.)

Obs. 90. — *Déchirure, par arrachement, du muscle releveur de la paupière supérieure.—Ptosis.—Ectropion.—Guérison de celui-ci* (2).— Un garçon de 8 ans, jouant sur une table boiteuse, placée près d'une fenêtre dont l'espagnolette, dépourvue de sa boule de protection, formait un crochet à concavité supérieure, exécuta un mouvement brusque, qui fit que la table se déroba sous lui. En voulant se retenir, son visage vint frapper l'espagnolette, dont le crochet aigu, s'introduisant sous la paupière supérieure droite, déchira violemment celle-ci entraînée par le poids de tout le corps, un instant suspendu sans soutien. Il en résulta une plaie, située au côté interne de la paupière, dont la réunion immédiate, au moyen de simples bandelettes, fut suivie d'un gonflement considérable, qui ne se dissipa qu'au bout de huit jours. Un ectropion complet, comprenant toute l'épaisseur de la paupière, fut la suite de cet accident, qui détermina les parents à nous amener l'enfant à l'institut. La partie renversée contenait le cartilage tarse tout entier, complétement immobilisé. Les efforts les plus énergiques du malade ne réussissaient pas à imprimer le moindre mouvement à la paupière, tandis que tous les mouvements du globe avaient conservé leur intégrité. Évidemment ce défaut de motilité était dû à la séparation du cartilage tarse d'avec son attache à son muscle releveur.

La turgescence de la muqueuse ayant été en partie réduite par de fréquents attouchements au moyen du sulfate de cuivre, nous nous mîmes en devoir de corriger, autant

(1) Observation de tumeur vasculaire de l'orbite, par Walton, traitée avec succès par une forte solution d'acide tannique (Med. Times and Gaz. 1858, fév. 6, p. 149.)

(2) Warlomont. Observation inédite.

qu'il était en nous, l'horrible difformité dont l'organe demeurait le siége. A cet effet, après avoir excisé, au moyen de ciseaux courbes sur le plat, un lambeau, en forme de feuille de myrte, de toute l'épaisseur de la muqueuse, parallèlement au bord supérieur du cartilage tarse, nous introduisîmes, à travers les lèvres de la plaie ainsi faite, trois fils forts, dont nous fîmes passer les deux chefs réunis de chacun d'eux à travers le chas d'une forte aiguille courbe; celle-ci fut, à son tour, passée, de dedans en dehors, du cul-de-sac palpébral supérieur à la face cutanée, au niveau de l'arcade orbitaire. Dédoublant alors les fils qui, fortement tirés en dehors, faisaient basculer la paupière en dedans, tout en amenant au rapprochement les bords de la plaie conjonctivale, nous liâmes ceux-ci deux à deux sur une cheville de caoutchouc. La réduction de l'ectropion fut ainsi parfaitement obtenue, mais la paupière resta suspendue, dans l'immobilité la plus parfaite, au-devant du globe.

SECTION III.

DÉFAUT DE CORRESPONDANCE DANS L'ACTION DES MUSCLES DES YEUX. (P. 506.)

§ I. Diplopie.

Un objet n'est vu simple qu'autant que les axes des deux yeux sont dirigés sur lui. Toute déviation de l'un ou l'autre de ces axes (celle occasionnée par la pression d'un doigt, par exemple) amène nécessairement la diplopie, parce que les rayons lumineux émanés de l'objet qu'on regarde ne tombent pas sur des points identiques des rétines. Les images doubles sont homonymes ou croisées. Dans le premier cas, l'image qui se trouve à la droite du sujet appartient à son œil droit et *vice versa;* dans le second, c'est le contraire.

La diplopie est parfois très prononcée; dans d'autres cas, elle l'est si peu que les doubles images ne sont pas séparées, mais empiètent l'une sur l'autre, de façon à faire paraître l'objet comme entouré d'un halo. Toujours, et quelque faible qu'il soit, le dérangement du mécanisme par lequel s'effectuent les mouvements de coordination des yeux, donne naissance à une grande gêne qui empoisonne la vie de ceux qui ont à la subir. Il est inutile de dire que la diplopie binoculaire disparaît quand on ferme l'un des yeux.

§ II. Monoblepsie.

Obs. 91 (1). — Un monsieur ayant été, en chassant, jeté à bas de son cheval, fut atteint de ce que les médecins, appelés à lui donner des soins, considérèrent comme une commotion cérébrale. A la suite d'un traitement actif, tous les symptômes disparurent, à l'exception de la diplopie. Pour combattre celle-ci, on appliqua de nombreux vésicatoires sur la tempe droite, mais sans succès. Un jour qu'il était un peu surexcité et à cheval, il fut pris d'une abondante transpiration principalement de la moitié droite de la tête et de la face. La diplopie disparut brusquement.

Obs. 92 (2). — Un monsieur, qui avait habité Cuba pendant vingt ans, vint me con-

(1) MACKENZIE. Observation inédite.
(2) Id.

sulter, parce que, lorsqu'il regardait autour de lui, il apercevait un double horizon. Quand il regardait un livre placé plus bas que ses yeux, les caractères devenaient tellement confus qu'il ne pouvait lire ; quand le livre était disposé de façon à lui permettre de lever les yeux, il lisait parfaitement. Je ne parvins pas à découvrir aucune paralysie des muscles de l'œil. Étaient-ce les obliques qui étaient le siége de l'affection ?

SECTION IV.

PARALYSIE DES MUSCLES DE L'ŒIL. (V. T. I, PP. 516-521.)

Les affections paralytiques des muscles de l'œil ont fait, dans ces dernières années, l'objet d'études sérieuses et donné naissance à des travaux des plus intéressants (1), que nous aurons à résumer dans les pages qui vont suivre.

§ I. Symptômes des paralysies musculaires en général.

1° *Strabisme.* — Quand un œil vient à être atteint de paralysie musculaire, complète ou incomplète, il en résulte toujours un degré plus ou moins élevé de strabisme en dehors, en dedans, en haut ou en bas, qui, à moins que ce degré ne soit très élevé, ne se manifeste que dans certaines positions du regard. Ainsi, si un objet placé sur la ligne médiane fixe l'attention d'un malade atteint de paralysie d'un droit interne ou externe, et qu'on l'éloigne successivement de l'un ou de l'autre côté de cette ligne médiane, il arrive un moment où l'un des yeux, celui qui est le siége de la paralysie, refuse de le suivre dans la direction du muscle affaibli, tandis que l'autre œil continue à rester fixé sur lui : il en résulte une déviation plus ou moins prononcée, un véritable strabisme ; le malade louche. Si l'on reporte alors l'objet dans l'autre direction, le strabisme cesse, parce que le muscle, dont l'innervation est en défaut, n'est plus sollicité à entrer en action.

2° *Déviation secondaire ou en retour.* — En même temps que le muscle paralysé fait d'énergiques efforts pour dépasser les limites de son champ d'action, une même somme d'influx nerveux est envoyée, dans le même sens, à l'œil sain, en vertu de la loi des mouvements associés : or, celui-ci étant intact, subira un mouvement plus étendu que l'œil malade ; par conséquent, la déviation qui lui sera due, excédera celle parcourue par l'autre. En d'autres termes, si la mobilité

(1) Les publications dont nous parlons sont les suivantes : De Graefe. Leçons sur le strabisme et les opérations qu'il réclame. Archiv für Ophth. 1857, B. III, Abth. 1, S. 177-586. Traduites par le docteur Van Biervliet, dans Ann. d'Ocul., 1862, t. XLV, XLVI et XLVII. — Soelberg Well's. Mémoire sur les affections paralytiques des muscles de l'œil (Opht. Hosp. Rep. 1859-60, Vol. II, pp. 44, 133, 192, 284, et 1860-61, Vol. III, p. 21. Traduit par le docteur A. Testelin, dans Annales d'Oculistique, 1862, t. XLVIII. — Giraud-Teulon. Leçons sur le strabisme et la diplopie. Paris, 1863.

est diminuée d'un côté, la déviation secondaire ou en retour est plus grande dans l'autre, contrairement à ce qui s'observe dans le strabisme. Ainsi, mesure-t-on la déviation d'un œil fixé, à son maximum d'action, sur un objet donné, c'est-à-dire sa déviation primitive, puis, vient-on à couvrir l'œil sain, de façon, cependant, à pouvoir continuer à en suivre les mouvements, on reconnaîtra que la migration accomplie par celui-ci est manifestement plus étendue que le champ de la déviation primitive. Dans le strabisme, on le verra plus loin, la déviation en retour est sensiblement égale à la déviation primitive, signe important de diagnostic entre les paralysies musculaires et le strabisme proprement dit.

3° *Diplopie*. — Le symptôme le plus propre à différencier ces deux affections, c'est la vue double des objets ou diplopie, phénomène subjectif qui persiste autant que la maladie. C'est la diplopie qui indique si celle-ci diminue, reste stationnaire ou progresse ; c'est, en un mot, l'expression symptomatique principale de l'affection que nous étudions.

Nous verrons, en parlant du strabisme intermittent, que la cause immédiate ou prochaine en est la production d'images doubles, due à l'insuffisance des muscles droits internes dans le strabisme divergent, et des droits externes dans le strabisme convergent. Mais l'horreur pour les images doubles fait que le système musculaire se débarrasse spontanément de ce trouble. Dans la paralysie, il n'en est pas ainsi : les images doubles se maintiennent. Pourquoi cette différence? M. Giraud-Teulon l'explique ainsi (1) : « Dans les cas où il y a simplement insuffisance, les muscles intacts, en synergie régulière sur une convergence donnée, se meuvent en partie liée, portant leur diplopie avec eux dans tous les sens, mais cette diplopie s'efface bientôt si le sujet, faisant abstraction, par la pensée, de l'une des images, concentre son attention sur la plus nette, exagère en un mot son strabisme, afin de se réduire à la vision monoculaire. — Dans la paralysie, au contraire, la diplopie qui apparaît, à partir d'un mètre en ligne droite devant le sujet, par exemple, ou si l'on porte l'objet visé ou l'attention sur la gauche, disparaît si on les porte sur la droite et *vice versa* Les muscles de l'un et de l'autre œil ne sont pas unis en synergie fixe : à l'état de strabisme convergent relatif, pour la partie gauche du champ de vision, ils recouvrent leur synergie régulière pour la moitié droite. Or, pour celle-ci, le principe de la vision unique par l'accord des axes polaires, jouit de toute son énergie ; et si, pour la vision à gauche, le mécanisme décrit plus haut avait par hasard commencé à s'accomplir, il a suffi d'un moment d'attention sur la droite pour détruire le chemin fait et remettre les choses en leur état. Si la vision

(1) Leçons sur le strabisme, p. 145.

monoculaire a pu être réalisée un instant, l'instant suivant voit renaître et se constituer la vision binoculaire, une. La diplopie, dans ces circonstances, serait donc à chaque instant effacée et reproduite avec tous les mouvements de la tête et de l'attention ; en outre, la distance des images doubles varierait à chaque instant. Le seul moyen qu'ait le sujet de s'affranchir de ces troubles consiste dans ces inclinaisons forcées et vicieuses de la tête, au moyen desquelles il oppose à l'espace ouvert devant lui le côté de son champ visuel commun, pour lequel l'intégrité musculaire est conservée. En deux mots, lors de l'insuffisance, la vision uni-oculaire peut s'établir et s'utiliser; dans la paralysie, cela n'a pas lieu, et la vision binoculaire et même simple peut à chaque instant se reconstituer, à moins que la paralysie ou le strabisme secondaire qui la suit n'exagèrent graduellement la discordance musculaire, n'éloignent assez l'image fausse, ne la portent assez loin, sur la région périphérique du champ visuel, pour en annuler la mauvaise influence. »

La diplopie binoculaire persistante, mais limitée à certaine direction du regard, est donc le signe pathognomonique de la paralysie des muscles de l'œil.

4° On peut poser comme règle que, quand les muscles extrinsèques de l'œil sont paralysés, il en est de même de la pupille et du muscle ciliaire. Parfois cependant il n'en est pas ainsi, mais dans ces cas la cause ne siége ni dans le tronc du nerf, ni près de son implantation au pédoncule. Quand il y a paralysie de la 3e paire et hémiplégie du même côté, il doit exister deux altérations distinctes (Brown-Séquard). Quand cette paralysie de la 3e paire est la suite de l'altération d'un pédoncule du cerveau, c'est du côté opposé que siége la paralysie des membres. La paralysie de la 3e paire est parfois le précurseur d'une hémiplégie, mais coïncide rarement avec elle.

5° Quand les deux yeux sont ouverts ou que l'œil malade l'est seul, le sujet ne peut marcher vite ni avec assurance ; il trébuche et a le vertige, parce qu'il ne peut pas juger avec exactitude de la distance à laquelle il se trouve du sol et quelle est l'inclinaison de celui-ci. Le malade voit les objets doubles, et ce phénomène est plus marqué tantôt pour ceux qui sont le plus éloignés, tantôt pour ceux qui le sont le moins. Quand la cause de la diplopie est cérébrale, les images sont très difficiles à fusionner (1).

(1) Voyez : Paralysie de la 3e paire à gauche, du bras et de la jambe à droite; altération du pédoncule gauche du cerveau, par GOODFELLOW (Med. Times and Gaz. 1863, May 10, p. 560). — Paralysie de la 3e paire droite et paralysie générale, surtout du côté gauche; cancer du pédoncule cérébral droit et du lobe droit du cervelet, par GULL. (Ibid., p. 561). — Paralysie récente du droit externe, guérie par l'extraction de l'os nécrosé à la suite d'un panaris (paralysie réflexe), (Med. Times and Gaz. 1859. Jan. 29, p. 111). — Paralysie du droit externe après un coup sur la face, par HUTCHINSON (Opht. Hosp. Rep. 1864, Vol. IV, p. 125).— Paralysie névrolytique du droit externe, guérie par la strychnine à l'intérieur, par HANDFIELD JONES (Med.

§ II. Symptômes des paralysies musculaires en particulier.

1. *Paralysie du muscle droit externe.* — Elle est caractérisée par la paresse ou la cessation des mouvements de l'œil en dehors, due à la paralysie du nerf de la 6e paire, ou oculo-moteur externe. Si l'on suppose que c'est *l'œil gauche* qui est malade, on constatera les symptômes suivants : *a*) Les mouvements de l'œil gauche vers la gauche sont diminués ou suspendus. *b*) Le strabisme convergent apparaît dès que l'objet est porté dans le champ gauche de la vision, augmentant à mesure qu'il est porté davantage sur la gauche, se produisant aussi toutes les fois qu'on éloigne de l'individu le point de mire qu'on lui présente. *c*) L'angle de la déviation en retour est plus grand que celui de la déviation primitive. *d*) La diplopie est *homonyme* et l'écartement des images croît avec le mouvement de l'objet. Les images se confondent sur la ligne médiane, à moins que la paralysie ne soit absolue et qu'on n'éloigne du sujet l'objet visé. Dans les cas ordinaires, où la paralysie n'est pas complète, les doubles images apparaissent plus ou moins vite, pendant le transport de l'objet en dehors et à gauche. *e*) Les mouvements des yeux étant associés dans les plans cardinaux, il n'y a aucun mouvement d'inclinaison des images ; mais si l'on porte l'objet en haut et à gauche, les doubles images sont inclinées l'une sur l'autre, les *pieds rapprochés ;* si à gauche et en bas, elles sont écartées par les pieds et convergentes par en haut. *f*). Le malade tourne la tête vers la gauche, c'est-à-dire du côté du muscle paralysé, afin de porter en face de son axe de figure la moitié droite ou commune de son champ de vision. *g*) L'application de prismes à sommets dirigés du côté opposé à la paralysie, c'est-à-dire, vers la droite, sont d'un grand secours, en déviant sur la droite les rayons qui viennent frapper les yeux.

Cette affection peut reconnaître diverses causes, telles que le rhumatisme, les lésions traumatiques (1), etc. Mais, selon M. de Graefe, la syphilis y entre pour un tiers au moins, sans qu'on puisse, le plus souvent, dire où siége la lésion ; il faut se contenter de savoir que le malade a eu la syphilis, et sans se préoccuper s'il y a périostite ou périostose, soit de la base du crâne, soit ailleurs, appliquer le traitement antisyphilitique, qui amène souvent une guérison assez prompte (2). Il faut que la médication de l'affection constitutionnelle soit continuée longtemps après la disparition des symptômes, si l'on

Times and Gaz. 1863, Jan. 17, p. 64). — Paralysie de l'oblique supérieur, par WITHUSEN (Dublin Med. Press. 1860, Jan. 18, p. 68). — FANO. Mémoire sur la paralysie du muscle grand oblique (Annales d'Oculistique 1862, t. XLVII, p. 5).

(1) Cas de paralysie traumatique de la 6e paire, opéré par LAWRENCE (Brit. med. Journ. 1859, July 9, p. 538.). Ce cas paraît avoir été compliqué ; le droit interne induré avait contracté des adhérences anormales. Un peu d'amélioration.

(2) Virchow's Archiv für Pathol. Anatom. B. XV.

ne veut les voir se reproduire. La pommade vératrinée (de 1 à 4 gr. et plus par gros d'axonge), la strychnine à l'intérieur ou par la méthode endermique, sont également avantageuses.

Obs. 93 (1). — J'ai été consulté, le 9 juin 1860, par un homme qui avait reçu un violent coup de levier à la racine du nez; il avait éprouvé un étourdissement suivi de vertiges, léthargie et diplopie. Je trouvai l'adducteur du côté droit ainsi que l'adducteur et l'abducteur gauches paralysés. Ses yeux se portaient facilement en haut et en bas. La vision était confuse; mais, après quelque temps de repos, il put lire les caractères ordinaires. Les pupilles, de dimension normale, n'étaient pas très mobiles.

Obs. 94. — Chez un monsieur, par qui je fus consulté, la paralysie de l'abducteur droit produisait un ptosis apparent de l'œil gauche; mais cela résultait de l'habitude qu'il avait contractée de fermer l'œil gauche pour se soustraire à la diplopie et pouvoir continuer de se livrer à ses occupations de légiste.

Obs. 95. — Mrs B. fut précipitée de son cheval, qui la frappa d'un de ses pieds de derrière sur le sourcil gauche. Il ne survint aucun effet apparent pendant plusieurs années; mais après son mariage et après qu'elle eut été plusieurs fois mère, il lui survint un ptosis et une paralysie des autres muscles animés par la 3e paire, avec de l'engourdissement autour du sourcil et des douleurs névralgiques intenses. Cet état persista pendant des années, et ne fut que peu modifié par le traitement. Il se termina par une mydriase et une paralysie des droits supérieur et inférieur. Cette dame peut mouvoir latéralement son œil dans une grande étendue, mais elle ne peut le mouvoir ni en haut ni en bas. Elle peut lire à l'aide d'un diaphragme.

Obs. 96 (2). — Un syphilitique était affecté de paralysie de la 3e paire. Après cinq mois de traitement, tous les symptômes disparurent; mais quinze jours après qu'on l'eut discontinué, il survint des symptômes cérébraux qui se terminèrent par la mort. A l'autopsie, on découvrit au niveau de la selle turcique un tubercule syphilitique du volume d'un œuf de poule.

2. *Paralysie du muscle droit interne* (*gauche*). — *a*) Diminution de la mobilité en dedans; prédominance manifeste de l'abducteur. *b*) Strabisme divergent apparent dès qu'on porte l'objet à droite; ce strabisme augmente avec le mouvement de l'objet dans ce sens. *c*) Angle de déviation en retour plus grand que l'angle de déviation primitive. *d*) Diplopie *croisée*, traduisant subjectivement le degré du strabisme divergent; la distance des images croît à mesure qu'on porte l'objet sur la droite du sujet, du côté du muscle paralysé. *e*) Aucune inclinaison des images ne s'observe quand l'objet est transporté dans le plan horizontal; mais si l'on veut porter le regard en haut et en dedans, ou en bas et en dedans, les images doubles divergent par en haut et convergent par en bas dans le premier cas, convergent par en haut et divergent par en bas dans le second. *f*) Le malade porte la face vers la région droite de l'espace, c'est-à-dire du côté du muscle paralysé. *g*) L'angle des prismes déviateurs doit être tourné du côté externe à gauche, ou la base en dedans, tandis que cette même

(1) MACKENZIE. Obs. 93, 94 et 95 inédites.

(2) Cité par l'Edinburgh Med. Journ. 1865, p. 635, comme extrait de l'ouvrage de ZAMBACO: Des affections nerveuses syphilitiques.

base doit être tournée en dehors pour le prisme opposé à l'œil sain. De cette façon, les rayons sont déviés dans le sens utile et une inclinaison vicieuse de la tête évitée.

Caractères différentiels.

PARALYSIE DU DROIT EXTERNE.	PARALYSIE DU DROIT INTERNE.
MOUVEMENTS CARDINAUX.	
L'objet est porté *en dehors*, Images doubles homonymes.	L'objet est porté en dedans, Images doubles croisées.
Leur distance croît avec le mouvement.	
MOUVEMENTS OBLIQUES.	
L'objet est porté *en haut et en dehors*, Images inclinées divergeant en haut.	L'objet est porté *en haut et en dedans*, Images inclinées divergeant en haut.
L'objet est porté *en bas et en dehors*, Images inclinées convergeant en haut.	L'objet est porté *en bas et en dedans*, Images inclinées convergeant en haut.
PRISMES CORRECTEURS.	
La base *en dehors*.	La base *en dedans*.

3. *Paralysies du droit supérieur et de l'oblique inférieur.* — Ces deux muscles concourent à porter le globe directement en haut, et à cet égard, ne peuvent pas être séparés l'un de l'autre, leur action commune représentant une résultante unique dirigée en haut. La paralysie de ces deux muscles, tout en présentant des symptômes communs, en offre également qui sont particuliers à chacun d'eux.

A. *Droit supérieur.* — *a*). Le premier symptôme est la diplopie, avec différence de hauteur des images, quand on porte l'objet directement en haut, dans le plan médian de l'individu. *b*) Les deux yeux se trouvent en état de strabisme *divergent* et la diplopie est *croisée;* de plus, les deux images semblent inclinées l'une sur l'autre et s'écartant par en haut. *c*) Quand on porte l'objet *en dehors* et *en haut,* la hauteur relative de la fausse image s'accroît avec la divergence. *d*) L'objet étant porté *en haut* et *en dedans,* la diplopie est croisée; l'image fausse est plus haute que la vraie, et les deux images divergent par leur extrémité supérieure.

B. *Oblique inférieur.* — Comme dans le cas précédent, la mobilité en haut n'est que *diminuée,* la composante verticale du droit supérieur continuant à exercer son action. *a*) Il y a diplopie par inégalité de hauteur; l'image fausse, correspondant encore ici à la moitié *inférieure* de la surface de la rétine, pendant que l'image vraie demeure centrale dans l'œil droit, sera projetée plus haut que cette dernière. *b*) Le strabisme *convergent* apparaît avec le mouvement en haut et s'accuse par des images homonymes; de plus, l'image fausse est plus haute que l'image vraie : elles sont divergentes en haut. *c*) Quand on porte l'objet *en haut* et *en dehors*, c'est-à-dire à gauche, la différence de hauteur diminue, l'image fausse s'élevant relativement moins, pendant le mouvement associé du regard dans la diagonale en haut et en dehors. *d*) L'objet étant porté en *haut* et en *dedans*, l'inclinaison relative des images diminue, de même que le mouvement d'élévation de la pupille et la différence de hauteur relative des images augmentent dans la même proportion.

Signes différentiels.

Symptômes communs, mouvements cardinaux :

1° Diplopie dans le champ supérieur de la vision seulement;

2° L'image fausse est *plus haute* que l'image vraie;

3° Les deux images *divergent* par en haut.

Symptômes différentiels.

TOUS LES MOUVEMENTS.

Paralysie du *droit supérieur*.	Paralysie de *l'oblique inférieur*.
Images croisées.	Images homonymes.

MOUVEMENTS DIAGONAUX EN HAUT ET EN DEHORS.

DROIT SUPÉRIEUR.	OBLIQUE INFÉRIEUR.
La différence de hauteur des images augmente.	La différence de hauteur des images diminue.
Leur inclinaison relative diminue.	Leur inclinaison relative augmente.

EN HAUT ET EN DEDANS.

La différence de hauteur des images diminue.	La différence de hauteur des images augmente.
L'inclinaison relative des images augmente.	L'inclinaison relative des images diminue.

Dans la paralysie, soit du droit supérieur, soit de l'oblique inférieur, tout objet situé plus ou moins *au-dessus* du plan de l'horizon provoquant des images doubles, les personnes affectées de cette maladie devront porter la tête élevée, la face dirigée en haut. Par cette disposition, les objets situés un peu au-dessus de la ligne de l'horizon rentrent dans le champ de la vision binoculaire. En même temps, la cornée de l'œil paralysé devra se porter moins haut que celle de l'œil sain. Ces caractères sont communs aux deux paralysies; mais on les différencie en ce que le strabisme apparent qui se produit, dans l'une comme dans l'autre, dans certaines directions du regard, est convergent quand c'est l'oblique inférieur, divergent quand c'est le droit supérieur qui est paralysé. Dans ce dernier cas, c'est quand on transporte l'objet *en dehors*, et dans le premier, *en dedans*, que la différence de hauteur des images va en augmentant ; de même c'est *en dehors* et *à gauche* que le malade atteint de paralysie du droit supérieur portera la face, pour rendre moins sensible la différence de hauteur des images ; *en dedans* et *à droite* que se dirigera, dans le même but, celui qui est atteint de paralysie de l'oblique inférieur.

4. *Paralysie du droit inférieur et de l'oblique supérieur ou grand oblique.* — De même que nous venons de voir pour les deux muscles opposés à ceux-ci, la paralysie du muscle droit inférieur et de l'oblique supérieur offre des caractères communs et des caractères différentiels.

A. *Droit inférieur.* — *a*) La diplopie ne se manifeste que dans la moitié inférieure du champ de la vision, et des deux images la fausse est la plus basse. *b*) Le globe est porté dans la divergence ; les fausses images sont croisées et divergent par en bas, tandis qu'elles convergent par en haut. *c*) Dans le mouvement en *dehors* et *en bas* du regard associé, l'inclinaison relative des images *diminue* à mesure que le degré de mouvement s'accuse davantage ; dans le regard *en dedans et en bas*, la différence de hauteur diminue entre les images doubles à mesure que le regard se porte plus en dedans. *d*) Le regard associé se porte-t-il *en bas* et *en dedans*, l'inclinaison relative des méridiens augmente ; et, avec elle, celle des images.

B. *Oblique supérieur.* — *a*) Ici la fausse image est encore la plus basse, comme dans le cas précédent. — *b*) La diplopie étant homonyme, la situation des images reste la même ; elles convergent encore par en haut. *c*) Dans le mouvement *en dehors* et *en bas*, l'inclinaison relative des images augmente ; dans le regard en dedans et en bas, il y a augmentation dans la différence de hauteur des images. *d*) Dans le regard *en dedans* et *en bas*, l'inclinaison relative des méridiens diminue par la tendance des méridiens, et par conséquent des images, au parallélisme.

Signes différentiels.

Symptômes communs, mouvements cardinaux :

1° Diplopie par différence de hauteur des images, quand on porte l'objet en bas ;

2° L'image fausse est la plus basse ;

3° Les deux images sont inclinées l'une sur l'autre ; elles convergent par en haut.

Symptômes différentiels.

TOUS LES MOUVEMENTS.

DROIT INFÉRIEUR.	OBLIQUE SUPÉRIEUR.
Images croisées.	Images homonymes.

MOUVEMENTS DIAGONAUX.

1° EN DEHORS (ET EN BAS).

DROIT INFÉRIEUR.	OBLIQUE SUPÉRIEUR.
La différence de hauteur des images augmente.	La différence de hauteur des images diminue.
L'inclinaison relative des images diminue.	L'inclinaison relative des images augmente.

2° EN DEDANS (ET EN BAS).

La différence de hauteur des images diminue.	La différence de hauteur des images augmente.
L'inclinaison relative des images augmente.	L'inclinaison relative des images diminue.

Le trouble de la vision n'a lieu, dans ces deux cas, que pour les objets situés dans la moitié inférieure du champ visuel : le malade *baisse* donc plus au moins la face sur la poitrine pour diminuer le *territoire* de la diplopie. Mais dès qu'il est obligé de pointer au-dessous de son plan horizontal, le trouble apparaît, et la pupille et la cornée de l'œil malade sont plus élevées que celles de l'œil sain. La différence augmente à mesure qu'on porte l'objet plus bas. Ces caractères sont communs aux deux muscles. — Parmi les caractères différentiels, l'attitude prise par les patients pour soustraire à la diplopie les objets situés dans la ligne médiane, est pathognomonique : le malade, dans la paralysie du *droit inférieur*, porte sa face *en bas* et *en dehors* ou *à gauche ;* dans celle de *l'oblique supérieur*, la face est inclinée sur la poitrine et dirigée *en dedans* ou *à droite.*

Les prismes destinés à épargner ces attitudes aux malades devront être placés devant l'œil paralysé, la *base* tournée du côté vers lequel la face devrait se porter, si on ne les employait pas ; c'est-à-dire dans la paralysie du droit inférieur, *la base en bas* et plus ou moins *à gauche ;* dans celle de l'oblique supérieur, la *base en bas* et plus au moins *à droite.*

Enfin, un symptôme général très important à connaître, c'est que dans toute paralysie des muscle droits, le globe est projeté en avant, et que dans toute lésion semblable de l'un des obliques, il est au contraire attiré au fond de l'orbite.

5. *Paralysie de toutes les branches de la* 3e *paire.* — (Voyez *Ophthalmoplégie*, t. 1er, pp. 516-522.)

6. *Paralysie de la portion dure de la* 7e *paire.* — (Voyez *Lagophthalmos* ou paralysie de l'orbiculaire des paupières, t. 1er, pp. 254-258.)

Malgré la précision des signes que nous venons de décrire, la détermination immédiate du muscle paralysé est parfois assez difficile.

Or, voici un moyen, simple et pratique, décrit par M. Desmares fils, (1) pour faciliter cette recherche :

1° Le malade est placé debout, la tête immobile et bien d'aplomb sur le tronc, devant un tableau noir sur lequel on a tracé, à la craie, deux lignes perpendiculaires l'une à l'autre. L'une, la verticale, doit correspondre à l'axe du corps, l'autre doit être dans le plan parallèle à l'horizon, passant par ses yeux quand il regarde à l'infini.

2° L'observateur donne au malade un verre coloré, qu'il place, de la main correspondante, et maintient devant le meilleur œil.

3° Le médecin promène alors une bougie allumée devant le tableau jusqu'à ce que le malade déclare en découvrir deux images.

4° Cela fait, on demande quelle est celle des deux images qui se trouve la plus éloignée de l'axe vertical, quand la bougie y est placée. Ce sera l'œil qui percevra cette image dont les muscles seront paralysés. L'apposition du verre coloré ne laissera aucun doute sur celui des deux organes qui perçoit cette image.

5° *Si les images sont croisées, le strabisme est divergent ; il est convergent si elles sont homonymes : en d'autres termes, lorsque les yeux sont croisés, les images ne le sont pas ; quand ils sont divergents les images sont croisées.*

§ III. Traitement des paralysies des muscles de l'œil.

Nous n'avons, en ce qui concerne le traitement général de ces paralysies, qu'à rappeler ce qui en a été déjà dit dans cet ouvrage (t. 1er, pp. 263 et suiv.). La recherche de la cause et l'emploi des moyens propres à la combattre en forment la base. Il nous reste à examiner quelques applications thérapeutiques particulières dont nous aurons à résumer les indications.

Si la maladie est de date récente, si elle est incomplète, ou si elle suit une marche régressive, on doit s'efforcer, pendant tout le temps que dure le traitement, d'empêcher le trouble et la confusion produits par la diplopie et la sensation de vertige qu'elle occasionne le plus souvent ; chercher à obvier à la production d'un strabisme définitif, et épargner aux malades les obligations d'imprimer à la tête des directions bizarres et forcées : l'exclusion d'un œil (le malade) et l'emploi de verres prismatiques réalisent ces *desiderata*. Quand, au contraire, la paralysie est ancienne, qu'on a des raisons de désespérer de la faire cesser par les moyens ordinaires, la ténotomie constitue une ressource ultime, appelée à rendre les plus éminents services.

1° *Exclusion de l'œil malade.* — Une pratique longtemps usitée,

(1) Paralysies des muscles de l'œil en particulier ; aperçu sur le strabisme. Montpellier, 1864.

et qui ne pouvait avoir aucun bon résultat, consistait dans l'emploi de lunettes dites *à strabisme*, et dans lesquelles un verre oblitéré excluait l'œil sain de la vision. On comprend ce qui devait arriver. Chaque effort de redressement de l'œil malade, dans le but de se diriger vers l'objet, amenait dans l'œil sain un effort exagéré (celui de la déviation *en retour*). Le procédé avait donc toutes chances de produire le strabisme concomitant de l'œil sain. Si l'on croit devoir recourir à l'exclusion d'un œil, c'est l'œil *affecté* qu'il faut couvrir : les efforts d'ajustement de l'œil sain ne dépassent alors jamais le type normal. Cette pratique peut être avantageuse dans la paralysie ancienne ou complète, ou quand il s'agit de faire perdre à la tête une habitude vicieuse contractée pendant une paralysie plus ou moins longue. Alors, après l'opération du strabisme concomitant qui y a succédé, on couvrira complétement l'œil opéré et incomplétement l'œil sain; on interceptera pour cela la lumière à l'œil sain par un verre partiellement noirci, et dans une direction telle que cet œil ne puisse s'ajuster sur les objets situés en face du sujet, que par une inclinaison de la tête du côté opposé à l'habitude contractée.

2° *Verres prismatiques.* — Quand la paralysie est légère et que les images doubles ne sont pas très-distantes, la fusion de ces images peut être réalisée au moyen d'un effort de la part du muscle insuffisant. Cet effort, l'usage des verres prismatiques peut aider à le réaliser, en même temps qu'il réveille graduellement la vitalité du muscle affaibli, de même qu'il peut se borner à épargner au patient l'ennui des doubles images : dans le premier cas, il peut être curatif, tandis qu'il est seulement palliatif dans le second. On ne doit tenter d'obtenir l'effet curatif que si l'œil malade est encore capable d'un effort soutenu, qui ne l'oblige pas à déployer une énergie trop grande. Or, on ne doit guère compter sur une action suffisante du muscle paralysé, si le verre à employer doit dépasser 14°. Le sens dans lequel le prisme doit être placé est marqué par celui de l'action du muscle paralysé. Quand il existe en même temps une différence de hauteur dans les images, il faut produire deux effets à la fois. Choisissons pour exemple, avec M. de Graefe, la paralysie de l'oblique inférieur, dans lequel il y a strabisme convergent, en même temps que la cornée de l'œil affecté reste un peu plus élevée que celle de l'œil sain. Les doubles images, en conséquence, sont homonymes, et celle de l'œil affecté est projetée *au-dessous* de celle de l'œil sain. On peut employer les verres prismatiques de diverses façons pour compenser ces différences :

1° Diriger la base du prisme un peu en bas et en dehors ;

2° Recourir à deux prismes : l'un avec sa base en bas; l'autre avec sa base en *dehors* ;

3° Corriger, du côté malade, la différence de hauteur par un prisme ayant sa base *en bas*; et du côté sain, la déviation latérale par un second prisme ayant sa base en dehors.

4° *Ténotomie.* (1) — Alors que dans le strabisme, ainsi que nous le verrons plus loin, la diplopie s'efface pour laisser la déviation constituer la caractéristique de cette affection, dans les paralysies musculaires, au contraire, la déviation n'est qu'un symptôme secondaire : le symptôme principal, presque unique, c'est la *diplopie*. Aussi est-ce sous ce nom que, dans la plupart des auteurs, il est traité des affections paralytiques des muscles de l'œil. C'est donc à faire disparaître la diplopie qu'il faut s'attacher.

1. C'est à un médecin français, au docteur Guépin, de Nantes, que revient l'honneur d'avoir, le premier, mis en avant les sections tendineuses comme moyen curatif de la *diplopie* (V. t. 1er, p. 509). Les observations qu'il a consignées à ce sujet dans notre livre, manquent peut-être d'une coordination propre à y assigner la place qui leur revient comme œuvre de doctrine ; mais elles ont marqué la voie dans laquelle d'autres ont marché sûrement après lui. Le fait principe était celui-ci : les diplopies guérissent par la ténotomie : en vertu de quelles lois ces guérisons s'opèrent-elles ? C'est ce que d'autres ont été chargés d'établir.

2. Il était réservé au docteur de Graefe de tirer de ces faits, que sans doute il avait déjà observés lui-même, dans le même temps, tout ce qu'une observation rigoureuse, aidée d'un génie profondément inquisiteur, pouvait permettre d'en faire sortir. Dans ses mains, les sections musculaires appliquées à la diplopie, c'est-à-dire aux affections paralytiques des muscles de l'œil, ont reçu des indications précises, autant dans leur application aux différents cas pathologiques, qu'eu égard aux procédés opératoires à mettre en usage. C'est le résumé de ses travaux dans cette direction que nous allons exposer (2).

3. Prenons un cas de paralysie incomplète ou régressive, où le passage au strabisme est imminent, par la transformation opérée dans les muscles atteints, où par conséquent la mobilité dans le sens du muscle antagoniste est sensiblement augmentée. Au lieu d'attendre la guérison, au moins problématique, de la paralysie, M. de Graefe conseille la ténotomie du muscle opposé à celui qui est le siége de la paralysie, comme moyen d'accélérer la guérison de celle-ci, en rendant moins énergiques les résistances contre lesquelles elle a à lutter, et en permettant l'usage d'une orthopédie régulière, puissante surtout pendant la période de cicatrisation.

4. Pour assurer à la ténotomie pratiquée dans ces cas, un résultat suffisant, que la faiblesse du muscle paralysé peut compromettre

(1) Voir t. Ier, pp. 559-569, et Section XV, ci-après.
(2) De Graefe. Leçons sur le strabisme, etc.

en luttant mal contre l'élasticité croissante du tissu cicatriciel, M. de Graefe passe un fil dans le tendon du muscle sectionné, et par une traction convenable assure l'implantation du muscle à la distance où il a projeté de le greffer. Dans d'autres cas, il répète la ténotomie autant de fois qu'il est nécessaire. Voici d'ailleurs les indications précises qu'il pose à cet égard : Si le défaut de mobilité s'élève de 1 ligne à 1 ligne 1/2, de sorte que la diplopie n'empiète que d'un petit nombre de degrés sur la moitié opposée du champ de la vision, il faut pratiquer une ténotomie simple (1) du muscle antagoniste, que l'on reporte ainsi en arrière de la même quantité. Mais si la diminution dans la mobilité du muscle paralysé excède 1 ligne à 1 ligne 1/2, si les positions extrêmes de l'œil ne peuvent être atteintes que par des secousses continues, et ne peuvent se maintenir d'une façon permanente, voici ce qu'on doit faire : ramener en avant l'insertion du muscle paralysé, en même temps qu'on pratiquera une ténotomie *partielle* du muscle antagoniste. Cette opération sera applicable aux cas où le défaut de mobilité se trouvera maintenu entre 1 1/2 ligne et 2 lignes 1/2. Pour ceux qui dépasseront ces limites, il faut ramener en avant le muscle paralysé, en même temps qu'on pratiquera la ténotomie complète de son antagoniste.

5. Dans les cas de paralysie invétérée, où la ténotomie appliquée au muscle antagoniste ne suffit pas à réveiller l'activité du muscle endormi, M. de Graefe coupe celui-ci au ras de son insertion tendineuse, et par un procédé secondaire détermine l'implantation de la tête libre du muscle en un point plus *antérieur*, sur la sclérotique, dans le but de réveiller en lui une tonicité affaiblie ou perdue.

6. Pour attirer en avant le muscle paralysé, en même temps qu'à l'aide d'une ténotomie partielle il affaiblit légèrement son antagoniste, M. de Graefe emploie le moyen suivant, que nous lui laissons décrire (2).

Déplacement en avant du muscle avec section incomplète de l'antagoniste, qui n'affaiblit que légèrement la puissance de ce dernier. — A cet effet, je coupe le muscle paralysé près de son insertion, comme dans la ténotomie ordinaire ; mais après la section avec les ciseaux de Cooper, je détache assez loin en arrière les adhérences de tissu cellulaire qui existent le plus souvent entre la face interne du muscle et la sclérotique, et j'incise le tissu conjonctif des deux côtés du muscle. J'incise la conjonctive plus largement que dans la ténotomie ordinaire, sans dépasser toutefois une étendue raisonnable, et je détache davantage les tissus entre la conjonctive et la surface antérieure du muscle. L'opération terminée, le muscle adhérera, il est vrai, à ses insertions latérales, comme après la ténotomie ordinaire ; mais il sera facile de le déplacer en arrière et en arrière à la surface de la sclérotique, dans une grande étendue, avec le tissu cellulaire qui l'enveloppe. Il en résulterait un déplacement en arrière très marqué, si l'œil était abandonné à lui-même. Pour obtenir au contraire que le muscle s'insère plus près

(1) Voir le procédé de M. Critchett, t. Ier, p. 548, considéré comme réalisant le minimum d'effet.

(2) Annales d'Oculistique, 1862, t. XLVII, p. 178.

de la cornée, il faut avoir soin que l'œil reste dirigé vers l'angle correspondant au muscle coupé, jusqu'à ce que celui-ci se soit soudé à la sclérotique à l'endroit convenable. De même que le muscle s'insère le plus en arrière possible de la cornée quand on maintient l'œil vers l'angle palpébral opposé à la plaie, il s'insère le plus près de la cornée et à la cornée elle-même quand on donne à l'œil une direction opposée. Il n'y a pas à craindre pour la cornée dans le cas de déplacement excessif. Dans des cas de strabisme divergent résultant de la paralysie de l'oculo-moteur, il m'est arrivé que, l'œil ayant été dirigé très avant vers l'angle palpébral interne, le tiers interne de la cornée était recouvert par le muscle coupé. L'épithélium semble empêcher que la soudure se fasse; le muscle recule peu à peu, probablement par l'effet de la cicatrisation du tissu sous-conjonctival et finit par abandonner la cornée. C'est l'affection elle-même qui doit faire décider de l'étendue du déplacement à obtenir. — Le muscle paralysé et le tissu cellulaire qui l'enveloppe étant coupés, je passe au second temps de l'opération, qui se rapporte au muscle antagoniste. Je pratique une petite incision à la conjonctive, comme pour une ténotomie ordinaire; je divise de même le tissu sous-conjonctival, et j'attire le tendon au moyen d'un crochet-mousse. Celui-ci ne doit pas l'embrasser tout entier; il suffit qu'on puisse sûrement appliquer une suture et reconnaître exactement l'insertion musculaire. Je passe une aiguille courbe, munie d'un fil de soie, à travers le tendon, d'arrière en avant, près de la sclérotique, de manière à en embrasser au moins la moitié; je fais un nœud, et je remets les deux bouts du fil à un aide, en lui recommandant de les tendre légèrement dans le sens de la cornée, tandis que moi-même je soulève le tendon au moyen du crochet mousse, en l'attirant vers l'angle palpébral. La portion du muscle comprise entre la suture et le crochet se tend, et l'on peut en faire la section avec les ciseaux de Cooper, à trois quarts de ligne de la suture, sans craindre de couper celle-ci. Il faut au moins diviser toute la partie du tendon embrassée par la suture, ou mieux encore, les deux tiers ou les trois quarts; il faut régler l'incision d'après la résistance présumée que le muscle opposera aux mouvements latéraux de l'œil. Si ces mouvements causent une tension pénible pour le malade, on introduira encore une fois le crochet mousse et l'on coupera le tendon presque en entier. Comme cette opération est bien plus longue qu'une simple strabotomie, je pense qu'on fera bien d'employer le chloroforme. Aussitôt après l'opération, ou un quart d'heure plus tard, l'œil étant convenablement nettoyé, le malade revenu du sommeil anesthésique et mis au lit, on procède au pansement. Il a pour but, ainsi que nous l'avons dit, de maintenir, pendant vingt-quatre à trente-six heures, la cornée en rapport avec l'angle palpébral correspondant au muscle opéré. C'est à cela que sert l'anse de fil passée à travers le tendon du muscle antagoniste. Le pansement doit être fait de manière à laisser la cornée libre, pour éviter la réaction ; il faut que les paupières puissent se fermer sans que le bord de l'une d'elles soit coupé par l'anse de fil. Pour remplir la première condition, on doit donner à celle-ci fil une direction aussi perpendiculaire que possible à son point d'attache; s'il s'agit de diriger l'œil en dedans, nous trouvons dans le dos du nez un excellent point d'appui pour l'anse de l'antagoniste. La déviation de la cornée en dedans la protége aussi contre tout contact avec le fil. Si le nez n'est pas assez élevé, on exhausse l'appui au moyen d'un rouleau d'emplâtre agglutinatif. L'anse est fixée par des bandelettes dans une position convenable, sur la joue du côté opposé. Pour en empêcher le déplacement, le meilleur procédé consiste à appliquer sur l fil une bandelette de deux pouces de long, qui recouvre l'anse; on la maintient quel- es minutes pressée contre la face, puis on la fixe par des bandelettes perpendiculaires. Il est rare qu'on soit obligé de recourir à d'autres moyens. Si l'anse s'imprime sur le rd de la paupière quand on ferme l'œil, il faut en changer le point d'appui sur le s du nez, ou bien, si cela ne se peut pas, en modifier la direction en détournant le fil à l'aide d'une bandelette pliée en deux qui l'embrasse entre l'œil et le dos du nez, et que on fixe au front ou à la joue. Quand l'œil doit être maintenu près de l'angle palpébral externe, il faut fabriquer un point d'appui artificiel avec des rouleaux d'emplâtre placés près du bord externe de l'orbite et que maintiennent d'autres rouleaux appliqués contre la tempe. Le pansement est plus difficile en ce cas, parce qu'il survient aisément un déplacement. — Le malade doit rester couché et sans bouger jusqu'à ce qu'on enlève l'anse de fil; il doit prendre garde que l'appareil ne se déplace. Si cela arrivait, il faudrait immédiatement y remédier : cette besogne ne saurait être faite que par le chirurgien lui-même.

2. *Déplacement en avant, avec ténotomie complète de l'antagoniste, d'où affai-*

blissement notable de celui-ci. — Le premier temps de l'opération reste le même; le muscle, enveloppé de sa gaîne de tissu cellulaire, est rendu mobile sur la sclérotique, de la manière qui a été indiquée plus haut. Mais nous glissons un crochet mousse plus fort sous le tendon de l'antagoniste, pour embrasser complétement celui-ci; puis un aide nous remet une anse de soie garnie à chaque bout d'une aiguille courbe. Nous passons l'une des aiguilles d'avant en arrière à travers la portion moyenne du tendon, un peu plus près d'un des bords que de l'autre, et nous la faisons ressortir au bord libre du tendon : elle doit embrasser un bon tiers de sa largeur. Nous passons la seconde aiguille symétriquement à la première, en la faisant ressortir au bord libre opposé, et nous fermons la ligature très près de la sclérotique. Elle étreint les deux tiers extérieurs du tendon de l'antagoniste, le tiers moyen restant libre. Le tendon est ensuite coupé dans toute sa largeur entre le crochet mousse et la suture. Le but de cette manière d'agir est d'éviter la chute prématurée de la suture. Son opportunité est évidente, puisque nous employons le procédé opératoire en question précisément dans les cas où la déviation de l'œil offre une grande résistance : dans les contractures paralytiques, par exemple. Pour qu'une suture de ce genre cède, il faut qu'elle coupe les deux tiers extérieurs du tendon, ou que le tissu du muscle compris entre la section et les deux points de suture se désorganise et permette au fil de soie de glisser. Ce dernier accident arriverait facilement, si l'on se bornait à une ligature autour du muscle. Une seule ponction présenterait moins de garantie que la double ponction telle que nous la pratiquons. Le pansement est le même que dans le cas précédent.

J'emploie le procédé indiqué en premier lieu lorsque la déviation dans le sens de l'antagoniste est faible ou nulle, et quand la diminution de la mobilité ne comporte que deux lignes à deux lignes et demie. Dans tous les autres cas, et ce sont les plus nombreux, je préfère l'autre. La déviation de l'œil dans le sens du muscle antagoniste réclame une opération qui affaiblisse la puissance de celui-ci ; et il est de précepte de pratiquer simultanément le déplacement d'un des muscles en avant et le déplacement en arrière de l'autre, puisque, abstraction faite du raccourcissement, la section complète de l'antagoniste facilite considérablement le déplacement en avant du muscle opéré en premier lieu: il est aussi bien plus facile d'imprimer à l'œil la direction voulue, au moyen d'une anse de fil. S'il n'existe pas de déviation marquée dans le sens de l'antagoniste, mais que l'étendue du mouvement ait considérablement diminué pour le muscle paralysé, c'est encore en combinant le déplacement en arrière avec celui de l'insertion musculaire en avant que nous obtenons les résultats les plus satisfaisants. En nous bornant au déplacement en avant, nous n'augmenterions que très peu la mobilité; mais en affaiblissant le muscle antagoniste, nous ajoutons à l'action du muscle paralysé, et nous facilitons la position correcte des axes optiques pour la région médiane du champ visuel, parce que les mouvemeuts sont rendus plus symétriques, ainsi que nous l'avons expliqué plus haut.

Avant d'examiner de plus près les effets de ces méthodes opératoires, nous avons à faire quelques remarques sur le traitement consécutif et sur leur valeur au point de vue chirurgical.

La douleur que provoque, au début, l'application du pansement, ne tarde pas à diminuer; elle est ordinairement remplacée par une sensation légèrement gravative qui n'empêche pas le sommeil. Si elle déterminait cependant des insomnies chez des individus très irritables, on emploierait des fomentations froides, que l'on cesserait aussitôt qu'elles ne seraient plus indispensables.

L'abus des fomentations froides à la suite des opérations sur les yeux, exalte ordinairement l'irritabilité des organes et peut modifier d'une manière défavorable le travail de cicatrisation; il faut les supprimer le plus tôt possible, après les strabotomies en question, pour un autre motif encore : celui d'éviter le relâchement de l'appareil de pansement. Au surplus, je ne les ai employées que rarement. — La paupière supérieure devient souvent légèrement œdémateuse; phénomène sans importance, à la condition qu'il n'existe pas d'irritation de la conjonctive. Je n'ai jamais été obligé d'enlever la ligature prématurément, c'est-à-dire avant vingt-quatre à trente-six heures, à cause de l'apparition de symptômes inflammatoires. — Il n'est pas rare que l'appareil se relâche et que la cornée s'écarte jusqu'à un certain point de la position qu'on lui avait imposée. Quand cela arrive douze heures après l'opération, le résultat de celle-ci n'en est ordinairement pas compromis, car le tissu musculaire a déjà contracté des adhérences nouvelles, et la déviation de l'œil, d'une ou même de plusieurs lignes, n'exerce plus d'influence appréciable. Mais si l'appareil cède ou qu'il se relâche six ou huit heures après l'opération, cet accident peut annuler le résultat qu'on cherche à obtenir. Il est donc nécessaire que le chirurgien voie plusieurs fois son opéré pendant les douze heures qui suivent l'opération. Dans la plupart des cas, il serait difficile de laisser la ligature en place plus de vingt à vingt-quatre heures; toutefois, si le malade ne souffre aucunement et qu'il n'existe aucune trace d'irritation, je ne l'enlève qu'après trente-six à quarante-huit heures. On peut enlever aussi, au bout de vingt-quatre heures, les bandelettes agglutinatives qui fixent l'anse de fil, et juger alors, d'après la position du globe oculaire, si l'on peut supprimer l'appareil ou s'il faut encore le conserver quelque temps. Il est clair que la cornée s'écartera toujours un peu de sa position près de l'angle palpébral quand on enlèvera les bandelettes; mais elle ne pourra pas se rapprocher trop de la position médiane: il faut qu'elle reste déviée au moins de trois lignes de plus qu'elle ne le sera après la guérison complète, dans le sens de l'angle palpébral. Déjà, trois ou quatre heures plus tard, elle se porte peu à peu vers sa position médiane; nous verrons plus loin qu'un effet excessif n'est nullement à craindre dans les cas de ce genre. — Pour enlever l'anse de fil, on exerce de légères tractions, de manière à faire saillir la ligature et le tissu musculaire mortifié qu'elle embrasse. On détache le tendon tout près de la sclérotique et au-dessous de la ligature au moyen des ciseaux de Cooper. Je recommande aussi de bien s'assurer, en examinant l'anse de fil, si elle est entièrement enlevée ou si l'on en a seulement coupé les bouts. Dans ce dernier cas, il faudrait enlever au moyen d'une pince la portion de ligature restée dans le tendon. — La ligature tombe parfois spontanément au temps voulu. Si cela arrive plus tôt, la cause en est ordinairement une faute commise en posant la ligature, faute sans conséquence s'il s'est déjà écoulé de dix-huit à vingt heures depuis l'opération.

Le déplacement en avant résulte de l'union nouvelle que contracte le muscle disséqué, surtout à son extrémité antérieure, avec la surface externe de la sclérotique. Le tissu de l'extrémité antérieure est revenu sur lui-même; il se démasque par son épaisseur et par les replis qu'il forme. Son relief est encore exagéré dans les premiers temps par l'hypérémie et le gonflement œdémateux des parties, au point que la conjonctive soulevée semble être le siége d'un ptérygion très développé. Ces apparences se dissipent graduellement, et le muscle déplacé finit pas se confondre avec les parties environnantes, après quatre, six ou huit semaines, sans laisser de traces de difformité. J'appelle l'attention sur ce fait, parce qu'un chirurgien inexpérimenté pourrait croire qu'il a affaire à des bourgeons charnus qu'il chercherait à cautériser ou à exciser. Il ne se développe jamais de bourgeons charnus sur la plaie du muscle; cela ne saurait arriver qu'après une opération manquée, puisque autrement la plaie est suffisamment abritée du contact de l'air. On pourrait s'imaginer que la présence de la conjonctive entre le bord de la cornée et la plaie serait un obstacle à la réunion des tissus. L'expérience a démontré le contraire, pourvu qu'on ne fasse pas l'incision trop loin de la cornée. Lorsque l'œil est tourné vers l'angle palpébral, le tissu cellulaire, tiraillé d'arrière en avant, refoule le petit lambeau de la conjonctive vers la cornée, et rien ne peut gêner la soudure du muscle à la sclérotique. Il persiste souvent pendant quelque temps une certaine rougeur de la conjonctive à l'endroit qui correspond aux parties déplacées. Cela arrive aussi après des ténotomies ordinaires, et, en général, après toute espèce de plaies de la conjonctive. Le procédé que je viens de décrire, et dans lequel on ne fait pas d'excision, est le plus convenable pour réduire au minimum d'étendue le tissu de cicatrice d'où dépend cette rougeur de la conjonctive. Une circonstance que je ne puis passer sous silence ici, c'est la saillie de la caroncule lacrymale, qui correspond à l'enfoncement de cet organe à la suite du déplacement de l'insertion musculaire en arrière. Cette saillie ne constitue pas de difformité prononcée quand le gonflement inflammatoire a disparu; il ne faut y avoir égard que lorsqu'il s'agit d'apprécier le degré de redressement du globe obtenu par l'opération.

Si les symptômes inflammatoires ne sont pas à redouter pour le muscle dont on a déplacé l'insertion en avant, il n'en est pas tout à fait de même pour la région opposée du globe. Si l'on se borne à faire la section partielle du muscle antagoniste, la sclérotique ne sera mise à nu que dans une petite étendue derrière le tendon divisé. La ténotomie est-elle complète, la position qu'on imprime à l'œil fait largement bâiller les lèvres de la plaie; la sclérotique est mise à nu sur une largeur de deux lignes et demie. C'est à cet endroit que se développent les symptômes d'irritation, quand ils surviennent. Il est rare, à la vérité, qu'ils soient intenses; cependant ils nécessitent une surveillance sévère et quelquefois même un traitement actif. Lorsque la rougeur et l'irritation, qui surviennent le second ou le troisième jour, ne dépassent pas une certaine limite et diminuent déjà le jour suivant, on peut se borner à éviter tout ce qui pourrait irriter la plaie. On fera garder la chambre pendant quelques jours au malade, jusqu'à ce que les lèvres de la plaie se soient soudées à la sclérotique, et que la membrane fibreuse soit recouverte en grande partie par du tissu conjonctif de nouvelle formation. Si l'injection ne diminue pas le quatrième, le cinquième ou le sixième jour, ou qu'elle augmente; qu'au lieu d'une sécrétion mucoso-purulente peu abondante, les lèvres de la plaie décollées laissent transsuder un liquide clair et peu consistant; mais surtout, quand la sclérotique, au lieu de pâlir, devient reluisante et que la teinte s'en altère, il ne faut pas tarder à recourir à un traitement antiphlogistique. Sans cela, on s'expose à des inflammations opiniâtres et même à des accidents sérieux. Cet ensemble de symptômes dénote, en effet, un certain degré de phlogose des couches externes de la sclérotique, qui finissent par revêtir une coloration brunâtre, et par se bosseler, si l'on n'arrête pas les progrès du mal. J'ai observé deux fois des accidents analogues après la ténotomie ordinaire, lorsque je n'incisais pas la conjonctive aussi près de la cornée que je le fais maintenant. Bien que cette inflammation disparaisse sans laisser de traces, même quand elle atteint un certain degré d'intensité, je ne crois pas cependant qu'on puisse la négliger, et je désire épargner à mes imitateurs les inquiétudes que m'a causées une fois le soulèvement inflammatoire très prononcé des tissus. Depuis deux ans que je me suis imposé la règle d'instituer un traitement antiphlogistique, c'est-à-dire d'appliquer plusieurs fois des sangsues, je n'ai plus observé de décoloration prononcée ni de soulèvement de la sclérotique. — Il se développe souvent dans la plaie des bourgeons charnus qui doivent être enlevés ultérieurement.

SECTION V.

STRABISME OU DÉVIATION MOBILE DU GLOBE DE L'ŒIL. (P. 522-571.)

La question du strabisme est une de celles sur lesquelles le génie des ophthalmologues s'est le plus exercé pendant ces dernières années. Nous n'avons pas à refaire ici l'histoire de cette affection, largement exposée déjà dans cet ouvrage (t. I., p. 522); nous nous bornerons à donner un aperçu complet des idées nouvelles auxquelles son étude a donné naissance, et qui, nous devons le dire avant d'aller plus loin, ont profondément modifié celles qui avaient régné jusqu'ici, relativement à ce point important de la pathologie oculaire.

§ I. Définition et essence du strabisme.

1. Le strabisme consiste dans une désharmonie des axes optiques, se traduisant au dehors, et d'où résulte l'impossibilité de les réunir, en convergence mutuelle, sur un point déterminé dans le champ visuel commun. M. Donders le définit (1) : « Une déviation des yeux, par suite de laquelle les deux taches jaunes reçoivent simultanément l'impression d'objets différents. » Les lignes visuelles ne s'entre-croisent

(1) DONDERS. Mémoire sur la pathogénie du strabisme. (Ann. d'Ocul., t. L, p. 205.)

pas au point que l'on désire voir ; une des deux seulement, celle de l'œil non dévié, est dirigée vers ce point. Le strabique est donc privé des avantages de la vision binoculaire.

2. Quand un objet appelle et fixe l'attention d'un individu jouissant de l'intégrité de la vision binoculaire, les axes optiques des deux yeux, leurs axes antéro-postérieurs, partant de l'objet, se rencontrent exactement sur la *macula lutea*. Chez le strabique, au contraire, l'un des axes optiques, celui de l'œil que nous nommerons *bon*, aboutit à la *macula lutea*, tandis que l'autre, celui de l'œil dévié, vient frapper un autre point de la rétine : de là, si la perception est accusée par les deux organes et transmise par elle au *sensorium commune*, production de doubles images. C'est, en effet, le premier phénomène qui se produit dans le strabisme *aigu*, si l'on peut ainsi s'exprimer, et, s'il ne persiste pas, c'est que le strabique *chronique* s'est habitué, soit à confondre en une seule les deux perceptions, soit à les isoler en en neutralisant une.

3. Quand cet état est fixe, permanent, on l'appelle *strabisme concomitant*. Il se nomme *strabisme périodique ou intermittent* lorsqu'il ne se manifeste que dans des positions déterminées du regard, par exemple pour la vision de près, et qu'il cesse quand ces conditions se sont elles-mêmes modifiées. On a conservé à tort le nom de *strabisme optique* à la prétendue forme de strabisme consécutif signalée par M. J. Guérin, comme étant caractérisée par la *disjonction des axes visuel et oculaire* dans l'acte même de la vision binoculaire. Dans ces conditions, un axe secondaire de l'un des yeux remplacerait l'axe optique principal, ou polaire, pour l'exercice de la vision simple associée (1). M. Giraud-Teulon a démontré (2) que le strabisme optique de M. J. Guérin n'existe pas.

4. La superposition exacte et constante, à l'état physiologique, du centre de la *macula lutea* avec le centre de l'objet qui fixe l'attention, a été démontrée ainsi par M. Donders : « Si l'on regarde fixement, pendant un certain temps, une croix lumineuse, et que l'on en conserve ainsi une impression supplémentaire sur les rétines, quand on porte alors les regards vers différents objets, cette croix apparaît toujours unique sur le point de mire. D'autre part, si l'on examine à l'ophthalmoscope un œil sain, dont l'attention est fixée sur l'image même de la lampe qu'on projette au fond de cet œil, on reconnaît que cette même image se peint toujours exactement sur la *macula lutea*. La constante identité de position du centre de cette dernière avec le pôle postérieur de l'axe optique, peut donc être considérée comme un fait physiologique général. » Il résulte de ceci que,

(1) J. Guérin. Mémoire sur l'étiologie du strabisme. Paris, 1843.
(2) Leçons sur le strabisme, p. 84. Paris, 1863.

si l'on peut réussir à ramener les deux axes optiques de façon que leur pôle postérieur tombe à la fois sur les deux *macula*, la binocularité sera rétablie et le strabisme guéri.

5. Le strabisme n'est pas une maladie, mais bien un symptôme, qui dépend d'affections de nature très variée. La plupart du temps, l'ophthalmoscope ne révèle rien d'anormal dans les yeux strabiques ayant conservé la faculté de lire. Dans ceux qui ont perdu cette faculté, M. Bader a trouvé (1) des altérations diverses : Aux deux yeux d'un sujet, il a découvert la présence d'un croissant autour de la papille optique ; sur un autre, la rétine de l'œil dévié et affaibli, fortement congestionnée ; sur un troisième, des taches pigmentaires sur la choroïde ; sur un quatrième, une papille petite et pâle. M. Liebreich a signalé, de son côté, la coexistence de maladies diverses de la rétine, l'insertion vicieuse du nerf optique, des cysticerques du corps vitré, etc. (2).

§ II. Du rôle que la longueur des muscles joue dans la production du strabisme.

1. Celle des espèces de strabisme que l'on rencontre le plus communément, qui a été décrite dans cet ouvrage sous le nom de strabisme *actif*, et que l'école de Berlin a nommée strabisme *concomitant* ou *permanent*, se reconnaît aux caractères suivants : 1. Désaccord des axes optiques. 2. Si l'on présente au sujet, dans le plan vertical médian, un objet de moyenne dimension, pendant que l'un des yeux est fixé sur lui, l'axe optique de l'autre s'en éloigne en dedans ou en dehors (*déviation primitive*), et l'objet paraît simple. 3. Vient-on à recouvrir l'œil sain, de façon néanmoins à pouvoir continuer à en suivre les mouvements, on le voit se dévier de la même distance et dans la même direction qu'avait d'abord fait l'autre (*déviation secondaire*, ou mieux, *déviation en retour*) qui, à son tour, vient se fixer sur l'objet présenté. 4. Si l'on couvre alternativement l'un des yeux, on constate que la mobilité n'est, pour ainsi dire, pas diminuée, même dans l'œil malade. Le mouvement de totalité de la pupille dans les deux sens a, à peu de chose près, la même étendue, seulement l'axe parcouru n'a plus un point médian normal. Les mouvements paraissent déplacés d'un certain angle dans le sens de la déviation, mais cet angle est très petit comparativement à celui du strabisme ; aussi se peut-il que, même dans des cas de strabisme marqué, l'œil affecté ait conservé une mobilité égale, dans son ensemble, à celle de l'œil sain.

2. Cette affection, dit M. de Graefe (3), doit être considérée comme

(1) Ophth. Hosp. Reports, 1857-59 ; Vol. I, pp. 252-254.
(2) Arch. für Ophth. 1854-55, B. I, Abth. 2, S. 343.
(3) De Graefe. Leçons sur le strabisme, etc.

résultant d'*une disproportion constante entre la longueur moyenne des muscles*, provenant soit d'une insertion anormale des tendons, soit de modifications dans la structure même des muscles. Dans le premier cas, ce sera le changement des rapports entre la force et la résistance qui produira une modification de la longueur du muscle; dans le second, le tissu musculaire altéré réagira avec une tension anormale contre l'impulsion nerveuse restée la même. Ces propositions se démontrent aisément.

Dans le strabisme dont nous avons donné plus haut les caractères, il y a, comme dans tous les autres, un muscle raccourci dans le sens de la déviation, un muscle allongé dans la direction opposée. Or, que doit-on admettre ici? Une diminution de l'influx nerveux reçu par celui-ci, ou bien une excitation anormale subie par le premier? La première hypothèse ne saurait se justifier. La paralysie, ou diminution de l'influx nerveux, s'accompagne toujours d'une certaine restriction de la mobilité; et, bien que cette diminution ait également lieu, *dans un sens*, dans le cas de strabisme concomitant, la somme des mouvements y est cependant demeurée la même, ce qui n'a pas lieu dans les paralysies. On peut, en effet, admettre que, dans le strabisme permanent, la mobilité augmente, du côté du muscle raccourci, de la quantité qu'elle a perdue du côté du muscle qui s'est allongé. Or, s'il existait un obstacle à l'influx nerveux d'un côté, il devrait y avoir une différence dans l'espace parcouru à droite et à gauche, à la condition que les forces motrices reçoivent, pour le regard associé, une égale impression du cerveau. C'est en effet ce qu'on observe constamment dans les paralysies musculaires. Soit, par exemple, une paralysie très légère du droit externe: bien que la mobilité en dehors de l'œil affecté ne soit que peu diminuée, les mouvements associés en sont troublés. Le droit externe se contracte moins fort que l'interne; d'où une convergence d'autant plus marquée que l'objet à viser est situé plus en dehors.

En somme, dès que le strabisme devient appréciable, dans un cas de paralysie, non-seulement les mouvements ne sont plus associés, l'œil malade ne suit plus les mouvements de l'œil sain, mais encore *la mobilité de cet œil a sensiblement diminué d'étendue*. On sait que, dans le strabisme concomitant, au contraire, cette mobilité est restée normale: d'autre part, il y a ici égalité de la déviation primitive et de la déviation secondaire, impliquant l'égalité dans l'innervation des muscles associés des deux yeux; tandis que, dans les paralysies, la déviation secondaire est toujours plus grande que la déviation primitive.

Cette dernière circonstance s'explique ainsi : Soit, par exemple, une paralysie du droit externe gauche : la quantité d'influx nerveux nécessaire pour opérer le redressement, même partiel, de l'œil gauche, doit être plus grande qu'à l'état normal; mais cette même quantité étant envoyée au muscle adducteur du côté droit qui, lui, n'est pas affaibli, aura pour résultat une action plus prononcée et partant un mouvement plus étendu du côté droit que du côté gauche. En un mot, si la mobilité est diminuée d'un côté, la déviation secondaire est, dans l'autre œil, augmentée d'autant.

Peut-on admettre dans le strabisme concomitant (seconde hypothèse) une excitation de l'innervation du muscle correspondant au sens de la déviation? Évidemment non, et nous n'avons pas à le démontrer, cette démonstration étant toute faite par l'application, *mutatis mutandis*, à l'exagération de l'innervation, de ce qui vient d'être dit pour le cas de son affaiblissement.

3. C'est donc bien dans la *disproportion constante entre la longueur moyenne des muscles* qu'il faut placer la cause du strabisme concomitant. « Peu importe, dit M. de Graefe, quant à la valeur des symptômes, que cette inégalité résulte d'une insertion anormale des tendons ou de modifications dans la structure des muscles. Dans le premier cas, ce sera le changement des rapports entre la force et la résistance qui produira une modification de la longueur du muscle; dans le second, le tissu musculaire altéré réagira avec une tension anormale contre l'impulsion nerveuse restée la même. Ce qui démontre le mieux que ces deux états sont équivalents, quant à l'explication du symptôme, c'est que nous guérissons le strabisme dépendant de l'un d'eux en déterminant l'autre, ainsi qu'il arrive quand nous cherchons à compenser, au moyen d'une nouvelle insertion du muscle, ce que nous n'avons pu obtenir par des modifications du tissu musculaire. »

§ III. Causes de la disproportion permanente dans le balancement musculaire.

1° *Anomalie congénitale.* — De même que l'on peut venir au monde avec une conformation vicieuse du globe de l'œil, d'où résultent la myopie ou l'hypermétropie, de même on peut apporter en naissant une inégalité de proportion dans la longueur des muscles qui président au balancement musculaire. Cette inégalité peut être primitivement anatomique, ou s'établir à la suite de perturbations éprouvées par le sujet pendant la vie intra-utérine, soit dans l'innervation, soit dans les autres conditions de développement des muscles de l'œil. L'insuffisance congénitale des muscles droits internes est loin d'être rare, de même que celle des droits externes.

2° *Paralysies musculaires.* — Nous avons dit que le défaut d'innervation ne pouvait pas être considéré comme une cause immédiate du strabisme proprement dit; mais ce défaut peut amener, dans les muscles, des modifications anatomiques propres à y donner lieu d'une manière permanente. Ce résultat peut être amené de deux façons : Dans le premier cas, un muscle, longtemps paralysé, s'étant allongé sous l'action supérieure incessante de son antagoniste, conserve cet excès de longueur par le fait de la nutrition moléculaire dont il a été l'objet; de là une inégalité durable et permanente, qui succède à une disproportion primitivement développée sous l'influence d'une cause dynamique à laquelle elle survit. Dans le second cas, la paralysie musculaire d'un œil peut amener le strabisme de l'œil sain, par un mécanisme que M. de Graefe explique ainsi : « Quand l'œil malade, l'œil frappé de paralysie légère, tend à se redresser pour viser seul un objet, par suite d'une plus grande acuïté de portée de sa vue, l'influx nerveux qu'il reçoit dépasse la mesure normale. C'est la conséquence même de la paralysie ; mais, par suite de la synergie préalable, l'œil sain reçoit la même somme d'influx (loi des mouvements associés): or, comme celui-là est intact, il fait un chemin plus grand que l'œil malade. Si ce jeu-là se répète, la nutrition trouve à s'exercer plus ou moins longtemps dans ces états inégaux, et une inégalité durable et fixe de longueur succède, dans l'œil sain, à une égalité primitive dans les longueurs musculaires ; d'où strabisme permanent. »

3° *Affections spasmodiques.* — Les affections convulsives peuvent donner lieu à des contractures, des rétractions plus ou moins prolongées des muscles de l'œil, pendant lesquelles, pour peu qu'elles se prolongent, des modifications dans la nutrition de ces derniers peuvent y déterminer, en vertu des mêmes lois, *mutatis mutandis*, que nous venons de découvrir au chapitre des paralysies, des changements permanents.

4° *Hypermétropie.* — La coïncidence très fréquente (77 pour 100) de l'hypermétropie et du strabisme convergent devait faire naître l'idée d'une relation de cause à effet entre ces deux affections. C'est cette relation que M. Donders a constatée, démontrée et expliquée. Le savant professeur d'Utrecht a établi que, dans la vision à grande distance, les axes des cornées, chez les *emmétropes*, divergent de 10°; que chez les myopes cette divergence peut être remplacée par une convergence de 3° et même de 9° ; et qu'enfin, pour les *hypermétropes*, elle atteint de 16° à 18°. Ces variations dans la direction des axes des cornées sont très importantes au point de vue de la physionomie des myopes et des hypermétropes (1).

Il résulte de cette divergence des yeux hypermétropes que, pour arriver à la changer en une convergence plus ou moins prononcée, il faudra à l'hypermétrope une somme d'influx nerveux, un effort en

(1) DONDERS. Mémoire sur la pathogénie du strabisme, traduit par le Dr A. Van Biervliet. (Annales d'Oculistique, 1863, t. L, pp. 205-258.)

rapport avec le degré de la divergence. Or, pour la vision des objets, même éloignés, il doit chercher à vaincre l'hypermétropie par un effort de l'accommodation, chez lui insuffisante, effort auquel il doit encore ajouter, à mesure que les objets s'approchent, les mouvements d'accommodation qu'exécuterait un emmétrope. La vision à courte distance exige donc des efforts énergiques, pour l'accomplissement desquels la *convergence des lignes visuelles* est nécessaire; car, on le sait, les mouvements d'accommodation peuvent être d'autant plus énergiques que les yeux convergent davantage. Que résulte-t-il de cet état de choses? une tension exagérée des muscles de la convergence, d'où le raccourcissement des deux muscles droits internes, raccourcissement qui, de dynamique qu'il était d'abord, devient organique dans le strabisme permanent, dont il est à la fois et la cause et l'effet; de plus, un relâchement des muscles antagonistes, toutefois sans altération pathologique des tissus (1).

5° *Myopie*. — Cette cause a encore été signalée par de M. de Graefe : Chez le myope, le *punctum proximum* étant rapproché, l'exercice de la vision binoculaire exige une convergence plus grande que dans l'état normal, partant, et ceci n'a pas besoin d'explication, un déploiement d'énergie plus soutenue et plus considérable dans le jeu *des muscles droits internes;* d'où, naturellement, une fatigue plus ou moins supportable de ces muscles, et, pour certaines personnes, l'impossibilité d'une fixation binoculaire un peu prolongée *sur des objets distants de quelques pouces*, si ce n'est au prix d'une grande fatigue, de vives douleurs dans les rameaux sus-orbitaires du nerf de la cinquième paire, et du larmoiement, qui obligent à suspendre tout travail. En face de cette fatigue, qu'arrive-t-il? Ou de l'asthénopie douloureuse, suspension forcée de tout travail sur de petits objets; ou, si le sujet persiste, déviation de l'un des yeux en dehors. Cette déviation, qui n'a lieu d'abord que dans les fortes convergences, c'est-à-dire chaque fois que le sujet s'applique à regarder fixement de petits objets, se présente plus tard dans les conditions de la vision au loin, c'est-à-dire pour toutes les distances, et finit par devenir permanente. Qu'est-il arrivé? *Les muscles droits internes*, épuisés par un excès d'effort et d'exercice, sont devenus *insuffisants* : cédant à l'action des droits externes, dont la puissance s'est maintenue ou s'est même accrue, ils se sont affaiblis, allongés. Le strabisme externe ou divergent, qui ne s'était d'abord manifesté que d'une manière tem-

(1) M. Donders admet encore deux ordres de conditions auxiliaires qui, dans les cas d'hypermétropie, contribuent à engendrer le strabisme convergent. La première est une certaine facilité native à converger, disposition qu'on doit rattacher à l'insuffisance d'action du muscle droit externe. La seconde a rapport à des causes externes (Compte rendu du Congrès d'Opht. de Paris, 1862, p. 151). — Pour M. Giraud-Teulon, la cause principale ne serait pas, comme pour M. Donders, l'hypermétropie elle-même et la difficulté d'une accommodation proportionnée aux convergences, mais bien l'insuffisance des muscles droits externes qui accompagne souvent l'hypermétropie. (Voy. Leçons sur le strabisme, Paris, 1863, p. 65.)

poraire, pour éviter les doubles images, à chaque fois que la contraction des droits internes était à bout de ressources, pour s'être donné une tâche au-dessus de ses forces, le strabisme divergent s'est établi et définitivement installé. (Voir § IV, p. 204.)

6° *Taches de la cornée.* — La fréquence des taches de la cornée sur l'œil dévié, et souvent sur les deux yeux des strabiques, est un fait d'observation, mais le mode d'action de ces opacités, comme cause du strabisme, a été différemment expliqué. On a dit qu'elles déterminaient la déviation des yeux, pour présenter aux objets un endroit du miroir oculaire plus propre à en percevoir l'image. Mais, dirons-nous avec M. Donders, « on ne comprend pas trop pourquoi l'œil tendrait à dévier, uniquement pour recevoir sur la tache jaune une image absolument dissemblable, au lieu d'une image seulement moins distincte, il est vrai, mais semblable (1). » M. Ruete a donné de ce fait l'explication suivante, bien plus admissible : « L'inflammation, cause des taches de la cornée, peut s'être étendue au-dessous de la conjonctive jusqu'aux muscles de l'œil ou à leur gaîne, et y avoir déterminé une contracture, d'abord spasmodique, et plus tard organique, du tissu musculaire. »

7° *Habitudes vicieuses.* — Chez les très jeunes enfants soumis pendant longtemps à l'attraction d'une lumière très oblique, une nutrition prolongée pendant les habitudes vicieuses du regard, peut donner lieu à des inégalités musculaires permanentes.

8° *Amblyopie.* — Quand un affaiblissement plus ou moins considérable de la vision, dû à l'astigmatisme ou à une altération organique, a atteint un œil, celui-ci, dépourvu d'images ou de sollicitations suffisantes, n'ayant plus de raison pour s'associer avec l'autre, tend à se dévier. Si cette déviation persiste, avec la lésion fonctionnelle qui y a donné naissance, le raccourcissement musculaire peut devenir permanent et survivre à sa cause (2).

(1) M. Giraud-Teulon a démontré (Leçons sur le strabisme, p. 84) que, contrairement à l'opinion de M. J. Guérin, l'interposition d'une opacité partielle de la cornée, sur le trajet des rayons lumineux, ne change rien au lieu de formation des images sur la rétine. Tous les rayons d'un cône divergent, quelle qu'en soit l'inclinaison sur la cornée, dès qu'ils peuvent pénétrer dans l'œil par un point quelconque du cristallin, vont se concentrer en un même foyer sur la rétine. Ces opacités n'altèrent que l'éclat de l'image et non sa position. La déviation strabique n'a donc pas pour résultat, dans ces cas, de fournir à l'acte de la vision un axe secondaire en place de l'axe optique principal obstrué, cet axe principal étant invariable.

(2) Ces différentes causes se manifestent dans les proportions suivantes :

Insuffisances primitives des droits internes ou externes. . . .	55 p. c.
Affections spasmodiques et paralysies.	15 »
Ophthalmies, taies, traumatisme	15 »
Amblyopie grave.	5 »
Habitudes vicieuses du regard	5 »
Causes inconnues	5 »
	100 p. c.

§ IV. Influence de l'amétropie sur le développement du strabisme.

1. *Strabisme convergent.* — Il n'y a que peu d'années que M. Donders a fait connaître l'hypermétropie, cette anomalie de la réfraction dans laquelle le foyer de l'œil au repos est situé au delà de la rétine (1). Après s'être bien rendu compte, dit-il (2), des degrés légers de cette affection, qui peut se maintenir à l'état latent, il a acquis la conviction que c'est d'elle que dépend le plus souvent le strabisme convergent. Il a établi, pour un grand nombre de strabiques et pour les deux yeux, tout ce qui lui a paru pouvoir être une cause ou un effet de la déviation des lignes visuelles, et il a trouvé que, sur cent soixante cas de strabisme convergent, examinés par lui, l'hypermétropie de l'œil non dévié existait cent trente-trois fois. Poursuivant le cours de ses observations, il a reconnu que ce ne sont pas les degrés les plus élevés de l'hypermétropie qui donnent lieu au strabisme ; le plus souvent, l'hypermétropie qu'on rencontre chez les personnes atteintes de cette déviation équivaut de $\frac{1}{50}$ à $\frac{1}{10}$, rarement à $\frac{1}{7}$ ou davantage. Elle est l'anomalie primitive, dont il faut chercher la cause dans l'organisation de l'œil, et elle est, en premier lieu, propre à celui-ci : le strabisme est un état secondaire qui ne se manifeste que quelques années après la naissance. Dans la première période, au début de ce qu'on appelle *strabisme périodique*, celui-ci disparaît dès que l'on corrige l'hypermétropie par l'emploi de verres convexes ; preuve incontestable de son intervention dans le développement du strabisme. — Quant à la façon dont cette intervention s'opère, nous l'avons expliquée plus haut.

Pourquoi l'hypermétropie de moyenne intensité, donnant lieu à la déviation des yeux, celle des degrés élevés ne la détermine-t-elle pas? C'est que, dit encore M. Donders, le pouvoir d'accommodation étant, dans les cas de ce degré, impuissant à créer des images nettes, même avec une convergence anormale des yeux, les sujets renoncent à un effort dont ils ont reconnu l'inutilité, et s'exercent plutôt à se rendre compte des objets à l'aide d'images imparfaites, qu'à corriger ces images par la convergence forcée et, d'ailleurs insuffisante, des lignes visuelles.

Le strabisme convergent, suite d'hypermétropie, se développe ordinairement vers la cinquième année, probablement parce que c'est à cet âge que les enfants commencent à chercher à distinguer nettement les objets, à apprendre à lire ; l'accommodation est assez étendue alors pour que l'hypermétropie soit aisément corrigée par une convergence plus forte des yeux. La déviation est d'abord passagère, bornée au regard fixe, c'est-à-dire à l'effort pour voir distinctement;

(1) Donders. Ametropie en hare Gevolgen. Utrecht, 1860.
(2) Id. Mémoire sur la pathogénie du strabisme. (Annales d'Oculistique, t. L, p. 205.)

quelquefois elle ne survient que pour la vision à petite distance, et disparaît quand l'attention se suspend ou qu'on ferme les yeux. On a alors le *strabisme intermittent*, qui a été décrit par plusieurs auteurs et qui n'est, en somme, qu'une étape pour arriver à la déviation permanente. Pendant toute sa durée, même lorsque la déviation ne survient qu'à seize ou dix-huit ans, on n'entend jamais les sujets se plaindre de diplopie.

Le plus souvent, nous l'avons dit, le strabisme finit par devenir permanent. La règle est que c'est un seul œil, et toujours le même, qui se dévie (strabisme simple), et si, dans l'hypermétropie, le strabisme est alternant, c'est le plus souvent que d'autres causes sont en jeu.

Le strabisme est ordinairement concomitant : les mouvements sont libres, les excursions normales, avec prédominance toutefois des mouvements en dedans ; diminution des mouvements en dehors sur les deux yeux, bien qu'il y en ait un qui soit constamment dévié, l'autre gardant invariablement une direction correcte. Il faut donc admettre le raccourcissement des deux muscles droits internes, qui, de dynamique qu'il était d'abord, finit par devenir organique, sans altération pathologique des tissus. Les deux muscles droits internes se raccourcissent, parce que les sujets prennent l'habitude de porter les objets du côté de l'œil dévié, de sorte que le droit interne de l'autre œil est sollicité à se contracter avec plus d'énergie. Dans le strabisme simple, la netteté de la vision s'affaiblit de plus en plus pour l'œil dévié. Au commencement, quand on place la main au devant de l'œil qui regardait fixement l'objet, l'œil dévié se reporte vers celui-ci : il peut se faire même qu'il reste quelque temps en place quand on ôte la main ; toutefois, il ne tarde pas à céder le champ à son congénère, au bout d'un certain temps, plus ou moins long, ou après le premier clignement des paupières.

Tels sont les signes auxquels on reconnaît qu'un strabisme, en voie de développement, est sous la dépendance de l'hypermétropie ; circonstance dont il importe au plus haut degré de s'assurer, pour l'établissement d'une thérapeutique appropriée.

C'est à M. Donders que l'on doit la constatation de l'origine hypermétropique du strabisme. Il ne manquait pas, avant lui, dans la littérature ophthalmologique, d'indications propres à rattacher le strabisme convergent à cette anomalie de la réfraction ; mais c'est au professeur d'Utrecht que revient incontestablement le mérite d'avoir établi cette filiation, d'en avoir fixé les lois et le mécanisme, et ouvert la voie à une prophylaxie dont, jusque-là, personne n'avait encore entrevu ni la direction, ni les ressources (1).

(1) Voir strabisme convergent de l'hypermétropie. — Précis de la réfraction, etc. (99), p. LXXXI.

2. *Strabisme divergent.* — Il dépend, en règle générale, de la myopie, et surtout, suivant M. Donders, de la distension et du changement de forme que le globe oculaire subit dans cette affection. Tous les diamètres du bulbe augmentent dans la myopie, mais spécialement celui qui répond à l'axe optique : il en résulte que le bulbe tend à y prendre la forme d'un ellipsoïde, dont le grand axe est l'axe optique; circonstance qui occasionne inévitablement une diminution de mobilité du globe oculaire, aussi bien en dedans qu'en dehors (1), et partant une insuffisance relative des muscles droits internes; d'où la fatigue de la vue, lorsque la nature du travail exige la convergence longtemps prolongée des yeux. Dans quelques cas de cette nature, quand la vue se fatigue, l'un des yeux se dévie et le travail redevient facile; dans d'autres, cette déviation se fait sentir d'une façon pénible et donne lieu à des plaintes, et ceci a lieu surtout quand la myopie est relativement peu intense. L'on doit en inférer qu'outre la résistance des yeux aux mouvements, il y a, dans ces cas, une insuffisance réelle des muscles droits internes. La déviation qui se produit alors est déjà le premier degré du « strabisme divergent relatif. » Celui-ci apparaît nécessairement aussi, et indépendamment de l'obstacle apporté à la mobilité, dès que l'obligation où se trouve le sujet de rapprocher fortement les objets pour bien voir, exclut la possibilité de la vision binoculaire, ce qui ne peut manquer d'avoir lieu quand la myopie dépasse 1:2.5. L'un des yeux est alors forcément dévié en dehors chaque fois que le regard s'exerce de très près, de façon à permettre la vision distincte sans lunettes. Que voit-on, en effet, dans ces cas? Si le sujet lit, la vision peut être binoculaire au commencement, à la condition que la convergence soit très puissante; mais au bout de quelque temps, l'un des yeux se dévie involontairement et sans qu'on en ait conscience : il semble que l'un des feuillets du livre glisse par-dessus l'autre. Si l'on rapproche graduellement l'objet, la convergence atteint à peu près son maximum ; plus elle est élevée, plus vite elle s'épuise; plus vite aussi se dévie un des yeux quand l'objet est maintenu à la même distance. Il se dévie instantanément quand on place l'objet en deçà du point qui correspond au maximum de convergence, ou si l'on met la main au-devant de l'un des yeux, quand ils convergent fortement; alors, si l'on retire la main, la déviation n'en persiste pas moins. Tout cela constitue le *strabisme divergent périodique*. M. Donders ajoute :

« Entre le strabisme divergent périodique et le strabisme perma-

(1) Si des diamètres trop grands diminuent, en général, la mobilité, il en est surtout ainsi pour l'ellipsoïde, qui oppose une plus grande résistance dans la rotation autour de son petit axe, à l'intérieur d'une cavité de même forme, ce qui exige un changement de cette forme. Le centre de rotation ne s'éloigne pas seulement du pôle antérieur, mais encore du pôle postérieur de l'œil (Donders, loc. cit., p. 238).

nent se place un autre état pathologique important sous le rapport pratique (1). Voici en quoi il consiste : Il y a une certaine tendance à la convergence qui se révèle quand on rapproche les objets ; mais avant que l'on atteigne la distance de la vision distincte, ou du moins peu de temps après qu'on y est arrivé, l'un des yeux dévie déjà. En employant des lunettes concaves, qui reportent le point de la vision binoculaire distincte à huit, dix ou douze pouces, le sujet regarde des deux yeux. On entend souvent alors les malades se plaindre de fatigue de la vue, et un examen attentif permet de reconnaître que cette fatigue ne résulte pas des efforts d'accommodation, mais de la convergence, bien qu'elle ne soit pas très forte. C'est par conséquent l'asthénopie musculaire qui est en jeu, et pour rendre possible la vision binoculaire, il faut combiner l'action des verres concaves avec celle des prismes. Ces cas démontrent, mieux que tous les autres, que la cause première du strabisme divergent relatif réside uniquement dans la difficulté de tourner l'œil en dedans ; la tendance à employer simultanément les deux rétines dans la vision binoculaire, peut n'avoir subi aucune altération. Ce n'est que dans le strabisme divergent absolu que cette tendance peut disparaître. »

Le strabisme divergent absolu est caractérisé par la divergence des lignes visuelles dans la vision à grande distance. La divergence reste quelquefois la même dans la vision de près ; d'autres fois elle diminue ou fait place à une convergence insuffisante des yeux. La vision binoculaire est toujours abolie. Au commencement, le strabisme divergent est généralement peu marqué et ses progrès sont lents ; quelquefois il persiste toute la vie à un degré moyen. Tandis que le strabisme convergent se montre surtout dans l'enfance, le divergent ne se développe ordinairement que plus tard.

Le strabisme divergent absolu est la conséquence ordinaire du strabisme relatif, et cela s'explique : Dans le strabisme relatif, il y a formation d'images différentes sur les deux taches jaunes, au moins pour la vision à petite distance ; et comme la fusion de ces deux images n'est réalisable qu'à la condition d'une convergence douloureuse, le sujet préfère éloigner le plus possible, pour les rendre moins gênantes, les images doubles, qu'il lui est impossible de fusionner. Les muscles droits internes dont l'action est ainsi dédaignée, ne tardent pas à perdre de leur énergie, et le strabisme divergent se produit (2).

Le strabisme divergent relatif n'amène pas constamment le strabisme absolu, et il faut l'attribuer en partie à la tendance à conserver la vision binoculaire, qui seule empêche quelquefois la déviation, en partie à la diminution de la mobilité des yeux, la rotation du bulbe,

(1) DONDERS. Loc. cit., p. 243.
(2) Voir précis de la réfraction (126), p. LIII : Asthénopie musculaire.

devenu ellipsoïde, n'étant pas devenue difficile seulement en dedans, mais quelquefois aussi en dehors.

Ainsi nous voyons, comme pour le strabisme convergent, plusieurs forces actives contre lesquelles d'autres viennent réagir, et il est vraiment difficile de dire dans quelles conditions les premières l'emporteront sur les autres.

§ V. Traitement du strabisme.

Bien que le traitement du strabisme ait déjà été exposé avec le plus grand soin dans cet ouvrage (Voir t. Ier, pp. 535-571), le nouveau point de vue auquel nous venons de nous placer réclame quelques détails complémentaires en ce qui le concerne. Nous nous bornerons à les exposer, renvoyant à notre article principal pour l'histoire générale de la correction du strabisme.

Le strabisme étant déterminé, en fin de compte, par la brièveté relative d'un muscle, c'est à allonger ce muscle, soit par la ténotomie, soit par la méthode ortophthalmique que devront tendre les efforts de la thérapeutique.

1. *Ténotomie.*

1. RÈGLES A SUIVRE DANS SON APPLICATION.

1. La ténotomie oculaire doit avoir pour objet de remédier à la brièveté d'un muscle en en reportant plus ou moins en arrière l'insertion tendineuse antérieure; ce recul a évidemment le même résultat qu'aurait l'allongement de ce muscle, c'est-à-dire une diminution dans la puissance ou plutôt dans l'étendue des mouvements auxquels il est préposé, tout en conservant toute sa longueur. Ce résultat s'obtient en sectionnant le tendon du muscle le plus près possible de son insertion à la sclérotique.

2. Quand cette section est faite *très près* de l'insertion à la sclérotique, comme il convient qu'elle le soit, le muscle subit en arrière un *retrait modéré*, et contracte de nouvelles insertions avec la sclérotique à une distance de la cornée, qui doit être mesurée sur l'étendue de la correction à obtenir. Ce retrait est trop considérable si on laisse en avant un tronçon tendineux : le muscle en est raccourci, au lieu d'allongé qu'il doit être; d'autre part, la section pratiquée très en arrière, atteint les brides celluleuses de la capsule de Ténon, dont la destruction ferait perdre aux muscles toute leur action sur le bulbe par le retrait exagéré qui en serait la conséquence.

3. L'insertion nouvelle se fera, toutes choses égales d'ailleurs, sur un point d'autant plus reculé que l'on aura séparé davantage le muscle

de ses adhérences cellulaires avec la sclérotique, transformée ainsi en une surface avivée, propre à recevoir des insertions avec les parties présentées à son contact, et que l'on aura incisé plus largement la capsule de Ténon.

4. Quand l'incision, bien que faite en avant des brides celluleuses, l'a été trop loin de l'insertion scléroticale, le tendon se retire, sous l'influence de la lame celluleuse qui épaissit la gaîne du muscle; ce qui peut, dans beaucoup de cas, empêcher la formation d'une insertion nouvelle.

5. Le premier effet de recul d'une insertion tendineuse est d'augmenter la mobilité première, d'une étendue circonférentielle égale à l'arc qui mesure ce déplacement, mobilité qui profite aussi au côté opposé, puisque la longueur du muscle déplacé est restée la même, abstraction faite du petit bout du tendon sacrifié. Lors donc qu'on aura à remédier à une déviation donnée, le recul de l'insertion devra être proportionné à l'étendue exacte de la déviation (dosage de la ténotomie).

6. Pour utiliser cette donnée, il faut donc pouvoir : 1° mesurer exactement la déviation; 2° mesurer de même l'étendue du recul, et l'effectuer par des procédés opératoires réglés en conséquence.

7. Pour mesurer l'étendue de la déviation, M. de Graefe indique le procédé suivant : On fait regarder fixement par le sujet un objet présenté sur la ligne médiane, à la distance correspondant à la position moyenne entre la convergence et le parallélisme (6 à 8 pouces). La cornée se trouve ainsi à peu près au milieu de la fente palpébrale. On marque alors, sur le bord de la paupière inférieure de cet œil, le point correspondant au centre de la cornée, et qui, probablement, est effleuré par le bord de cette membrane; puis on cherche, par la mensuration, le point qui y correspond dans l'œil strabique. En même temps on détermine sur ce dernier le point de la paupière inférieure qui correspond au centre de la cornée. La distance entre ces deux derniers points donne la valeur de la déviation. M. Ed. Meyer a fait construire, pour faciliter la mesure de ces déviations et la rendre d'une précision mathématique, un petit instrument qu'il appelle *strabomètre*, et qui peut être utile, surtout aux commençants (1). M. Laurence a eu la même idée (2). Nous suppléons parfaitement à ces instruments en procédant ainsi : Nous prenons une carte de visite, dont nous retranchons une bande longitudinale, de façon à n'y laisser que la largeur exacte de l'écartement des paupières, d'un angle à l'autre, et nous évidons l'un des petits côtés de ce rectangle de telle

(1) Ed. Meyer. Du strabisme, et spécialement des conditions de succès de la strabotomie. Paris, 1863. (Ann. d'Ocul. 1865, t. L, p. 329.)
(2) Z. Laurence. Ophthalmic Review, Londres, 1864, t. 1er, p. 127.

manière qu'appliqué contre le bord de la paupière inférieure, il en suive exactement le contour. Cette application faite à l'œil sain, on marque sur la carte le centre de la cornée, au moyen d'un trait qu'on remplace ensuite par une entaille, puis on transporte la carte, *retournée* pour plus d'exactitude, à l'autre œil, et l'on y marque également le centre cornéen. La distance entre les deux marques indique l'étendue de la déviation.

8. Nous avons dit (6) qu'il faut donner au recul de l'insertion une étendue *proportionnée* à l'étendue exacte de la déviation. Ce déplacement doit être un peu moindre que la déviation primitive. Cela résulte de ce que, quand la strabotomie a été accomplie, le droit externe (on suppose que c'est l'interne qui a été coupé), lors des mouvements associés, reçoit, par le fait de l'habitude, une impulsion nerveuse plus forte, et l'arc parcouru est ainsi supérieur à ce qu'il devrait être d'après le déplacement de l'objet visé. Il suit de là que, si l'on déplace le muscle sectionné d'une quantité égale à la déviation, mesurée d'abord, on met le muscle coupé dans une situation d'insuffisance relative.

9. Le dosage de la ténotomie est fondé sur les règles qui suivent et qu'une observation prolongée a permis à M. de Graefe d'établir (1):

1° La section *simple* du tendon, ras son insertion, comme dans l'opération de M. Critchett (Voir t. Ier, p. 548), donne un effet moyen de 1 1/2 à 2 lignes.

2° Veut-on procurer un effet de 2 lignes à 2 lignes 1/2, il faut ouvrir plus largement le tissu cellulaire, découvrir complétement le tendon du muscle et passer sous lui un crochet plus gros.

3° Veut-on augmenter encore l'effet, il faut inciser la conjonctive transversalement et faire regarder du côté opposé quelques heures après l'opération. Dans le strabisme divergent, ce moyen est de rigueur, parce que les effets sont moins prononcés. Chez les enfants, les muscles coupés se déplacent ordinairement d'une quantité plus grande que chez les adultes. Le simple recul de l'insertion musculaire équivaut à 2 lignes 1/2 ou 3 lignes.

4° De 4 à 6 lignes, il faut opérer successivement à plusieurs reprises; on sectionne, la deuxième fois, l'insertion nouvelle et les brides celluleuses, quelques semaines ou quelques mois après la première opération. L'effet est difficile à calculer; il est généralement beaucoup plus grand qu'on ne pourrait le supposer *à priori*. Cette méthode est très délicate à mettre en pratique.

5° On peut obtenir un déplacement de plus de 3 lignes par une seule opération, en incisant largement la capsule au-dessous et au-dessus du muscle et en coupant, à coup de ciseaux, les adhérences pa-

(1) GIRAUD-TEULON. Leçons sur le strabisme, p. 111.

rallèlement au muscle. Mais, dans ce cas-ci, le vrai moyen réside dans une deuxième opération pratiquée à l'œil sain.

6° Au delà de 3 lignes, il faut agir sur l'œil sain en même temps que sur l'œil strabique.

7° A moins de déviations de 5 à 6 lignes, il ne faut jamais recourir à un deuxième déplacement sur un œil : il faut opérer l'œil sain. Il faut le faire encore quand la déviation secondaire n'a pas disparu d'elle-même au bout de quelques mois.

8° Il ne faut jamais opérer les deux yeux à la fois, afin de se réserver le moyen de bien juger du premier résultat.

10. Lorsqu'on aura le temps de préparer son malade, et que l'acuïté et la portée de sa vue permettront d'espérer le retour de la vision binoculaire, il sera sage de lui prescrire, pendant quelques semaines, et préalablement à l'opération, l'exercice isolé de l'œil strabique.

11. Quand il s'agit de la section du droit externe, les règles sont bien moins précises. Les déviations de peu d'étendue réclament une ténotomie *incomplète*, pratiquée sur un seul muscle ; celles d'une étendue moyenne exigent la section partielle des deux muscles : il ne faut faire la section complète que dans les cas très graves.

12. Après toute opération par laquelle on cherche à obtenir un effet moyen, la diminution de la mobilité doit être environ de 2 lignes 1/2 sur l'état antérieur, de 1 1/2 eu égard à l'œil sain. Quand cet effet n'est pas obtenu, c'est que quelques fibres ont été négligées ; il faut alors réintroduire le crochet et inciser ces fibres.

13. Quand la mobilité a diminué de plus qu'il ne faut, c'est que la capsule de Ténon a été trop largement incisée, ou qu'elle a été détachée dans une trop grande étendue de la sclérotique. On doit alors restreindre l'effet par une suture, même quand la position médiane paraît tout à fait satisfaisante.

14. La chloroformisation gêne beaucoup quand il faut apprécier l'effet immédiat de l'opération. Aussi longtemps que l'anesthésie existe, elle diminue le degré de convergence qui pourrait rester et augmente même la divergence ; il faut donc attendre un parfait réveil pour juger du résultat.

15. Avant la section, il arrive fréquemment que le strabisme cède quand le sujet vient à être chloroformé, et que l'œil dévié reprend sa position centrale, circonstance qu'on considère comme d'un favorable pronostic pour l'opération : un strabisme interne devient externe et *vice versâ*.

16. Si le muscle est divisé trop en arrière, au delà de son passage à travers la capsule oculaire, le tissu graisseux de l'orbite peut venir faire hernie à travers l'incision ; il faut l'y laisser, parce que, si on l'enlève, une autre portion vient le remplacer (1).

(1) BADER. Ophth. Hosp. Rep. 1857-59, Vol. I, p. 253.

2. CONDUITE A TENIR APRÈS LA TÉNOTOMIE.

1. L'effet d'une section peut être resté en deçà du but à atteindre ou l'avoir dépassé; la cicatrisation faite, il restera un certain degré de raccourcissement, ou celui-ci aura été remplacé par une insuffisance. Dans ces cas, ou l'œil a gagné assez pour permettre la vision binoculaire, ou bien la vision est restée monoculaire comme auparavant : alors la convergence de l'œil sain n'entraîne pas sympathiquement la convergence de l'œil opéré, et pour la vision de près, les yeux semblent affectés de strabisme divergent. C'est pourquoi M. de Graefe a conseillé de choisir la position moyenne des axes, d'établir l'harmonie musculaire sur une convergence mutuelle de 6 à 8 pouces de distance, afin que le résultat final, dans l'occurrence, soit plutôt une légère convergence, beaucoup moins désagréable qu'une divergence relative. Lors donc qu'on ne peut plus compter sur le retour de la vision binoculaire, il faut chercher à établir le rapport des axes sur une position moyenne de 6 pouces, et s'attendre à une légère convergence apparente, lors de la vision à distance : c'est l'effet exclusivement *cosmétique*. — Dans la première éventualité, si au bout d'un certain temps pendant lequel il y a eu de la diplopie, celle-ci disparaît de jour en jour et est remplacée par le retour de la vision binoculaire dans toute l'étendue du champ de l'accommodation, on peut considérer le résultat comme fixe et désormais fondé.

2. Si l'opération a été conduite de telle façon qu'on ait lieu d'en attendre l'effet désiré, la meilleure règle à suivre, après elle, est de condamner les deux yeux au repos, dans l'obscurité, pendant deux ou trois jours : on sera sûr ainsi d'avoir un résultat tel qu'on a voulu l'amener. Il faut se garder de tenir les yeux fermés, car, dans cette situation, il se produit une déviation en haut et en dedans, dont le maintien irait à l'encontre du but à atteindre. Il ne faudra faire suivre l'opération d'une gymnastique déterminée, que dans les cas où l'on aurait quelque sujet de redouter que l'opération n'est pas appelée à produire tous ses effets. Pour maintenir l'œil dans la position où l'on veut que la greffe du muscle sectionné s'opère, M. Bowman traverse la conjonctive, contre le bord de la cornée, d'un fil extrêmement fin, qu'il fait passer ensuite, de dedans en dehors, jusque sur la face cutanée de l'angle externe où il le fixe au moyen d'un emplâtre adhésif (1). Cette précaution n'est pas nécessaire, en général, quand on n'a opéré qu'un œil, puisqu'on peut prescrire au sujet de regarder dans le sens opposé à la direction corrigée ; mais quand on a fait la section des *deux* muscles internes, par exemple, cette gymnastique n'est pas possible, car on ne peut regarder en dehors, des

(1) Med. Times and Gaz. 1857, Aug. 2, p. 710

deux yeux à la fois. Nous avons vu, dans ces cas, M. Snellen, d'Utrecht, accrocher les globes là où il voulait les avoir, par le procédé suivant : Une fine aiguille courbe, armée d'un fil de soie très mince, est introduite, de haut en bas, à travers un pli transversal de la conjonctive fait très près de la cornée, du côté opposé, bien entendu, à celui où l'opération a été faite. Ce même fil est ensuite passé de la même façon à travers un autre pli, fait le plus près possible, soit de la caroncule, soit de l'angle externe, selon qu'on veut remédier à un strabisme divergent ou convergent ; ce fil fait ainsi sur le globe une diagonale, reliant le point de sortie de la première ponction avec le point d'entrée de la seconde : il ne reste plus alors qu'à lier, en les serrant modérément, les deux bouts de ce fil, et l'opération est terminée (1).

3. Quand la greffe est faite, mais pourtant assez molle encore pour permettre l'espoir de l'étendre, au besoin, par l'exercice binoculaire, il faut s'assurer du degré du balancement, lequel varie, on le sait, pour le myope, l'emmétrope ou l'hypermétrope, et se conduire en raison de ce qu'on aura constaté à cet égard. Chez le myope, on ne craindra pas un léger degré de convergence apparente lors de la vision au loin, et l'on aura soin de constater que la vision des objets très rapprochés ne produit pas d'images doubles croisées. Chez l'hypermétrope, ce sera le contraire, et c'est de la limite éloignée qu'il faudra se préoccuper ; mais rarement, dans un strabisme confirmé, la vue est assez conservée dans l'œil dévié pour permettre la vue des objets distants (Giraud-Teulon.)

4. Deux effets secondaires de la strabotomie peuvent nécessiter l'attention du chirurgien : l'enfoncement de la caroncule et la saillie du globe oculaire. Pour remédier au premier de ces états, il faut inciser la conjonctive au point où se pratique la ténotomie, mais plus largement, puis détruire les adhérences secondaires de la conjonctive avec le bulbe et avec la face extérieure du muscle, et ramener ensuite les parties en avant par un point de suture. Quant à la saillie plus forte du globe après l'opération, M. de Graefe, qui l'attribue à l'agrandissement de la fente palpébrale, conseille d'y remédier en ramenant à la même longueur les deux fentes palpébrales, en faisant la suture des deux paupières à leur angle externe, dans la mesure qu'on a jugée nécessaire, du côté où l'étendue est en excès. Pour cela, il enlève le bord ciliaire des deux paupières dans la longueur d'une ligne à une ligne et demie, à partir de l'angle externe, puis il réunit au moyen d'une seule aiguille.

5. Lorsqu'un strabisme convergent très prononcé, par exemple, a été réduit à la moitié au moyen d'une opération pratiquée sur l'œil

(1) Annales d'Oculistique, 1863, t. L, p. 329.

qui était habituellement dévié, et qu'on engage le patient à regarder de cet œil un objet placé à une certaine distance, le rayon visuel décrit d'abord très rapidement un arc de cercle qui dépasse l'objet; puis il rétrograde et prend la direction convenable. Tous ces mouvements se font avec la plus grande rapidité. M. Alfred de Graefe (1) trouve l'explication de ce phénomène dans la nécessité, pour le muscle raccourci, de déployer plus de force qu'il n'en aurait fallu, à l'état normal, pour mouvoir le globe oculaire, aussi longtemps que l'on n'a pas remédié au strabisme par une opération. Immédiatement après celle-ci, bien que l'équilibre soit rétabli, le muscle habitué à une énergie plus grande fait dévier l'œil de son côté, et celui-ci est ramené à la position convenable par l'influence régulatrice de l'acte de la vision. Ces mouvements oscillatoires finissent toujours par disparaître au bout d'un certain temps; ils ne se manifestent pas si l'œil opéré n'a pas conservé une certaine puissance visuelle.

6. Dans les cas d'insuffisance musculaire, à la suite d'une ténotomie malheureuse des muscles droits internes, une ténotomie nouvelle peut rendre à l'œil la mobilité qu'il avait perdue. L'avantage s'obtient par le déplacement en avant de l'attache tendineuse du muscle allongé. M. Knapp en a présenté au Congrès d'ophthalmologie de Heidelberg, de 1862, deux cas qu'il a opérés par le procédé de M. Critchett (2), et dont voici la relation :

Obs. 97 (3). — Il s'agit d'une demoiselle qui a subi, encore enfant, l'opération du strabisme, d'après le procédé de Dieffenbach. Un exophthalmos compliqué de déviation très forte du globe oculaire en dehors, avec neutralisation complète du muscle droit interne, a été la suite de cette opération; pendant la plus forte adduction, le bord interne de la cornée ne dépassait guère le milieu de la fente palpébrale. Après avoir pratiqué une section verticale de 4''' à 5''', éloignée de 3''' du bord cornéen, je me mis à séparer la conjonctive de la sclérotique, en avant jusqu'au bord de la cornée, en arrière jusqu'à l'équateur du globe, en comprenant dans ce dernier lambeau le tendon du muscle rétracté. Cinq sutures furent appliquées en traversant le lambeau postérieur, en regard du repli semi-lunaire, le lambeau antérieur tout près de la cornée; avant de réunir les sutures, je crus bon d'enlever une portion des lèvres de chaque lambeau. En serrant alors plus ou moins fortement le nœud de chaque suture, je pus ramener le globe oculaire en dedans et en arrière autant que je le désirais. Immédiatement après l'opération, l'œil présentait une convergence de 2mm, et le bord cornéen pouvait être conduit jusqu'à la caroncule lacrymale. Le pansement consista en un bandage simple avec de la charpie. Il n'y eut ni douleur, ni symptômes inflammatoires. Le lendemain, l'aspect de la plaie était très satisfaisant; la réunion était parfaite, la convergence avait entièrement disparu. Craignant cependant que l'action du muscle droit externe ne séparât les lèvres de la plaie et ne changeât en divergence le parallélisme actuel des lignes visuelles, je fis la section de ce muscle : une convergence de 3mm en résulta. Deux jours après, les fils furent enlevés : l'union de la plaie était consolidée. Pour remédier à la convergence de 3mm qui ne manifestait nulle tendance à diminuer, je pratiquai, trois mois après, la ténotomie *limitée* du muscle droit interne de l'autre œil. La mobilité et la situation des deux yeux sont tellement bien rétablies, toute gêne et toute difformité ont si complétement dis-

(1) Archiv für Ophth. 1859, B. V, Abth. 1, S. 211-215.
(2) Voir la description de ce procédé, t. I, p. 565.
(3) Compte rendu du Congrès de Heidelberg, de 1863. Annales d'Oculist., 1864, t. LI, p. 26.

paru, qu'il serait impossible de déterminer sur lequel des deux yeux le déplacement en avant a été pratiqué.

Cette observation représente un cas typique dont les exemples ne manquent pas; l'autre, au contraire, est des plus rares, grâce aux circonstances exceptionnelles qui l'ont accompagné :

Obs. 98 (1). — Il y a deux ans, une lame de fer qui s'était détachée d'un paratonnerre, vint atteindre dans sa chute l'œil d'un jeune homme, et en déchirer la partie inférieure de la conjonctive et la paupière correspondante. Le malade fut traité d'abord par l'application locale de la glace; plus tard, deux opérations lui furent pratiquées. Quand il fut admis dans mon hôpital, je pus constater la présence d'une cicatrice irrégulière et d'un colobome peu étendu de la paupière inférieure. Celle-ci était adhérente à la portion inférieure et postérieure de la sclérotique par du tissu cicatriciel d'environ 4''' de largeur; on pouvait pourtant faire passer une sonde sous le symblépharon. Le globe présentait un exophthalmos considérable avec strabisme supérieur. La déviation était en dehors de 3''' et en haut de 1''', 5 à 2'''. La déviation avait en outre donné lieu à la diplopie. L'œil et son pourtour n'offraient aucune altération. Les mouvements en bas étaient fort limités. Après avoir détruit le symblépharon, et avoir fait une petite opération plastique pour obvier à la difformité de la paupière inférieure, je me mis à la recherche de l'insertion du muscle droit inférieur. Je la trouvai fort rétractée et adhérente en partie au tissu cicatriciel du symblépharon, et il fallut la dégager de la sclérotique et la fixer en avant; ce que je fis en l'assujettissant par quatre points de suture. La ténotomie totale et assez étendue du muscle droit supérieur fut pratiquée en même temps.

A la suite de cette opération, l'exophthalmos, le strabisme et le symblépharon disparurent : les excursions de l'œil en bas étaient presque aussi étendues qu'à l'état normal : seulement le niveau de la cornée était de 1/2''' au-dessous de celui de l'œil sain, et la divergence de 3''' n'avait subi aucune modification. Les jours suivants, l'œil opéré arrivait à la même hauteur que l'autre. La guérison se fit très régulièrement, et deux mois après, je fis disparaître la divergence par la ténotomie des deux muscles externes. Dès lors, les fonctions de l'œil se rétablirent complétement. La vision binoculaire simple s'étendait de 4 à 5''' jusqu'à la plus grande distance; il y avait seulement un peu de diplopie dans les régions les plus latérales du champ visuel.

Depuis six mois déjà, ce jeune homme s'est remis assidûment à son métier de cordonnier, sans en ressentir le moindre inconvénient.

3. RÉSULTATS DE LA TÉNOTOMIE.

Quand un malade affecté de déviation des yeux se présente au chirurgien, il ne lui demande, en général, qu'une seule chose : c'est d'être débarrassé de sa difformité; il se préoccupe peu de l'amélioration que l'opération doit apporter à sa vue; et cependant, ce résultat est, comme nous allons le voir, un de ceux qu'il lui est permis d'en attendre.

1° *Correction de la difformité.* A ce point de vue, ce que le malade demande à l'opérateur, si celui-ci est bien rompu aux détails et à la pratique de la ténotomie, il est presque certain de l'obtenir de lui. En effet, les préceptes, si bien établis par l'école de Berlin, n'en ont laissé dans l'ombre aucun détail, aucune indication : bien plus, si par le fait de circonstances imprévues, le succès reste d'abord en

(1) Ibid. Id., p. 28.

dessous de ce qu'on espérait, une opération nouvelle peut en corriger les premières défectuosités, ainsi que nous l'indiquerons plus loin.

2° *Restitution de la vision binoculaire.* Un œil longtemps dévié et détourné ainsi de la fonction qui lui est dévolue peut, après y avoir été rappelé, reprendre une impressionnabilité que son engourdissement lui avait fait perdre. Le redressement de cet œil peut donc, dans un certain nombre de cas, avoir pour résultat de restituer à la vision du sujet l'exercice binoculaire. Mais ce nombre est forcément restreint. Ainsi, M. de Graefe a trouvé que, sur cent cas de strabisme concomitant, chez quatre-vingt-dix-neuf, il n'y a pas perception simultanée de l'objet par les deux rétines. Au moyen de prismes, on peut produire des images doubles simultanées chez vingt-cinq de ces cent sujets, et sur vingt-cinq autres, on arrive au même résultat par la strabotomie. Ainsi donc, chez les cinquante autres, à savoir chez la moitié des strabiques, la vision binoculaire est à jamais détruite, et l'effet plastique est le seul que l'opération puisse amener chez eux. M. de Graefe ajoute que, même sur les cinquante premiers, on ne compte qu'un nombre très limité de guérisons parfaites, c'est-à-dire où la vision binoculaire simple n'est pas entravée par des limitations gênantes de la motilité. M. Knapp (1) croit que cette appréciation est trop étroite, s'il s'en rapporte à sa propre expérience. En effet, les trente-neuf cas de rétablissement de la vision binoculaire qu'il a obtenus sur soixante et dix-sept opérations, lui donnent une proportion de 50 p. c. : il est vrai, a-t-il soin d'ajouter, que ses opérés comptent un grand nombre d'enfants, chez lesquels, on le sait, l'activité de l'accommodation est, dans la circonstance, d'un puissant secours.

Pour constater qu'une personne lit binoculairement, il suffit d'interposer un objet étroit, tel qu'un crayon, entre elle et le livre. Cet objet, tenu à une distance de quelques centimètres des lignes, n'en cache pas une seule lettre, dit M. Javal, si la personne fait usage de ses deux yeux, tandis qu'il en masque complétement une partie, si l'on n'en emploie qu'un seul.

3° *Amélioration de la vue.* Le plus souvent, dit M. Knapp, on ne trouve pas d'altération pathologique qui puisse expliquer la faiblesse de la vue de l'œil dévié ; elle est généralement attribuée à un défaut d'exercice : toujours est-il que l'amélioration de la vision, dans beaucoup de cas, suit immédiatement la ténotomie. Toutefois, cette amélioration est très variable : dans bien des cas on n'en constate aucune ; dans d'autres, elle est très prononcée. M. Knapp cite un individu qui, avant l'opération, ne pouvait lire que le n° 16 de l'échelle de Jaeger et qui, après elle, put lire le n° 2 à 8″ ; la puis-

(1) KNAPP. Sur les résultats de l'opération du strabisme. (Ann. d'Ocul. 1864, t LI, p. 16.)

sance visuelle s'éleva donc, chez lui, par l'opération, de $\frac{1}{16}$ à 1/2, c'est-à-dire que la vue en devint huit fois plus forte. Il reconnaît son impuissance à expliquer cette amélioration, d'autant plus que les recherches dont son opiniâtre persévérance ne s'est pas fait faute, prouvent à l'évidence que la ténotomie ne donne lieu, dans la courbure de la cornée, à aucun changement qui puisse en rendre compte (1).

M. de Graefe a résumé, dans les aphorismes suivants, ses opinions sur la ténotomie oculaire, particulièrement dans les cas de diplopie (2) :

I. L'effet d'une ténotomie est double : 1° elle porte l'œil vers l'antagoniste du muscle sectionné; 2° elle diminue l'action du muscle sur lequel a porté l'instrument tranchant. Le premier de ces effets constitue la *correction*; le second l'*insuffisance musculaire*.

II. La correction résulte simplement du déplacement de l'insertion du muscle en arrière; l'insuffisance provient de ce que, l'effort volontaire n'ayant pas changé, la résistance que l'œil lui oppose a relativement augmenté. Il s'ensuit que les mouvements excursifs de l'œil ont diminué d'un côté, quoique l'impulsion volontaire soit demeurée la même.

III. La *correction* immédiate doit être soigneusement distinguée de la *correction* définitive. C'est à tort qu'on a supposé que cette dernière surpasse la première, dans le cas de ténotomie du droit interne. Il est vrai qu'on observe assez souvent ce résultat; mais c'est le contraire qui arrive toutes les fois qu'il existe une hypermétropie abandonnée à elle-même, ou de la diplopie. Pour le strabisme divergent, la *correction* définitive est généralement moindre que la *correction* immédiate. Au contraire, l'*insuffisance* va toujours en diminuant après cette opération, et elle atteint son maximum au bout de trois mois environ. Elle est beaucoup moins sujette à varier que la *correction*.

(1) D'après cela, M. Knapp repousse complétement l'opinion de M. J. Guérin, qui considère la pression monolatérale d'un muscle droit comme la cause de l'astigmatisme. En effet, s'il en était ainsi, on devrait : 1° constater la prépondérance d'un muscle dans l'astigmatisme; 2° retrouver l'astigmatisme dans tout œil strabique où un certain degré de prépondérance musculaire monolatérale existe d'une façon évidente; 3° découvrir, à la suite de la ténotomie, des modifications dans la courbure de la cornée. Or, rien de cela n'a lieu.

Voir WALTON. Brit. Med. Journ. 1862, Oct. 11, p. 383. — Description et figure du *stop-wire-speculum* de Bader ou Bowman, très convenable pour la strabotomie (Ophth. Hosp. Rep. 1864, Vol. IV, p. 141). — CRITCHETT. Mémoire sur la strabotomie sous-conjonctivale; description détaillée de cette opération, par LAWSON (Lancet, 1863, July 4, p. 8). — WALTON fait de petites incisions verticales au niveau de bord inférieur du tendon, puis, à l'aide du crochet, attire le muscle en bas vers l'incision; passe au-dessous une des branches d'une paire de ciseaux, le divise et fait la suture (Ibid. 1858, Janv, 16, p. 65). — M. France pratique l'incision horizontalement au niveau de la partie centrale du tendon, qu'il s'agisse de l'adducteur ou de l'abducteur, sépare la conjonctive en haut et en bas, puis, le muscle divisé, réunit les lèvres de la plaie à l'aide d'un ou de deux points de suture. — POLAND. Observation dans laquelle les deux droits internes ayant été sectionnés sans résultat appréciable, il divise avec succès l'angle interne de l'élévateur et de l'abaisseur (Ophth. Hosp. Rep. 1857-59, Vol. I, p. 253). Même opération, section de l'angle externe des droits supérieur et inférieur à la suite de la section de l'abducteur (Id. p. 254). — SOLOMON. Opération pour remédier au strabisme externe, suite de la section du droit interne (Brit. Med. Journ. 1860, Oct. 13, p. 806. Ibid. 1864, Déc. 17, p. 671.) WORDSWORTH, en pareil cas, divisait le droit externe, puis enlevait un lambeau ovale de la conjonctive, comprenant la cicatrice et un peu de la substance du muscle, à partir du bord interne de la cornée, puis réunissait la plaie par des sutures (Ophth. Hosp. Rep. 1859-60, Vol. II, p. 108). — Observation de strabisme interne grave, avec oscillation des deux globes oculaires; opération; redressement de l'œil, mais persistance de l'oscillation. Cas semblable, amélioré par la section du droit interne, par LAWSON (Med. Times and Gaz. 1860, May, 26, p. 524). — Section des deux droits internes pour un strabisme convergent par paralysie des droits externes. Maintien de l'œil dans sa nouvelle position pendant plusieurs jours, à l'aide d'un fil, par BADER (Ophth. Hosp. Rep. 1857-59, Vol. I, p. 255).

(2) Klinische Monatsbl. 1864, pp. 1-22.

Ainsi, dans les cas de ténotomie du droit externe, où cette opération a pour but de remédier à l'asthénopie musculaire (insuffisance des droits internes), l'insuffisance du droit externe mesure, après la section du muscle, jusqu'à 5^{mm}, et tombe, dans l'espace d'environ six semaines, à 2^{mm}.

IV. Quoiqu'il faille éviter une insuffisance musculaire prononcée, surtout dans le cas de strabisme concomitant, il est permis de la produire, comme moyen curatif, lorsque la déviation n'est pas uniforme dans toutes les directions du regard. Admettons, par exemple, qu'il existe une déviation de l'œil gauche, en dehors, consécutivement à une paralysie incomplète du droit interne correspondant. Ici, la déviation augmente nécessairement à mesure que le regard se porte à droite : delà l'indication urgente de produire une correction qui varie avec la direction des yeux, et ici l'insuffisance musculaire peut nous venir en aide.

V. Dans les cas où la déviation reconnaît pour cause une paralysie incomplète ou une atrophie musculaire, la section du muscle antagoniste produit une insuffisance inutile pour la symétrie de la correction. Ainsi, dans la paralysie précitée du droit interne gauche, la section du droit externe y détermine une insuffisance qui fournit une correction beaucoup plus étendue vers le côté gauche du champ de fixation que vers le côté droit. La ténotomie du droit externe du côté sain place le sujet dans des conditions bien plus favorables. Alors, en effet, la correction et l'insuffisance musculaire régularisent la mobilité du regard vers le côté droit, en mettant les muscles associés dans des conditions identiques d'action. Malheureusement, tout en transportant d'un seul côté, c'est-à-dire à gauche, la force d'action, on détermine un trouble considérable dans les efforts de convergence que l'accommodation nécessite, et que doivent exécuter simultanément un muscle en partie paralysé (droit interne gauche) et un muscle renforcé par la section de son antagoniste (droit interne droit). Une grande fatigue, une diplopie manifeste, ou un déplacement compensateur de la totalité de la tête, sont les résultats nécessaires de cette méthode de traitement. Il vaut donc mieux corriger la déviation par la section de l'antagoniste du muscle paralysé, et tout en donnant lieu à une diplopie bilatérale, renoncer à la correction compensatrice qu'on obtiendrait de l'insuffisance musculaire.

VI. Néanmoins, des cas nombreux de diplopies consécutives à d'anciennes paralysies, m'ont démontré qu'il est quelquefois permis d'employer, pour obtenir la meilleure correction possible, l'insuffisance musculaire, en pratiquant la ténotomie combinée. Supposons toujours qu'il s'agisse d'une diplopie à images croisées, due à une paralysie incomplète du droit interne gauche, et supposons qu'on ait, en sectionnant le droit externe droit, déterminé une position vicieuse de la tête et des troubles de l'accommodation : la ténotomie du droit externe gauche et du droit externe droit aura alors pour effet d'affaiblir les mouvements associés du côté gauche et d'égaliser la synergie accommodatrice des droits internes. On peut donc dire que, si l'un des quatre muscles droits latéraux a diminué d'action consécutivement à une paralysie, il faut, pour rétablir l'équilibre, affaiblir les trois autres muscles.

VII. Le nombre de cas qui méritent cette correction complexe est fort restreint, ce qui s'explique par la faculté que nous possédons de contracter les muscles droits latéraux dans l'intérêt de la vision simple. Si la fusion des impressions que les rétines reçoivent est un acte des centres nerveux, la régularisation de cet acte par les nerfs qui animent les muscles dépend elle-même de l'intégrité de ces centres. Lors donc qu'une paralysie musculaire reconnaît pour cause une lésion centrale, la faculté que nous possédons de fondre les images par la contraction volontaire de l'un des muscles droits, s'émousse sensiblement, ce qui fournit un signe précieux pour le diagnostic.

Dans ces circonstances, on le comprend aisément, la correction d'une déviation exige toute l'attention du médecin : aussi, pour remédier à un très faible déplacement, est-il quelquefois nécessaire de pratiquer une triple ténotomie, faute d'une contraction volontaire capable de remédier à la diplopie. Il est vrai que ces ténotomies multiples diminuent la mobilité de l'œil dans toutes les directions ; mais comme ce défaut n'excède pas deux millimètres, on peut négliger d'en tenir compte.

VIII. La faculté que nous avons de contracter volontairement les muscles latéraux pour obtenir la vision simple, augmente dans toutes les directions du regard, dès qu'on l'a rétablie pour une partie du champ de fixation ; mais cette augmentation, très manifeste dans le cas d'une paralysie périphérique, est insignifiante dans une paralysie centraie. Pour remédier à une diplopie, il est d'abord rationnel de sectionner l'antagoniste du muscle paralysé : cette opération rétablit la vision simple dans une partie du champ de fixation; mais cette faculté ne s'étend pas facilement : il est nécessaire de recourir aux ténotomies multiples.

IX. Dans une opération de strabisme, la correction et l'insuffisance obtenues ne sont pas dans un rapport direct avec l'étendue de la ténotomie. Ainsi, lorsqu'on limite très rigoureusement la section à l'insertion du muscle, l'insuffisance reste très modérée, comparativement à la correction; tandis que, quand on divise largement le tissu sous-conjonctival, l'insuffisance musculaire augmente d'une manière bien plus sensible que la correction. Cela est surtout vrai lorsqu'on répète la ténotomie sur le même muscle. On peut donc déterminer des insuffisances musculaires notables sans beaucoup augmenter la correction. Inversement, on peut annihiler le vice d'une correction péchant par l'insuffisance musculaire qu'on a dû produire, en répétant la ténotomie et en n'y adjoignant que très peu d'insuffisance. Revenons à la paralysie incomplète du droit interne gauche, et imaginons qu'on ait sectionné le droit externe droit pour y déterminer une insuffisance compensatrice. Si, tout en obtenant cette insuffisance, on produit une correction trop faible ou trop considérable, il faut en tenir compte dans les ténotomies qui doivent suivre, mais éviter, en les pratiquant, de déterminer une insuffisance nouvelle.

X. La correction en hauteur de la position des images nécessite des précautions particulières. La tendance, signalée plus haut, que nous avons à corriger la diplopie par la contraction volontaire d'un muscle, est très peu prononcée; aussi, c'est principalement dans ces cas qu'il est urgent de calculer très exactement la correction. Il serait téméraire de toucher aux muscles obliques, puisqu'il serait impossible de mesurer à l'avance l'effet à obtenir, et qu'on arrive par la ténotomie du droit supérieur ou du droit inférieur, suivant le cas, à remédier à la déviation en hauteur et à l'obliquité des images qui résultent d'un défaut d'action des obliques.

XI. Pourtant la ténotomie pratiquée à l'effet d'obvier à une différence de niveau des images présente quelques conditions favorables. Ainsi, dans certains états pathologiques, on voit la faculté régulatrice qui réside dans la contraction musculaire volontaire augmenter par l'exercice. De plus, dans la ténotomie du droit supérieur ou de l'inférieur, l'insuffisance est bien plus grande par rapport à la correction que dans la ténotomie des muscles latéraux. On profite de ce fait principalement contre les cas de paralysie incomplète. En troisième lieu, les actions synergiques des muscles droits supérieur et inférieur sont bien moins complexes que celles des muscles latéraux. Un droit inférieur, par exemple, n'agit qu'avec son congénère du côté opposé et non avec son antagoniste. Ainsi, dans les déviations en hauteur consécutives à une paralysie, l'opération pratiquée sur le côté sain doit être préférée. Supposons l'œil gauche dévié en haut par l'effet d'une diminution de mobilité de trois millimètres, consécutive à une paralysie incomplète du droit inférieur. La section du droit supérieur gauche déterminerait sur cet œil, par rapport à l'autre, dans l'élévation du regard, une différence de niveau consécutive à l'insuffisance produite. Si l'on sectionne le droit inférieur droit, l'insuffisance obtenue dans ce muscle corrigera avantageusement le reste du défaut d'abaissement de l'œil gauche. Il est vrai qu'en rendant l'abaissement du regard plus difficile pour les deux yeux, on porte le malade à incliner la tête en avant; mais on remédie généralement à ce défaut par l'exercice.

XII. Ainsi, tandis que, dans les cas de déviation de latéralité consécutive à une paralysie, la ténotomie sur l'œil sain n'a qu'une application restreinte, elle doit être employée comme méthode principale contre les déviations de hauteur de même origine. Si la déviation est très considérable, l'opération est nécessaire aux deux yeux; mais elle doit être exécutée de telle sorte que la section du muscle associé soit plus étendue que celle de l'antagoniste du côté malade, pour que l'insuffisance la plus grande occupe la direction dans laquelle agit le muscle atteint de paralysie partielle. On renonce à employer l'insuffisance comme moyen thérapeutique dans les cas où la déviation de hauteur est très peu prononcée, et où l'on se trouve à peu près dans les mêmes conditions que lorsqu'on a affaire à un strabisme concomitant.

XIII. En déplaçant l'insertion du droit supérieur (ou inférieur) du côté sain, il faut avoir égard à la déviation de latéralité et à l'obliquité des images que produit la ténotomie. Quant à la première, elle est souvent neutralisée par un mouvement volontaire de latéralité, qui se produit une fois qu'on a obtenu la correction en hauteur; mais on peut au besoin recourir à la ténotomie du droit externe pour obtenir une correction plus complète. Si l'on avait à combattre une déviation de hauteur produite par la paralysie incomplète de l'un des obliques, la légère déviation en dehors, que la section d'un des muscles droits supérieur ou inférieur implique nécessairement, serait utile pour neutraliser la convergence qui est toujours liée à la paralysie d'un des obliques. S'il s'agit d'une paralysie incomplète du droit inférieur, le méridien vertical de l'œil correspondant s'incline outre mesure en dedans, sous l'action du grand oblique. La section du droit inférieur de l'œil droit déterminera dans son méridien une inclinaison analogue, et augmentera ainsi la convergence anormale des méridiens. Néanmoins, il n'en résulte pas de symptômes alarmants, et il semble que, dans de pareils états pathologiques, une fois la déviation de hauteur corrigée, la convergence des méridiens puisse être négligée si toutefois la force centrale qui préside à la fusion des images, continue à s'exercer.

L'obliquité des images qui résulte de la paralysie incomplète d'un des obliques, est plus gênante; mais alors la section d'un des muscles droits du côté sain contre-balance cette obliquité. Ainsi, s'il existe une ancienne paralysie du grand oblique gauche avec strabisme supérieur et inclinaison morbide du méridien en dehors, la section du droit inférieur droit incline le méridien en dedans et s'oppose à une divergence anormale des méridiens.

XIV. Je dirai en terminant que, quoique j'aie complétement abandonné, pour les muscles latéraux, la ténotomie partielle, en la remplaçant par la section complète avec suture conjonctivale, je la maintiens pour les droits supérieur et inférieur, afin d'éviter des insuffisances trop considérables, et vu qu'on est souvent appelé à remédier à de très faibles déviations. Après la section de ces muscles, douze ou vingt-quatre heures s'écoulent avant que la correction et l'insuffisance atteignent leur degré le plus élevé. Si l'on veut modérer cet accroissement progressif de l'effet, on immobilise l'œil au moyen du bandeau compressif; si on veut l'empêcher de se produire, on place une suture conjonctivale, en comprenant dans l'anse de fil une portion de la muqueuse d'autant plus considérable qu'on veut diminuer plus fortement le résultat de l'opération.

La section du droit supérieur (ou du droit inférieur) détermine l'élévation (ou l'abaissement) de la paupière correspondante; ce qui a pour effet, non-seulement de produire un écartement anormal de la fente palpébrale, mais encore de rendre très difficile le contrôle de la symétrie des cornées. De petites plaies, des sutures de la conjonctive et l'immobilisation de l'œil opéré obvient suffisamment à ces inconvénients.

2. *Méthode ortophthalmique.*

I. *Lunettes.* Quand on a constaté que le strabisme est sous la dépendance d'une anomalie de la réfraction, hypermétropie ou myopie, c'est par l'emploi méthodique des verres appropriés qu'il faudra le combattre. Si la déviation est encore intermittente, périodique, l'usage de ces verres sera des plus avantageux, et, selon les degrés du mal, pourra le guérir ou en arrêter les progrès. Lorsque le strabisme est fixe, permanent, au contraire, il n'est pas permis d'en attendre la guérison; mais après la ténotomie, le secours devra en être réclamé dans les diverses circonstances que nous avons signalées.

II. *Prismes.* 1. Quand le muscle rétracté ou raccourci a changé de nature, qu'il a cessé, pour ainsi dire, d'être extensible, que le strabisme est ancien et permanent, c'est en vain qu'on en demanderait la correction aux verres prismatiques. Dans le strabisme concomitant divergent, cependant, un exercice de quelque durée, au moyen de verres prismatiques appropriés, peut ramener très rapidement une déviation de plusieurs lignes à une divergence d'une ligne et demie à deux lignes au plus. Ainsi, dit M. Giraud-Teulon, étant donné un strabisme divergent de plus de 45° en dehors du parallélisme, et qui eût semblé correspondre à une rétraction de trois à quatre lignes, il n'est pas rare de voir l'œil se redresser graduellement, presque jusqu'au parallélisme avec l'autre, sous l'influence de prismes à sommets externes graduellement décroissants en force. On arrive ainsi aisément à procurer l'exercice binoculaire sur une déviation des axes que corrige un prisme de 3 à 4° à sommet externe. Seulement, ces 3 à 4° sont invincibles, et le malade est condamné à l'usage indéfini des lunettes prismatiques, s'il ne veut redevenir strabique (1).

2. Dans le strabisme périodique, c'est-à-dire dans celui où il y a insuffisance musculaire d'un côté ou brièveté relative de l'autre, l'emploi des verres prismatiques pourra être réellement efficace, par le retour à une activité normale qu'il déterminera chez le muscle affaibli. Soit, par exemple, une insuffisance du muscle droit interne chez un myope qui, pour les voir, doit approcher les objets à 5 pouces de ses yeux, et qui ne peut, vu son insuffisance, entre-croiser ses axes optiques en deçà de 8 pouces. Si l'on place alors devant chacun de ses yeux un prisme à sommet externe de 6 à 7°, on dévie en dehors les images doubles qui naissent de l'effort laborieux, mais insuffisant, fait par le sujet pour faire converger ses axes, exactement de l'angle propre à les placer sur les lignes de convergence à 8 pouces. Les images sont ainsi fusionnées, et le sujet peut voir sans fatigue à 8 pouces les objets distants de 5. Supposons maintenant que l'on donne à ces prismes un degré de moins de chaque côté : les images doubles croisées se reproduisent alors, mais il suffit d'un faible effort pour les fusionner. Cet effort continué, commandant au muscle insuffisant un excès d'exercice, arrive, au bout d'un certain temps, à lui rendre la force qu'il avait perdue et à guérir ainsi la déviation. Toutefois, dit M. de Graefe, si rationnelle que soit cette méthode et si efficace qu'elle soit quand la maladie n'est pas très avancée, elle exige incontestablement beaucoup de patience de la part du sujet et une attention minutieuse de celle du chirurgien pour amener un résultat satisfaisant. Il faut, du reste, que l'effort constant déployé pendant la durée de l'application des verres prismatiques, n'amène pas chez le sujet qui y est soumis les symptômes d'une véritable asthénopie, auquel cas le remède serait pire que le mal. Il est entendu que l'emploi des prismes devra toujours être secondé par l'adjonction de verres appropriés, si la vision du sujet est frappée d'amétropie ; c'est-à-dire de lunettes convexes si le sujet est hypermétrope, de lunettes concaves s'il est myope, dans les limites du regard associé.

(1) GIRAUD-TEULON. Leçons sur le strabisme, p. 135.

3. En résumé, le traitement orthopédique ou au moyen de prismes, soit plans, soit munis de verres concaves ou convexes, suivant les circonstances, sera applicable aux cas suivants (1) :

Comme essai curatif :

1° Aux insuffisances musculaires primitives, ou à celles qui sont consécutives à l'opération;

2° Après la ténotomie, quand on redoute une insuffisance.

Comme moyen palliatif :

1° Dans l'insuffisance, en donnant au prisme l'angle exactement propre à corriger cette insuffisance.

2° Enfin, dans le strabisme, comme moyen préparatoire, en ramenant graduellement l'angle de la déviation confirmée jusqu'aux limites mêmes de l'insuffisance primitive, laissant à l'opération le soin de corriger ces derniers degrés de déviation, qui ont été ceux de l'époque initiale, et avant l'intervention de l'acte automatique qui a banni du champ visuel l'image déjà procurée par cette insuffisance.

III. *Stéréoscope.* — Un exercice qui serait vraisemblablement très utile dans le strabisme divergent, a dit M. Mackenzie (t. Ier p. 539), consisterait à regarder fréquemment dans le stéréoscope et à essayer d'amener les deux images à se confondre, de façon à n'en plus apercevoir qu'une, se présentant en relief.

Un jeune ingénieur français, M. Émile Javal, a eu tout dernièrement la même pensée et en a fait la base d'une méthode destinée à guérir sans opération certains cas de strabisme, et pour d'autres cas à augmenter ou à diminuer l'effet de la ténotomie, en réveillant et en régularisant l'acte de la vision binoculaire.

Les différentes séries d'exercices qu'il emploie avec le concours du stéréoscope, ont pour objet de combattre la convergence ou la divergence des axes optiques, et ce qui est plus difficile, de faire perdre à l'œil dévié la propriété de neutraliser les images qui viennent se peindre sur la rétine.

Soit un strabisme convergent monolatéral : le premier jour, il donne au malade une carte portant deux marques dissemblables, une pour chaque côté du stéréoscope, l'une rouge, l'autre noire. Il met la marque noire, qui doit être la plus grande, du côté destiné à l'œil amblyopique; la rouge, plus petite, du côté du bon œil. Au premier moment, il n'y a souvent perception que de la marque rouge ; mais dès que le malade ferme son bon œil, il aperçoit la marque noire, et pour peu qu'il ouvre l'autre œil avec précaution, il arrive bientôt à voir les deux marques simultanément. Si le malade n'atteint pas ce résultat

(1) GIRAUD-TEULON. Leçons, etc., p. 137. — On verra, t. I, p. 537, que le docteur Kurke a déjà conseillé l'usage de lentilles prismatiques placées devant l'œil dévié, le bord épais placé du côté vers lequel l'œil est sollicité à se diriger, et qu'il a donné des succès obtenus par ce moyen la même explication qui a été exposée plus haut.

séance tenante, on lui donne à emporter chez lui la carte et le stéréoscope; et quand il revient le lendemain, il arrive souvent qu'il voie simultanément et avec facilité les deux marques, même en mettant la moins visible des deux du côté de l'œil dévié.

Après avoir détruit, par un procédé particulier (1), l'horreur de la vision binoculaire, qui ne se présente pas très souvent, M. Javal détermine à quelle distance respective doivent se trouver deux points, pour être fusionnés quand le malade regarde dans le stéréoscope. Cette distance, qui est de 6 à 7 1/2 centim. pour des yeux normaux, sera, par exemple ici, de 3 centim. Il donne au malade une série de cartes où les marques identiques à fusionner sont des pains à cacheter noirs de 2 cent. de diamètre disposés à des distances successives de 3, 3 1/2, 4... 12 centimètres. Sur chaque carte, au-dessous de l'un et au-dessus de l'autre des pains noirs, sont collés des pains rouges plus petits, que le patient ne doit pas perdre de vue, de manière à s'assurer que, lorsqu'il voit un pain noir unique, c'est bien binoculairement et non pas en neutralisant l'image perçue par l'œil strabique. Quand on veut pousser plus loin les exercices de divergence, on n'a qu'à reprendre la même série de cartons, après avoir enlevé les verres du stéréoscope : les exercices sont alors plus difficiles, partant plus profitables.

S'il s'agissait, au contraire, d'un cas de myopie avec divergence, on commencerait avec un stéréoscope sans verres, quitte à reprendre ensuite la même série avec les verres.

Après avoir poussé la divergence aussi loin que le permet le champ du stéréoscope, on peut continuer au moyen d'exercices sans stéréoscope, dont la description entraînerait trop loin.

Bien avant d'avoir terminé les exercices de divergence, on fait fusionner au malade des lettres, puis des mots en caractères de plus en plus fins disposés absolument comme les pains à cacheter figurés plus haut, mais placés à un écartement constant de 7 centimètres.

L'exercice suivant consiste à mettre des deux côtés du stéréoscope deux pages d'impression identiques, en caractères de plus en plus fins. Des traits qui marquent certains lettres pour l'œil gauche et d'autres pour l'œil droit, doivent être perçus simultanément.

Cet exercice et le précédent, que l'auteur fait parfois faire aussi dans le stéréoscope sans verres, c'est-à-dire en accommodant de près avec les axes optiques parallèles, déshabituent si bien le malade de converger quand il veut accommoder, et l'empêchent de neutraliser à un tel point, qu'il arrive un moment où, en découvrant l'œil bandé, il voit tout double autour de lui.

Quand il en est arrivé là, le malade réussit quelquefois séance

(1) Annales d'Oculistique, 1864, t. LI, p. 76.

tenante à fusionner ces images doubles : alors il est guéri. — D'autres fois il faut lui apprendre à régler les mouvements des yeux pour la vie ordinaire, à croiser leurs axes optiques sur un objet placé d'une manière quelconque, et dans certains cas, c'est la partie la plus difficile du traitement.

Pour éviter les rechutes qui pourraient se produire dans la fixation de petits objets, M. Javal met à profit l'expérience connue, qui consiste à tenir un doigt verticalement entre soi et l'objet qu'on examine : ce doigt apparaît double et ne masque rien. Ceci ne se produit évidemment que si la vision est binoculaire. — En exigeant que le malade ne lise jamais qu'en interposant un crayon entre lui et le livre, si ce crayon ne cache rien, on est certain que la lecture se fait bien des deux yeux. L'habitude de lire de cette manière est bien vite prise, et ce n'est que plus tard, ordinairement à sa dernière visite, qu'il faut donner au malade les lunettes appropriées à son amétropie. Les verres, en supprimant la cause première du mal, comme l'a si péremptoirement démontré M. Donders, enlèvent toute crainte de rechute.

En lui donnant les lunettes le plus tard possible, c'est-à-dire en le forçant à voir binoculairement sans leur secours, on demande pendant quelque temps au malade une chose bien plus difficile que celle qu'il aura à faire quand il portera ses lunettes.

Parmi les seize cas que M. Javal avait eu l'occasion d'étudier lorsqu'il développait ses idées au congrès ophthalmologique d'Heidelberg, en 1864, quelques-uns avaient subi une ou plusieurs ténotomies sans avoir obtenu la vision binoculaire. Il a eu des cas de strabisme alternant avec hypermétropie, de strabisme monolatéral convergent avec amblyopie permettant à peine de lire le n° 20 de Jaeger, de myopie avec insuffisance des muscles droits internes, d'hypermétropie d'un côté avec myopie et amblyopie de l'autre, et il dit n'avoir rencontré que deux cas vraiment négatifs : l'un de paralysie, l'autre de diplopie avec forte divergence de l'œil gauche par suite d'une opération dont l'effet avait été trop considérable, et encore, dans ce dernier cas, les exercices avaient amené le malade à voir simple, dans toute la moitié gauche du champ visuel, et préparé la guérison complète qui fût obtenue en avançant l'insertion du droit interne de l'œil gauche.

L'expérience n'a pas encore prononcé sur cette méthode, fort ingénieuse assurément, dont nous n'avons donné qu'un léger aperçu, en attendant que son auteur en livre tous les détails à la publicité. Fondée sur l'exercice exagéré demandé à des muscles fonctionnellement ou organiquement affaiblis relativement à leurs congénères, elle fait apparaître à l'esprit le fantôme de l'asthénopie musculaire consécutive. Le temps seul enseignera ce que cette crainte peut avoir de fondé.

CHAPITRE XII.

LÉSIONS TRAUMATIQUES DU GLOBE DE L'ŒIL.

(T. I, pp. 577-624.)

Depuis que l'ophthalmoscope a permis de pénétrer le mystère d'une foule d'altérations de la vision, jusque-là considérées comme essentiellement fonctionnelles, on constate chaque jour que les prétendues amauroses, suite de violences extérieures, ne sont souvent autre chose que des hémorrhagies intra-oculaires, des décollements ou des déchirures des membranes profondes et surtout de la rétine. Cette constatation, le plus souvent facile, donne au traitement une direction déterminée et au pronostic une précision bien précieuse dans la pratique.

Le repos de l'œil blessé constitue une des conditions essentielles du traitement des lésions traumatiques de cet organe : C'est une bonne pratique que celle qui consiste à maintenir l'occlusion palpébrale aux deux yeux, à l'aide d'une bandelette adhésive, et à les recouvrir d'une couche de coton cardé maintenue en place à l'aide d'une bande.

Les effets d'une blessure ne se manifestent pas immédiatement; le premier jour, et plusieurs même de ceux qui le suivent, il peut n'y avoir ni épanchement de lymphe, ni formation de pus ; l'un et l'autre ne se produisent que sous l'influence d'un travail inflammatoire qu'il faut combattre, si l'on n'a su le prévenir par un traitement antiphlogistique proportionné à la gravité des accidents ou à leur imminence. Le praticien qui se bornerait à conseiller le repos, sans se préoccuper des symptômes de réaction inflammatoire, compromettrait de la façon la plus grave la vue de son malade : la saignée et le mercure sont indiqués dans ces circonstances, non pas évidemment comme moyens propres à favoriser la cicatrisation des plaies de l'œil, mais pour faire tomber l'inflammation qui en est la conséquence; peut-être même le mercure aurait-il de la tendance à empêcher la réunion de ces blessures. L'emploi du froid, sous forme de glace contenue dans des sacs de caoutchouc, est un moyen de traitement très-utile dans les plaies de l'œil (1).

(1) ESMARCH: Sur l'emploi du froid dans la pratique chirurgicale (New Sydenham Society's. Publications, 1861, Vol. IX, p. 318. — Voir, sur les lésions traumatiques de l'œil : WALTON, Med. Times and Gaz. 1859, Mars 12, p. 262; WHITE COOPER, Ophth. Hosp. Rep. 1859-60, Vol. II, p. 188.

Les contusions de l'œil peuvent s'accompagner de brûlures de ses diverses membranes, quand l'agent contondant est un corps en ignition, comme un morceau de fer rouge, par exemple. M. Hutchinson (1) rapporte le fait d'un ouvrier dans une fonderie, dans l'œil gauche duquel du fer fondu passé au rouge blanc avait été projeté; le bord inférieur de la cornée et les parties avoisinantes de la sclérotique avaient été atteints par le métal qui, en se refroidissant, s'était comme moulé sur la surface de l'œil et le bord de la paupière inférieure : il n'y eut pas de perforation et la vue ne fut pas perdue. Il faut s'attacher, dans ces cas, à diriger les adhérences si, ce qui est l'ordinaire, on ne peut les empêcher de se produire.

SECTION Ire.

LÉSIONS TRAUMATIQUES DE LA CORNÉE. (P. 577.)

§ I. Contusion de la cornée.

Il n'est pas rare qu'à la suite de contusions de la cornée par le choc de petits copeaux de fer ou de cuivre, qui n'en ont pas entamé le tissu, les accidents n'arrivent que tardivement. Il peut alors survenir une kératite ulcéreuse étendue, qui compromette la vision par la perte de transparence qu'elle fait subir à la cornée : l'inflammation peut s'étendre à la lame postérieure de cette membrane et même à l'iris. Il faut donc surveiller attentivement les malades qui ont eu à essuyer une contusion, fût-elle légère, de la cornée et, pour peu qu'il s'ensuive d'inflammation, leur conseiller de grandes précautions et leur défendre surtout l'exercice de l'œil sain.

§ II. Corps étrangers logés dans la cornée. (P. 578.)

Leur enlèvement immédiat est le meilleur moyen de faire tomber l'inflammation que leur présence provoque et, si l'on s'y prend bien, cet enlèvement se fait toujours le plus facilement du monde : le malade étant assis sur une chaise, en face du jour, la tête appuyée sur la poitrine d'un aide ou contre un meuble qui l'empêche de la reculer, on lui tient les paupières largement ouvertes au moyen du speculum à ressort : cela fait, le chirurgien saisissant, au moyen d'une pince à griffes tenue de la main gauche, un large pli de la conjonctive dont il se sert pour fixer l'œil, enlève le corps étranger au moyen d'une forte aiguille à cataracte tenue de la main droite : toute cette manœuvre de-

(1) Ophth. Hosp. Rep. 1857-59, Vol. I, p. 217.

mande certainement moins de temps à être exécuté qu'il ne nous en a fallu pour la décrire et, 99 fois sur 100, peut se pratiquer sans l'emploi du chloroforme, qui n'est nécessaire que quand on a affaire à des malades très nerveux et pusillanimes, ou lorsqu'il y a une violente inflammation rendant toute approche douloureuse ou impossible. Les malades sont ainsi débarrassés en un instant de douleurs qui duraient parfois depuis plusieurs semaines.

Obs. 99 (1). — *Ophthalmie traumatique datant de 4 mois, causée et entretenue par un fragment de périsperme de pepin d'orange. — Extraction du corps étranger simulant une papule; guérison rapide.* — La sœur L, de la communauté des dames de l'Espérance, rue de Calais, 21, à Paris, est atteinte d'une ophthalmie de l'œil droit qui date de 4 mois, quand elle se présente à notre consultation, le 28 janvier 1864. La conjonctive est injectée, surtout au côté interne de l'œil; à la naissance de la cornée, on observe une élévation jaunâtre qui simule parfaitement une papule. La malade interrogée affirme que l'inflammation s'est produite graduellement, et n'a aucune souvenance de la pénétration d'un corps étranger; quant au point jaunâtre, elle assure qu'il existe toujours à la même place depuis le début de la maladie.

Nous ne nous arrêtons nullement à la pensée d'une papule *datant de quatre mois*, et nous parvenons à enlever assez facilement, à l'aide de petites pinces, la supposée papule, que nous étions tenté de prendre pour une coque de millet, bien que la malade n'eût jamais habité un appartement où il y eût des oiseaux. Nous examinons au microscope ce corps étranger et nous reconnaissons un fragment de périsperme d'une graine d'orange. Cette découverte fut, pour la sœur, une révélation; depuis six mois, elle donne des soins à une personne pour laquelle elle prépare chaque jour une orangeade de mandarines.

§ III. Plaies par piqûre de la cornée. (P. 581.)

Les plaies par piqûre de la cornée, souvent très bénignes, sont, plus souvent encore, suivies d'accidents sérieux que l'absence de tous symptômes graves pendant deux ou trois jours empêchait de prévoir. Nous avons vu tout récemment un enfant de treize mois qui, en se précipitant sur le sein de sa mère, avait rencontré une longue aiguille que celle-ci tenait à la main : l'aiguille avait atteint la cornée, mais l'enfant n'en avait pas paru souffrir; le troisième jour seulement, de l'inflammation se manifesta, et quand on nous l'amena (c'était le huitième jour) la cornée était perforée et l'iris hernié. On n'avait pas même songé à instiller, précautionnellement, des mydriatiques, grave négligence dont il ne faut jamais se rendre coupable. Voici un autre cas, moins malheureux, mais plus curieux :

Obs. 100 (2). — Le 10 septembre 1863, se présente un jeune garçon de sept ans. Onze semaines auparavant, il s'était blessé la cornée avec la pointe d'une fourchette, je crois; l'affection, probablement négligée, avait donné lieu à une inflammation qui, de la cornée, s'est étendue à la conjonctive et de là au tissu cellulaire intraorbitaire, où elle s'était terminée par un abcès. Actuellement tout symptôme inflammatoire a disparu; l'œil a subi un commencement d'atrophie, car la cornée n'a pas conservé le tiers de son

(1) Magne. Gaz. des Hôp. 1864, p. 578.
(2) Testelin. Inédite.

étendue normale; néanmoins l'œil n'est pas mou : on dirait presque un cas de microphthalmos congénial, si l'on n'apercevait une cicatrice transversale occupant tout le diamètre de la cornée. On ne distingue plus ni la place qu'occupe l'iris, ni sa forme, ni l'ouverture pupillaire. Le quart externe et inférieur de la cornée est resté transparent; on aperçoit là un petit espace linéaire noir, comme à la suite d'une opération de pupille artificielle par décollement. Après avoir pratiqué l'occlusion très exacte de l'œil sain, nous constatons avec étonnement que l'enfant voit non-seulement à se conduire et nomme tous les objets qu'on lui montre, mais encore qu'il lit facilement le numéro 12 de Jaeger.

§ IV. Plaies par incision de la cornée. (P. 582.)

Les plaies, même les plus superficielles, de la cornée, peuvent être suivies d'accidents graves et de désordres intérieurs profonds. Toutes les fois que l'épithélium est enlevé, il faut se garder d'instiller des collyres susceptibles de donner lieu à des inscrustations (laudanum et nitrate d'argent, acétate de plomb, etc.).

Obs. 101 (1). — Un jeune homme de vingt ans, employé dans une scierie de bois, a la cornée de l'œil droit égratignée légèrement par une écharde de bois ; le médecin qu'on va consulter a la mauvaise idée de lui prescrire des lotions avec l'eau blanche. La surface lésée de la cornée s'encroûte d'un dépôt plombique ; du pus se forme au-dessous dans l'épaisseur de la cornée, et le petit abcès qui en résulte s'ouvre dans la chambre antérieure. C'est dans cet état que le malade vient nous trouver. (Calomel et opium, collyre au sulfate d'atropine, ponction de la cornée pour évacuer le pus et diminuer la pression intra-oculaire.) Ces moyens font cesser tout de suite les vives douleurs qu'éprouvait le malade, l'inflammation diminue, la cornée reprend ensuite sa transparence ; mais en même temps l'œil s'atrophie. A sa sortie, le malade ne souffre plus, mais son œil a déjà perdu près du quart de son volume normal. Il distingue à peine la lumière d'avec l'obscurité.

§ V. Plaies pénétrantes de la cornée. — Perte de l'humeur aqueuse. — Prolapsus de l'iris. — Fistule de la cornée. — Ophthalmitis et autres effets des plaies de la cornée.

Les *hernies de l'iris*, à la suite de plaies, doivent être considérées comme des corps étrangers qui nuisent de deux façons : d'abord elles s'interposent entre les lèvres de la plaie et en empêchent la cicatrisation : poussée par l'humeur aqueuse, la hernie tend à augmenter de volume, de façon à constituer un staphylôme de l'iris. Enfin, la portion d'iris herniée s'enflamme et, par continuité de tissu, l'inflammation tend à envahir le reste de l'iris encore en place, ce qui amène les conséquences les plus fâcheuses, quelquefois jusqu'à un épanchement de pus ou de lymphe plastique au-devant du cristallin ou même derrière lui. Il n'y a donc point à hésiter, il faut remédier promptement à cet état de choses. Nous sommes comme M. Lawrence, nous n'avons jamais vu réduire de hernies de l'iris, quelque récentes qu'elles fussent. Ce n'est cependant pas une raison pour négliger les moyens fort rationnels déjà exposés (t. I, § V, p. 582), mais il ne faut pas trop compter sur leur succès. Il y en a même un que nous

(1) Testelin. Inédite.

répudions absolument, c'est l'application du crayon de nitrate d'argent. Il se peut que, dans des mains très habiles, il ne soit pas toujours fâcheux; mais nous avons vu tant de cas dans lesquels il a provoqué une destruction étendue des couches superficielles de la cornée, ce qui amène ensuite une cicatrice opaque, que nous n'hésitons pas à engager les jeunes praticiens à s'en abstenir absolument. Pour nous, tout prolapsus de l'iris, qu'il succède à une plaie, à un ulcère ou à un abcès de la cornée, doit être combattu par les instillations d'atropine ou de Calabar, selon que la hernie est centrale ou périphérique (1), par le séjour dans un appartement obscur et la compression. S'il ne se réduit pas, pour peu qu'il soit déjà volumineux, qu'il tarde à s'accroître ou que l'inflammation qu'il provoque résiste au traitement, il faut le ponctionner tous les deux ou trois jours (2) ou le retrancher d'un coup de ciseaux, puis recourir à la compression, ou lier la portion herniée avec un fil mince comme dans l'iridesis. Nous avons fréquemment fait disparaître ainsi en quelques instants des inflammations douloureuses qui duraient depuis des mois, et rétabli en quelques jours la vision d'yeux qui paraissaient dans l'état le plus désespéré. Quand le prolapsus de l'iris, après s'être recouvert d'une cicatrice et être resté un certain temps stationnaire, tend de nouveau à s'accroître, il faut pratiquer sur un point autre que celui occupé par le staphylôme, une iridectomie destinée à diminuer la pression intra-oculaire, conformément aux idées du professeur de Graefe.

Obs. 102 (3). — En septembre 1860, on nous amène un jeune garçon de onze ans, atteint d'une photophobie si intense, qu'il faut le soumettre à l'action du chloroforme pour pouvoir examiner ses yeux. La cornée droite est le siége de trois petits ulcères; la gauche présente à sa surface inférieure une hernie de l'iris très étendue. Il y a plus de trois semaines que les yeux sont dans cet état. Nous retranchons d'un coup de ciseaux la portion herniée, et nous pratiquons l'occlusion palpébrale. Instillations de sulfate neutre d'atropine pour l'œil droit. En moins de huit jours, les deux yeux sont parfaitement guéris, et la vue de l'œil gauche est redevenue excellente.

Obs. 103 (4). — Dans la séance du 24 juin 1862 de la *Société centrale de médecine du Nord*, le docteur Testelin présente une jeune fille de dix-huit ans qui, à la suite d'une kératite ulcéreuse, avait été atteinte d'un *staphyloma iridis* de l'œil droit. La guérison avait été tentée à plusieurs reprises par les ponctions et la compression. Il se forma bien une cicatrice, mais celle-ci céda, et il en résulta un staphylôme partiel qui, malgré les ponctions, alla en s'accroissant. M. Testelin se décida à recourir à l'iridectomie. Il enleva environ un tiers de l'iris: la guérison fut prompte. Un mois s'est écoulé depuis, la vision est bonne, et le staphylôme, peu étendu, reste tout à fait stationnaire. Le sujet de cette observation a été revu en 1864, et la guérison s'est bien maintenue.

Les *fistules de la cornée* sont loin de céder toujours à l'application du crayon de nitrate d'argent taillé en pointe. Quand elles ont résisté

(1) NUNNELEY. Lancet, 1863, July 8, p. 65, et Nov. 28, p. 616.
(2) BOWMAN et LAWSON. Lancet, 1863, Aug. 8, p. 161.
(3) TESTELIN. Inédite.
(4) IBID. Bulletin Médical du Nord de la France, 1862, p. 269.

à ce moyen, on peut fonder quelque espoir sur l'iridectomie, même dans des cas très anciens.

Obs. 104 (1). — Un homme, dans la force de l'âge, vient nous consulter en 1861. Plusieurs années auparavant, il a eu une ophthalmie purulente. La cornée de l'œil droit est complétement aplatie et opaque de ce côté, le malade n'a plus aucune sensation lumineuse. A gauche, la cornée est aussi aplatie et opaque; cependant il y a quelques portions qui ont conservé un reste de transparence; de plus, le sujet distinguait parfaitement la lumière de l'obscurité. L'œil était mou au toucher et l'on apercevait, sur un point de la cornée, au centre de la cicatrice d'un ancien ulcère, un petit pertuis par lequel s'échappait l'humeur aqueuse. Cautérisations avec le crayon de nitrate d'argent taillé en pointe. Plusieurs fois la fistule se bouche, l'œil reprend alors presque sa tension normale et les perceptions lumineuses sont meilleures; mais chaque fois, au bout d'un certain temps, la fistule se rouvre et la cornée s'aplatit de nouveau. J'ai alors recours à l'iridectomie, que je pratique en pénétrant comme dans l'opération pour le glaucome. La fistule se ferma et l'œil reprit sa tension normale; malheureusement la transparence de la cornée était trop altérée et le malade ne put récupérer une vision utile. Cette fistule, qu'on ne le perde pas de vue, remontait à plusieurs années.

M. Critchett a été plus heureux dans un cas où il a aussi pratiqué l'iridectomie pour oblitérer une fistule de la cornée (2).

Dans un cas qui avait résisté à l'emploi des moyens ordinaires, M. Businelli a eu l'idée de boucher l'ouverture de la fistule au moyen d'une portion d'iris qu'il y a introduite par *irido-encleïsis;* l'opération fut suivie de succès, comme on le voit dans l'observation suivante :

Obs. 105 (3). — *Fistule chronique et aplatissement de la cornée; occlusion de la pupille et cataracte de l'œil gauche ramolli; atrophie de l'œil droit; trois opérations successives; guérison.* Le sujet est un homme de 32 ans, devenu aveugle à la suite d'une ophthalmie purulente blennorrhagique, et auquel il ne restait plus que la perception quantitative de la lumière : l'œil droit est dans un état fort avancé d'atrophie; la cornée en est détruite et remplacée par un tissu cicatriciel blanc, lisse et recouvert d'épithélium. Le globe oculaire gauche est quelque peu ramolli; la cornée, au lieu de sa convexité physiologique, présente une surface aplatie; sa partie centrale est occupée par une tache blanc grisâtre, perdant peu à peu de son opacité, à mesure qu'elle se rapproche de la périphérie : aucun point de la cornée n'est, du reste, parfaitement transparent. Au centre de la tache, on remarque une dépression cratériforme, au fond de laquelle se trouve un petit pertuis presque capillaire, d'où sort continuellement une humeur limpide, transparente, peu abondante; le fond de ce petit ulcère conique est limité par l'iris, adossé à la paroi postérieure de la cornée. La pupille est masquée par la tache centrale, qui empêche en même temps de juger de l'état du cristallin.

Il fallait, avant tout, obtenir l'occlusion de la fistule. A cette fin, la cautérisation par le nitrate d'argent solide fut d'abord employée, en y joignant l'emploi d'un bandage monoculaire légèrement compressif. Après quelques semaines de ce traitement, qui n'apportèrent aucun changement dans l'état de l'œil malade, l'auteur résolut de pratiquer l'*irido-encleïsis*, qui paraît n'avoir pas encore été tentée dans des cas de ce genre. Au moyen d'un kératotome lancéolaire, l'opérateur pénétra dans la substance cornéenne, en comprenant la fistule dans son incision. En abaissant le manche de l'instrument vers la racine du nez, il en poussa doucement la pointe entre la cornée et l'iris, et réussit ainsi à faire une incision verticale d'un peu plus d'une ligne de longueur, pénétrant obliquement vers le centre de la membrane de Descemet; il introduisit par celle

(1) Ibid. Inédite.
(2) Ophth. Hospital Reports, t. II, p. 29. London, 1859-60.
(3) Businelli. Annales d'Oculistique, 1864, t. LI, p. 30.

ouverture les branches d'une très petite pince de Fischer, et parvint à saisir un repli de l'iris qu'il attira au dehors et qui resta enclavé entre les lèvres de la plaie. Cela fait, le bandage fut réappliqué. Au bout de quelques jours, l'adhésion étant survenue, la portion d'iris saillante fut détruite à l'aide du caustique. L'humeur aqueuse put dès lors s'accumuler; la chambre antérieure reparut, la cornée reprit peu à peu une forme plus convexe, et l'opacité de son tiers externe, surtout, disparut presque entièrement.

Un mois après, M. Businelli pratiqua l'iridectomie au segment externe de la cornée, et obtint par cette opération une petite pupille artificielle excentrique, de forme trapézoïde. Il y eut une hémorrhagie assez abondante dans la chambre antérieure. Le traitement local consista dans l'emploi continu de compresses imbibées d'eau froide. Au bout de quelques jours, toute trace de sang ayant disparu, l'auteur put remarquer, à travers l'ouverture de la petite pupille artificielle, la présence d'une cataracte lenticulaire qui, après un examen attentif, lui sembla d'une consistance assez molle; l'âge du sujet ajoutait de la probabilité à cette manière de voir. L'iridectomie n'avait guère porté d'amélioration dans l'état du patient; il fallut donc se décider à tenter une nouvelle opération.

M. Businelli pratiqua une incision linéaire de sept millimètres de longueur à la partie périphérique externe de la cornée; il introduisit par cette ouverture une petite pince courte, à l'aide de laquelle il saisit le rebord supérieur de la première pupille artificielle, excisa une autre portion du tissu de l'iris, et obtint ainsi une pupille de quatre millimètres de diamètre.

La partie de la capsule antérieure du cristallin mise à découvert, fut déchirée au moyen d'une aiguille; il en sortit aussitôt quelques couches superficielles de la lentille. En comprimant légèrement avec la cuiller de Daviel sur la lèvre externe de la plaie, M. Businelli amena encore au dehors une grande quantité de ces couches corticales de consistance gélatineuse. Il introduisit alors la cuiller, et réussit à extraire quelques fragments plus profondément situés et d'une consistance moyenne. Mais il fallut bientôt renoncer à cette manœuvre; car, à la suite d'une éraillure de la membrane hyaloïde, une petite portion de l'humeur vitrée ayant fait hernie entre les lèvres de la plaie de la cornée, on dut abandonner à l'absorption les résidus de la cataracte. Le patient fut mis au lit, soumis à un régime diététique sévère; mais, grâce aux applications froides sur l'œil, continuées pendant quarante-huit heures, la réaction ne fut pas inquiétante. En peu de jours, la plaie fut cicatrisée; la portion d'humeur vitrée qui avait fait hernie avait disparu. Au bout de trois semaines, le malade put distinguer les personnes, compter les doigts, etc. Avant de le congédier, l'auteur lui ordonna de faire usage de lunettes n° 4, avec lesquelles sa vue devint beaucoup plus nette. La dernière fois que M. Businelli eut des nouvelles de son opéré, celui-ci avait pu reprendre son état de charretier.

SECTION II.

CORPS ÉTRANGERS DANS LES CHAMBRES DE L'HUMEUR AQUEUSE. (P. 587.)

Les corps étrangers logés dans la chambre antérieure peuvent s'y enkyster et y séjourner alors un grand nombre d'années sans donner lieu à l'inflammation de l'œil : quelquefois la tolérance s'établit même si le corps étranger reste libre. S'il est fixé dans l'iris, il vaut mieux exciser le morceau de cette membrane dans lequel il est compris, et emporter ainsi l'un avec l'autre, que de laisser le premier dans l'œil ou de chercher à l'enlever avec des pinces, manœuvre difficile et rarement heureuse dans ses résultats (1).

(1) Von Graefe. Trad. par Windsor, pour le New-Sydenham-Society, p. 280. — Horner. Ophth. Hosp. Review, 1864, Vol. I, p. 166.

Obs. 106 (1). — M. L., âgé de 21 ans, cultivateur, demeurant à Dantilly, département de Seine-et-Marne, nous raconte que, il y a sept ou huit jours, il s'est blessé l'œil gauche avec un épi de blé, et que, depuis cette époque, cet œil a rougi et lui a causé beaucoup de souffrances. En examinant le malade, on y constate, en effet, une rougeur périkératique très vive, principalement au côté externe et supérieur, point où le corps étranger a pénétré dans la chambre antérieure. La cornée est trouble, près de son bord supérieur, et présente à son point d'union avec la sclérotique une plaie saillante qui se prolonge un peu sur cette dernière membrane. L'iris est enflammé et laisse apercevoir une légère strie jaunâtre placée entre les fibres longitudinales, strie qu'on reconnaît être un corps étranger. Du reste, le malade voit assez bien de cet œil, mais se plaint d'une violente photophobie. M. Desmarres fils fait une incision à la cornée, tout près de la blessure, entre avec la pince dans la chambre antérieure, saisit l'iris en même temps que le corps étranger, l'entraîne au dehors et le retranche avec les ciseaux courbes. Dans la partie excisée de l'iris, on trouva le corps étranger, qui était une *barbe d'épi de blé* très fine et longue de quatre millimètres. Après l'opération, il s'épancha beaucoup de sang que l'on fit sortir au moyen de la curette. — 8 *juillet*. Le malade va bien, il a passé très tranquillement les deux jours qui ont suivi l'opération; l'œil n'est pas rouge, la plaie est réunie et il n'y a qu'une légère infiltration de la cornée près de la ponction. Atropine en instillations. — 12. L'œil est complétement guéri, la pupille d'un beau noir, et le malade voit très bien de l'œil opéré.

Obs. 107 (2).—En juillet 1864, on m'amène un ouvrier, âgé de 23 ans, qui, quinze jours auparavant, a eu la cornée de l'œil droit frappée par une parcelle de fer échappée d'une pièce que l'on tournait auprès de lui. Il n'y a pas eu grande inflammation, mais la vue a été continuellement en déclinant, de sorte qu'actuellement il n'aperçoit les objets que confusément et comme à travers un brouillard. L'œil ne présente qu'un peu d'injection périkératique, la cornée n'offre point de plaie, mais il existe à la partie inférieure de l'iris une petite saillie grisâtre d'environ un millimètre et demi de diamètre. En dilatant la pupille avec l'atropine, on constate que, dans ce point, l'iris est adhérent à la capsule antérieure du cristallin, dont toute la couche corticale antérieure est devenue légèrement trouble. Il n'y a pas à douter que la saillie grisâtre ne soit constituée par une fausse membrane qui recouvre le corps étranger, car, au moment de l'accident, un médecin a pu voir à nu le fragment métallique. Comme il n'y a pas d'accident, je me borne aux instillations d'atropine pendant quelques jours. Actuellement, fin d'octobre, toute trace d'inflammation a disparu, la saillie grisâtre persiste, le trouble cristallinien a plutôt diminué qu'augmenté, et comme le malade voit encore à se conduire, je m'abstiens de toute intervention chirurgicale. Si, plus tard, le cristallin devient opaque, je me propose de pratiquer une iridectomie qui comprendra la portion de cette membrane dans laquelle se trouve enchâssé le corps étranger, puis d'extraire le cristallin au moyen du *vectis spoon* de M. Critchett.

Obs. 108 (3). — *Corps étranger libre pendant seize ans dans la chambre antérieure.* — En juin 1856, un jeune fermier vint me trouver dans les circonstances suivantes: Il me dit que, chaque fois qu'il penche la tête en avant pour lire ou écrire, il sent glisser dans son œil gauche quelque chose qui vient se placer devant la vue et obscurcir l'objet. En examinant son œil, pendant qu'il avait la tête penchée en avant, on apercevait un petit morceau de verre sur la surface interne de la cornée, et lorsqu'il relevait la tête, on voyait le morceau de verre glisser graduellement en arrière et venir se placer dans le sillon existant entre l'attache de l'iris et la sclérotique. Lorsqu'il avait pris cette position, il devenait invisible, mais en changeant celle de la tête, on pouvait l'amener vers tous les points de la cornée. Ce jeune homme me raconta alors qu'il y a environ seize ans, s'amusant un jour avec un jouet de verre, qui produit une légère explosion lorsqu'on le présente à la flamme d'une chandelle, il avait senti un fragment de verre qui était venu frapper son œil. Cet accident avait été suivi d'une inflammation légère qui s'était dissipée

(1) X. Galezowski. Annales d'Oculistique, 1862, t. XLVII, p. 240.
(2) Testelin. Inédite.
(3) Critchett. Opht. Hosp. Rep. 1857-1858-1859, Vol. I, p. 264.

promptement, laissant à sa suite les symptômes que nous avons décrits. L'œil avait été sujet de temps en temps, à de légères attaques d'inflammation, ce qui, joint à l'obscurcissement de la vision, avait déterminé le malade à consulter. — Celui-ci étant assis sur une chaise, une large aiguille fut introduite dans la chambre antérieure, contre l'attache ciliaire de l'iris, et on laissa échapper l'humeur aqueuse (1). On n'aperçut point la petite particule de verre transparente, mais ou bien elle s'échappa à travers la plaie, ou bien elle y resta engagée, car elle ne détermina plus le moindre inconvénient. L'œil, examiné plus d'une année après, était parfaitement sain et la vision bonne. On n'avait plus vu ni senti le corps étranger depuis l'opération. Le trait remarquable dans ce cas, c'est le séjour prolongé pendant tant d'années d'un corps étranger constamment en mouvement à l'intérieur de l'œil, ne déterminant qu'une simple irritation et point de lésion de l'organe.

Obs. 109 (2). — *Fragment de métal suspendu dans la chambre antérieure.* — J.-E., âgé de 23 ans, maréchal-ferrant, étant à son ouvrage, reçut sur l'œil droit un coup d'un petit morceau de fer, qui fut suivi d'une douleur et d'une rougeur intenses, avec perte de la vue de ce côté. Celle-ci reparut, il y a environ deux ans et demi, en août 1858. Il se présenta à l'*Ophthalmic Hospital* pour l'affaiblissement de cet organe. A cette époque, il pouvait seulement distinguer les doigts qu'on tenait devant lui, et il avait des mouches flottantes. Le cristallin avait disparu ; la pupille était occupée par une membrane opaque ; les mouvements de l'iris étaient libres. On fit usage de deux aiguilles pour débarrasser la pupille, et l'on obtint pour résultat une bonne vision à l'aide d'un verre convexe. En décembre de la même année, il se présenta de nouveau pour une attaque d'iritis, qui céda tout de suite à l'action d'un vésicatoire. Un examen attentif fait à travers la pupille dilatée ne permit pas de reconnaître le corps étranger qu'on soupçonnait être la cause de l'iritis. Mais, à la visite suivante, on remarqua, dans la chambre antérieure, un petit fragment de fer qui avait provoqué une irritation considérable. Le corps étranger était en contact avec la face antérieure de l'iris à sa partie externe; il paraissait suspendu par un filament transparent, car il changeait de place par le changement d'attitude, et reprenait sa position dès que la tête reprenait la sienne.

On apercevait à la partie interne et inférieure de la cornée une petite cicatrice, trace de la partie à travers laquelle le fragment de métal avait probablement pénétré, et, au-dessous de cette cicatrice, une légère fente dans la substance de l'iris, comme si le corps étranger s'était introduit par là dans le segment postérieur de l'œil ; de sorte qu'il avait probablement été ramené accidentellement à travers la pupille, lorsque le cristallin s'était résorbé et que l'on avait déchiré avec l'aiguille la capsule opaque. On pratiqua, à la circonférence de la cornée, une petite ouverture avec une large aiguille, et le fragment fut saisi et extrait avec les pinces à canule. L'examen chimique démontra qu'il s'agissait bien d'une parcelle de fer. La pupille resta un peu déformée et l'iris un peu tremblant, mais la vue s'améliora.

Obs. 110 (3). — *Enlèvement d'une parcelle de fer logée entre l'iris et le cristallin, sans altération de la lentille.* — John Lucan, bien portant, âgé de 22 ans, fabricant de pierres à moudre, se présente, le 15 février 1858, au *London Ophthalmic Hospital.* Son œil gauche a été frappé par un éclat, pendant qu'il était à son travail, la veille au soir. La conjonctive est rouge et offre un léger chémosis; l'iris est brillant et actif; au bord externe de la pupille existe un objet grisâtre, petit mais apparent, qui fait très légèrement saillie dans l'aire de la pupille et s'étend en dehors derrière l'iris, dans l'étendue d'un seizième de pouce environ. Un examen attentif fait seulement découvrir en face de la pupille une cicatrice linéaire peu marquée sur la cornée. La vue n'est que légèrement affectée, et il n'y a aucune douleur, si ce n'est lorsque le malade dort.

M. Bowman, supposant que l'objet gris qui se trouvait derrière l'iris était un éclat de pierre, se détermina à l'enlever. Une tentative fut faite pour le saisir, avec une pince à

(1) Ce n'est pas là, nous paraît-il, une conduite à approuver. (M. T. W.)
(2) WORDSWORTH. Ibid., p. 265.
(3) Ib., p. 266.

canule, introduite à travers une petite incision, au bord interne de la cornée: les branches de la pince amenèrent un petit lambeau de lymphe, ce qui exposa à la vue une petite écaille de métal qu'elle recouvrait. Cette écaille fut facilement enlevée à l'aide d'une curette. Le malade se présenta de nouveau le 23; l'œil n'était pas enflammé, la pupille était mobile et circulaire, le cristallin transparent et la vue intacte.

Obs. 111 (1). — *Corps étranger logé entre l'iris et le cristallin.* — T. T., âgé de 65 ans, entre au *North London Eye Infirmary*, le 22 novembre 1851. Six jours auparavant, pendant qu'il cassait des pierres sur la route, un éclat vint lui frapper l'œil droit avec une grande violence, traversa la cornée et vint se loger entre l'iris et le cristallin. Il survint une vive inflammation de la conjonctive, de la sclérotique et de l'iris: une vésicule, saillant du tiers inférieur de la cornée sur la ligne médiane, indique le point de la blessure par laquelle le fragment a passé. L'iris adhère à ce point; il est, de plus, soulevé par un corps jaunâtre dont une portion est visible à travers la pupille, bien que celle-ci se trouve contractée et un peu déformée. Il y avait un hypopyon et, quoique le cristallin fût opaque et la vision éteinte, la photophobie était des plus intenses. Un traitement médical fut employé jusqu'au 25 décembre pour calmer l'inflammation. Mais ce jour-là, après avoir chloroformé le malade, M. White Cooper, ayant incisé le bord supérieur et externe de la cornée, dans l'étendue d'un sixième de pouce, introduisit des pinces et, après deux tentatives, parvint à retirer le corps étranger enveloppé d'une lymphe jaunâtre. Les douleurs cessèrent, et la perception de la lumière fut conservée, mais la vision empêchée par la cataracte traumatique.

SECTION III.

LÉSIONS TRAUMATIQUES DE L'IRIS. (P. 591.) (2).

Des piqûres de l'iris à travers la cornée simulent parfois la présence de corps étrangers enchâssés dans sa substance. Ces fenêtres se révèlent admirablement à l'ophthalmoscope, qui les éclaire à la façon de l'ouverture pupillaire. Quelquefois un corps étranger fixé dans cette membrane y est entouré d'un petit amas de lymphe plastique, qui l'y dissimule plus ou moins complétement: c'est à l'iridectomie qu'il faut recourir pour l'enlever.

Obs. 112 (3). — *Décollement très-étendu de la grande circonférence de l'iris, et rupture du ligament suspenseur du cristallin, suite d'un coup.* — Abraham Saunders, âgé de 50 ans, maraîcher, eut, en coupant du bois, un copeau qui vint frapper son œil gauche. La vue fut abolie sur-le-champ. Au bout d'une semaine, elle commença à revenir, et quelques semaines après l'accident, il pouvait lire les grands caractères, mais il était devenu myope. L'inflammation qui succéda à sa blessure fut traitée par le mercure et la belladone, et lorsqu'il fut soumis à mon examen, elle était complétement apaisée. La cornée n'offrait aucune trace de lésion, mais l'iris était détaché dans les deux tiers de sa grande circonférence; le ligament suspenseur avait été déchiré dans la même étendue, et le cristallin, qui s'était porté en dedans et en avant, se trouvait plus rapproché de la cornée que d'ordinaire.

(1) WHITE COOPER. Wounds et Injuries of the Eye, pp. 34-35, London 1859. Une figure montre le fragment de pierre en place et après son extraction.

(2) SOLOMON. Sur le renversement en arrière et la disparition totale de l'iris à la suite de lésion traumatique. (Brit. Med. Journ. 1860, Apr. 14, p. 285.)

(3) HULKE. Ophth. Hosp. Rep. 1857-59, Vol. I, p. 296.

SECTION IV.

LÉSIONS TRAUMATIQUES DU CRISTALLIN ET DE SA CAPSULE. (P. 596.)

§ I. Cataracte traumatique.

1. Les plaies dont le système cristallinien peut être le siége doivent être divisées, comme celles des grandes cavités du corps, en plaies pénétrantes et en plaies non pénétrantes. Dans les cataractes traumatiques en général, le cristallin est quelquefois converti en grande partie en cholestérine, dont les parcelles brillantes s'agitent çà et là quand le cristallin est divisé. (V. *Synchisis étincelant*, t. II, p. 190.)

Les lésions traumatiques du cristallin, dans lesquelles celui-ci n'est pas directement lésé, peuvent donner lieu néanmoins à l'opacité de la lentille, ainsi que le démontrent les deux observations ci-après :

Obs. 113 (1). — A la fin de 1863, on m'amène un jeune homme de 18 ans, élève à l'École professionnelle de Lille. Son œil droit est le siége d'une cataracte complète. Il me raconte que la vue a toujours été excellente de ce côté, mais que, il y a deux mois, pendant qu'il était occupé à buriner, un copeau de cuivre détaché par son instrument est venu heurter son œil droit avec assez de force. Il ne s'en est suivi aucune inflammation ; mais, quelques jours après, il reconnut par hasard, en fermant l'autre œil, que sa vue commençait à se troubler à droite. Il consulta sur-le-champ le médecin de l'établissement, qui lui dit qu'il avait un commencement de cataracte. Au moment où je le vois, la cataracte est complète ; mais, malgré l'examen le plus minutieux, à l'éclairage oblique et à l'ophthalmoscope, il n'est possible d'apercevoir aucune trace de cicatrice ni sur la cornée ni sur la capsule du cristallin. La pupille me paraît un peu lente dans ses mouvements, se dilate tardivement sous l'influence de l'atropine, et l'œil est un peu plus mou que celui du côté opposé. Je conseille une prompte opération, aussitôt acceptée. Je débute par une kératonyxis et, dès que la cornée est ponctionnée et que l'humeur aqueuse est écoulée, je vois le cristallin tomber en avant contre l'iris ; j'ouvre la capsule et je retire l'aiguille. Aucun accident. On maintient la pupille largement dilatée avec l'atropine, et on peut alors facilement constater que la lentille a éprouvé un léger déplacement en avant et en bas. Dix jours après, on pratique l'extraction linéaire, qui est suivie d'un succès complet.

Il est très probable que le léger déplacement du cristallin existait avant l'opération et que c'est cette sorte de déchatonnement de la lentille qui a amené la perte de transparence, malgré l'intégrité de sa capsule.

Obs. 114 (2). — J'ai vu, à peu près à la même époque, un garçon, âgé de 12 ans environ, qui avait reçu, 15 jours auparavant, au collége de Tourcoing, une pierre qui l'avait frappé à l'œil pendant qu'il avait les paupières rapprochées. Il s'en était suivi une assez vive inflammation, qu'on avait bien combattue par un traitement antiphlogistique, mais, malheureusement, sans y comprendre les instillations d'atropine. Lorsqu'on me l'amena, les tuniques externes de l'œil ne présentaient aucune trace de plaie, mais la pupille était obstruée par un cristallin opaque et gonflé, dont la capsule antérieure, déchirée, avait contracté des adhérences avec l'iris. Je conseillai des instillations répétées de solution de sulfate neutre d'atropine et, comme l'inflammation, qui durait déjà depuis longtemps, était encore intense, l'extraction linéaire précédée d'une iridectomie. — Je n'ai pas revu le malade.

(1) Testelin. Inédite.
(2) Ibid. Id.

De son côté, M. Lawson a publié les huit observations qui suivent, se rapportant à ce même ordre de faits (1).

Obs. 115. — *Coup de fouet qui ne rompt pas les tuniques externes de l'œil, mais détermine une cataracte par rupture de la capsule du cristallin.* — Un cocher se confie à mes soins à l'hôpital, en février 1862, pour un affaiblissement rapide de la vision de l'œil droit. Il avait reçu un coup de fouet trois semaines auparavant. Cela lui avait occasionné simplement un peu de gêne. Jusqu'alors la vue de cet œil avait été excellente, mais depuis elle allait chaque jour en diminuant. — L'ophthalmoscope fait reconnaître que la portion centrale du cristallin est nébuleuse. On aperçoit au centre de la capsule une opacité qui indique qu'il s'y est fait une déchirure.

Obs. 116. — *Cataracte traumatique survenant immédiatement après un coup sur l'œil, sans rupture appréciable de la capsule cristalline ou des tuniques externes de l'œil.* — Décembre 1863. — C. W., âgé de 10 ans. Il y a huit jours, il se promenait dans la cour de l'école pendant qu'on jouait au *tip-cat;* un des joueurs frappa le *cat*, qui vint heurter violemment son œil droit. Une heure après environ, la vue de cet œil s'obscurcissait. Cet obscurcissement s'aggravant, le père de l'enfant nous l'amène à l'hôpital. — *État actuel.* La pupille est irrégulière, la dilatation étant plus considérable en dehors qu'en dedans. C'est la partie externe de l'œil qui a été frappée par le *cat*, et là l'iris est presque complétement paralysé. Toute la surface de l'œil est fortement injectée, mais il n'y a pas la moindre douleur. Il ne peut que compter les doigts. La lentille est le siége d'une nébulosité diffuse. Le cristallin est trop trouble pour que l'on puisse voir le fond de l'œil à l'ophthalmoscope. On ne peut découvrir aucune déchirure de la capsule.

Obs. 117. — *Cataracte consécutive à un coup qui a déchiré la capsule du cristallin sans les tuniques externes de l'œil.* — B. C., de Woolwich, âgé de 21 ans, se présente, en janvier de cette année, à l'hôpital pour consulter pour son œil gauche. L'aire de la pupille est occupée par un grand lambeau de capsule opaque ; toute la matière lenticulaire a été absorbée. Voici son histoire : Il y a trois ans, pendant qu'il coupait du bois, un copeau vint toucher violemment son œil. Les tuniques externes restèrent intactes ; mais une quinzaine de jours après, cet œil était presque complétement aveugle. Au bout d'un certain temps, la vue commença à revenir, mais elle ne reprit jamais son acuïté normale. La capsule cristalline chez ce malade avait sans aucun doute été déchirée, l'humeur aqueuse avait progressivement dissous la matière cristalline qui s'était absorbée, et il ne restait plus que la capsule opaque qui occupait la pupille.

Obs. 118. — *Coup produisant une cataracte par la rupture de la capsule, sans déchirure des tuniques externes de l'œil.* — C. C., âgé de 10 ans, cordonnier, de Northampton, se présente à l'hôpital, en décembre 1862. Il rapporte que, il y a environ six semaines, sa main glissa pendant qu'il formait une paire de souliers et vint frapper son œil gauche. Il souffrit peu sur le moment, et pas du tout consécutivement ; mais il remarqua que la vue de ce côté se troubla et, au bout de trois jours, il ne put plus distinguer même les gros objets. — *État actuel.* L'œil sans inflammation ; sa tension est normale. Le cristallin est cataracté ; une portion considérable de la substance de la lentille s'est échappée par la déchirure de la capsule et flotte dans la chambre antérieure.

Obs. 119. — L'observation que je vais rapporter est empruntée à la pratique de mon ami le docteur Buzzard. C'est un bon exemple de la façon dont une cataracte peut survenir *sans* que l'œil lui-même ait été touché, et que, par la propagation jusqu'à cet organe de la force qui a agi sur une autre partie, la substance cristalline éprouve une désintégration de ses molécules sans que la capsule ait été déchirée. J. C., âgé de 23 ans, jeune homme bien portant, se trouvait, le soir du 2 septembre, dans un train de chemin de fer qui entra en collision avec un autre train. La voiture dans laquelle il se trouvait roula du haut d'un remblai. Lorsqu'on le retira de dessous les débris, il perdait du sang par plusieurs blessures qu'il avait à la tête, et spécialement à la tempe, au sourcil et à

(1) Ophth. Hosp. Rep. 1864, t. IV, pp. 179-182.

l'angle externe de l'orbite gauche. L'œil lui-même n'offrait aucune lésion externe. Il fut transporté à *University College Hospital*, où il resta une semaine. Je le vis pour la première fois, dit le docteur Buzzard, le 27 septembre 1861. Les plaies étaient presque complétement guéries et n'avaient laissé que des cicatrices peu apparentes. Il se plaignait d'être moulu, et paraissait mal portant. Il affirmait que jusqu'au moment de l'accident sa vue était excellente des deux côtés. Depuis lors, il a reconnu que la vision de son œil gauche est trouble et confuse. L'examen ophthalmoscopique révèle les particularités suivantes : La pupille est paresseuse, dilatée et de forme ovale ; elle se prolonge en bas et en dehors : la portion de cristallin qui correspond à cette lésion de la pupille est opaque. L'opacité n'affecte que les fibres superficielles, et elle présente un aspect brillant et satiné. Le reste de la lentille est transparent ; on n'aperçoit aucune déchirure de la capsule. Il lit lentement le n° 16.

Obs. 120. — Cataracte consécutive à un choc de l'œil par un plomb arrivé à la fin de sa course. — M. Haynes Walton m'a donné les renseignements qui suivent sur un malade qu'il traite. Un marqueur dans un tir se trouvait à plus de quatre-vingts verges de l'homme qui tirait après le pigeon. Un plomb n° 6 vint frapper le côté externe d'un de ses yeux sur la sclérotique ; il ne détermina sur le moment qu'une très légère injection circonscrite. Pas de douleur, seulement la sensation d'une tape légère. Au bout de quelques semaines, le cristallin était devenu complétement opaque.

Obs. 121. — Un jeune garçon se présenta, à l'hôpital, à M. Hulke ; il souffrait à l'œil droit d'une cataracte volumineuse, gonflée et d'un blanc laiteux. La pupille était bien mobile et la perception lumineuse bonne. Cette cataracte était survenue quelques jours après qu'il avait reçu, sur le côté gauche du nez, un coup de flèche comme en emploient les archers.

Obs. 122. — Cataracte traumatique produite par un coup sur l'œil, sans plaie pénétrante. — Un commis du télégraphe reçut sur l'œil droit un morceau de pelure d'orange lancé par un ressort en caoutchouc. Trois semaines après, il se présentait au *London Ophthalmic Hospital* pour un affaiblissement de la vue. La pupille était large et immobile. Il n'y avait ni douleur ni rougeur. On voyait sur le pôle antérieur de la capsule une déchirure froncée, et le tissu du cristallin présentait dans ce point une opacité laiteuse. L'obscurcissement de la vue se trouvait en rapport avec l'étendue et le degré de cette opacité.

Ainsi se trouve bien établi ce point, souvent contesté, de la possibilité de la formation d'une cataracte traumatique par voie indirecte, sans que les tuniques extérieures de l'œil aient été entamées, confirmé encore par un cas observé par M. Mackenzie, où une cataracte lenticulaire a été occasionnée par l'exposition de l'œil à un jet de vapeur. Or, cela peut s'accomplir de deux façons : ou bien le choc a rompu la capsule, et la substance cristalline, mise en contact avec l'humeur aqueuse, se trouve ainsi dans les mêmes conditions que lorsqu'il y a eu plaie pénétrante ; ou bien l'ébranlement moléculaire, subi par la capsule, en a troublé la nutrition et, par suite, la transparence.

Le cristallin devient-il toujours opaque dans toute son étendue, dès qu'il a subi une lésion traumatique et, cette opacité une fois établie, peut-elle se dissiper en totalité ou en partie, autrement que par la dissolution et la résorption de la lentille ? La science n'est peut-être pas en état de répondre complétement à ces questions. Voici cependant ce que nous avons pu trouver de plus complet à cet égard :

« Nous avons toujours vu le cristallin, dit M. Lawrence, devenir opaque chaque fois que lui ou sa capsule ont été intéressés par une plaie ; la lésion mécanique la plus légère, telle qu'une ponction avec la plus fine aiguille, suffit pour produire cet effet. On pourrait, en introduisant ainsi une aiguille à travers le centre de la cornée et de la pupille, produire une cataracte artificielle sans léser aucune autre partie de l'œil, sans provoquer d'inflammation, ni laisser de traces auxquelles on pût reconnaître la manœuvre à laquelle on se serait livré. On prétend que des soldats ont eu recours à ce procédé pour se faire décharger du service militaire. Il nous est impossible d'expliquer pourquoi les blessures du cristallin et de sa capsule déterminent invariablement une cataracte... L'altération qui survient alors est indépendante de l'inflammation, car elle peut survenir avant que celle-ci se déclare, et même lorsqu'aucun travail inflammatoire ne survient (1). »

Assurément, dans la grande majorité des cas, les choses se passent comme l'indiquent ces savants auteurs, mais il n'en est pas toujours de même.

Ainsi, dès 1824, Dieterich, dans sa thèse inaugurale, faite en vue de concourir pour un prix proposé sur ce sujet par la Faculté de médecine de Tubingen, annonçait qu'il était arrivé à des résultats tout différents dans les nombreuses expériences qu'il avait instituées sur des chiens. Nous empruntons à M. Lawrence l'analyse suivante de ces expériences (2) :

« Il blessa de différentes manières, avec une aiguille à cataracte, l'hémisphère antérieur de la capsule, dans trente-six cas. Une fois seulement le cristallin devint opaque, probablement parce qu'on l'avait blessé sans le vouloir. La capsule conserva aussi sa transparence complète et guérit dans tous les cas, même lorsqu'elle avait été divisée transversalement, et sans conserver de cicatrice.

» Il piqua sept fois l'hémisphère postérieur de la capsule. Une fois seulement, il en résulta une cataracte lenticulaire ; mais ce résultat survint onze fois sur douze qu'il incisa cet hémisphère. Les plaies de la capsule postérieure n'amenaient point l'opacité de cette membrane. Les piqûres ne se guérissaient qu'avec difficulté, et les incisions ne se réunissaient pas du tout.

» Dix-sept fois, il ponctionna la partie antérieure du cristallin : douze fois il ne survint aucun changement appréciable ; trois fois il se développa une cataracte lenticulaire, et deux fois une violente ophthalmie interne. Dans neuf cas, dans lesquels il pratiqua l'incision d'une portion de la substance antérieure du cristallin, quatre fois il

(1) LAWRENCE. Treatise on the Diseases on the Eye, American Edition by Hays, p. 192. Philadelphie, 1854.

(2) IBID. Id.

ne survint aucun changement morbide; mais dans cinq autres cas, dans lesquels les incisions avaient été plus profondes, il se déclara une cataracte. Les lésions superficielles de la substance de la face postérieure du cristallin n'étaient pas suivies de la formation d'une cataracte. Les plaies superficielles des deux faces antérieure et postérieure, lorsqu'elles n'étaient accompagnées d'aucun déplacement, ne déterminaient aucun changement dans l'œil. En quelques jours, elles étaient complétement guéries. Les plaies qui s'étendaient jusqu'au centre du cristallin furent constamment suivies de cataracte, d'iritis et d'inflammation du globe de l'œil. Dans onze expériences dans lesquelles le cristallin fut déplacé, trois fois il ne survint pas de cataracte, tandis que, dans les autres cas, il se manifesta une opacité du cristallin et une violente ophthalmie interne.

« Ce que j'ai dit dans le texte, ajoute M. Lawrence, sur les effets des blessures du cristallin et de sa capsule, est le résultat d'observations faites sur l'espèce humaine. Jusqu'ici, je n'ai aucune raison de changer d'opinion; je n'ai jamais observé sur l'homme cette réunion de plaies de la capsule que Dieterich a obtenue si uniformément dans ses expériences sur les animaux. »

Il donne ensuite l'opinion du professeur Rosas (1) sur ces mêmes expériences.

« Le résultat de mes observations sur l'espèce humaine m'a conduit, dit ce professeur, à des conclusions tout opposées à celles que Dieterich a tirées de ses observations sur les animaux. J'ai vu plusieurs cas dans lesquels des cataractes capsulo-lenticulaires se sont formées à la suite de blessures peu considérables de la capsule antérieure, bien que l'on eût eu recours immédiatement à un traitement antiphlogistique. Je me rappelle spécialement deux cas recueillis du temps de Beer : la capsule antérieure fut légèrement blessée en ponctionnant la cornée pour évacuer l'humeur aqueuse; il survint chaque fois une cataracte. Depuis lors, j'ai observé plusieurs fois la même chose à la suite de lésions accidentelles, tant sur des yeux sains que sur des yeux malades. »

« Notre expérience personnelle, dit M. Hays, est entièrement conforme à celle de M. Lawrence et à celle du professeur Rosas. Nous ne nous rappelons pas un seul cas de plaie du cristallin et de sa capsule dans lequel il ne soit pas survenu une opacité de ces parties. »

Nous allons voir qu'en France on est arrivé à des résultats un peu différents. Ainsi, relativement aux expériences sur les animaux, nous trouvons, dans le compte rendu d'une des séances de la Société de Chirurgie, les opinions suivantes (2) :

« M. Lebert a fait, en 1847, des expériences nombreuses sur les

(1) Handbuch, etc., vol. I, § 421.
(2) Union médicale et Annales d'Oculistique, t. XXVI, p. 196.

animaux pour produire des cataractes : il se propose de publier plus tard le résultat de ses recherches; mais dès maintenant, il établit qu'il est excessivement difficile de produire l'opacité du cristallin. On donne lieu à des épanchements plus ou moins abondants et opaques entre les éléments de la capsule, et ces épanchements se dissipent sans traitement. »

Dans la séance suivante, M. Robert dit qu'il a voulu, il y a quelques années, répéter les expériences de Dieterich : il en a tenté un assez grand nombre, soit sur des chiens de divers âges, soit sur des lapins. Or, de quelque manière qu'il ait lésé la capsule antérieure ou postérieure, ou le corps même du cristallin, jamais il n'a réussi à provoquer la formation d'une cataracte lenticulaire.

« Les lésions de la capsule, dit-il, ont souvent déterminé une opacité et un épaississement très circonscrits de la capsule, le plus souvent passagers. Quant au cristallin, sans perdre sa transparence, il s'est légèrement boursouflé, et les parties circonférentielles en sont venues faire hernie à travers les déchirures de la capsule. »

Très étonné de ce résultat, qui était en opposition directe avec ceux de Dieterich, M. Robert ne savait comment en concevoir l'explication. Les résultats obtenus par MM. Lebert et Giraldès étant analogues aux siens, il est maintenant convaincu que Dieterich a dû commettre des erreurs dans l'observation des faits (1).

Évidemment, ainsi qu'on peut le voir en relisant l'analyse que nous donnons ci-dessus du travail de Dieterich, ses conclusions ne s'éloignent pas autant de celles de M. Robert que ce chirurgien se l'est imaginé.

Ainsi donc, voilà qui est bien acquis : sur les animaux, dans la grande majorité des cas, les blessures, même étendues, de la capsule et du cristallin n'entraînent point d'opacité, ou celle qui survient se dissipe facilement. Peut-on conclure de l'homme aux animaux? Assurément non. Chez ceux-ci, beaucoup d'observateurs dignes de foi ont vu le cristallin, ou tout au moins une substance très analogue, se reproduire après l'extraction ; chez l'homme, cette reproduction, malgré l'observation de Guthrie et celle de Vrolik (2), est encore à constater. Les citations que nous avons déjà faites démontrent même que, chez lui, dans la majorité des cas, les blessures les plus légères de ces parties sont suivies de leur opacité permanente, à moins toutefois que le cristallin tout entier ne soit résorbé, mode de guérison que tout le monde admet d'ailleurs sans contestation.

Il nous reste donc à démontrer que, même chez l'homme, toutes

(1) Loc. cit., p. 195.

(2) Vrolik, dit Burdach (Traité de Physiologie, trad. de Jourdan, t. VIII, p. 289), a observé chez l'homme une régénération incomplète du cristallin après l'opération de la cataracte par abaissement. Son observation est consignée dans : Graefe et Walther's Journal für Chirurgie und Augenheilkunde, t. XVIII.

les plaies du cristallin et de sa capsule ne sont pas nécessairement suivies d'opacité, et que, lorsque celle-ci survient, elle peut parfois disparaître sans que toute la lentille ou la plus grande partie de celle-ci soit résorbée.

Sanson (1) avait déjà dit, en 1830 : « Quant à moi, c'est vainement jusqu'à présent que j'ai employé la plupart de ces moyens pour combattre des cataractes même commençantes; je l'ai toujours fait sans succès. Les seules que j'aie vues rétrograder sont des cataractes récentes, dépendantes d'une contusion ou d'une plaie du globe de l'œil. Elles ont disparu sous l'influence du traitement applicable à la plaie ou à la contusion. »

Cette assertion de la part d'un homme aussi compétent que Sanson a bien sa valeur, mais, sans aucune observation à l'appui, elle permettrait encore le doute. Les cataractes traumatiques sont produites de deux façons : ou par une contusion, ou par l'introduction d'un corps vulnérant qui pénètre jusque dans la substance du cristallin. Voici des observations de guérison à la suite de ces deux genres de causes :

Obs. 123. — « M. Marjolin père m'a raconté, dit M. Robert (2), avoir vu chez une dame une cataracte survenue à la suite d'un coup de bouchon d'une bouteille de champagne; il combattit énergiquement les accidents inflammatoires concomitants, et le cristallin recouvra promptement sa transparence. »

Voici une autre observation dans laquelle le succès n'a pas été aussi complet, mais où l'extension de la cataracte s'est arrêtée :

Obs. 124 (3). — « Mon ami et ancien condisciple, M. G..., pharmacien, tombe de voiture et se frappe violemment dans les régions temporale et sus-orbitaire. Désolé d'avoir vu diminuer sa faculté visuelle, il m'écrit d'abord, et me prie plus tard d'aller le voir. J'arrive (six mois après l'accident), et je trouve que les cristallins sont devenus opaques dans leur centre. Tout autour, la vision est nette. Le soir, le malade voit bien; au soleil, il voit fort peu; au demi-jour, et avec des lunettes de presbyte, il lit des ordonnances médicales écrites au crayon. Depuis deux ans, cet état était stationnaire. J'ai actuellement dans ma clientèle deux autres cas de cataractes traumatiques partielles, stationnaires depuis plusieurs années.

M. Stoeber, de Strasbourg, a publié, dans les *Annales d'Oculistique*, t. III, p. 64, l'observation d'un enfant dont la capsule cristalline, blessée par la pointe d'un couteau, devint opaque pour recouvrer sa transparence au bout de quelques jours.

Enfin, M. Robert a observé le fait suivant :

Obs. 125 (4). — « En 1835, un cultivateur, abattant des châtaignes, eut l'œil gauche blessé par un des piquants qui hérissent la coque de ce fruit. Ce corps aigu avait traversé la

(1) Dictionnaire de médecine et de chirurgie pratiques, t. V, p. 54.
(2) Loc. cit., p. 195.
(3) Guépin, de Nantes. Quelques faits ophthalmologiques rares ou curieux (Annales d'Oculistique, t. XVI, p. 47).
(4) Annales d'Oculistique 1851, t. XXVI, p. 196.

cornée et s'était implanté dans le cristallin. Quelques jours s'étaient écoulés depuis l'accident et déjà l'appareil cristallinien présentait une teinte uniforme d'un blanc de lait, dont il fut impossible de déterminer le siége précis. M. Robert, par une incision faite à la cornée, fut assez heureux pour extraire en totalité le corps étranger qui faisait encore une petite saillie au dehors. On pratiqua au malade une large saignée, l'œil fut couvert de compresses imbibées d'eau froide. Le lendemain, l'opacité avait un peu diminué, et au bout de quarante-huit heures, elle avait complétement disparu.

D'un autre côté, ajoute M. Robert, dans plusieurs cas de cataracte survenue à la suite d'un coup sur l'œil, la guérison s'est effectuée espontanément par une spèce d'exfoliation et de résorption (probablement parce qu'il y avait eu rupture de la capsule, circonstance qu'il serait maintenant facile de diagnostiquer à l'aide de l'éclairage oblique). Telles sont les observations de M. Janson, de Lyon, de M. Mendières, de Loudun, etc. (1).

M. Guersent dit « qu'à l'hôpital des enfants, il lui arrive bien chaque année cinq ou six enfants affectés de cataracte traumatique. Dans plus de la moitié des cas, il y a guérison spontanée après un temps variable qui peut être de douze à quinze mois. Si la maladie ne s'est pas dissipée après cette époque, il faut opérer : la guérison n'est plus possible (2).

M. Boinet cite un fait de cataracte traumatique qu'il a observé : le malade a parfaitement guéri après plusieurs mois (3). »

MM. Boinet et Guersent ne s'expliquent pas sur la manière dont la guérison s'est effectuée ; mais, d'après la longueur du temps indiqué, c'est évidemment par la résorption du cristallin ou par son exfoliation, comme l'a indiqué M. Robert. Nous avons déjà vu que la guérison spontanée peut arriver par suite du déplacement spontané du cristallin, qui tombe dans la chambre antérieure. Ce passage peut s'effectuer sous l'influence de la belladone, mais aussi spontanément : le travail déjà cité par M. Pétrequin contient trois observations de cataracte traumatique dans lesquelles cela a eu lieu. Dans deux, le cristallin est tombé seul et il s'est résorbé ; dans le troisième, il s'est déplacé, enveloppé de sa capsule. L'absorption n'a pu avoir lieu : il a constitué une cataracte siliqueuse dans la chambre antérieure, d'où il a fallu l'extraire.

Voici un cas dans lequel le déplacement s'est fait derrière la pupille dans l'humeur vitrée, de façon à constituer un nouveau mode de guérison spontanée.

Obs. 126 (4). — « *Cataracte traumatique ; déplacement spontané du cristallin, suivi du recouvrement de la vue.* — Le fils d'un forgeron, âgé d'environ neuf ans, fut affecté de cataracte traumatique à la suite d'un éclat de capsule : il avait déjà perdu un œil anté-

(1) Annales d'Oculistique 1851, t. XXVI, p. 196.

(2) Ibid., p. 193.

(3) Ibid., p. 194.

(4) Observation communiquée à M. Pétrequin par M. Bajard, ancien chirurgien en chef de l'Hôtel-Dieu, à Lyon (Annales d'Oculistique, t. I, p. 145.)

éurement. Ses parents alarmés l'amenèrent à l'hôpital pour le faire guérir : le seul oyen curatif parut résider dans l'opération; elle était décidée. Le jour venu, on fit ener le petit malade dans la salle des opérations. Mais quel ne fut pas l'étonnement es hommes de l'art : il n'y avait plus de cataracte; le cristallin opaque qu'on avait econnu à chaque visite n'existait plus; il s'était abaissé spontanément, et le petit aveugle vait recouvré la vue sans opération. »

Enfin, M. Desmarres dit : « Lorsque la cataracte lenticulaire raumatique est incomplète, elle sera guérie quelquefois par un traiment antiphlogistique énergique. J'ai vu plusieurs cas de piqûres e la capsule après lesquelles s'était formée dans le cristallin une pacité très large et d'un blanc bleuâtre, que j'ai éloignée promptement par des saignées générales et locales (1). La vision s'est rétablie out à fait et n'a point eu son foyer changé; double circonstance qui rouve que la plaie de la capsule s'est refermée, que les produits de inflammation traumatique ont disparu et que le cristallin ne s'est as résorbé (2). »

Tous ces faits tendent à démontrer que les cataractes traumatiques euvent se guérir sans opération. Mais s'ensuit-il qu'il faille compter sur ces guérisons, relativement si rares, et cette éventualité doitlle avoir une influence sérieuse sur la conduite à tenir, de la part du hirurgien, dans les cas de blessures du système cristallinien?

2. Quand, à la suite de l'accident, on ne voit survenir aucuns symptômes graves du côté de l'iris ou des membranes profondes, que le ristallin n'est pas démesurément gonflé, qu'il n'y a pas de signes inflammation ou de pression intra-oculaire, et que la capsule, largement ouverte, permet d'espérer que le cristallin se résorbera au contact de l'humeur aqueuse, la temporisation, aidée des mydriatiques et des antiphlogistiques, sera permise et même indiquée. Mais si, au contraire, l'opacité cristallinienne, profonde, s'accompagne de quelqu'un des symptômes ci-dessus énumérés, susceptibles de faire craindre des désordres ultérieurs, sérieux au point de vue de l'œil atteint et de son action sympathique sur l'autre, le chirurgien doit chloroformer le malade et procéder à l'extraction linéaire de la cataracte, suivant en cela le précepte de M. Barton (t. I, p. 597) dont une longue expérience a démontré l'excellence. Non-seulement cette extraction, au moyen d'une incision qui peut n'intéresser qu'un tiers ou même un quart de la cornée, pratiquée dès les premiers jours, est sans inconvénient, mais elle a l'avantage d'amener une détente de la pression interne, de faire cesser celle que le cristallin, devenu volumineux, exerce sur l'iris, et d'amener le blessé à une guérison totale, tandis qu'en suivant une autre ligne de conduite, on n'en arrive, quand les choses ont bien tourné, qu'à une guérison relative, qu'une

(1) Une opacité *dans l'intérieur* du cristallin n'a jamais été éloignée par ce traitement ni par aucun autre. M. Desmarres a été induit en erreur. (*Note de M. Mackenzie.*)

(2) Loco citato, p. 544.

opération de cataracte devra tôt ou tard interrompre. Cette extraction immédiate sera surtout nécessaire, si la capsule n'a pas été largement ouverte ou si l'ouverture s'en est bouchée, auquel cas l'on attendrait vainement la résorption de son contenu. Si l'on ne la pratique pas, on s'expose à voir la pression intra-oculaire s'exagérer, la pupille se remplir de fausses membranes, le staphylôme choroïdien se développer, la rétine se rétracter (1), l'œil se ramollir et la vue se perdre enfin sans retour. Une inflammation déjà existante n'est pas un obstacle à l'opération; seulement on fera bien, dans ces cas, de recourir au chloroforme pour épargner au malade des douleurs trop vives.

Obs. 127 (2). — Un jeune garçon cordonnier, âgé de douze ans, se présente à l'Institut ophthalmique du Brabant, le 15 octobre 1864. Il s'est piqué l'œil la veille, avec son alêne, et sa vue s'en trouve altérée : il y a un commencement de cataracte traumatique, partant du centre du cristallin et allant en diminuant vers les bords ; du reste, peu ou pas de douleurs ni d'inflammation. — Sangsue artificielle, applications froides et instillations fréquentes d'atropine. — Le malade se représente le surlendemain, la cataracte est toute formée; on y aperçoit la plaie, déjà cicatrisée, faite par l'instrument vulnérant; la vision est complétement obscurcie. — Le 19, le cristallin opaque, fortement gonflé, comprime l'iris, dont le bord pupillaire, déjà frangé, commence à adhérer à la capsule : toujours pas de douleur ; — la plaie capsulaire est bel et bien fermée et ne se rouvrira pas. — Je propose l'extraction linéaire immédiate ; on me remet au surlendemain, ce qui trop souvent veut dire à Dieu sait quand; et en effet, l'enfant ne reparaît plus que deux mois après. La cataracte est toujours à sa place, mais le globe est dur, un staphylôme choroïdien volumineux s'est développé autour de la cornée. Le malade ne distingue plus le jour de la nuit, l'œil est perdu sans retour.

Obs. 128 (3). — M. V. L., âgé de 40 ans, reçoit dans ses ateliers, sur l'œil droit, un clou d'épingle de grande dimension, chassé violemment de sa machine. Il en résulte une plaie à la cornée et une cataracte traumatique que je constate trois ou quatre jours après l'accident. La plaie de la cornée est transversale, comme celle d'une extraction linéaire qu'on aurait faite par la partie inferieure de la cornée; irrégulière cependant et occupée par une partie herniée de l'iris. Le cristallin, opaque et très volumineux, pousse celui-ci en avant, et la plaie de la capsule, si tant est que celle-ci ait eu à en subir une, n'est pas visible : la pupille est frangée, adhérente à la capsule antérieure ; aucun fragment du cristallin ne se montre dans la chambre de l'humeur aqueuse ; le globe est dur, très sensible à la pression ; la vision presque abolie.

Qu'attendre de cet état? La résorption du cristallin n'est pas à espérer, car la capsule paraît intacte. Je propose l'extraction linéaire, que le médecin traitant n'accepte qu'à son corps défendant, préférant une expectative avec toutes ses chances favorables et défavorables. J'insiste et je procède à l'opération cinq jours après l'accident, en utilisant la plaie faite à la cornée, que je n'ai qu'à rouvrir, et après avoir mis le malade sous l'influence du chloroforme. Aucune suite fâcheuse n'advint et, six semaines après, la plaie était cicatrisée (4).

(1) Dixon. Med. Times and Gaz. 1858, Sept. 18, p. 207.
(2) Warlomont, Observation inédite.
(3) Idem.
(4) Voir : Sur la cataracte traumatique, Von Graefe, (trad. par Windsor), p. 371.—Streatfeild. Synéchie antérieure du bord supérieur de la pupille ; synéchie postérieure de son bord inférieur. Cristallin absorbé. Section des deux adhérences. Fig. (Opht. Hosp. Rep. 1859-60, Vol. II, p. 340).—Von Graefe (trad. par Windsor), p. 370. Pression intra-oculaire, glaucome, extraction, iridectomie. — Bowman. Extraction d'une parcelle de fer logée dans la partie postérieure du cristallin. Emploi de l'ophthalmoscope. (Oph. Hosp. Rep. 1857-59, Vol. I, p 267.) — Ch. Pagenstecher. Des blessures de la capsule. (Klin. Monatsblätter, 1865, B. III, S. 1-18 et 71-96, et Ann. d'Ocul., 1865, t. LIV.)

§ II. Luxation du cristallin. (P. 599.)

1. Le déplacement incomplet du cristallin, resté transparent, peut être un état congénital. M. Dixon en a signalé l'existence sur quatre membres d'une même famille.

Obs. 129 (1). — *Situation anormale du cristallin, observée sur quatre membres d'une même famille.* — J'ai récemment reconnu ce vice de conformation sur une mère et ses trois fils, qui sont venus me consulter se plaignant de myopie. Le père et trois enfants plus jeunes que ceux-ci ont d'excellents yeux. Les iris du père offrent une teinte mixte entre le gris et le brun ; ceux des trois derniers enfants sont d'un gris bleu. Tous jouissent d'une vue excellente, aussi bien pour les objets éloignés que pour les objets rapprochés. Chez les quatre sujets atteints, le premier symptôme qui attira mon attention fut un léger tremblotement de l'iris et une déviation de cette partie de sa position normale, de telle façon qu'elle n'offrait plus un plan vertical. Dans deux des cas, la portion inférieure et externe de l'iris formait un léger retrait. Dans un autre, c'était la portion externe, et dans le quatrième, la portion inférieure qui présentait cette particularité. Dans tous, c'était la portion de l'iris déviée en arrière qui était agitée d'un léger tremblement quand l'œil se mouvait. Les pupilles se contractaient sous l'influence de la lumière. En abritant un peu l'œil avec la main, je remarquai que l'aire des pupilles n'était point uniformément noire, mais présentait, dans la plus grande partie de son étendue, un aspect légèrement nuageux. Ce léger nuage occupait évidemment le cristallin, et lorsqu'on dilatait la pupille, le reste de celle-ci présentait un aspect d'un noir clair qui, par contraste, rendait plus visible le cristallin déplacé. A la lumière concentrée, la circonférence du cristallin se montrait sous l'aspect d'une ligne brillante de la teinte de l'or.

1. Chez la mère, âgée de 40 ans, les iris étaient d'un brun clair ; les oscillations qui surviennent dans les mouvements des yeux sont limitées à la moitié inférieure des iris. Lorsque les pupilles sont contractées, toute leur aire est occupée par le cristallin, ce qui explique pourquoi le sujet jouit alors d'une vue comparativement bonne. Elle peut lire les caractères ordinaires, et voit assez distinctement les objets d'un appartement, mais elle éprouve beaucoup de difficulté à lire les petits caractères ou à voir les objets éloignés. — *Examen à l'ophthalmoscope, les pupilles étant dilatées.* — Chacun des deux cristallins est légèrement déplacé en haut et en dedans, de sorte qu'il existe au bord inférieur et externe de la pupille un espace dans lequel on aperçoit la rétine à travers l'humeur vitrée seule. Les cristallins paraissent un peu aplatis, et leurs bords ne sont pas parfaitement unis ; ils présentent une ligne légèrement onduleuse. Le nerf optique et la rétine sont parfaitement sains. Dans ce cas, comme dans les trois autres, ces parties se voyaient mieux quand on les observait à travers le cristallin. Lorsqu'on les examinait à travers l'humeur vitrée seule, il était difficile de les amener au foyer, et conséquemment elles paraissaient un peu brouillées.

2. B., âgé de 17 ans. Iris d'un gris clair ; leur portion externe est tremblotante et forme retrait. Lorsque les pupilles sont contractées, ce sujet voit complétement à travers ses cristallins. Il est myope, mais il lit couramment le petit texte, à la distance de cinq pouces. Les verres concaves ne l'aident en rien. — *Examen à l'ophthalmoscope, les pupilles dilatées.* — Chacun des nerfs optiques est légèrement rouge à sa moitié interne, et à gauche il y a un petit amas de pigment juste au-dessous du nerf. Sous tout autre rapport, le fond de l'œil paraît naturel. Les cristallins, déplacés directement en dedans, sont parfaitement transparents et exempts d'oscillations.

3. C., âgé de 15 ans. Iris bruns, portés en arrière et tremblotants à leur partie inférieure et externe. Les deux cristallins sont tellement déplacés en haut et en dedans que, dans l'état naturel des pupilles, ils n'occupent qu'une portion de leur aire. Ce sujet ne lit qu'avec difficulté et à une courte distance. Les verres concaves ne lui sont

(1) Dixon. Opht. Hosp. Rep. 1857-59, t. I, p. 54.

d'aucune utilité, mais il voit beaucoup mieux les objets éloignés avec des verres convexes de vingt-quatre pouces de foyer; et ce qui lui va mieux pour lire, c'est un verre convexe de quatre pouces de foyer. Ce verre, en effet, supplée le cristallin qui manque à la partie externe et inférieure de la pupille. — *Examen ophthalmoscopique, les pupilles dilatées.* — Il ne révèle aucun état anormal de la choroïde ou de la rétine. Les cristallins sont transparents et non branlants.

4. D., âgé de 13 ans. Iris bruns, formant retrait et tremblotants dans leur portion inférieure. Les deux cristallins sont déplacés directement en haut. La vision ressemble beaucoup à celle du cas ci-dessus. L'examen ophthalmoscopique ne révèle rien d'anormal dans le fond de l'œil, si ce n'est une rougeur considérable des nerfs optiques. Quoique j'aie indiqué les cristallins comme transparents (ils permettaient en effet de voir à l'ophthalmoscope, au travers de leur substance, les vaisseaux de la rétine), ils présentaient, lorsqu'on les examinait à l'œil nu, un très léger trouble contrastant avec la portion de la pupille où l'humeur vitrée se trouvait immédiatement exposée à la vue. La position oblique des cristallins, leur faisant réfléchir la lumière, peut jusqu'à un certain point rendre compte de cet aspect légèrement nuageux; peut-être aussi y existe-t-il quelque légère altération de transparence, qui disparaît sous la forte lueur de l'ophthalmoscope.

Un cas de vice de situation du cristallin semblable, sous le rapport de l'étendue, à celui de l'observation B., a été rapporté par M. de Graefe (1). J'en ai observé un autre sur un garçon d'environ quatre ans; mais je ne sache pas que, jusqu'à présent, cette remarquable difformité ait été observée chez plusieurs membres de la même famille.

Obs. 130 (2). — *Luxation congénitale du cristallin. Iridesis.* — Une jeune fille, âgée de 18 ans, s'est présentée à la clinique, atteinte de luxation congénitale du cristallin en haut et en dehors, avec myopie intense et légère amblyopie. Quand les pupilles étaient modérément dilatées, c'est à peine s'il restait entre chacun des cristallins et le bord inférieur et interne de l'iris un étroit espace semi-lunaire, espace néanmoins un peu plus considérable à la pupille gauche, grâce à une luxation plus complète du cristallin correspondant. Dans cet état, la malade ne pouvait distinguer les caractères fins (nº 1 de Jaeger) qu'à une distance extrêmement courte (cinq ou six centimètres environ), et les gros caractères (nº 20 de Jaeger) qu'à un pied de distance; défaut que l'emploi de verres concaves nºs 2, 2 1/2, 3, ne corrige que très imparfaitement.

Des instillations d'atropine et l'emploi de verres convexes nºs 7 et 8 améliorent notablement la vue de loin. Alors, en effet, un espace assez étendu était ouvert au passage des rayons lumineux au-dessous des cristallins. Cependant, la malade accusait la perception vague de deux images, et l'examen ophthalmoscopique permit de voir une double image du fond de chaque œil. Les conditions de la vision monoculaire double se trouvent donc réalisées. Bref, cette amblyopie, jointe à la myopie excessive, constituait chez cette jeune fille une infirmité des plus tristes, qu'une dilatation permanente des pupilles pouvait seule diminuer, en neutralisant partiellement, par l'emploi des verres convexes, l'effet des cristallins.

M. Wecker a pratiqué, dans le cas que nous venons de rapporter, une iridésis, dans le but d'ouvrir aux rayons lumineux une voie nouvelle et de s'opposer, en même temps, à leur passage à travers les cristallins. Le déplacement pupillaire fut exécuté suivant la direction d'un axe passant par le centre de la cornée et celui du cristallin cor-

(1) Archiv für Ophth. 1854, B. I, S. 345.

(2) Wecker. Gazette des Hôpitaux, 1863, nº 22.

Voyez : White Cooper. On Injuries of the Eye. (Ann. d'Ocul., 1858, t. XL, p. 145), et Luxation du cristallin (Med. Tim. and Gaz. 1858, Jan. 2, p. 6). — Sichel. De la dislocation et de l'abaissement spontanés du cristallin. (Oppenheim's Zeitschrift für die gesammte Medicin, Nov. et Déc. 1846, et Ann. d'Ocul. 1847, t. XVIII, p. 127). — Hulke. Ophth. Hosp. Rep. 1857-59, Vol. I, pp. 293-5.

respondant, et ceci dans le but de cacher autant que possible ce cristallin. L'opération réussit parfaitement. La jeune fille lit aujourd'hui le n° 20 de Jaeger à 4 mètres et demi avec des verres convexes n° 8, et accuse une amélioration très notable de la vue pour les objets éloignés.

Quand la myopie est excessive, comme il arrive dans ces cas (1), et qu'elle est accompagnée de diplopie, on peut être amené à faire l'extraction des cristallins, afin de placer les malades dans les conditions des opérés de cararacte. Néanmoins, l'iridesis sera préférable, vu son innocuité relative, toutes les fois qu'il sera permis d'en attendre des résultats suffisants, ce que l'étude attentive de chaque cas pourra seule permettre d'apprécier.

Obs. 131 (2). — Le 6 octobre 1864, on m'amène le jeune D., âgé de 15 ans. Depuis sa naissance, il a toujours eu une très mauvaise vue ; néanmoins il a pu, grâce à son intelligence et à son goût prononcé pour le travail, continuer ses études, puisqu'il est actuellement en quatrième au Lycée de Lille. Son œil droit n'aperçoit que le contour des gros objets, et ne peut reconnaître même le n° 20 de Jaeger. Le gauche a besoin du n° + 3 pour lire le n° 6, et encore ne peut-il guère le faire qu'à la distance de 6 pouces. Les iris sont normaux et les pupilles parfaitement contractiles, seulement on aperçoit un léger trouble au niveau des orifices pupillaires ; il n'y a point de tremblotement, et la tension oculaire est normale. Il ne m'a été permis de dilater avec l'atropine que la pupille de l'œil droit ; dans cet état, cet œil, avec un verre + 3, lit facilement le n° 14. A l'ophthalmoscope, on voit la pupille occupée par un cristallin opaque, mais l'opacité n'est pas absolue comme dans une cataracte complète. De plus, il existe en haut un espace en forme de croissant, où l'on aperçoit la teinte rouge du fond de l'œil ; à l'éclairage oblique, on reconnaît parfaitement que le cristallin, qui a perdu une grande partie de sa transparence, est abaissée et porté en dedans. C'est donc au-dessus de la lentille cataractée et par l'espace en forme de croissant, que nous avons signalé à l'occasion de l'examen ophthalmoscopique, que la lumière arrive à la rétine et permet la lecture avec un verre + 3, lorsque la pupille est dilatée. Il est probable que les choses sont dans le même état à gauche, avec un peu plus de déplacement de la lentille opaque, puisque le n° + 3 permet la lecture sans dilatation préalable de la pupille. L'humeur vitrée n'étant évidemment point ramollie comme dans le cas de M. Wecker (*Obs.* 130), j'ai conseillé non l'iridesis, mais la destruction du cristallin. J'aurais fait d'abord une kératonyxis à droite, puis l'extraction linéaire ; et l'opération, réussie de ce côté, j'en aurais fait autant de l'autre. Avec des verres à cataracte, le sujet aurait certainement eu une bonne vue. Deux chirurgiens en renom, de Paris, qui ont vu l'enfant dès sa jeunesse, se sont toujours opposés à toute opération, prétendant que la vue s'améliorerait avec l'âge. J'ignore sur quoi ils se fondent pour porter un pronostic dont le temps ne manquera pas de démontrer l'inexactitude.

2. Un coup sur l'œil avec le poing, le doigt, un bâton, peut détacher complétement ou partiellement le cristallin renfermé dans sa capsule, d'avec ses attaches normales. Le sujet se plaint alors de ressentir dans l'œil, surtout quand il se baisse, quelque chose qui s'agite et se déplace ; l'iris est tremblotant ; en dilatant la pupille, on aperçoit le cristallin suspendu par son bord supérieur à un fragment

(1) Myopie par luxation du cristallin, par DONDERS, dans « Accommodation and Refraction of the Eye, » trad. par Moore, pour New-Sydenham Society, p. 569. London. 1864.
(2) TESTELIN. Observation inédite.

de ligament qui, faisant fonction de charnière, lui permet de faciles déplacements. Lorsque la luxation est partielle, le cristallin est repoussé d'un côté derrière l'iris, mais une partie de la pupille est claire et non occupée par le cristallin; le bord de celui-ci présente un reflet doré; la vue est trouble. Quand la lentille est complétement séparée de ses attaches, mais qu'elle est encore située derrière l'iris, elle est tremblotante, comme on peut s'en assurer par l'épreuve catoptrique. On a vu un coup sur l'œil détacher de la choroïde une portion de l'iris comprenant les deux tiers de la circonférence de ce diaphragme, le ligament suspenseur du cristallin être déchiré et la lentille tomber en avant sur la cornée. M. White Cooper cite le cas suivant, dans lequel le cristallin a été amené dans la chambre antérieure, par des vomissements, huit jours après une opération de kératonyxis.

Obs. 132 (1). — Le huitième jour d'une opération de kératonyxis pratiquée pour cataracte congénitale sur une demoiselle de 20 ans, il survint une constipation opiniâtre et une irritabilité telle de l'estomac que, pendant 48 heures, la malade rejeta, par le vomissement, tout ce qu'elle prit. Ce ne fut qu'après lui avoir administré dix grains de calomel et des doses répétées d'une médecine purgative, que l'on obtint enfin l'évacuation d'une énorme quantité de matière fécale fétide. Lorsque M. White Cooper vit la malade le 27 octobre, il reconnut que le cristallin luxé poussait l'iris en avant, oblitérant la chambre antérieure et remplissant en partie la pupille, si largement dilatée que l'iris était réduit presque à une simple bandelette circulaire. La conjonctive et la sclérotique étaient le siége d'une inflammation aiguë, et il existait une névralgie intense des branches de la cinquième paire de ce côté de la tête et de la face.

M. White Cooper proposa immédiatement l'extraction qui, d'abord refusée, fut enfin acceptée cinq jours plus tard; le traitement employé jusque-là, sangsues, calomel avec opium, etc., n'ayant amené aucune amélioration, il pratiqua l'extraction linéaire. Dès ce moment, cessation des douleurs : la malade, qui avait été cinq nuits sans sommeil, s'endormit pour plus de dix heures, et l'inflammation tomba si rapidement qu'au bout d'une semaine il n'en restait plus de traces. Néanmoins la pupille reste aussi dilatée qu'avant l'extraction du cristallin, et, d'après ce qu'il a déjà vu, M. White Cooper est convaincu que plusieurs mois pourront s'écouler avant que cette paralysie de l'iris se dissipe. Néanmoins la vision s'améliore chaque jour, et avec un verre de trois pouces de foyer, l'opérée lit aisément les gros caractères.

Obs. 133 (2). — *Luxation du cristallin dans la chambre antérieure.* — A. T. reçoit, pendant l'été de 1859, un coup de manche de fouet aux environs de l'œil droit; elle perd connaissance et tombe sur la face. En revenant à elle, elle éprouve une douleur brûlante avec larmoiement; elle se présente à l'hôpital deux jours après l'accident. La conjonctive est injectée, la cornée transparente et brillante, la pupille circulaire, mais paraissant rétractée. Après un examen attentif, on découvre dans la chambre antérieure, et encore contenu dans sa capsule, le cristallin parfaitement transparent. On aperçoit sur sa face antérieure, à l'aide d'une loupe, une inégalité qu'on croit due à la présence de plis de la capsule. En faisant mouvoir la tête de façon à varier le jeu de la lumière, on reconnaît aisément la lentille par la ligne demi-circulaire que son bord supérieur forme par sa rétraction. La vue est presque aussi bonne que du côté malade, mais les objets sont légèrement confus. Le cristallin se trouvant ainsi déplacé depuis dix jours sans avoir déterminé d'accidents, on se borna à prescrire quelques moyens contre la conjonctivite, en

(1) White Cooper. Ophth. Hosp. Rep. 1859-60, Vol. II, p. 190.
(2) Wilson. Id. 1859-60, Vol. III, p. 68.

invitant la malade à se représenter plus tard. On la revit trois semaines après : le cristallin était dans le même état; malheureusement elle ne s'est plus représentée depuis.

Obs. 134 (1). — *Abaissement d'un cristallin opaque par une cause accidentelle.* Il s'agit d'une pauvre femme, âgée de 60 ans, dont un œil était depuis longtemps détruit, et dont le second offrait un cristallin d'un blanc foncé; l'iris, originairement d'un gris bleuâtre, avait perdu son poli : il était tremblotant; le segment inférieur du bord de la pupille était adhérent à la face antérieure du cristallin. Quand la malade se présenta à *St-Mark's Ophthalmic Hospital*, elle ne pouvait se conduire. On dilata la pupille avec l'atropine, ce qui mit à découvert un large espace clair, de forme semi-lunaire, situé au-dessus du bord du cristallin opaque : la malade put alors se conduire seule. Un examen attentif fait reconnaître que le cristallin est plus bas qu'à l'état normal et qu'il n'est maintenu que par ses adhérences au cristallin; l'humeur vitrée est considérée comme étant liquéfiée. Cette circonstance, jointe à l'état misérable de la malade, détourne de toute opération. Elle continue l'usage palliatif de la belladone.

Au bout d'un certain espace de temps, elle reçut un coup sur cet œil, et reconnut bientôt, avec autant de surprise que de joie, qu'elle voyait beaucoup mieux qu'elle ne pouvait le faire depuis des années. Lorsqu'elle se présenta de nouveau peu après à l'hôpital, on trouva la pupille circulaire et transparente, et la vision bonne. A l'aide d'un verre convexe elle peut lire quoique avec difficulté. Cet état s'est maintenu ; mais parfois lorsqu'elle penche la tête en avant, la vue se perd par l'ascension d'un corps couleur d'ambre; elle reparaît lorsque la malade rejette vivement la tête en arrière, ou si ce moyen ne réussit pas, elle place une de ses mains sur la région malaire, qu'elle frappe ensuite vivement de son autre poing.

3. Quelquefois la luxation du cristallin et son passage dans la chambre antérieure se produisent sans cause appréciable. Chez un malade, cité par M. Fischer, la lentille passait et repassait facilement de l'une chambre dans l'autre par l'inclinaison de la tête en avant et en arrière.

Obs. 135 (2). — *De la luxation spontanée du cristallin.* — Jean Nicole, 23 ans, journalier, entre à l'hôpital Saint-Louis le 18 avril 1860. — *Antécédents.* En 1845, le malade tomba sur la tête de la hauteur d'un second étage. Il n'y eut pas de fracture, mais la myopie antérieure augmenta beaucoup ; cependant le malade pouvait encore lire et écrire sans trop de difficulté. Cette chute aurait déterminé, d'après M. Larrey, une amblyopie, et plus tard un synchisis étincelant de l'œil gauche. En 1850, le malade, en abaissant fortement la tête, éprouve une secousse dans l'œil gauche : la vue devient trouble; puis, en rejetant la tête en arrière, tout rentre dans l'état normal. Cette série de phénomènes peut être reproduite à volonté. Un médecin d'Orléans est consulté et prescrit des collyres, qui ne procurent du reste aucune amélioration. En 1851, M. Larrey examine notre malade au Val-de-Grâce; il est étonné de trouver le cristallin parfaitement transparent, logé dans la chambre antérieure. La lentille peut passer et repasser facilement de la chambre antérieure à la chambre postérieure, par l'inclinaison de la tête en arrière, et réciproquement de la chambre postérieure à l'antérieure par l'inclinaison de la tête en avant. Quand le cristallin est ainsi luxé, il presse sur la cornée et la rend plus bombée. L'iris jouit d'une intégrité parfaite et se dilate par la belladone. Cette lésion ne s'accompagne d'aucune douleur; circonstance qui, jointe au maintien de la transparence du cristallin, rend le fait, ajoute, M. Larrey, extrêmement curieux, sinon unique dans la science. Pendant quelque temps, le cristallin, en effet, se déplaça sans occasionner d'inflammation et sans perdre sa transparence ; mais, six mois après, on remarqua un commencement d'opacité et, en octobre 1852, la cataracte était entièrement formée; néanmoins la mobilité n'avait pas été modifiée. Plus tard enfin, une inflammation habituelle

(1) Ibid. Id., p. 68.
(2) Fischer. Archives générales de médecine, 1861, Janvier, p. 41.

s'étant établie, M. Larrey pratiqua l'extraction par kératotomie supérieure. L'opération fut rendue difficile par les adhérences qui existaient déjà dans la chambre antérieure. Les suites de l'opération n'ont pas été heureuses : le malade a perdu la vue du côté gauche; la cornée est opaque; l'œil droit a conservé ses fonctions, quoique la myopie y soit très prononcée. Quelques jours avant son entrée à l'hôpital Saint-Louis (avril 1860), le malade, en abaissant la tête, sentit le cristallin droit se luxer, et put immédiatement le replacer en rejetant la tête en arrière. Voici ce que l'on constate aujourd'hui : Les globes oculaires sont assez saillants; la chambre antérieure droite paraît un peu plus ample d'avant en arrière; l'iris est refoulé en arrière et forme un entonnoir, très évasé il est vrai, à concavité antérieure; la pupille est large, ovoïde, à grand axe transversal et déformée en dehors; les fibres ont conservé leur contractilité sous l'influence de la lumière, mais il existe un *tremulus iridis* bien marqué; le bord de la pupille est entier, non frangé: Quand le malade abaisse fortement la tête en avant, il sent une secousse légère, et le cristallin vient se loger dans la chambre antérieure, à sa partie inférieure. La lentille est transparente, sans trace d'opacité commençante; sa teinte est très légèrement ambrée, la lumière s'y réfléchit et lui donne un éclat particulier qui la fait ressembler à une goutte d'eau ou d'huile. Si la tête du malade est rejetée en arrière, on voit le cristallin glisser jusqu'à l'ouverture pupillaire, s'enfoncer rapidement et tomber à plat dans la chambre postérieure, en déprimant par sa circonférence les bords de l'iris. La lecture et l'écriture sont devenues difficiles; cependant le malade peut se conduire et reconnaît très bien les personnes qui l'entourent; pas de diplopie; une lumière fixée paraît entourée de rayons intenses. Mais après la luxation du cristallin, la vision devient beaucoup plus confuse, les objets lumineux semblent multiples; à la distance de plus d'un décimètre, le malade ne peut compter les doigts qu'on place dans le champ de la vision. Le soleil, le grand air éblouissent; la vue est favorisée par les temps sombres. Pas de signes d'inflammation de l'œil. Le malade fut soumis, pendant quelque temps, à l'usage d'un collyre au sulfate de strychnine; ce médicament n'eut aucun succès durable, et la luxation continua à s'effectuer volontairement. Le 25 mai, le malade quitte l'hôpital. Six mois après, il entre à Lariboissière (service de M. Chassaignac). Pas de changement dans son état.

Obs. 136 (1). — *Luxation spontanée du cristallin, réduite par l'atropine.* — Il s'agit d'un homme de 65 ans, ayant déjà perdu l'œil droit et chez qui le cristallin de l'œil gauche était passé, sans que le sujet s'en aperçût, dans la chambre antérieure, où il était devenu opaque et où il séjournait depuis quinze mois. Redoutant les suites possibles de l'extraction chez une personne n'étant plus en possession que d'un seul œil, M. Mahieux fit dilater la pupille par l'atropine et coucher le malade sur le dos. De temps en temps, il imprimait à sa tête des mouvements propres à amener le cristallin au centre de la pupille. On vit peu à peu la lentille s'engager dans l'ouverture pupillaire, puis tomber complètement dans la chambre postérieure; et, quand le malade se leva verticalement, on ne vit plus que la partie la plus élevée du cristallin, fixée dans l'hémisphère inférieur. La guérison était complète et ne s'est pas démentie.

Ces cas s'accompagnent presque toujours, toujours même peut-être, d'un état de fluidification du corps vitré, qui a donné lieu à la désagrégation des éléments de soutien de la lentille : aussi, les moyens de traitement doivent-ils être plutôt palliatifs. Quand le cristallin peut, soit qu'il ait conservé sa transparence ou qu'il l'ait perdue, être réintégré dans la chambre postérieure, on doit tâcher de l'y maintenir, pour éviter le résultat fâcheux de la pression qu'il exerce sur la cornée, quand il se porte en avant. L'emploi du calabar est ici merveilleusement indiqué. On peut aussi, si l'action de ce myotique paraît trop temporaire, rétrécir la pupille d'une manière définitive, au moyen

(1) Mahieux. Moniteur des Hôpitaux, avril 1858.

de deux iridesis, pratiquées à chaque extrémité du diamètre transversal de la cornée, de façon à donner à cette ouverture la forme d'une ellipse, trop étroite pour livrer passage à la lentille, procédé appliqué avec succès par M. Bowman au traitement palliatif de la cornée conique (1).

Quand le cristallin, entouré de sa capsule, est placé de face dans la chambre antérieure, où on le voit parfois installé et comme enchâssé entre l'iris et la cornée, et sans que sa présence s'y accuse pour ainsi dire et y détermine la moindre irritation, il ne faut pas trop se hâter d'en faire l'extraction, ou au moins être très réservé quant au pronostic de l'opération, si le malade conserve un degré utile de vision. C'est qu'en effet, l'extraction s'accompagne d'ordinaire de la sortie d'une partie plus ou moins considérable d'humeur vitrée diffluente et de la perte totale de la vision, ainsi que nous en avons vu deux cas.

Obs. 137 (2). — Madeleine M., de Vilvorde, âgée de cinquante ans, entra à l'Institut ophthalmique du Brabant, en août 1864, se plaignant d'une perturbation très notable de la vue de l'œil gauche, survenue brusquement. Au moment où elle se baissait pour ramasser quelque chose, elle avait senti comme un coup dans l'œil, vif, dit-elle, comme un coup de pistolet, et quand elle s'était relevée, elle n'y voyait plus que très indistinctement. A son entrée, nous la trouvons dans l'état suivant : grand état de maigreur, facies exprimant la misère et le dépérissement, œil droit atrophié par suite d'une ancienne ophthalmie. En examinant superficiellement l'œil gauche, on n'y aperçoit d'abord rien de particulier ; ce n'est qu'en y regardant de très près, que l'on voit, dans la chambre antérieure, comme un cercle d'or de l'épaisseur d'un cheveu, parfaitement concentrique à l'insertion scléroticale de la cornée, seul indice de la présence, derrière cette membrane, d'un cristallin parfaitement transparent, entouré de sa capsule. La malade y voit encore très bien à se conduire. Après avoir inutilement essayé, en dilatant largement la pupille, d'y faire passer le cristallin pour le réinstaller dans la chambre postérieure, où, en cas de réussite, nous avions l'intention de le maintenir par le calabar ou une double iridesis, nous procédâmes à l'extraction par une incision linéaire faite à la cornée. Aucun accident ne survint ; l'issue du cristallin, entraîné sans difficulté dans la « vectis spoon » de M. Critchett, ne fut suivie d'aucune évacuation du corps vitré. Néanmoins, trois jours après, la cornée était envahie par une suppuration torpide que rien ne put arrêter et l'œil se perdit sans retour par atrophie.

Quelques semaines après, dans un cas absolument identique, sauf l'état général du sujet, qui ne laissait rien à désirer, nous avons vu, à la clinique du docteur Giraud-Teulon, la perte d'une notable quantité d'humeur vitrée survenir pendant l'extraction linéaire du cristallin luxé, bien que celle-ci fût pratiquée par M. Critchett, avec cette parfaite dextérité que nul ne saurait surpasser.

M. de Graefe (3) pense aussi qu'il ne faut pas chercher à extraire le cristallin, aussi longtemps qu'il n'est pas cataracté, et qu'il vaut mieux pratiquer une pupille artificielle. C'est ce qu'il a fait pour

(1) Ophth. Hosp. Rep. 1859-60, Vol. II, pp. 154-167.
(2) Warlomont. Observation inédite.
(3) Archiv für Ophthalmologie, 1858, B. IV, Abt. 2, S. 186.
Consultez : White Cooper. Luxation du cristallin (Annales d'Oculistique, 1858, t. XL, p. 143.) — Wilson. Trois cas de luxations diverses du cristallin (Ophth Hosp. Rep. 1860, Vol. III, n° 13). — Quaglino. De la chute spontanée du cristallin (Giornale d'Oftalmologia Italiano, 1860). — Heyman. Cas de mobilité du cristallin (Annales d'Oculistique, 1862, t. XLVIII, p. 189).

quatre malades, deux fois avec un succès complet, une fois avec un demi-succès; dans le quatrième cas, il survint, huit jours après l'opération, un décollement de la rétine. La pupille artificielle doit être pratiquée à la région iridienne la plus éloignée du cristallin luxé; l'opération se complique d'une disposition de l'hyaloïde à venir faire hernie quand on retire le couteau qui a servi à faire la ponction.

Il en est tout autrement, on le conçoit, quand il y a de la douleur, de l'irritation, de l'inflammation, et que, comme il arrive souvent, la sclérotique s'amincit et devient staphylomateuse (1). Dans ces cas, il faut pratiquer une petite incision au bord de la cornée et introduire par là un crochet derrière le cristallin pour l'attirer à soi : ce n'est qu'alors qu'on agrandit l'ouverture de la cornée jusqu'à y donner le tiers de sa circonférence et qu'on entraîne la lentille au dehors. Toutes ces précautions sont nécessaires pour éviter l'issue du corps vitré, ordinairement ramolli dans ces circonstances. Il faut encore extraire le cristallin plongé au fond de l'humeur vitrée, ou même pratiquer l'énucléation de l'œil, quand cet état de choses provoque, comme il arrive fréquemment, une amaurose de l'œil du côté opposé (2).

4. *Cristallin luxé et passé sous la conjonctive.* — Ces cas ne sont pas rares et sont dus le plus généralement à l'application violente d'un corps contondant, de petit volume à son extrémité, tel qu'un doigt, la corne d'une vache : cette dernière cause est celle qui a été constatée dans les trois quarts des cas. On aperçoit, dans ces cas, outre les symptômes ordinaires d'une forte contusion de l'œil, une déchirure excentrique de l'iris, la dilatation et l'irrégularité de la pupille, mais surtout une tumeur d'un blanc jaunâtre, comme transparente, du volume de la moitié d'un gros pois, située très près de la cornée et ordinairement à son côté interne ou externe. La présence de cette tumeur coïncidant avec l'absence du cristallin, constatée par l'épreuve des trois images, ne permet aucun doute quant au diagnostic. La rupture a lieu ordinairement parallèlement au bord de la cornée et près de l'extrémité antérieure de la sclérotique, vers la partie inférieure et un peu en dedans, plus rarement vers le côté externe et rarement, si jamais, en bas. M. Hulke (3) explique cette particularité, après MM. Follin (4) et White Cooper (5), en disant que la rupture a lieu par une sorte de contre-coup, la saillie du sourcil et du contour supérieur de l'orbite en haut, celle du nez en dedans, protégeant l'œil contre les coups portés dans ces deux directions.

(1) Ophth. Hosp. Rep. 1857-59, Vol. I, p. 296.
(2) Dixon. Med. Times and Gazette, 1858, Sept. 4, p. 245.
(3) Ophth. Hosp. Rep. 1857-59, Vol. I, pp. 293-295.
(4) Archiv. gén. de méd.
(5) De la rupture de la sclérotique et de la perte du cristallin (Annales d'Oculistique, 1854, t. XXXII, p. 167).

En général, on est trop tenté d'inciser largement la conjonctive et d'extraire la lentille logée sous elle. Il faut être circonspect, car la plaie ainsi faite à la muqueuse, si l'accident est de date récente, peut donner issue au contenu de l'œil, à travers l'ouverture des membranes profondes. Si les accidents inflammatoires, entretenus par la présence de ce corps étranger, en commandent l'ablation, et que l'on ait des raisons de croire que la plaie à travers laquelle il s'est échappé n'a pas eu le temps de se cicatriser, on fera bien de ne faire à la conjonctive qu'une très petite ouverture, à travers laquelle le cristallin morcelé pourra toujours facilement passer et qu'on aura eu soin de faire de telle sorte qu'elle ne corresponde point avec la plaie primitive; on pourra, l'extraction opérée, la fermer au moyen d'un point de suture, pour toute prudence.

Obs. 138 (1). — Le 28 mai 1856, on m'amène le nommé James Gambel, âgé de 17 ans. La veille, il avait reçu sur l'œil droit une motte de terre dure qui l'avait frappé violemment : la vue avait été immédiatement éteinte; il était survenu une douleur intense qui avait persisté plusieurs heures après l'accident. On avait appliqué sur l'œil des fomentations et un cataplasme de mie de pain. Lorsque je le vis, il se plaignait encore beaucoup; il accusait surtout la sensation d'un corps étranger dans l'œil, sensation qu'aggravaient les mouvements des paupières, et ce ne fut qu'avec peine que je pus me livrer à un examen convenable. Voici quel était l'état de son œil : ecchymose générale; iris presque complétement rendu invisible par le sang qui remplit la chambre antérieure; au côté interne, sur la ligne d'union de la cornée avec la sclérotique, on aperçoit une ligne noire (évidemment une déchirure de la sclérotique), et entre cette ligne et le canthus interne une tumeur jaunâtre ayant le volume de la moitié d'un pois : on reconnaît qu'elle n'est autre que le cristallin situé sous la conjonctive; la conjonctive s'était évidemment détachée, et le cristallin avait été chassé sous elle jusqu'à une certaine distance au delà de la déchirure de la sclérotique. Je me décidai immédiatement à l'enlever, en pratiquant une plaie qui ne correspondît point à la déchirure de la sclérotique et de la choroïde. M'étant placé derrière le malade, je fendis la conjonctive au côté interne du cristallin ; puis, exerçant une légère pression, je vis s'échapper la lentille et le sang extravasé. Les paupières furent maintenues rapprochées à l'aide de bandelettes agglutinatives, et des applications froides constamment faites. Le malade dut rester au lit et à la diète. Le quatrième jour (jusque-là rien de remarquable), j'examinai l'œil et je m'assurai que l'iris était détaché dans le point correspondant à la déchirure; le sang épanché était en grande partie résorbé et la plaie de la sclérotique paraissait guérie. Au bout d'un mois, l'œil s'était en partie remis de ses lésions ; toutefois la déformation de l'iris et une ligne noire au niveau de la déchirure par où était sorti le cristallin, persistaient.

Obs. 139. (2) — *Luxation sous-conjonctivale du cristallin.* — P. B., âgé de 60 ans, campagnard bien portant, reçoit un coup violent sur l'œil gauche et perd immédiatement la vue de ce côté. A son entrée à l'hôpital, il n'a même pas la perception de la lumière et souffre beaucoup. La conjonctive fortement injectée est très rouge, la cornée normale; la chambre antérieure en partie remplie de sang ; la pupille, qu'on distingue à peine, a la forme d'un fer à cheval avec la base en haut. En soulevant la paupière supérieure et en faisant regarder le malade en bas, on aperçoit sur la face supérieure du globe oculaire et au-dessous de la conjonctive, qui est en ce point amincie et transparente, une tumeur recouverte d'un magnifique réseau vasculaire. Cette tumeur a la forme et la dimension du cristallin. M. Wilde incisa avec une grande aiguille la conjonctive

(1) Fano. Luxation sous-conjonctivale du cristallin (Gaz. des Hôp., 1860, p. 605.)
(2) White Cooper. Annales d'Oculistique, 1858, t. XL, p. 148.

au-dessus du cristallin, et l'on vit s'en échapper le cristallin offrant une coloration légèrement ambrée et la consistance de l'amidon cuit. On aperçut alors, sous forme d'une fente noire communiquant avec la chambre de l'humeur vitrée, la rupture de la sclérotique qui avait livré passage au cristallin. Il ne s'échappe point d'humeur vitrée. — Occlusion de l'œil. Deux semaines plus tard, la chambre antérieure et l'iris sont complétement débarrassés de sang; la plaie de la sclérotique est cicatrisée et, au moyen d'un verre convexe, le malade peut lire les gros caractères et distinguer les petits.

SECTION V.

PLAIES DE LA SCLÉROTIQUE ET DE LA CHOROÏDE. (P. 608.) (1).

1. Les piqûres de ces membranes, comme peuvent en produire, par exemple, des plumes d'acier, sont susceptibles de donner lieu à une vive inflammation, à un épanchement entre la choroïde et la rétine, à la perte, même complète, de la vue.

Obs. 140. — *Ophthalmitis traumatique, suite de piqûre de l'œil, excision, dissection* (2). — I. C., âgé de 9 ans, a l'œil droit perforé par une plume d'acier, le 7 décembre 1858; la vision est détruite dès le lendemain. La vue de l'œil gauche commençant à s'altérer, on excise l'œil le 19 janvier 1859, et on l'examine immédiatement. L'espace destiné à l'humeur vitrée est occupé par un liquide trouble et des flocons blanchâtres; la rétine est très vasculaire, ses vaisseaux sont gorgés, sa substance légèrement trouble; une petite quantité de liquide trouble est épanchée entre elle et la choroïde : ceci avait déterminé son déplacement en dedans, principalement le long de l'*ora serrata*, dans le point où elle adhère à la membrane transparente qui tapisse cette dernière; cette membrane a été poussée en dedans par des produits inflammatoires et a entraîné la rétine dans la même direction; la choroïde est infiltrée de lymphe plastique, principalement autour du nerf optique et au-dessous de la tache jaune; elle empiète beaucoup sur le nerf optique, dont elle réduit considérablement le diamètre (constriction du nerf optique). On ne trouve point de cristallin; tout l'espace entouré par l'*ora serrata*, les procès ciliaires et l'iris, est occupé par des produits inflammatoires.

Cette observation fait voir une des manières dont la rétine se trouve détachée de la choroïde; une quantité de produits inflammatoires se trouve versée par la surface interne (vitrée) de la portion de la choroïde à laquelle on a donné le nom d'*ora serrata*, et des procès ciliaires au-dessous de la membrane transparente qui tapisse ces parties; cette membrane est ainsi refoulée vers l'espace vitré dont le contenu perd sa consistance et son volume. La rétine intimement unie à cette membrane la suit dans son mouvement: l'espace ainsi formé entre la rétine et la choroïde est rempli par un fluide (sérum, globules de pus, etc.), qui provient de la choroïde infiltrée et enflammée. On voit aussi que la portion de choroïde qui environne le nerf optique peut comprimer celui-ci.

2. Une simple commotion de l'œil peut être suivie de la déchirure de la choroïde seule : dans ces cas, après que l'épanchement de sang auquel elle a donné lieu est résorbé, on voit à l'ophthalmoscope, à travers les lèvres de la déchirure, la sclérotique d'un blanc nacré, au-

(1) Voir DIXON. Observation dans laquelle de petits corps étrangers, ayant pénétré à travers la sclérotique, jusqu'au bord de la pupille, en furent extraits par la cornée (Ophth. Hosp. Rep. 1857-59, Vol. I, p. 159.)

(2) BADER. Ophth. Hosp. Rep. 1859-60, Vol. II, p. 11.

devant de laquelle les vaisseaux rétiniens, faciles à suivre, indiquent que la rétine est demeurée intacte.

Obs. 141 (1). — *Cicatrices de la choroïde, à la suite de ruptures traumatiques.* — M. Frank a eu l'occasion d'observer deux cas de cette nature. Dans l'un, l'œil avait éprouvé de fréquentes contusions directes ; il existait dans la choroïde des altérations diverses conjointement avec les lignes d'un blanc argenté, indiquant des fissures de cette membrane. Dans l'autre, il s'agissait d'un simple soldat du 68e régiment, réformé du service de l'Inde pour cécité de l'œil droit. Il avait reçu, onze ans auparavant, sur la région sus-orbitaire, un coup qui lui avait occasionné une plaie contuse qui s'était promptement cicatrisée, sans qu'il survînt ni douleur, ni trouble dans l'œil correspondant. Néanmoins, il se manifesta graduellement une rétraction du droit externe qui détermina un strabisme divergent prononcé, sans qu'il eût existé de diplopie. Il semble, d'après cela, malgré le dire du malade, qu'il a dû y avoir quelque lésion intra-oculaire qui aura porté l'œil droit à se dévier pour ne point troubler l'action du gauche. Trois ans après la blessure, le droit externe fut divisé pour corriger la déviation oculaire. L'opération réussit jusqu'à un certain point : elle ne fut point suivie de diplopie. Lorsque cet homme s'enrôla, la vision centrale était assez bonne ; car, l'œil gauche s'étant fermé, il lisait les caractères moyens de son certificat, et apercevait la cible à 900 yards. Ce fut en décembre 1853 que, se trouvant près des tropiques, dans son passage aux Indes, il ressentit une douleur avec secousse dans l'œil droit, douleur que l'exercice augmentait ; un mois après, la vision était complétement éteinte de ce côté.

A son entrée à l'hôpital du fort Pitt, voici quel était l'état de ses yeux : L'œil droit perçoit un peu la lumière du soleil. Il est dévié en haut et un peu en dehors. La pupille a les mêmes dimensions que celle de l'autre œil ; mais lorsque celui-ci est fermé, elle se dilate. Elle subit promptement l'action de l'atropine. L'œil droit est un peu plus mou que le gauche. A l'ophthalmoscope (image renversée), la papille est ovale, plus blanche et plus aplatie qu'à l'état normal : elle présente çà et là de très petites taches capillaires ; on n'aperçoit point la limite sclérotidienne. Un large croissant pigmentaire, d'un noir de jais, entoure la moitié inférieure et externe de la papille. Les artères sont petites et paraissent rétractées et vides ; veines d'un calibre modéré. Quelques petites lignes blanches partent de la partie supérieure et externe de la papille et viennent aboutir à une tache grise cordiforme, due à quelque altération de la rétine (exsudation ou dégénérescence graisseuse). La tache jaune se présente sous l'aspect d'un disque gris ; il y a eu évidemment des exsudations dans la portion de rétine qui l'entoure. On aperçoit deux bandes blanches formant entre elles un angle d'environ 80° et partant, l'une, de l'extrémité inférieure et externe, l'autre, de l'extrémité inférieure et interne de la papille. Elles sont situées dans le plan de la choroïde, au-dessous de l'expansion de la rétine, dont les vaisseaux les croisent. La lumière brillante, argentée, qu'elles réfléchissent ne permet pas de douter de l'absence des éléments de la choroïde le long de leur trajet. Au-dessus de ces cicatrices choroïdiennes, comme je crois pouvoir appeler ces bandes à travers lesquelles on aperçoit le lustre argenté de la sclérotique, on remarque l'aspect propre à la macération du pigment. Les espaces intervasculaires sont d'un jaune brillant ; les vaisseaux se voient distinctement ; la couche épithéliale manque, et le contenu de ses cellules forme des taches et des lignes. Çà et là sont dispersés quelques points en forme de grains de chapelet d'un jaune doré. Deux artères et une veine traversent près de son origine cet espace transparent, sans éprouver aucune interruption dans leur trajet.

Les bandes décrites représentent des cicatrices survenues à la suite de la déchirure de la choroïde seule ; et comme une lésion de cette nature ne peut reconnaître qu'une cause traumatique, elle doit être attribuée à la blessure reçue par le sujet. On ne saurait déterminer, faute de données suffisantes, si, dans ce cas, l'œil a été lui-même frappé, ou si la commotion éprouvée par l'arcade sus-orbitaire lui a été communiquée avec assez de violence pour produire la déchirure de la choroïde.

(1) Frank. Id. 1860-61, Vol. III, p. 84.

SECTION V bis.

LÉSIONS TRAUMATIQUES DE LA RÉTINE.

Des contusions du globe de l'œil ou des plaies pénétrantes de cet organe peuvent atteindre la rétine et y déterminer des décollements et des déchirures : les premières de ces altérations sont de beaucoup les plus fréquentes; nous avons cependant rencontré plusieurs cas de déchirures de la rétine, dues à des causes variées. Le plus souvent, les cicatrices qui en sont la suite se présentent sous l'aspect de traînées crayeuses, bordées de dépôts noirs, dus vraisemblablement à des épanchements sanguins incomplétement résorbés. Dans un cas, que nous tenons en ce moment en observation, une déchirure produite par un éclat de mitraille a donné lieu à un de ces épanchements, qui a beaucoup diminué, mais qui, depuis plus de deux ans, est démeuré stationnaire : la vue n'en est presque pas altérée.

Obs. 142 (1). Le sieur S., âgé de 30 ans, entre à l'Institut ophthalmique du Brabant, pour une iritis syphilitique de l'œil gauche; l'œil droit paraît sain, mais la vision en est pourtant complétement abolie. Le malade nous dit que c'est à la suite de la projection d'une vague, dont il a été fouetté en pleine figure, que sa vue s'est perdue, et cela sans qu'il en ait ressenti de bien vives douleurs. A l'ophthalmoscope, on aperçoit une large cicatrice, traversant diagonalement de haut en bas et de dedans en dehors, tout le champ occupé par la rétine : cette cicatrice est d'un blanc crayeux, irrégulier, et les bords en sont garnis de petits dépôts noirâtres. L'accident date de plusieurs années et la vision ne manifeste aucune tendance à se rétablir.

Obs. 143 (2). — Chez un fermier qui avait eu, dans un jeu, l'œil frappé par une poire de bois creuse, M. Dixon découvrit à l'ophthalmoscope une altération qu'il considéra comme une déchirure de la rétine, puis un caillot de sang situé sur cette membrane. Le sujet fut vu plus tard dans une consultation par M. White Cooper. La pupille était légèrement dilatée et immobile; rien d'anormal à part cet état; le sujet voyait confusément les objets, et il lui semblait qu'une tache noire obscurcissait le centre de son champ visuel; il lisait difficilement le caractère *pica*, obligé qu'il était de lire mot par mot. A l'ophthalmoscope, dans le point occupé par la déchirure de la rétine, on apercevait une ligne opaque irrégulière, presque dans l'axe de la vision; à l'entour existaient quelques petites taches, évidemment les restes du caillot sanguin qui n'avait pas été complétement absorbé. M. Dixon et M. White Cooper affirmaient, avec confiance, dans leur rapport, que le sujet conserverait un certain degré de vision, mais que celle-ci ne redeviendrait jamais parfaite. Le malade demandait une indemnité de 2000 livres sterling pour la perte de son œil. Il lui fut alloué 700 livres qu'il accepta de fort mauvaise grâce.

Les décollements traumatiques de la rétine, sans ou seulement avec une petite solution de continuité, sont particulièrement remarquables et instructifs, vu leur marche relativement favorable. M. de

(1) WARLOMONT. Inédite.
(2) WHITE COOPER. On Wounds and Injuries of the Eye, 1859, p. 318.

Graefe (1) en possède trois observations dans lesquelles l'accident était dû à une contusion du globe de l'œil; dans un quatrième cas, une piqûre de la sclérotique, faite avec un couteau très étroit, était venue, après avoir traversé le globe, blesser la rétine du côté opposé et occasionner un décollement, probablement hémorrhagique, de la rétine. Dans ce dernier cas, et dans deux des précédents, on put constater, après une observation de trois à quatre ans, pour chaque cas, que, non-seulement le décollement était demeuré stationnaire, mais qu'il avait évidemment diminué. Le dernier malade, un fonctionnaire supérieur russe, avait complétement perdu la vue d'un œil à la suite d'une plaie : quatre ans plus tard, il ne restait plus qu'un décollement très circonscrit de la rétine, et la vue de cet œil s'était presque complétement rétablie. Dans un œil parfaitement sain, si la compression des vaisseaux à leur sortie produit un épanchement séreux sous-rétinien et si le pouvoir d'absorption a conservé toute sa puissance, il n'est pas étonnant que le liquide, anormalement épanché, vienne à disparaître : l'équilibre de la tension intra-oculaire est rétabli par l'augmentation de la sécrétion de l'humeur vitrée, comme il le serait par la pression prolongée du doigt à la surface externe de l'œil.

SECTION VI.

CORPS ÉTRANGERS DANS L'HUMEUR VITRÉE. (P. 612.)

Trop souvent l'œil est frappé de corps étrangers, tels que des fragments de capsule fulminante, des copeaux de métal échappés du ciseau de l'ouvrier, des paillettes métalliques lancées avec force par le jeu des machines : les membranes externes sont blessées d'une façon appréciable, mais il est moins facile de constater si les membranes profondes l'ont été également; si, en un mot, chose importante à connaître, le corps vulnérant est allé se loger dans les profondeurs de l'organe. Jusqu'ici les symptômes subjectifs révélés par l'état inflammatoire des parties, la décoloration de l'iris, l'appréciation de la cause vulnérante, avaient seuls servi de guide dans l'établissement du diagnostic : l'ophthalmoscope est venu y fournir de nouveaux et précieux éléments, que M. Éd. Jaeger a signalés dans un excellent travail (2) auquel nous allons emprunter d'importantes citations :

« Si le corps étranger a blessé l'iris, on remarque une inégalité au pourtour de la pupille, ou bien une légère perte de substance à sa face

(1) Ophth. Review, 1864, n° 2, p. 147.

(2) Éd. Jaeger. Des corps étrangers enkystés dans l'humeur vitrée de l'homme (Oesterr. Zeitsch. f. pract. Heilk. 1857, n° 2).

antérieure, qu'on ne prend que trop fréquemment pour un dépôt de pigment : l'erreur de diagnostic n'est plus possible quand on regarde avec l'ophthalmoscope. Lorsque ce fragment métallique a, sans léser l'iris, été se loger dans le cristallin ou au delà, il importe beaucoup de le rechercher, car la cataracte consécutive ne se manifeste pas toujours dans les premiers temps. En général, des petits corps qui traversent rapidement le cristallin déchirent fort peu sa capsule antérieure et, au contraire, fortement sa capsule postérieure; de sorte que le trouble qui se forme est moindre en avant qu'en arrière, ce qui permet de suivre facilement son trajet.

» Peu de temps après l'accident, les couches corticales qui avoisinent la plaie de la capsule et les portions antérieures du cristallin, s'obscurcissent d'une manière notable avant les couches profondes, à moins que l'humeur aqueuse, l'humeur vitrée ou le corps étranger ne les ait modifiées par un contact prolongé. Mais lorsque la plaie extérieure s'est promptement cicatrisée, la cataracte se développe d'arrière en avant, et seulement après des mois ou des années. S'il arrive que les deux plaies extérieure et postérieure se cicatrisent vite, l'opacité peut assez fréquemment rester bornée aux portions ambiantes, sans que les fonctions visuelles en soient altérées : la cicatrice peut souvent être réduite à son minimum, comme dans d'autres altérations de la capsule (la *cataracte centrale*, par exemple) ; dans ce cas, les couches corticales, placées immédiatement auprès, sont seules opacifiées.

» Le corps étranger qui est allé se loger dans l'humeur vitrée, après avoir traversé la cornée et l'iris, n'a pas toujours lésé le cristallin; car, ainsi que le prouvent la direction de son trajet, la position de la plaie de l'iris et l'absence de lésions dans les parties postérieures, il a pu s'engager à travers le canal de Petit. Lorsqu'il est arrivé dans l'humeur vitrée et qu'il n'a plus assez de force pour aller plus loin, il tombe au fond de l'œil et va se fixer sur la membrane hyaloïde, juste sur l'axe de l'organe. Si alors on projette dans le fond de l'œil un rayon lumineux dirigé de haut en bas et faisant un angle très-aigu avec le bord de l'iris, et si, en se mettant à côté du miroir, on regarde la portion éclairée, on ne tarde pas à apercevoir le corps étranger avec des proportions plus fortes, même sans se servir de verre grossissant. Dans les premiers jours, on le voit très-nettement à travers l'humeur vitrée translucide, couché sur le fond rouge jaunâtre de l'œil; les contours en sont très nets, la couleur variable, et peu de temps après l'accident, il se développe une rétinite et une choroïdite qui causent un trouble susceptible d'augmenter, et qui se fait surtout de la périphérie vers le centre, dans le voisinage des procès ciliaires ou du canal godronné. Le corps étranger est alors brillant, bleu jaunâtre; les contours en sont moins nets, paraissent entourés d'un large liséré obscur qui en fait ressortir davantage l'éclat métallique. Peu à peu le trouble augmente de la circonférence vers le centre, le recouvre de plus en plus et finit par l'enlever complétement à notre regard.

» Quand l'inflammation reste locale, une, deux semaines déjà après l'accident, on voit diminuer les symptômes pathologiques; l'exsudat qui s'était produit disparaît petit à petit, et l'on voit le corps étranger enveloppé d'une membrane épaisse: de sorte que, au lieu d'un corps foncé, on distingue alors un *kyste* blanc jaunâtre, tranchant sur un fond obscur et paraissant augmenté de volume.

» Dans ces cas, d'autres phénomènes pathologiques se manifestent durant la période inflammatoire : sensation de picottement dans l'œil, léger trouble de la vue, limites de l'accommodation, tels sont ordinairement les seuls symptômes observés par le malade, et dépendant tous de cette entité morbide qu'il ne sait apprécier et que le médecin ne reconnaît que par l'examen interne de l'œil.

» Quand même ces phénomènes s'étendent et s'aggravent, ils finissent par disparaître après l'enkystement du corps étranger, et il peut se faire que la forme et les fonctions de l'œil recouvrent leur intégrité normale.

» De semblables lésions n'ont pas toujours une terminaison aussi favorable. La choroïdo-rétinite, localisée d'abord, s'étend peu à peu, et finit par altérer non-seulement les fonctions de l'œil, mais même sa forme. Il peut également se développer dans l'humeur vitrée un abcès qui, en se faisant jour au dehors, favorise la sortie du corps étranger, ou peut, à son tour aussi, s'envelopper d'un kyste ou produire la purulence et l'atrophie du globe oculaire.

» Le plus grand nombre des accidents de cette espèce arrivent, soit par des copeaux de fonte ou d'acier, soit par des débris de capsule qu'on s'amuse à faire éclater à l'aide d'un marteau ou d'une pierre. Six fois nous avons eu l'occasion de suivre l'enkystement de ces corps étrangers dans l'humeur vitrée, dans des cas où leur pénétration au fond de l'œil n'avait été reconnue que d'une manière indirecte et après que toute inflammation eut disparu.

Obs. 144 (1). — Un copeau de fonte pénétra au fond de l'œil droit, parallèlement à son axe, à travers la cornée, le segment supérieur de la pupille et le cristallin, et alla se loger à la partie déclive de l'œil. Trois jours après l'accident, trouble de la cornée au niveau de la plaie, dont les bords sont déjà recollés, opacité légère à la capsule antérieure du cristallin, plus prononcée à la postérieure : la lésion du cristallin est indiquée par un brouillard excessivement faible.

L'inflammation fut locale, les autres parties de l'œil restèrent intactes; aussi le malade n'accusa-t-il qu'un léger trouble de la vision. Pendant l'enkystement du fragment de métal, les phénomènes suivants se passèrent dans l'appareil cristallinien : le nuage qui entourait la plaie de la capsule postérieure augmenta, tandis que celui de la capsule antérieure diminua d'une manière notable, et celui du cristallin disparut complétement. L'œil conserva sa forme et l'intégrité de ses fonctions ; de sorte que, depuis trois ans, le malade se sert de cet œil aussi bien qu'auparavant.

(1) Ibid. Id. les obs. 144, 145, 146, 147, 148 et 149.

Obs. 145. — Un éclat d'acier pénétra au fond de l'œil gauche, parallèlement à son axe, en traversant la cornée à sa partie interne et supérieure, l'iris et le cristallin. Le malade se présenta à moi huit jours après son accident, à cause d'un léger obscurcissement de sa vue et de la sensation qu'il éprouvait d'un corps étranger dans l'œil.

La plaie de la cornée était imperceptible, celle de l'iris avait l'air d'une tache noire triangulaire de $0^m,001$ de grandeur, plus facilement reconnaissable à l'aide de l'ophthalmoscope. La plaie de la capsule antérieure paraissait cicatrisée, enveloppée d'un très faible nuage; il ne restait presque pas de trace du passage du corps étranger à travers les couches cristalliniennes; la plaie de la capsule postérieure, au contraire, était triangulaire comme celle de l'iris. L'enkystement de ce corps étranger, placé sur la membrane hyaloïde, dans la direction de l'axe de l'œil, se fit après une inflammation qui augmenta encore, mais resta locale, et ne troubla les parties voisines qu'à son summum d'intensité. Il fut complet au bout de trois mois, sans que le trouble du cristallin eût augmenté et sans altération de la forme et des fonctions de l'œil. Depuis un an, le malade a, sans interruption, vaqué à ses affaires; mais, depuis quelque temps, l'opacité de la capsule postérieure augmente et commence à gêner les fonctions visuelles.

Obs. 146. — Un serrurier reçut un éclat d'acier qui pénétra dans l'œil gauche, à la partie externe du plan horizontal de la cornée, et lésa le bord pupillaire de l'iris et le cristallin. La plaie de l'iris était tailladée et les deux lambeaux pénétraient dans le cristallin à travers la plaie de la capsule antérieure, de sorte qu'il semblait y avoir synéchie postérieure. Les symptômes inflammatoires, dans la portion antérieure de l'œil, étaient sans importance. L'opacité du cristallin s'élargit d'abord peu à peu, puis disparut presque complétement au bout de trois mois ; la pupille laissa passer assez de rayons lumineux pour qu'on pût s'assurer de l'enkystement du corps étranger au fond de l'œil, et le malade recouvra la vue comme un opéré de cataracte.

Obs. 147. — Un ouvrier ébéniste reçut, à la distance de dix pas, un éclat de capsule qui le frappa à l'angle externe de l'œil gauche, pénétra jusque dans l'humeur vitrée à travers la sclérotique, à 5 millimètres environ du bas de la cornée, et tomba au fond de l'œil jusqu'au milieu. Le malade ne s'étant pas soigné, il se développa une *scléro-choroïdite* avec décollement de la portion externe de la rétine; ce qui gêna beaucoup la vue, mais n'empêcha pas le corps étranger de s'enkyster promptement. Un traitement approprié calma l'inflammation, qui disparut en totalité au bout de quatre mois, sans que l'œil fût altéré dans sa forme.

Obs. 148. — J'observai un fait semblable chez un enfant de cinq ans, à la suite de l'explosion d'une capsule. Dans les premiers moments, l'enfant ni les parents ne prirent garde à cet accident; mais au bout de huit jours, l'apparition des symptômes d'une *choroïdo-rétinite* nécessita l'intervention de l'art. Un petit fragment du métal avait pénétré à travers le centre de la cornée, la pupille et le canal de Petit, et s'était logé à la partie déclive de l'œil, sur la membrane hyaloïde. Le traitement mitigea les phénomènes inflammatoires et favorisa l'enkystement assez rapide de ce corps étranger ; mais de nouveaux accidents d'inflammation causèrent une choroïdite progressive et, au bout de quelques mois, l'on eut à déplorer l'atrophie de l'œil.

Obs. 149. — Le dernier exemple de ce genre que j'observai jusqu'à présent fut le suivant : En ciselant un morceau d'acier, un ouvrier fut frappé par un copeau qui pénétra également à travers le centre de la cornée, l'iris et le canal godronné, et alla se loger dans l'humeur vitrée. Sans se douter de la gravité de sa blessure, cet ouvrier vint me consulter au bout de dix jours pour un léger trouble de la vue. Rien de particulier aux parties antérieures du globe de l'œil, si ce n'est la trace de la blessure de la cornée et une plaie de l'iris d'un millimètre de grandeur. En regardant à travers les milieux transparents dans le sens de l'axe de l'œil, on apercevait facilement une exsudation plastique assez forte en bas et au côté externe du corps étranger.

Par suite d'une *choroïdo-rétinite* localisée, le fragment d'acier s'enkysta au bout d'une semaine, et peu à peu l'humeur vitrée ambiante recouvra sa transparence ; cependant les fonctions visuelles diminuèrent progressivement, et cinq semaines après l'accident, on pouvait reconnaître un décollement de la rétine dans le voisinage du kyste. Ce décollement s'étendit de plus en plus et occupa bientôt le tiers de la portion inférieure et externe de la rétine. En même temps, on remarquait que le corps enkysté s'était déplacé de sa position primitive et tendait à tomber vers le milieu de l'œil. Ce déplacement se fit insensiblement, sans autre phénomène qu'un léger picotement dans les parties externes de l'œil; il se forma alors un dépôt plastique qui souleva la rétine et l'hyaloïde sous forme d'un cône, au sommet duquel se trouvait placé le corps enkysté. Au bout de trois mois, le petit corps était arrivé jusqu'au centre du globe oculaire; il est à remarquer encore qu'il abandonna sa position horizontale primitive et se plaça verticalement, position qu'il garda désormais. Les symptômes inflammatoires cédèrent au traitement; le bulbe conserva sa forme; le cristallin et les autres milieux paraissent transparents, et le malade, en regardant de côté, distingue encore facilement les grands objets, tels que les doigts.

On se représente ordinairement l'enkystement, dit M. de Graefe (1), comme le résultat d'une inflammation circonscrite des membranes internes. Il est incontestable que celle-ci, lorsqu'elle survient, exerce une certaine influence, mais le corps étranger s'enkyste souvent sans qu'il se développe de symptômes inflammatoires. Dans les cas les plus favorables, il se forme autour du corps étranger une membrane d'enveloppe, qui très-souvent n'a aucune connexion avec les membranes internes de l'œil. L'hyaloïde devient trouble. Tantôt l'opacité est générale et s'étend de la circonférence vers le centre de l'hyaloïde; d'autres fois elle est bornée aux parties qui environnent immédiatement le corps étranger, et au trajet qu'il a parcouru pour pénétrer à l'intérieur du corps vitré, sans qu'il existe de signes d'inflammation.

Obs. 150 (2). — *Fragment de fer traversant la cornée, le cristallin, etc., et venant s'enfoncer dans la sclérotique près de l'entrée du nerf optique.* — R. D..., âgé de 37 ans, ouvrier en chaudières, étant occupé à son ouvrage, fut frappé à l'œil par un morceau d'acier qui se détacha de la tête de son marteau, novembre, 28, 1862. Le lendemain, il se présenta à l'hôpital, où, après lui avoir dilaté la pupille avec de l'atropine, on remarqua que le cristallin présentait une opacité partielle. La lentille était traversée par une ligne noire qu'on supposa être la trace du passage du corps étranger. Le cristallin était déjà trop opaque pour qu'on pût explorer le fond de l'œil avec soin. — Décembre 6. Il est survenu une douleur considérable dans l'œil depuis la dernière visite. Le cristallin est gonflé et fait saillie à travers la pupille. On en fait l'extraction par la méthode de Schuft. Comme il était complétement mou, il sort facilement, laissant la pupille entièrement débarrassée. Le malade récupéra un certain degré de vision; la douleur et la congestion oculaire disparurent. Cette amélioration persista un certain temps, puis la douleur reparut à un degré considérable; l'œil était en proie à une ophthalmie générale qui résista à tous les traitements, et, comme on savait qu'il contenait un corps étranger, on se décida à faire l'excision de l'organe malade, d'autant plus que l'autre œil commençait à se prendre sérieusement. — Mars, 4. L'œil est excisé; son examen montre que le cristallin en totalité avait été extrait. La pupille était en partie fermée par une exsudation. L'humeur vitrée est tout à fait liquéfiée, mais transparente. La rétine et la choroïde paraissent normales. Tout près de l'entrée du nerf optique, on voit s'élever de la rétine une saillie de la grosseur de la moitié d'un pois d'une substance molle blanchâtre. Lorsqu'on voulut l'enlever, on reconnut qu'elle adhérait fortement à la rétine et à la

(1) Corps étrangers à l'intérieur de l'œil. (Arch. für Ophth. 1857. B. III, Abt. 2, S. 337-356.)
(2) Wordsworth. Ophth. Hosp. Rep. 1864, Vol. IV, p. 110.

choroïde, et renfermait un fragment de fer de 1 1/2 ligne de longueur, emprisonné dans la sclérotique.

Obs. 151. — *Extraction d'un corps étranger logé dans la chambre de l'humeur vitrée* (1).— James Perkins, tonnelier, âgé de 24 ans, se présente à l'hôpital, le 2 décembre 1858, une demi-heure après avoir reçu une blessure à l'œil gauche. Pendant qu'il détachait d'un tonneau un cercle de fer, le tranchant de son ciseau se brisa, et une parcelle du métal qui s'échappa vint frapper sa paupière. Une petite plaie verticale, située un peu au-dessus de la marge de la paupière supérieure gauche, indique l'endroit où le fragment a traversé la peau. En renversant la paupière en dehors, on trouve une plaie semblable sur la conjonctive qui revêt le cartilage tarse. On voit sur la sclérotique, à peu près au niveau du bord supérieur de la cornée, et à une ligne environ de son bord interne, une petite plaie béante, d'une ligne d'étendue, et environnée d'un petit caillot dû au sang épanché au-dessous de la conjonctive. Une petite vésicule formée par l'humeur vitrée se montre à l'ouverture. La pupille est mobile, et le malade lit les grands caractères, mais il voit tous les objets à travers un léger brouillard.

A l'ophthalmoscope, on voit, à la partie supérieure et interne de la pupille, derrière le cristallin, un caillot de sang qui pend de la plaie et flotte légèrement çà et là dans l'humeur vitrée. Le reste de cette humeur est parfaitement transparent, et comme il en est de même de la cornée et du cristallin, on peut bien voir la rétine. On remarque juste au-dessous du nerf optique un petit corps arrondi, ressemblant presque en tous points à une bulle d'air ; il semble que ce globule soit formé par une portion de lymphe transparente épanchée autour d'un corps étranger qui aurait pénétré dans l'œil. Toutefois, il n'existe aucune rougeur autour de ce petit globule ; et cette absence de vascularité fait douter que ce soit réellement de la lymphe plastique. On applique sur les paupières fermées un peu de coton cardé, qu'on maintient à l'aide d'une bande : repos et régime tempéré ; chaque soir une potion composée d'un gros de teinture de jusquiame dans une mixture camphrée.— Décembre, 6. La petite plaie de la sclérotique est en voie de se fermer ; il n'y a pas de douleur, et peu de rougeur de la sclérotique. Vue moins trouble que le premier jour : le blessé lit assez facilement un caractère moyen. Au bout de dix jours, on supprime la jusquiame et l'on prescrit, deux fois par jour, quatre grains d'iodure de potassium dans une décoction de quinquina. — Le 30, la vue a continué à s'améliorer, toute rougeur de la conjonctive a disparu ; la petite plaie de la sclérotique se reconnaît à peine à une ligne grisâtre ; pas de photophobie. Nouvel examen à l'ophthalmoscope. On ne retrouve plus le petit corps globulaire aperçu la première fois près du nerf optique. A la suite d'un mouvement brusque du globe oculaire, un corps noir oblong, que l'on reconnaît sur-le-champ pour une parcelle métallique, vient faire saillie de derrière la portion interne de l'iris. Il est embarrassé dans quelques restes de caillot semblables à des filaments qui le maintiennent suspendu dans l'humeur vitrée, et lui permettent de se mouvoir librement en avant et en arrière, tandis que les mouvements en dehors sont arrêtés par le cristallin.

Les observateurs savent très bien que les corps opaques situés dans le cristallin ou l'humeur vitrée donnent des sensations très trompeuses sur la situation qu'ils occupent réellement ; ce corps étranger qui, en réalité, était derrière le cristallin, paraissait, lorsqu'on le voyait dans le champ illuminé, être situé au-devant du cristallin et dans le plan de l'iris. Lorsque l'examen se faisait à la lumière naturelle concentrée au moyen d'un verre convexe, on reconnaissait de suite la position réelle qu'il occupait, car il flottait çà et là, tout en restant de niveau avec l'équateur de l'œil. Ce corps étranger pouvait-il être extrait? Abandonné à lui-même, il ne resterait pas longtemps inoffensif ; car, après l'absorption des filaments du caillot qui le maintiennent suspendu, il devra nécessairement tomber sur la rétine ou les procès ciliaires, et provoquer alors inévitablement une inflammation qui pourra amener la destruction de l'œil. En pénétrant dans l'humeur vitrée par la route suivie par le corps étranger, on a la presque certitude de rompre les filaments suspenseurs, et alors le corps tombera où l'on ne pourra plus aller le chercher. M. Dixon se détermina donc à pénétrer dans l'humeur vitrée par sa partie inférieure. Il essaya toute espèce d'éclairage, tant naturel qu'artificiel, et en faisant prendre au sujet diverses positions ; et, comme le corps étranger s'enfonçait en arrière et disparaissait lorsque le blessé

(1) Dixon. Ophth. Hosp. Rep. 1857-1859, Vol. I, p. 280.

se couchait, il renonça à faire usage du chloroforme. Les filaments suspenseurs permettant certains mouvements au corps étranger, on pensa que l'attraction magnétique pourrait servir à le rapprocher de l'extérieur. On essaya un aimant puissant; mais, bien que son action sur le corps étranger fût des plus manifestes, il ne put rendre aucun service, car si l'on attirait le corps en dedans, il se trouvait caché derrière l'iris; si, en dehors, il se mettait en contact avec le cristallin, partie qu'il importait de ménager avant tout.

Ayant fait asseoir le sujet près d'une fenêtre, M. Dixon se plaça debout derrière lui; les paupières maintenues écartées par un spéculum à ressort, il fixa le globe de l'œil en saisissant avec des pinces un pli de la conjonctive immédiatement au-dessus de la cornée. Il enfonça le couteau lancéolaire de Jaeger à travers les tuniques de l'œil en dirigeant la pointe de l'instrument en arrière, afin d'éviter de léser le cristallin. L'instrument retiré, il introduisit la pince qu'Assalini a inventée pour saisir l'iris, dans son procédé pour la pupille artificielle : car cet instrument s'ouvre lorsque l'on presse une de ses branches, et se ferme au moyen d'un ressort lorsque l'on cesse la pression. Le corps étranger ne se voyait que très confusément, car il n'était point brillant, il ne reluisait que de temps en temps imparfaitement, alors que la lumière tombait sur lui. Après deux tentatives infructueuses, M. Dixon fut assez heureux pour le saisir par une de ses extrémités et l'attirer au dehors. Fermeture immédiate des paupières à l'aide de bandelettes agglutinatives, et application de compresses froides.

Le corps étranger était une portion du tranchant d'un ciseau; il avait environ un dixième de pouce de long et pesait un quart de grain. — 6 janvier. La pupille est circulaire et claire dans toute son étendue. Le malade peut lire les grandes lettres de son billet d'hôpital. La plaie faite pour l'opération s'est réunie. Il y avait, naturellement, un peu de sang épanché au-dessous de la conjonctive, mais la vascularisation de cette membrane était peu augmentée. — 13 janvier. L'action de l'atropine a cessé, et la pupille est ronde et contractile. A l'ophthalmoscope, on voit, flottant dans l'humeur vitrée, quelques filaments de caillots complétement libres d'adhérences. Le cristallin est parfaitement transparent. La seule apparence que l'on pût considérer comme morbide est une légère rougeur de la rétine et du nerf optique, effet, probablement, d'une légère inflammation traumatique produite par la plaie récente. Il n'y a pas de photophobie et le malade lit le caractère appelé *cicéro*. — 3 mars. L'irritation de la rétine s'apaise sous l'influence du traitement; mais, pour ne pas provoquer de recrudescence, on s'est abstenu jusqu'aujourd'hui de tout examen ophthalmoscopique. Le cristallin étant tout à fait transparent, on put examiner toute l'étendue de la rétine, qui parut parfaitement saine; il n'y avait à noter dans tout l'œil qu'un seul filament opaque flottant dans l'humeur vitrée. La vue du malade est en voie d'amélioration rapide.

SECTION VII.

PRESSIONS ET COUPS SUR L'ŒIL. (P. 613.)

§ I. — Amaurose par pression.

Le cas ci-après est un exemple d'amaurose par pression, ou commotion de la rétine, ayant déterminé la paralysie temporaire de cette membrane, sans que l'ophthalmoscope y ait fait découvrir la moindre altération.

Obs. 152 (1). — Un homme de quarante ans, d'une constitution robuste et d'un tempérament sanguin, après un excès de boisson, s'endort la tête dans une position

(1) TESTELIN. Inédite.

déclive et l'œil droit appuyé sur le dos d'une de ses mains. Lorsqu'il se réveille après quelques heures de sommeil, la vision de son œil droit est si complétement abolie que c'est à peine s'il distingue un peu la lumière d'avec l'obscurité. Il vient me consulter un mois après cet accident, vers le commencement de mai 1865. La vision est un peu revenue; il voit la forme de gros objets, mais ne pourrait se conduire avec son œil malade. C'est en plaçant les objets à sa droite, c'est-à-dire du côté interne de l'œil malade, que le sujet voit le moins mal; de cette façon, il peut apercevoir les caractères n° 20 de l'échelle de Jaeger, mais non les lire. Son œil ne diffère en rien par l'aspect de celui du côté opposé. L'iris est si contractile que je suis obligé de dilater la pupille avec l'atropine pour examiner le fond de l'œil. Celui-ci ne présente absolument rien à noter, si ce n'est peut-être un peu plus de développement des vaisseaux. *Traitement:* Sangsues à la tempe, pédiluves sinapisés, applications froides sur l'œil, pilules laxatives et régime doux.

Je revois le malade le 10 juin; il a bien suivi mes prescriptions. La vision revient progressivement; il peut actuellement lire couramment le n° 11, en tenant le livre droit devant son œil, et un caractère plus petit en le plaçant un peu en dehors. Rien à l'ophthalmoscope.

§ II. Amaurose suite de coups.

Les altérations de la vision, suites de coups et de contusions de l'œil, naguère encore mises sur le compte de l'amaurose, peuvent être considérées aujourd'hui au point de vue des altérations organiques propres auxquelles ils ont donné lieu dans les différents tissus; telles sont : la séparation de la choroïde d'avec la rétine, la déchirure de celle-ci, l'épanchement de sang à la surface de la choroïde, de la rétine et dans l'humeur vitrée, toutes lésions appréciables à l'ophthalmoscope.

Le repos de l'organe et de tout le corps, les applications froides locales, les opiacés, les sangsues à la tempe et un régime sévère doivent être opposés à ces états. En général les mercuriaux ne conviennent pas quand il y a effusion de sang (1).

Obs. 153 (2). — Une jeune femme fut frappée sur l'œil par le bouchon d'une bouteille de sodawater, lancé avec une grande force. Je trouvai l'iris formant une saillie convexe vers la cornée. Il y avait du sang dans la chambre antérieure et dans le corps vitré. La vision se rétablit graduellement, au point qu'elle reconnaissait les gros caractères. La choroïde et la rétine avaient leur aspect normal; mais l'iris restait toujours saillant en avant et la pupille immobile. Le centre de la vision était obscur, et l'effort que la malade faisait pour regarder rendait la vision plus mauvaise.

Obs. 154 (3). — *Coup de crickett-ball sur l'œil droit. — Léger décollement de la rétine.* — Le 11 juin 1862, je suis consulté par M. D., âgé de 18 ans. Il a reçu, il y a cinq semaines, sur l'œil droit, un coup de *crickett-ball* (4). Il n'a pas éprouvé, sur le moment, d'accident grave et n'a eu recours qu'à un traitement insignifiant; mais il a remarqué que depuis l'accident la vision de cet œil est notablement altérée.

(1) WALTON. Brit. med. Journ. 1859, Aug. 13, p. 645, et Déc. 10, p. 994. — IBID. Med. Times and Gaz. 1860, May 26, p. 521. — COOTE. Sur l'extravasation de sang dans l'œil et la façon de la reconnaître à l'ophthalmoscope (Brit. med. Journ. 1857, Jun. 20, p. 525).

(2) MACKENZIE. Inédite.

(3) TESTELIN. Bulletin méd. du nord de la France. Lille. Février, 1865, p. 39.

(4) Le *crickett* est un jeu anglais dans lequel on lance avec violence une balle très dure et d'un volume supérieur à celui du poing.

État actuel. — La pupille droite est peu mobile et d'un tiers plus dilatée que la gauche. La vision de ce côté est cependant encore assez bonne, quand il ne s'agit pas de lire; néanmoins le sujet prétend que, tout en voyant bien les objets, la vue est trouble. A la distance ordinaire, il lit le n° 10 de Jaeger. *A l'ophthalmoscope*, on constate une dilatation marquée de tous les vaisseaux de la rétine; de plus, en haut et en dehors de la papille (image renversée), il semble que la rétine est décollée et soulevée dans un espace un peu moins grand que la moitié d'un pois; elle offre en ce point une teinte légèrement laiteuse. Je dis «il semble,» quoique cela m'ait paru très-évident, mais aucun vaisseau ne paraît sur la portion de rétine que je signale, ce qui empêche de décider d'une façon absolue s'il y avait réellement un soulèvement.

Traitement. — Sangsues à la tempe, laxatifs, pédiluves sinapisés, puis vésicatoires volants au pourtour de l'orbite. Le 12 juillet, après un mois de ce traitement, le sujet trouve qu'il voit aussi bien à droite qu'à gauche; mais c'est une erreur. L'œil droit, à la distance ordinaire, lit le n° 4 de Jaeger, tandis que le gauche lit le n° 1. Les pupilles sont maintenant semblables, sous le rapport de la dimension et de la contractilité. A l'ophthalmoscope, on constate que les vaisseaux ont repris leur volume normal; le décollement supposé a disparu, mais il reste une tache formée par le pigment brun dans le point correspondant.

Dans ce cas, les lésions observées rendaient parfaitement compte des symptômes; mais il n'en est pas de même dans les deux suivants :

Obs. 155 (1). — *Coup sur l'œil. — Paralysie de la plus grande partie de la rétine sans lésion appréciable.* — Le 28 janvier 1864, on m'amène le jeune F., de Tourcoing, âgé de 16 ans. Trois semaines auparavant, il a reçu, sur l'œil droit fermé, une bille qu'un de ses camarades lançait par l'action combinée du pouce et de l'index. A l'instant, l'œil a cessé de distinguer la lumière d'avec l'obscurité. Cet état a persisté pendant 36 heures, puis, en cinq jours, la vue est revenue progressivement au degré où elle existe actuellement. — *État actuel.* Ce jeune homme peut lire, à la distance de quatre à cinq pouces, même le n° 1 de Jaeger avec son œil droit; mais ce même œil, à une certaine distance, n'aperçoit qu'une partie des gros objets qu'il regarde. Il n'est pas possible, d'après ses réponses, de décider s'il en voit seulement la moitié supérieure ou l'inférieure, la moitié droite ou la gauche; mais, à coup sûr, il n'en voit qu'une partie à la fois. En mesurant son champ visuel, on reconnaît qu'il est rétréci de plus des neuf dixièmes. La partie du champ visuel qui persiste a une forme très irrégulière; elle offre une certaine étendue au dessus du diamètre horizontal, et est presque nulle au-dessous de ce diamètre. L'œil n'est ni dur ni douloureux; pas d'injection de la conjonctive. La pupille est dilatée et ne se contracte pas sous l'influence de la lumière. *A l'ophthalmoscope*, le fond de l'œil paraît tout à fait normal; il ne diffère en rien de celui du côté opposé. Au moment du coup, il y avait eu une assez vive douleur, mais pas de symptômes inflammatoires. Néanmoins jusqu'à présent, on a mis en usage un traitement antiphlogistique assez actif. Il y a de la constipation. Je prescris des pilules laxatives, des douches froides, le calabar, des vésicatoires volants, la strychnine, etc. rien ne sert. Je conseille alors l'expectation et je cesse de voir le malade deux mois après l'accident, son état restant absolument le même que le premier jour qu'il m'a consulté.

Obs. 156 (2). — *Coup sur l'œil gauche. — Cécité absolue immédiate et persistante, sans lésion appréciable.* — Le 5 mars 1864, je suis consulté par le sieur L..., ouvrier pâtissier, âgé de 18 ans. Le 1er du mois, en se baissant, il s'est heurté l'œil gauche fermé contre un corps dur, présentant un sommet assez étroit mais non aigu. A l'instant du choc, la douleur a été assez modérée, mais la vision a été complétement éteinte sur-le-champ. — *État actuel.* Vision nulle; il ne perçoit même pas, à quelques pouces de distance, la lumière d'une forte lampe. Plus de phosphènes. Il n'y a pas de douleur. On remarque, au côté interne de la paupière supérieure gauche, une petite plaie contuse.

(1) Ibid. Loc. cit., p. 36.
(2) Ibid. Loc. cit., p. 37.

Cette plaie est superficielle; en retournant la paupière, on n'aperçoit ni ecchymose, ni injection de la conjonctive. La pupille est dilatée et non contractile. *A l'ophthalmoscope*, on ne constate ni décollement, ni déchirure, ni altération quelconque de la rétine; le fond de l'œil gauche ressemble de tout point à celui de l'œil droit resté sain.

Je prescris d'abord un traitement antiphlogistique, sangsues à la tempe, calomel à l'intérieur, lotions et applications froides puis révulsives, vésicatoires volants, pédiluves sinapisés; ensuite excitants, strychnine, calabar qui fait bien contracter la pupille, mais sans modifier la sensibilité de l'œil. J'applique enfin l'électricité, d'abord à petites doses, puis progressivement avec le summum de force que permet l'appareil de Gaiffe et cela pendant plus de 20 jours. Résultat nul pour la vision. La conjonctive s'injectait, les larmes coulaient, la pupille se contractait, mais la vue n'était en rien modifiée. Je crois même que le sujet ne voyait pas de bluettes lumineuses lors de l'action de l'électricité; il n'a jamais pu répondre nettement aux questions que je lui ai faites dans ce sens. Quatre mois après l'accident, la cécité était toujours absolue, bien que l'œil continuât à n'offrir aucune altération appréciable à l'ophthalmoscope.

Obs. 157 (1). — *Épanchement de sang dans l'œil à la suite de coups.* — Je viens de voir à ma consultation un jeune garçon de 10 ans qui a reçu, il y a trois mois, un coup violent sur l'œil gauche. Il n'y a pas eu d'accident immédiat bien intense. Actuellement l'œil ne distingue même plus la lumière d'avec l'obscurité ; il n'est pas déformé, mais seulement un peu dur au toucher. La pupille est tellement dilatée qu'on aperçoit à peine une très étroite bandelette circulaire de l'iris, et ne paraît avoir subi aucune espèce de déchirure. Le cristallin a conservé toute sa transparence, mais, à l'ophthalmoscope, on reconnaît que l'humeur vitrée présente l'aspect d'une gelée de groseilles un peu claire vue par transparence, à travers laquelle on ne peut distinguer le fond de l'œil. Il me paraît certain que l'hémorrhagie provoquée par le coup a amené le décollement de la rétine. Bien qu'il ne soit pas survenu d'inflammation, signalons qu'après plus de trois mois, le sang, ou tout au moins sa matière colorante, n'était point complétement résorbé.

§ IV. Rupture de l'œil à la suite d'un coup.

La rupture de l'œil « en arrière, » fait observer M. White Cooper, c'est-à-dire en arrière du point où se réfléchit la conjonctive, constitue un accident rare, et comme on ne peut le reconnaître avec certitude qu'après l'extirpation du globe, beaucoup de cas douteux ont dû échapper à l'observation. Quoi qu'il en soit, cet accident est la conséquence d'un coup violent portant en plein sur l'œil; il s'accompagne de la sensation « d'éclatement » du globe; l'œil se remplit de sang, des douleurs atroces se développent et durent des semaines entières, la photophobie est extrême ; car, bien que l'organe blessé ait perdu toute sensation lumineuse, l'autre est devenu très-impressionnable à la lumière. Cependant ces symptômes finissent par disparaître, l'œil s'atrophie plus ou moins, suivant que le coagulum sanguin, qui ne disparaît jamais entièrement, est plus ou moins résorbé. M. White Cooper a observé un cas dans lequel la partie colorante en avait disparu, mais où la fibrine restait sous la forme d'une masse solide. Il a publié à l'appui de ses opinions l'observation suivante, empruntée à la pratique de M. Bowman (2).

(1) Testelin. Inédite.
(2) Op. citato, p. 197.

Obs. 158. — Un monsieur âgé se tenait près d'un brougham, dont la porte ouverte avec violence vint le heurter en plein sur l'œil gauche ; la douleur fut atroce, mais la vue ne fut pas immédiatement éteinte, quoique, plusieurs heures après, il en fût ainsi. M. Bowman, qu'on envoya chercher, trouva la chambre antérieure si complétement remplie de sang que l'iris n'était plus visible ; il y avait aussi un chémosis de la conjonctive. M. Cooper vit ce malade un mois après l'accident ; depuis lors, les douleurs avaient été des plus intenses et le moindre rayon de lumière ne pouvait être supporté. Lorsque l'on couvrait l'œil droit, le gauche pouvait s'ouvrir, mais il était absolument privé de vision. La pupille semblait énormément dilatée, l'iris réduit à une simple bandelette et la pupille d'un brun sombre rougeâtre ; il n'y avait pas de sang visible dans la chambre antérieure, mais on pensa que la partie postérieure de l'œil en était remplie. La conjonctive et la sclérotique étaient le siége d'une vive inflammation.

M. Bowman enleva l'œil blessé, et on reconnut, pendant l'opération, que la sclérotique avait été rompue à la partie postérieure, et qu'un caillot volumineux se trouvait en partie hors de l'œil et en partie au dedans de lui. L'humeur vitrée s'était échappée au moment de l'accident. L'aspect présenté par la chambre antérieure était trompeur ; car bien qu'elle eût paru libre de sang, on la trouva remplie par un coagulum derrière lequel se trouvait l'iris avec sa pupille de dimension normale. La bandelette d'iris que l'on voyait était la portion de ce diaphragme qui dépassait le caillot sanguin.

Obs. 159 (1). — Dans le courant de mai 1865, se présente, à ma consultation de l'hôpital St-Sauveur, un homme de la campagne, âgé de 28 ans. Il y a un mois, il a reçu sur l'œil gauche un coup de la manivelle de fer d'un puits. Il a éprouvé, sur le moment, de la douleur, puis du gonflement, mais actuellement la douleur a disparu. La paupière supérieure, qui n'a subi aucune altération, est soulevée par une tumeur irrégulière mamelonnée, présentant une coloration variable et qui, longue de plus de trois centimètres, a bien la grosseur du doigt auriculaire. Elle siége en haut et en dedans, un peu au dehors de l'insertion de la cornée à la sclérotique. En avant, la tumeur présente deux bosselures d'un gris rosé transparent, séparées par des sillons assez profonds, formés par des brides fibreuses : elles sont parcourues par des vaisseaux sanguins assez développés ; après ces deux bosselures transparentes, on en voit une troisième d'un noir jaunâtre, coloration due évidemment au pigment de la choroïde. La cornée a conservé en bas sa direction normale, mais en haut et en dedans elle est refoulée en avant et un peu en bas. En regardant à l'ophthalmoscope et à l'éclairage oblique, on ne peut pas apercevoir le fond de l'œil, parce que l'iris est appliqué contre la cornée ; il semble avoir été déchiré en plusieurs morceaux, qui se seraient ensuite irrégulièrement collés contre la face externe de cette membrane. Dans les intervalles de ces fragments, on voit le rouge du fond de l'œil, mais sans rien distinguer. La lumière traversait les bosselures transparentes. Il était évident que le coup avait produit une déchirure de la sclérotique, qui, en arrière, avait laissé passer la choroïde : la conjonctive n'avait point été déchirée ; elle était soulevée par l'humeur aqueuse et probablement par une portion de l'humeur vitrée. C'était elle qui formait les deux bosselures transparentes parcourues par des vaisseaux ; les brides fibreuses qui séparaient ces bosselures étaient des débris de la capsule de Tenon. Le cristallin était probablement resté en place. Malgré un pareil désordre, l'œil voyait encore les gros objets, et aurait presque permis au sujet de se conduire. Je me proposais de pratiquer la ponction du staphylôme et d'établir une compression pour exciser plus tard ce staphylôme, si cela ne suffisait pas ; mais je n'ai plus revu le malade.

§ V. Rupture spontanée du globe de l'œil.

L'observation suivante qui, à notre connaissance, est unique dans son genre, démontre que l'œil peut se rompre spontanément, ou du moins sans l'intervention d'une cause vulnérante extérieure.

(1) TESTELIN. Inédite.

Obs. 160 (1).—Reuben Pond, matelot, âgé de 50 ans, entra à l'hôpital de Pensylvanie, le 22 septembre 1856. Il avait eu, deux ans auparavant, une affection de l'œil droit qui s'était terminée au bout d'un mois par la perte de la vue de ce côté ; depuis lors, il n'y avait rien éprouvé de particulier; seulement, dans les deux jours qui avaient précédé son accident, son œil avait été le siége de battements très douloureux, mais il n'avait pas augmenté de volume. Après une journée passée à un travail qui l'obligeait à se baisser souvent, Pond s'entretenait avec l'un de ses camarades, lorsque subitement il sentit une douleur aiguë dans son œil droit, qui laissa presque aussitôt échapper un jet de sang. Il entra à l'hôpital, en proie aux plus vives souffrances. Du sang artériel continuait à s'écouler, à travers une déchirure transversale de la cornée; en introduisant un stylet, on ne rencontrait pas de traces du cristallin ni de son enveloppe; à tout autre égard, l'œil ne différait pas de celui du côté gauche. On arrêta l'hémorrhagie en introduisant, à travers la fente de la cornée, une mèche trempée dans du perchlorure de fer, et l'on fit ensuite des applications froides. La suppuration s'établit, puis des bourgeons de bonne nature se développèrent, et la déchirure de la cornée se cicatrisa. Le globe oculaire avait un peu diminué de volume quand le malade, guéri, sortit de l'hôpital le 31 octobre.

Il est fâcheux que, dans cette intéressante observation, l'état antérieur de l'œil n'ait pas été mieux connu, et que l'auteur n'ait pas jugé à propos de donner une description plus complète de celui dans lequel il se trouvait au moment de la sortie du malade.

SECTION VIII.

PLAIES DE L'ŒIL PAR ARMES A FEU. (P. 616.)

On considère généralement qu'un œil est perdu quand il recèle dans son intérieur soit un fragment de capsule fulminante, soit un plomb de chasse, fût-il du plus petit volume: souvent l'atrophie du globe ne survient qu'à la suite de plusieurs années de douleurs et après avoir compromis, par réaction sympathique, l'intégrité de celui qui était jusque-là resté sain. Aussi est-il de règle dans ces circonstances, et de bonne pratique, de ne pas hésiter à conseiller de bonne heure l'énucléation de l'organe atteint, tant dans le but d'épargner au malade de longues et inutiles souffrances, que dans celui d'éviter les ophthalmies sympathiques. Le malade étant mis sous l'influence du chloroforme, on fait l'ablation de la coque oculaire, en laissant en place tous les muscles qui, plus tard, donneront les mouvements à l'œil artificiel (2).

Obs. 161 (3). — Dans la soirée du 19 octobre 1861, pendant qu'un gentleman tirait au vol le *black game* (*Tetrao tetrix*), un homme de sa suite fut frappé à l'œil droit, à la distance de 80 *yards* environ, par un petit plomb, désigné parmi les chasseurs sous le nom de n° 5 ou 6. On conduisit le blessé chez un médecin du voisinage, où l'on constata une petite plaie au bord supérieur de la paupière supérieure droite. La chambre an-

(1) Fleming. The American Journal of the Medical Sciences, Avril 1858.

(2) Esmarch. Obs. de plusieurs grains de plomb ayant traversé les paupières et le globe de l'œil. Traitement par la glace (New Sydenham Society's Publications, Vol. IX, p. 519.)

(3) Mackenzie.-Inédite.

térieure parut ternie par la présence du sang. En soulevant la paupière, on aperçut, à une ligne de distance du bord de la cornée, sur la sclérotique, un point noir que l'on pensa pouvoir être un plomb. On tenta de l'extraire avec des pinces, mais il est douteux qu'on ait amené quoi que ce fût, et certainement aucune particule solide ne fut extraite. Le malade fut saigné au bras; il prit une pilule de calomel en se couchant, une autre le matin, puis un huitième de grain de tartre émétique toutes les heures. Repos absolu du corps et des yeux dans une pièce obscure. Le lendemain, il n'avait pas de douleur. La pupille avait une forme un peu angulaire. Les prescriptions du médecin n'avaient été nullement suivies, car il trouva son malade assis dans sa chambre avec plusieurs chandelles allumées, et jasant avec ses camarades de service. Le blessé fut amené à Glasgow à M. Mackenzie, qui, dans la soirée du 21, put constater les plaies de la paupière et de la sclérotique. Outre cela, il y avait dans l'iris une petite plaie circulaire près de son bord supérieur, en rapport de direction avec celle de la sclérotique. Pupille ovale transversalement. On voyait un caillot de sang se projetant du bord supérieur de la pupille et reposant sur la surface du cristallin; de plus, il y avait, au fond de la chambre antérieure, une certaine quantité de sang disposée en forme de croissant. La vision était assez bonne; ainsi le sujet, de son œil blessé, voyait les yeux d'une personne assise devant lui. On lui prescrivit un régime sévère, une pilule de calomel matin et soir, et on lui peignit les paupières de l'œil droit avec de l'extrait de belladone. — 22. Le malade se trouve mieux. Vision plus claire. Peu de changements dans les symptômes objectifs. Solution d'atropine dans l'œil. — 23. Pupille peu dilatée. Plaie de la sclérotique fermée; celle de l'iris fort diminuée d'étendue. Caillot de la pupille moindre. Sang du fond de la chambre antérieure dans le même état. A l'examen catoptrique, pas d'image renversée visible, ce qui démontre qu'il doit y avoir quelque opacité du cristallin, probablement un dépôt de lymphe plastique sur sa surface. Moins de rougeur de la conjonctive. Atropine instillée matin et soir. Fomentations sur l'œil, frictions sur les paupières avec de l'extrait de belladone. Matin et soir, pilule composée de deux grains de calomel et d'un demi-grain d'extrait thébaïque. — 24. Le mieux continue. La plaie de l'iris est à peine visible. Le caillot de la chambre antérieure n'est plus aussi rouge. Cristallin plutôt moins transparent. Pas de traces de plomb dans le caillot de la pupille ni dans la chambre antérieure. Le caillot de la pupille n'est probablement que du sang échappé de la plaie de l'iris. Dans le voisinage du caillot, la pupille a une forme carrée, comme si elle adhérait à la capsule. Le sujet voit les yeux d'une personne à la distance de douze pouces, mais plus à celle de deux pieds. — 25. Voit les yeux à une plus grande distance. Moins de sang dans la pupille. Pas d'image renversée. Le cristallin paraît trouble. Le fond de l'œil n'est pas visible à l'ophthalmoscope. Les gencives ne sont pas affectées. — 26. Le sang du fond de la chambre antérieure a presque disparu. Pupille assez claire. Pas d'image renversée. Voit mieux. Bouche un peu malade. — 27. On supprime les pilules de calomel et opium. — 28. La vue s'améliore. On aperçoit une image renversée diffuse vers la tempe, lorsque la lumière d'une bougie est concentrée sur la pupille. Sang du fond de la chambre antérieure disparu. — 29. Les objets éloignés sont beaucoup mieux vus. Le blessé lit lentement les grosses lettres. Pupille toujours dilatée. Les fibres de l'iris qui entourent le lieu qu'occupait la blessure paraissent écartées les unes des autres, et la cicatrice est attirée en arrière, ce qui donne à ce point la disposition infundibuliforme. — 31. L'image renversée se voit un peu grande à la partie supérieure de la pupille. Le sujet voit de l'œil blessé de petites figures dans un paysage pendu à la muraille, et lit les gros caractères. On supprime l'atropine. — 2 novembre. La pupille devient plus petite. Il lit les caractères ordinaires d'un journal. — 4. La portion d'iris qui se trouvait en contact avec le sang qui occupait le fond de la chambre antérieure, présente une traînée de petites taches noires. On les considère d'abord comme de petits caillots de sang; mais comme au bout d'un mois ils n'ont subi aucun changement, on conjecture que ce pourraient bien être des parcelles de poudre entraînées par le sang qui s'est épanché de la plaie de la choroïde et de l'iris. — 5. Pupille plus contractée, encore déformée. L'ophthalmoscope permet de voir distinctement la papille optique. — 3 décembre. L'œil est presbyte. Il peut lire, mais mieux avec un verre convexe.

Le résultat favorable dépassa ici de beaucoup ce qu'on avait pu espérer immédiatement après l'accident. La question qui se pose naturellement est celle-ci: Un plomb a-t-il réellement pénétré dans l'œil? S'il en a été ainsi, ce cas est une exception à la règle générale qui enseigne qu'un pareil accident détruit toujours la vision. Peut-être n'est-ce qu'un grain de poudre qui a traversé la sclérotique et l'iris, déterminé l'épanchement de sang dans la pupille et la chambre antérieure, et dont les atomes entraînés par le sang sont venus se fixer d'une manière permanente sur le segment inférieur de l'iris. Il paraît difficile cependant d'admettre qu'un corps aussi léger qu'un grain de poudre ait pu être lancé à la distance de 80 verges et produire un pareil dégât. D'autre part, le plomb a pu blesser la sclérotique et l'iris et être entraîné au dehors par l'élasticité de la sclérotique. Il n'est pas rare de voir des balles se comporter de cette façon sur les régions charnues du corps, c'est-à-dire pénétrer à une certaine profondeur dans les tissus, en perforant incomplétement la peau et ressortir immédiatement. Il n'y a que des conjectures à faire au sujet de ce cas intéressant.

Obs. 162(1).—Un jeune garçon se présenta au *Glasgow Eye Infirmary*, le 8 juin 1860. Lorsque son œil droit était soumis à une vive lumière, la pupille se contractait, et l'on ne découvrait pas grand'chose: il en pouvait lire de petits caractères. Lorsque, au contraire, la pupille était largement dilatée par l'atropine, on voyait un segment considérable du cristallin d'un blanc opaque, et sur la portion de capsule qui recouvrait la portion opaque, un fragment angulaire brillant de cuivre, provenant d'une capsule à percussion. Ce fragment avait traversé la cornée, plusieurs mois auparavant, un jour que ce garçon regardait dans la rue quelqu'un qui jouait avec un de ces jouets en forme de fusil où l'on écrase des capsules à percussion, anciennement très répandus dans les foires mais très dangereux. Comme ce corps étranger n'occasionnait aucune douleur, on conseilla au blessé de ne rien faire provisoirement.

Obs. 163(2).—*Écharde de bois enfouie dans l'œil pendant trois mois.* —Le 27 mai 1859, l'auteur est appelé près d'un jeune homme qui, huit jours auparavant, pendant qu'il s'efforçait de rompre un bâton, avait vu celui-ci céder brusquement et une des extrémités fracturées, qu'il tenait de la main droite, venir heurter violemment son œil droit. On crut l'accident léger, et deux jours s'écoulèrent avant que l'on consultât un médecin. Celui-ci avait prescrit un traitement antiphlogistique sévère et le mercure. L'œil présentait une plaie déchirée au bord inférieur et externe de la cornée : il y avait entre ses lèvres une légère hernie de l'iris; le cristallin était opaque et la pupille déformée y adhérait. Décoloration de l'iris et injection générale, mais non intense, de la conjonctive et de la sclérotique. Un examen attentif ne fait découvrir aucun corps étranger dans l'œil. Le malade se plaint peu : pouls à soixante; son habitus strumeux engage à ne pas pousser plus loin le traitement antiphlogistique. L'inflammation diminue graduellement, mais, vers le mois d'août, la cornée devient proéminente, avec un point noir à son centre. A cette époque, l'état de l'œil différait beaucoup de ce qu'il était lors de la première visite de M. White Cooper. La cornée formait une saillie conique, dont le sommet correspondait à l'ancienne plaie; elle était transparente à sa base, et l'on apercevait là l'iris tapissant la face interne du cône. Le sommet, très opaque, très épaissi, contenait une substance noire, évidemment un corps étranger. Entraîné avec des pinces, il se trouva que c'était une écharde de bois, cachée d'abord derrière l'iris lors du premier examen, mais qui s'était graduellement portée au dehors. La plaie de la cornée se cicatrisa promptement, l'opacité diminua, et au bout de huit jours la proéminence de la cornée diminuait déjà.

Obs. 164(3).—*Plomb resté dans l'œil plus de trente ans.* Le Rév. H. W., âgé de soixante ans, reçut un grain de plomb dans l'œil droit, il y a trente ans ; la vue fut immédiatement éteinte, et il s'ensuivit une inflammation considérable, qui céda graduellement aux émissions sanguines, au mercure, etc. L'œil resta néanmoins irritable et disposé à s'enflammer sous l'influence de causes légères; le malade éprouva aussi de vives attaques de névralgie, et la vision de l'œil gauche fut sérieusement troublée, ce qui le décida

(1) Mackenzie. Inédite.

(2) White Cooper. Opht. Hosp. Rep. 1859-1860, Vol. II, p. 189.

(3) Sir C. Bell a vu un soldat chez qui une balle de mousquet avait pénétré dans l'œil et y était demeurée. (Bell's Operative Surgery, Vol. II, p. 432, London 1814.)

à venir consulter M. White Cooper. Celui-ci n'hésita point à lui conseiller l'excision de l'œil blessé, opération qu'il pratiqua le 9 août 1859. Guérison rapide.

Examen de l'œil, fait par le docteur Bader. — L'œil n'a plus que le tiers de son volume normal. L'iris est accolé à la cornée opaque; le cristallin, représenté par une substance irrégulière, blanche, dure, semblable à de la chaux, adhère à l'uvée. Il n'y a plus d'humeur vitrée; rétine décollée et offrant la forme d'un entonnoir : on n'y trouve plus d'éléments rétiniens, mais un tissu à fibres peu distinctes. La surface interne de la choroïde est tapissée par une mince coque osseuse, plus épaisse au niveau de l'entrée du nerf optique; la choroïde adhère à cette coque. L'espace entre elle et la rétine déplacée est occupé par un liquide transparent jaunâtre (albumineux) contenant de la cholestérine. Sur la coque osseuse, et lâchement suspendu par un peu de tissu cellulaire, se voit un petit grain de plomb qui a dû pénétrer dans l'œil, en traversant la sclérotique au-dessus du ligament suspenseur du cristallin (1).

Une cause de blessures graves des yeux se rencontre dans les explosions d'appareils servant aux manipulations chimiques, des vases de verre surtout, dont les fragments sont lancés avec une grande violence. M. Dulong, qui découvrit le chlorure de nitrogène, perdit par cette cause un œil et un doigt. Sir H. Davy eut presque un œil détruit de la même façon, et M. Boswell Reid, les deux yeux sérieusement endommagés. Pendant plus de cinq mois, Davy eut plusieurs récidives d'inflammation, dont il rapportait la cause à la présence d'imperceptibles fragments de verre restés dans l'œil et qui nécessitèrent plusieurs ponctions de la cornée (2).

SECTION IX.

LUXATION DU GLOBE DE L'ŒIL.

Le jet d'une pompe à incendie, lancé à courte distance et à pleine figure, a complétement luxé l'œil d'un individu cité par M. Reyssié (3). Le globe pendait au dehors, retenu seulement par les muscles moteurs et par le nerf optique distendus. La réduction, faite une heure après l'accident, fut suivie, au bout de dix jours, du rétablissement complet de la vision. Le traitement avait consisté dans des purgatifs, quelques sangsues derrière l'oreille correspondante et des fomentations calmantes et résolutives. On cite (4) un autre cas analogue survenu chez un chien; l'œil arraché fut réduit par M. Foblant, vétérinaire, qui, ayant constaté l'entier rétablissement de la vue, propose, dans son enthousiasme (5), la luxation préalable de l'œil, comme moyen de faciliter la recherche et l'extraction des corps étrangers profondément cachés dans l'orbite!

(1) Fragmentary Remains, litterary and scientific, of sir H. Davy, p. 175. London 1858.
(2) Ibid. Loc. citato.
(3) Journal de médecine et de chirurgie pratiques, mars 1859.
(4) Écho médical de la Suisse, février 1860.
(5) Journal de Pontarlier, 1859.

CHAPITRE XIII.

OPHTHALMIES OU MALADIES INFLAMMATOIRES DU GLOBE DE L'ŒIL ET DE LA CONJONCTIVE.

(T. I, p. 625.)

SECTION Ire.

OPHTHALMIES EN GÉNÉRAL. (P. 625.)

De même, a-t-il été dit plus haut (t. Ier, p. 628), que la bronchite, la pleurésie et la pneumonie désignent l'inflammation des divers tissus du poumon ; de même que l'on observe isolément l'inflammation du péritoine, de la substance propre des intestins et de leur membrane muqueuse; de même aussi trouve-t-on les divers tissus de l'œil affectés séparément, ce qui oblige à considérer la conjonctivite, la sclérotite, l'iritis, etc., comme autant d'individualités morbides. Or, l'ophthalmoscope, en permettant de constater les altérations des parties profondes de l'œil, a démontré de la façon la plus péremptoire l'exactitude de ces idées : on voit, en effet, les maladies du corps vitré, de la choroïde, de la rétine, de la papille optique, se manifester isolément par des caractères propres, qui permettent de faire de chacune d'elles des individualités morbides parfaitement tranchées, malgré l'étroite connexité des tissus qui en sont le siége.

Ni les différences dans les tissus organiques, dont Pinel a le premier signalé l'importance, ni l'influence de la constitution ne sont de nature à donner l'explication des différences qui s'observent dans les affections inflammatoires de l'œil. Cependant l'état du sang, aussi bien que l'espèce de tissu affecté ou l'état général de la constitution du malade, sont autant d'éléments susceptibles d'influencer, de la façon la moins équivoque, les phénomènes qui se développent, et de troubler les fonctions dévolues à la partie affectée.

Soit, par exemple, la conjonctive : comme les autres muqueuses, elle peut être atteinte d'inflammation catarrhale ; et bien, si la constitution du sujet atteint est scrofuleuse, cette inflammation prendra chez lui le caractère phlycténulaire ou pustulo-catarrhal. Que si, au contraire, le malade est affecté d'une crase spéciale du sang, un chémosis pâle et une exsudation pelliculaire viendront donner à la conjonctivite un nouveau caractère, celui de la diphthérite, par exemple.

Pour M. Mackenzie, la conjonctivite diphthéritique n'est pas une maladie spécifique, mais seulement un symptôme concomitant de plusieurs ophthalmies différentes, dépendant d'un état particulier du sang, au moment de l'invasion de l'inflammation, opinion qu'il appuie sur les nombreuses observations publiées, sous la dénomination d'*ophthalmies diphthéritiques*, par MM. de Graefe (1), Jacobson (2) et Prichard (3).

SECTION II.

REMÈDES CONTRE LES OPHTHALMIES. (P. 638.)

1. *Émissions sanguines.* — I. La *sangsue artificielle* de M. Heurteloup est une façon de ventouse à scarifications, dans laquelle une lame circulaire est chargée de pratiquer une incision de même forme, d'où une pompe, dont le piston est mû par un pas de vis, fait sortir le sang. L'instrument se compose : 1° d'une sorte de scarificateur (fig. 35) muni d'une petite lame D, sorte d'emporte-pièce A (fig. 36), mise en mouvement par le moyen d'une ficelle

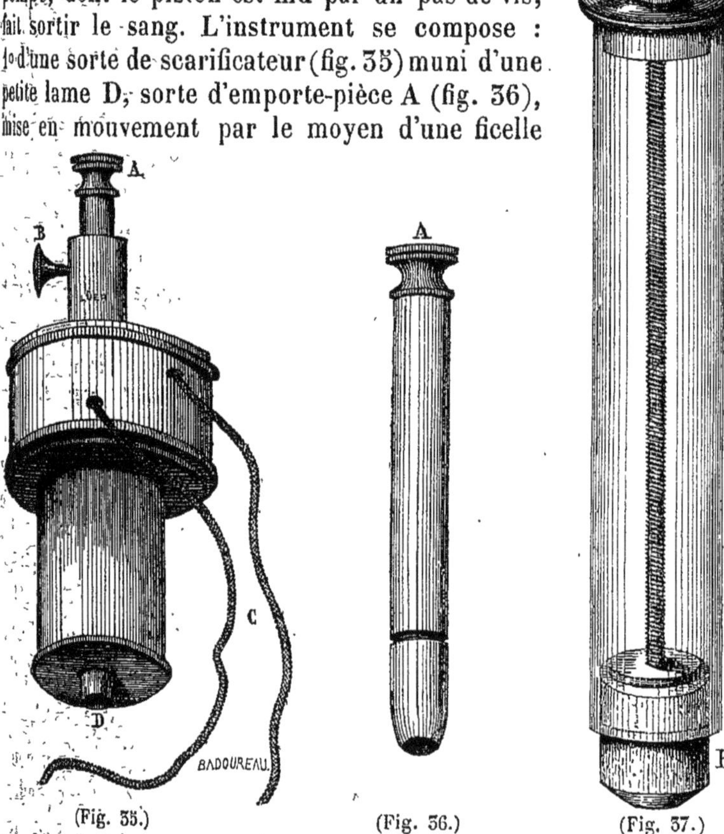

(Fig. 35.) (Fig. 36.) (Fig. 37.)

ou, d'après un perfectionnement récent, par un ressort analogue à celui qui fait mouvoir les lames des scarificateurs ordinaires ; 2° d'une pompe cylindrique de cristal (fig. 37).

(1) Archiv für Ophthalm. 1854-1855. B. I, Abth. 1, S. 158.
(2) Id. 1860, B. VI, Abth. 2, S. 180.
(3) British Med. Journ. 1857, p. 981.

La sangsue de Heurteloup ne peut se poser que sur les parties pourvues de surfaces osseuses susceptibles de subir une pression assez forte; pour les maladies des yeux, le lieu d'élection est à la tempe ou aux apophyses mastoïdes, mais surtout à la tempe : avant de l'appliquer, il faut raser les cheveux sur une petite surface, afin que, plus tard, la cicatrice ne soit pas visible, puis procéder comme suit (1) : Après avoir fait saillir la petite lame D dans la coulisse du scarificateur, de 1 à 3 millimètres, selon l'épaisseur de la peau, on l'applique contre la tempe, et en tirant rapidement la ganse ou en faisant jouer le ressort qui fait tourner la coulisse, on pratique une incision circulaire très peu douloureuse, incision qui a à peu près 5 millimètres de diamètre. On se sera rendu compte de la direction des artères, afin de les éviter. La section faite, on applique le cylindre, qu'on aura eu soin de placer quelque temps à l'avance dans de l'eau tiède, pour faire gonfler le bouchon. De plus, on peut encore enduire la surface de ce dernier, qui doit être appliqué sur la petite plaie, d'une couche de savon; on rend ainsi son contact plus exact et l'on empêche plus sûrement l'entrée de l'air dans le cylindre. Les premiers temps du mouvement de la vis peuvent se suivre assez rapidement, jusqu'au moment où la peau fait saillie dans le cylindre. Une fois que le vide commence à se produire entre le bouchon et la peau, les tours ne doivent plus être faits que très lentement et à mesure que le vide produit est comblé par le sang. Alors surtout, il faut éviter de presser l'instrument contre la tempe; on doit le tenir légèrement entre les doigts, et même de temps en temps l'attirer un peu à soi, pour ne pas comprimer les vaisseaux. Une autre précaution à observer, est de ne faire jamais exécuter un second tour à la vis, avant d'avoir vu se remplir de sang le vide que le précédent mouvement avait produit. La bulle d'air qui surnage le sang contenu dans le cylindre doit toujours garder les mêmes dimensions et n'être que très petite. Souvent il faut beaucoup de patience pour parvenir à remplir un cylindre en entier, surtout si le malade a été effrayé par l'opération et que le sang afflue mal vers la petite plaie. Lorsqu'on a retiré la quantité voulue de sang (de 1 à 3 cylindres), on nettoie la plaie et l'on fait rentrer la petite hernie qui s'est produite à travers la plaie, à l'aide d'une légère pression avec le pouce. On doit recommander au malade de ne pas tirailler les cheveux qui, le lendemain, se sont collés sur la plaie, afin d'éviter de retarder la cicatrisation. La quantité de sang qu'on doit retirer chaque fois varie, selon les différents cas, de 30 à 100 grammes (c'est-à-dire de 1 à 3 cylindres).

M. de Graefe recommande de faire l'application le soir, et de tenir le sujet dans une demi-obscurité tout le jour suivant, pour faire dis-

(1) WECKER. De la sangsue artificielle, etc. (Bulletin de thérapeutique, 1862, p. 107, et Annales d'Oculistique, 1862, t. XLVII, p. 139.)

paraître l'action nuisible de l'hypérémie des vaisseaux du fond de l'œil, qui suit la déplétion des vaisseaux de la tempe, surtout lorsqu'on a employé ce moyen pour combattre les hypérémies internes de l'œil. Ce n'est, dit-il, que la seconde phase de contraction des vaisseaux qui a une action thérapeutique (1).

Cet appareil a pour avantages de permettre de ne retirer que la quantité exacte de sang dont on veut débarrasser le malade, et d'en amener vers la plaie un afflux très considérable : il cause peu de douleur et peu d'ennui, beaucoup moins qu'une application de sangsues ordinaire ; enfin, ce mode de déplétion paraît avoir une action spéciale sur la congestion des vaisseaux profonds de l'œil, et notamment de ceux de la choroïde. Il convient dans tous les cas où une évacuation sanguine locale est jugée nécessaire, dans les iritis aiguës, les ophthalmies rhumatismale et catarrho-rhumatismale, mais surtout dans les ophthalmies internes, telles que les maladies de la choroïde et de la rétine, et dans les amblyopies et les amauroses, sans altérations du fond de l'œil, causées par des intoxications ou par des troubles de la circulation encore inconnus (2).

Le même appareil, ou plutôt son corps de pompe, peut servir à l'application de ventouses sèches, soit à la tempe, aux apophyses mastoïdes ou à la nuque.

II. La *circoncision* de la cornée, imaginée par Scarpa et adoptée par Sanson, a été de nouveau chaudement recommandée par M. Küchler de Darmstadt (3). Elle est d'une grande efficacité dans certaines vascularisations rebelles et les inflammations chroniques de la surface de la cornée, à la condition d'en attendre patiemment le résultat, qui d'ordinaire ne s'obtient qu'après plusieurs mois, mais n'en est pas moins assuré. Pour pratiquer avec sécurité cette opération délicate, il faut saisir la conjonctive avec une pince fixe à ressort, immédiatement au-dessus du diamètre vertical de la cornée, et confier cette pince à l'aide chargé de soutenir la tête du malade, puis saisir avec une autre pince la conjonctive scléroticale un peu en dessous de l'extrémité inférieure de ce même diamètre. On fait alors à la conjonctive une boutonnière, par laquelle on introduit une branche de ciseaux courbes, au moyen desquels on incise la muqueuse d'abord au côté externe, puis au côté interne de la cornée et le plus haut qu'on le peut : on s'empare enfin de la première pince, confiée à l'aide, au moyen de laquelle on peut diriger le globe en bas, de façon à permettre de compléter l'incision circulaire de la conjonctive, du tissu sous-conjonctival et des vaisseaux gravitant vers la cornée. Il peut

(1) Archiv für Ophth. 1857, B. III, Abth. 2, S. 177.
(2) De Graefe. Id.
(3) Deutsche Klinik, 1854, n° 48 ; 1855, n° 15 ; 1856, n°s 52 et 55, et Compte rendu du Congrès d'ophthalmologie de Bruxelles, 1858, p. 449.

être bon d'exciser une partie de la muqueuse pour agrandir le sillon produit par la circoncision, et ceux des vaisseaux que l'on verrait ramper dans le fond de celui-ci.

M. Furnari conseille d'exciser toute la conjonctive du globe, dans certains cas graves, et surtout les vaisseaux sous-conjonctivaux, puis de cautériser la surface dénudée, au moyen d'une solution concentrée de nitrate d'argent, opération à laquelle il a donné le nom de *tonsure conjonctivale* (1) et que M. Bader a appelée *syndectomy* (2). L'opération, qui doit se faire avec l'aide du chloroforme, se compose de quatre temps : Dans le premier, on opère circulairement la dissection de la muqueuse et du tissu cellulaire sous-conjonctival, depuis la marge cornéenne jusqu'à trois millimètres en deçà de la rigole circulaire formée par la conjonctive palpébrale, qui se réfléchit pour couvrir le globe. Dans le second, on tond, avec le plus grand soin, le tissu cellulaire sous-conjonctival qui entoure le bord interne de la plaie périphérique à la cornée, et l'on enlève hardiment tout ce bord interne de la conjonctive, de manière à ce que la sclérotique soit mise tout à fait à nu. Dans le troisième temps, on saisit avec un crochet les derniers filaments cellulaires et vasculaires qui peuvent être restés sur la sclérotique, pour les déchirer ou les exciser. Enfin, dans le quatrième, dès que l'écoulement sanguin est arrêté, on promène contre un crayon de nitrate d'argent un pinceau mouillé et l'on trace, au moyen de ce pinceau, de petites traînées superficielles sur la cornée, de la circonférence au centre, puis on le passe circulairement sur l'anneau de jonction de la cornée avec la sclérotique. M. Furnari recommande la tonsure conjonctivale contre : 1° le pannus charnu et membraneux ; 2° la phlébectasie conjonctivale et cornéenne ; 3° les kératoïdites panniformes, vasculaires et ulcéreuses, superficielles et profondes ; 4° les taies récentes entretenues par des vascularisations partielles ; 5° les infiltrations inter-lamellaires hématiques ou lymphatiques de la cornée ; 6° les lésions cornéennes qui résultent de l'ectropion, de l'entropion et du trichiasis ; 7° la propulsion de la cornée consécutive au ramollissement de cette membrane.

2. *Paracentèse.* — *Paracentèse de la cornée ou évacuation de l'humeur aqueuse.* — Cette opération se pratique depuis des siècles en Chine et au Japon : il faut cependant en venir à Nuck, en 1698, pour la trouver formellement recommandée (3).

Mauchart ne fait aucune mention du glaucome, mais il recommande

(1) Gaz. méd. de Paris, 1862, pp. 54, 83, 114, 147, 176, 210, et Annales d'Oculistique, 1863, t. XLIX, p. 172.

(2) Opht. Hosp. Rep. 1863, Vol. IV, p. 19.

(3) Voir, pour l'histoire de la paracentèse de l'œil, dès son origine : MAUCHART, *De paracentesi oculi*, travail contenu dans le 1er vol. des *Disputationes chirurgicæ* de Haller : on y trouve une notice sur tout ce qui a été fait sur ce sujet par Hesem, Nuck, Hovias, Heister, Woolhouse, Tuberville, etc.

(§ VII) la paracentèse de la sclérotique comme un moyen de remédier à ce qu'il appelle « corporis vitrei serosa turgescentia. » On peut supposer que cela ressemblait beaucoup à ce que l'on appelle de nos jours « la pression intra-oculaire. » Whyte, chirurgien militaire, qui tomba victime du zèle imprudent qui le porta à s'inoculer la peste, dans un travail (1) daté de la baie d'Aboukir, 8 juillet 1801, conseille de traverser les tuniques de l'œil avec une aiguille à cataracte, de pénétrer dans la chambre postérieure de l'humeur aqueuse, derrière l'iris et parallèlement à lui, ce qui établit, dit-il, une voie d'évacuation proportionnée à l'expansion existante. Il dit qu'il a fréquemment eu recours à ce moyen avec succès, et toujours avec impunité. Wardrop recommandait la paracentèse de la cornée, dans les cas où l'œil était proéminent, enflammé, distendu. Il croyait que cet excès de distension pouvait amener la perte de la transparence de la cornée, et que celle-ci disparaissait dès que l'on avait fait cesser la distension (2). M. Mackenzie (3) attribue la dureté anormale de l'œil à l'excès de distension des tuniques oculaires, par un fluide occupant la place de l'humeur vitrée, et recommande, pour la combattre, la paracentèse de la sclérotique. Il a répété ce conseil dans les trois premières éditions de son *Practical Treatise on the Diseases of the Eye.* Dans la 4e édition (4) il a conseillé la paracentèse de la cornée ou de la sclérotique dans le glaucome aigu et chronique, pour éteindre la douleur, et faire cesser la pression qu'exerce sur la rétine un liquide accumulé. Middlemore (5) recommande la ponction de la sclérotique pour faire cesser la dureté anormale du globe oculaire dans le glaucome. Il a aussi proposé, lorsque les symptômes inflammatoires étaient abattus, de ponctionner la sclérotique pour laisser écouler l'humeur vitrée trouble, qu'on remplacerait par une injection d'eau tiède transparente. M. de Graefe (6) annonce qu'il a trouvé dans la paracentèse de la cornée un remède nouveau contre le glaucome aigu. Il établit qu'immédiatement après l'évacuation de l'humeur aqueuse, l'iris et la pupille se montrent beaucoup plus clairs, qu'il survient immédiatement une amélioration correspondante dans la vision, et que finalement l'amélioration de la vision a été telle que le malade a pu lire le no 3 de l'échelle de Jaeger. Ajoutons que, jusqu'à M. de Graefe, la ponction se pratiquait le plus souvent dans des cas désespérés et plutôt pour faire cesser la douleur que dans l'espoir de sauver l'œil. Wardrop cependant lui a dû de beaux succès, et la relation qu'il en a faite peut être regardée comme le début de ces magni-

(1) Mode of Managing Ocular Inflammations, Med. and Phys. Journ., 1802, March, p. 209.
(2) Edinburgh Medical and Surgical Journal, 1807, January, p. 56.
(3) On glaucoma : Glasgow Medical Journal, 1830, August, p. 265.
(4) London, 1854, pp. 571, 899.
(5) Treatise on diseases of the Eye, Vol. II, p. 19, London, 1831.
(6) Archiv für Ophthalmologie, 1855, Band I, Abth. 2, S. 503.

fiques travaux qui devaient valoir à l'ophthalmologie moderne la belle théorie de l'augmentation de la pression intra-oculaire, et l'application de l'iridectomie contre le glaucome et les effets désastreux des synéchies postérieures.

Plus récemment, M. Spérino (1) a tenté de donner une grande extension aux indications de la paracentèse et des évacuations répétées de l'humeur aqueuse dans les maladies de l'œil. Il les considère comme un puissant moyen antiphlogistique, propre à arrêter la formation de la cataracte spontanée, celle-ci étant *toujours*, selon lui, sous la dépendance d'une congestion interne, que la paracentèse modifie avantageusement : il la conseille dans les affections suivantes : 1° le glaucome chronique; 2° l'amaurose glaucomateuse; 3° l'asthénopie; 4° l'héméralopie; 5° les désordres dans la circulation de la rétine; 6° les décollements de la rétine; 7° les opacités dans le corps vitré; 8° l'irido-choroïdite; 9° l'iritis; 10° l'hypopyon; 11° les kératites ponctuées et interlamellaires; 12° les accidents inflammatoires consécutifs aux opérations et surtout à l'extraction de la cataracte; 13° les ulcères, ramollissements et pannus de la cornée; 14° la cataracte.

M. Sperino se sert d'un petit couteau à double tranchant, très légèrement recourbé sur le plat et offrant une saillie longitudinale sur chacune de ses faces, ce qui les rend un peu convexes dans le sens transversal et facilite la pénétration de l'instrument. La largeur en est de trois millimètres à peu près. Ce couteau est introduit dans la chambre antérieure, la face concave en avant, par un point choisi de la circonférence de la cornée, ou même en empiétant un peu sur la sclérotique, vers ses limites extrêmes, là où elle recouvre déjà la cornée. Le premier temps de l'opération n'est pas destiné à l'évacuation de l'humeur aqueuse; on en règle bien mieux la sortie avec un petit stylet boutonné, de métal ou de baleine : pour cela, on n'a qu'à presser légèrement en arrière, avec le stylet introduit à une profondeur plus ou moins grande dans la chambre antérieure à travers l'ouverture déjà faite. Le lieu d'élection pour la ponction est presque toujours la périphérie ou le bord sclérotical de la cornée, où elle ne laisse pas de traces; elle ne doit pas être trop petite, afin d'être facile à découvrir, et pour cela aussi être pratiquée, sauf indications contraires, à l'extrémité d'une ligne traversant horizontalement la cornée. Les évacuations répétées de l'humeur aqueuse par la même ouverture peuvent être pratiquées de deux manières : coup sur coup, dans une même séance, et suivies d'un repos de quelques jours; ou bien à des intervalles plus éloignés et pendant un temps très long.

(1) Cornuty. De la paracentèse de l'œil. (Ann. d'Ocul., 1860, t. XLIV, p. 61.) — Sperino et Ch. Reymond. Études cliniques sur l'évacuation répétée de l'humeur aqueuse dans les maladies de l'œil. Turin 1862.

On les fait par le moyen d'un stylet mousse introduit par la même ouverture, le matin et quelquefois aussi le soir, ou plusieurs fois dans la même journée ; une compresse d'eau glacée est ensuite appliquée sur l'œil et maintenue en place pendant plusieurs heures après chaque évacuation. Le système diététique ne doit pas être changé.

Les évacuations répétées de l'humeur aqueuse, et partant le renouvellement de celle-ci, exercent, suivant M. Sperino, une action puissante sur la circulation, l'innervation et la nutrition de l'œil. En vidant la chambre antérieure, on diminue la pression interne ; en répétant les évacuations, on provoque une sécrétion abondante de l'humeur aqueuse, et en les multipliant, on peut rendre, pour ainsi dire, presque continuelle cette augmentation de sécrétion. Comme premiers effets, dit l'auteur, on a la régularisation de la circulation, la diminution de la congestion ou de l'inflammation, quels qu'en soient la forme, le siége et l'intensité. La circulation, tout en devenant physiologique, acquiert l'activité qu'on observe dans la circulation de tous les organes à la suite de l'exercice prolongé de leurs fonctions.

Les effets physiologiques de la paracentèse de l'œil, qu'elle ait porté sur la cornée ou la sclérotique, ont été étudiés expérimentalement par Wedl (1). Il a montré que ces opérations, la ponction de la cornée spécialement, donnent naissance à la stase du sang dans les vaisseaux de l'iris et de la choroïde. Ce résultat semblerait à première vue déposer contre la valeur thérapeutique de la paracentèse de l'œil, mais, en réalité, il ne contre-indique pas plus l'emploi de ce moyen que la congestion de la conjonctive, occasionnée par son contact avec une goutte de solution de nitrate d'argent, ne dépose contre l'utilité de cet agent thérapeutique dans l'ophthalmie catarrhale.

5. *Iridectomie.* — L'application de l'opération qui consiste à exciser une portion de l'iris, au traitement des maladies inflammatoires de l'œil est due au génie inventif du docteur de Graefe. Il y a été conduit par les bons effets qu'il en avait vu résulter dans tous les cas où il avait dû pratiquer une pupille artificielle pour des altérations dues à une inflammation interne, et spécialement à l'iritis à répétitions, à l'iritis chronique et à l'irido-choroïdite.

Pour faire cesser les symptômes du glaucome aigu, M. de Graefe avait ressuscité l'opération de la paracentèse de la cornée et, dans un cas dont il a publié l'observation (2), la guérison paraît avoir été complète et durable ; mais dans d'autres, ce moyen ne lui avait pas procuré les mêmes avantages. C'est alors que, tenant compte des bons effets qu'il avait retirés de l'excision d'une portion de l'iris dans les cas d'occlusion de la pupille, il résolut de recourir à l'iridectomie dans le glaucome aigu, et le succès vint couronner ses

(1) Rudiments of Pathological Histology, translated by Busk. London 1855, p. 19.
(2) Obs. 539, t. II, p. 619.

efforts. Il constata, dès ses premières tentatives, que la douleur violente du glaucome aigu, lequel n'est vraisemblablement qu'une choroïdite aiguë avec épanchement dans l'humeur vitrée, douleur qui peut en une seule nuit amener la perte totale de la vision, et qu'aucun des moyens connus jusque-là ne pouvait apaiser, que cette douleur, disons-nous, cessait immédiatement après une iridectomie bien pratiquée. De plus, dans l'espace de quelques semaines, la vue se rétablissait parfaitement dans la plupart des cas où l'on avait eu recours à l'opération, dans la première quinzaine à dater de l'invasion du mal. Dans le glaucome chronique, ainsi qu'on pouvait s'y attendre, les résultats ne furent pas aussi satisfaisants.

M. de Graefe a, dès lors, étendu les applications de l'iridectomie à une foule d'autres états morbides de l'œil, caractérisés par les signes d'une compression interne anormale des tuniques oculaires, et y a recours, non pas contre telle ou telle affection en particulier, mais dans tous les cas où il juge utile de diminuer la pression intra-oculaire, que celle-ci soit augmentée ou que, sans l'être, elle soit cependant un obstacle à la guérison de certaines affections qui exigent qu'elle descende momentanément au-dessous de son type normal. Voici les différentes maladies contre lesquelles M. de Graefe l'a conseillée (1) :

1° L'iritis chronique avec synéchies postérieures; 2° l'irido-choroïdite; 3° l'irido-choroïdite, occasionnée par un décollement de la rétine; 4° l'irido-choroïdite, dans la forme qui a reçu le nom d'iritis séreuse; 5° la scléro-choroïdite postérieure; 6° le glaucome; 7° les affections suppuratives de la cornée; 8° le boursouflement du cristallin, à la suite d'une opération à l'aiguille ou de blessures; 9° le staphylôme partiel de la cornée; 10° les fistules de la cornée; 11° le staphylôme de l'iris; 12° le kératocône ou cornée conique.

L'opération consiste à introduire dans la chambre antérieure un couteau lancéolaire coudé, à travers une incision, d'un sixième à un quart de pouce, pratiquée dans la sclérotique ou dans la cornée; puis à retirer lentement l'intrument, pour que l'humeur aqueuse ne s'échappe pas trop rapidement. L'iris vient alors faire hernie, ou bien est amené au dehors au moyen soit de pinces à iris, soit d'un petit crochet, dans toute l'étendue de l'incision, et excisé avec des ciseaux, le plus près possible de ses attaches ciliaires. On conseille, en général, de faire pénétrer l'instrument dans l'œil à travers une incision de la sclérotique, faite à une demi-ligne du bord de la cornée; de cette façon, l'excision de l'iris peut être le plus excentrique possible. M. Arlt (2) est d'un avis opposé, parce qu'il a remarqué

(1) Rheindorf. De l'iridectomie, considérée comme moyen thérapeutique de certaines affections oculaires. (Bull. méd. du Nord de la France. Lille 1863.)

(2) Annales d'Oculistique, 1861, t. XLVI, p. 257.

que les plaies de la sclérotique se guérissent mal : il fait son incision au bord visuel de la cornée, en donnant à son couteau une direction perpendiculaire au plan de celle-ci, et ne change cette direction qu'après être entré dans la chambre antérieure. Un autre point très-important, pour l'iridectomie qui doit diminuer la pression intra-oculaire, c'est de couper l'iris jusqu'à sa périphérie; en n'observant pas cette règle, l'opération n'a pas de succès. Si on laisse une portion de la périphérie de l'iris, de telle façon que la pupille pratiquée ait la forme *a* (fig. 38), il est à peu près certain que le but de l'opération n'est pas obtenu ; il en est de même dans les cas où la pupille a la forme représentée en *b*, c'est-à-dire quand l'iris a été coupé jusqu'à la périphérie, mais que, la perte de substance ayant la forme d'un angle très aigu, les bords de cet angle sont en même temps entraînés dans la plaie cornéenne. Les succès complets ne sont obtenus qu'après une excision iridienne, semblable à celle représentée en *c*. Il s'ensuit que le succès de l'opération, c'est-à-dire une diminution durable de la pression intra-oculaire, dépend autant de la manière dont on coupe l'iris que de la quantité qu'on en excise; il faut que la section comprenne au moins 2^{mm} de la périphérie de cette membrane. Pour en arriver là, il est nécessaire que la partie externe de la plaie cornéenne ait de 6 à 8^{mm}, tandis que la partie interne en a de 3 à 4.

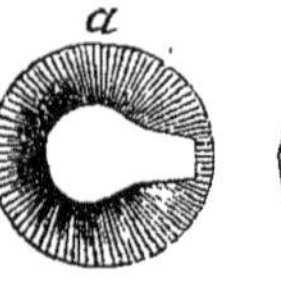

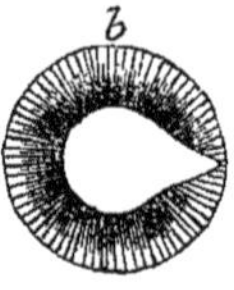

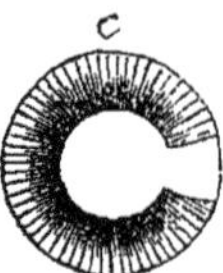

(Fig. 38.)

M. Bowman fait l'incision suivant deux méthodes, selon la dimension de la chambre antérieure. Quand il y a place, il emploie le couteau lancéolaire coudé; quand il y en a peu, il se sert d'un couteau à extraction étroit, dont il fait pénétrer la pointe au point choisi, pour la faire sortir par contre-ponction, comme dans l'extraction ordinaire, afin d'éviter l'ouverture pupillaire et le cristallin : l'instrument dans les deux cas traverse le point de jonction de la cornée avec la sclérotique, coupant un peu du tissu de la cornée, juste au-devant des piliers de l'iris.

Lorsque l'on retire l'instrument, l'humeur aqueuse s'échappe, et pour que cet écoulement ait lieu graduellement, il est bon de maintenir la pointe de l'instrument dirigée plutôt vers la cornée que vers le cristallin; l'iris reste dans la chambre antérieure ou vient faire hernie au dehors. Si le premier cas se présente, on introduit doucement, et fermée, la petite pince courbe, et l'on saisit l'iris vers la partie moyenne de l'incision, dans un point intermédiaire à son bord pupillaire et à son point d'attache. L'iris amené au dehors est divisé, avec de petits ciseaux, de son bord pupillaire vers sa circonférence, d'un côté de la pince ; celle-ci le tend légèrement pour faciliter sa section complète. On sépare alors de ses attaches ciliaires la portion tenue par la pince jusque vers l'un des angles de l'incision; on le tiraille même pour le détacher un peu plus loin que cet angle, et alors les ciseaux le coupent à ras. L'extrémité coupée rentre à l'intérieur de l'œil. On saisit alors la seconde moitié de la portion d'iris herniée et l'on se comporte avec elle comme avec la première. Il ne faut laisser aucune portion d'iris dans la plaie, parce qu'elle empêcherait la réunion et provoquerait de l'irritation. Si l'iris sort spontanément (il vient souvent faire saillie, poussé par l'humeur aqueuse de la chambre postérieure), la pince n'a qu'à le saisir (1).

On comprend que, pour assurer l'exécution scrupuleuse de cette manœuvre délicate, rien ne doit être négligé des moyens propres à assurer l'immobilité du malade et de l'organe sur lequel on opère. L'emploi du chloroforme, du blépharostat et de la pince fixatrice est ici particulièrement indiqué.

L'excision, au point de vue de la détente qu'on en attend, peut se faire indifféremment à n'importe quelle partie du limbe de l'iris; c'est au côté externe que l'opération est le plus facile, mais il vaut mieux la faire à la partie supérieure; d'une part, pour que la difformité soit dissimulée par la paupière qui retombe au-devant d'elle; de l'autre, pour éviter, par le même moyen, l'abord d'une trop grande quantité de lumière, à travers une ouverture démesurément agrandie. Pour que cette petite opération puisse être accomplie en pleine conformité des préceptes que nous venons de tracer, il est essentiel d'obtenir, par la chloroformisation, une immobilité parfaite du sujet.

On a proposé, pour remplacer l'iridectomie ou y suppléer au besoin, diverses opérations, sur le mérite desquelles l'expérience ne s'est pas encore prononcée. M. Hancock décrit ainsi celle qu'il a imaginée à cet effet (2) : un couteau à cataracte est introduit à la partie inférieure et externe de la cornée, à l'union de cette membrane avec la sclérotique; la pointe du couteau est poussée obliquement, d'avant en arrière et de haut en bas, jusqu'à ce que les fibres de la sclérotique soient divisées obliquement dans une étendue d'environ un huitième de pouce : on divise ainsi le muscle ciliaire et le sang s'écoule le long de la lame du couteau. M. Nunneley conseille une incision, longue d'environ un tiers de pouce, portant moitié sur la sclérotique, moitié sur la cornée, à l'aide de laquelle on évacue l'humeur aqueuse en même temps qu'on relâche les tuniques oculaires trop tendues (3). Nous doutons qu'on le suive dans cette voie.

4. *Térébenthine*. — Elle possède des propriétés très énergiques pour arrêter les inflammations de l'œil, surtout celle des tissus

(1) British Med. Journ. 1862, Oct. 11, et Ann. d'Ocul. 1863, t. XLIX, p. 56.

(2) The Lancet, 1860, feb. 25.—On the Division of the Ciliary Muscle on Glaucoma. (Ophth. Hosp. Rep. 1860-1861, Vol. III, p. 13.)

(3) Lancet, 1861, Janv. 19 et 26, pp. 55, 821.

internes, et pour provoquer l'absorption des produits morbides. Elle est surtout utile dans l'iritis, l'aquo-capsulite et la kératite. La meilleure manière de l'administrer, c'est de la mélanger avec l'huile de foie de morue, dans la proportion de 3 gros d'essence de térébenthine sur 3 onces d'huile de foie de morue, à prendre trois fois par jour une demi-once de cette mixture.

5. *Anodins.* — Indépendamment de la morphine pure, qui a donné de bons résultats à M. Laurence (1), on a conseillé, et nous avons, pour notre part, employé avec le plus grand succès deux autres modes d'administration de ce sel : dans l'un, la morphine est associée à la teinture d'iode, dans la proportion de 4 grains d'hydrochlorate ou de sulfate de morphine pour un gros de teinture, et appliquée en badigeonnage sur les parties douloureuses ; dans l'autre, la solution de ces mêmes sels est introduite par les injections sous-cutanées, au moyen de la seringue de Pravaz ou de l'aiguille-seringue de Fergusson. M. de Graefe a beaucoup recommandé ces injections hypodermiques (2) que l'on proportionne de façon à introduire de 1/10e à 1/2 grain chaque fois, et qui trouvent leurs indications, de même que les applications de teinture d'iode morphinée, dans les cas de blessures de l'œil et après les opérations sur les yeux qui sont suivies de symptômes douloureux ; dans les névralgies ciliaires qui accompagnent l'iritis, la choroïdite glaucomateuse et certaines formes de kératite ; dans certaines affections névralgiques des paupières et diverses formes de blépharospasme, et enfin dans la mydriase spontanée. Ces injections sont faites à la tempe ou en regard des rameaux nerveux où siége la douleur. La teinture d'iode morphinée est appliquée deux fois par jour : elle réussit admirablement bien dans une foule de cas où il s'agit de combattre le symptôme douleur, surtout dans les iritis aiguës ou chroniques.

6. *Mydriatiques.* — L'atropine, dans l'inflammation de l'œil et surtout dans l'iritis, exerce une action sédative sur les nerfs sensitifs, en même temps qu'elle joue le rôle de mydriatique par rapport aux nerfs moteurs. La compression extrême exercée par les muscles internes de l'œil gêne le retour du sang et augmente la douleur qui accompagne l'ophthalmie interne. Pour que l'atropine fasse cesser cet état, il faut qu'il en soit fait un usage si fréquent qu'il paralyse la pupille et le muscle ciliaire ; M. de Graefe conseille, dans ce but, une goutte de la solution de sulfate neutre d'atropine toutes les cinq minutes, jusqu'à effet (3). Il est bon de se prémunir, dans ce cas, contre l'éventualité des symptômes d'intoxication : il faut recommander aux malades de pencher la figure fortement en avant pendant

(1) Med. Times and Gaz. 1861, Jan. 26, p. 85, et Brit. Med. Journ. 1864, July 9, p. 538.
(2) Arch. für Ophth. 1863, B. IX, Abth. 2, S. 62.
(3) Arch. für Ophthalm. 1856, B. II, Abth. 2, S. 207.

toute la durée de l'instillation, de se moucher et de se gargariser fréquemment, ainsi que de poser un doigt contre l'angle interne de l'œil, de manière que le point lacrymal soit tiré en bas. Cependant, ces précautions n'étant pas toujours applicables, soit que le malade soit couché sur le dos, soit qu'il s'agisse d'enfants maladroits, M. Liebreich (1) a fait faire de petites pinces en forme de serres-fines, pour empêcher le liquide contenu dans le lac lacrymal de passer dans la gorge : on s'en sert en soulevant de la main un pli de la paupière parallèle à son bord, de manière à produire un ectropion. L'éversion du point lacrymal est augmentée par une courbure des branches de l'instrument (fig. 39). Une application à la paupière inférieure suffit en général, parce que le point lacrymal supérieur n'est pas d'une grande importance pour l'absorption des larmes. Quand rien ne s'y oppose, ni impéritie du malade, ni gonflement ou endolorissement des parties, on peut se passer de tout instrument et se borner, comme le conseille M. Wecker (2), à faire appliquer fermement, pendant quelque temps et après chaque instillation, le doigt indicateur contre le ligament palpébral interne.

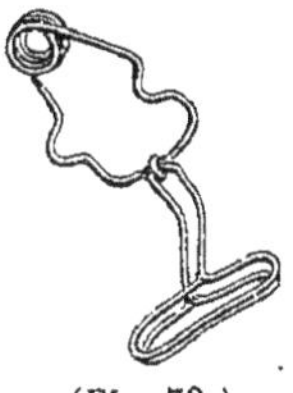
(Fig. 39.)

Il y a diverses manières d'employer la belladone et l'atropine : on délaye, par exemple, l'extrait dans la glycérine ou on l'incorpore à la dose de dix grains par gros dans l'onguent mercuriel, dont on fait des frictions sur le sourcil et la tempe. M. Streatfeild a imaginé un moyen élégant, économique et avantageux de l'employer : il imprègne du papier léger d'une solution d'atropine, dosée de façon à ce qu'un morceau de ce papier, d'un cinquième de pouce carré environ, en contienne la valeur d'une goutte de la solution ordinaire : ce petit carré de papier, introduit entre les paupières, où on le laisse un quart d'heure pour l'en retirer ensuite, n'occasionne guère plus d'irritation qu'une goutte de la solution, et dilate plus fortement la pupille (3). M. Hart a fait mieux encore, en incorporant le médicament dans de petits disques de gélatine, dont chacun en contient une quantité bien déterminée et qui, introduits entre les paupières, s'y dissolvent, sans y donner lieu à aucune irritation (4).

M. Jobert (de Lamballe) remplace, depuis quelque temps, dans sa pratique, l'atropine par la daturine, qu'il dit avoir reconnue plus active, moins irritante, plus constante et plus persistante dans son action.

7. *Myotiques*. — (V. p. CXXVIII). Le Calabar, qui en est le type

(1) Klin. Monatsblätter, 1864, S. 411.

(2) Annales d'Oculistique, 1865, t. LI. V. p. 109 (note).

(3) Ophth. Hosp. Reports, 1862, Vol. III, p. 310.

(4) MM. Savory et Moore, de Londres, ont admirablement mis à exécution l'idée de M. Hart. Rien de plus pratique que leurs disques, contenant de 1/1000e à 1/20000e de grain d'atropine, et empilés dans de petits flacons, d'où on les extrait au moyen d'un pinceau légèrement mouillé. (Brit. et Foreign Med. Chir. Review, 1864, Jan. 1, p. 281.)

le plus parfait, s'emploie en extrait dissous dans la glycérine ou incorporé dans les disques de gélatine à la façon de l'atropine (1).

8. *Réfrigérants. Émollients.* — Les applications froides sont des plus utiles dans les inflammations de l'œil, mais c'est à la condition qu'elles soient faites suivant un mode convenable. M. Esmarch (2) recommande de couvrir l'œil d'un gâteau de charpie, qu'on recouvre à son tour d'un sac de caoutchouc, rempli de petits morceaux de glace, qu'on fixe autour de la tête au moyen d'un ruban de fil, passé à travers les anneaux de caoutchouc dont le sac est muni. Dans les inflammations des parties externes de l'œil, des paupières, de la conjonctive, de la cornée et même de l'iris, le froid est souvent beaucoup plus efficace que les saignées répétées, qui, d'ailleurs, ne sont pas toujours applicables, mais il faut convenir qu'il est d'un emploi souvent fort difficile et parfois dangereux, et qu'on ne saurait être assez circonspect dans son application.

Les douches oculaires d'eau froide ou d'eau pulvérisée, au moyen de l'un ou de l'autre des innombrables appareils imaginés à cet effet, sont parfois fort utiles, mais leur usage exige aussi certaine mesure : on ne doit pas oublier que la première action, rafraîchissante, est suivie, si l'on n'y prend garde, d'une réaction qui trouve aussi ses indications, mais qui va tout à l'encontre de la première. C'est donc une arme à deux tranchants qu'il faut savoir bien manier (3).

L'eau chaude a reçu récemment des applications importantes en ophthalmologie : on l'a recommandée contre les infiltrations asthéniques et les abcès torpides de la cornée, la kératite diffuse ou parenchymateuse, les ulcères atoniques et les lésions traumatiques de la cornée, avec tendance à la nécrose du tissu cornéen. L'eau doit être maintenue à la température de 40° à 45° centigrades et appliquée au moyen de compresses de quatre à six doubles, qu'on peut laisser en place pendant quatre à cinq minutes sans qu'elles se refroidissent : on les maintient appliquées de trois à douze heures par jour, selon les différents cas, et on laisse le malade se reposer toutes les deux ou trois heures, pendant un quart d'heure ou une demi-heure (4).

9. *Détersifs. Astringents. Stimulants. Escharotiques.* — La plupart de ces agents peuvent être et sont fréquemment associés aujourd'hui, sous diverses formes, à la *glycérine*, pour le traitement des

(1) WARLOMONT. Annales d'Oculistique, 1865, t. L, p. 77*bis*.

(2) Sur l'emploi du froid en chirurgie. (Trad. par Montgommery, New Sydenham Society's publications, Vol. XI, p. 321, 1861.)

(3) RIEUX. De la douche oculaire en ophthalmiâtrie. (Journal de médecine de Lyon, 1865, pp. 254, 409.)

(4) WECKER. De l'eau chaude en compresses, etc. (Bull. de thérap., 30 mars 1862, et Annales d'Oculistique, 1862, t. XLVII, p. 280.) — DE GRAEFE. Id. (Archiv für Ophth. 1860, B. VI, Abth. 2, S. 135.) — CARTER. Ophth. Review, 1865, p. 126.

maladies de l'œil. La glycérine de Price ou de Wilson, qui s'obtient en soumettant les corps gras à l'action de la vapeur d'eau surchauffée à 300° environ, est celle qui jouit du plus de faveur parmi les glycérines anglaises. Elle peut s'employer pure dans le xérosis, où la conjonctive cutisée demande à être incessamment lubrifiée, et dans quelques conjonctivites légères. D'autre part, on peut y associer divers agents médicamenteux et s'en servir sous forme de collyre : le borax, le sulfate de zinc, le sulfate de cuivre, la teinture d'iode, le perchlorure de fer, le tannin, le calomel, le laudanum se prêtent merveilleusement à cette association. Le nitrate d'argent seul est incompatible avec la glycérine, qui le précipite en chlorure. Pour les sels qui, comme le calomel, par exemple, ne s'y dissolvent pas, on donne à la glycérine la forme de glycérat en y ajoutant une autre substance, telle que l'amidon, qui en forme alors une substance onctueuse propre à servir d'excipient pour les onguents et les pommades ophthalmiques (1). C'est à M. Foucher que l'on doit surtout l'extension donnée à l'emploi de la glycérine en ophthalmologie (2). En général, les pommades au glycérolé d'amidon sont mieux supportées que d'autres, quand il y a tendance au boursouflement de la conjonctive ou quand il existe des granulations; enfin, la glycérine solidifiée est le meilleur excipient de l'atropine et en facilite singulièrement l'emploi.

M. Mackenzie a obtenu de bons résultats d'une pommade préparée en ajoutant à l'onguent blanc commun du *sous-nitrate de mercure*. Cinq grains de ce sel sur une once d'onguent blanc font une pommade citrine, d'une belle couleur jaune et aussi active que l'onguent citrin dilué (3).

Le bioxyde de mercure hydraté ou *précipité jaune*, qui s'obtient,

(1) DEBOUT. Du glycérolé d'amidon comme excipient des pommades ophthalmiques (Bull. de thérap 1862, p. 19, et Ann. d'Ocul. 1863, t. XLIX, p. 62.) — DEMARQUAY. De la glycérine et de ses applications à la médecine et à la chirurgie. Paris, Asselin, 1863.

(2) Annales d'Oculistique, 1863, t. XLIX, p. 77.

(3) Pour préparer du sous-nitrate d'oxyde rouge de mercure, ajoutez à une certaine quantité d'acide nitrique du commerce un égal volume d'eau ; versez ce mélange dans une capsule de verre, que vous chauffez, et ajoutez-y du mercure par petites quantités, aussi longtemps que se produisent les vapeurs rouges nitreuses. Quand elles cessent de se dégager, portez la solution à une température voisine de l'ébullition et ajoutez une petite quantité d'acide nitrique, qui assurera la transformation de tout le mercure en nitrate d'oxyde rouge; il reste alors un léger excès d'acide. Après avoir obtenu ainsi une solution de nitrate d'oxyde rouge, évaporez-la à une chaleur modérée, pour en chasser autant que possible l'acide nitrique en excès, en ayant bien soin d'arrêter l'évaporation, chaque fois que la solution montre de la tendance à déposer des flocons jaunes. Ajoutez la solution ainsi obtenue à vingt ou trente fois son volume d'eau chaude; il se dépose alors une belle poudre jaune, qui est du sous-nitrate d'oxyde rouge. Il faut ajouter la solution à l'eau et non pas l'eau à la solution, séparer le sous-nitrate par décantation et le laver sur le filtre; réunir les liquides décantés et filtrés, et y ajouter graduellement une faible solution de soude ou de potasse caustique, en ayant soin de ne pas en ajouter assez pour précipiter tout le mercure, car alors il y aurait de l'hydrate d'oxyde rouge mêlé au sous-nitrate. En ajoutant graduellement la solution de potasse ou de soude, on obtient un nouveau précipité de sous-nitrate d'oxyde rouge, qu'on lavera et qu'on séchera comme précédemment. (MACKENZIE. On the diseases of the Excreting Part of the Lacrymal Organs, p. 93, London, 1819).

dans un grand état de ténuité, en précipitant une solution de bichlorure de mercure par la potasse, jouit d'une faveur méritée, à l'état de pommade (de un à quatre grammes par once d'excipient, de préférence de cold-cream) : dans la conjonctivite pustuleuse, les pustules qui se développent sur le bord de la cornée et sur la cornée elle-même, l'infiltration superficielle de la cornée avec vascularisation (pannus scrofuleux) et les infiltrations chroniques de la cornée à la suite d'abcès et d'ulcérations de cette membrane. On introduit, gros comme une tête d'épingle de cette pommade, à l'aide d'un pinceau ou d'une curette, dans le sac conjonctival, d'où on l'enlève avec soin de peur qu'il agisse comme caustique, après l'y avoir laissé séjourner de deux à trois minutes. Dans la conjonctivite pustuleuse ou ophthalmie phlycténulaire, il n'est pas de remède plus efficace : il semble en être le spécifique au même titre que le nitrate d'argent est celui de l'ophthalmie purulente (1).

Le *sulfate de cuivre* à hautes doses (de une à deux et jusqu'à trois parties sur huit de glycérine) jouit d'une incontestable efficacité : dans les pannus charnus les plus épais, accompagnés de granulations volumineuses, les blépharo-conjonctivites chroniques des enfants scrofuleux, et les kératites vasculaires interstitielles. On peut encore, sans craindre de réactions fâcheuses, appliquer sur les conjonctives hypertrophiées et jusque sur les cornées vascularisées, une forte couche de sulfate de cuivre finement porphyrisée (2).

Le *baume du Pérou* a été ajouté, avec beaucoup de succès, par M. Van Roosbroeck, à la pommade au précipité rouge (de 4 à 12 gouttes par gros). Il prescrit cette pommade dans les ulcères larges et profonds de la cornée, qui accompagnent souvent l'ophthalmie purulente, sans préjudice du nitrate d'argent, et en retire les plus grands avantages : on en introduit, deux fois par jour, gros comme la moitié d'un pois entre les paupières ; l'application en est douloureuse, mais les effets en sont parfois surprenants. Ils sont encore excellents dans les cas d'ulcères atoniques de la cornée, qui demandent à être vivement excités.

M. de Graefe a récemment préconisé l'*eau de chlore* : 1° dans le catarrhe conjonctival contagieux, si l'irritation n'est pas trop forte et si l'œil n'est pas menacé de kératite : on en instille alors une ou deux fois par jour, ou bien on l'applique, avec un pinceau, sur la muqueuse des paupières renversées ; 2° dans la conjonctivite granulaire, particulièrement comme moyen de transition entre divers autres topiques ; 3° dans les granulations anciennes, avec rétraction

(1) WECKER. Bulletin de thérap. 1862, t. LXII, et Ann. d'Ocul. 1865, t. XLIX, p. 54. — PAGENSTECHER. Ophth. Review, 1865, p. 115.

(2) WARLOMONT. Du sulfate de cuivre à hautes doses dans le traitement des ophthalmies externes. (Klin. Monatsb. 1863, B. I, S. 490, et Ann. d'Ocul. 1863, t. XLIX, p. 256.)

partielle de la muqueuse et pannus rebelle; 4° dans les infiltrations ulcérées de la conjonctive bulbaire; 5° dans les infiltrations purulentes torpides de la cornée (1).

Le *calomel*, en insufflations dans l'œil, a vu ses applications s'étendre dans ces derniers temps. MM. Ruete, Arlt, de Graefe et Giraud-Teulon le conseillent : 1° dans les différentes formes de l'ophthalmie *dite* scrofuleuse, quand il n'y a ni ulcères de la cornée, ni photophobie ou larmoiement considérables; 2° dans le pannus consécutif à la cornéite phlycténulaire; 3° dans les diverses formes d'opacité de la cornée. Il importe beaucoup que le calomel soit finement porphyrisé et parfaitement sec (2).

10. — M. J. Z. Laurence recommande de procéder comme suit dans l'application de la solution de *nitrate d'argent* : renverser en dehors l'une et l'autre paupière, puis les rapprocher de telle façon que toute la conjonctive palpébrale se trouve en vue, tandis que la conjonctive oculaire et la cornée sont couvertes; appliquer alors hardiment, à l'aide d'un pinceau en poils de chameau, la solution de nitrate d'argent sur toute la conjonctive palpébrale, lui laissant exercer son action pendant quelques secondes, jusqu'à ce qu'elle y produise une teinte blanchâtre, puis enlever, avec un pinceau trempé dans l'eau, le surplus de la solution. Ce n'est que lorsque la conjonctive oculaire est également enflammée que M. Laurence recourt à l'ancienne méthode d'instillations (3). Sa pratique est bonne, à la condition surtout d'abaisser assez la paupière supérieure, retournée, sur l'inférieure, pour que le pinceau puisse atteindre, sans offenser la cornée, la surface rétro-tarsienne : les lavages à l'eau salée enlèvent aussi, mieux que ceux à l'eau simple, l'excès du sel argentique.

11. M. Macmillan se loue de l'usage du *chlorure de zinc*, à la dose de 5 grains, triturés dans une demi-once de glycérine, dans l'ophthalmie des nouveau-nés; il applique ce mélange trois fois par jour, au moyen d'un pinceau en poils de chameau : en même temps, il conseille l'usage des ablutions chaudes et l'application de la glycérine pure sur le bord libre des paupières, pour en empêcher l'agglutination (4).

SECTION III.

SYMPTOMES OBJECTIFS ET SUBJECTIFS DES OPHTHALMIES. (P. 648.)

La disposition des vaisseaux adventifs qui apparaissent dans les ophthalmies et qui sert de moyen puissant de diagnostic, n'avait pas

(1) Klinische Monatsb. 1864, B. II, S. 592.

(2) Soelberg Wells. Ophth. Hosp. Reports, 1860-1861, Vol. III, p. 314. — Giraud-Teulon. Ann. d'Ocul., 1865, t. LV, p. 257.

(3) Progress of Ophthalmic Surgery, p. 9. Lond. 1863.

(4) Med. Times and Gaz. 1858, 3 July, p. 7.

été suffisamment expliquée jusqu'ici. M. Donders, dans une étude sur les vaisseaux visibles à l'extérieur de l'œil (1) et M. Leber (2) ont comblé cette lacune. Il résulte de leurs observations :

1° Que le réseau vasculaire qui entoure et recouvre le bord de la cornée reçoit son sang des artères ciliaires antérieures, et que ce même réseau pourvoit aussi la conjonctive jusqu'à une distance de 2 à 3 millimètres de la cornée. Ceci n'exclut pas la possibilité que des artères conjonctivales postérieures, communiquant avec les antérieures, fournissent également du sang à ce réseau.

2° Que le sang de la portion antérieure de la conjonctive se déverse dans le réseau péricornéal, lequel communique avec des veines du canal circulaire de Lauth, ou de Schlemm (proprement canal d'Albinus), et avec des veines superficielles et profondes de la sclérotique; mais que, toutefois, dans certaines circonstances, le sang de ce réseau peut, au contraire, se vider en partie par les veines conjonctivales.

3° Que, tant pour les vaisseaux épiscléraux et péricornéaux que pour ceux de la conjonctive, les artères sont excessivement minces en comparaison des veines, et se dilatent moins que ces dernières sous l'influence d'une irritation.

4° Enfin, que les vaisseaux de l'intérieur de l'œil, tant artères que veines, communiquent avec ceux de l'extérieur, notamment avec ceux de la conjonctive.

SECTION XX.

CORNÉITE. (P. 844.)

La vascularité et l'opacité interstitielle qui se remarquent dans la cornée sont les deux symptômes principaux, l'un de la cornéite vasculaire, l'autre de la kératite interstitielle. Les vaisseaux rouges siègent entre l'épithélium et la lame élastique antérieure; quant à l'opacité interstitielle, qu'on avait l'habitude de considérer comme le résultat d'un dépôt de lymphe plastique entre les lames de la cornée, les recherches de Virchow (3) et de de Graefe la représentent comme étant due à l'accroissement de la quantité ou à l'état trouble du contenu des cellules fusiformes anastomotiques, formant la structure de cette membrane. Quelle que soit la cause qui tienne la maladie sous sa dépendance, un œil est généralement pris avant l'autre et souvent, pendant que ce premier se guérit et qu'on se félicite déjà de cette

(1) Annales d'Oculistique, 1867, t. LII, p. 189.
(2) Klinische Monatsblätter, 1864, Abth. II, S. 299.
(3) Virchow. Cellular Pathology, translated by Chance. Fig. 99, 102.

heureuse issue, l'autre se prend et parcourt la même marche pathologique qu'a suivie le premier.

Trois formes de cornéite interstitielle ont été décrites dans cet ouvrage : l'idiopathique, la scrofuleuse et l'arthritique. Les recherches récentes de M. Hutchinson en ont fait admettre une quatrième, l'hérédo-syphilitique, à laquelle cet auteur fait jouer un grand rôle dans l'histoire de la kératite (1).

§ III. Cornéite hérédo-syphilitique.

Selon cet auteur, la kératite interstitielle chronique est presque toujours un résultat direct de la syphilis héréditaire. Elle débute d'ordinaire par un trouble diffus du centre de la cornée de l'un des yeux; l'œil est un peu irrité et la vue obscurcie; les taches troubles occupent l'épaisseur même de la cornée et sont séparées les unes des autres comme autant de petits amas microscopiques de brouillard; l'opacité marche du centre à la circonférence, sans être uniforme partout; en certains points, l'opacité est plus prononcée et ces points sont comme les centres de la maladie. La cornée ressemble alors à un verre dépoli.

Il existe en même temps une zone d'injection scléroticale radiée et plus ou moins de photophobie et de douleur autour de l'orbite. Le second œil s'entreprend ordinairement un mois ou deux après le premier et parcourt les mêmes périodes, mais plus rapidement. A la période la plus grave, la surface de la cornée a perdu son poli; quelquefois encore toute son épaisseur devient d'un rouge cramoisi ou couleur de saumon, par suite de la vascularisation; on observe alors à sa circonférence des franges vasculaires en forme de croissant. La maladie dure habituellement de trois mois à un an, selon la constitution du sujet, la gravité de l'attaque et le traitement employé : la cornée s'éclaircit de la circonférence au centre, celui-ci restant opaque le dernier. La vision peut se rétablir complétement, mais le plus souvent elle reste un peu endommagée, et parfois la cornée conserve un certain degré d'expansion morbide.

Dans presque tous les cas, les sujets présentent une *physionomie spéciale*, dont une peau rude et flasque, des creux et des cicatrices sur la face et le front, des cicatrices de vieilles fissures aux angles de la bouche, l'enfoncement de la racine du nez, *une rangée de dents permanentes* remarquables par leur petitesse, leur mauvaise couleur et *leurs bords verticalement échancrés*, constituent les traits les plus

(1) J. Hutchinson. On the different Forms of Inflammation of the Eye, consequent on Inherited Syphilis. (Ophth. Hosp. Rep. 1857-1859, Vol. I, pp. 191, 226; 1859-1860, Vol. II, pp. 54, 258). — Id. Clinical Memoir on certain Diseases of the Eye and Ear consequent on Inherited Syphilis. London 1863. — Id. Annales d'Oculistique, 1859, XLI, p. 83.

frappants. Chez les sujets dont les dents permanentes sont fortes, les incisives ont un aspect tout spécial, sous le rapport de la forme, de la coloration et de la dimension. Les autres dents offrent aussi parfois des particularités propres à faire diagnostiquer la syphilis héréditaire, surtout les canines; mais, à cet égard, les dents incisives centrales supérieures sont les dents caractéristiques. Lorsqu'elles viennent de percer, ces dents sont d'ordinaire courtes, étroites d'un côté à l'autre au niveau de leurs bords libres, et très-minces. Au bout d'un certain temps, une portion, en forme de croissant, du bord libre se brise, laissant une échancrure, large, profonde, verticale (fig. 40), et qui persiste pendant plusieurs années, jusqu'à l'usure prématurée des dents. Les deux incisives centrales convergent souvent (fig. 41), mais quelquefois au contraire elles sont très écartées. Dans certains cas où l'échancrure est peu marquée, ou manque même complétement, il y a encore une coloration spéciale et une forme étroite et carrée, qu'un œil exercé reconnaît facilement. M. Hutchinson affirme que, depuis qu'il s'est fait une règle de regarder la bouche, il n'a pas encore rencontré un seul cas de kératite interstitielle bien caractérisée, dans lequel les dents aient présenté une forme et une dimension normales : il en est arrivé à poser cette proposition que « des incisives supérieures (permanentes) difformes coïncident presque invariablement avec cette maladie. « Voici, d'une manière concise, les principales raisons qui le portent à considérer la kératite interstitielle comme le résultat direct de la syphilis héréditaire :

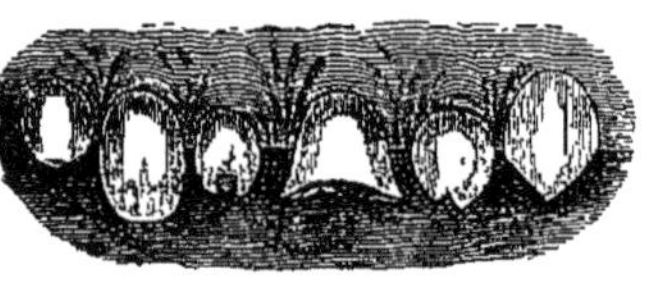
(Fig. 40.)

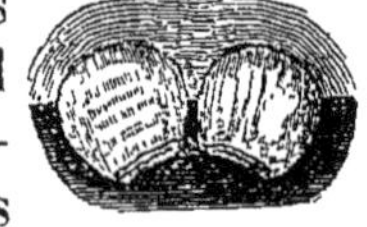
(Fig. 41.)

1° Par cela même qu'elle est une forme morbide bien caractérisée et spéciale, il est *à priori* probable qu'elle reconnaît une cause unique et bien définie.

2° Ceux qui la contractent offrent presque invariablement une physionomie toute particulière, et se ressemblent d'ordinaire de beaucoup.

3° Ils ont presque tous leurs dents incisives centrales supérieures permanentes, rabougries et échancrées d'une façon spéciale et caractéristique.

4° Dans la plupart des cas, les caractères constitutionnels n'offrent aucune ressemblance avec la *scrofule* proprement dite. Les sujets en proie à la scrofule ont, au contraire, habituellement de grandes dents blanches et souvent un teint fleuri.

5° M. Hutchinson n'a pas encore rencontré un seul de ces malades qui fût phthisique, et très-peu ont des engorgements des glandes du cou.

6° La maladie affecte de préférence l'aîné des enfants vivants d'une famille; circonstance toute naturelle si l'on suppose la syphilis, et tout à fait inexplicable dans l'hypothèse de la scrofule.

7° Elle attaque les enfants du sexe féminin de préférence aux mâles, et se rencontre dans les familles parmi lesquelles une grande mortalité a pesé sur les jeunes enfants.

8° Elle se rencontre sur des sujets placés dans toutes les conditions hygiéniques, sur ceux qui sont bien nourris, sur ceux qui le sont mal, sur ceux qui habitent les localités les plus salubres (le bord de la mer, etc.), aussi bien que sur ceux qui habitent les cités populeuses.

9° Dix-neuf fois sur trente cas où l'on a pu interroger les parents, on a obtenu l'aveu que l'un d'entre eux ou tous deux avaient eu la syphilis constitutionnelle avant la naissance du malade.

10° Trente-deux fois sur trente-huit cas dans lesquels on a obtenu des renseignements sur l'état de santé du malade dans sa première enfance, on a obtenu une histoire claire des symptômes ordinaires de la syphilis infantile.

11° Onze fois des symptômes de syphilis infantile avaient été clairement observés sur des frères ou sœurs du malade.

12° Tandis que les engorgements des glandes lymphatiques sont rares, d'autres affections qui ont beaucoup plus de rapport avec la syphilis qu'avec la vraie scrofule, telles que les nodus, l'ulcération du voile du palais et le lupus, ne sont pas rares comme complications de la kératite interstitielle. »

Le traitement recommandé par M. Hutchinson consiste dans l'emploi prudent des mercuriaux et des iodures, en même temps qu'il soutient le système à l'aide des toniques et d'un régime généreux. Les frictions avec l'onguent mercuriel doux pratiquées derrière les oreilles, sous le cou ou sous les aisselles, chaque soir au moment du coucher, constituent, d'après lui, un des meilleurs moyens et il ne l'omet jamais en pareil cas. Il prescrit d'ordinaire, en même temps, une mixture contenant de l'iodure de potassium, de l'iodure de fer et de la teinture de noix vomique. Il recommande d'éviter de produire la salivation chez les sujets disposés à se laisser facilement affaiblir; si la photophobie est intense, les vésicatoires derrière l'oreille peuvent faire du bien.

Obs. 165. — *Syphilis héréditaire, avec historique clairement établi. — Développement d'une kératite consécutivement à un traitement prescrit pour d'autres symptômes. — Inflammation aiguë. — Guérison sous l'influence du mercure et des iodures* (1). — Richard D., âgé de 16 ans, traité d'abord par moi, le 12 mars 1856, pour un abcès chronique de l'extrémité inférieure du bras, offrait la physionomie syphilitique, mais avec un teint assez fleuri. Outre l'abcès du bras, il avait un engorgement

(1) Hutchinson. Ophth. Hosp. Rep. 1859, Vol. II, p. 54.

des glandes du cou. Il portait des cicatrices formant creux vers les angles de la bouche, et des dépressions froncées sur le dos de la langue. Il me dit que sa mère avait beaucoup souffert de *rhumatismes dans la tête*, mais lorsque j'eus occasion de la voir, je reconnus qu'elle avait des nodus sur le cubitus, l'humérus et l'os frontal ; elle était en proie à une syphilis tertiaire de forme grave. Elle me raconta que, pendant qu'elle était enceinte du malade qui fait le sujet de cette observation, elle avait eu un écoulement leucorrhéique abondant, avec chute des cheveux, et qu'immédiatement après ses couches, il lui était survenu une éruption de mauvaise nature, avec des ulcères dans la gorge. Depuis lors, elle avait toujours été malade, et traitée pour des affections diverses par plusieurs médecins, qui tous avaient dit qu'il s'agissait d'accidents vénériens. Notre malade, pendant son enfance, avait eu lui-même un coryza intense de mauvaise nature et prolongé, des ulcères dans la bouche et à ses angles, une éruption sur les fesses et des ulcères à l'anus. Depuis lors, il avait toujours été souffrant et avait eu des abcès vers le coude gauche, qui était encore actuellement roide. Je le traitai par les iodures, et l'ulcère du bras se guérit promptement; sa santé générale s'améliora beaucoup, et peu après il entra comme apprenti chez un plombier.

Le 16 décembre de la même année, Richard D. se présenta à l'hôpital pour une inflammation de l'œil droit. Depuis sa sortie, il avait pris assez irrégulièrement une mixture iodée, dont il avait cessé l'usage depuis plusieurs semaines. Son œil droit offrait les signes d'une kératite commençante, à sa période d'acuïté. La sclérotique était fortement congestionnée, surtout au côté externe, où existait une zone bien marquée. La cornée était granuleuse, surtout dans ses couches postérieures. L'iris était sale, non tuméfié, et n'offrait aucun nodule de lymphe épanchée. Il y avait un peu de photophobie et de douleur circum-orbitaire, mais aucun de ces symptômes n'était intense. Le mal existait depuis quinze jours. On augmenta la dose d'iodure, et le 22 l'œil était un peu mieux. Je prescrivis alors l'iodure à la dose de huit grains. A partir du 22 septembre, il fut jusqu'au 16 octobre sans revenir ; à cette époque, la totalité de la cornée était fortement opaque et vascularisée, de sorte que l'on n'apercevait aucune portion de l'iris. Photophobie et larmoiement considérables, avec forte congestion de la sclérotique. On avait diagnostiqué une *cornéite scrofuleuse*, et employé les toniques, l'huile de foie de morue et les révulsifs. Je changeai immédiatement ce traitement et revins à l'iodure de potassium (8 grains) qui d'abord produisit une amélioration très satisfaisante. L'intensité de l'inflammation était telle, toutefois, que la cornée formait déjà saillie à sa partie externe, de sorte que je craignais beaucoup pour l'œil. — Le 24, il était survenu une grande amélioration, et je pus distinguer la partie supérieure et interne de l'iris. L'œil gauche avait présenté un peu d'irritation et de congestion, mais l'opacité de la cornée n'y avait jamais été fort étendue. — Le 4 novembre, il voyait à lire de l'œil gauche et le droit allait s'améliorant. On porte la dose d'iodure à dix grains, et l'on commence des frictions avec l'onguent mercuriel doux. — 6 décembre. Amélioration considérable, mais qui a marché lentement. L'œil gauche est presque guéri. L'œil droit perçoit la lumière, mais la cornée est encore presque complétement opaque : elle est trop proéminente. Son changement de couleur est spécial : ce n'est pas seulement une opacité semblable à celle du verre dépoli, elle présente de plus une teinte d'un gris de plomb bleuâtre, et dans quelques points une teinte pourpre. Il y a une zone scléroticale bien marquée. On continue l'iodure à doses réduites et les onctions mercurielles. — Le 6 février, il pouvait compter les doigts, et, six mois plus tard, la cornée s'était suffisamment éclaircie pour lui permettre de lire. Aujourd'hui (deux ans après cette attaque), il existe encore une opacité blanche à la partie externe de la cornée, mais le centre en est parfaitement transparent et la vue est très bonne.

Ce cas a beaucoup d'importance, non-seulement parce que le diagnostic est hors de toute contestation, mais encore parce qu'il démontre l'inutilité des remèdes dirigés dans ces cas contre la scrofule, et l'efficacité de ceux dirigés contre la syphilis.

Obs. 166. — *Diathèse syphilitique héréditaire. — Kératite aiguë de l'œil gauche guérie par les mercuriaux. — Œil droit attaqué consécutivement. — Bons effets du traitement spécifique* (1). — Éliza B., âgée de 8 ans, admise en juillet 1857. Enfant

(1) Ibid. Id., p. 68.

pâle émaciée et chétive; aspect de syphilis héréditaire bien marqué, et histoire de symptômes suspects dans sa première enfance. De neuf enfants mis au monde, sa mère n'en avait que deux vivants; elle avait eu quatre fausses couches et trois enfants étaient morts jeunes. Lors de son admission, la cornée gauche était seule affectée. Elle avait été attaquée il y a cinq semaines. On eut recours à des frictions mercurielles, et la cornée s'éclaircit rapidement. En novembre toutefois, l'œil droit fut aussi attaqué et d'une façon beaucoup plus grave que ne l'avait été l'autre. Quand la malade revint, la cornée droite était complétement opaque et très rouge; l'opacité était extrêmement dense à son centre; on ne pouvait apercevoir aucune partie de l'iris. Il semblait qu'il y eût dans la chambre antérieure une masse de lymphe adhérente à la face postérieure de la cornée, mais sur ce point les apparences pouvaient être trompeuses. Cinq grains d'iodure de potassium à prendre trois fois par jour, frictions avec l'onguent mercuriel deux matin et soir. Grande amélioration au bout de trois semaines. La cornée est éclaircie, excepté à son centre; la lymphe de la chambre antérieure était résorbée, et la malade voyait très bien de cet œil.

Je lis dans mes notes sur ce cas : « Il y eut un moment où cet œil paraissait perdu sans ressources. » Les effets du traitement spécifique furent très-marqués sur chacun des deux yeux. Il faut cependant se rappeler que le second œil fut pris endéans les deux mois qui suivirent la suspension de ce traitement, et qu'il souffrit beaucoup plus que l'autre.

Obs. 167. — *Kératite intense aux deux yeux. — Histoire de syphilis infantile et physionomie syphilitique* (1). — Julia H., âgée de 10 ans, me fut confiée, à *Moorfields Hospital*, neuf mois après le début d'une kérato-iritis grave aux deux yeux. Elle avait été traitée par les toniques seuls et la maladie commençait à peine à décliner. Il s'était épanché dans les chambres antérieures beaucoup de lymphe jaune-brun qui se trouvait en contact avec les couches postérieures des cornées. Les cornées étaient très-rouges, et il y avait une congestion considérable de la sclérotique. Il y avait eu d'abord beaucoup de photophobie et de douleur circum-orbitaire. Le traitement spécifique détermina une amélioration rapide. Quant à l'existence de la syphilis, elle était indiquée chez elle par son aspect très-caractéristique et par l'existence d'un coryza intense et d'éruptions sur les fesses pendant sa première enfance. La mère avait à la face une éruption suspecte.

SECTION XXI.

IRITIS EN GÉNÉRAL. (T. II, P. 1.)

Une des suites les plus ordinaires de l'iritis, quand cette affection n'a pas été traitée avec vigueur dès le début, par le calomel et surtout par l'atropine à haute dose, consiste dans l'exsudation de lymphe plastique dans l'aire de la pupille : ces exsudations établissent des adhérences, larges ou étroites, entre le bord interne de l'iris et la capsule antérieure du cristallin, ou bien obstruent la pupille sans donner lieu à ces adhérences. Dans le premier cas, quand tout le bord libre de l'iris adhère à la capsule cristallinienne, on dit qu'il y a *exclusion* de la pupille; il y a *occlusion* quand celle-ci est contractée et entièrement occupée par la membrane adventice résultant de l'organisation des produits épanchés. L'occlusion comprend l'exclusion, sans que la réciproque soit vraie.

Les brides pupillo-capsulaires, quelles qu'en soient les dimen-

(1) Ibid. Id., p. 77.

sions, doivent être considérées comme une infirmité fâcheuse, par l'obstacle qu'elles apportent au jeu physiologique de la pupille. Elles restreignent notablement l'action photométrique de l'iris, gênent ou diminuent la correction de l'aberration sphérique de la lentille, entravent l'accommodation volontaire, provoquent à la récidive de l'iritis, qu'elles maintiennent à l'état chronique, et, par le tiraillement des nerfs sécréteurs de l'iris auquel elles donnent lieu, peuvent augmenter la pression intra-oculaire et être ainsi une cause de glaucome.

Néanmoins, cet état n'est pas incompatible avec un degré de vision suffisant aux besoins ordinaires de la vie, et les sujets qui en sont atteints n'ont, en général, recours à la science qu'à l'occasion des poussées inflammatoires, des attaques d'iritis aiguë dont il est la cause, et dont la répétition ou l'intensité viennent menacer l'existence même de la fonction.

Quand ces brides sont filiformes et de fraîche date, il n'est pas toujours impossible de les résoudre ou de les rompre par l'usage bien dirigé du calomel et surtout de l'atropine à hautes doses, fréquemment appliquées; si elles résistent et qu'elles ne donnent lieu, d'ailleurs, qu'à des symptômes légers et peu menaçants, on doit se borner à surveiller ceux-ci pour être prêt à agir en cas de nécessité; si, au contraire, leur présence est cause de fréquentes poussées inflammatoires, longues et douloureuses, l'intervention chirurgicale devient nécessaire. Deux procédés opératoires, la corélysis et l'iridectomie, trouvent ici leurs indications les plus précises :

1. *Corélysis.* — Cette opération, ainsi nommée par M. Streatfeild, qui l'a introduite dans la science (de Κόρη, pupille, et λύσις, dégagement), doit s'entendre de toute manœuvre chirurgicale ayant pour objet de débarrasser la pupille des adhérences qu'elle peut avoir contractées avec quelque partie que ce soit (1). Partant de ce double fait qu'il y a tout avantage à maintenir la pupille dans le lieu qu'elle occupe normalement et que, le plus souvent, le cristallin est resté transparent derrière les exsudations qu'il s'agit d'écarter, l'auteur conseille la corélysis de préférence à l'iridectomie, dans tous les cas où elle est matériellement exécutable. Il fonde cette préférence sur ce que la corélysis ménage une pupille centrale et maintient la faculté d'accommodation, et que, d'ailleurs, elle n'entraîne pas plus d'inconvénients que l'établissement d'une pupille artificielle.

Les instruments nécessaires pour la corélysis sont : le spéculum à ressort et la pince fixatrice, une large aiguille, éventuellement des ciseaux et une pince à canule, et enfin la *spatule-crochet* de l'auteur (fig. 42), ou le crochet aplati de M. Weber (fig. 43). L'aiguille ne doit faire que l'ouverture suffisante pour le passage des autres

(1) STREATFEILD. Oph. Hosp. Rep. 1859-1860, Vol. II, pp. 309-345, et Annales d'Oculistique, 1861, t. XLVI, p. 147.

instruments. La spatule-crochet a, dans sa portion plate terminale, un quart de pouce, et doit avoir une épaisseur égale partout, sans être trop mince; elle doit, de plus, être très-mousse et d'un poli parfait : la largeur en est d'un vingt-quatrième de pouce anglais.

(Fig. 42.)
A. Grandeur naturelle de l'instrument.
B. Le même, gr. 6 fois.

Voici quelle est la manière d'opérer : Pendant les quelques jours qui précèdent, on a eu soin de faire de fréquentes instillations d'atropine, pour tendre le plus possible les brides et les rendre ainsi plus évidentes et plus accessibles. Cela fait, le malade est couché et chloroformé. Les paupières maintenues au moyen du blépharostat à ressort, le chirurgien, placé par derrière, saisit un fort pli de la conjonctive, au moyen de pinces à dents, du côté opposé à celui où devra se faire la ponction, et par ce moyen fixe l'œil et le dirige comme il l'entend; il fait alors la ponction de la cornée, au moyen d'une aiguille un peu plus large que le crochet-spatule, à une ligne environ de la circonférence de cette membrane, et en un endroit qui varie suivant la position des points à attaquer. Quand il n'y a qu'une seule bandelette adhésive à séparer, on peut se servir de l'instrument comme d'un crochet ou comme d'une spatule; il est dès lors peu important qu'on ponctionne la cornée au point diamétralement opposé à l'adhérence. Quand il en existe deux, avec une pupille en sablier, on fait pénétrer le crochet par un point de la cornée intermédiaire aux deux adhérences, et l'on agit successivement sur l'une et sur l'autre. Quand elles sont plus nombreuses encore, le point le plus avantageux pour l'introduction de l'instrument est celui où existe le plus grand intervalle libre de la pupille, car le crochet ne peut agir que du côté opposé à celui par lequel il a pénétré. Il faut pratiquer l'ouverture de la cornée en enfonçant l'aiguille d'un seul coup vers la pupille, jusqu'au point de la largeur de la lame qui a été calculée d'avance correspondre à la dimension du crochet-spatule; on la retire ensuite rapidement pour la remplacer par celui-ci, dont l'extrémité, portée vers l'adhérence, est engagée sous le bord pupillaire, assez avant du côté de l'iris, contre lequel on le maintient appliqué; puis on le dirige contre l'adhérence, sans tirailler l'iris en avant et sans comprimer le cristallin en arrière; on voit alors le plus souvent l'adhérence céder. Toute l'opération doit se faire assez rapidement et sans que l'humeur aqueuse ait eu le temps de s'écouler.

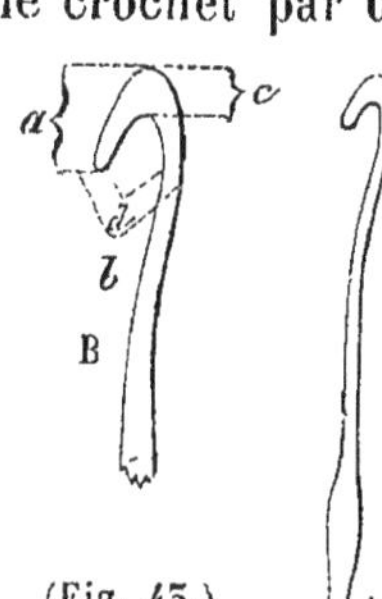

(Fig. 43.)
A. Crochet de Weber, grandeur naturelle.
B. Extrém. grossie : a, 3mm; b, 2mm,5; c, 1mm,5; d, 1mm,5.

Les tractions ont pour effet, non de rompre les brides dans leur continuité, mais de les séparer de leurs points d'attache : elles doivent être dirigées dans le sens de la courbe du bord pupillaire libre et sont, nécessairement, en raison de la résistance opposée par les adhérences : quand elles sont anciennes et solides, ou longues et très élastiques, l'opération est difficile ; dans le premier cas, l'iris est tellement tiraillé qu'il peut être séparé de ses attaches aux procès ciliaires, ou bien, portant principalement sur la capsule, c'est celle-ci que les tractions déchirent, donnant lieu ainsi à une cataracte traumatique consécutive. Dans le second cas, la bande doit parfois, pour se déchirer, être attirée jusqu'à l'extrémité de la chambre antérieure : dans l'un et l'autre, la déchirure de l'iris donne lieu à un épanchement de sang, dont le moindre inconvénient est d'empêcher la poursuite de l'opération, s'il y a plusieurs brides à détruire.

Obs. 168 (1). — Frédérick Marsh, 55 ans, 19 janvier 1860. Ne peut lire de ses deux yeux que le n° 20 de Jaeger; ses deux pupilles sont attachées à la capsule du cristallin dans plusieurs points de leur circonférence; elles sont petites, irrégulières et à peine mobiles. Les bandes adhésives sont fixées si près du centre du cristallin, que tout ce que l'on peut faire après l'emploi de l'atropine, c'est de reconnaître que les cristallins ne sont pas cataractés dans l'axe de la vision ; les bandes qui soudent la pupille et les cristallins sont de couleur sombre; de plus, une large bande irrégulière, grisâtre, est étendue en travers de chaque pupille. J'opérai immédiatement les deux yeux, en pratiquant la ponction de la cornée du côté où l'iris paraissait moins attiré vers le centre du cristallin, attendu que je pensais que c'était là que les adhérences devaient manquer ou être les moins résistantes. Toutes les bandes pupillaires ou lenticulo-pupillaires furent facilement détachées avec le crochet-spatule promené autour du bord pupillaire. A droite, les bandes n'offraient aucune résistance appréciable; à gauche, elles étaient plus résistantes. — 6 février, les deux pupilles ont repris une certaine contractilité : l'une et l'autre ont contracté dans quelques points de nouvelles adhérences avec le cristallin, mais elles se dilatent complétement dans les points où elles sont libres. De l'œil droit, le malade lit le n° 16 de Jaeger, et le n° 2 de l'œil gauche. Ce malade habitant la campagne se trouva si satisfait du résultat obtenu, tout incomplet qu'il fut, qu'il ne voulut point me laisser perfectionner la cure.

C'est pour éviter la déchirure des points d'adhérence et arriver à les couper, sans être obligé d'exercer aucunes tractions sur elles, que M. A. Desmarres a fait ajouter au crochet-spatule de M. Streatfeild une lame tranchante : l'instrument se compose ainsi : 1° d'une tige terminée par ledit crochet, et 2° d'une seconde tige, rendue mobile à l'aide d'une pédale, terminée à son extrémité par un tranchant oblique et assez longue pour recouvrir dans sa course l'échancrure du crochet (fig. 44, A). L'extrémité de l'instrument étant introduite entre l'iris et le cristallin, on retient dans l'échancrure C la synéchie que l'on veut détruire et, appuyant sur la pédale disposée à cet effet, on fait glisser la lame D, qui coupe en passant tout ce qui est retenu dans l'échancrure (2). Cette modification instrumentale est un véritable

(1) STREATFEILD. Oph. Hosp. Rep. 1859-1860, V. II, p. 557 et Ann. d'Oc. 1861, t. XLVI, p. 156.
(2) Gazette des Hôpitaux, 1865, p. 551, et Ann. d'Ocul. 1865, t. LIV, p. 308.

perfectionnement, car elle fait tomber la plupart des objections faites à la corélysis : par son moyen, on tranche les brides, sans courir le risque de déchirer la capsule cristallinienne et de faire subir à l'iris des tractions fâcheuses ou de rencontrer des synéchies impossibles à détruire, à cause de leur longueur ou de leur résistance.

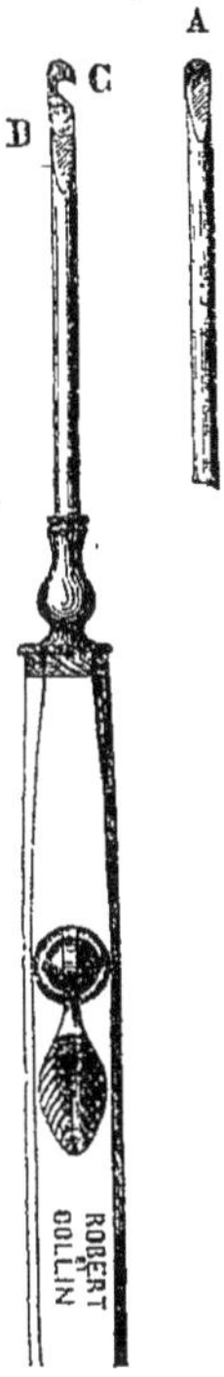

(Fig. 44.)

M. Streatfeild croit que la corélysis est applicable dans la plupart des cas de synéchies postérieures, à la seule condition qu'il reste un espace pupillaire libre pour l'introduction des instruments, et sans qu'il y ait lieu à tenir compte de leur multiplicité ou de leur largeur. Toutefois, dit-il, on peut exclure à priori : « les cas dans lesquels la fausse membrane, qui obstrue complétement ou presque complétement la pupille, est très-opaque, épaisse et si intimement unie avec la capsule du cristallin que l'iris en se détachant n'entraînerait probablement pas la membrane, mais courrait risque d'être déchiré, de saigner, et de donner lieu ainsi à une nouvelle obstruction de la pupille; ceux aussi dans lesquels non-seulement le bord pupillaire, mais, de plus, une portion étendue de l'iris adhère à un leucome de la cornée. Les adhérences qui comprennent plus que le bord pupillaire contre-indiquent la corélysis; en conséquence, celles qui ont lieu avec la cornée ne peuvent souvent pas être détachées, et l'on s'expose, de plus, à trouver devant la pupille rétablie une portion de cornée opaque. Enfin, lorsque l'adhérence a lieu avec la capsule du cristallin et non avec une *fausse membrane*, et qu'elle embrasse presque toute la circonférence de la pupille, on obtient rarement un succès, car fréquemment l'adhérence se reproduit; au reste, bien que la vision puisse être améliorée, la pupille ne devient pas libre. »

La corélysis ne doit jamais être tentée tant qu'il existe de la rougeur ou d'autres signes d'inflammation; elle n'est pas destinée à guérir l'iritis, bien qu'elle en puisse empêcher le retour.

M. Streatfeild ne se contente pas de demander à la corélysis la destruction des simples synéchies, il l'emploie encore pour enlever les fausses membranes qui peuvent obstruer la pupille. Les cas les plus favorables de l'espèce sont ceux dans lesquels l'iris occupe la situation normale, et où, par conséquent, la membrane, légèrement transparente, qui occupe la pupille, est sur le même niveau que l'iris. La contractilité de la pupille, sous l'influence d'une lumière vive, une chambre antérieure spacieuse avec une pupille assez grande, l'amélioration de la vue par l'atropine, au point de permettre la lecture de gros caractères, sont des circonstances favorables à l'opération. Lorsque la fausse membrane paraît occuper toute la pupille, il faut faire usage de l'atropine pour découvrir avec l'ophthalmoscope s'il n'existerait pas quelque fente qui pût livrer passage au crochet-spatule, qui détachera la membrane ou frayera la voie aux ciseaux à canule. Pour l'usage du crochet, la ponction de la cornée doit être faite du côté opposé à l'ouverture observée dans la fausse membrane; mais pour l'emploi des ciseaux, c'est le contraire. Lorsque la fausse membrane ne présente aucune ouverture, on en pratique une à l'aide de l'aiguille qui a ponctionné la cornée portée sur la fausse membrane, dans un point opposé à celui de son introduction, tout contre l'iris, et en prenant soin de ne pas faire saigner celui-ci. On soulève alors la fausse membrane pour l'écarter du cristallin, et on la transperce avec la pointe de l'aiguille. Par l'ouverture ainsi obtenue, on peut agir avec le crochet-spatule ou avec les ciseaux à canule.

Obs. 169 (1). — James Mussel, âgé de 25 ans, a eu une iritis syphilitique traitée par les mercuriaux. Lorsque je le vois, ses deux pupilles sont petites, irrégulières, de forme losangique, et complétement remplies par une membrane perlée. Il n'y a plus de rougeur ciliaire, mais parfois un peu de douleur dans le sourcil; il lit bien le n° 20 de Jaeger. Les pupilles, sous l'influence de la lumière, éprouvent rapidement un léger mouvement de dilatation ou de resserrement; l'atropine ne produit aucun effet. A l'ophthalmoscope, on aperçoit au centre, lieu où les membranes ont le moins d'épaisseur, une légère lueur rouge produite par réflexion; à la circonférence, elles sont beaucoup plus denses et opaques et présentent des stries de pigment uvéen. J'opère des deux côtés le 5 mars. Ponction de la cornée au côté externe; perforation de la fausse membrane avec la pointe de l'aiguille au côté interne près du bord pupillaire; introduction du crochet-spatule à travers l'ouverture de la fausse membrane contre le bord supérieur de laquelle est dirigé le crochet; un léger mouvement comme pour extraire l'instrument déchire la membrane. Le crochet-spatule tourné en sens opposé est de nouveau introduit sous la fausse membrane, qui est déchirée de la même façon et soulevée de dessus le cristallin. Les fausses membranes se trouvent alors attirées au côté externe des ouvertures pupillaires et pendent flottantes; l'humeur aqueuse s'étant complétement écoulée, je ne peux faire davantage. La membrane de l'œil gauche me parut la plus résistante; à droite il s'est échappé une goutte de sang de l'iris. Le 8 mars, rougeur des deux côtés; la pupille droite, où du sang s'est introduit, est de nouveau fermée par la fausse membrane; elle paraît comme avant l'opération. La pupille gauche est complétement transparente, à l'exception du point où s'est rétractée la membrane détachée; elle est bien sensible à la lumière, assez ronde, bien qu'un peu plus grande horizontalement; de ce côté l'opéré lit le n° 1 de Jaeger sans beaucoup de difficulté. Le 12, on aperçoit au côté interne de la membrane qui obstrue de nouveau l'œil droit une petite fente verticale; j'y introduis de nouveau le crochet-spatule, et je sépare la membrane en haut et en bas, mais la pupille ne s'éclaircit point complétement. Néanmoins la vision de ce côté aussi se trouva améliorée.

Ce cas était très favorable pour la corélysis, et probablement on n'aurait pu tenter aucune autre opération. A gauche, le résultat a été des plus satisfaisants; à droite, c'est le saignement de l'iris qui a empêché le succès; je crois aussi que j'ai renouvelé trop tôt ma tentative.

Quant au traitement consécutif, M. Streatfeild emploie l'atropine soir et matin et des applications froides sur les paupières closes. Il n'a jamais vu, après la corélysis, d'autre accident qu'une iritis. En ce cas, l'adhérence s'est reproduite et il n'y a eu aucune amélioration :

(1) STREATFEILD. loc. cit. 1859-1860, Vol. II, p. 335, et Ann. d'Ocul. 1861, t. XLVI, p. 155.

deux ou trois fois, la pupille a été plus obstruée qu'avant l'opération; si l'on n'agit pas de suite, une iritis traumatique en annihile promptement le bénéfice. C'est le traitement antiphlogistique, sangsues, etc., qu'il faut employer. Quand les adhérences se sont reproduites, on peut quelquefois renouveler l'opération avec succès ou pratiquer l'iridectomie. Les adhérences à la cornée sont des cas dans lesquels la corélysis convient encore mieux. Après la séparation, l'iris se trouve éloigné du lieu de l'adhérence dont il est de plus écarté par l'humeur aqueuse, qu'elle se soit ou non écoulée, car elle est promptement reproduite.

La corélysis, bien qu'elle soit encore discutée, est certainement une bonne opération, surtout dans les cas de brides isolées et avec le secours de l'instrument de M. A. Desmarres. M. Hasner (1) déclare que ce procédé, regardé comme très-difficile par des chirurgiens de mérite, est, au contraire, d'une simplicité, d'une facilité extrêmes et entièrement exempt de dangers; l'effet, dit-il, en est radical; dans aucun cas, il n'a vu l'opération suivie d'iritis ou de cataracte et il a pu observer, dans tous les cas, la disparition complète des symptômes morbides. M. Weber croit, avec nous, qu'il ne faut pas chercher à élargir le rayon d'indications de la corélysis, si l'on veut lui conserver, dans la chirurgie oculaire, la place à laquelle elle a droit de prétendre : « D'ailleurs, dit-il, d'un côté, les cas sont fort rares où un malade, tourmenté par une synéchie isolée donnant lieu soit à des douleurs, soit à des troubles visuels, ait recours au médecin. D'autre part, ceux qui, par leur gravité et le nombre des synéchies, exigeraient l'opération, sont le plus souvent combinés avec un état inflammatoire chronique de l'iris ou de la choroïde, qui rend la corélysis impossible » (2).

2. *Iridectomie.* — Trop souvent l'iritis qui a laissé après elle des produits adhésifs, guérie en apparence, reparaît sous forme de récidives plus ou moins violentes, dont la répétition finit par altérer profondément le tissu de l'iris et par communiquer à la choroïde le travail morbide dont il est lui-même atteint : de là cet état que l'on a appelé irido-choroïdite et qui, d'une extrême gravité, réclame des secours prompts et énergiques : nous n'avons pas à décrire ici cet état, dont l'occlusion de la pupille, par une fausse membrane, ou son exclusion par des adhérences avec la capsule antérieure du cristallin, constituent le principal symptôme. Dans ces cas, le changement de coloration de l'iris se complique d'une friabilité particulière de son tissu et d'une tendance extrême à fournir des exsudats plastiques, qui ne tardent pas à remplir les pertes de substance qui peuvent y avoir été pratiquées. Quand ces désordres sont bornés à quel-

(1) Compte rendu du Congrès d'ophthalmologie de Paris, 1863, p. 75.
(2) Id., p. 77, et Archiv für Opht. 1860, B. VII, Abth. I, S. 1.

ques brides, nous venons de voir que la corélysis peut être appelée à en faire justice : quand ils sont plus profonds, plus étendus, qu'ils sont accompagnés de symptômes inflammatoires, ou que la corélysis n'y semble pas applicable, c'est à l'iridectomie qu'il faut avoir recours. Ces cas, il faut le dire, deviennent de plus en plus rares, depuis que l'on a adopté l'usage de l'atropine à haute dose, dans le traitement de l'iritis au début, mais ils se rencontrent encore assez souvent pour que la chirurgie ne manque pas d'occasions de se trouver aux prises avec elle.

M. de Graefe a le premier posé en principe que, lorsqu'il y a synéchie postérieure totale interceptant la communication entre les deux chambres, que le centre pupillaire soit ou non recouvert d'exsudations, il faut avoir recours à l'opération de la pupille artificielle, afin de prévenir les suites fâcheuses qui peuvent en résulter ou pour y remédier (1). La choroïdite chronique est celle de ces suites qu'il faut le plus redouter, tant à cause de sa fréquence que pour sa gravité : elle est annoncée par le refoulement de l'iris en avant, signe de la tension intra-oculaire, dont la circulation entravée de la choroïde est la cause première. L'iridectomie, pratiquée dans ces cas, n'a pas pour objet de fournir une nouvelle voie à l'entrée des rayons lumineux, mais de remédier aux complications choroïdiennes et de faire ainsi cesser la pression interne, dont l'existence est la principale cause des désordres fonctionnels qui les accompagnent. Elle peut donc être considérée comme un agent antiphlogistique propre à mettre, dans certaines cas, un terme à l'inflammation de l'œil et à certaines de ses conséquences. « On ne reconnaîtra jamais assez, dit M. Pagenstecher, l'immense service qu'à rendu M. de Graefe en introduisant cette méthode dans la pratique. C'est un fait qui fera époque dans la science que d'avoir eu la hardiesse d'entreprendre, sur un organe atteint d'inflammation, une opération qu'il y a 25 ans à peine, on ne se hasardait à pratiquer sur un œil sain, qu'en s'entourant des précautions les plus minutieuses (2). »

C'est dans les cas de synéchie postérieure totale, sans refoulement de l'iris en avant, *quand la maladie est le résultat d'une iritis et non d'une altération primitive de la choroïde*, qu'on obtient les meilleurs résultats. Les malades, dans ces cas, ont en général conservé un assez bon degré de vision, mais l'indication n'en est que plus précise, surtout si l'un des yeux est déjà devenu amaurotique, par suite d'une choroïdite secondaire. Si l'iris est refoulé en avant, il ne faut pas remettre l'opération, qui n'offre aucune difficulté quand il y a encore quelques traces de la chambre antérieure.

(1) Archiv für Ophthalm. 1856, B. II, Abth. 2, S. 202-257.

(2) PAGENSTECHER (de Wiesbaden). De l'iridectomie. Observations recueillies à l'Institut ophthalmique de Wiesbaden. (Ann. d'Oculistique, 1859, t. XLI, p. 127.)

Quand il y a un commencement d'atrophie de l'œil, l'opération peut parfois l'arrêter ou même rendre au globe sa tonicité normale; ce qui ne peut guère s'expliquer que si l'on considère ici l'atrophie du globe comme l'expression de la stase choroïdienne, que l'iridectomie fait cesser, en rétablissant la communication entre les deux chambres. Toutefois l'atrophie de l'œil rend l'indication et le pronostic de l'opération fort difficiles; celle-ci, en effet, ne présente que peu de chances pour le retour de la vision, si la perception de la lumière est presque anéantie. Si, au contraire, l'œil perçoit encore bien la lumière d'une lampe de moyenne clarté d'un bout à l'autre d'une chambre et que les expressions excentriques soient symétriques, on peut compter sur un succès relatif. Il va sans dire que le degré de l'atrophie doit aussi entrer en ligne de compte. Si le globe de l'œil a une forme passablement normale, le pronostic est plus favorable que dans le cas contraire. M. de Graefe pratique l'iridorhexis de préférence à l'iridodyalise, à laquelle il ne reconnaît aucun avantage.

L'iridectomie, dans les cas d'iritis et d'irido-choroïdite, a passé décidément dans la pratique. Presque tous les ophthalmologues l'ont employée dans ces circonstances, la plupart avec des résultats favorables (1). Il ne faut pas néanmoins s'en exagérer la valeur ni compter trop sur des résultats complets dans tous les cas. Ici comme partout, il faut savoir tenir compte des indications. Souvent, très souvent, les pertes de substance pratiquées à l'iris ne tardent pas à se combler de nouveau, et s'il faut revenir plusieurs fois à l'opération, il se peut qu'au lieu d'arriver à la guérison, on n'aboutisse qu'à une atrophie complète. Qu'est-ce à dire? Faut-il pour cela hésiter à opérer, même dans les cas en apparence les moins propices? Nous répondrons à cette question en faisant cette remarque que, le chirurgien se trouvant, dans l'occurrence, en présence de cas presque toujours sans issue et de malades prêts à tout subir pour reprendre un rayon d'espérance, est vivement encouragé à opérer, et y est d'autant plus autorisé que l'iridectomie entraîne très rarement des conséquences fâcheuses. Presque toujours, au contraire, elle fait cesser les douleurs dont l'œil est le siége ou les empêche de se produire, résultat à rechercher aussi au point de vue conservateur de l'organe congénère. La circonspection dans le pronostic ne saurait, néanmoins, être assez loin poussée.

Obs. 170. — *Irido-choroïdite de l'œil droit. — Atrophie de l'œil gauche* (2). — La patiente, paysanne, mariée, âgée de 31 ans, avait toujours joui d'une parfaite santé et été régulièrement menstruée jusqu'à l'époque de sa dernière grossesse. Elle accoucha, il y a quatre ans, pour la troisième et dernière fois, et depuis ne revit plus ses règles. Un

(1) PAGENSTECHER. Loco cit. — HULKE. Ophth. Hosp. Rep. 1860-1861, Vol. III, p. 172.
(2) PAGENSTECHER. Loc. cit., p. 114.

an environ après cette dernière couche, elle fut atteinte d'une inflammation de l'œil gauche, qui, après s'être signalée par de violentes douleurs orbitaires, de la rougeur, du larmoiement et du trouble dans la vue, se termina par la perte de cette dernière et l'atrophie du bulbe. En dernier lieu, pendant la marche progressive de l'atrophie, la malade eut encore, par intervalles, la perception de quelques sensations lumineuses subjectives, d'étincelles, d'éclairs, etc. Depuis un an, elle éprouvait à l'œil droit les mêmes symptômes qui avaient caractérisé le début de la maladie de l'œil gauche. Son état, lors de son entrée à l'Institut, était le suivant :

a) *A gauche* : on peut constater, par le toucher, le ramollissement de l'œil ; la cornée ne présente plus qu'un reflet mat ; la conjonctive est légèrement rouge ; la sclérotique n'est pas entièrement blanche, mais d'un rose pâle, et parcourue par quelques vaisseaux plus dilatés que d'ordinaire et variqueux qui la pénètrent brusquement. L'iris est décoloré, bleu-verdâtre, le cercle pupillaire entièrement adhérent à la capsule antérieure, le champ pupillaire troublé par un exsudat enfumé. La faculté visuelle, ainsi qu'il a déjà été dit ci-dessus, est entièrement éteinte.

b) *A droite* : la conjonctive est d'un rouge pâle, il y a larmoiement peu considérable, photophobie et trouble de la vision. Une douleur compressive dans l'orbite, augmentant constamment, en proportion de l'exacerbation des phénomènes inflammatoires, existe depuis le commencement de l'affection. Quelques rares vaisseaux ciliaires trop développés se remarquent aussi sur la sclérotique. La pupille est troublée par un exsudat déposé sur la capsule antérieure, et au moyen duquel son bord est totalement uni à celle-ci. Le tissu de l'iris, décoloré, gris brunâtre, est raréfié par suite d'un développement anormal manifeste de ses vaisseaux. La faculté visuelle est tellement diminuée depuis six mois, que la patiente lit difficilement les caractères du n° 15 de Jaeger et que les objets lui paraissent enveloppés d'un épais nuage. Depuis quelque temps, elle a la perception de nombreuses étincelles, de roues lumineuses, d'éclairs ; phénomènes qui se produisent particulièrement quand la patiente tient la tête dans une position déclive.

L'iridectomie fut pratiquée le 26 février, à la partie supérieure de l'iris. L'appareil fut levé le 1er mars, et déjà il existait une amélioration considérable de la vision : la malade pouvait lire les lettres n° 9 de Jaeger. Un traitement légèrement dérivatif amena en peu de temps un état si satisfaisant, que, dès le 18 mars, elle sortit guérie. Les résultats de l'opération furent les suivants : la saillie du globe était redevenue naturelle, la conjonctive et la sclérotique n'offraient plus aucune trace d'injection. La nouvelle pupille était claire et les exsudats de la pupille naturelle paraissaient avoir perdu de leur densité. L'iris était d'une couleur bleue bien pure. Il n'y avait plus d'apparence de névralgies orbitaires, ni de photopsies, et la patiente lisait parfaitement le petit caractère (Jaeger n° 5). Quand je la revis plus tard, elle lisait le n° 3 de Jaeger ; elle affirmait qu'aucun symptôme inflammatoire ne s'était plus manifesté : ils n'étaient du reste plus à craindre, l'état de santé général étant devenu complétement rassurant depuis le retour des règles.

Résultat de l'opération : Cessation de l'inflammation, rétablissement d'une vue normale.

Obs. 171. — *Irido-choroïdite chronique de l'œil droit. — Affection sympathique de l'œil gauche* (1). — Madame W. de B., femme de négociant, âgée de 48 ans, commença à se plaindre, il y a deux ans, vers l'époque de la ménopause, d'un trouble dans la vision à droite, lequel augmenta successivement, sans être pour cela accompagné de symptômes inflammatoires notables. Jamais l'œil n'était rouge ni larmoyant ; la patiente n'accusait qu'une légère photophobie, et « des douleurs de tête nerveuses rhumatismales » qui s'étendaient à toute la moitié du crâne et se représentaient sous forme d'accès, dont chacun amenait une déperdition plus considérable de la faculté visuelle. Depuis neuf mois, il n'existe plus qu'une perception de lumière quantitative et la possibilité de distinguer le jour des ténèbres. Ce n'était point l'état de son œil droit qui m'amenait la malade, mais l'affaiblissement qui, depuis neuf mois (époque à laquelle s'était probablement complétée l'occlusion de la pupille droite), affectait son œil gauche, au moyen duquel elle avait pu jusqu'alors exécuter sans interruption les travaux les plus fins. Elle devait s'en abstenir totalement en ce moment ; elle éprouvait une prompte fatigue au travail,

(1) Ibid. Id.

et des douleurs violentes dans les parties osseuses au voisinage de l'œil gauche en étaient la conséquence immédiate.

État au moment de l'entrée à l'Institut :

a) A droite : la conjonctive est légèrement rougie ; la cornée transparente et l'humeur aqueuse sont un peu troubles. L'iris, de couleur sale, est convexe en avant par la pression de l'exsudat qui occupe la chambre postérieure, le cercle pupillaire entièrement adhérent à la capsule antérieure, et la pupille fort étroite, trouble et nuageuse. La sclérotique est parcourue par quelques veines fort dilatées. La faculté visuelle est telle, que la patiente est encore en état de suivre les mouvements d'un objet fort éclairé. Le bulbe oculaire droit est un peu plus mou que le gauche au toucher.

b) A gauche : l'aspect extérieur de l'œil est tout à fait normal, la pupille très-mobile et nette. L'examen à l'ophthalmoscope ne fait découvrir que quelques flocons flottants dans l'humeur vitrée, mais aucune anomalie apparente dans la texture de la choroïde. La lecture des caractères n° 3 de Jaeger est difficile.

L'iridectomie fut pratiquée, le 25 juillet 1856, à l'œil droit. Il n'y eut pas d'autres symptômes de réaction qu'un léger épanchement sanguin dans la chambre antérieure, dont l'absorption fut lente, et un trouble plus considérable que d'habitude de l'humeur aqueuse. Celle-ci offrait encore un peu de trouble au départ de l'opérée, le 8 août; l'iris avait repris une couleur plus vive, la pupille nouvelle était encore obstruée en partie par des exsudats, mais elle offrait un espace libre suffisant pour entretenir la communication de la chambre postérieure avec l'antérieure. Le bulbe était encore ramolli. Les céphalalgies avaient disparu. La perception visuelle de l'œil droit n'était point augmentée, mais la patiente pouvait parfaitement lire de l'œil gauche les lettres du n° 1 de Jaeger. Je revis la patiente quinze mois après l'opération : la pupille artificielle s'était conservée, la vision était restée dans le même état aux deux yeux. Les douleurs crâniennes ne s'étaient plus représentées. La patiente pouvait de nouveau se servir, comme par le passé, de l'œil gauche pour ses travaux, et la consistance du bulbe droit était la même que celle du gauche, où les flocons de l'humeur vitrée étaient plutôt diminués qu'augmentés.

Résultats de l'opération : Arrêt de l'atrophie de l'œil droit, et annulation de la congestion morbide sympathique déjà communiquée par l'œil malade à l'œil sain.

Obs. 172. — *Cas d'irido-choroïdite, démontrant les effets avantageux de l'iridectomie répétée* (1). — W. Waters, vingt-huit ans, entre dans le service de M. Bowman, le 12 février 1861. A l'âge de 12 ans, il a reçu dans l'œil droit un coup de pied d'agneau, qui a déterminé une irido-choroïdite qu'on abandonna à elle-même. Il en résulta une perte presque complète de la vision de ce côté et un strabisme externe. Il y a deux ans, il eut le malheur de recevoir du ciment dans l'œil gauche ; il en résulta une irido-choroïdite qui, malgré les soins d'un médecin, se termina aussi par la perte de la vue. A son entrée, *l'œil droit* est dur, la sclérotique bleuâtre et un peu amincie ; la cornée nébuleuse, excepté en bas, où elle paraît transparente, si ce n'est à l'éclairage oblique, qui y révèle la présence d'un nuage diffus. L'iris, saillant en avant, adhère à la cornée dans les points nébuleux. La pupille est verticalement oblongue, complétement adhérente et occupée par une fausse membrane mince et rougeâtre. Le champ visuel est très-rétréci en haut et en dehors, presque normal en bas et en dedans. Le malade peut compter les objets à une distance de dix-huit pouces et ne distingue qu'avec difficulté le numéro 20 de Jaeger. — *L'œil gauche* est un peu mou. Légère zone vasculaire autour de la cornée, qui est un peu troublé, excepté en haut et en bas. Sclérotique bleuâtre. Iris saillant en avant et adhérent à la cornée dans une petite étendue en dedans et en bas. Circonférence de la pupille adhérant à la capsule. Aire pupillaire en partie occupée par une fausse membrane. Champ visuel tout à fait rétréci en haut et en dedans, un peu diminué en dehors et en bas. Peut compter les doigts avec un peu d'incertitude à la distance de trois pieds.

M. Bowman pratique l'iridectomie aux deux yeux le même jour, en bas et un peu en dedans, à droite ; en haut et un peu en dedans, à gauche. — 22 *février. L'œil droit*, qui n'a fait éprouver au malade que de légères douleurs, voit les lettres numéro 19, mais

(1) Soelberg Wells's. Ophth. Hosp. Rep. 1860-1861, Vol. III, p. 250.

pas aussi nettement qu'il y a deux jours. A l'éclairage oblique, la pupille artificielle n'est pas claire; car, bien que l'iris eût paru excisé en totalité, on reconnaît que le pigment de l'uvée a été laissé derrière. *L'œil gauche*, encore assez injecté, mais sans douleur, compte les doigts à quatre pieds, voit les aiguilles d'une montre, mais ne peut dire l'heure. Dans les deux yeux, l'iris a repris sa position naturelle et ne fait plus saillie en avant, excepté là où il adhère à la cornée. L'éclairage oblique fait voir que la pupille artificielle gauche est presque complétement occupée par une vieille fausse membrane; la seule partie claire est en haut et en dedans. — M. Bowman se décide, pour l'œil droit, à essayer d'enlever une portion de l'uvée qui recouvre la capsule cristalline. Ayant fait à la partie supérieure et externe de la circonférence de la cornée une petite incision, il introduit une spatule avec laquelle il essaye de gratter doucement l'uvée. Cette manœuvre ne réussissant pas, il agrandit l'incision et fait une iridectomie en haut. — L'œil droit voit l'heure à une montre et les lettres numéro 16. L'éclairage oblique démontre que la pupille faite en haut est claire. Le bord pupillaire reste adhérent au cristallin; la fausse membrane et l'uvée continuent d'obstruer la pupille originelle aussi bien que celle faite d'abord en bas. En regardant sous le bord externe de cette pupille, on aperçoit, par l'éclairage oblique, qu'il existe un espace considérable entre l'iris et le pigment de l'uvée; les deux se séparent au niveau de la circonférence de la pupille naturelle, l'uvée appliquée sur la surface du cristallin jusque près de sa circonférence, tandis que le véritable tissu de l'iris est situé beaucoup au-devant. — 5 *mars*. La vision est extraordinairement améliorée, car le sujet lit couramment le numéro 6 et reconnaît des lettres du numéro 4. La tension du globe est redevenue normale. — 3 *mars*. M. Bowman pratique à l'œil gauche une nouvelle iridectomie au côté interne. — 8 *mars*. L'éclairage oblique fait voir que la nouvelle pupille, qui paraissait claire, est occupée par une masse rougeâtre (sang et lymphe). La vision n'est pas améliorée. — 12 *mars*. Nouvelle iridectomie en dehors, pour élargir la pupille déjà formée. — 15 *mars*. La pupille n'est pas claire; l'uvée est restée sur le cristallin; il existe en dehors un petit bord clair à la pupille. Le sujet peut compter les doigts avec cet œil à la distance de 5 pieds 1/2. M. Bowman pratique alors une incision au côté supérieur et interne de la circonférence de la cornée, introduit un crochet courbe en aluminium, le pousse vers la petite portion marginale claire de la pupille artificielle, perce la couche pigmentaire de sa circonférence vers le centre de la pupille, et excise une nouvelle petite portion de l'iris. — 22 *mars*. L'éclairage oblique montre qu'une grande portion de la pupille est claire; le cristallin ne paraît point avoir souffert. Le sujet lit couramment le numéro 20 et compte les doigts à 9 pieds de distance. De ce côté, près de la moitié de l'iris a été enlevée. L'œil gauche lit des mots du n° 16, le droit du n° 2.

Maintenant que la vue est rétablie aux deux yeux, le malade est affecté de diplopie, par suite du strabisme divergent dont nous avons déjà parlé. Depuis que l'œil droit s'est si extraordinairement amélioré, le sujet s'en est servi, et c'est l'œil gauche qui maintenant diverge de 2 1/2 lignes. M. Bowman divise le droit externe de chaque côté par le procédé sous-conjonctival. — 2 *avril*. Il n'y a pas de diplopie lorsque le sujet regarde devant lui jusqu'à une distance de 8 pieds. Au delà, l'œil gauche se tourne un peu en dedans et il y a une légère diplopie. — 5 *avril*. Le sujet quitte l'hôpital; il n'est que peu gêné par la diplopie, qui ne survient qu'alors qu'il regarde très-loin. La tension des deux yeux est normale. Le champ visuel de l'œil droit est normal, celui du gauche est un peu rétréci en haut. L'œil droit lit couramment le n° 4 et peut lire le n° 2. L'œil gauche lit le n° 12 — 18 *juin*. L'opéré écrit lui-même que la vue de ses deux yeux s'est encore améliorée.

Obs. 173. (1). — En mars 1863, on m'amena, de la commune des Moulins-lez-Lille, une jeune fille âgée de 11 ans. On vient me consulter pour une prétendue tache de l'œil droit. Cette tache n'est autre chose qu'une fausse membrane blanche, obstruant toute la pupille, dont le bord libre adhère à la capsule du cristallin. L'iris, dont la coloration était légèrement altérée, était poussé en avant au niveau de sa grande circonférence, ce qui formait constraste avec la pupille attirée en arrière contre le cristallin. L'œil était plutôt dur que mou. L'enfant n'en voyait absolument rien; elle ne put reconnaître à

(1) Testelin. Inédite.

quatre pieds de distance la flamme d'une lampe Carcel. Je ne pus lui faire comprendre l'épreuve des phosphènes. Je portai un pronostic d'autant plus fâcheux que la mère me dit que cette *tache* existait depuis plus d'un an, et avait succédé à une forte inflammation. Je prescrivis des instillations répétées d'atropine, prévenant que si, après un certain temps, l'enfant ne parvenait pas à distinguer la lumière d'avec l'obscurité, l'œil était perdu sans retour. 48 heures après, la mère me ramène l'enfant; elle distingue parfaitement la flamme de la lampe à toute distance et l'ombre des gros objets. L'éclairage oblique permet de constater qu'il s'est produit une extrêmement petite déchirure dans la fausse membrane. Je fais continuer les instillations d'atropine un temps suffisant pour m'assurer qu'on ne peut en espérer une amélioration plus considérable et je finis par proposer l'iridectomie, qui est acceptée. La malade chloroformée, je pratique l'opération suivant le mode ordinaire. Le tissu de l'iris, sans être complétement désorganisé, se déchire néanmoins facilement, de sorte que la brèche obtenue n'est pas aussi grande que je l'aurais désiré.—Occlusion des yeux pour tout traitement.—48 heures après, il n'y a pas d'inflammation, l'opérée distingue de son œil tous les objets environnants ; elle lit les gros caractères. Huit jours après, elle lit le n° 5 de Jaeger. Cependant la pupille artificielle n'est pas claire et noire; elle semble occupée par une fausse membrane jaunâtre qui aurait doublé l'iris ; celui-ci reprend déjà sa coloration normale.

J'avais toujours craint que cette pupille ne se refermât, et j'avais demandé qu'on me ramenât mon opérée de temps à autre pour la surveiller ; ce que l'on fit pendant un certain temps, puis on ne me la ramena plus. Enfin, elle reparut trois mois et demi après l'opération; la pupille artificielle, comme je l'avais craint et annoncé aux parents, s'était fermée par le rapprochement de ses deux bords, et formait maintenant une cicatrice linéaire. La vue est de nouveau perdue; mais l'iris a repris sa coloration naturelle, il ne bombe plus en avant; il semble que les adhérences qui unissaient la pupille fermée à la capsule cristalline aient été résorbées. Je pratique de nouveau l'iridectomie, vers le milieu de juillet; cette fois l'iris a une bonne consistance; aussi il m'est facile de l'attirer au dehors et j'y fais une brèche égalant environ 1/6 de son étendue. Les choses se passent aussi bien que la première fois et, dès le huitième jour, la malade lit les caractères ordinaires. Cependant, on ne peut, par la brèche, voir nettement le fond de l'œil; il semble qu'il y ait, au-devant du cristallin, comme la première fois, un reste de fausse membrane. Cette fois, je continue longtemps la surveillance de la malade; la pupille reste telle que je l'ai établie. En décembre 1863, l'œil opéré, qui est le droit, voit presque aussi bien que le gauche. Ce résultat favorable persiste encore aujourd'hui 18 mars 1865.

Quand il s'est accumulé une grande quantité de pigment de nouvelle formation à la face postérieure de l'iris, M. de Graefe conseille (1) d'extraire d'abord le système cristallinien par une large kératotomie inférieure, en évitant avec soin de blesser l'iris ; cependant, si la membrane uvéenne a déjà contracté des adhérences trop étroites, on n'hésitera pas à la traverser avec le kératotôme : il faut quelquefois alors faire une iridectomie pour pouvoir arriver à la lentille. En général, ce n'est que de quatre à huit semaines après l'extraction que l'on fait la pupille artificielle, en procédant comme s'il s'agissait d'une atrésie pupillaire survenue à la suite d'une opération de cataracte. Le résultat doit être considéré comme satisfaisant, lorsque les tissus ayant été déchirés à l'aide d'un crochet acéré, il se forme une pupille de moyenne grandeur, nette, et qu'il s'écoule un peu d'humeur vitrée dans la chambre antérieure. Sinon il faut l'agrandir.

(1) Archiv für Ophthalmologie, 1860, B. VI, Abth. 2, S. 97-121.

Traitement de l'iritis en général. — Bien des auteurs ont signalé l'atropine comme un médicament dangereux dans l'iritis aiguë: c'est à tort. Les mydriatiques constituent le médicament par excellence dans cette maladie, à ce point que l'on pourrait s'y passer de tous les autres agents thérapeutiques plutôt que de la belladone. Uni à l'emploi du calomel avec l'opium, son usage suffit à la guérison d'un grand nombre d'iritis graves, à celle de 99 pour 100 d'iritis de moyenne intensité. Ici il faut l'employer dès le début et ne pas craindre d'en introduire plusieurs fois par heure, et jusqu'à toutes les 5 minutes, à la dose de 4 grains par once d'eau distillée (de Graefe), jusqu'à dilatation de la pupille. Dans les cas légers, l'emploi fréquemment répété du sulfate d'atropine en collyre suffit, à l'exclusion de tout autre traitement. Dans les cas intenses, l'atropine à haute dose (4 gr. par once) ne suffit qu'exceptionnellement : il est même le plus souvent nécessaire d'employer préalablement, d'après M. de Graefe (1) : 1° des déplétions sanguines locales dans le voisinage de l'œil, et des incisions dans le chémosis; 2° la *paracentèse* (2), nécessaire quand l'humeur aqueuse présente un fort trouble diffus; 3° dans les cas très-intenses, les mercuriaux, à l'intérieur et à l'extérieur, auxquels on ajoute un vésicatoire derrière l'oreille: quand l'état d'irritation est passé (de deux à trois jours), il faut avoir recours au sulfate d'atropine appliqué énergiquement. Ajoutons que l'usage du sulfate de quinine associé à l'opium et les injections sous-cutanées d'acétate de morphine à la tempe, sont du plus puissant secours pour faire cesser, souvent d'emblée, les douleurs insupportables dont les malades sont presque toujours affligés.

Dans les cas chroniques, on se trouve très-bien d'une dose de calomel le soir, suivie d'une dose de térébenthine et d'huile de foie de morue : (Ol. terebenth. drach. iii, ol. morrh. unc. iii. Une 1/2 once 3 fois par jour, Mackenzie). — Williams a renoncé au mercure excepté dans les cas syphilitiques; il se borne à instiller l'atropine pour dilater la pupille et à donner de l'opium pour calmer la douleur (3); c'est à tort, selon nous. Si l'on peut, en effet, se passer du mercure doux dans les cas légers, il est loin d'en être ainsi dans les cas graves. Ici, ajouté à l'opium, l'efficacité en est si bien établie qu'il vaudrait mieux le préférer dans tous les cas que de s'en passer toujours. Manié convenablement, il n'est jamais nuisible, toujours utile et souvent indispensable. Williams fait remarquer (4) que, lorsque la pupille est obstruée par de la lymphe plastique, il a vu souvent persister cette

(1) Id. 1856, B. II, Abth. 2, S. 202-257.

(2) Sperino. Études cliniques sur l'évacuation répétée de l'humeur aqueuse dans les maladies de l'œil. Turin, 1862.

(3) Edinburgh Med. Journ. 1863, Jan., p. 651.

(4) Ibid. Id.

obstruction, malgré une large administration des mercuriaux; rien n'est plus commun, en effet, mais c'est principalement pour empêcher cette obstruction de se produire que le calomel, à dose altérable, doit être chaudement recommandé.

SECTION XXIII.

IRITIS SYPHILITIQUE. (T. II, P. 17.)

Iritis syphilitique chez les enfants. — L'iritis serait une manifestation bien rare de la syphilis héréditaire, si l'on en jugeait par le petit nombre de cas qui en ont été cités. M. Lawrence a le premier décrit cette affection (1) en la rapportant à sa véritable cause et, depuis, l'on n'en a, jusqu'à ces derniers temps, publié que cinq observations, dues à MM. Jacob, Maunsel et Évanson, Walker et Dixon. M. Mackenzie déclare néanmoins que l'iritis est assez souvent la conséquence de la syphilis congénitale (t. II, p. 21), M. Hutchinson a repris l'étude de ce point important de pathologie oculaire, et démontré que l'iritis aiguë est une conséquence de la syphilis héréditaire beaucoup moins rare qu'on ne l'a cru jusqu'à présent et qu'elle survient parfois après la première enfance. Dans un excellent travail qu'il a publié sur ce sujet (2), l'auteur donne un court extrait des observations déjà publiées, et le fait suivre de dix observations nouvelles recueillies par lui-même et que nous résumons à notre tour ci-après :

Obs. 174. — Iritis n'attaquant qu'un seul œil sur un enfant syphilitique (3). — Jane M., âgée de 16 mois. Iritis aiguë de l'œil gauche ayant commencé à l'âge de 15 mois, l'iris a perdu son lustre et a revêtu une teinte sombre. La pupille est un peu contractée ; il y a de la photophobie, quelque rougeur de la sclérotique et un léger gonflement de la paupière inférieure. L'enfant a un écoulement vaginal et des condylomes aplatis aux environs de l'anus et sur le périnée. La mère avait contracté la syphilis trois mois avant son accouchement. Il était établi que l'enfant, saine au moment de la naissance, avait eu ensuite une ophthalmie purulente et une éruption à la peau. M. Lawrence eut recours à un traitement mercuriel doux, et l'œil guérit complétement. Il faut noter comme fait pouvant peut-être expliquer pourquoi l'iritis s'est développée si tard, que l'enfant a pu ne contracter la diathèse syphilitique que peu avant sa naissance.

Obs. 175 — Iritis d'un seul œil chez un enfant syphilitique (4). — Enfant de 11 mois. Pour tout antécédent il est établi que son père a eu autrefois une éruption tuberculeuse syphilitique. Une iritis bien caractérisée survint à un œil. Pas de détails. Il paraît que c'est le seul cas observé par les auteurs (Maunsell and Evanson).

(1) Lawrence. Treatise on Venereal Diseases of the Eye, 1830, p. 306.
(2) Ophth. Hosp. Rep. 1857-1858-1859, Vol. I, pp. 191-203.
(3) Lawrence. Treatise on Venereal Diseases of the Eye, 1830, p. 306.
(4) Maunsell and Evanson. Practical Treatise on the Management and Diseases of Children, 1847, p. 234.

Obs. 176. — *Pupille oblitérée par une iritis chez un enfant syphilitique* (1). — L'enfant qui fait le sujet de cette observation ne fut vu par le docteur Jacob qu'environ trois ans après l'inflammation. Il présentait alors une élévation condylomateuse molle à l'anus et de nombreuses petites fissures et fentes à la langue. Le diagnostic de la syphilis était évident. Néanmoins, jusqu'alors, on n'avait point soupçonné la nature du cas, et l'on avait amené l'enfant au docteur Jacob, pour qu'il la traitât d'une cataracte qu'on lui supposait. L'examen de l'œil fit reconnaître « que la pupille était contractée et adhérente à la capsule et au cristallin opaques, la vision perdue irréparablement. » Les autres symptômes disparurent sous l'influence du traitement mercuriel prescrit par le docteur Jacob. On lui dit que l'inflammation de l'œil avait duré quelques mois.

Obs. 177. — *Iritis occupant un seul œil chez un enfant syphilitique* (2). — Mary O., âgée de 6 mois, avait eu, à l'âge de 6 semaines, sur les mains et les jambes, une éruption de couleur cuivrée. Elle avait été en partie guérie, mais il restait assez de traces du mal pour qu'on pût le caractériser. A l'âge de 5 mois, l'œil droit s'enflamma. L'iris devint sale, et laissa voir à sa surface trois ou quatre masses de lymphe plastique. Pupille immobile; la conjonctive et la sclérotique sont fort congestionnées, la cornée trouble. Au bout de quinze jours, d'un traitement mercuriel, l'iritis et l'éruption avaient presque complétement disparu; l'attaque d'iritis avait eu une durée totale d'environ six semaines.

Ces quatre cas et les deux de M. Dixon (3) sont les seuls exemples d'iritis syphilitique chez les enfants qui aient été rapportés. Les observations suivantes ont été recueillies par M. Hutchinson (4).

Obs. 178. — *Iritis des deux côtés chez un enfant syphilitique. — Guérison des deux yeux.* — Harriet H..., âgée de 8 mois, enfant naturelle, est amenée par sa mère, en juillet 1852, à l'hôpital des maladies de la peau. Elle est émaciée et cachectique, et offre autour de l'anus des condylomes excoriés; il existe aussi des fissures ulcérées s'étendant sur les ailes du nez. La mère est couverte d'une éruption syphilitique. A l'âge de quelques semaines, l'enfant avait eu un écoulement nasal abondant, puis étaient survenues une double otorrhée et une éruption sur les fesses. L'œil droit fut pris seul au début. Sa chambre antérieure contenait beaucoup de lymphe brunâtre, et l'iris, dans les points où il était visible, était sale avec altération de sa coloration. Il existait une très-légère zone sclératicale et point de photophobie. On eut immédiatement recours au traitement mercuriel, et la lymphe plastique fut résorbée lentement. La mère ne se présentait qu'irrégulièrement à la visite; deux mois plus tard, il survint une légère attaque d'iritis à l'œil gauche de l'enfant. Quatre mois après la première présentation de l'enfant, toute la lymphe plastique avait été résorbée, à part quelques légères adhérences qui restaient au bord pupillaire de l'œil droit. La résorption complète, quoique survenue lentement, d'une aussi grande quantité de lymphe plastique, doit encourager fortement à continuer pendant longtemps le traitement mercuriel dans des cas semblables.

Obs. 179. — *Iritis à un seul œil chez un enfant syphilitique. — Résultat inconnu.* — Emily C., âgée de 3 mois, se présente, pendant l'été de 1852, à la consultation externe de *Saint-Bartholomew's Hospital*, service de M. Wormald. La mère nie avoir eu des chancres ou autres symptômes suspects, mais elle dit que sa santé s'est beaucoup altérée depuis son mariage, et elle a eu une fausse couche. Cet enfant est le premier qu'elle ait eu vivant. A sa naissance, il était bien portant, et il en a été de même jusqu'à deux mois; à cette époque apparurent simultanément une éruption de psoriasis à la face, des plaques d'*erythema marginatum* sur les cuisses et le corps, des aphthes dans la bouche, un écoulement par les narines et de l'émaciation. A ces accidents succéda

(1) Jacob. Treatise on Inflammations of the Eyeball, 1849, p. 97.
(2) Walker. Provincial and Surgical Journal, 1845, p. 293.
(3) Obs. 388 et 389, t. II, p. 21 et 22.
(4) Loc. cit.

promptement une inflammation de l'œil gauche. Il y avait un mois que l'iritis existait lorsqu'on amena l'enfant. La pupille était irrégulière, immobile et en partie obstruée par de la lymphe plastique. La couleur de l'iris était altérée. Pas de congestion sclérotícale. On commença un traitement mercuriel, mais la mère ne l'ayant plus ramenée, je ne puis indiquer quel a été le résultat.

Obs. 180. — *Iritis légère chez un enfant syphilitique qui avait subi quelques mois de traitement. — Guérison complète de l'œil.* — Christophe F., âgé de 8 mois, était en traitement depuis quatre mois sous la direction de M. Startin, à l'hôpital des maladies de la peau, pour une éruption syphilitique, lorsque l'iritis se montra. On avait prescrit les mercuriaux, mais le malade n'avait été que fort irrégulièrement présenté à la consultation. Sa mère avait été aussi en traitement pour la même maladie. C'était son premier enfant vivant. A sa naissance, il était sain, mais à deux semaines survinrent des symptômes auxquels on ne pouvait se méprendre, à savoir une éruption papuleuse sur tout le corps, écoulement des fosses nasales, ophthalmie muco-purulente. Ces accidents avaient presque disparu quand l'iritis survint. Il exista pendant les quatre premiers jours une zone sclérotícale rouge, qui disparut ensuite entièrement. L'iris devint sale, d'une teinte vert de mer, mais il n'y eut point d'épanchement considérable de lymphe à sa surface. On reprit le traitement mercuriel qui avait été discontinué, et au bout de quinze jours l'iris était devenu parfaitement net.

Obs. 181. — *Iritis à un œil chez un enfant syphilitique. — Pas de traitement. — Occlusion définitive de la pupille.* — Sarah P., âgée de 8 mois, enfant pâle et chétive, est admise dans le service de M. Wormald, à *Saint-Bartholomew's Hospital*, le 20 août 1855. La mère avait déjà perdu cinq enfants offrant des symptômes suspects, et celui-ci était le seul qui lui restât. Elle était parfaitement saine au moment de sa naissance, mais quinze jours après, elle commença à être prise d'écoulement nasal avec enchifrènement et une éruption à la peau. Il existait sur le corps un psoriasis étendu, des condylomes autour de l'anus, et, de plus, on percevait distinctement l'odeur particulière à la syphilis héréditaire. L'œil droit seul avait souffert. La pupille était complétement obstruée par un dépôt abondant de lymphe rougeâtre qui s'était organisée. La cornée offrait un excès de proéminence. La maladie existait depuis plusieurs mois, et aucun traitement n'avait été mis en usage. La vision est complétement perdue, à moins qu'on ne puisse plus tard la rétablir au moyen d'une pupille artificielle.

Obs. 182. — *Iritis légère aux deux yeux chez un enfant syphilitique. — Résultat inconnu.* — Alice Katel C., âgée de deux mois, est admise à la consultation de M. Critchett à *Moorfields Hospital*, le 25 septembre 1855. Elle est seule survivante de huit enfants que sa mère a mis au monde. Six sont venus mort-nés, et l'autre est mort offrant des symptômes bien marqués de syphilis. La petite malade, à ce qu'on rapporte et comme cela est le plus fréquent, avait la peau nette et toute l'apparence de la santé au moment de sa naissance. Au bout d'une semaine, on remarqua l'apparition d'un psoriasis dans la paume de la main et à la plante des pieds, bientôt après un psoriasis général et un écoulement nasal abondant avec enchifrènement. C'est maintenant une enfant faible et cachectique. Le psoriasis offre, pour un enfant, un aspect plus caractéristique que d'ordinaire, les taches sont recouvertes d'écailles nombreuses d'un blanc brillant; il offre aussi une disposition symétrique bien marquée. La peau de la paume des mains et de la plante des pieds est en voie de desquamation ; les quatre paupières sont affectées de *tinea tarsi*, et les deux iris qui avaient été bleus ont pris une teinte vert de mer. Les deux pupilles présentent des encochures à leur bord, auxquels sont attachés de légers filaments de lymphe plastique, mais il n'existe aucun épanchement de cette dernière substance sur aucune des faces des iris. On aperçoit sur chaque sclérotique, en y regardant, une petite zone rose qui aurait pu échapper facilement. On commença un traitement mercuriel, mais la négligence de la mère à se présenter aux consultations m'a empêché d'en connaître le résultat.

Obs. 183. — *Iritis d'un côté chez un enfant syphilitique. — Chambre antérieure complétement remplie de lymphe plastique. — Résultat inconnu.* — Anna L., enfant juive, âgée de 3 mois, admise à *Moorfields Hospital*, à la consultation de M. Critchett.

La mère nie avoir jamais eu aucune affection vénérienne. Deux de ses autres enfants toutefois étaient morts, et elle-même avait aux angles de la bouche des fissures suspectes. Bien portante à l'époque de sa naissance, cette enfant avait commencé à être enchifrenée le troisième jour; elle est très-faible et amaigrie, offrant des fissures aux angles de la bouche, et un psoriasis qui occupe les bras, les mains et les doigts. L'œil droit, seul malade, est enflammé depuis un mois. La zone scléroticale est actuellement peu prononcée, mais la pupille est complétement oblitérée, et la cornée rendue opaque par une masse de lymphe qui y adhère et occupe la chambre antérieure; les paupières sont enflammées. On commença un traitement mercuriel; mais j'ai perdu ce cas de vue et j'ignore quelle a été sa terminaison.

Obs. 184. — *Iritis occupant un seul œil chez un enfant que l'on croit syphilitique. — Occlusion permanente de la pupille.* — Émily W., âgée d'un an, est examinée à la consultation externe de M. Critchett, à Moorfields. Sa mère nie avoir jamais eu aucun accident vénérien. Elle a eu sept grossesses, qui lui ont donné trois enfants actuellement vivants; les cinq autres se sont terminées par des accouchements prématurés. Plusieurs de ses enfants ont eu, dit-elle, dans leur enfance des coryza graves et opiniâtres; mais point d'autres symptômes suspects, toujours d'après son dire. L'enfant dont nous nous occupons a eu des plaies à la bouche et à l'anus à l'âge de quelques semaines; elle ne s'est jamais bien développée, et, pour nous servir des expressions de sa mère, « elle ressemble encore autant à un poupon qu'au moment de sa naissance, » elle est petite, chétive, et a la base du nez fort élargie, mais, à part l'iritis, elle ne présente aucun symptôme positif. L'œil droit est seul enflammé; il y a deux mois que le mal a débuté et aucun traitement n'a été mis en usage. La pupille est obstruée par une lymphe d'un jaune rougeâtre, qui paraît vasculaire et organisée, et nullement susceptible d'être résorbée. La sclérotique n'offre aucune rougeur. On prescrit un traitement mercuriel (les onctions) et, contrairement à ce que l'on aurait pu supposer, au bout de deux mois, l'absorption a été si complète, qu'il ne reste plus qu'une mince membrane blanchâtre. L'enfant a grandi et sa santé s'est beaucoup améliorée pendant le traitement. On se propose de lui pratiquer prochainement une pupille artificielle.

Obs. 185. — *Iritis occupant un seul œil chez un enfant syphilitique. — Le second œil est attaqué huit mois plus tard. — Occlusion permanente de l'une des pupilles, altération grave de l'autre.* — Il s'agit d'une fille âgée de 2 ans, sur laquelle mon ami M. Wormald appela mon attention à *Saint-Bartholomew's Hospital*. Son œil gauche s'était d'abord enflammé, alors qu'elle était âgée de seize mois; l'attaque avait consisté en une iritis pure, exempte de toute altération de la cornée; il y eut un fort épanchement de lymphe plastique, mais la congestion de la sclérotique fut légère. M. Wormald prescrivit le mercure et, sous son influence, la plus grande partie de la lymphe fut résorbée, laissant néanmoins une obstruction permanente de la pupille. Les parents habitant la campagne, le traitement ne fut suivi que d'une façon très-irrégulière. Après avoir cessé de venir pendant six mois, les parents présentèrent de nouveau l'enfant à la consultation, pour une iritis de l'œil droit, avec inflammation aiguë de la cornée, qui offrait à son centre un ulcère qui la menaçait de perforation.

Je n'ai malheureusement point tenu note des autres symptômes syphilitiques présentés par l'enfant, je me rappelle cependant qu'ils ne laissaient prise à aucun doute. M. Lawrence vit le cas en même temps que M. Wormald et porta le même diagnostic. La mère avoua avoir eu la syphilis et, si je me rappelle bien, elle avait été traitée elle-même par M. Wormald pour des symptômes constitutionnels. Lorsque je vis la malade pour la dernière fois, l'inflammation cédait au traitement spécifique. Toutefois il paraissait évident que l'œil resterait fortement endommagé.

Obs. 186. — *Iritis aux deux yeux chez un enfant syphilitique. — Occlusion permanente de la pupille gauche. — Formation d'une pupille artificielle.* — James C..., né de parents irlandais, âgé de 4 mois. (Cette observation ainsi que celles qui portent les nos 12, 13 et 16, ont été recueillies sur des malades du service de M. Critchett; je les dois à l'obligeance de ce confrère.) En naissant il paraissait parfaitement sain, mais à l'âge d'un mois, il fut pris d'un coryza de mauvaise nature, et eut bientôt une éruption squameuse. Ensuite la bouche et l'anus devinrent fort malades; une iritis se déclara lorsqu'il eut atteint l'âge de deux mois; elle débuta par l'œil gauche.

Mes notes portaient, à la date du 29 décembre 1857 : « Le petit garçon paraît d'une belle santé, mais il a un coryza de mauvaise nature et les restes d'une éruption. Il y a deux mois que l'on a remarqué l'inflammation de l'œil gauche, qui était alors injecté de sang. Actuellement il n'y a pas de zone scléroticale, mais la pupille est occupée par une pellicule blanche, et il existe à la partie externe de la chambre antérieure une grosse masse irrégulière de lymphe plastique jaune. Cette lymphe adhère à la cornée, mais celle-ci n'est point malade. La mère n'a point remarqué que l'œil droit ait jamais été enflammé, mais en l'examinant on voit que la pupille est rendue irrégulière par des adhérences et que l'iris est paresseux. » Le traitement adopté consista en frictions mercurielles et réussit à déterminer l'absorption de toute la lymphe, à l'exception de celle qui occupait la pupille. La santé de l'enfant s'améliora beaucoup; il grandit rapidement et engraissa. Le 7 juin, quatre mois s'étant écoulés depuis qu'il ne s'était rien manifesté du côté de l'œil et l'absorption paraissant complétement arrêtée, je me déterminai, avec l'approbation de M. Critchett, à tenter l'enlèvement de la membrane obturante. Ce qui nous détermina à ne point attendre plus longtemps, c'est que l'organe commençait déjà à être agité de ces mouvements d'oscillation qui surviennent si fréquemment aux yeux des enfants qui ont perdu toute perception de la lumière. La membrane obturante était évidemment coriace et épaisse; nous craignîmes que, s'il n'arrivait plus de lumière à l'œil, le développement de cet organe ne s'arrêtât. L'opération fut exécutée au moyen d'une aiguille tranchante et des pinces de Luër, introduites simultanément par des points opposés de la cornée. La fausse membrane, extrêmement coriace, fut saisie avec les pinces et divisée à sa circonférence au moyen de l'aiguille. On obtint ainsi pour un temps une pupille bonne et claire. Toutefois l'épanchement consécutif de lymphe plastique nécessitera plus tard un nouvel emploi de l'aiguille.

Obs. 187. — *Iritis légère à un seul œil chez un enfant syphilitique. — Guérison; toutefois avec quelques adhérences.* — W. John J..., âgé de neuf semaines, sain en naissant, resta de même jusqu'à six semaines, au dire de sa mère; à cette époque, il eut la *petite vérole*, après quoi, ses yeux s'enflammèrent. Il ne reste actuellement aucune cicatrice de cette prétendue petite vérole, mais les fesses sont couvertes d'eczéma syphilitique et l'anus entouré de condylomes ulcérés. La mère paraît malade et a un psoriasis. Elle a eu, dit-elle, pendant la première semaine de sa grossesse, beaucoup de douleur en urinant et un écoulement de mauvaise nature; après cela, ses cheveux tombèrent, et elle eut fréquemment des fissures aux angles de la bouche. Elle ne sait pas avoir eu une affection vénérienne et n'a jamais été traitée dans ce sens. Dans ce cas, c'est l'iris du côté gauche qui est seul pris, et il y a si peu de lymphe épanchée et si peu de congestion scléroticale, que plusieurs des personnes présentes sont tentées de douter de la justesse de mon diagnostic. L'usage de l'atropine, en montrant la disposition oblique et irrégulière de la pupille, lève tous les doutes. C'est la teinte verdâtre spéciale de l'iris qui m'amena à croire qu'il avait été enflammé. Tous les symptômes aigus avaient évidemment disparu. Les paupières étaient tuméfiées et le siége d'un écoulement muqueux. On prescrivit les onctions mercurielles et l'enfant fut débarrassé de son éruption. L'iris regagna aussi, dans la plus grande partie de son étendue, sa coloration et son éclat normaux. La plupart des adhérences existaient encore la dernière fois que l'on vit l'enfant.

Dans les seize cas qui viennent d'être rapportés, la maladie a débuté à l'âge moyen de cinq mois et demi : les plus âgés avaient seize mois, les plus jeunes six semaines. Dix fois un seul œil était malade, six fois ils l'étaient tous deux. L'injection zonulaire de la sclérotique est rarement bien marquée, souvent même elle échappe, tant elle est légère. L'épanchement de lymphe plastique est souvent abondant, quelquefois modéré; parfois l'iris est seulement gonflé et altéré dans sa coloration. La cornée est le plus souvent transparente, quelquefois trouble ; dans quelques cas, la chambre antérieure est le siége d'un épanchement de lymphe ou même d'un hypopyon. La pupille est contractée et irrégulière ; la lymphe, qui y est épanchée, est rouge, vascularisée, et existe parfois sous la forme d'une fausse membrane jaune occupant la pupille. L'iris adhère à la capsule cristalline. Souvent les symptômes passent inaperçus, à cause de leur peu d'intensité, et c'est la blancheur de la pupille obstruée qui attire d'abord l'attention. D'autres symptômes syphilitiques peuvent accompagner l'iritis : la cachexie syphilitique, le psoriasis, une éruption papuleuse, un érythème, un coryza purulent, des condylomes au pourtour de l'anus, etc.

Le pronostic doit être réservé, parce que la choroïde, la rétine et le corps vitré peuvent être intéressés. Quand la rétine est demeurée intacte, la disparition de la fausse membrane peut être suivie du retour de la vision.

Les instillations répétées d'un collyre à l'atropine et l'usage des mercuriaux font la base du traitement. Il peut être très utile de faire prendre à la nourrice du sublimé ou du deuto-iodure, en même temps qu'on donne à l'enfant un grain de calomel trois fois par jour, avec un sixième ou un quart de grain d'opium. M. Hutchinson recommande les frictions avec l'onguent mercuriel. Il ne faut pas abandonner l'usage des mercuriaux, tant qu'il reste de la lymphe épanchée dans la pupille (1).

SECTION XXIV.

IRITIS PSEUDO-SYPHILITIQUE. (P. 33.)

M. Mackenzie a vu plusieurs fois des iritis, succédant à une éruption papuleuse du tronc et des extrémités, qu'il n'a pas cru devoir considérer comme de nature syphilitique. Un de ses malades était un tisserand qui était venu de loin le consulter pour les suites d'une iritis, dont un œil avait d'abord été affecté et le second quelques mois après. Il n'avait jamais eu la syphilis, était marié depuis quinze ans et n'avait pas d'enfants. Son mal paraissait reconnaître pour cause un courant d'air froid pendant que le corps était en sueur. Au début, il avait vu des taches noires qui avaient bientôt été remplacées par une obscurité complète. De l'œil gauche, le premier attaqué, il lisait le n° 14 de Jaeger, du droit, le n° 19. Les deux pupilles étaient irrégulières et soudées à la capsule. Les cristallins et l'humeur vitrée étaient si

(1) Hutchinson. Opht. Hosp. Rep. Vol. I, pp. 193-226. — Ibid. Clinical Memoirs, p. 1. Lond. 1865. — Hulke. Med. Times and Gaz. 1859, Apr. 23, p. 420. — Dixon. Ibid. 1859, Mai 28, p. 548. — Ibid. 1859, Apr. 12, p. 480.

troubles qu'ils ne permettaient pas de distinguer les papilles optiques. Depuis plusieurs années, il était tourmenté par une éruption papuleuse, accompagnée de démangeaisons, et qui se terminait par la formation de quelques croûtes. De l'inappétence et de la céphalalgie avaient précédé l'apparition de l'iritis. La moitié droite de la tête (celle qui correspond à l'œil le dernier attaqué) transpire beaucoup plus que la moitié gauche. Il avait été traité par des applications de sangsues et l'usage du calomel uni à l'opium qui avait fortement attaqué la bouche, mais avait fait disparaître la céphalalgie et amélioré l'appétit. M. Mackenzie prescrivit l'usage interne continu du mercure avec la poudre de belladone et la solution d'atropine en collyre. Sous l'influence de ces moyens et de vésicatoires derrière les oreilles, il survint une amélioration générale.

SECTION XXIX.

MALADIES DE LA CHOROÏDE. (P. 59.)

Les affections des parties profondes de l'œil, corps vitré, choroïde et rétine, ont été, pendant de longues années, confondues sous la dénomination d'« amaurose », qui en rappelait le principal symptôme subjectif, l'obscurcissement de la vision. La découverte de l'ophthalmoscope a permis de mettre de l'ordre dans ce chaos et, une altération de la vue étant donnée, d'en préciser, le plus souvent avec exactitude, le siége et la nature. Le progrès ainsi réalisé est d'autant plus grand et plus heureux que le symptôme subjectif unique, la défectuosité visuelle, ne permettait le plus souvent que des conjectures sur le siége et la gravité des altérations anatomiques, tandis que la constatation n'en est plus aujourd'hui qu'une grosse lettre, et que, grâce à elle, le diagnostic et le pronostic ont acquis une précision telle qu'ils n'ont plus rien à envier aux autres groupes pathologiques.

Les sujets atteints de l'une ou de l'autre de ces affections n'accusent en général qu'une altération plus ou moins ancienne, plus ou moins marquée de la vue : il est des cas, sans doute, où un examen bien attentif, aidé d'un commémoratif scruté avec soin, permet, en dehors des données de l'ophthalmoscopie, d'établir un diagnostic assez exact, mais jamais ce diagnostic n'offre ainsi de garanties bien sérieuses. Il en résulte que, la symptomatologie des affections des parties profondes de l'œil reposant presque entièrement sur l'examen ophthalmoscopique, c'est celui-ci qui doit désormais fournir les principaux éléments de classification, que les données produites par le sujet avaient jusqu'ici refusés. L'ophthalmoscopie aura donc à jouer le rôle principal dans les pages qui vont suivre.

Les maladies de la choroïde, dépendant de l'inflammation, donnent lieu à des désordres fonctionnels qui sont dans un rapport constant avec l'action qu'ils exercent sur la membrane sensitive, la rétine, qui est en contact immédiat avec elle. Ces désordres dépendent beaucoup moins de la profondeur de l'altération pathologique que du siége occupé par elle : c'est ainsi qu'une inflammation choroïdienne, même assez étendue, pourra ne donner lieu qu'à des symptômes peu prononcés, si elle est excentrique, tandis qu'elle pourra amener une cécité absolue si, bien que très limitée, elle atteint les parties essentielles, celles qui correspondent, par exemple, à la *macula lutea*. Ces considérations s'appliquent à toutes les altérations organiques de la choroïde et de la rétine. Nous n'aurons pas à les reproduire pour chaque cas en particulier.

§ I. Congestion choroïdienne.

La congestion choroïdienne se présente fréquemment chez les personnes sanguines, à la suite de la suppression d'un flux habituel, hémorrhoïdal ou menstruel, ou chez celles qui sont forcées de travailler en face d'un feu ardent, comme les souffleurs de verre, les cuisiniers, etc., chez celles, enfin, qui se sont fatigué la vue par un travail assidu à la lumière artificielle, surtout quand cette mauvaise condition se complique d'une constipation habituelle, ainsi qu'il arrive si souvent chez les hommes de cabinet. On l'observe encore chez les jeunes filles chlorotiques et mal réglées, qui se livrent à des travaux assidus à l'aiguille. A chaque poussée congestive, la rétine, plus ou moins comprimée, manifeste des troubles visuels qui ne sont le plus souvent que transitoires, tels que des taches noires, des visions irisées, des traits de feu ou seulement un obscurcissement de la vue ; quelquefois une douleur gravative, une tension pénible dans l'œil, de la sensibilité à la lumière, des élancements aigus, à des degrés différents d'intensité. Quand cet état persiste, ou qu'il est devenu habituel, il arrive que de rares vaisseaux, le plus souvent isolés et tortueux (v. fig. 91 et 92, D, t. Ier, p. 650) d'un rouge sombre, partant du cul-de-sac conjonctival pour se terminer en arcades à 3 ou 4 mm. de la cornée, viennent donner à l'affection un aspect caractéristique : limités ordinairement au nombre de sept, ils sont parfois plus nombreux et constituent la vascularisation *abdominale* de Beer. En même temps, la sclérotique peut prendre une teinte bleuâtre, le canal de Fontana s'injecter, la pupille devenir plus mobile, à cause de la surexcitation sympathique de la rétine qui s'éveille, mais ces symptômes ne surviennent guère qu'à la suite d'une durée plus ou moins longue de cet état morbide. M. Guépin a signalé en outre, comme symptômes de la congestion choroïdienne :

la sensibilité de l'œil à la pression et au froid ; l'exagération, la réduction ou l'altération des phosphènes, des maux de tête, etc. ; la sensibilité de l'œil à la lumière et une légère presbytie de près, avec une très-légère myopie de loin (1).

Le système vasculaire de la choroïde n'est pas toujours directement accessible à la lumière ophthalmoscopique : pour y arriver, celle-ci doit traverser d'abord la rétine, qui ne lui oppose pas grand obstacle, il est vrai, puisqu'à l'état sain, elle est parfaitement transparente, mais, de plus, l'épithélium pigmentaire et la couche de pigment du stroma choroïdien : or, lorsque ceux-ci sont épais, ils ne permettent qu'à peine d'apercevoir les vaisseaux choroïdiens, même ceux du plus gros calibre (V. t. II, p. XXXVII). Il résulte de cet état de choses que, chez les sujets à cheveux noirs et à pigment foncé et abondant, les modifications subies par le système vasculaire de la choroïde sont à peine appréciables ; c'est-à-dire qu'on ferait de continuelles erreurs, si l'on voulait conclure de la rougeur plus ou moins foncée du fond de l'œil éclairé à l'état de congestion plus ou moins grande de la membrane choroïdienne. Ainsi, une hypérémie considérable de la choroïde peut être complétement cachée par une couche pigmentaire obscure, tandis que des vaisseaux anémiés de cette même membrane peuvent paraître congestionnés, si on les examine chez des sujets blonds ou des albinos (2).

L'examen ophthalmoscopique ne sera donc que d'un faible secours dans le diagnostic de la congestion choroïdienne, à moins que, se produisant sur un seul œil ou sur des parties circonscrites des deux yeux, elle permette à l'observateur d'établir des comparaisons entre ces parties et celles qui sont demeurées saines. Peut-être pourra-t-on aussi tirer quelque indication diagnostique de l'injection de la rétine et de la papille, qui marche souvent de paire avec celle de la choroïde.

Le traitement de cette affection doit nécessairement varier avec les causes qui y ont donné naissance ou qui l'entretiennent : les évacuations sanguines, spoliatives ou révulsives, les purgatifs et les mercuriaux, aidés d'un régime ténu d'une part ; de l'autre les ferrugineux et un régime corroborant, selon les conditions en vertu desquelles la congestion s'est opérée et qu'il faudra étudier avec soin.

§ II. Choroïdite proprement dite.

Une variété de la choroïdite, digne de la plus sérieuse attention, est le glaucome aigu, que M. Wecker a appelée « *choroïdite séreuse.* »

(1) De la congestion choroïdienne. (Annales d'Oculistique, 1859, t. XLI, p. 95.

(2) Pour les différents aspects du fond de l'œil normal, voir : LIEBREICH. De l'examen de l'œil, etc., t. II, p. XXVII, fig. XI, et Atlas d'ophthalmoscopie, Pl. II, fig. 1, 2, 3, 4 et 5. — Paris, Germer Baillière, 1863.

Elle se caractérise par tous les signes qui indiquent l'existence d'une pression intra-oculaire exagérée, due à une hypersécrétion de sérosité qui se fait aux dépens de la choroïde et de l'iris. Dans l'impossibilité de faire l'histoire séparée du glaucome aigu et du glaucome chronique, nous renverrons au Chap. GLAUCOME tout ce qui se rapporte à ce sujet important.

Le même auteur a appelé « *choroïdite parenchymateuse* » cette forme de la choroïdite qui montre une tendance particulière à l'hypergénèse des éléments du tissu cellulaire dont se compose la membrane qui en est le siége (1). Cette hypergénèse se borne parfois à la couche épithéliale, mais, le plus souvent, ce sont les cellules du tissu cellulaire, qui forment en quelque sorte la tunique adventice des vaisseaux adossés à la chorio-capillaire, qui sont le siége de prédilection de l'altération. Il peut en résulter, soit des amas de cellules épithéliales, soit un gonflement du tissu cellulaire, dont la pression, sur la rétine, affecte plus ou moins profondément cette membrane, au point d'en amener l'atrophie ou le décollement. Ces saillies peuvent prendre un tel développement, qu'on les a vues s'approcher assez du cristallin pour simuler des tumeurs de mauvaise nature ; la rétine qui les recouvre subit alors une dégénérescence graisseuse qui donne une coloration jaune à la tumeur elle-même, ou bien est déchirée, de façon à se laisser traverser par la tumeur, qui pénètre ainsi dans le corps vitré (2). Dans ces conditions, l'éclairage latéral permet quelquefois de distinguer dans la pupille un reflet particulier, gris ou jaunâtre, dans lequel passent des vaisseaux visibles à l'œil nu, mais le diagnostic n'en reste pas moins difficile, et ce n'est qu'après avoir suivi assez longtemps la marche de la maladie qu'on peut savoir si l'on n'a pas affaire à une tumeur de mauvaise nature.

La marche de cette affection peut être rapide ou lente : dans ce dernier cas, les symptômes inflammatoires manquent absolument et l'altération de la vision, avec le trouble qui s'observe dans la pupille, sont les seuls symptômes dénoncés. Le plus souvent l'œil conserve sa tension normale, au contraire de ce qui arrive d'ordinaire dans les décollements rétiniens, et parfois même se durcit ; l'injection périkératique ne tarde pas à se produire avec les autres signes de l'inflammation : dilatation des vaisseaux ciliaires, injection et œdème du tissu épiscléral, etc., et, si la maladie doit avoir une issue fâcheuse, ce qui ne peut guère manquer, la cornée s'ulcère, se perfore, et les produits néoplastiques viennent faire saillie au dehors ; la suppuration ne tarde pas à s'en emparer, des bourgeons charnus apparaissent et le globe s'atrophie.

(1) Études ophthalmologiques, t. 1er, p. 491.

(2) Voir pour les figures : LIEBREICH. Loc. cit. T. VII, fig. 3. Compte rendu de la Société universelle d'ophthalmologie, 1861, p. 21, et Annales d'Oculistique. 1861, t. XLV, p. 265.

Quand cette affection suit une marche rapide, au lieu que l'hypergénèse des éléments cellulaires de la choroïde donne lieu à la formation d'un tissu cellulaire néoplastique, c'est du pus qui se produit, particulièrement aux dépens du tissu cellulaire qui entoure les vaisseaux choroïdiens les plus voisins de la chorio-capillaire, et il en résulte la « *choroïdite suppurative.* » La maladie commence d'ordinaire dans les couches les plus internes de la choroïde pour ne gagner que plus tard la *lamina fusca.* Indépendamment de la production de pus dans les éléments du tissu cellulaire choroïdien, il se produit encore, d'une part, des altérations des cellules étoilées et pigmentaires qui subissent la dégénérescence graisseuse, et, de l'autre, une exsudation séreuse à la surface et dans le tissu même de la choroïde. En même temps, le corps vitré se trouble jusqu'à ne plus constituer, dans certains cas, qu'une masse purulente épaisse, et la rétine alors, on le conçoit, ne peut, pas plus que lui, échapper à la désorganisation générale. L'examen ophthalmoscopique n'est ici d'aucun secours. La choroïdite suppurative est presque toujours traumatique; on l'a souvent observée aussi comme symptôme de métastase dans la pyohémie et comme complication des fièvres paludéennes, de la fièvre typhoïde et de la pustule maligne.

Obs. 188. — *Choroïdite suppurative. — Extirpation de l'œil. — Nécroscopie* (1). — Frédérique S., âgée de trente ans, entra à l'hôpital pour être traitée d'une irido-choroïdite avancée à gauche, commençante à droite. La vue était abolie à gauche, l'œil saillant; allongé; conjonctive rouge, injectée; sclérotique bleuâtre, comme lui, aplatie; iris décoloré, pupille petite, adhérente à la capsule antérieure; une traînée de pus s'étend de la papille vers la cornée; près de l'*ora serrata*, à la région inférieure et externe de la sclérotique existe une tumeur dure, jaunâtre, entourée d'un cercle de vaisseaux sous-conjonctifs dilatés et bleuâtres; cette tumeur est très douloureuse au toucher. Peu de temps après l'entrée de la malade à l'hôpital, l'œil gauche devint très douloureux, et l'on diagnostiqua une choroïdite suppurative partielle; une iridectomie pratiquée sur ces entrefaites étant restée sans résultat, il fallut se résoudre à extirper le globe de l'œil. Trois jours après l'opération, on procéda à l'examen de l'organe, qui avait été durci dans une solution d'acide chromique. La rétine, à l'endroit correspondant à la tumeur observée antérieurement, était soulevée et formait un repli de deux lignes de saillie environ; à sa région postérieure, elle présentait des taches granuleuses, disséminées; à l'endroit de la saillie, elle avait un aspect lardacé, une teinte jaune. La choroïde amincie avait perdu une bonne partie de son pigment; elle adhérait fortement à la rétine à l'endroit de la tumeur déjà mentionné : il existait sur ce point, entre la rétine et la choroïde, mais surtout entre celle-ci et la sclérotique, des amas d'une matière jaune, coagulée par l'action de l'acide chromique, déjà composée de pus, et qui démontra la justesse du diagnostic porté.

§ III. Choroïdite atrophique.

Syn. Atrophie choroïdienne. — Macération du pigment.

Elle commence ordinairement par les cellules pigmentaires du parenchyme choroïdien, qui pâlissent et finissent par disparaître peu

(1) Heymann. Archiv für Ophth. 1860, B. VII, Abth. 1, S. 127.

à peu. Elle s'étend ensuite à la membrane chorio-capillaire, puis à l'épithélium pigmentaire, qui peut subir diverses modifications. Enfin, les vaisseaux eux-mêmes, sans en excepter les plus volumineux, s'oblitèrent par la métamorphose graisseuse de leurs parois, et prennent une teinte jaunâtre qui les rend moins apparents. La choroïde se trouve ainsi réduite à ses fibrilles les plus ténues, à la membrane dite « réticulaire élastique » parsemée de cellules pigmentaires irrégulières, qui disparaissent à leur tour pour ne laisser sur place qu'une membrane anhiste, transparente, à travers laquelle la lumière ophthalmoscopique permet de reconnaître la surface interne, brillante et nacrée, de la sclérotique. Les régions atrophiées sont presque toujours circonscrites par des amas pigmentaires et sillonnées par les vaisseaux rétiniens qui, passant au-dessus d'elles, ressortent, plus qu'à l'état normal, sur l'écran éclatant qui leur sert de fond. Quand l'atrophie en est arrivée au point que l'affaiblissement de la partie entreprise a fait fléchir la partie de la coque oculaire qui en est le siége, et a ainsi donné naissance à un staphylôme, les vaisseaux rétiniens, obligés de suivre le mouvement, deviennent moins flexueux encore qu'ils ne le sont d'ordinaire, à cause de la distension qu'ils en ont à subir.

L'épithélium de la choroïde est presque toujours intéressé dans les altérations de son parenchyme, et c'est à la suite de son atrophie que la face interne de la sclérotique se dévoile. Cette atrophie, qu'on a nommée aussi « macération du pigment (1) » ne consiste pas seulement dans la disparition des molécules pigmentaires contenues dans les cellules, mais encore dans la destruction de celles-ci, soit par atrophie simple, soit par dégénérescence graisseuse. D'autres fois cependant, ce sont les parois des cellules pigmentaires qui sont détruites et qui laissent échapper leur pigment; d'autres fois enfin, l'épithélium pigmentaire, au lieu de disparaître, s'hypertrophie à certaines places, et il se développe, par suite, des bosselures formées de cellules irrégulières contenant un pigment charbonneux. Ces agglomérations locales de masses pigmentaires, en comprimant la rétine, peuvent en déterminer l'atrophie et amener des troubles visuels, en rapport avec leur nombre, leur étendue et surtout avec leur siége. M. Schweigger a trouvé, à l'autopsie, des cas où la rétine atrophiée près de l'ectasie, adhérait à la sclérotique avec des débris de la choroïde (2). Quand l'atrophie choroïdienne est très-étendue, il n'est pas rare de voir des filaments ou membranes, flottant dans le corps vitré et y donnant lieu, par leur mobilité, à des mouches volantes que les malades accusent avec persistance, et qui sont souvent

(1) Voir figure : JAEGER (ED.). Beiträge zur Pathol. des Auges. Tab. V, VI, IX.

(2) SCHWEIGGER. Leçons d'ophthalmoscopie, traduites de l'allemand par le Dr Herschell, Paris, 1865, p. 79.

le premier symptôme dont ils se plaignent; en même temps le corps vitré se fluidifie, de façon à permettre à ces corps, points, filaments ou fausses membranes, de se déposer au fond de l'œil, quand celui-ci est au repos, pour se mouvoir en tous sens quand il est agité brusquement; il n'est pas rare encore que le cristallin devienne le siége de cataracte, surtout à son pôle postérieur.

Quand la maladie n'est encore qu'au début, que l'épithélium est seul atrophié, les vaisseaux choroïdiens (vasa vorticosa) apparaissent, à l'ophthalmoscope, avec une netteté inaccoutumée, tandis que les espaces intervasculaires n'en semblent que plus sombres, à cause de la présence du pigment qui s'y est maintenu ou accumulé. Ce n'est que plus tard que, les divers éléments de la choroïde ayant été successivement éliminés, l'on voit se produire çà et là des taches d'un blanc nacré, bordées de noir, traversées par les vaisseaux rétiniens. C'est également au début que se remarque une certaine teinte jaune orangé au pourtour de la papille optique, due au changement de coloration des vaisseaux choroïdiens, qui, par suite du progrès de l'atrophie, se montrent eux-mêmes à cette place, dans l'agencement qui les caractérise si bien et avec cette même teinte orangée, jusqu'à ce qu'ils disparaissent par atrophie. Viennent ensuite les plaques atrophiques brillantes et nacrées que nous avons décrites, et dont un des caractères les plus constants est le rempart pigmentaire dont elles sont le plus souvent bordées. On les distingue : des exsudations de la même membrane en ce que celles-ci font une saillie, tandis que celles-là se dessinent en creux, ce que l'ophthalmoscope binoculaire permet de constater, et des exsudations rétiniennes par la présence des vaisseaux qui les traversent, ce qui n'a lieu que dans les affections des couches profondes de la rétine, auquel cas encore la saillie de celles-ci sert de moyen de diagnostic. Quelquefois, sous l'influence du travail atrophique, on voit se produire des taches noires assez nombreuses, tantôt sous la forme de points, le plus souvent sous celle de plaques angulaires et dentelées, ressemblant à celles de la pigmentation de la rétine, dues à la prolifération des cellules pigmentaires; elles donnent lieu à la choroïdite atrophique dite « pigmentaire. »

Résumé des signes ophthalmoscopiques. — Légère teinte jaune orangé au pourtour de la papille. — Dessin net des vasa vorticosa, séparés par des espaces foncés, pigmentés. — Taches brillantes, nacrées, bordées de noir, traversées par les vaisseaux rétiniens et *se dessinant en creux*, au contraire des exsudations, qui sont *en relief*. — Quelquefois de petites taches pigmentaires irrégulières, dentelées, pointillées.

L'atrophie choroïdienne peut être profonde et étendue sans causer de troubles sérieux de la vision, aussi longtemps que la rétine ne participe pas à la maladie, surtout aux abords de la tache jaune. Dans d'autres cas, elle peut, bien que très-restreinte, si elle s'attaque à cette dernière région, donner lieu à des troubles profonds, rarement cependant à une complète cécité. Une vision voilée, des corps flottants dans l'humeur vitrée et la myopie à tous ses degrés, en sont les symptômes les plus habituels.

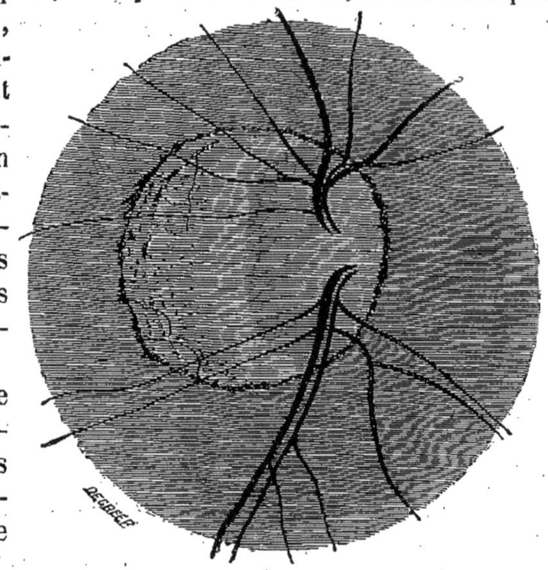

(Fig. 45.)
(Empruntée à Liebreich.)

Toutes les parties de la choroïde peuvent subir l'atrophie dont nous venons de décrire l'évolution. Cependant elle affecte, de préférence, le pourtour de la papille optique, où elle prend d'abord la forme d'un croissant, qu'elle peut conserver indéfiniment, mais qui se modifie souvent par les progrès de l'atrophie ; ce croissant s'étend alors dans toutes les directions et peut finir par entourer la papille d'une surface où le travail pathologique a comme ulcéré la choroïde, pour n'y laisser que des membranes devenues transparentes, à travers lesquelles s'aperçoit la surface interne, resplendissante, de la sclérotique, au milieu de laquelle il serait difficile de reconnaître la papille, si les vaisseaux qui en émergent n'en décelaient la présence. Cette maladie, qui prend alors le nom de « *sclérotico-choroïdite postérieure,* » ayant déjà été décrite

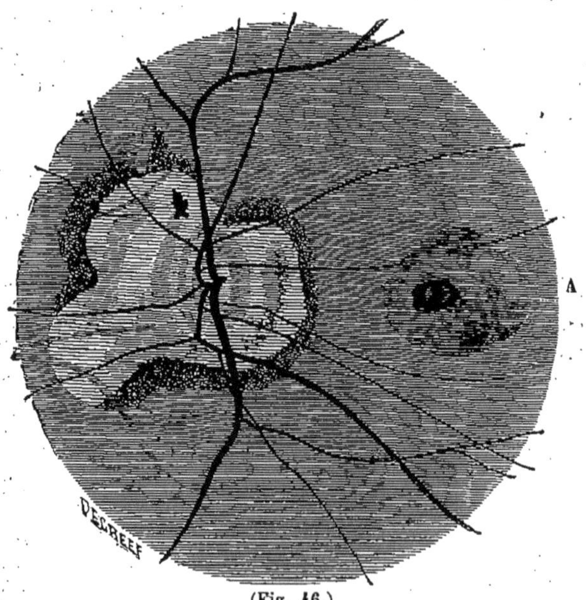

(Fig. 46.)
(Empruntée à Liebreich.)

séparément dans le cours de cet ouvrage (t. II, pp. XLII et 64, et t. III, p. XCV), nous n'avons plus qu'à y renvoyer, en en donnant ci-contre la description graphique (1) (fig. 45 et 46.)

§ IV. Choroïdite disséminée.

Ce nom ne représente pas une affection d'une nature déterminée, mais seulement la forme sous laquelle se présente, anatomiquement et ophthalmoscopiquement, tout un groupe d'affections diverses qui n'ont pour caractère commun que de se manifester à la face interne de la choroïde, et d'y donner lieu à des transformations de l'épithélium pigmentaire, représentées par les images ophthalmoscopiques les plus variées. Ces altérations, de diverses natures, peuvent, dans des conditions particulières, donner lieu à des accidents inflammatoires. Les différentes modifications pathologiques qui peuvent se présenter sous la forme disséminée, ne s'accusent guère à l'ophthalmoscope que par les reliquats qu'elles ont laissés après elles. Nous les décrivons ci-après :

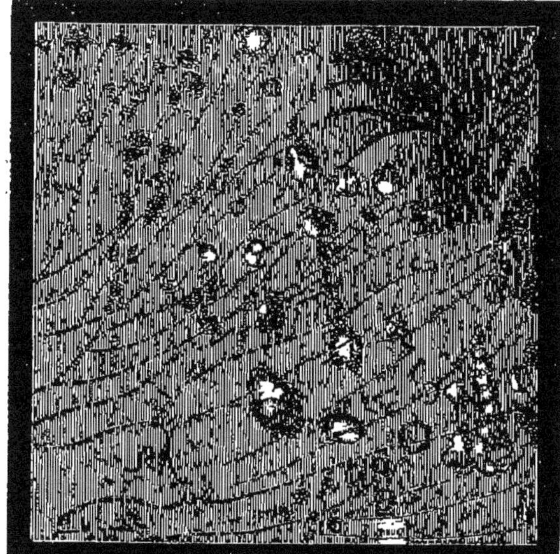

(Fig. 47.)
(Empruntée à Liebreich.)

1° *Exsudations.* — (V. t. II, p. XLI.) Des exsudats d'abord liquides, puis passés à un autre état, peuvent se déposer à la face interne de la choroïde, entre sa couche la plus antérieure et la rétine. Ces exsudats peuvent être très étendus, répartis par larges plaques, mais, le plus souvent, ils sont répandus sous la forme de petits îlots éparpillés sur toute la surface de la choroïde. On les reconnaît aisément, à l'ophthalmoscope binoculaire, à leur légère saillie, qui les

(1) Pour les figures représentant la scléro-choroïdite ou le staphylôme postérieur, voir : RUETE. Bildliche Darstellung der Krankheiten des menschlichen Auges. 1te und 2te Liefer. Leipzig, 1854. Taf. IV, fig. 4, VI, fig. 6. — ED. JAEGER. Beiträge zur Pathologie des Auges. Wien, 1855, Taf. XVII, XVIII. — QUAGLINO. Sulle malattie interne del occhio, etc. Milano, 1855. Fig. XVIII et XIX. — Ophthalmic Hospital Reports, 1857-1858-1859, Vol. I, P. I, fig. 3, 4 et 5. — SICHEL. Iconographie ophthalmologique, 1852-1859, Pl. LXXIX, fig. 5, LXXX, fig. 1. — DEVAL. Traité théorique et pratique des maladies des yeux. Paris, 1862, Pl. VIII et IX. — LIEBREICH. Loc. cit. Tab. III, fig. 1-7. — FOLLIN. Leçons sur l'exploration de l'œil, recueillies par M. Thomas. Paris, 1863, Pl. II, fig. 3.

distingue des plaques atrophiques ; mais, comme ces dernières, elles se présentent sous l'aspect de taches d'un blanc grisâtre, souvent bordées de dépôts pigmentaires, traversées par des vaisseaux rétiniens, qui passent au-dessus d'elles (1), à contours irréguliers, dentelés et affectant les formes les plus variées comme les dimensions les plus différentes (fig. 47). Quand l'exsudation a disparu de ces places, on ne laisse pas d'y découvrir encore des restes du tissu choroïdien, dépouillé en grande partie de son pigment. Cet état se complique assez souvent d'iritis ou d'opacités du corps vitré et, par suite, d'une infiltration séreuse de la rétine, qui présente alors, à différents endroits, correspondants aux foyers inflammatoires, des taches diffuses et blanchâtres, d'où résulte une amblyopie plus ou moins prononcée (2).

Résumé des signes ophthalmoscopiques. — Petits îlots éparpillés, ou plaques larges, d'un blanc grisâtre, bordées de noir, à contours dentelés, *saillantes* et sillonnées par les vaisseaux rétiniens.

2° *Hémorrhagies.*—(Apoplexie de la choroïde). (V. t. II, p. XXXIX). Elles se présentent sous l'aspect de taches rouge de sang, plus foncées à leur milieu qu'à leurs bords, uniques ou multiples, légèrement saillantes et sillonnées par les vaisseaux de la rétine, en dessous desquels elles sont situées ; quelquefois ceux-ci disparaissent au milieu des épanchements, dont l'identité de coloration ne permet plus de les différencier. Quand ces épanchements se résorbent, il est rare qu'ils ne laissent pas après eux des taches blanches, indiquant la résorption du pigment, ou même des fausses membranes assez épaisses (fig. 46, A). Cette résorption s'opère toujours avec une extrême lenteur (3).

Obs. 189. — *Apoplexie de la choroïde et de la rétine* (4). — Il s'agit d'un chauffeur de machine à vapeur, qui, après deux ans de souffrances diverses paraissant se rapporter à la formation d'un anévrysme de l'aorte centrale et de deux petits anévrysmes fémoraux, fut soumis à l'observation de l'auteur. Il y a quinze jours, il s'est aperçu que sa vue s'affaiblissait; il éprouva des douleurs rétro-oculaires qui s'apaisèrent promptement, mais sa vue resta dans le même état. Ses deux yeux paraissent sains : les

(1) Certaines plaques d'exsudation, siégeant dans les couches les plus externes de la rétine, sont de même traversées par les vaisseaux rétiniens qui passent au-dessus d'elles : mais, en général, celles-ci s'accompagnent d'autres symptômes inhérents à la rétinite et sont sur le même plan que la papille, tandis que les plaques choroïdiennes sont sur un plan postérieur.

(2) Voir, pour les figures : DESMARRES. Traité théorique et pratique des maladies des yeux, 1858, t. III, p. 419. — LIEBREICH. Loc. cit. Tab. III, fig. 1. IV, fig. 1, 4 et 5. — QUAGLINO, fig. VII. — ED. JAEGER. Loc. cit. fig. VII, VIII, XV.

(3) Voir pour les figures : DESMARRES. Loc. cit. t. III, p. 437. — LIEBREICH. Loc. cit. Tab. III, fig. 6. Tab. IV, fig. 3. — Ophth. Hosp. Rep. 1857-1858-1859, Vol. I, Pl. VII, fig. 1. — ED. JAEGER. Loc. cit. Fig. VII et VIII.

(4) BADER. Ophth. Hosp. Rep. 1857-1858-1859, Vol. I, p. 267.

pupilles se contractent lentement, mais régulièrement. Le malade reconnaît l'heure sans hésiter, à une horloge éloignée, et peut lire couramment, à la distance ordinaire, les caractères gros, mais non les petits. Comme jusqu'à présent sa vue avait été excellente, il désire que l'on examine ses yeux. Les deux organes offrent le même aspect : les milieux sont transparents; l'humeur vitrée paraît normale : on ne reconnaît le siége de la papille qu'aux vaisseaux qui la traversent ; la surface est d'un rouge foncé ; les vaisseaux qui en partent pour s'irradier à travers la rétine, sont volumineux, également dilatés et tortueux : quelques-uns sont interrompus par places; d'autres disparaissent au milieu d'épanchements sanguins ; chez d'autres, il semble qu'une des parois ait cédé, le sang épanché formant des stries rouges parallèles. Cette disposition est probablement due à ce que le sang s'est épanché immédiatement au-dessus des tubes rayonnés du nerf optique. La rétine, bien que transparente, offre un aspect brillant spécial : la papille optique et la portion de rétine qui l'avoisine sont fortement tachetées de sang. La circulation ne peut point être arrêtée aussi facilement dans les vaisseaux au moment où ils pénètrent dans l'œil, que cela est ordinaire dans les apoplexies rétiniennes; on peut chasser par la pression le sang des vaisseaux, tandis que celui qui forme les taches reste immobile. La couche chorio-capillaire présente une teinte rouge pâle, mais sans interruption, excepté au niveau et au pourtour de la tache jaune. Cette partie du fond de l'œil se présente sous la forme d'une tache blanche centrale brillante, à contour irrégulier, entourée d'une portion d'un blanc brunâtre qui passe insensiblement à la nuance rouge du fond de l'œil. Quelques taches de sang sont parsemées sur la portion blanche : à son centre se voit une tache brune (la tache jaune?) ; on aperçoit confusément la trace d'un vaisseau rétinien passant sur ce point. L'aspect de cette portion du fond de l'œil, c'est-à-dire la disparition du réseau chorio-capillaire et les stries brunes, etc., peut être dû à un épanchement de sang (provenant des gros vaisseaux de la choroïde) entre la sclérotique et la choroïde. Le corps vitré étant sain et ayant conservé sa consistance, un épanchement ainsi situé doit marquer le réseau chorio-capillaire, etc. La vue est aussi si peu troublée, malgré le point si important occupé par l'altération, que les éléments qui composent la rétine ne peuvent avoir subi aucun désordre grave. L'aspect de la papille optique et de la tache jaune est exactement le même dans chaque œil ; les portions périphériques de la choroïde et de la rétine paraissent saines. Le malade voulut quitter l'hôpital et mourut subitement le jour même de sa sortie, en quittant la voiture du chemin de fer.

Résumé des signes ophthalmoscopiques. — Taches rouges de sang, uniques ou multiples, *saillantes* et traversées par les vaisseaux de la rétine; remplacées, après leur résorption, par des taches blanches ou des fausses membranes.

3° *Choroïdite syphilitique.* — Elle se présente chez les sujets syphilisés sous toutes les formes de la choroïdite disséminée, mais particulièrement sous celles de petites taches d'un blanc clair à bords foncés, siége d'infiltrations serrées, qui laissent après elles de profondes altérations de tissu. Ces taches ressortent très fort et ne tendent pas à se confondre ; elles sont surtout fixées, au début, autour de la papille ; ce sont des exsudations qui occupent soit la choroïde seule, soit en même temps la papille optique. Presque toujours, la première période s'accompagne d'un trouble du corps vitré, qui ne permet de voir le fond de l'œil que comme au travers d'un brouillard, allant quelquefois, mais rarement, jusqu'à donner lieu à la production de flocons en toile d'araignée. La choroïdite syphilitique ne peut pas se reconnaître sûrement aux seuls symptômes ophthalmoscopiques; cependant la constellation, l'éruption blanche, multiple, de petites plaques roudes, grisâtres, qui occupe le champ de la choroïde, suffit le plus souvent pour mettre sur la voie, surtout lorsque le trouble général du corps vitré s'y joint. Le développement de la choroïdite syphilitique est ordinairement très lent, le pronostic en est grave ; il est rare que la guérison radicale s'en obtienne, et souvent l'atrophie du nerf optique en est la conséquence. C'est surtout après l'apparition des symptômes secondaires qu'elle apparaît, et si la rétine s'y entreprend, ce qui n'est pas rare, ce n'est que consécutivement.

M. Hutchinson (1) a décrit trois périodes à la choroïdite, en tant que manifestation de la syphilis héréditaire : dans la première, on constate un trouble considérable de la vision et la présence de taches diffuses de lymphe plastique, souvent un certain trouble de la rétine et du corps vitré ; dans la seconde, la vue s'améliore et les taches sont mieux limitées ; dans la troisième, celles-ci sont circonscrites par un bord abrupte, et il n'existe point de gonflement général du tissu avoisinant : c'est celle de la guérison (2).

Obs. 190 (3). — M. G..., âgé de trente-six ans, d'une bonne santé et d'une constitution robuste, ayant toujours eu une vue bonne et longue, nous dit qu'en octobre 1859, il a eu un chancre et un bubon, suivis, au mois de décembre de la même année, de symptômes secondaires, tels qu'éruptions sur tout le corps, végétations à l'anus, plaques muqueuses à la langue, boutons dans le cuir chevelu. Après un traitement mercuriel de trente-deux jours, tous les symptômes ont disparu. Malheureusement ce traitement n'a pas été continué assez longtemps. Déjà, au mois de mai 1860, la vue était devenue trouble et fatiguée, au point que M. G... ne pouvait continuer son travail de bureau ; huit jours de repos suffirent pour remettre les yeux de cette fatigue, et G... put reprendre son travail et le continuer jusqu'au mois de septembre, malgré de fréquentes fatigues. Vers la mi-septembre, la vue se troubla complétement ; il ne pouvait plus ni lire ni écrire. Ce fut alors qu'il se décida à venir à notre clinique, et voici ce que nous avons constaté : paupières saines, conjonctives non injectées, rien dans la cornée ni dans l'iris : la pupille se contracte bien dans les deux yeux, et il n'y a rien dans le cristallin. Le malade ne voit rien de loin, et de près il peut compter les doigts à un pas, mais il ne peut pas lire ; à peine reconnaît-il une ou deux lettres des numéros 19 et 20 des caractères de Jaeger. L'examen ophthalmoscopique ne montre pas de changements dans le cristallin ni dans le corps vitré ; cependant la rétine apparaît comme à travers un brouillard ; les vaisseaux de la papille, ainsi que la papille elle-même, sont voilés, et autour de celle-ci, il y a une auréole, une espèce d'exsudation, qui s'étend à 5 ou 6 millimètres.

Il était évident que nous avions affaire à une choroïdite syphilitique ; nous conseillâmes donc d'appliquer une ventouse scarifiée près de chaque oreille ; de faire des frictions au pourtour des orbites, matin et soir, avec l'onguent napolitain ; de prendre tous les jours, matin et soir, une pilule contenant 0,05 cent. de proto-iodure de mercure, et de bassiner l'œil avec le collyre au sublimé, 0,01 cent. pour 440 gr. d'eau distillée. Après un mois de traitement, la vue était sensiblement améliorée. Nous prescrivîmes de prendre les mêmes pilules alternativement avec la potion iodée contenant 6 gr. d'iodure de potassium pour 200 gr. d'eau.

Le résultat de ce traitement était on ne peut plus satisfaisant, et déjà au commencement du mois de décembre, le fond de l'œil était presque complétement éclairci ; le malade pouvait lire et écrire, quoique le travail le fatiguât encore. Nous recommandâmes le repos des yeux jusqu'à la complète guérison, et la continuation du traitement

(1) Ophth. Hosp. Reports, 1859-1860, Vol. II, p. 258.
(2) Voir pour les figures : LIEBREICH. Loc. cit. Tab. IV, fig. 2.
(3) GALEZOWSKI. De la choroïdite syphilitique. (Gaz. des Hôpitaux, 1862. 14 janv.).

pendant quelques mois encore ; mais le malade, se croyant guéri, reprit son travail et cessa le traitement.

Au bout de deux mois, la vue se troubla de nouveau, et il revint à la clinique le 26 juin de l'année courante. Son état était déplorable, la vue était presque complétement perdue ; il ne pouvait pas même se conduire ; il distinguait encore la lumière et apercevait l'ombre de la main qu'on passait devant son œil. A l'extérieur, les yeux ne présentaient pas de changements notables. On voyait une légère injection des vaisseaux ciliaires extérieurs, sans changement de l'iris ni de la pupille. A l'ophthalmoscope, nous avons trouvé une grande quantité de flocons dans le corps vitré, principalement dans l'œil droit. Ces flocons avaient l'aspect d'une toile d'araignée épaisse, se pliant ou se dépliant dans les différents mouvements de l'œil. La papille n'était visible qu'à travers un grand brouillard ; elle était d'une teinte blanc rougeâtre, les vaisseaux amincis, les contours mal dessinés, à cause d'une auréole grisâtre dont elle était entourée ; la choroïde congestionnée. On apercevait des taches jaunâtres dans la partie périphérique de la choroïde. L'œil gauche présentait le même état, mais à un degré moins prononcé. Nous lui prescrivîmes trois pilules de Sédillot tous les jours, alternativement avec la potion iodée de 8 grammes (une cuillerée) ; une ventouse sur la tempe de chaque côté ; friction avec onguent napolitain au pourtour des orbites, matin et soir, et le collyre au sublimé pour bassiner les yeux trois fois dans la journée. — Le 18 juillet, nous constatons un peu d'amélioration ; le malade distingue un peu mieux les objets, mais il ne peut pas se conduire dans la rue tout seul. Le fond de l'œil s'éclaircit un peu. Les pilules de Sédillot sont remplacées par celles de proto-iodure de mercure ; le reste du traitement est le même. — Le 1er août, bains au sublimé deux fois par semaine pendant trois semaines. — Le 20 août, bains supprimés ; le reste du traitement, le même ; pas de salivation. — Le 30, le malade va beaucoup mieux ; il se conduit dans la rue tout seul, distingue de près la figure d'une personne, quoique imparfaitement. Les yeux sont très-sensibles à la lumière : flocons moins épais ; la papille est plus visible, la rétine moins infiltrée, et sur toute la choroïde on aperçoit des taches blanches, jaunâtres, rondes, bien limitées ; elles sont très-nombreuses, situées dans la périphérie, principalement du côté externe et supérieur, et on pourrait les comparer à une éruption. Comme l'estomac ne fonctionne plus très-bien, nous avons suspendu le traitement interne pour deux semaines, aussi bien que la friction mercurielle. Le 15 septembre, le malade reprend le même traitement interne, mais à plus faibles doses. Sous l'influence de cette médication, il va de mieux en mieux. Le 30 octobre, nous pouvons constater qu'il lit le n° 6 des caractères de Jæger, quoique avec difficulté, mais il voit toujours les objets dans un brouillard. Les flocons, quoique diminués, existent toujours dans l'œil gauche principalement. En même temps la photophobie est très-forte par suite de l'état de la rétine, dont l'infiltration n'a pas encore complétement disparu. Le champ visuel est en même temps diminué, principalement dans le sens transversal ; il ne voit que sur l'étendue de 14 centimètres en dedans et de 20 centimètres en dehors. Nous espérons cependant que, si le traitement spécifique est continué pendant quelques mois encore, la vue s'améliorera davantage, et le malade sera placé dans une condition relativement favorable pour mener une vie tranquille ; mais il devra abandonner les travaux de bureau.

Obs. 191 (1).—*Cicatrices étendues sur la choroïde de l'œil gauche ; dents et physionomie types de la syphilis héréditaire.* — M. Dixon m'a permis de faire usage de ce cas, traité par lui. Charles H., âgé de quatorze ans, de Croydon, est amené à l'hôpital pour un affaiblissement considérable de la vue de l'œil droit. A gauche, la vue est presque parfaite, et il peut lire facilement. L'examen à l'ophthalmoscope fait apercevoir un grand nombre de taches de teintes différentes du rouge au rose et au blanc, situées sous la rétine. Une d'elles, de forme circulaire, ressemblait tellement à la papille que, sans l'absence des vaisseaux, on aurait pu la prendre pour elle. Les bords des taches blanches présentent de nombreuses petites masses de pigment. L'œil droit est dans un état de divergence considérable et ne voit que très peu. Sa mère rapporte que c'est son seul enfant et que, pendant son enfance, il a beaucoup souffert d'éruptions à la peau, de coryza et d'ulcères à l'anus. Le médecin qui l'a soigné lui a dit que ces symp-

(1) Hutchinson. Ophth. Hosp. Rep. 1859-1860, Vol. II, p. 261.

tômes provenaient d'une maladie du père. La mère avait fait une fausse couche avant de mettre cet enfant au monde, et, depuis lui, n'avait plus conçu, bien qu'elle fût mariée depuis six ans à un second mari. L'aspect de l'enfant et ses dents étaient des plus caractéristiques. Son teint était mauvais, et il avait un psoriasis sur la face. On croyait que l'affection de l'œil droit datait presque de son enfance. Comme les altérations de la choroïde étaient évidemment anciennes et offraient les caractères d'un mal passé depuis longtemps à la période rétrograde, M. Dixon ne prescrivit aucun traitement.

Obs. 192. — *Cicatrices étendues sur la choroïde des deux yeux; physionomie et dents suspectes; histoire suspecte* (1). — Charles M., âgé de vingt ans, garçon pâle et cachectique, vint me consulter, envoyé par le docteur Bader, qui l'avait déjà examiné et lui avait donné une note portant écrit : « Altérations spécifiques datant de six ans aux deux yeux. » L'ophthalmoscope faisait voir dans le fond des deux yeux des taches circonscrites par un bord abrupte d'un blanc mat. Des deux côtés, les rétines n'étaient point envahies par les taches, mais elles étaient très pâles, et les papilles irrégulières. Malgré ces altérations, le malade pouvait encore travailler comme cordonnier, quoique sa vue fût très imparfaite. La physionomie était très suspecte, et ses dents, bien qu'elles ne fussent pas caractéristiques, étaient petites et fort usées. Il y avait des fissures aux angles de la bouche. Son père, qui était mort, avait été un débauché, bien que, autant que la mère peut se le rappeler, ni lui ni elle n'eussent jamais eu d'affection vénérienne. Sa mère avait mis au monde seize enfants, et il était le seul actuellement vivant. Un de ses frères, mort à dix-sept ans, avait fréquenté la consultation pendant plusieurs mois pour maux d'yeux.

Résumé des signes ophthalmoscopiques. — Petites taches d'un blanc clair, à bords foncés, très distinctes les unes des autres, fixées surtout, au début, au pourtour de la papille, *saillantes* et traversées par les vaisseaux rétiniens ; accompagnées ordinairement d'un trouble du corps vitré, avec ou sans flocons ou toiles d'araignée.

4° *Choroïdite aréolaire.* — MM. Aubert et Forster ont décrit, sous ce nom, un cas dans lequel on a trouvé, dans la choroïde, enveloppées d'un parenchyme choroïdal normal, de petites tumeurs extrêmement nombreuses recouvertes d'un épithélium pigmentaire charbonneux. La rétine était adhérente et sensiblement atrophiée aux endroits correspondants. Vues de face, ces tumeurs formaient des taches rondes jaunâtres, entourées d'un pigment noir, d'un millimètre environ de diamètre. C'étaient en partie des taches formées par un pigment noir ayant quelquefois au centre un point blanchâtre (2).

5° *Tubercules de la choroïde.* — On en a découvert, paraît-il, à l'ophthalmoscope : ils se présentent, soit isolés, soit par groupes, sous la forme de petites masses blanc jaunâtre, arrondies ou ovales, à bord partiellement recouverts de pigment ; mais il faut dire que le commémoratif, établissant la coexistence d'une tuberculose générale, n'a pas été inutile au diagnostic. M. Manz a eu l'occasion d'examiner cette altération à l'autopsie, sur trois sujets différents : dans le premier cas, il s'agissait d'une jeune fille de quinze ans qui avait succombé à une tuberculose aiguë ; il existait à l'œil gauche, à trois

(1) Ibid. Id.

(2) Schweigger. Loc. cit. p. 82.

lignes de la papille optique, une saillie d'un blanc grisâtre, de trois lignes de hauteur sur 3/4 de ligne de large, à bords dentelés, recouverts par la rétine non altérée. Cette petite tumeur était recouverte de rares cellules pigmentaires, la portion centrale en était molle et blanche ; elle pénétrait le tissu de la choroïde jusqu'à une certaine profondeur ; la choroïde n'était pas autrement modifiée. Celle de l'œil droit ne présentait qu'une seule tumeur de cette nature, s'élevant en dehors de la tache jaune, près de la couronne ciliaire. Ces productions avaient la même composition que les tubercules miliaires des autres régions du corps (1). Dans les deux autres cas, observés par le même auteur, on trouva dans la choroïde un certain nombre de ces nodules présentant de grandes cellules à noyaux, avec des masses de détritus (2). Cette altération n'a pas encore été reconnue pendant la vie.

§ IV. Dégénérescence de la membrane élastique de la choroïde.

M. Donders (3) a donné le nom de *colloïde* à cette altération sénile, consistant en saillies transparentes, variables quant à l'étendue et à la forme, le plus souvent rondes ou ovales, et n'ayant aucun rapport avec la dégénérescence colloïde cancéreuse que son nom a le tort de rappeler. Il les considère comme dues à une modification des nucléocles des cellules épithéliales pigmentaires ; M. H. Müller comme développées aux dépens de la membrane élastique et soulevant et distendant la cellule hexagonale pigmentaire. Ces excroissances sont très dures, résistent à tous les réactifs et ne disparaissent que par l'ébullition avec les alcalis concentrés. On y rencontre quelquefois de la graisse, du pigment et des sels calcaires. Ce sont les *corpuscula amylacea* de Kölliker et Virchow.

Les élevures dites « colloïdes » de la choroïde, siégent d'ordinaire sur les parties comprises entre l'équateur de l'œil et l'*ora serrata* : elles se montrent rarement au pôle postérieur, se développent très lentement, presque toujours après l'âge de soixante ans et ne donnent pas lieu à de notables perturbations de la vision. Il est difficile de les reconnaître sur le vivant, soit à l'ophthalmoscope, soit à l'aide d'aucun autre moyen de diagnostic. M. Liebreich dit cependant y être parvenu et a donné (4) les signes ophthalmoscopiques auxquels il est possible de les distinguer.

(1) Archiv für Ophthalmologie, 1858, B. IV, Abth. 2, S. 120.
(2) Klin. Monätsbl., 1863, B. II, S. 450, et Annales d'Oculistique, 1864, t. LI, p. 258.
(3) Archiv für Ophthalm. 1855, B. I, Abth: 2, S. 107. — Ibid. p. 111, Taf. IV et V. — Hulke. Ophth. Hosp. Rep. 1857-1858-1859, Vol. I, p. 67, avec 9 fig. — Muller (H.). Archiv für Ophth. 1856, B. II, Abth. 2, S. 1, avec 2 planches. — Wedl. Histologie pathologique, pp. 58-282, avec fig. Londres, 1855.
(4) Histologisch-ophthalmoscopische Notizen (Arch. für Ophth., 1868. B. IV. Abth. 2, S. 290.)

§ V. Sarcome de la choroïde.

Cette altération pathologique de la choroïde n'a été observée que très rarement et n'a encore pu être reconnue qu'à l'autopsie. Il serait important cependant que le diagnostic pût s'en faire de bonne heure, pour permettre de faire l'ablation immédiate de l'organe entrepris.

Obs. 193 — *Sarcome de la choroïde ; mélanose ; décollement hémorrhagique complet de la rétine* (1). — T. O..., homme robuste, d'une bonne constitution, âgé de cinquante-six ans, souffrant, depuis plusieurs années, d'une affection chronique du foie, s'aperçut un matin, au commencement de septembre 1858, et en fermant par hasard l'œil gauche, qu'un « rideau noir » lui cachait une partie du champ de vision de l'œil droit. Une opacité du cristallin survint bientôt après, et à la fin d'octobre, la cataracte ne permettait plus l'examen ophthalmoscopique. En janvier 1859, des douleurs, probablement névralgiques, se présentèrent chaque nuit, vers deux heures, et duraient jusqu'au matin ; à la fin de février, ces douleurs étaient peu à peu devenues continuelles ; les vaisseaux de la conjonctive s'injectèrent. — *Traitement :* Antiphlogistiques, atropine, frictions avec l'onguent de belladone, calomel et narcotiques à l'intérieur. — Rien ne fit ; mais, vers la fin de mai, les douleurs diminuèrent spontanément, et l'été ainsi que l'automne se passèrent bien. — Le 22 décembre, elles reparurent. Au commencement de janvier, l'œil était fortement distendu, dur, non proéminent, la chambre antérieure effacée, le cristallin étant sensiblement poussé en avant. Des taches pigmentaires existent sur la capsule antérieure, suivant un cercle correspondant à l'ancienne pupille ; iris normal, pupille dilatable, cornée transparente, vaisseaux conjonctivaux et sous-conjonctivaux congestionnés. — Paracentèse cornéale non suivie d'amélioration, bien que la pression intra-oculaire fût des plus prononcées. — Les douleurs continuelles qui privaient le malade de tout sommeil et le danger d'une affection sympathique de l'autre œil déterminèrent l'extirpation du globe, qui fut pratiquée par M. de Graefe. — *Autopsie :* Au côté externe et inférieur de l'œil et dans la choroïde siége une tumeur dure, arrondie, qui fait saillie à l'intérieur de l'œil ; elle a 14 millimètres en hauteur et en largeur ; la base en mesure 17. La rétine est complétement séparée de la choroïde et le cristallin opaque. La tumeur, examinée au microscope est un sarcome avec mélanose. Le sarcome s'est développé en premier lieu et la masse mélanotique paraît due à un travail pathologique consécutif et indépendant de celui qui a produit le sarcome ; car on en rencontre encore en dehors de la tumeur, et, ce qui mérite d'être spécialement noté, dans la substance même du nerf optique. Environ les quatre cinquièmes du nerf présentent la coloration normale ; mais, dans le segment inférieur et externe, on reconnaît déjà, avec un très faible grossissement, la présence du pigment contenu dans des cellules fusiformes.

Obs. 194 (2). — Un homme d'un âge mûr se présente avec une perte complète de la vue de l'œil gauche et des douleurs très vives qui se répètent incessamment. L'œil offre l'aspect que donne une inflammation glaucomateuse (élargissement des veines conjonctivales et sous-conjonctivales, insensibilité de la cornée, ramollissement de la couche épithéliale sur différents points, trouble de l'humeur aqueuse, dilatation irrégulière mais énergique de la pupille complétement immobile, atrophie et décoloration de l'iris, dureté du globe de l'œil). L'examen ophthalmoscopique n'est pas possible à cause du trouble des milieux. Comme les douleurs ciliaires s'exacerbent périodiquement, on pratique une pupille artificielle, bien qu'on pense n'avoir pas affaire à un simple glaucome.

La détente consécutive à cette opération donne au malade un repos qui dure plusieurs semaines. L'humeur aqueuse s'éclaircit, et l'examen ophthalmoscopique permet de con-

(1) H. Dör. Archiv für Ophthalmologie, 1858, B. VI, Abth. 2, S. 244.
(2) De Graefe. Archiv für Ophth., 1860. B. VII, Abth. 2, S. 41.

stater, bien qu'avec quelque difficulté, un décollement de la rétine. Alors on peut avec une certaine raison supposer l'existence d'une tumeur, car un décollement de la rétine complet, mais sans complication, ne saurait expliquer cette inflammation glaucomateuse. Peu de jours après, les douleurs reparaissent comme on en avait manifesté le pressentiment au malade : la tension intra-oculaire s'étant de nouveau exagérée, on se décide à pratiquer l'énucléation. L'autopsie faite par M. Schweigger montre une tumeur partant de la choroïde et ressemblant à celle dont M. Dor a donné la description que nous venons de rapporter.

Obs. 195 (1). — Un homme robuste, dans la cinquantaine, entre dans la clinique du professeur Jacobson (de Kœnigsberg). Depuis un an, dit-il, la vue de son œil droit s'obscurcit périodiquement et il souffre de douleurs ciliaires assez intenses. L'examen de l'œil révèle une augmentation de tension, un rétrécissement du champ visuel en dehors et en bas, avec une presbytie progressive. A l'ophthalmoscope, on constate une légère excavation du bord de la papille. On diagnostique un glaucome et l'iridectomie est exécutée. Quoique les douleurs ciliaires cessent peu après l'opération, il survient un rétrécissement notable du champ visuel. L'ophthalmoscope permet alors de constater un décollement qu'on rapporte à l'existence d'une tumeur. La rapidité avec laquelle cette dernière s'accroît engage à pratiquer l'énucléation de l'œil, et la dissection démontre un sarcome en partie pigmenté qui avait pris son point de départ dans la choroïde.

Obs. 196 (2). — Un fermier d'une santé robuste s'était heurté, contre une porte, le côté gauche de la face. Il ne s'ensuivit tout d'abord aucun phénomène inquiétant, mais au bout de quelque temps, le champ visuel de l'œil gauche s'obscurcit et des douleurs sourdes survinrent : l'examen de l'organe y fit voir une opacification circonscrite du cristallin, tandis que le corps vitré presque tout entier était occupé par une masse volumineuse et foncée. L'œil fut extirpé, et l'on y trouva un sarcome mélanotique de la grosseur d'une noisette, prenant son point de départ dans les parties latérales de la choroïde. Sa composition histologique était conforme aux beaux dessins donnés par M. Sichel. La sclérotique n'était pas entièrement intacte, car le long de ses vaisseaux on distinguait quelques stries pigmentaires distantes du corps de la tumeur; il ne fut pas possible de reconnaître en ce point une hypergénèse cellulaire. Le corps vitré, fortement réduit suivant ses diamètres, présentait un aspect opaque légèrement jaunâtre, et contenait beaucoup de cellules fusiformes et étoilées, mais dépourvues de pigment. (Dans un cas analogue, où la mélanose était bien plus développée, les cellules sarcomateuses du corps vitré ne renfermaient pas de pigment). La rétine était très épaissie, d'un blanc mat et exclusivement composée d'un tissu cellulaire lâche renfermant peu d'éléments cellulaires bien développés. On n'y découvrait aucune trace d'éléments nerveux.

SECTION XXXII.

MALADIES DE LA RÉTINE ET DU NERF OPTIQUE. (T. II, P. 71.)

RÉTINITE.

1. La rétinite, telle qu'elle a été décrite par les auteurs, diffère tellement de ce qu'elle est, aujourd'hui que l'ophthalmoscope a permis d'en établir le diagnostic d'une manière exacte, qu'elle demanderait une description entièrement nouvelle, si M. Mackenzie n'en

(1) J. Jacobson. De casu quodam sarcomatis in choroidea observato. Kœnigsberg, 1862, et Klinische Monatsblätter, 1865, S. 47-121.

(2) Recueillie dans la clinique du professeur Jacobson et rapportée par M. Klebs. Zur normalen u. pathol. Anat. des Auges. (Virchow's Archiv für path. Anatom., B. xxv. Berlin, 1863, S. 387.)

avait déjà tracé, à grands traits, la physionomie réelle, même en dehors des données fournies par le miroir oculaire. Faisant, ce qu'on n'avait pas fait avant lui, la distinction bien nette entre les altérations inflammatoires dont la rétine peut être le siége, et les symptômes de l'hypéresthésie du nerf optique, que l'on avait jusque-là confondue avec elles, il a, se fondant sur une observation rigoureuse et quelques rares autopsies, pressenti le véritable caractère de la rétinite, en tant que manifestation pathologique clinique.

L'un des premiers, le premier peut-être, il en a donné la caractéristique, qu'il a fait consister dans la simple altération de la faculté visuelle, dégagée des signes habituels de la phlogose oculaire : photophobie, injection des membranes externes, douleurs, qui ne surviennent que lorsque d'autres parties de l'organe sont intéressées dans le mouvement morbide. Ainsi, pour lui, la rétinite n'offrait déjà plus, pour premiers symptômes, cette douleur vive, cette excessive sensibilité à la lumière que l'on avait toujours portées à son bilan, mais bien l'altération de la fonction dévolue à l'organe attaqué, altération variable, en raison des points envahis de la rétine, bien plus que de l'étendue des altérations morbides.

L'épreuve ophthalmoscopique et les dissections cadavériques ont donné raison à ces vues dès longtemps pressenties par notre auteur : elles ont seulement, en plus, précisé davantage le siége des lésions anatomiques, leur localisation dans les différents éléments constitutifs de la rétine, leur nature et leurs diverses manifestations.

Il n'est pas aussi facile qu'on a bien voulu le dire de reconnaître la rétinite simple ; la plupart du temps, les affections des autres membranes de l'œil : iris, choroïde, sclérotique, intéressent après coup la rétine, dont les perturbations fonctionnelles ou anatomiques ne sont souvent que consécutives à ces divers états. Il n'est pas aisé, non plus, de préciser quelles sont celles de ces altérations qu'il faut rapporter à l'inflammation ou en dégager : cette difficulté est même si grande qu'il ne nous a pas paru possible de la tourner. Aussi, nous sommes-nous résolu à réunir dans un même chapitre, celui de la *rétinite*, divers procès morbides, tels que la rétinite syphilitique, la rétinite albuminurique, la rétinite pigmentaire, etc., bien que l'essence inflammatoire n'en soit rien moins que démontrée, parce que, d'ailleurs, il nous eût été difficile de les classer ailleurs, à cause de cette même ignorance de leur véritable essence.

De même qu'il est le plus souvent fort difficile de reconnaître si la rétinite n'est pas consécutive à d'autres états morbides siégeant dans d'autres membranes, de même, une altération rétinienne bien caractérisée étant donnée, il est parfois impossible de s'assurer si elle ne recèle pas, sous elle, d'autres altérations également importantes. C'est ainsi que de larges exsudations dans la membrane limitante interne, très-superficielles et d'ailleurs curables, peuvent s'accompagner d'une abolition complète et inattendue de la vue, due à des désordres sous-jacents que l'opacification de cette membrane, si transparente à l'état normal, ne permettait absolument pas de pressentir. Le pronostic en devient difficile, car il se peut, la résolution des épanchements opérée, que toute la maladie ait disparu, comme il se peut aussi qu'on découvre alors, derrière le lieu qu'ils ont occupé, de graves et irremédiables lésions des couches profondes de la rétine, de la choroïde, voire de la sclérotique, dont jusque-là l'existence pouvait à peine être soupçonnée.

Quoi qu'il en soit, nous chercherons à faire le tableau symptomatologique de la rétinite en général, après quoi, nous en passerons en revue les diverses variétés, au point de vue surtout de leurs manifestations ophthalmoscopiques et des lésions anatomiques qui les constituent. Nous nous dispenserons d'étudier à part les affections complexes des membranes profondes, qui intéressent plusieurs d'entre elles à la fois, parce qu'elles se résument dans l'addition de leurs symptômes, telle la rétino-choroïdite (1).

Nous étudierons dans ce même chapitre les maladies de la papille optique, dont la symptomatologie diffère à peine de celle des affections du reste de la rétine, et que le cadre de notre ouvrage ne nous aurait pas permis de placer ailleurs.

2. La symptomatologie subjective des affections de la rétine et de la papille optique est très-pauvre. En général, les malades se plaignent d'une gêne dans l'exercice de la vision : c'est tantôt une réduction plus ou moins rapide de la vision excentrique, suivie, après un temps variable, de la diminution de la vision centrale, qui finit par s'éteindre graduellement; tantôt une sensibilité exagérée de l'œil à une vive lumière, l'impossibilité de l'exercer avec suite, si ce n'est au prix d'une grande fatigue, qui porte surtout sur l'accommodation. Quelques malades éprouvent une certaine difficulté à distinguer les objets même les plus volumineux ; il leur faut, pour continuer à les voir, l'intervention d'une lumière très vive; quand celle-ci vient à pâlir, comme il arrive vers le soir, la vue faiblit, au point de ne plus permettrel a vision d'aucun objet : c'est une véritable cécité nocturne. D'autres fois, avec un aspect extérieur parfaitement normal, les sujets accusent l'existence d'un nuage gris blanchâtre, qui recouvre les objets et altère la netteté de leurs images. Enfin, dans certains cas, la maladie ne donne lieu, pour tout symptôme, qu'à une réduction progressive du champ de la vision.

Aucun de ces signes subjectifs n'appartient en propre à la rétinite, ni à plus forte raison à telle ou telle altération organique de la rétine,

(1) LIEBREICH. Atlas d'Ophth. Tab. V, fig. 1 et 2.

et ne permettrait, par conséquent, de la diagnostiquer. Des symptômes légers n'autorisent pas à dire que les manifestations organiques ou ophthalmoscopiques n'ont qu'une étendue limitée ; parfois, en effet, avec une défectuosité visuelle très peu prononcée, on voit concorder des désordres profonds et étendus ; le contraire est également possible. Il résulte de tout ceci que la classification des maladies de la rétine devra reposer exclusivement sur des désordres organiques tantôt appréciables à l'ophthalmoscope, tantôt constatables seulement à l'autopsie : l'essence de la cause productrice ajoutera un autre élément à cette classification, plus scientifique que clinique, si l'on en juge par la majeure partie des cas fournis par la pratique.

3. Les auteurs persistent, à tort, à attribuer la rétinite idiopathique à l'action des causes extérieures, telle que l'action continue d'une lumière vive, les travaux soutenus sur de petits objets, etc. Ces causes donnent lieu à d'autres altérations oculaires. La rétinite est bien plus souvent la conséquence d'un état général (syphilis, leucémie, oxalurie, albuminurie, alcoolisme, nicotisme, etc.), et surtout quand elle est concentrée vers la papille optique, de désordres siégeant soit dans la boîte crânienne, soit sur le reste du trajet du nerf optique, telles que : encéphalites ou péri-encéphalites aiguës, apoplexies, tumeurs cérébrales. Dans ces cas, dit M. Galezowski, « le nerf peut présenter des changements analogues à ceux qu'offre le cerveau lui-même, et rien n'est plus facile à comprendre que la transmissibilité de l'altération cérébrale du nerf optique par la continuité des fibres nerveuses, depuis les corps genouillés et les tubercules quadrijumeaux jusqu'à la papille et la rétine (1). » D'après lui, les encéphalites aiguës locales, avec ou sans caillot, les hémorrhagies situées dans les nerfs optiques en arrière du chiasma, dans les corps genouillés ou dans les tubercules quadrijumeaux, les épanchements séreux abondants des ventricules, les tumeurs très grandes des hémisphères, comprimant les nerfs optiques, etc., peuvent produire des œdèmes, des névrites aiguës, tandis que les autres affections du cerveau et du cervelet, à marche lente, donneraient lieu à une atrophie simple de la papille avec ou sans excavation (2). Poussant les choses plus loin, le même auteur pense que, de l'examen de la papille optique et de ses altérations, on peut parfois déduire le diagnostic de la maladie cérébrale qui y a donné naissance ; qu'ainsi l'on a pu reconnaître la méningite commençante chez les enfants, par la seule inspection des changements survenus dans la papille optique (3) ; mais ce point reste encore à démontrer.

(1) Recherches ophthalmoscopiques sur les maladies de la rétine et du nerf optique. (Annales d'Oculistique, 1863, t. XLIX, p. 112.

(2) Ibid. Id.

(3) Bouchut. De la méningite étudiée à l'ophthalmoscope. (Gaz. des Hôpitaux, 1862, n° 118.)

4. La rétine se compose de deux éléments principaux, le tissu cellulaire et le tissu nerveux : le premier constitue exclusivement la membrane limitante interne et se trouve également répandu dans le reste de la trame rétinienne ; il renferme les vaisseaux sanguins ; le second comprend les terminaisons des fibres du nerf optique. On conçoit, d'après ceci, que les diverses altérations de la papille optique soient assez étroitement liées à celles de la rétine, pour n'en pouvoir être qu'avec peine séparées dans la description, et qu'il y ait lieu de les rapprocher dans ce but, ce que nous aurons soin de faire.

L'inflammation peut s'emparer de chacun des éléments dont est composée la rétine, et donner ainsi naissance à des formes diverses de la rétinite : si c'est le tissu cellulaire, riche en vaisseaux et apte aux suffusions séreuses qui s'entreprend, ce sont la *congestion rétinienne* et la *rétinite séreuse* qui se produisent ; si les couches nerveuses, la *rétinite parenchymateuse :* la première affecte toujours la forme aiguë, la seconde, la forme chronique, mais elles ne sont, à tout prendre, que des degrés différents d'une seule et même affection, la *rétinite proprement dite*. Quand la maladie s'attaque à la papille optique et aux parties des fibres nerveuses qui l'avoisinent immédiatement ou qu'elle s'étend au nerf optique lui-même, il en résulte les maladies connues sous les noms de *névro-rétinite* et de *rétinite optique*. Enfin, lorsque, sous l'influence de causes spéciales, dyscrasiques ou autres, les inflammations rétiniennes revêtent des caractères subordonnés à ces différentes causes, elles prennent les dénominations qui rappellent celles-ci et se nomment alors : *rétinite apoplectique, pigmentaire, syphilitique, albuminurique, glucosurique, leucémique,* toutes espèces que nous passerons successivement en revue, après quoi nous étudierons l'*embolie* et l'*anévrysme de l'artère centrale de la rétine*, et les différentes autres altérations dont la rétine, la papille et le nerf optique peuvent être le siége.

§ I. **Rétinite proprement dite.** (P. XLV.)

1. *Première période. — Congestion rétinienne.* — Rare, en tant que maladie distincte, elle est, au contraire, la conséquence ordinaire de la plupart des affections inflammatoires des autres membranes oculaires ; elle est alors *active* (artérielle) et se manifeste, à l'ophthalmoscope, par une coloration plus vive de la papille et l'effacement de ses contours, qui en deviennent souvent fort difficiles à reconnaître. La congestion rétinienne *passive* (veineuse) donne lieu à un engorgement et à un état tortueux des veines, devenues plus foncées en couleur. Elle est un symptôme oculaire des diverses affections générales qui s'accompagnent de troubles de la circulation, telles que les maladies du cœur, des reins, etc. M. Liebreich a

décrit (1) un cas de congestion passive, qu'il a nommée « *cyanose de la rétine* » chez un sujet atteint de rétrécissement congénital de l'artère pulmonaire : les veines étaient au moins doublées de volume, mais ne présentaient pas de déviation de leur parcours normal, de flexuosités ou de distensions irrégulières particulières. Aucun trouble fonctionnel n'accompagnait cet état : pour bien l'apprécier, il fallait comparer le diamètre des veines avec celui des artères qui était presque normal, et celui de la papille (fig. 48).

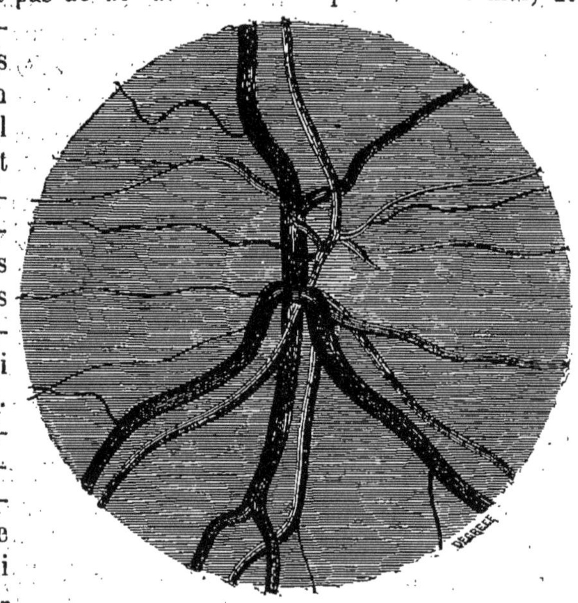

(Fig. 48.)
(Empruntée à Liebreich.)

2. *Deuxième période. — Exsudation séreuse* (2). — Elle a pour siége le tissu cellulaire qui entre dans la composition de la rétine et se manifeste soit dans l'épaisseur de cette membrane, dont elle imprègne les divers éléments, soit seulement en dessous de la membrane limitante interne, soit au-dessus de celle-ci, où elle donne lieu à de petits épanchements situés entre elle et la membrane hyaloïde. Dans tous les cas, l'œdème qui se produit trouble la diaphanéité de la rétine, et quand il existe au pourtour de la papille, efface la netteté de ses contours, en cachant l'anneau choroïdal et le liséré étroit de la sclérotique qui les expriment à l'état normal et ne sont visibles qu'à travers une rétine bien transparente; la papille ne peut plus guère se reconnaître alors qu'aux vaisseaux qui en émergent. Le défaut de transparence s'accuse d'autant moins que les parties de la rétine où on l'observe ont moins d'épaisseur; c'est dire qu'elle va en diminuant de la papille à l'équateur de l'œil; par la même raison, la région de la tache jaune y échappe presque complétement, au point de laisser si bien transparaître la choroïde sous-jacente, qu'elle y ressemble à une tache hémorrhagique. Quant l'œdème est peu prononcé, il serait difficile à reconnaître, car il n'offre ni plaques, ni pointillé, ni stries rayonnantes, n'était le défaut de netteté des contours de la papille et de ses vaisseaux, qui n'offrent, d'ailleurs, d'autre particularité que l'état tor-

(1) Loc. cit. p. 26. Tab. IX, fig. 5.
(2) Ed. JAEGER. Taf. XIV, XVI.

tueux des veines qui se rencontre dans la congestion rétinienne et un léger degré d'atrophie des artères, qui est loin d'être constant.

L'œdème de la rétine affecte une marche aiguë et ne se manifeste par aucun désordre extérieur : les malades accusent d'abord la présence d'un nuage gris qui s'interpose entre leurs yeux et les objets, et qui altère l'image de ceux-ci. Ce nuage, dont l'épaisseur va sans cesse croissant, finit par intercepter toute la vision et amener la cécité, sans que, pour cela, l'ophthalmoscope révèle des désordres très manifestes. Néanmoins, pour peu que la maladie ait de durée, et elle est en général très longue, les éléments nerveux, comprimés, de la rétine, s'atrophient doucement, et les désordres fonctionnels en deviennent incurables. Cette affection est donc grave et le pronostic doit en être très réservé, d'autant plus que les éléments nerveux peuvent, à la longue, subir à leur tour une dégénérescence intime et faire passer la maladie au degré, plus sérieux, de rétinite parenchymateuse.

Le *traitement* de ces deux formes repose exclusivement sur l'emploi des moyens antiphlogistiques et altérants (calomel et sangsue artificielle), sauf recours à ceux dont des indications spéciales, résultant de l'état général du sujet, pourraient recommander l'application.

3. *Troisième période.* — *Rétinite interstitielle.* — Elle consiste dans l'atrophie progressive, et finalement dans la disparition complète des fibres nerveuses, amenées soit par leur dégénérescence propre, soit par la compression qu'exercent sur elles les éléments cellulaires hyperplasiés de la rétine. Ceux-ci, après que l'irritation inflammatoire est éteinte, se rétractent ou se détruisent, soit par métamorphose régressive simple, soit par dégénérescence graisseuse, et laissent, en fin de compte, la rétine réduite à une trame ténue de tissu cellulaire, que parcourent çà et là quelques rares vaisseaux, atrophiés comme elle. Cette forme de la rétinite ne diffère donc de la précédente que par le degré d'avancement des désordres qui les constituent l'une et l'autre : dans celle qui nous occupe, les fibres nerveuses sont atteintes; elles ne le sont pas encore dans l'autre; la première ou rétinite interstitielle a toujours une marche chronique; la seconde un développement rapide.

M. Iwanoff, de Moscou, à qui l'on doit d'intéressants travaux sur l'anatomie normale et pathologique de la rétine (1), a décrit, sous le nom de *rétinite interstitielle diffuse*, la forme de rétinite dans laquelle une grande étendue de la rétine est entreprise : celle qui ne comprend guère que les parois des vaisseaux rétiniens est dite *rétinite périvasculaire* (2).

Dans la *rétinite diffuse*, c'est tantôt la membrane limitante interne,

(1) Klinische Monatsbl. 1864, B. II, S. 416; Ann. d'Ocul. 1865, t. LIX, p. 111; Archiv für Ophth. 1865, B. XI, Abth. 1, S. 136.

(2) Wecker. Études ophthalmologiques, 1865, t. II, p. 520.

tantôt l'externe qui est le siége du travail pathologique, lequel, dans le premier cas, retentit surtout sur le corps vitré, dans le second, sur la choroïde. L'hyperplasie cellulaire, dans les couches internes de la rétine, se révèle dès l'abord par des noyaux qui apparaissent dans les couches des fibres nerveuses et des cellules ganglionnaires et y suivent leur développement actif, de façon à y former un réseau à mailles serrées. Dans les couches externes, elle porte sur la couche granuleuse externe dont elle écarte et altère les divers éléments, qu'elle finit par détruire en la faisant ou non passer par la dégénérescence colloïde. Dans l'une et l'autre éventualité, les parois des vaisseaux s'épaississent, par hypertrophie de leur membrane adventice, et rendent ceux-ci de plus en plus friables.

M. Iwanoff a démontré également que le gonflement ou la simple hyperplasie des fibres perpendiculaires (fibres radiées, fibres de Müller), qui, dans certaines conditions, réfléchissent la lumière d'une façon particulière, et qu'il a décrites sous le nom de *sclérose*, peut donner naissance à des excroissances condylomateuses.

« La membrane limitante perd alors son aspect normal, se décompose en fibres serrées, étroitement entrelacées et entremêlées de noyaux. En même temps, la base triangulaire des fibres perpendiculaires qui s'y adossent présente le même mode de dispersion en fibrilles, et celles-ci, s'entrelaçant avec celles de la membrane limitante, constituent des excroissances qui s'élèvent à une hauteur variable au-dessus du niveau de la rétine. Ces diverses excroissances polypeuses occupent principalement les parties périphériques ou équatoriales de cette membrane. C'est de là que naissent les vaisseaux qui parcourent le corps vitré, lorsqu'après la destruction d'une portion de la membrane limitante, le tissu cellulaire du corps vitré s'est mis en contact direct avec les masses hyperplasiées de la rétine (1). »

Les parties atteintes de dégénérescence graisseuse ou colloïde, de même que celles affectées de sclérose, se reconnaissent, les unes et les autres, à l'ophthalmoscope, à l'existence de plaques jaunâtres, irrégulières, légèrement saillantes, ce que l'ophthalmoscope binoculaire permet de reconnaître, mais qu'il est impossible de différencier les unes des autres. Seulement, les premières, siégeant dans la couche granulaire externe (*colloïdes*) sont situées en dessous de la couche des vaisseaux et partant ne masquent pas ceux-ci, tandis que les secondes (*sclérose*), placées plus superficiellement, les dissimulent complétement. D'un autre côté, ces mêmes altérations sont disposées en stries ou rayons, quand elles occupent la membrane limitante interne, ce qui n'a pas lieu pour celles qui occupent la couche granuleuse. Dans l'un comme dans l'autre cas, il n'est pas rare de voir se produire, notam-

(1) Iwanoff. Loc. cit.

ment sur le trajet des vaisseaux, des taches hémorrhagiques striées dont la friabilité de ces derniers rend suffisamment compte. Enfin, l'œdème du pourtour de la papille, et l'effacement de ses contours, qui en est la conséquence, sont d'autres signes distinctifs de cette affection, parfois assez difficile à bien caractériser.

Dans la *rétinite périvasculaire*, le tissu cellulaire rétinien ne joue qu'un rôle secondaire dans la succession des phénomènes qui se produisent. Ici, c'est la membrane adventice des vaisseaux qui est le siége de l'altération principale, laquelle consiste dans une prolifération énorme des noyaux qui la constituent, tandis que, dans la rétinite diffuse, l'altération vasculaire n'est que consécutive. M. Wecker fait observer qu'une modification identique à cette dernière, qu'il croit avoir le premier signalée pour la rétine, a été remarquée, dans les vaisseaux du cerveau atteints de dégénérescence grise, et décrite par MM. Rindfleisch (1) et Leidesdorf (2).

Nous donnons ci-après les deux seules observations qui existent de cette altération pathologique, signalée par M. Iwanoff.

Obs. 197 (3). — Une femme, âgée de soixante-neuf ans, se présenta, en avril 1863, à notre clinique. Elle se plaignait d'un trouble considérable de la vue de l'œil gauche, avec lequel elle pouvait à peine compter les doigts à quelques pieds de distance. Le champ visuel était notablement rétréci dans tous les sens. L'autre œil fonctionnait parfaitement bien. La malade n'avait éprouvé les premiers symptômes de sa maladie que dix jours avant de nous consulter. L'ophthalmoscope ne montra d'autre altération qu'une opacité générale de la rétine, au pourtour de l'entrée du nerf optique, dont les contours étaient presque entièrement effacés : les artères rétiniennes étaient amincies, tortueuses et un peu élargies. Il n'existait aucune modification particulière autour de la tache jaune. L'urine de la malade contenait une quantité assez notable d'albumine (hypertrophie du cœur gauche). Comme l'état des forces était peu satisfaisant, on s'en tint, pour le traitement local, à l'expectation. Huit jours après, la vue était presque entièrement abolie du côté gauche, et la malade commençait à signaler, dans l'œil droit, la première atteinte d'un trouble analogue à celui qui avait frappé le gauche. L'ophthalmoscope permit de constater que l'opacité rétinienne gauche, absolument diffuse et où l'on ne pouvait reconnaître aucun pointillé, s'était accrue au point d'effacer entièrement les contours de la papille. Nous vîmes, à droite, se produire une diffusion rétinienne semblable à celle qui s'était effectuée dans l'œil gauche.

Quatre semaines après le jour où la malade avait éprouvé les premiers troubles visuels dans l'œil gauche, elle ne distinguait plus, avec les deux yeux, la flamme d'une forte lampe placée devant elle. Cependant l'ophthalmoscope ne révélait d'autres changements anatomiques que ce simple œdème rétinien. C'est à cette époque que la malade se décida à rester à demeure à notre clinique. Sous l'emploi des sudorifiques et d'émissions sanguines locales pratiquées avec la ventouse de Heurteloup, elle recouvra partiellement la vue de l'œil gauche, dans l'espace de deux à trois semaines, au bout desquelles elle réussissait à compter les doigts, à la distance de deux pieds, dans une faible partie de son champ visuel, située en dehors et en bas. En même temps, l'ophthalmoscope révélait un faible éclaircissement de la papille. En dépit du traitement, cette amélioration ne se soutint pas, et la malade retomba bientôt dans une cécité absolue. Nous pûmes suivre, pendant dix mois encore, cette personne qui avait excité, au plus haut point, notre curiosité,

(1) Archiv für path. Anat. und Physiol., t. XXIV, p. 474.
(2) Wiener Wochenschrift, 1864.
(3) Wecker. Loc. cit. p. 523.

en raison de la disproportion que nous avions tout d'abord constatée entre les troubles fonctionnels et les altérations que nous montrait l'examen ophthalmoscopique. Cette discordance nous avait tellement surpris, que nous avions porté un pronostic relativement favorable, malheureusement trop tôt démenti.

Quelques semaines après cette amélioration passagère, la rétine commençait à s'éclaircir et les contours de la papille se dessinaient avec assez de netteté. A la même époque, il apparut, au voisinage de la tache jaune, une figure étoilée et pointillée, mais d'ailleurs peu accentuée. Ce qui nous frappa surtout, c'est que tous les gros vaisseaux, et notamment les artères, commencèrent à s'entourer, vers leur émergence et dans la papille même, d'une couche blanchâtre qui, sur certains points, les enveloppait en totalité. A mesure que la rétine alla en s'éclaircissant, cet état particulier des vaisseaux se dessina avec une netteté croissante, et bientôt les vaisseaux artériels apparurent sous la forme de bandelettes d'un blanc jaunâtre, d'un diamètre assez peu supérieur à leur calibre normal. Sur la papille même, la colonne sanguine intravasculaire était complétement masquée par cette altération, tandis qu'à une distance de la papille approximativement égale au diamètre de cette tranche nerveuse, le sang reparaissait dans les artères avec une coloration rouge légèrement atténuée par la couche blanchâtre que nous venons de décrire. Vers la périphérie, les vaisseaux de la rétine semblaient inaltérés, et, d'ailleurs, dans aucune région, la largeur de la colonne sanguine ne paraissait modifiée. Nous présentâmes cette malade aux médecins qui fréquentaient alors notre clinique, comme étant atteinte d'une dégénérescence graisseuse avancée de la membrane adventive des vaisseaux rétiniens. Plus tard, la malade ayant quitté Paris, nous la perdîmes de vue, et nous apprîmes qu'elle avait succombé deux ans après le début de sa maladie.

Obs. 198 (1). — Un jeune homme, avec une bonne vision centrale, présentait des lacunes circonscrites dans le champ visuel. Ces dernières, qui d'abord étaient en forme d'îlots, s'agrandirent peu à peu et finirent par constituer, de chaque côté, un anneau irrégulier, laissant intacts le centre du champ visuel et une zone qui le limitait en dehors. Dans un œil, cette altération du champ visuel touchait le point de la vision directe. L'examen ophthalmoscopique était plus curieux. Dans les deux yeux, toutes les artères et leurs embranchements étaient transformés en cordons blanchâtres. On pouvait croire que ces vaisseaux étaient vides, et que cet état dépendait d'une obstruction ou d'une compression de l'artère centrale; mais des recherches ultérieures démontrèrent bientôt qu'il n'en était pas ainsi, que la circulation continuait à s'opérer dans ces vaisseaux blanchâtres, et que cette coloration provenait uniquement d'une altération de leurs parois. Les troncs artériels d'un certain calibre laissaient apercevoir, au milieu de ce cordon, une ligne rouge fine : quelques artérioles minces avaient conservé leur coloration normale. Les veines offraient les caractères opposés : leurs gros troncs ne présentaient rien de particulier, si ce n'est un amincissement général et des irrégularités de calibre. A la périphérie seulement, quelques branches et leurs ramifications déliées avaient subi la même transformation que les artères. Cette altération pathologique des parois des vaisseaux semble donc être partie des artères de la rétine pour se propager aux veines. Le tissu rétinien était opaque, dans certaines parties, correspondant environ aux interruptions du champ visuel. Ce n'est que vers l'équateur du globe de l'œil qu'il était possible de voir distinctement la choroïde. De nombreuses ecchymoses ponctuées étaient disséminées dans les parties malades, et se réunissaient principalement, en groupes serrés, autour des émanations de certaines branches veineuses, plus nombreuses dans ces parties qu'à l'état normal. L'entrée des vaisseaux dans la papille était couverte d'une masse proéminente d'un blanc éclatant, qui occupait la partie moyenne de l'origine oculaire du nerf. La papille droite présentait une tache rouge clair, qu'un examen attentif montra composée d'une multitude de points et de stries fortement serrés. Évidemment, il s'agissait là de la production de nouveaux vaisseaux dans le dépôt papillaire. En comprimant le globe de l'œil, on faisait disparaître cette coloration rouge, qui réapparaissait aussitôt qu'on cessait la compression. Sur la papille gauche, où ce développement de vaisseaux était moins prononcé, on put distinguer les anses vasculaires et suivre leur croissance pendant plusieurs semaines. Quant à leur signification, peut-être constituaient-elles, en

(1) NAGEL. Klinische Monatsbl. 1864, B. II, S. 394, et Ann. d'Ocul., 1865, t. LIV, p. 97.

raison de l'amincissement général des vaisseaux, un système circulatoire collatéral? Un phénomène singulier fut observé sur la papille gauche. Lorsqu'on l'examinait avec l'éclairage ophthalmoscopique ordinaire, le dépôt blanchâtre en question paraissait d'un blanc éclatant, et les vaisseaux s'arrêtaient brusquement sur son bord; mais si l'on observait cette partie par le bord faiblement éclairé de l'image de la flamme, on reconnaissait dans la masse devenue semi-transparente le point d'émergence et la direction des vaisseaux qui se révélaient par une teinte rouge atténuée. Au moyen de cet éclairage indirect, il fut encore possible de distinguer, çà et là, dans certaines artères blanchâtres, et dans des points où l'opacité de la membrane adventice n'était pas trop épaisse, quelques apparences du cylindre sanguin.

Voici l'explication de ce phénomène, que je trouve à peine signalé, et qui, nulle part, n'est bien interprété. Si la portion centrale de l'image de la flamme se trouve à côté d'un vaisseau enveloppé d'une masse transparente, et si la lumière diffuse provenant des parties voisines éclairées tombe sur le cylindre sanguin, celui-ci apparaît à travers le dépôt transparent, mais faiblement éclairé. Au contraire, l'éclairage direct fait ressortir le brillant éclatant de ce dépôt, de telle sorte que la faible teinte rouge qui s'y ajoute n'est pas perçue. Ce mode indirect d'éclairage peut être avantageusement employé dans l'examen du fond de l'œil et du corps vitré.

Le cours de la maladie, quoique lent, fut constamment progressif. Parfois il survint dans le champ visuel un obscurcissement général, mais de courte durée, que j'ai cru devoir expliquer comme provenant d'une anémie momentanée de la rétine. Les lacunes du champ visuel s'agrandirent peu à peu. La vision centrale de l'œil dans lequel l'altération était contiguë à la tache jaune devint défectueuse; l'état général resta satisfaisant; le cœur était sain, et les données anamnestiques ne permirent que de soupçonner très-vaguement le début d'une affection des centres nerveux. Ce cas, quoique isolé, diffère tellement des formes de rétinite connues et est tellement caractéristique, que je n'hésite pas à le prendre comme type d'une maladie rétinienne particulière. C'est une affection inflammatoire chronique, à marche lentement progressive, qui, débutant par une hypertrophie du tissu cellulaire des parois vasculaires artérielles, se propage aux éléments cellulaires du stroma rétinien et arrive aux veines, par l'intermédiaire des parois du système capillaire.

Les affections inflammatoires de la rétine que nous venons de décrire ne donnent lieu qu'à des désordres fonctionnels mal caractérisés et, en général, sans aucun rapport avec l'intensité de la lésion anatomique. Tantôt, en effet, le trouble visuel est à peine appréciable, alors que de vastes plaques morbides occupent la rétine; tantôt, au contraire, ce trouble est considérable, sans que l'examen ophthalmoscopique en rende un compte suffisant: c'est que les éléments nerveux peuvent subir de profondes altérations, sans les traduire sous une forme appréciable à nos sens. En général, cependant, les malades accusent un trouble, un obscurcissement général de la vision, qui les mène plus ou moins promptement à une cécité complète et irremédiable.

Le *traitement* de la rétinite chronique parenchymateuse doit consister dans l'usage des altérants et des révulsifs (mercure, iodures, séton à la nuque, etc.), mais sans qu'il soit permis d'en espérer de grands effets.

Résumé des signes ophthalmoscopiques. — 1. Coloration plus vive de la papille et effacement de ses contours. Veines engorgées, tortueuses et plus foncées en couleur. — 2. Trouble général du fond de l'œil et du pourtour, *effacé*, de la papille, diminuant de la papille vers l'équateur et n'intéressant pas la *macula lutea*, qui ressemble à une tache hémorrhagique; veines tortueuses et artères atrophiées. — 3. Plaques jaunâtres irrégulières, légèrement saillantes, disposées en stries ou rayons (membr. limit. int.) ou sans cette disposition (couche gran.) situées au-dessous des vaisseaux dans le dernier cas, les recouvrant dans le premier; œdème général de la papille dont les contours sont effacés; taches sanguines striées assez fréquentes le long des vaisseaux.

§ II. Apoplexie de la rétine et du nerf optique. (pp. XLVII et 797.)

Syn. — Hémorrhagie de la rétine. — Rétinite apoplectique.

Fig. LIEBREICH, Tab. VIII, fig. 1, 2, 3. — ED. JAEGER. Taf. XII. — QUAGLINO. Fig. X, XI, XII, XIII. — RUETE. Lief. 1-2, Taf. VI, fig. II.

1. Les suffusions sanguines dont la rétine peut être le siége, sont un symptôme fréquent des diverses espèces de rétinite; elles peuvent néanmoins se produire isolément, comme maladie principale, soit à la suite des désordres de la circulation générale, qui surviennent par le fait de la suppression de flux habituels, de maladies du cœur ou des gros vaisseaux, soit sous l'influence d'un véritable *molimen hemorrhagicum* dont la rétine est le point de mire, ainsi que nous en rapportons un exemple (Ob. 201). Les ecchymoses rétiniennes se reconnaissent, à l'ophthalmoscope, à la présence de taches d'un rouge plus ou moins foncé, selon le degré de coloration de la choroïde devant laquelle elles s'étalent; tantôt isolées, tantôt réunies en groupes, affectant les formes et les dimensions les plus diverses. Celles qui occupent la couche des fibres nerveuses près du nerf optique sont d'une forme oblongue ou radiaire; celles, au contraire, qui s'étendent dans les couches moyennes ou dans celles des cellules ganglionnaires de la rétine sont plutôt arrondies (fig. 49). M. Schweigger a constaté, à l'autopsie, que ces hémorrhagies traversent les couches externes de la rétine, pour se répandre entre la

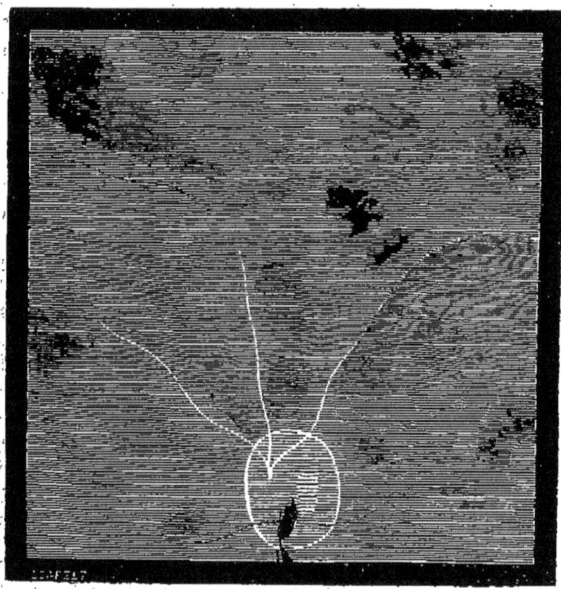

(Fig. 49.)
(Empruntée à Liebreich.)

couche bacillaire et l'épithélium choroïdal; parfois même elles traversent les couches internes pour se répandre dans le corps vitré. Il arrive encore, dans des cas exceptionnels, que des hémorrhagies, situées près de la *macula lutea*, traversent la membrane limitante pour se répandre, en prenant la forme d'une coupe, entre celle-ci et la membrane hyaloïdienne. On voit alors très distinctement les gros vaisseaux rétiniens se cacher tout à coup derrière le bord de cet épanchement (1). Les épanchements sanguins de la rétine cachent, tout naturellement, les parties de la choroïde situées derrière eux; ils persistent, en général, très longtemps, sans changer d'aspect; quand ils commencent à se résorber, leurs bords pâlissent les premiers, puis l'ensemble prend une teinte jaunâtre, qui ne tarde pas à blanchir, de façon à laisser une tache grisâtre à la place qu'ils ont occupée. Quelquefois, cependant, il n'en reste aucune trace appréciable; au moins est-il infiniment rare qu'il en résulte des taches pigmentaires.

Les hémorrhagies rétiniennes sont fréquemment la conséquence de l'opération de l'iridectomie pratiquée dans les cas de glaucome, mais ces ecchymoses se résorbent d'ordinaire au bout de quelques semaines.

Les désordres fonctionnels qui accompagnent cette affection dépendent et de leur étendue et de leur siége. Aussi longtemps que la *macula lutea* n'est pas envahie, ces désordres peuvent être relativement légers (2).

Obs. 199 (3). — Le 17 décembre 1864, je suis consulté par un banquier, âgé de quarante-cinq ans. Sa constitution et sa santé sont bonnes, sa vue a toujours été excellente. Il a eu occasion de travailler beaucoup dans son cabinet pendant ces derniers temps, mais il a toujours mené une vie trop occupée. En s'éveillant, la veille, il avait été très effrayé de remarquer une tache noire sur tous les objets qu'il regardait de son œil droit et qui a persisté. Cette tache devient très apparente lorsqu'il regarde une feuille de papier blanc et surtout les carreaux de verre dépoli qui se trouvent dans son cabinet. Elle lui paraît très grande et a une forme losangique bien limitée. A part cela, la vision n'est pas altérée; il peut lire de cet œil, quoique des mots soient cachés par la tache. A l'extérieur cet œil ne diffère en rien du gauche. La pupille est si contractile que je suis obligé de la dilater pour pouvoir examiner le fond de l'œil à l'ophthalmoscope. Cet examen rend facilement compte du phénomène, car on aperçoit au fond de l'œil, en bas et en dehors, à une certaine distance de la papille, une tache sanguine de médiocre étendue qui a une forme losangique bien caractérisée. C'est la rétine qui a été le siége de cette petite hémorrhagie, car on voit une ramification vasculaire en partie masquée par le petit caillot. Tout le reste de la rétine est parfaitement sain. Il n'y a rien du côté des urines. Je rassure le malade et me borne à lui prescrire le repos des yeux, un régime doux, quelques pilules laxatives, et des pédiluves irritants.

Le malade vient me revoir plusieurs fois; la tache, telle qu'il la voit, diminue d'abord d'épaisseur puis d'étendue; l'examen ophthalmoscopique est en parfaite concordance avec les sensations du malade. Le 2 janvier 1865, presque tout à disparu sans qu'aucune

(1) SCHWEIGGER, Loc. cit. p. 107.

(2) Voir : LIEBREICH. Loc. cit. p. 23, Tab. VIII, fig. 1, 2, 3.—WECKER. Loc. cit. t. II, p. 333. — QUAGLINO. Loc. cit. fig. X, XI, XII et XIII. — JAEGER (ED.). Loc. cit. p. 33, Taf. XII. — FOLLIN. Loc. cit. p. 121. — GALEZOWSKI. Des apoplexies de la rétine et du nerf optique. (Gaz. des Hôpitaux, 1861, n° 68, et Ann. d'Ocul. 1861, t. XLVI, p. 84.)

(3) TESTELIN. Inédite.

portion du caillot ait paru se dissoudre dans l'humeur vitrée. Je n'ai plus examiné l'œil depuis lors, mais je sais qu'il continue d'aller bien.

Obs. 200 (1). — Le 18 avril 1865, se présente à ma consultation de l'hôpital Saint-Sauveur, une femme de bonne constitution, âgée de cinquante-deux ans. Sa vue, jusque dans ces derniers temps, avait été très bonne, mais, il y a huit jours, après avoir souffert pendant quelque temps de malaise général et de céphalalgie, elle s'est aperçue le matin qu'elle ne voyait plus du tout de son œil droit. A la visite, cet œil distingue simplement la lumière d'avec l'obscurité; le gauche voit bien. A l'examen extérieur, ces deux yeux ne diffèrent en rien l'un de l'autre. A l'ophthalmoscope, on constate que les milieux sont transparents; les vaisseaux de la papille sont gorgés de sang, la moitié externe (image renversée) est presque masquée par l'abondance et le développement des vaisseaux sanguins. Presque tout le tiers interne de la rétine est masqué par un épanchement de sang qui cache les ramifications de plusieurs vaisseaux et s'étend jusqu'au voisinage de la papille sans empiéter sur elle. Deux applications de huit sangsues à la tempe droite, à deux jours d'intervalle, calomel à l'intérieur, applications froides continuées sur l'œil, pédiluves irritants tous les soirs, repos des yeux et du corps. — 6 mai. La vision revient, la malade pourrait presque se conduire avec son œil; elle aperçoit bien les gros objets, surtout ceux placés à sa droite, par conséquent en dehors. La congestion de la rétine et surtout de la papille a diminué notablement. On n'aperçoit pas de modifications appréciables du caillot. Continuation des mêmes moyens. — 12 mai. La vision s'est encore améliorée. La malade voit bien tous les objets, mais, quand elle regarde les parois d'un appartement, elle aperçoit de grandes taches. A l'examen, il semble que le caillot diminue d'épaisseur par places. Continuation des mêmes moyens. — 16 mai. Les grandes taches ont disparu; la malade voit bien tous les objets, mais ne les voit qu'à travers un brouillard. Elle voit aussi flotter des parcelles noires devant sont œil. A l'examen, on n'aperçoit plus le fond de l'œil qu'à travers un brouillard et l'on distingue de petites parcelles jaunâtres qui sont évidemment des débris du caillot, car celui-ci a beaucoup diminué d'étendue. — 1er juin. Vue très bonne. Le brouillard a disparu. On revoit le fond de l'œil, et il n'y a presque plus trace du caillot.

Dans ces deux observations d'hémorrhagie, l'une légère, l'autre très intense, on remarquera la conformité parfaite qui existait entre les symptômes subjectifs et les symptômes objectifs dans toutes les périodes de la maladie. Le premier cas paraît une affection légère et que l'on peut mettre en regard des légères hémorrhagies de la conjonctive auxquelles certaines personnes sont sujettes. Le second est évidemment une affection plus sérieuse; elle a été précédée de symptômes généraux, d'un véritable *molimen hemorrhagicum*, comme on disait autrefois. La cause n'a pu en être découverte, la santé et la constitution paraissaient bonnes d'ailleurs, et il n'y avait pas de trace d'albuminurie. La dissolution du caillot qui s'est effectuée doit être un phénomène fréquent, car il paraît difficile que la présence d'un caillot un peu volumineux, entre la rétine et le corps vitré, ne finisse pas par amener une sécrétion d'où résulte la dissociation du caillot. Ici le corps vitré n'a pas semblé se ramollir dans toute sa masse, car l'œil n'est pas devenu plus sain, et les particules sanguines ne paraissaient pas se mouvoir quand l'œil s'agitait.

2. Le nerf optique peut être le siége d'épanchements apoplectiques,

(1) Ibid. Id.

mais on conçoit que sa disposition anatomique le rende peu propre à ce genre d'altération, qui d'ailleurs n'est pas constatable pendant la vie. Ammon en a publié un cas, qu'il a observé sur un vieillard de quatre-vingt-deux ans : la papille était rétractée et profondément située au milieu d'un entonnoir formé par la rétine soulevée ; les vaisseaux de la rétine, déprimés et presque exsangues, se terminaient brusquement au bord de l'entonnoir. A la partie antérieure de la papille se remarquait une petite caverne oblongue, à parois de couleur foncée, renfermant du pigment provenant d'un épanchement de sang ; l'origine de cette caverne n'était autre que le tronçon d'un vaisseau qui s'était dilaté à sa partie supérieure et qui, plus bas, avait été comprimé ; les bords de sa lumière étaient noirs : il était évident qu'un vaisseau central du nerf optique s'était rompu et avait déterminé un épanchement sanguin dans l'épaisseur du tissu nerveux, près de la papille (1).

Nous avons cité plus loin un cas dans lequel toute la gaîne externe du nerf optique, à partir de son entrée dans l'orbite jusqu'à son insertion scléroticale, était détachée des fibres nerveuses et distendue par du sang (2).

Résumé des signes ophthalmoscopiques. — Taches rouges, saillantes, isolées ou groupées, de forme et de dimensions variées ; oblongues, radiaires ou arrondies, dans lesquelles viennent plonger les vaisseaux ; remplacées, après leur résorption, par des taches grisâtres, quelquefois pigmentaires.

§ III. Névro-rétinite et névrite optique.

1. Ces deux affections ont de très étroites analogies entre elles, reposant sur l'identité des causes, celle des effets produits et les connexions anatomiques qui les rapprochent : c'est ce qui nous a déterminé à les réunir dans un même article.

1° *Névro-rétinite* (Neuro-retinitis, périnévrite optique, névrite péri-papillaire). Elle est constituée par l'inflammation de la partie de la rétine qui entoure immédiatement la papille optique et de la papille elle-même : elle consiste anatomiquement dans l'hyperplasie du tissu cellulaire qui entre dans la composition du nerf optique, à son extrémité intra-oculaire, et de celui qui entoure les fibres nerveuses, à l'endroit où elles se recourbent pour s'étaler dans la rétine. Il en résulte l'étranglement de ces fibres et des vaisseaux qui les accompagnent, leur dégénérescence graisseuse et leur atrophie progressive, et enfin la destruction complète de la couche ganglionnaire. Quand,

(1) Ammon. Mémoire sur l'anatomie normale et pathologique de l'extrémité intra-oculaire du nerf optique. (Ann. d'Oculistique, 1861, t. XLV, p. 34.)

(2) Ignaz Meyr. — Beiträge zur Augenheilkunde, Wien, 1850, S. 29.

plus tard, la période régressive survient, les éléments cellulaires nouveaux s'atrophient et se rétractent, puis la papille et la rétine s'atrophient à leur tour.

Cette affection est due, dans tous les cas, soit à la compression du nerf optique sur un des points de son parcours, par des exostoses ou d'autres tumeurs de la base du crâne ou de l'orbite, soit à une maladie aiguë de l'encéphale (encéphalite aiguë, apoplexie, tubercules), qui s'est transmise au nerf optique, par la continuité des fibres nerveuses, dont il est aisé de se rendre compte (t. II, p. 765). De là le nom de « névro-rétinite descendante » que M. de Graefe lui a donné. Chez un malade dont il a eu à faire l'autopsie, cet observateur a constaté que l'affection était due à une production entozoaire singulière constituant, dans l'hémisphère droit, un foyer assez volumineux, tandis qu'elle était disséminée à la base du crâne, où elle avait donné lieu à une méningite basilaire : toute la gaîne du nerf optique offrait un épaississement dont la nature inflammatoire ne pouvait laisser aucun doute (1).

A l'ophthalmoscope, ces différentes modifications se présentent de la manière suivante (2) : « Toute la papille est trouble et d'un rouge grisâtre, le contour en est mal déterminé et plus éloigné qu'il ne l'est à l'état normal. La limite réelle, ainsi que les différents jeux de lumière et d'ombre qui existent sur la papille normale, sont complétement cachés par le trouble de la partie antérieure de la papille. Les vaisseaux ne peuvent pas être poursuivis jusque dans la région de la lame criblée. Examinés par la périphérie, ils paraissent voilés dès qu'ils atteignent la papille, ne donnent sur celle-ci qu'un reflet incertain et se soustraient complétement à l'observation, aussitôt qu'ils s'enfoncent dans la profondeur du nerf. La substance qui voile ces vaisseaux, examinée à un grossissement plus ou moins considérable, se montre composée de stries radiaires entrelacées (faisceaux nerveux très accentués) entre lesquelles le tissu cellulaire nouveau affecte çà et là la disposition très nette de lignes fines et de petits points. Ceux-ci sont plus apparents sur la membrane adventice des vaisseaux. Les vaisseaux déliés, de formation nouvelle, sont très nombreux entre ces stries, mais ne donnent souvent que l'apparence d'un pointillé rouge très fin. On peut les étudier le plus facilement à l'image droite ; cet examen est facilité par la saillie considérable de la papille tuméfiée (très manifeste à l'ophthalmoscope binoculaire) dont on peut observer la surface à l'image droite, même sur des yeux très myopes et sans verres concaves, et sur des yeux emmétropes avec des verres légèrement convexes. Dans l'image renversée, on peut prendre une meilleure idée de la forme de la papille saillante,

(1) Klinische Monatsbl. 1864, B. II, S. 367, et Annales d'Oculistique, 1865, t. LIV, p. 83.
(2) Liebreich, Atlas d'Ophth. p. 33, Tab. VIII, fig. 6. Tab. XI, fig. 6, 7, 8 et 9.

en observant les glissements que les portions à divers degrés de relief éprouvent entre elles sous l'influence des mouvements de la lentille; on voit alors que la partie la plus saillante entoure circulairement le centre déprimé et se termine au bord inférieur sous un angle assez aigu, tandis que, dans les autres directions, elle se continue insensiblement avec les parties environnantes.

« On distingue très-nettement les sinuosités antéro-postérieures décrites par les vaisseaux, où la circulation éprouve une stase évidente. Les artères sont très fines et pâles, les veines flexueuses et énormément distendues. On voit d'ordinaire que les vaisseaux plongent, sur le bord de la papille, dans la masse nerveuse trouble, puis se reploient d'arrière en avant, pour atteindre la partie saillante de la papille et disparaître enfin dans son centre. Assez fréquemment, des extravasations plus ou moins étendues, souvent striées, accompagnent les vaisseaux (fig. 50). »

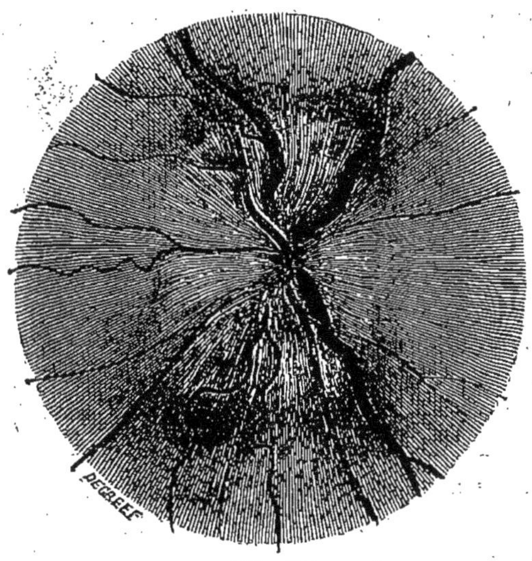
(Fig. 50.)
(Empruntée à Liebreich.)

Quand la maladie entre dans la période régressive ou d'atrophie, la papille s'affaisse, s'excave, le calibre des vaisseaux rétiniens diminue, la vascularisation et les plaques d'exsudation disparaissent. Toutefois les contours de la papille ne récupèrent jamais leur netteté, pas plus que les vaisseaux, qui restent toujours recouverts d'un voile grisâtre, au contraire de ce qui se passe dans les cas d'atrophie non inflammatoire, où la papille prend un aspect nacré, tendineux, et des bords abruptes et bien dessinés.

2° *Névrite optique* (œdème de la papille, papillite, inflammation du nerf optique). Elle est constituée par une infiltration séreuse de la papille du nerf optique, d'où résultent la turgescence et le développement anormal de cette saillie, caractérisés anatomiquement par l'hypertrophie de son tissu conjonctif et l'inflammation de ses fibres nerveuses; dans la période régressive, cette tuméfaction diminue et fait place à un degré plus ou moins prononcé d'atrophie, parfois à la dégénérescence graisseuse des nerfs optiques.

Cette affection est presque toujours due à une maladie aiguë ou chronique du cerveau, ayant déterminé une gène plus ou moins grande de la circulation veineuse de cet organe et par suite une stase sanguine se communiquant de proche en proche à la papille optique, en vertu des connexions anatomiques que l'on connaît.

A l'ophthalmoscope, on remarque que la papille a pris un aspect tout particulier : elle est devenue plus large, plus saillante et ses contours ont perdu leur netteté ordinaire. Le nerf est devenu gris, ou gris rougeâtre, trouble et opaque, et est comme recouvert d'une sorte de voile d'un gris violacé, qui s'étend sur la papille elle-même et à une certaine distance de son pourtour.

Les limites de cette dernière sont comme déchiquetées et se fondent, par places, avec les parties saines de la rétine. En général, le centre seul de la papille est dépourvu d'exsudations, ou du moins celles-ci y sont moins épaisses; aussi les vaisseaux restent-ils visibles au moment de leur émergence et ne disparaissent-ils que lorsqu'ils approchent de la circonférence, où ils se dérobent presque complétement pour reparaître au delà des limites tracées par l'exsudation. Les veines sont considérablement développées, tortueuses, turgescentes et variqueuses; les artères restent normales; les capillaires, au contraire, se développent outre mesure, surtout dans les cas de tumeurs cérébrales, et recouvrent la papille d'un véritable lacis, porté parfois au point de pouvoir faire croire à une apoplexie capillaire et, dans certains cas, à donner lieu à de ces apoplexies parfois assez étendues.(Obs.203.) Dans un cas, publié par M.Van Lair(Obs. 202), la papille offrait l'aspect général d'une houppe fibro-vasculaire, à centre déprimé, et ressemblant assez bien ainsi à un œillet panaché.

La névrite optique, due à une maladie intra-crânienne, existe toujours à la fois aux deux yeux et s'accompagne d'une forte dilatation des pupilles, au contraire de ce qui arrive dans les atrophies progressives, où celles-ci sont fréquemment contractées.

2. La névrite et la périnévrite optiques sont quelquefois précédées des symptômes qui caractérisent les congestions ou les inflammations de l'encéphale, tels que les vertiges, les douleurs de tête, les évanouissements, les vomissements et les bourdonnements d'oreilles, les contractures et les crampes; la vue diminue alors de moment en moment pour se perdre bientôt tout à fait. D'autres fois, au contraire, la cécité survient d'une manière foudroyante et sans aucuns prodromes. Dans le premier cas, il se peut que des alternatives de mieux et de pire se manifestent, en rapport avec la marche, parfois irrégulière, des altérations centrales qui les tiennent sous leur dépendance; les malades accusent souvent alors des visions irisées, des traits de feu, l'apparition d'étincelles blanches, de globes argentés, etc. On comprend que la marche des deux affections va de paire, et que l'affection oculaire ne peut se modifier qu'à la condition que se modifie en même temps l'altération cérébrale qui y a donné naissance. D'après cela, le pronostic est des plus graves, surtout si la maladie

est due à une tumeur ou à une autre maladie organique située dans la boîte crânienne.

3. En dehors de celui de la maladie qui l'a produite, la névrite et la périnévrite optiques ne réclament aucun traitement qui leur soit propre. Si les accidents sont dus à une inflammation aiguë, les antiphlogistiques généraux et locaux, saignées et sangsues artificielles aux tempes et derrière les oreilles, scarifications dans les narines, etc., et les mercuriaux à dose altérante sont indiqués, et plus tard les révulsifs : l'iodure de potassium et le bichromate de potasse à l'intérieur, les ventoûses cruelles à la nuque ont également été recommandés : ces divers moyens doivent être employés avec vigueur et longtemps continués (1).

Obs. 201 (2). — *Névro-rétinite double avec amblyopie et rétrécissement excentrique et circonscrit du champ visuel, coïncidant avec une affection intra-crânienne.* — Augustine F., âgée de vingt ans, fille, et réglée depuis l'âge de quinze ans, saine, bien que d'une constitution délicate, a souffert, ces années dernières, d'attaques de céphalalgie qui se terminaient quelquefois par des vomissements, mais restaient séparées par des intervalles de plusieurs semaines. Il y a trois semaines environ, il survint une de ces attaques si violentes, avec des douleurs si vives, principalement à l'occiput, que, pendant plusieurs heures, la malade ne put retenir ses gémissements. Cette attaque se termina par des vomissements, par une grande pesanteur à la tête et par une perte complète de connaissance qui ne dura pas moins de trois jours. Lorsque la malade revint à elle, elle ne pouvait s'asseoir sur son lit, se plaignait d'un mal de tête très intense et accusait en même temps dans le bras gauche, qu'elle ne pouvait lever complétement, des douleurs lancinantes. Il lui était, de plus, impossible de fermer la main gauche. Elle voyait double et ne distinguait que confusément les objets avec chacun de ses yeux. Plusieurs jours après, le trouble de sa vue n'ayant fait qu'augmenter, elle s'aperçut qu'il s'était produit un strabisme dans son œil gauche. Dans les semaines qui suivirent, il se manifesta quelques exacerbations dans les maux de tête, sans toutefois qu'il en résultât une perte de connaissance.

La paralysie incomplète du bras gauche disparut assez rapidement; mais le trouble de la vue persista. La malade se trouva assez bien remise pour venir à notre clinique, bien qu'elle eût à faire pour cela un trajet de près d'une demi-heure. Lorsqu'on l'examine, on est surtout frappé du strabisme gauche; on peut constater une paralysie complète du nerf de la sixième paire, avec contracture du droit interne. Ce muscle a perdu la faculté de se relâcher complétement. La vue a tellement baissé que de l'œil droit la malade ne distingue les caractères que sous un angle visuel trente fois plus grand qu'à l'état ordinaire, et avec le droit que sous un angle vingt fois supérieur à l'angle normal. (A droite, avec 10, les caractères de Snellen, n° XII, sont perçus à une distance de 5 pouces; à gauche, à une distance de 7 pouces. La lettre A marquée de CC est vue avec les deux yeux à 12 pieds de distance. Ces essais sont faits avec un éclairage solaire moyen.)

L'ophthalmoscope montre nettement des altérations graves des nerfs optiques et de la rétine, surtout à droite : la papille est opacifiée, d'une couleur grisâtre, légèrement gonflée, et la limite choroïdale est diffuse à cause du trouble rétinien qui la recouvre et la dépasse dans une étendue de plusieurs lignes. Avec un fort éclairage, on reconnaît

(1) Ouvrages à consulter : Lancereaux. De l'amaurose liée à la dégénération des nerfs optiques, dans les cas d'altérations des hémisphères cérébraux (Archiv. gén. de méd., janvier et février 1864). — Meunier. De l'atrophie des nerfs et des papilles optiques, dans ses rapports avec les maladies du cerveau. Thèse. Paris, 1864-1865. — Galezowski. Etudes ophthalmoscopiques sur les altérations du nerf optique et sur les maladies cérébrales dont elles dépendent. Paris, 1866. — Bouchut. Du diagnostic des maladies du système nerveux par l'ophthalmoscope. Paris, 1866.

(2) De Graefe. Klin. Monatsbl. 1863, B. I, S. 3, et Ann. d'Ocul., 1863, t. XLIX, p. 141.

que ce trouble rétinien est composé, çà et là, par de petites stries; nulle part on n'observe soit des foyers apoplectiques, soit ces groupes de taches opaques si caractéristiques de la dégénérescence graisseuse. Sur divers points, au voisinage, les veines sont augmentées de diamètre et flexueuses. Toutes ces altérations sont moins accusées à gauche qu'à droite. D'après ces symptômes, nous pouvons supposer une méningite chronique occupant la base du crâne et circonscrite. Un examen minutieux des différents viscères (cœur, poumons, reins), n'y décèle rien d'anormal; rien, d'ailleurs, ne peut nous mettre sur la trace d'une diathèse syphilitique ou scrofuleuse.

Le diagnostic général est douteux : il ne faut pas compter sur un rétablissement complet de la vue, car, une fois suivie de rétrécissement du champ visuel, la névro-rétinite amène presque constamment une atrophie partielle du nerf optique. Disons-le toutefois : ici la limite du rétrécissement étant située assez loin du centre de fixation, le pronostic en devient moins défavorable, surtout si l'on considère que, selon les indications de la malade, le mal ne s'est pas aggravé depuis trois jours. En général, le pronostic sera plus favorable quant au retour de l'acuïté de la vue que quant au rétablissement des parties abolies du champ visuel. La thérapeutique consiste dans des émissions sanguines locales derrière les oreilles, dans l'usage, à l'intérieur, du nitre dissous dans une infusion de séné et dans l'emploi des dérivatifs.

La malade est présentée une seconde fois le 24 novembre : les maux de tête ont complètement cessé, mais les yeux n'offrent aucun changement. Nous appliquons un séton à la nuque et nous prescrivons du sublimé à l'intérieur. Le 4 décembre, l'extérieur de la malade s'est notablement amélioré, bien que le traitement qu'elle suit, uniquement dirigé contre sa maladie, ne soit pas fortifiant. La paralysie du droit externe gauche persiste; mais la contraction de son antagoniste a diminué. La malade voit mieux. Tandis qu'on ne trouve aucun changement dans les altérations du champ visuel, la vue a gagné à droite dans la proportion de 10 à 1, et à gauche dans la proportion de 4 à 1. (A droite avec + 1/40 Snellen XII, à quatre pieds de distance; à gauche avec + 1/30, Snellen XII, à deux pieds de distance, avec + 1/6 à droite, Snellen I, à quatre pouces de distance; avec + 1/8 à gauche, Snellen II, à cinq pouces de distance. (L'ophthalmoscope fait voir que la congestion et les flexuosités des veines de la rétine ont diminué; mais une décoloration blanchâtre suspecte et le rétrécissement des artères montrent que le nerf est en voie d'atrophie.)

Suit un rapport extrait d'une lettre adressée à M. Zehender (le 26 décembre 1862). La santé générale de la malade a considérablement gagné, ainsi que l'acuïté de la vue. Le champ visuel est resté inaltéré, tandis que la paralysie du droit externe a disparu.

Obs. 202 (1). — *Tubercules cérébraux avec inflammation de la papille des nerfs optiques.* — Scailteur (Louis), vingt-deux ans, carabinier, tempérament lymphatico-sanguin, entré à l'hôpital militaire de Bruxelles, le 21 juin 1864. Comme maladies antérieures, il accuse une fièvre typhoïde, une variole et une pleurésie. Depuis à peu près six mois, il est atteint d'une céphalée opiniâtre, pour laquelle il a été traité deux fois déjà à l'hôpital militaire de Bruxelles, et une fois à l'infirmerie du camp. Cette céphalalgie, toujours sourde, est survenue spontanément et graduellement; elle occupait le front, tout en s'étendant quelquefois à la région occipitale; elle était plus vive du côté gauche et présentait des intermittences complètes, mais ne durant jamais plus d'un jour, et que rien ne pouvait faire prévoir. Malgré cette douleur de tête, il n'y a jamais eu d'insomnie : au contraire, le sommeil a toujours été profond; le malade se plaint même d'éprouver une espèce d'anéantissement le matin, au moment du réveil. Depuis trois à quatre mois, des troubles de la vue sont venus se joindre à la douleur frontale : ils ont consisté dans un affaiblissement graduel de la vue, surtout du côté gauche. On a pu remarquer déjà, à l'époque de son second séjour à l'hôpital, une dilatation continue de la pupille de ce côté, avec prolapsus de la paupière supérieure et strabisme interne; ce dernier phénomène a été très fugitif.

L'examen ophthalmoscopique que j'ai pratiqué à cette époque m'a révélé l'existence d'une inflammation commençante de la papille du nerf optique. A aucune époque de la maladie, il ne s'est produit ni douleur dans le globe oculaire, ni scotomes, ni photopsie.

(1) Van Lair. Arch. méd. belges, sept. 1864, p. 134, et Ann. d'Ocul., 1864, t. LII, p. 177.

A ces phénomènes se sont ajoutées, depuis deux à trois mois, une incontinence d'urine nocturne et, par intervalles, des douleurs lombaires. Les selles ont toujours été régulières et l'appétit conservé. Les émissions sanguines locales, les vésicatoires, les dérivatifs intestinaux et cutanés, la morphine et la quinine ont été employés sans succès.

Au moment de son entrée à l'hôpital (le 21 juin), il se plaint de douleurs frontales plus vives, de douleurs lombaires presque continues et d'un affaiblissement considérable de la vue des deux côtés. La céphalalgie se manifeste objectivement par le rapprochement des sourcils, le plissement du front, le regard atone, la fixité des traits, la voix sourde et mal articulée, la lenteur des réponses, l'immobilité du corps. Subjectivement, elle était constituée par une douleur sourde, permanente, occupant à peu près également toute la région frontale, soumise à de légères rémittences. Les douleurs lombaires qui duraient, comme le mal de tête, depuis plusieurs jours, mais avec des variations d'intensité, n'augmentent ni par la pression exercée sur les apophyses épineuses, ni même par les mouvements du malade. L'incontinence d'urine persiste, mais le patient l'attribue à son profond sommeil; cette incontinence reste, en effet, plusieurs jours sans se produire. La langue est nette ; elle dévie un peu à gauche, mais le malade peut encore, lorsqu'il le veut, la porter à droite. L'appétit est bon, les selles sont régulières. La respiration est normale. La circulation n'offre guère de particulier que la faiblesse et l'éloignement des bruits du cœur ; on remarque que le pouls radial est très lent et devient par moments d'une telle petitesse qu'il est presque imperceptible. La calorification se fait encore assez bien : les membres sont seulement un peu froids, et la circulation capillaire y semble paresseuse. La face est cependant bien colorée et le front assez chaud.

Prescription. — Un gramme de sulfate de quinine en solution aqueuse administrée en potion, puis en lavement. — Pommade belladonée sur la région frontale. — Ventouses sèches le long de la colonne lombaire. — Régime léger. — Le 25, la céphalalgie et les douleurs rachialgiques disparaissent; il survient en même temps un engourdissement marqué dans le membre supérieur gauche. La disparition de ces douleurs permet alors de procéder à un examen complet des deux yeux. On constate d'abord que le malade ne peut distinguer les caractères d'un livre qu'à une distance plus rapprochée que la distance de la vision normale, et même alors les contours des caractères manquent de netteté; il est des moments où les objets semblent se déplacer devant les yeux du malade. Les deux paupières sont prolapsées, surtout celle du côté gauche, et le malade ne peut les soulever qu'avec beaucoup de difficulté. La conjonctive est saine. Les pupilles sont encore sensibles aux rayons lumineux, quoique un peu paresseuses, du côté gauche surtout; elles sont habituellement un peu dilatées.

L'examen ophthalmoscopique me fait découvrir les altérations suivantes :

Œil gauche. — Le fond de l'œil a sa coloration normale. Les vaisseaux rétiniens sont seulement plus ténus qu'à l'état normal, et leur calibre varie d'un point à un autre, surtout aux environs de la papille. L'épithélium choroïdien est trop chargé de pigment pour qu'il soit possible de distinguer les vaisseaux du stroma ; cependant, il me semble qu'il existe dans certains points un certain degré de macération du pigment choroïdien. La papille est caliciforme et presque doublée de volume. Sa configuration est très irrégulièrement circulaire ; elle est bordée de dentelures formées par des amas de pigment et de vaisseaux capillaires, et limitées par un liséré tout à fait décoloré. On y distingue aussi, particulièrement vers la périphérie, dans l'intervalle et sur le trajet même des vaisseaux, des exsudats blancs et brillants. La substance même de la papille est décolorée, et sur ce fond blanc se dessinent un assez grand nombre de petits vaisseaux artériels courts et tortueux, semblant venir directement de l'intérieur de la papille, naissant et se terminant brusquement. Outre les petits rameaux artériels auxquels se joignent des ramuscules veineux, on y rencontre encore de grosses veines au calibre variable, aux contours diffus, allant en s'élargissant du centre à la périphérie de la papille, s'amincissant de nouveau à l'extrême limite de celle-ci pour se renfler encore plus loin; quelquefois même elles se terminent brusquement à ce niveau. Le centre de la papille est fortement déprimé et incolore. On en voit émerger de petits vaisseaux recourbés, dont le trajet dessine exactement la forme ondulée de la papille : ces filets vasculaires représentent l'artère centrale de la rétine. Autour du point central décoloré, une zone rouge constituée par des vaisseaux capillaires trop fins pour être distingués les uns des autres. Il résulte de la disposition que je viens de décrire, que la papille a aspect général d'une houppe fibro-vasculaire à centre déprimé; elle ressemble ainsi assez bien à un œillet panaché. La macula lutea, que l'on trouve dans sa position normale, ne présente aucune altération. Je pose le diagnostic suivant : *inflammation de la papille du nerf optique, s'accompagnant déjà d'un premier degré d'atrophie.*

Œil droit. — Les altérations sont les mêmes que du côté gauche; elles sont même en apparence un peu plus étendues. C'est surtout ici que l'on peut remarquer des vaisseaux qui semblent sortir d'en dessous de la papille, car ils ne deviennent visibles qu'en dehors de son contour. En outre, on observe, en dedans de l'image ophthalmoscopique de la papille, sur le bord de celle-ci, une tache irrégulière, affectant la forme générale d'un croissant, d'une couleur rouge sombre parsemée de points blancs. Cette macule semble provenir d'un épanchement sanguin en partie résorbé. Tout porte donc à croire que, dans le cas présent, il y a une lésion cérébrale organique occupant la partie antérieure de l'encéphale. Il existe, en outre, une altération organique des deux nerfs optiques : celle-ci tient probablement, vu sa nature, à une interruption plus ou moins complète de la circulation dans l'artère centrale de la rétine. Cette gêne de la circulation tient à une embolie, ou *plutôt*, à cause de la lenteur du début, à une dégénérescence athéromateuse du vaisseau, résultant d'une inflammation consécutive à la lésion organique cérébrale. Quant à cette dernière, ce ne peut être qu'un ramollissement inflammatoire idiopathique ou symptomatique de productions accidentelles. Les phénomènes qui se sont présentés par la suite, la mort et l'autopsie, ont confirmé ce diagnostic. En effet, après des alternatives de souffrance et de calme, des vomissements se sont déclarés : ils n'ont pas persisté, mais ils ont été suivis d'une altération marquée dans la circulation capillaire; à certains moments, le malade était pris d'un refroidissement considérable des téguments avec un certain degré de cyanose, refroidissement dont il n'avait souvent pas conscience. Ordinairement ce trouble de la circulation périphérique disparaissait lentement sans être suivi de réaction. A partir de ce moment, la vue ne fit que baisser, la voix devint très embarrassée, presque inarticulée; des alternatives de réaction fébrile et de refroidissement survinrent; la face prit peu à peu le caractère hippocratique, et le malade succomba, le 19 juillet, à sept heures du soir. La paralysie de la paupière et du membre supérieur gauches n'avait cependant pas augmenté, et l'intelligence, peu vive d'ailleurs, s'était conservée intacte jusque peu d'heures avant la mort.

L'autopsie révéla dans les organes renfermés dans la boîte crânienne les altérations suivantes : Une sérosité abondante remplit la cavité sous-arachnoïdienne. Une injection veineuse considérable s'étend à toute la surface du cerveau et du cervelet. A la base du cerveau, la partie des méninges qui environne le chiasma des nerfs optiques est le siége d'une inflammation exsudative : ces membranes sont en effet épaissies, résistantes, d'un blanc nacré; leur opacité est assez grande pour qu'il soit impossible de distinguer à travers leur tissu les parties sous-jacentes. Dans ce point, le liquide sous-arachnoïdien est louche et ressemblant au liquide d'un épanchement pleurétique. Le chiasma et les nerfs optiques ont subi un léger degré de ramollissement. La paroi inférieure du troisième ventricule est ramollie et déchirée; la cavité ventriculaire du même, ainsi que celle des autres ventricules, contient une sérosité rougeâtre très abondante. Au milieu de la masse encéphalique sont renfermés *cinq noyaux tuberculeux*. Leur forme est assez régulièrement arrondie, leur coloration verdâtre, leur consistance beaucoup plus considérable que celle de la substance cérébrale environnante : cette circonstance permet de les énucléer avec la plus grande facilité. Leur grosseur varie de celle d'une noisette à celle d'un gros pois. Le plus volumineux occupe à peu près le milieu de la couche optique du côté droit; un autre, plus petit, le corps strié correspondant; deux autres sont placés dans l'épaisseur des lobes postérieurs droit et gauche, et le dernier dans le lobe antérieur du côté gauche. Autour de ces tubercules, la pulpe cérébrale a subi un ramollissement marqué, mais dans une petite étendue. La moelle épinière, mise à découvert dans toute sa longueur, n'a présenté aucune altération appréciable. Dans la cavité thoracique, on ne constate d'anormal que quelques tubercules siégeant dans le lobe supérieur des deux poumons. Ces tubercules ont la grosseur d'une tête d'épingle; ils sont en petit nombre et d'une couleur grisâtre. Les organes abdominaux sont sains. L'état de l'œil examiné à part vient confirmer l'idée que je m'étais formée des lésions de la papille d'après l'examen ophthalmoscopique que j'avais fait de cet organe. L'artère centrale de la rétine ne se retrouve plus; quelques vaisseaux seulement restent visibles dans le champ papillaire.

La couleur générale de la papille est pâle, son diamètre à peu près doublé, sa forme irrégulièrement circulaire, sa surface inégale et creusée de sillons rayonnés. Son centre, où la lame criblée est assez apparente, est déprimé et entouré d'un rebord saillant qui va en s'effaçant vers la périphérie de la papille (c'est cette disposition que j'ai désignée plus haut sous le nom de *caliciforme*); les bords sont dentelés, mais je n'y retrouve pas la pigmentation, d'ailleurs peu prononcée, que l'ophthalmoscope m'avait fait distinguer. Enfin, la structure de la papille présente une apparence fibrillaire assez prononcée. La macula lutea est intacte et la choroïde ne présente pas d'altérations appréciables.

On voit, par le résultat de l'autopsie, que la lésion rétinienne n'était pas restée stationnaire depuis le jour où l'examen ophthalmoscopique avait été pratiqué, mais que l'atrophie, dont les signes commençaient seulement à se manifester, avait fait des progrès sensibles jusqu'au moment de la mort.

Obs. 203 (1). — *Entérite chronique. Méningite et tubercule du cervelet. Ophthalmoscopie. Infiltration séreuse partielle autour de la papille. Phlébectasie rétinienne. Thromboses veineuses.* Charles Leudet, âgé de 2 ans 1/2, entré le 24 février 1865, né de parents bien portants, n'a jamais été malade; il est tombé du lit de sa mère à huit mois. Plus tard, il s'est démis l'épaule et a eu un abcès dans le côté. Il y a un mois qu'il est tombé dans un escalier, et il a roulé tout un étage sans présenter de traces de contusion. Quatre jours après, il est tombé malade, a eu des vomissements, et bientôt après de la diarrhée. A son entrée, l'enfant avait de la diarrhée, poussait des cris continuels; n'avait ni grincements de dents ni soupirs. Il a vomi, puis, au bout de six jours, a eu quelques convulsions faibles, occupant les deux côtés du corps, sans strabisme, ni photophobie, ni perte de connaissance. Le pouls est toujours resté petit, régulier, presque insensible et très fréquent.

Dans l'œil gauche, la papille présente, vers la partie inférieure externe, une infiltration séreuse étendue, et il existe de grosses veines flexueuses remplies de caillots, en même temps qu'à côté se trouvent d'autres petites veines, plus petites et perméables. Dans l'œil droit, il y a une congestion et une infiltration séreuse péripapillaire qui masque tous les contours de la papille, et les vaisseaux veineux, extrêmement dilatés en haut et en bas, sont remplis de caillots qui gênent la circulation : à côté, se trouvent d'autres veines, plus petites et perméables; en haut, une hémorrhagie grosse comme un grain de blé.

Autopsie.—Le cerveau semble aplati et les veines méningées sont distendues par du sang noir, coagulé sur quelques points.— L'arachnoïde est poisseuse, sèche, en quelques points adhérente à l'arachnoïde de la dure-mère. On voit çà et là, à la surface des hémisphères, de petites granulations miliaires blanchâtres, mais peu nombreuses. Au niveau des circonvolutions, le long des vaisseaux, sur quelques points, un peu d'infiltration purulente. Dans la scissure de Sylvius et dans l'espace interpédonculaire, cette infiltration est beaucoup plus prononcée. Là, l'épaississement est considérable et forme une toile opaline assez résistante. Les ventricules latéraux sont assez dilatés, mais leurs parois ne sont pas ramollies. Il n'y a rien de particulier dans la substance cérébrale : c'est dans le cervelet que se trouvent les lésions. Dans l'hémisphère droit du cervelet, à la partie externe, sous la pie-mère, existe un tubercule cru, jaune verdâtre, dur, du volume d'une petite noisette allongée, qui déprime la substance cérébelleuse grise, en la refoulant sans y adhérer. Autour de ce tubercule, la substance nerveuse ne paraît point malade. Du même côté, un peu plus loin, existent encore quelques granulations tuberculeuses, agglomérées dans la pie-mère, formant une plaque jaunâtre très mince occupant la superficie de l'organe. L'intérieur du cervelet n'offre rien de particulier. Les sinus sont gorgés de sang noir coagulé sur quelques points, et dans le tissu caverneux droit existe un coagulum fibrineux d'un rouge violacé grisâtre assez résistant. On trouve un coagulum beaucoup moins prononcé dans le tissu caverneux gauche. L'œil droit ayant été ouvert, on retrouve la thrombose phlébo-rétinienne et l'hémorrhagie de la rétine constatée pendant la vie. La pièce a été présentée à la Société de Biologie et montrée à un grand nombre de médecins assistant à ma clinique. Les poumons sont remplis de granulations tuberculeuses, renfermées dans une vésicule pulmonaire dilatée, formant ainsi un emphysème vésiculaire tuberculeux. Tout le poumon est ainsi criblé d'une masse de

(1) BOUCHUT. Union médicale, 1865, p. 357.

petites vacuoles grosses comme un grain de chènevis, ayant chacune sa granulation grise demi-transparente. Çà et là quelques tubercules crus ramollis. On en trouve également dans le péritoine et dans les ganglions mésentériques.

Résumé des signes ophthalmoscopiques. — Papille trouble, d'un rouge grisâtre, à contours mal limités et plus éloignés ; le plus souvent turgescente, volumineuse et saillante; vaisseaux voilés et disparaissant en s'enfonçant dans le nerf, recouverts d'une substance à stries radiaires entrelacées, mêlées de vaisseaux nouveaux, très-déliés, apparaissant sous forme d'un pointillé rouge très-fin ; sinuosités antéro-postérieures des vaisseaux de la papille ; artères fines et pâles, veines très-distendues ; vaisseaux souvent accompagnés d'extravasations ; capillaires très-développés ; papille en forme de houppe, à centre déprimé, ressemblant à un œillet panaché.

4. Des épanchements séreux et sanguins ont été observés dans la gaîne du nerf optique et décrits sous le nom d'*hydropisies du nerf optique*. Dans un cas, cité par M. Ignaz Meyr (1), toute la gaîne externe du nerf, à commencer de son entrée dans l'orbite jusqu'à son insertion scléroticale, était détachée des fibres nerveuses et distendue par du sang; dans un autre, dû à M. Manz (obs. 204), cette même gaîne était transformée en un sac rempli d'un liquide visqueux et clair.

Obs. 204 (2). — Un manouvrier, âgé de 16 ans, étant tombé d'un troisième étage, succomba, neuf mois après, à une affection cérébrale compliquée. Il avait existé un strabisme divergent de l'œil droit et une diplopie, suite de paralysie incomplète de la troisième paire. La papille de cet œil était gonflée, les grosses veines rétiniennes turgescentes. L'état soporeux du malade ne permit pas de déterminer le degré d'acuïté fonctionnelle de cet œil. L'autopsie montra les os du crâne et les membranes du cerveau gorgés de sang, la pie-mère basilaire infiltrée d'une masse gélatineuse et en partie couverte de dépôts fibrineux, surtout développés près du chiasma. Les ventricules étaient ramollis et contenaient une assez grande quantité de sérosité. Dans toutes les séreuses et dans quelques organes, notamment la rate et les reins, on constata la présence de nombreux tubercules miliaires. Les yeux avaient été enlevés de l'orbite avec les nerfs optiques. Ceux-ci avaient triplé de volume, par suite d'une extension énorme de leur gaîne. Cette dernière était transformée en un sac très tendu, rempli d'un liquide visqueux et clair. Ce sac présentait sa plus grande circonférence au voisinage du globe de l'œil. Près de l'œil droit, la distension était plus prononcée en dehors, tandis que, près de l'œil gauche, elle donnait à la gaîne du nerf une forme assez régulièrement cylindrique. La gaîne elle-même était à peine épaissie, un peu boursouflée, sans aucune autre altération pathologique. On voyait ramper, à sa surface interne, une multitude de vaisseaux distendus et tortueux, dont un grand nombre se rendaient à la gaîne interne du nerf. Il était facile de détacher cette dernière du tissu nerveux, sous forme d'une membrane isolée, jusqu'au trou optique; d'ailleurs, le décollement s'était opéré sur une petite partie de son étendue, par l'effet d'une accumulation de sérosité à sa face profonde. Le nerf optique lui-même avait conservé, sur toute sa longueur, sa forme cylindrique et ne semblait pas avoir changé notablement de consistance. L'œil, ouvert pour l'examen, n'offrait d'ailleurs aucune modification morbide, si ce n'est une altération importante de la papille. La délimitation de cette dernière, par rapport à la rétine, se traduit par un

(1) Beiträge zur Augenheilkunde. Wien, 1850, S. 29.
(2) Manz, Klin. Monatsbl. 1865, B. III, S. 29.

trouble bien plus prononcé que celui qui résulte des altérations cadavériques ordinaires. Soumise à des sections perpendiculaires à son axe, la papille montre une étroite cavité infundibuliforme dont les parois montent à pic, et au fond de laquelle on trouve une veine dilatée, occupée, sur divers points, par des caillots sanguins. Les veines sont presque toutes, au voisinage de la papille, très distendues et gorgées de sang.... Les altérations de l'œil se réduisent, on le voit, à une transsudation séreuse, qui s'est opérée sous l'influence des troubles circulatoires des vaisseaux centraux.

§ IV. Atrophie de la papille optique. (T. II, p. LVII.)

Fig. LIEBREICH. Atlas. Tab. XI, fig. 1, 3, 4, 5, 7, 9, 10, 11 ; V, fig. 2 ; VI, fig. 1 et 2 ; VIII, fig. 1, 5. — GALEZOWSKI. Loc. cit., Pl. fig. 5 et 6.

Cette affection n'est pas en général une maladie propre, mais bien le symptôme de diverses altérations, situées soit dans des régions plus ou moins éloignées de la papille, soit dans les autres tissus de l'œil : on la retrouve, en effet, d'une part, dans les cas de tumeurs de l'orbite avec exophthalmos ayant amené la tension ou la compression du nerf optique, dans la méningite basilaire et d'autres affections du cerveau, de la moelle épinière et de leurs enveloppes ; d'autre part, dans la choroïdite atrophique, la rétinite, la névro-rétinite, la névrite optique et la rétinite pigmentaire et hémorrhagique, l'embolie de l'artère centrale de la rétine, le glaucome, etc. Quelquefois cependant elle se manifeste d'une façon progressive, sans qu'on puisse se rendre compte des causes de cette dégénérescence.

Une papille atrophiée offre pour caractère principal le changement de sa coloration : elle devient d'un blanc bleuâtre, crayeux, nacré, réfléchissant fortement la lumière, tantôt dans sa totalité, tantôt seulement dans certaines de ses parties, dont la teinte contraste alors avec la couleur blanc rosé des parties restées saines.

Sauf les cas où la maladie est due à une névrite préalable, les contours de la papille atrophiée sont toujours très nettement accentués. Les vaisseaux et surtout les artères ont constamment diminué de volume.

L'atrophie papillaire s'accompagne des divers symptômes fonctionnels, inhérents à la maladie dont elle est l'une des manifestations, et qui sont : la diminution progressive de l'acuïté de la vision et de l'étendue du champ visuel, des photopsies et visions irisées, l'héméralopie et enfin l'obscurcissement graduel et la perte lente et souvent définitive et complète de la vision.

L'atrophie progressive et idiopathique de la papille optique n'est pas rare ; elle offre tous les symptômes que nous venons de rapporter et souvent ne semble se rattacher à aucune autre altération morbide. On l'a attribuée à l'usage du tabac, à l'alcoolisme, mais sans pouvoir bien préciser encore la part qui revient dans l'intervention de ces causés ; il est hors de doute, au contraire, que l'ataxie locomotrice progressive en est fréquemment le point de départ.

Le traitement de l'atrophie papillaire est loin d'être encore bien établi. Nous indiquerons cependant, comme nous ayant donné des résultats inespérés, le nitrate d'argent à l'intérieur et l'usage très longtemps continué des ferrugineux à haute dose : des malades ont pris des pilules d'iodure de fer pendant plus d'un an, à la dose de vingt à trente grains par jour, sans que leur état général en souffrît, et, dans plusieurs cas, ont récupéré un degré tel de vision qu'il était impossible de ne pas s'en étonner, et cela sans que l'état de la papille eût subi de changements appréciables dans son aspect. Les altérants et les révulsifs, au contraire, ne nous ont donné que des mécomptes.

§ V. Rétinite pigmentaire. (T. II, pp. 706, 736.)

Syn. — Rétinite tigrée, pigmentation de la rétine. — Retinitis pigmentosa. — Melanosis retinæ. *Langenbeck*. — Degenerazione pigmentosa della retina, *Quaglino*.

Fig. Ruete, Lief. 1-2, Taf. VII, fig. III. — Liebreich, Tab. VI, f. 1, 2,3. — Quaglino, fig. VIII. — Follin, Pl. I, fig. 7.

1. La présence de pigment dans la rétine a été signalée et figurée pour la première fois en 1836, par Langenbeck, qui lui avait donné le nom de *melanosis retinæ*. Elle peut être le résultat d'une inflammation chronique de cette membrane ou d'une infiltration pigmentaire spontanée, produite par les vaisseaux qui lui sont propres. Dans le premier cas (*rétinite pigmentaire tigrée*), la rétine, siége d'une infiltration séreuse, ramollie et atrophiée, s'assimile une partie du pigment choroïdien, qui s'introduit dans les parties ainsi altérées par l'hyperplasie préalable du tissu cellulaire de la couche granuleuse externe, du tissu cellulaire rétinien en général et de la membrane adventice des vaisseaux, et l'atrophie progressive de la choroïde qui en est la suite (Bolling Pope (1), Wecker (2)). Dans le second cas (*pigmentation de la rétine*), le pigment se développe spontanément dans les vaisseaux de la rétine (Donders (3)), ce que M. Schweigger a constaté sur un sujet dont il a fait l'autopsie : l'épithélium choroïdal était normal, non-seulement dans sa totalité, mais surtout dans les parties correspondantes à celles de la rétine qui étaient le siége de la pigmentation, preuve que celle-ci ne provenait pas d'une altération choroïdienne. Il n'y avait, d'ailleurs, pas d'adhérence entre la rétine et la choroïde. La pigmentation charbonneuse occupait une zone de

(1) Wurzburger Med. Zeitschrift, 1862, B. III, H. IV, V, S. 224.
(2) Loc. cit., t. II, p. 545.
(3) Archiv für Ophthalmologie, 1857, B. III, Abth. 1, S. 139.

la rétine située entre l'équateur et l'*ora serrata* et y était limitée aux seuls vaisseaux rétiniens (1).

Dans le cas de rétinite pigmentaire (Müller, Pope), il existe une hypertrophie des couches granulées, d'où résultent des dépressions et des sillons, entre lesquelles le pigment s'amasse de tous cotés, ce qui donne à la rétine un aspect marbré. Il reste à savoir, dit M. Schweigger, si, dans de pareils cas, la pigmentation de la rétine est réellement appréciable à l'ophthalmoscope, car jusqu'ici le diagnostic ophthalmoscopique ne se tirait que de la pigmentation des vaisseaux rétiniens (2).

La pigmentation spontanée de la rétine paraît être, le plus souvent, le résultat d'une altération de ses vaisseaux, dont les parois ont subi un épaississement de nature hyaline, d'où résulte l'oblitération de leurs ramifications les plus déliées : les vaisseaux, ainsi altérés, produisent du pigment dont ils s'entourent ou dont ils déposent de petites masses plus ou moins arrondies, dans leurs environs; presque toujours ces taches ou stries charbonneuses cachent entièrement les vaisseaux devant lesquels elles sont situées, ou les accompagnent dans une certaine étendue. Il n'est pas rare de voir des stries de pigment accompagner des vaisseaux encore remplis de sang, ce qui prouve que cette pigmentation des vaisseaux peut se développer sans qu'ils soient oblitérés (3).

La rétine tigrée se reconnaît à des taches d'un noir de charbon, qui se présentent d'abord aux régions équatoriales, pour ne se montrer que très tard aux environs de la papille, qu'elles peuvent finir par recouvrir elle-même. Ces taches sont très irrégulières, offrent de longs prolongements et ressemblent quelquefois, à s'y méprendre, aux figures que l'on donne des corpuscules des os; d'abord isolées, elles se réunissent d'ordinaire ensuite pour former une trame complète, serrée surtout à la région équatoriale de l'œil. En général, ces amas pigmentaires accompagnent les vaisseaux, ce qui tient à ce que les cellules épithéliales venues de la choroïde traversent plus facilement la rétine le long du tissu cellulaire qui entoure ces derniers. A leurs bifurcations, les stries prennent une forme dentelée, irrégulière, mais très caractéristique. Quand la choroïdite a été le point de départ de la maladie, on trouve, en outre de ces dépôts périvasculaires, d'autres masses pigmentaires plus ou moins arrondies, dans les intervalles des vaisseaux et de leurs ramifications : ils résultent d'exsudats solides qui, développés dans la choroïde, se sont enfoncés dans la rétine (fig. 51).

En même temps, les vaisseaux et surtout les artères, dont le rétrécissement du canal est dû à l'épaississement des parois, paraissent

(1) Loc. cit., p. 109.
(2) SCHWEIGGER. Loc. cit., p. 112.
(3) Id., p. 112.

diminués de volume, au point qu'on en vient à ne plus les apercevoir qu'avec peine, surtout dans la papille, qui perd elle-même sa couleur normale pour prendre celle d'un gris sale et s'atrophie de plus en plus. En même temps, de légères opacités se manifestent dans les parties de la rétine qui l'avoisinent.

M. Schweigger a observé de petites altérations de la couche épithéliale de la choroïde, tout près de la pigmentation rétinienne, sur deux personnes de dix à vingt ans, chez lesquelles celle-ci s'était développée d'une manière lente et régulière dès leur plus tendre enfance (1). M. Mooren a également observé des plaques irrégulières constituées par l'absence du pigment de la couche épithéliale de la choroïde, en même temps que la rétinite pigmentaire : les troubles nutritifs de cette membrane sont néanmoins fort rares dans ces cas (2). M. Wecker a vu, chez un malade atteint de pigmentation, tout le fond de l'œil couvert comme de petites vésicules transparentes, autour desquelles le pigment épithélial était irrégulièrement disséminé, phénomène qu'il a cru pouvoir attribuer à un épaississement verruqueux de la membrane vitreuse de la choroïde, d'ailleurs sans rapport apparent avec les dépôts pigmentaires rétiniens (3). M. Mooren a constaté, trois fois sur soixante-quatre cas, des opacités du corps vitré, et M. Van Trigt une opacité en forme d'étoile à trois branches, siégeant vers le pôle postérieur du cristallin, en coïncidence avec la rétinite pigmentaire.

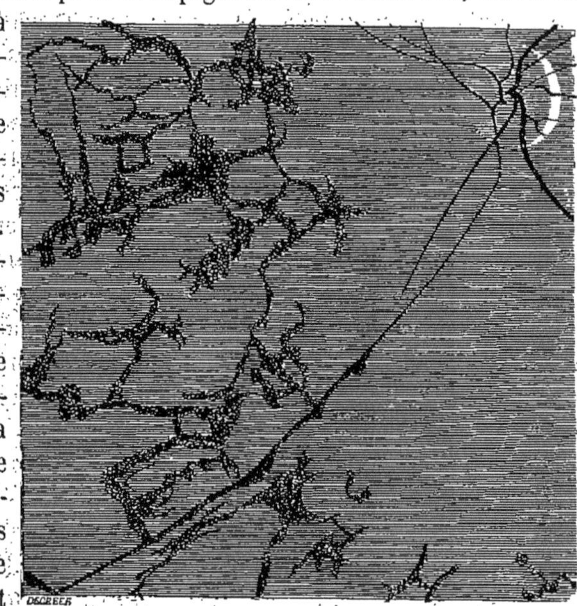

(Fig. 51.)
(Empruntée à Liebreich.)

L'altération fonctionnelle de la vision, dans cette maladie, est très caractéristique. Elle consiste en une diminution de la sensibilité rétinienne, d'où résulte une véritable cécité dès que l'intensité de la lumière devient insuffisante ; de là les signes constitutifs de l'héméralopie, c'est-à-dire une cécité presque complète survenant vers le soir

(1) Loc. cit., p. 112.
(2) Klinische Monatsblätter, 1863, B. I, S. 93.
(3) Loc. cit., t. II, p. 349.

et dès l'instant où le soleil a disparu de l'horizon. D'autre part, le champ de la vision se rétrécit concentriquement, à mesure que l'altération périphérique de la rétine gagne les confins de la papille, pour s'annihiler complétement du moment où celle-ci vient à être elle-même envahie. Aussi longtemps que cette abolition n'est pas complète, l'acuïté de la vision, dans le champ restreint qui persiste, permet encore aux malades de distinguer les plus petits objets, sans qu'ils puissent, pour cela, s'orienter, tant est étroit l'espace que leur vue peut embrasser à la fois : aussi agitent-ils précipitamment les yeux dans diverses directions, ce qui donne lieu à ce mouvement oscillatoire des globes qu'on remarque chez eux. Les sujets, ainsi affligés, ont la démarche hésitante ; ils se heurtent facilement aux objets qui sont sur leur passage : ainsi, tout en voyant très-bien le visage d'une personne vers laquelle ils se dirigent, ils vont culbuter un tabouret ou un fauteuil qui se trouvent hors du champ de leur vision et qu'ils ne peuvent apercevoir. Ces symptômes sont sans rapport avec l'étendue de la pigmentation appréciable à l'ophthalmoscope; parfois, en effet, à un degré très peu prononcé de cet état correspondent des symptômes très graves, voire même la cécité la plus complète et vice versâ.

M. de Graefe a observé deux cas où le champ visuel avait subi une déformation inaccoutumée. La vision centrale était bien conservée, mais, tout autour du centre, il existait un cercle pour lequel la vue était encore relativement bonne, puis un second cercle, extérieur au premier, dans lequel toute perception avait disparu (1).

La pigmentation de la rétine est presque toujours congénitale et souvent héréditaire, ce qui ôte de la valeur à l'hypothèse de son origine inflammatoire. M. Liebreich a signalé ce fait que la moitié de ces malades étaient issus de parents consanguins (2). Le fait n'a pas été contesté, seulement la proportion a été trouvée exagérée. Ce qui est certain, c'est que la maladie coïncide fréquemment avec des abnormités congénitales, telles que des doigts ou des orteils supplémentaires, la mutité, etc., dont les enfants issus de mariages consanguins semblent avoir le triste privilége (3).

La rétinite pigmentaire a été observée chez le cheval par M. Van Biervliet (4).

(1) Archiv für Ophthalmologie, 1858, B. IV, Abth. 2, S. 250.

(2) Deutsche Klinik, 1861, nº 1, et Archives générales de médecine, 1862, t. I, p. 145.

(3) Laurence et Moon. Quatre cas de rétinite pigmentaire survenus dans la même famille et accompagnés d'arrêts généraux de développement (Ophth. Review, 1865, April, et Annales d'Oculistique, 1865, t. LIV, p. 225. — Hörr. Rétinite pigmentaire avec doigts et orteils supplémentaires. (Klin. Monatsbl. 1865, p. 23.) — Höring. Deux cas de rétinite pigmentaire avec doigts supplémentaires (Id. 1864, p. 253). — Wecker. Rétinite pigmentaire avec idiotisme et doigts supplémentaires (Annales d'Oculistique, 1865, t. LIV, p. 75).

(4) Annales d'Oculistique, 1863, t. L, p. 28.

Jusqu'à présent aucun moyen de traitement n'a réussi à arrêter la marche sans cesse envahissante de cette grave affection (1).

Obs. 205 (2). — Lancelot (Henri), âgé de 20 ans, célibataire, est un milicien de la levée de 1865, que la députation permanente a envoyé en observation à l'hôpital. Il déclare que depuis sa naissance, il est affecté de l'altération oculaire qu'il présente aujourd'hui. Pendant le jour, il voit assez bien pour se conduire et pour distinguer les objets qui sont placés directement en face de lui; mais la puissance latérale de sa vue est très restreinte; aussi est-il obligé de porter constamment les globes oculaires en dedans et en dehors pour reconnaître et éviter les objets qui l'entourent. En outre, la vue est troublée par de fréquents phantasmes lumineux. D'autre part, dès que le soleil est couché, la faculté visuelle est complétement abolie. Le soir, lorsqu'on place auprès de lui une lumière artificielle, il ne perçoit autre chose qu'une sensation lumineuse, sans que celle-ci lui soit d'aucune utilité pour distinguer quoi que ce soit. S'il se hasarde à sortir, il porte instinctivement les yeux vers le ciel comme pour y chercher quelques rayons qui puissent le diriger; mais il ne saurait faire un pas avec assurance. Cette infirmité l'a empêché dans son enfance de partager les jeux de ses compagnons et a obligé ses parents de le retirer de l'école, où il ne pouvait faire de progrès. Il devait, dit-il, fixer isolément chaque lettre, chaque caractère d'impression; ce qui aurait nécessité chez le sujet une rare énergie de volonté, sans compter les accidents qu'un exercice aussi pénible aurait pu entraîner à sa suite. Aucun membre de sa famille n'a jamais souffert de la vue. L'hérédité n'a donc joué aucun rôle dans la production de cette grave affection. Cet homme fut incorporé au 6ᵉ de ligne, le 4 du mois de mai. S'étant plaint de l'état de sa vue, il fut envoyé en observation à l'hôpital, le 7 mai.

Examinés à l'œil nu et à l'éclairage latéral, les yeux paraissent bien conformés. La cornée et les milieux de l'œil sont transparents, les pupilles ont leur mobilité physiologique.

Lorsqu'on examine le fond de l'œil à l'ophthalmoscope, on est frappé tout d'abord par une pigmentation insolite, qui occupe toute l'étendue de la rétine. Le pigment est disposé par petites masses très rapprochées et groupées régulièrement en cercles concentriques à la papille. Ces masses sont plus compactes et plus foncées le long des quelques vaisseaux de la rétine que l'on observe encore. Les papilles optiques ont perdu leur coloration rosée; elles sont d'un blanc sale, un peu jaunâtre. Les gros troncs vasculaires existent, mais ils ne se divisent et ne se ramifient pas sur la papille, comme à l'état normal. Les petits vaisseaux font presque entièrement défaut. En dehors de la papille, on ne poursuit les vaisseaux qui en émergent que dans une petite étendue. Ils diminuent progressivement de calibre et de coloration. L'atrophie papillaire est plus avancée à droite qu'à gauche. L'étendue du champ visuel est très restreinte. Cet homme a été reconnu impropre au service et renvoyé devant la députation permanente.

Résumé des signes ophthalmoscopiques. — Taches d'un noir de charbon, marchant de la circonférence au centre, irrégulières, disséminées, isolées ou réunies, ressemblant aux corpuscules des os, accompagnant en général les vaisseaux qu'elles entourent, ou situées dans leurs intervalles; vaisseaux paraissant diminués de volume. Papille d'un blanc grisâtre, atrophiée, entourée de légères opacités rétiniennes.

2. La papille optique peut présenter, mais très rarement, des

(1) Voir, pour la rétinite pigmentaire : LIEBREICH. Loc cit. p. 15, Tab. VI, fig. 1, 2, 3.— QUAGLINO. Loc. cit. fig. VIII et IX. — SCHWEIGGER. Loc. cit. p. 109. — FOLLIN. Loc. cit. p. 124, Pl. I, fig. 7. — WECKER. Loc. cit. p. 544.— MOOREN Annales d'Oculistique, 1859, t. XLI, p. 21; Med. Times and Gaz. 1859, July 23, p. 90, et Ophth. Review, 1864, vol. I, pp. 46, 195; Klin. Monatsbl. 1863, B. 1, S. 95, et Ann. d'Ocul. 1863, t. XLIX, p. 254.— JUNGE. Archiv für Ophth. 1859, B. V, Abth, 1. S. 49, et Ann. d'Ocul. 1861, t. XLV, p. 265. — PEDRAGLIA. Klin. Monatsbl. 1865, p. 114. — JAEGER. Loc. cit. Taf. VI.

(2) LOISEAU. Arch. méd. belges, 1865, 2ᵉ série, t. II, p. 249.

amas pigmentaires. M. Liebreich n'a observé ce fait qu'une fois comme anomalie congénitale (1), et une autre fois comme développement pathologique. Voici cette dernière observation :

Obs. 206 (2). — Marie T..., âgée de 32 ans, avait, il y a douze ans, à l'époque précise où ses menstrues étaient apparues, été renversée par une voiture, qui cependant ne lui avait occasionné, à son dire, aucune commotion à la tête. La suppression de la menstruation, de violentes douleurs de tête et la diminution de la vue l'avaient fait conduire à l'hôpital, où elle avait perdu conscience d'elle-même. Au bout de quatorze jours, quand elle était revenue à elle, il ne lui restait plus aux deux yeux qu'une faible perception de la lumière, et, trois jours plus tard, cette faculté était même entièrement perdue.

L'ophthalmoscope indique dans les deux yeux une atrophie complète du nerf optique et une pigmentation abondante de ce nerf. L'atrophie peut être reconnue par la coloration, d'un blanc de chaux, des parties non pigmentées, et par l'accentuation trop grande des limites de la papille. Aucune excavation pathologique de celle-ci n'a pu être démontrée. L'excavation aux alentours du point d'émergence des vaisseaux est un phénomène physiologique. Les vaisseaux de la rétine ont presque leurs dimensions normales : les artères sont peut-être un peu plus déliées. (La ténuité des vaisseaux de la rétine n'est nullement en rapport direct avec l'atrophie de la papille, mais varie considérablement suivant la cause de l'atrophie.) En outre, les ramifications les plus déliées possèdent à peu près leur diamètre ordinaire, comme on peut s'en convaincre en observant *e*, *f*, *g* (fig. 52); et parmi ces ramifications très déliées qui pénètrent dans la *macula lutea*, on peut en suivre quelques-unes jusqu'au *foramen centrale*. Au contraire, on reconnaît sur certains vaisseaux isolés (notamment *g* et *k*) le signe caractéristique de l'état d'atrophie de la rétine et du nerf optique, dans la présence de ces petites lignes blanches, placées des deux côtés des vaisseaux, qui proviennent de l'augmentation du tissu cellulaire environnant.

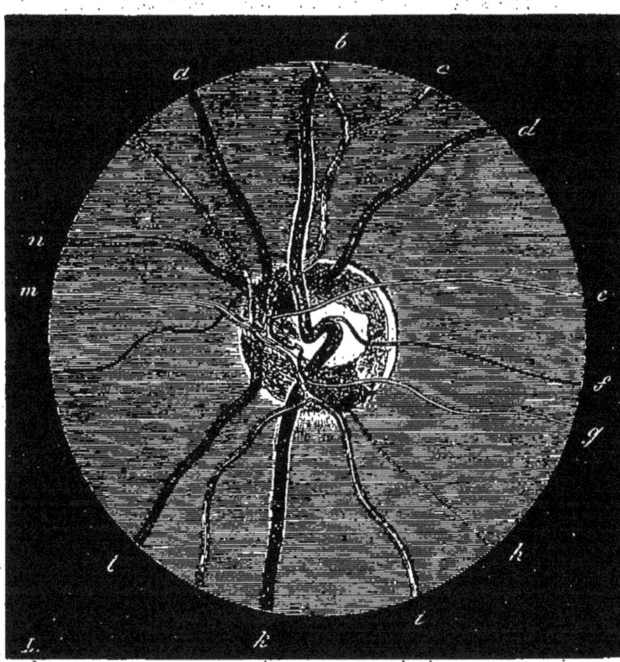

(Fig. 52.)

La pigmentation est toutefois différente dans les deux yeux. La figure montre l'image droite du fond de l'œil gauche. Le pigment y est étendu à gauche, en haut et à gauche, en bas du centre, dans le tissu fortement réflecteur qui y a pris la place de la substance nerveuse. Il lui donne une coloration uniforme, tout au plus un peu striée, d'un gris d'ardoise presque noir, plus foncée en haut. Les vaisseaux qui pénètrent dans le tissu se trouvent

(1) Atlas d'Ophth. Tab. XII, fig. 5.
(2) Liebreich. Annales d'Oculistique, 1864, t. LII, p. 51.

ainsi masqués ; telles sont les veines *a* et *k*. Entre l'artère *i*, placée à la surface et entièrement libre, et la veine *k*, qui se trouve en arrière, on voit passer le pigment. A droite du centre, c'est-à-dire dans la moitié externe de la papille, le pigment se trouve accumulé encore plus à la surface, en groupe de points, d'un noir foncé, très fins et très faciles à isoler. Ils s'étendent en dedans jusqu'aux limites de l'excavation physiologique, et ne touchent que tout à fait en bas aux limites extérieures de la papille. Ces petits points très fins correspondent probablement à des cellules isolées, qui auraient alors en moyenne le volume de l'épithélium choroïdien, mais qui doivent contenir un pigment beaucoup plus foncé, comme on peut le conclure de l'intensité de leur coloration noire relativement à leur faible grosseur. Ils équivaudraient donc à peu près aux cellules qui se développent dans la rétinite pigmentaire.

Dans la papille de l'œil droit, la coloration est peu étendue. Elle se borne à une tache triangulaire, dont la grandeur est à peu près du quart de la papille, et dont un des sommets s'étend un peu au delà des limites de celle-ci, ce qui n'a pas lieu pour l'œil gauche.

§ VI. Rétinite syphilitique.

Fig. Liebreich, Tab. X, fig. 1, 2. — Hutchinson, Pl. I, fig. 5.

Les personnes en proie à la syphilis constitutionnelle sont fréquemment atteintes de troubles de la vision, dont la rétine peut être le siége : dans ces circonstances, les altérations ophthalmoscopiques se présentent sous un aspect spécial qui a, jusqu'à un certain point, permis d'y donner le nom de « rétinite syphilitique », non que ces altérations offrissent quelque caractère, les rapprochant de celles dont cette diathèse entraîne d'ordinaire le développement, mais parce qu'on les a vues se produire presque exclusivement chez les sujets syphilitiques et que le traitement mercuriel y a paru spécialement favorable. Le diagnostic de cette forme se complique de la difficulté d'en isoler les lésions de celles de la choroïde, qui s'y associent fréquemment; néanmoins il est souvent possible de bien préciser celles qui appartiennent à la rétine.

Dans la rétinite syphilitique, la papille et son pourtour sont recouverts d'une opacité nébuleuse, diffuse, bleuâtre, qui semble n'être qu'une exagération du reflet normal de la rétine des sujets fortement pigmentés ; les limites de la papille sont totalement effacées, recouvertes par une façon de trame vasculaire radiée, recouvrant en partie les vaisseaux dont elle cache surtout le point précis d'émergence; l'opacité, résultat évident d'une infiltration séreuse, est mal circonscrite et occupe plutôt un segment que la totalité du cercle papillaire ; de plus elle s'étend dans ce segment d'une façon irrégulière et suit de préférence les vaisseaux (fig. 53). Si, au début, les veines ont un calibre dépassant sensiblement celui de leur état normal, à une période plus avancée de la maladie, elles reprennent leurs premières dimensions, pour se rétrécir enfin graduellement, ainsi que les artères, et suivre ainsi l'atrophie progressive de la rétine et de la papille. Parfois la couche épithéliale de la choroïde participe à la maladie ; on voit alors çà et là, autour des opacités rétiniennes, de petits amas pigmentaires irrégulièrement disséminés; parfois aussi la région de la *macula lutea* est parsemée de petits points grisâtres opaques, affectant une disposition peu régulière, et peu stables dans leur existence, tandis que l'opacité papillaire est des plus persistantes; parfois enfin un trouble diffus du corps vitré vient compliquer ces divers états.

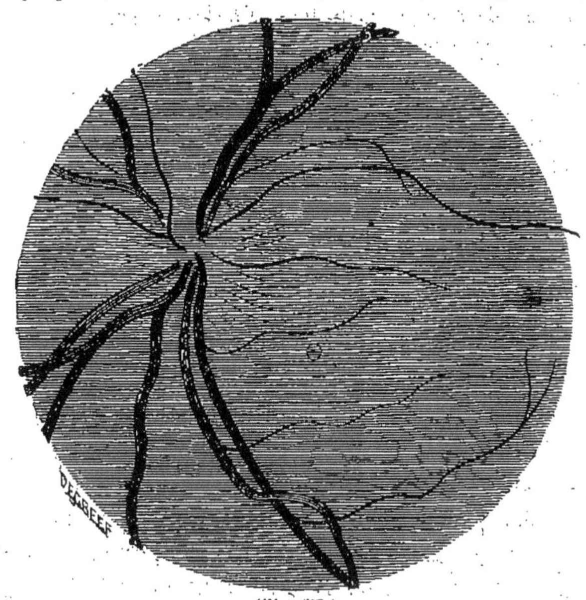

(Fig. 55.)
(Empruntée à Liebreich.)

La maladie est, en général, très-grave, moins cependant que les autres espèces de rétinite, et l'altération fonctionnelle qui l'accompagne très-prononcée, quand l'affection est entièrement développée. On a vu cependant la vision se rétablir et toutes les lésions ophthalmoscopiques s'effacer complétement, quand un traitement énergique y a été opposé dès le début, d'où il est permis de conclure que le désordre anatomique ne consistait alors que dans une certaine transsudation séreuse, unie à un simple gonflement des fibres cellulaires du tissu rétinien.

La rétinite syphilitique s'accompagne assez fréquemment d'hémorrhagies de la rétine et du corps vitré, et si elles n'existent pas d'ordinaire concurremment avec elle, l'iritis, la kératite et la choroïdite ne laissent pas de la précéder parfois ou de se manifester après que la rétinite est entièrement guérie. M. Warlomont a vu, chez un homme jeune encore, atteint de syphilis constitutionnelle, une rétinite de l'œil droit des plus caractérisées, guérir entièrement sous l'influence d'un traitement antiphlogistique et mercuriel, puis être suivie, à un mois d'intervalle environ, d'une kératite interstitielle de l'œil gauche d'abord, puis de l'œil droit, qu'il eut le bonheur de voir se résoudre à son tour, grâce à un traitement actif dont le calomel, administré jusqu'à salivation, avait formé la base (1).

(1) Voir : POLAND. Des apparences ophthalmoscopiques de la syphilis secondaire (Opht. Hosp. Rep. 1857-1859, Vol. I, p. 245, et Ann. d'Ocul. 1859, t. XLII, p. 165. — FANO. De la rétinite syphilitique (Union médic. 1861, p. 440, et Ann. d'Ocul. 1861, t. XLVI, p. 78). — LIEBREICH. Atlas d'Ophth. p. 27 et Tab. X, fig 1 et 2. — WECKER. Études ophth. t. II, p. 556. — HUTCHINSON. Med. Times and Gaz. 1861, Sept. 14, p. 269, et Nov. 16, p. 502. — ID. Clin.

Il n'est pas nécessaire d'ajouter que, le diagnostic d'une rétinite syphilitique bien établi, le traitement y trouve des indications sur lesquelles il serait oiseux d'insister en détail : les mercuriaux et les antiphlogistiques, convenablement administrés, donnent quelquefois lieu à de notables améliorations et même à des guérisons complètes.

Résumé des signes ophthalmoscopiques. — Opacité nébuleuse, diffuse, bleuâtre, recouvrant la papille et son pourtour ; celui-ci effacé, recouvert par une trame vasculaire radiée, recouvrant le point d'émergence des vaisseaux ; veines développées au début, s'atrophiant plus tard, de même que les artères ; petits amas pigmentaires, parfois disséminés autour de l'opacité rétinienne et petits points grisâtres, opaques, dans la région de la *macula;* quelquefois un trouble diffus du corps vitré et des taches hémorrhagiques de celui-ci et de la rétine.

§ VII. Rétinite albuminurique.

Syn. — Rétinite néphrétique. — Amaurose urémique.

Fig. Liebreich, Tab. IX. fig. 1, 2. — Quaglino. Fig. VII. — Ed. Jaeger. Taf. XIII.

De toutes les variétés de la rétinite, la rétinite albuminurique est celle qui donne lieu aux manifestations ophthalmoscopiques les plus caractéristiques. C'est à tel point qu'on a pu souvent et sans peine reconnaître l'existence de la maladie de Bright chez des personnes qui n'en avaient jusque-là accusé aucun symptôme, par la seule inspection du fond de l'œil. Ce n'est pas à dire que ces manifestations appartiennent en propre à la maladie granuleuse du rein, car elles semblent communes à toutes les affections de cet organe dans lesquelles les parois des vaisseaux du rein sont profondément altérées, ainsi qu'il arrive principalement dans l'hypertrophie du ventricule gauche du cœur. Ce n'est pas à dire non plus qu'aucune de ces altérations soit pathognomonique de l'affection rénale ; loin de là, l'infiltration diffuse, les plaques graisseuses et les dépôts apoplectiques, ainsi que les modifications siégeant dans la région de la tache jaune qu'on observe dans la rétinite néphrétique, se remarquent aussi dans un grand nombre d'autres affections, mais ils y sont ou isolés ou autrement groupés. C'est la disposition propre à ces divers éléments qui réunis donne à la maladie une physionomie particulière, à laquelle il n'est guère possible de se tromper :

1° Infiltration séreuse. Elle donne lieu à un trouble gris rougeâtre uniforme, qui se montre sur la papille et recouvre une partie de la

Memoirs and Diseases of the Eye, etc. London 1863. p. 161. — Zambaco. Des affections nerveuses syphilitiques, Paris, 1862, pp. 55, 67, 354, 362, 366, 370, 374, 378, 384, 387, 390, 394. Brit. and For. Med. Chir. Review, 1863, Jan., p. 45 et Edinb. Med. Journ. 1863, Jan. p. 636. — Bader. Ophth. Hosp. Rep. 1858, Vol. 1, p. 245. — Nibbert Taylor. Brit. Med. Journ. 1862, May, 29. — Wordsworth. Ib. 1862, May, 3. p. 456. — Sichel. Iconog. Ophth. Pl. LXXVIII, fig. 5.

rétine avoisinante, de façon à faire disparaître les contours de la papille, sans s'étendre cependant beaucoup au delà de ceux-ci. Il est produit par une multitude de petites stries très délicates, qui suivent la direction des fibres nerveuses et font à la papille une sorte d'auréole concentrique à celle-ci et ne la dépassant que peu. Cette infiltration engendre plus tard une hypertrophie du tissu cellulaire de la papille et de la partie de la rétine qui l'environne, et qui se traduit par un gonflement de l'extrémité intra-oculaire du nerf optique. Elle diffère de l'infiltration qui se remarque dans la rétinite syphilitique, en ce que celle-ci est moins régulière et s'éloigne davantage du cercle papillaire, dont elle occupe plutôt un segment que la totalité, et tend à suivre la direction des vaisseaux.

2° Plaques graisseuses. — Elles se développent en général avec une grande rapidité et se placent en dehors de la zone occupée par l'infiltration séreuse, dont elles limitent la circonférence externe. Elles se montrent, à l'ophthalmoscope, sous l'aspect de larges plaques d'un blanc opaque éclatant, par-dessus lesquelles on voit serpenter les veines, considérablement tuméfiées et tortueuses, et les artères, au contraire, notablement diminuées de volume et fréquemment interrompues dans leur parcours. Çà et là, et principalement dans la direction des vaisseaux sanguins, on remarque des ecchymoses disséminées, plus ou moins étendues, disposées en plaques striées et irrégulièrement arrondies, siégeant plutôt dans les intervalles des plaques et dans la zone intérieure qu'elles circonscrivent, que sur les plaques elles-mêmes. Celles-ci se terminent en dehors d'une façon irrégulière, dentelée et, un peu au delà de leurs limites externes, on aperçoit de petits points blancs groupés, surtout à la région de la tache jaune, où ils affectent une disposition stellaire ayant pour centre la tache jaune et résultant, d'après M. Schweigger (1), de la distribution particulière des terminaisons antérieures des fibres radicales, à l'extrémité desquelles se sont développées les cellules graisseuses. Les plaques, de même que les points disséminés, sont le résultat de la sclérose des fibres nerveuses et de la dégénérescence graisseuse des éléments du tissu connectif de la rétine, principalement de la couche granuleuse externe, située au-dessous du plan occupé par les vaisseaux rétiniens. Les autres couches de la rétine, ainsi que les fibres radiaires, peuvent néanmoins y prendre part.

Les hémorrhagies sont le résultat de la déchirure des vaisseaux capillaires, dont les parois, atteintes elles-mêmes de sclérose ou de dégénérescence graisseuse, livrent passage au sang et parsèment d'ecchymoses les plaques sclérosées. Quelquefois les parois des vaisseaux rétiniens ont subi une certaine hyperplasie de leur membrane

(1) Leçons d'ophthalmoscopie, p. 105.

adventice, d'où résulte comme une traînée blanchâtre qui les accompagne parallèlement à leur parcours. Quelquefois encore on voit se produire, vers les mêmes régions, des plaques jaunes arrondies et des foyers apoplectiques multiples, toutes altérations auxquelles les parties équatoriales de la rétine ne prennent aucune part. (fig. 54).

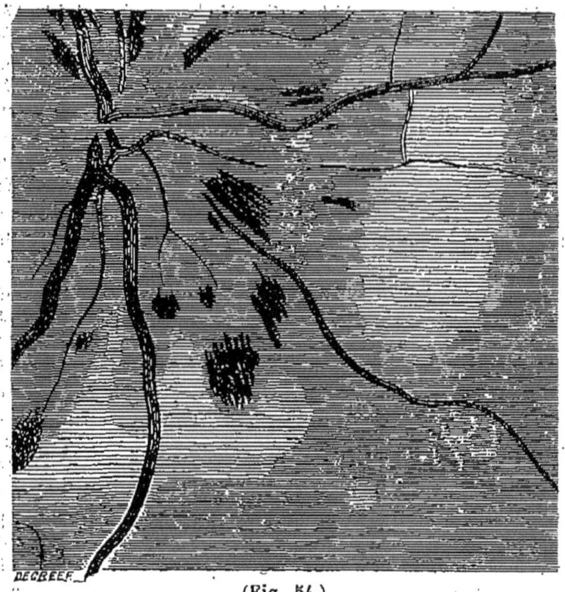

(Fig. 54.)
(Empruntée à Liebreich.)

Les lésions que nous venons de décrire et qui existent d'ordinaire simultanément dans les deux yeux, peuvent se modifier quand la maladie suit une marche ascendante ou lorsqu'elle tend à la guérison : dans le premier cas, les plaques blanches opaques s'effacent pour ne plus laisser que le pointillé qui entoure la *macula lutea;* les extravasations sanguines disparaissent, de même que l'infiltration papillaire, et enfin l'atrophie vient s'emparer de toutes ces parties. Dans le second cas, quand l'altération pathologique s'est bornée à l'hypertrophie suivie de la dégénérescence graisseuse du tissu cellulaire rétinien, la guérison peut être complète; elle cesse d'être possible lorsque cette altération a atteint les éléments nerveux de la rétine passés à la sclérose; dans ce cas, la vision reste profondément et définitivement altérée.

La *marche* de la rétinite albuminurique est, en général, rapide; la congestion et l'infiltration de la papille, avec les épanchements de sang qui l'entourent fréquemment, sont les premiers signes appréciables à l'ophthalmoscope. Viennent ensuite les taches graisseuses qui, d'abord arrondies et isolées, finissent par se réunir et quelquefois par former une seule et large plaque blanche dont la papille est le centre. — Diverses altérations de la choroïde et du corps vitré et le décollement de la rétine peuvent compliquer la maladie.

Le *traitement* doit être celui de la maladie générale qui a donné naissance à la manifestation oculaire, aidé de quelques déplétions à la tempe, au moyen de la sangsue artificielle (1).

(1) Voir pour la rétilinite albuminurique : LIEBREICH. Loc. cit. p. 25, Tab. IX, fig. 1 et 2, et XXXI.

Obs. 207 (1). — *Amaurose due à une dégénérescence de la rétine, suite d'une maladie de Bright.* — T. M., âgé de 20 ans, vient consulter, le 3 janvier 1860, M. Mackenzie pour un affaiblissement considérable de la vue des deux yeux; le gauche ne lit plus du tout, et le droit n'aperçoit que les lettres capitales. A l'extérieur, les yeux paraissent sains; les pupilles ne sont pas dilatées et se contractent assez bien. Frappé par la teinte pâle de la face et son aspect bouffi, il soupçonne la maladie de Bright et demande au malade s'il a eu les pieds gonflés. Il les a eus, il y a dix huit mois, mais ce symptôme a disparu sous l'influence de pilules contenant du mercure et qui ont agi comme diurétique, et ce symptôme reparaît de temps à autre. Deux semaines avant de consulter, il a été pris d'une céphalalgie suivie de vomissements et d'une aggravation dans l'état de la vue. Ses occupations l'ont beaucoup exposé au froid et à l'humidité.

A l'ophthalmoscope, les humeurs sont parfaitement transparentes; les deux papilles optiques sont d'une couleur rouge pâle, et ce changement de couleur en rend le contour indistinct, tandis que les rétines, à partir d'une certaine distance des papilles, sont criblées de nombreuses petites taches circonscrites, d'un blanc opaque et de forme irrégulière. L'auteur conclut que ces taches appartenaient à la dégénération graisseuse. Un certain nombre de ces taches, examinées soigneusement à l'image renversée, présentent à leur centre un petit point sombre, rougeâtre ou noirâtre, restes probables d'un épanchement sanguin; ces dépôts blanchâtres sont situés dans les interstices des vaisseaux rétiniens, quelques-uns manifestement au-devant d'eux, aucun derrière. Ils occupent une zone située à une certaine distance des papilles optiques; aucun n'est situé près de celle-ci ni ne s'étend en avant jusqu'à l'équateur vertical du globe de l'œil Les vaisseaux qui recouvrent les papilles, surtout les petites ramifications situées près de leurs bords, paraissent beaucoup plus nombreux que d'ordinaire; les rameaux qui se distribuent à la rétine ne paraissent pas augmentés de volume. La choroïde paraît saine.

Les urines du malade, traitées par l'acide nitrique et la chaleur, décèlent la présence de l'albumine. Observée un certain temps, la vue, au dire du malade, s'améliora un peu; néanmoins, les papilles optiques étaient plus rouges et leurs contours moins distincts. M. Mackenzie pense avoir constaté l'apparition de nouveaux points d'extravasation sanguine dans les rétines. Néanmoins, le malade lit un peu mieux, surtout avec des verres convexes de vingt-cinq pouces de foyer.

Le malade ayant voulu retourner chez lui, fit, par un des jours les plus froids de l'année, un trajet de 77 milles en chemin de fer. A son arrivée, il fut pris d'assoupissement, puis de convulsions, et succomba au bout de vingt-quatre heures. On ne put faire l'autopsie.

Résumé des signes ophthalmoscopiques. — Trouble gris rougeâtre constitué par une multitude de petites stries délicates recouvrant la papille et son pourtour, qui s'en trouve effacé, et autour de laquelle il forme une auréole assez régulière constituée par une infiltration séreuse, qui amène le gonflement de la papille; plaques larges, d'un blanc opaque éclatant, parcourues de veines tuméfiées et d'artères filiformes interrompues dans leur parcours et formant une zone excentrique à l'auréole d'exsudation; ecchymoses disséminées, surtout dans les intervalles des plaques; petits points blancs groupés autour de la tache jaune; plaques jaunes arrondies et foyers apoplectiques. — Deux yeux atteints.

Archiv f. Ophth. B. V, Abth. 2, Taf. VII. — Quaglino. Loc. cit. p. 62, fig. VII. — Schweigger. Leç. d'ophth. p. 97. — Von Graefe. Leçon sur la rétinite albumin. (Ann. d'Ocul. 1864, t. LI, p. 121. — Galezowski. Ann. d'Ocul. 1863, t. XLIX, p. 90. — Wecker. Loc. cit. t. II, p. 338. — Hamon. Note sur les altérations de la vision liées à l'albuminurie (Union méd. 1860, p. 422). — Ed. Jaeger. Taf. XIII. — Virchow. Archiv f. pathol. Anat. B. X, Taf. II. — Sichel. Pl. LXXVIII, fig. 7, fig. nécroscopique, Id. fig. 6.

(1) Mackenzie. Ophth. Hosp. Rep. 1859-60, Vol. II, p. 181.

§ VIII. Rétinite glucosurique.

Fig. GALEZOWSKI. Compte rendu du congrès de Paris, p. 110.

L'amaurose diabétique a été signalée depuis longtemps, mais sans que la lésion anatomique qui l'accompagne ait été exactement établie. Dans plusieurs cas néanmoins, il a été facile de reconnaître des désordres manifestes de la rétine, caractérisés principalement par une atrophie de cette membrane et de la papille optique, accompagnée de suffusions sanguines : toutes les observations recueillies à ce sujet s'accordent sur ce point. M. Lécorché (1) a trouvé, à l'autopsie de malades qui avaient eu le diabète et une amblyopie concomitante, les altérations de l'atrophie de la rétine. Cette membrane était pâle et décolorée; la papille optique, peu saillante et souvent excavée, contenait, ainsi que le nerf optique lui-même, des amas de grains de fécule et des granulations graisseuses, dans les interstices des fibres nerveuses. Les tubes nerveux paraissaient sains et leur contenu ne semblait pas altéré. Les vaisseaux, diminués de calibre, ne présentaient dans leurs parois aucun signe de dégénérescence graisseuse; à leur intérieur, on n'apercevait que de rares globules sanguins qui permettaient d'en reconnaître la nature. Chez un malade observé par M. Testelin (2), présentant une amblyopie glucosurique consécutive à une lésion traumatique, la papille était pâle et les vaisseaux peu volumineux, mais on ne reconnaissait dans la rétine ni ecchymoses, ni altérations graisseuses, comme dans l'albuminurie. M. Galezowski a donné (3) la relation (obs. 208) d'un cas de rétinite liée à la glucosurie, dans lequel il a pu reconnaître des altérations rétiniennes bien manifestes, et s'accordant d'ailleurs avec les symptômes ophthalmoscopiques signalés plus haut.

Résumé des signes ophthalmoscopiques. — Atrophie des deux papilles, sans infiltration rétinienne; taches hémorrhagiques petites, arrondies et disséminées et plaques blanches exsudatives le long des gros vaisseaux. — Deux yeux atteints.

Obs. 208. — M. R..., âgé de 49 ans, propriétaire dans la Haute-Garonne, vint à Paris, vers la fin du mois d'avril de cette année, pour consulter sur l'état de ses yeux, qui allaient s'affaiblissant d'une manière continue depuis sept mois. Le malade nous dit avoir remarqué que, depuis quelque temps, ses forces diminuaient de plus en plus et qu'il éprouvait, dans les différentes parties du corps, des douleurs de nature rhumatismale. Il était, en outre, souvent altéré et buvait beaucoup d'eau. Il avait commencé par exposer

(1) Gazette hebdomadaire, 1861, p. 720.
(2) Bull. méd. du Nord de la France, 1863, p. 168, et Ann. d'Ocul. 1863, t. XLIX, p. 263.
(3) Compte rendu du Congrès d'ophthalmologie de Paris, 1862, p. 110.

sa situation à un médecin de Bordeaux, qui avait constaté la présence de treize grammes de sucre dans un litre de son urine. Quand il se présenta à notre examen, nous pûmes constater l'état suivant de ses yeux : A l'extérieur, ils avaient l'aspect normal, mais les pupilles ne se contractaient qu'avec une certaine paresse. Le malade ne pouvait distinguer que le n° 18 de Jaeger, et encore avec une extrême difficulté ; le champ visuel était de tous les côtés sensiblement rétréci. A l'ophthalmoscope nous reconnûmes, dans l'œil droit, que la papille était visiblement atrophiée, très blanche et luisante, que les artères étaient amincies et les vaisseaux capillaires collatéraux de la papille atrophiés. (fig. 55, A B.) Les contours de la papille étaient bien tranchés, et la rétine dans son voisinage n'était nullement troublée, de sorte qu'il n'y avait point de trace d'une infiltration semblable à celle qu'on trouve dans l'albuminurie. Du côté interne de la papille, on voyait, à l'image renversée, une tache apoplectique ronde C, d'un démi-centimètre de diamètre, siégeant à côté d'une artère. En suivant la même artère en haut, on trouvait, en C, une dizaine de petites taches apoplectiques, et au milieu d'elles une plaque blanche graisseuse de trois millimètres. Les mêmes phénomènes s'observaient en D D' D. Même état, mais à un degré moindre, dans l'œil gauche. Parmi les phénomènes subjectifs offerts par ce malade, nous devons signaler l'impossibilité d'apprécier les différentes couleurs ; ainsi, il dit que la couleur bleue s'atténue sensiblement et que le rouge se confond presque complétement avec le blanc, à tel point qu'il lui est très difficile d'en faire la distinction. Les urines du malade ne contenaient, en ce moment, qu'une si faible proportion de sucre que M. Grassi put à peine en découvrir les traces avec le polarimètre, mais aussitôt qu'il eut quitté le régime anti-glucosurique et repris l'usage du pain et des autres féculants, l'urine devint claire, et il nous fut facile, avec M. Grassi, de reconnaître la présence de vingt-trois grammes de sucre sur un litre d'urine. Dès lors, le doute n'était plus possible ; notre malade était glucosurique, et le même régime tonique fortifiant qu'il avait déjà suivi lui fut prescrit avec la privation absolue de tous les féculents, qui devaient être remplacés par le pain de gluten.

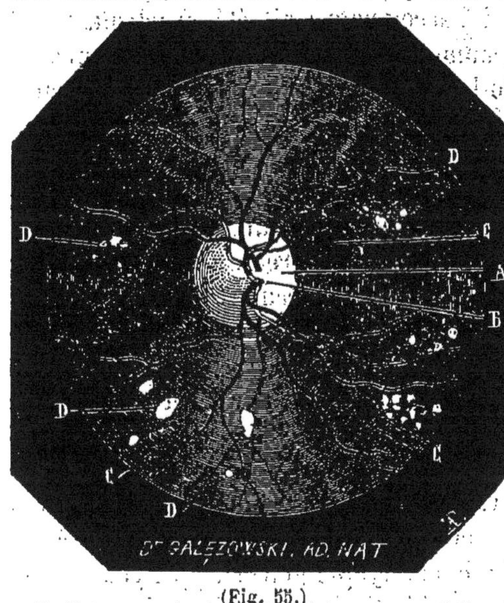

(Fig. 55.)

§ IX. Rétinite leucémique.

Fig. Liebreich. Tab. X, fig. 3.

La leucémie ou leucocythémie consiste, on le sait, dans une augmentation considérable de la quantité des globules blancs, qui donnent au sang une couleur gris rougeâtre, et qui paraissent en relation avec les gonflements chroniques de la rate. M. Liebreich a constaté, chez des sujets atteints de cette affection, une altération de la rétine offrant des caractères propres et qu'il a nommée « rétinite leucémique ». Dans les cas qu'il a observés de cette forme de la rétinite, la coloration des vaisseaux et du sang extravasé avait subi une modification profonde. Celui-ci, ainsi que les veines, variqueuses et flexueuses, paraissaient d'un rose pâle; les artères ténues, de couleur orange clair, et les vaisseaux de la choroïde, apparents en quelques points, étaient d'un jaune tendre. La papille était très pâle, la rétine qui l'entourait trouble et striée, et dans la zone de la *macula lutea*, on observait de petites taches irrégulières; enfin, l'on voyait une masse de petites taches brillantes, blanches et arrondies, semblables à celles qu'on rencontre dans la rétinite albuminurique, mais s'en distinguant par leur position périphérique (fig. 56). M. Liebreich a observé six cas de cette maladie; dans l'un d'eux, dont il avait fait l'examen ophthalmoscopique peu de temps avant la mort du malade, M. Recklingshausen a trouvé, à l'autopsie, des taches blanches de la rétine, constituées par la même forme de sclérose des fibres nerveuses que M. Müller a décrites dans la maladie de Bright (1).

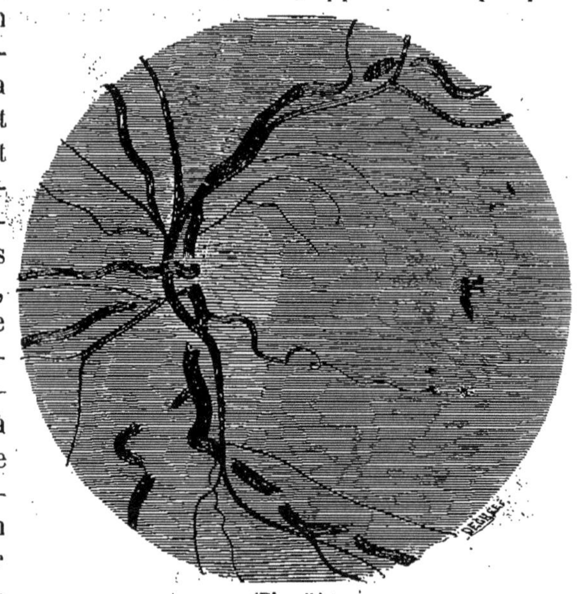

(Fig. 56.)
(Empruntée à Liebreich.)

Résumé des signes ophthalmoscopiques. — Papille pâle, entourée d'une zone trouble, striée, décolorée; veines variqueuses et flexueuses d'un rose pâle; artères ténues orangé clair; vaisseaux choroïdiens d'un jaune tendre; petites taches blanches, brillantes, arrondies et périphériques.

§ X. Embolie de l'artère centrale de la rétine.

Fig. SCHWEIGGER. Leç. d'ophth. fig. 10. — LIEBREICH. Tab. VIII, fig. 4, 5.

Lorsqu'un caillot sanguin ou embolie s'est arrêté dans un des points de l'artère centrale de la rétine et en a bouché la lumière, au point d'y intercepter complétement le cours du sang, celui-ci ne pénètre plus jusqu'à la rétine, et les artères qui doivent le recevoir s'en trou-

(1) LIEBREICH. Deutsche Klinik, 1861, nº 50; Annales d'Oculistique, 1862, t. XLVII, p. 119, et Atlas d'Ophth. p. 29, Tab. X, fig. 5.

vent complétement privées. Cette altération pathologique se présente presque exclusivement chez les individus atteints de maladies organiques du cœur, notamment du ventricule gauche, et donne lieu à des symptômes caractéristiques, dont l'identité, dans tous les cas, ressort de toutes les observations recueillies, et qui suffisent à la faire reconnaître, même en l'absence du *corps du délit*, qui n'est pas accessible à l'exploration, mais que M. Schweigger a saisi à l'autopsie (fig. 57).

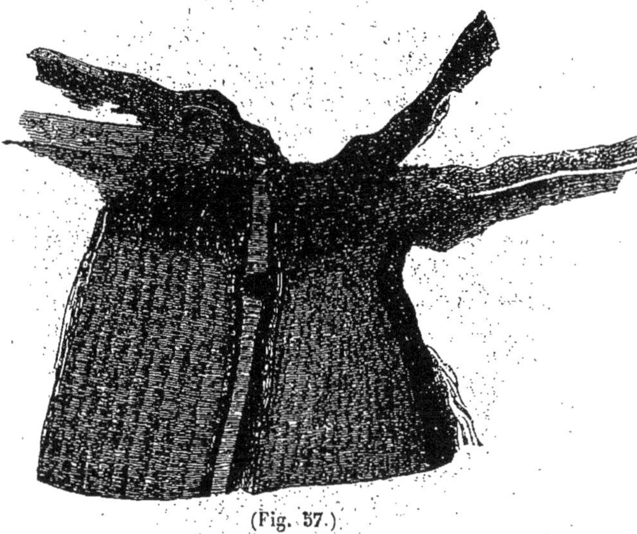

(Fig. 57.)
(Empruntée à Schweigger.)

La maladie se présente toujours brusquement et s'accuse par un trouble de la vision, survenant inopinément, le plus souvent au réveil, et qui ne tarde pas à changer en une cécité complète, le plus souvent persistante et incurable. L'examen ophthalmoscopique donne en général la clef de cette perturbation, qui n'affecte jamais du même coup les deux yeux, circonstance favorable au diagnostic, si celui-ci pouvait être douteux. La papille ne recevant plus le sang de l'artère centrale, est pâle et décolorée; les artères qui en émergent sont réduites à des filaments ténus, et l'on n'en voit souvent qu'avec peine le point de départ sur la papille ; les veines ont également diminué de calibre dans cette région, mais on les voit s'élargissant vers l'équateur de l'œil, où elles semblent manifestement hypérémiées. Quelquefois certaines branches vasculaires sont distendues à certaines places, par des caillots épais, opaques et d'une couleur vineuse. M. Blessig (obs. 212) a, de plus, constaté la présence d'ecchymoses de la membrane nerveuse. Ces symptômes sont ceux des premiers jours, auxquels d'autres viennent bientôt s'ajouter : ainsi, M. de Graefe a signalé (obs. 209) ce fait, fort extraordinaire, du ralentissement et de la suspension de la circulation dans les veines, se traduisant par la distension et l'affaissement alternatifs de tronçons veineux tour à tour gorgés et vides de sang. Au bout de quelques jours, la rétine vient participer à la maladie, sous forme d'exsudations diffuses, d'infiltrations opaques s'étendant de la papille à la tache jaune, qui s'en trouve entourée et dont la coloration d'un rouge-cerise tranche remarquablement sur elles. Examinées au moyen de lentilles convexes, elles se présentent sous l'aspect de petits points rouges ou de stries suivant la direction des fibres nerveuses de la rétine, et sont remplacées plus tard par une agglomération de petits points très fins, brillants et nacrés. Quant à la tache rouge foncé du *foramen centrale*, tandis que M. Liebreich ne la considère que comme un résultat de la transparence de la choroïde, vue à travers cette partie si amincie de la rétine et tranchant sur l'exsudation opaque qui ne l'a pas envahie, M. Fano la regarde, au contraire, comme le résultat d'une petite apoplexie rétinienne, attendu qu'il l'a observée dans un cas (obs. 214) avant que l'exsudation se fût développée. Après la disparition des extravasats, on voit la papille optique revêtir tous les caractères de l'atrophie, c'est-à-dire l'aplatissement, voire l'exsudation et l'aspect tendineux et resplendissant, aspect qui ne se modifie plus.

Cette curieuse affection a été d'abord signalée par M. de Graefe. D'autres observations, assez nombreuses, en ont été consignées plus tard, entre autres par M. Liebreich, qui, à lui seul, en a publié huit cas. On ne connaît aucun moyen propre à la faire disparaître (1). On a cité cependant des cas de guérison par la paracentèse (2).

Obs. 209 (3). — Le 7 décembre 1858 se présenta à la clinique un homme atteint de perte complète de la vue droite, survenue brusquement huit jours auparavant : il souffrait depuis deux mois d'une affection de poitrine d'origine traumatique. Le 26 novembre, le malade s'était aperçu qu'il se formait un voile au-devant de l'œil droit; il s'épaissit rapidement, et au bout de quelques minutes, toute perception de la lumière avait disparu. Il resta à cet œil des sensations subjectives de colorations diverses, qui se modifiaient par les mouvements du corps.

La pupille est immobile; elle ne se contracte que synergiquement quand on agit sur l'œil gauche. Absence complète à droite de perception de la lumière, pas de phosphènes. L'habitus extérieur n'offre rien d'anormal. A l'ophthalmoscope, on constate des altérations qui n'ont jamais été remarquées dans les amauroses survenues brusquement. La papille optique est pâle, les vaisseaux sont réduits à un minimum de calibre. Les artères apparaissent comme des lignes minces sur la papille et la rétine; les veines, très minces sur la papille, s'élargissent vers l'équateur de l'œil. Tous ces symptômes sont très extraordinaires, quand on se rappelle le peu de durée de l'affection à laquelle ils se rattachent. L'aspect de la papille écarte tout d'abord l'idée d'une atrophie de la rétine. C'est dans les vaisseaux qu'il faut chercher la cause de l'affection. En procédant ainsi, on arrive par exclusion à diagnostiquer une embolie de l'artère centrale de la rétine, diagnostic qui se confirme par l'examen du cœur. On constate en effet l'existence d'une sténose des valvules sigmoïdes de l'aorte, dépendant, selon toute probabilité, d'une endocardite. Deux jours plus tard, on observa à l'ophthalmoscope un phénomène fort extraordinaire : Une veine rétinienne se présenta divisée en tronçons alternativement

(1) Voir SCHWEIGGER. Archiv für Ophth. 1861-1862, B. VIII, Abth. I, S. 216, et Leç. d'ophth. p. 136, fig. 10, Pl. III. — PAGENSTECHER. Mittheilungen aus der Augenheilanstalt zu Wiesbaden, II. 2, S. 275. — WECKER. Loc. cit. p. 352. — O. JUST, jun. Klin. Monatsbl. 1865. B. I. S. 265, et Ophth. Rev. 1864, Vol. 1, p. 165.

(2) LIEBREICH. Med. Times and Gaz. 1862, Ap. 12, p. 384. SCHNELLER, Vision almost perfectly restored (Ophth. Rev. 1865, Vol. I, p. 165).

(3) DE GRAEFE. Archiv für Ophth. 1859, B. V, Abth. 1, S. 136.

exsangues ou remplis de sang. De temps en temps, le sang s'avançait vers la papille optique, de telle sorte que les endroits exsangues se distendaient à leur tour et que les parties gorgées de sang s'affaissaient. La portion de la veine comprise dans l'étendue de la papille restait presque toujours vide; de temps en temps seulement, elle semblait livrer passage à une onde sanguine pour quitter l'intérieur de l'œil. Ces anomalies de circulation finirent par se montrer à toutes les veines de la rétine, mais elles furent toujours plus prononcées à la grosse veine supérieure interne (image renversée). En même temps on constata que la rétine était devenue légèrement sensible à l'action de la lumière. Quant à l'explication des particularités observées pour les veines, il est peu probable qu'elles aient dépendu du placement insensible de l'embolie, attendu qu'on n'a pas pu constater positivement que du sang sortait réellement de l'intérieur du bulbe; il semble plus raisonnable d'admettre que les oscillations des ondes sanguines dans les veines dépendaient de la variation de la pression que ces vaisseaux supportaient à l'intérieur de l'œil. Ces phénomènes n'avaient aucune analogie avec le pouls veineux.

Au bout d'une semaine, on commença à reconnaître des altérations du tissu de la rétine, près de la tache jaune : infiltration opaque grise, coloration rouge-cerise du foramen central. L'infiltration, examinée au moyen de lentilles convexes, paraît finement pointillée, comme si elle était formée de groupes de cellules. La couleur rouge foncée du foramen, qui faisait croire, au premier aspect, à une apoplexie, n'est qu'un effet de contraste, ainsi que M. Liebreich l'a démontré dans des cas analogues d'infiltration de la rétine. La faible perception de la lumière, qui avait reparu, diminua à mesure que se développait l'affection rétinienne. On pratiqua chez ce malade l'iridectomie à la région pupillaire externe. Deux jours après l'opération, les vaisseaux étaient un peu plus remplis, l'anomalie de la circulation veineuse était moins marquée, l'infiltration de la rétine disparaissait rapidement. La sensibilité à la lumière redevint meilleure : le malade put distinguer une main à la région externe du champ visuel; mais l'amélioration s'arrêta là. Plus tard, la papille et la rétine présentèrent tous les caractères de l'atrophie.

Il n'échappera à personne combien cette observation est importante pour l'étude de l'embolie et des rapports qui peuvent exister entre les affections du cœur et la cécité.

Obs. 210. (1). — Le docteur Ring m'adressa, le 25 mai de cette année, un jeune musicien, âgé de 29 ans, et qui, la veille, avait été frappé d'une cécité complète de l'œil droit. Atteint d'une hémoptysie le 23 du même mois, il avait remarqué, le 24, vers neuf heures du matin, que l'œil droit s'était couvert d'une obscurité profonde qui avait disparu au bout de quelques heures. Mais en se réveillant de la sieste, vers trois heures et demie, il constata que l'œil droit avait perdu toute sa propriété visuelle. Le lendemain matin, au moment où il se soumit à mon examen, il put encore compter, mais difficilement, quelques doigts placés à la partie externe du champ visuel et, en outre, voir ci et là quelques points lumineux. Déjà alors, c'est-à-dire moins de vingt-quatre heures après le début de la cécité, on put constater la modification profonde de la rétine dans le pourtour de la tache jaune, ainsi que le point rouge central, caractéristique de cette affection. L'état de vacuité des artères et les caillots opaques de celles-ci, les vaisseaux obstrués de la tache jaune, l'aspect des veines, ainsi que leur circulation caractéristique, suffisaient amplement pour me convaincre de la réalité de l'existence d'une embolie. C'est pour ce motif que je tins à constater l'état du cœur, malgré la déclaration formelle qu'il n'avait rien souffert d'anormal. En effet, l'examen ultérieur constata l'existence réelle d'une altération des valvules, comme je l'avais soupçonné. Le professeur Traube a bien voulu examiner le malade à cet égard, et il m'a déclaré ce qui suit :

« Le choc du cœur a lieu dans le cinquième espace intercostal, en dehors de la ligne mamellaire; d'une étendue normale et systolique, il présente cependant une résistance anormale, sans qu'il existe dans la région cardiaque de soulèvement plus prononcé. A la percussion, la partie inférieure du sternum, depuis la troisième côte, paraît moins sonore qu'à l'état normal. Cette matité anormale s'étend de la troisième côte jusqu'au cinquième espace intercostal et dans une étendue équivalente en dehors de la ligne mamellaire, comme le choc du cœur. A la pointe du cœur, bruit clair coïncidant avec la systole

(1) Liebreich. Ann. d'Ocul. 1862, t. XLVII, p. 126, et Atlas d'Ophth. p. 25, Tab. VIII, fig. 4 et 5.

du cœur; absence du son diastolique et existence d'un bruit court qui commence à la fin de la diastole et se prolonge sans interruption pour se continuer avec le son systolique. A la partie inférieure du sternum, on distingue deux sons : le diastolique, plus faible que le systolique, est accompagné d'un bruit de souffle peu intense, qu'on reconnaît le long du bord gauche du sternum jusqu'au niveau de la troisième côte. A droite du sternum, dans le deuxième espace intercostal, on entend distinctement deux sons d'une intensité égale avec des traces du bruit de souffle diastolique susénuméré. Ce dernier bruit est le plus prononcé du côté gauche du sternum, dans le voisinage du quatrième espace intercostal. Les carotides laissent entendre un bruit systolique, rude et assez distinct, avec des traces du son diastolique. Les artères radiales sont de calibre moyen et présentent une tension ordinaire. Le pouls, plus développé et plus rapide, disparaît par l'élévation du bras gauche et du bras droit. L'artère crurale est le siége de quelques sons; les vaisseaux du cou donnent naissance au bruit du diable, et à leur niveau les parties molles sont soulevées pendant la systole du cœur. Le thorax, étroit, présente une forme conoïde, et l'individu est affecté d'un pityriasis versicolor très étendu. Le diagnostic est donc le suivant : *Insuffisance des valvules aortiques, suivie d'hypertrophie active et de dilatation du ventricule gauche, et probablement rétrécissement commençant de l'ouverture auriculo-ventriculaire gauche; compensation complète.*

Par de légers dérivatifs, par un traitement palliatif et par de petites évacuations sanguines locales, j'ai obtenu une légère amélioration dans le pouvoir visuel; ainsi le malade distinguait mieux les doigts et à un pied de plus de distance, quoique toujours dans une direction excentrique. En même temps, le champ visuel paraissait plus distinct dans une grande étendue. Dès le sixième jour, je remarquai des modifications dans les altérations de la rétine. La matité lactescente du pourtour de la tache jaune devint plus pâle et le point central, d'une couleur rouge, moins nettement circonscrit. De petits points très fins, d'un aspect brillant de cholestérine, se montrèrent çà et là pour disparaître ensuite. Les artères parurent plus remplies, et les points opaques, siégeant sur leur longueur, diminuèrent de volume au point de ne laisser aucune trace de leur existence. Les petits rameaux, d'abord très distendus et d'une couleur foncée, groupés autour de la tache jaune, pour ainsi dire séparés de leurs branches centrales, échappèrent à l'observation. J'ai dessiné une figure qui représente l'état de la rétine au début de l'affection, et une autre celui de la période atrophique. Celle-ci était entièrement développée au bout de quatre semaines. Plus tard, le malade a été encore atteint d'une embolie du cerveau, accompagnée d'hémiplégie, dont la marche fut si favorable qu'il peut aujourd'hui toucher du piano de la main qui était autrefois paralysée. La vue et l'état ophthalmoscopique n'ont pas changé.

Obs. 211 (1). Un tisserand, âgé de 36 ans, d'un teint pâle, affligé par de fréquentes attaques de dyspnée et de palpitations du cœur, s'aperçut, le 11 avril 1862, pendant qu'il travaillait, que des disques de couleur foncée se promenaient devant son œil droit. Les images devinrent de plus en plus épaisses, et cinq minutes après, l'œil ne distinguait plus le jour de la nuit. La pupille ne réagit plus à la lumière; l'image ophthalmoscopique renversée offre une papille bleuâtre mal limitée sur divers points, et sur laquelle les vaisseaux centraux ont l'aspect de cordons très déliés; quatre, dont deux un peu plus forts, se portent en haut, tandis que deux autres très faibles se dirigent en bas. Une tache rouge circonscrite apparaît dans la papille, du côté du nez : la rétine se montre à la périphérie légèrement opaque, d'où il résulte que les vaisseaux choroïdiens sont moins distincts. La *macula* est le siége d'une opacité nébuleuse et l'on n'aperçoit dans la rétine que des vaisseaux épars. Sur l'image examinée à l'aide de l'ophthalmoscope de Jaeger à faible éclairage, on reconnaît que la tache voisine de la papille est due à une extravasation de sang. Les vaisseaux ont un calibre de moitié moindre que ceux du côté sain; ils ont sur la papille l'aspect de filets rosés, tandis qu'à la périphérie leur coloration est plus intense. Le cœur est un peu hypertrophié, l'aorte est le siége d'un bruit diastolique et le deuxième son aortique manque. Au dixième jour, la perception de la lumière réapparaît un peu. D'après l'indication de M. Oppolzer, on prescrivit alors, pour accélérer la résorption du thrombus, l'iodure de potassium, à la dose de 2 grammes par

(1) OTTO JUST (Jun.) Klinische Monatsblätter, 1863, B. I, S. 265.

jour. Après sept jours de ce traitement, le malade peut distinguer les mouvements de la main, lorsqu'on l'agite du côte temporal. Après 15 jours, il perçoit même de grands objets placés dans la direction de l'axe optique. Huit semaines après, il compte les doigts, quoique d'une façon incertaine. L'image ophthalmoscopique n'a pas changé. Plus tard, la vue s'est de nouveau complétement perdue.

Obs. 212. (1). — Perte de la vue de l'œil gauche, survenue subitement chez un homme de soixante-deux ans, atteint d'une affection organique du cœur ; insuffisance des valvules de l'aorte et de la valvule mitrale, avec hypertrophie du cœur gauche. Le fait observé par M. Blessig diffère de celui rapporté par le docteur de Graefe, en ce sens que le trouble diffus de la rétine, observé par le professeur de Berlin, le dix-huitième jour seulement après l'accident, se manifesta dès le second jour, et que l'on constata à l'ophthalmoscope, non-seulement l'oblitération de l'artère centrale et l'hypérémie des veines rétiniennes, mais encore la présence d'ecchymoses de la membrane nerveuse, phénomène qui manquait dans le cas de M. de Graefe. Le malade n'a pas récupéré l'usage de l'œil gauche.

Obs. 213. (2). — Une femme de cinquante ans, atteinte d'une affection organique du cœur, perdit brusquement la vue de l'œil droit. On constata à l'ophthalmoscope les signes d'une embolie de l'artère centrale de la rétine; toutefois le bord de la papille optique présentait une légère obnubilation, qui n'existait pas dans le cas décrit par le professeur de Graefe, et les branches rétiniennes de l'artère centrale, au lieu d'être réduites à l'état de filaments foncés, simples, présentaient une strie centrale d'un rouge vif, bordée de chaque côté d'une ligne blanche. — Traitement : repos, diète appropriée, digitale. Les symptômes cardiaques diminuèrent peu à peu, sans disparaître complétement, et l'œil reprit, jusqu'à un certain point, ses fonctions; l'obnubilation de la papille optique disparut et la circulation se rétablit dans les branches artérielles de la rétine, mais elle n'est pas redevenue tout à fait normale. Il est permis de se demander si l'amélioration ne sera pas temporaire.

Obs. 214. (3). — M. X..., âgé de soixante ans, ancien officier, a eu jusque tout récemment la vue bonne des deux côtés. Il se servait pour lire de verres convexes n° 16 et suivait un régime doux. Pendant son séjour en Afrique, en 1841, il a été pris plusieurs fois d'une abolition de la vision qui se rétablissait au bout de quelques heures. Le 15 mars dernier, dans la soirée, il se plaint tout à coup d'apercevoir un nuage devant l'œil droit; le nuage est entremêlé de quelques lueurs; il devient de plus en plus épais; et au bout de quelques minutes, la vision est complétement abolie de ce côté. Le lendemain, le patient m'est envoyé par son médecin, M. le docteur Fleury. De l'œil gauche, il lit des caractères d'imprimerie ordinaires en se servant de verres convexes n° 16. L'examen ophthalmoscopique montre une papille rosée, un fond d'œil rose, une rétine parcourue de vaisseaux sanguins d'un calibre ordinaire. A droite, la vision est abolie. Le malade ne distingue qu'une légère lueur à sa droite, en portant l'œil fortement en dehors. S'il regarde de face, il accuse des ténèbres. A l'ophthalmoscope, le fond de l'œil présente une *pâleur* qui contraste avec la couleur rosée du fond de l'œil opposé. La papille optique est normale; les vaisseaux qui la parcourent, ceux de la rétine, sont *filiformes;* quelques-uns paraissent même vides de sang. En dedans de la papille (image renversée), à la place occupée par la *macula*, on aperçoit une petite tache rouge. — Repos des yeux; médication purgative suivie; pédiluves. — Le 24, même état de la vision. A l'ophthalmoscope, fond de l'œil droit moins pâle, excepté en dedans (image renversée). Les vaisseaux rétiniens en partie remplis de sang. Tache rouge correspondant à la *macula* moins accentuée qu'il y a huit jours. — Médication purgative: onctions sur les paupières avec liniment excitant pour activer la circulation de l'œil. — Le 31, le malade distingue, de l'œil droit, l'ombre de ma figure, en me regardant de face. Il voit un peu mieux en portant l'œil fortement en dehors. Il lui est impossible de reconnaître aucun

(1) Blessig. Archiv für Ophth. 1861-1862, B. VIII, Abth. I, S. 216.
(2) Schneller. Archiv für Ophth. Id. S. 271.
(3) Fano. Gaz. des Hôp. 1864, p. 482, et Ann. d'Ocul. 1864, t. LII, p. 259.

objet. A l'ophthalmoscope, la moitié inférieure de la rétine (image renversée) semble comme voilée; les vaisseaux de la rétine sont remplis de sang. La tache rouge correspondant à la macula persiste. — Le 4 avril, même état de l'œil droit. Dans l'œil gauche, je constate deux petits foyers sanguins de la rétine. — Electrisation de l'œil droit. — Le 7, légère amélioration de la vision du côté droit. — Le 14, le champ visuel s'agrandit un peu, tout en restant aussi peu clair. En regardant fortement à droite, le patient distingue les clous dorés d'une porte, et la main de sa femme qui, à un moment donné, vient masquer les clous. Pendant l'électrisation, il se plaint pour la première fois de voir une étincelle. — Le 9 juin, il ne distingue pas mieux qu'il y a un mois, bien que l'électrisation de l'œil droit ait été faite deux fois par semaine. A l'ophthalmoscope, la papille optique est rosée; les vaisseaux de la rétine sont remplis de sang; il existe deux petits foyers hémorrhagiques de la rétine en bas et en dedans de la papille (image renversée). Le 24 août, la vision est à peu près nulle de l'œil droit. La moitié inférieure de la papille est de couleur blanche, tirant sur la nuance blanchâtre propre à l'atrophie du nerf optique. Les artères de la papille sont manifestement en voie d'atrophie.

Résumé des signes ophthalmoscopiques. — Papille pâle, décolorée; artères ténues, exsangues; veines d'abord rétrécies, puis s'élargissant vers l'équateur; taches diffuses, opaques, surtout entre la papille et la tache jaune, qui est d'un rouge vif; plus tard atrophie et excavation de la papille.

SECTION XXXVI.

OPHTHALMITIS IDIOPATHIQUE. (P. 86.)

Cette maladie a de la tendance à attaquer un œil d'abord, l'autre ensuite. Dans un cas où elle avait désorganisé l'un des deux organes, que M. Lawrence s'était vu obligé d'extirper, le second se trouva pris huit jours après et dut être également excisé (1). M. Virchow a publié la dissection d'un malade qui était mort d'ophthalmitis, après avoir longtemps offert les symptômes d'une affection du cœur, et avoir souffert, en dernier lieu, d'albuminurie (2).

SECTION XXXVII.

OPHTHALMITIS PHLÉBITIQUE. (P. 92.)

Syn. — Phlegmatia alba dolens de l'œil, *Graves*. — Diphtheritische conjunctivitis, *Von Gräfe*, (une de ses variétés). — OEdème chronique des tissus de l'orbite.

Le premier symptôme consiste en un état chronique de proptosis, attaquant d'abord un œil, puis l'autre, et se terminant par l'explosion de la cornée, si l'intensité de la douleur n'a pas auparavant nécessité l'extirpation de l'œil. La conjonctive est gonflée, de même que les paupières, mais sans fournir aucun écoulement puriforme. Elle est,

(1) Med. Times and Gaz. 1858, Mars 13, p. 265.
(2) Archiv für patholog. Physiol. und Anatomie, 1856, B. X, 179.

au contraire, sèche et parfois le siége d'un chémosis énorme. Dans une observation de M. Lawrence, il s'agit d'une jeune femme dont la santé était fort délabrée ; le malade de M. Wordsworth, par contre, était un homme robuste (1).

La maladie se termine assez souvent par la mort ; on a vu cette terminaison survenir dans un cas où la maladie avait débuté par un petit furoncle du sourcil : elle est quelquefois la suite d'une affection fébrile, telle que la scarlatine, la variole, la rougeole, la fièvre typhoïde, et peut n'avoir été révélée, pendant la vie, par aucun symptôme de pyohémie. Elle est peut être analogue, sinon tout à fait identique, à la phlébite des paupières et de l'orbite.

Un symptôme remarquable, c'est l'épanchement de lymphe coagulable sur la surface de la conjonctive, particulièrement sur celle de la paupière inférieure. La couche pseudomembraneuse ainsi formée peut être enlevée par morceaux assez étendus et se reformer ensuite (2).

L'ophthalmitis phlébitique coexiste fréquemment avec la suppuration ou l'ulcération d'un viscère, tel que les reins, la rate, le foie, le cœur, les poumons, le cerveau, ou une phlébite de la veine-porte. On peut alors trouver, à l'autopsie, des phlébolithes ou des embolies dans les vaisseaux qui partent du cœur malade, ou des amas de corpuscules blancs du sang, d'où est résulté « l'empoisonnement du sang » qui, à son tour, a donné lieu à la production d'abcès métastatiques. » Le pus n'est pas transporté *en nature* d'un organe où il a formé un » *dépôt* à un autre organe ; l'absorption ne peut s'en faire, dit Vogel, » qu'alors que les globules en ont été dissous et liquéfiés (3). »

SECTION XXXVII bis.

OPHTHALMITIS SCORBUTIQUE. (P. 102.)

L'absence de description de cette affection, dans les précédentes éditions de cet ouvrage, se justifie par la rareté même des cas qui s'en présentent : en effet, cette rareté est telle qu'il n'en est pas fait mention dans l'histoire du scorbut moderne, pas même dans celle des épidémies scorbutiques de la campagne de Crimée. Néanmoins

(1) Med. Times and Gaz. 1860, Nov. 17, p. 480.

(2) PRICHARD, HUTCHINSON, etc. Ophth. Hosp. Rep. 1859-1860, Vol. II, p. 130. — WECKER. De la conjonctivite purulente et de la diphthérie de la conjonctive. Paris, 1861.

(3) GRAVES. System of Clinical Medicine; Dublin 1843, p. 727 ; Clinical Lectures on the Practice of Medicine, Dublin 1848, Vol. II, p. 297 ; WEDL Pathological Histology, London 1855, p. 510. — Voyez : Critique de l'opinion de Cruveilhier, dans VIRCHOW, Pathologie cellulaire, Berlin, 1858, p. 177, Leçon X. — Rapport de CRUVEILHIER sur le mémoire de TONNELLE, sur les maladies du sinus caverneux de la dure-mère. — H. MECKEL. Examen microscopique avec figures (Annalen der Charité, B. 5, S. 276.) — Voir, pour l'état de l'œil à la dissection, l'obs. 405, t. II, p. 97.

Beer a donné la description de l'ophthalmitis scorbutique et, d'autre part, M. Mackenzie en a rencontré un cas, double circonstance qui nous sollicite à nous y arrêter un instant.

Beer fait remarquer que l'ophthalmitis scorbutique, comme la scrofuleuse et l'arthritique, peut se montrer comme affection primitive et comme affection secondaire; se déclarer chez un sujet complétement scorbutique ou simplement disposé à la diathèse scorbutique, ou enfin convalescent du scorbut.

Une rougeur livide couvrant tout le blanc de l'œil est le premier symptôme qui apparaisse. Elle n'occupe d'abord que la sclérotique, mais s'étend bientôt à la conjonctive. Une photophobie spéciale avec une sensibilité qu'exalte l'aspect des corps brillants, accompagne la rougeur. A mesure que la conjonctive rougit, il s'y montre un réseau vasculaire marqué, variqueux, mais pas épais, dont les vaisseaux sont remplis d'un sang qui, loin d'être pâle, est au contraire d'une couleur très foncée. A travers ce réseau, on voit la sclérotique violette et brunissant de plus en plus, ce qui détermine une coloration spéciale qu'il n'est pas facile de retracer par des mots. Du moment où ce réseau variqueux apparaît dans la conjonctive et la sclérotique, la cornée perd son lustre et se rapproche de plus en plus de celle d'un cadavre; l'humeur aqueuse semble aussi avoir éprouvé un changement matériel, elle devient trouble, la totalité de l'iris et spécialement son bord pupillaire deviennent obscurs, quoique l'iris soit évidemment refoulé en avant vers la cornée. Malgré le trouble de cette dernière membrane et de l'humeur aqueuse, on voit de gros vaisseaux variqueux parcourir concentriquement l'iris, ce qui naturellement s'oppose à ses mouvements, la pupille n'est d'ailleurs remarquablement dilatée ni contractée. On aperçoit dans les mouvements de l'œil la même langueur que l'on observe dans les contractions musculaires de tout le reste du corps, lorsque le scorbut est pleinement déclaré. Après ces symptômes, on voit se produire brusquement, au-dessous des gros vaisseaux variqueux de la conjonctive, des tâches sanguines circonscrites d'un rouge pâle, des ecchymoses qui surviennent sans cause externe; du sang apparaît même jusque dans la chambre antérieure; les paupières se prennent, elles présentent des ecchymoses mal limitées. La vision, qui est déjà fort altérée par le trouble de la cornée et de l'humeur aqueuse, s'affecte encore davantage par l'accroissement de l'état variqueux des vaisseaux de l'intérieur de l'œil; mais dès que les entravasations sanguines se produisent, la vue est complétement éteinte; en même temps, autour de la cornée, se présentent des élevures irrégulières d'un bleu sombre, telles que celles que l'on a appelées « staphylome de la sclérotique. » Dans certains cas, l'ophthalmie scorbutique s'accompagne d'un écoulement de larmes, semblables à de l'eau dans laquelle on a fait macérer de la chair (lotio carnis), symptôme qui se montre surtout chez les femmes à l'époque des règles, mais que l'on a aussi observé sur l'homme et que l'on a nommé *larmoiement sanguinolent* (t. I, p. 139). Il s'accompagne d'épistaxis répétées que l'on peut à peine arrêter. Dans les cas de véritable ophthalmie scorbutique, tous les signes généraux du scorbut existent ; les gencives sont violacées et saignent avec la plus grande facilité, l'haleine est fétide, les lèvres livides, la face pâle et gonflée, les muscles mous, le pouls petit, lent et tremblotant; tout le système enfin complétement affaissé.

Le pronostic est très défavorable, si l'ophthalmie se déclare primitivement sur un sujet complétement scorbutique; mais il l'est moins, si l'affection est secondaire et est venue s'implanter sur quelque autre inflammation de l'œil. Dans le premier cas, l'œil ne peut être sauvé ; dans le second, on peut espérer quelque bien, si l'on parvient à guérir le scorbut qui ne fait que commencer ou se trouve déjà en voie de guérison.

La guérison ne peut s'obtenir que par la cessation de l'affection constitutionnelle; l'œil, en effet, à part une chaleur sèche et modérée, ne peut supporter aucune application topique ; du reste le praticien ne peut espérer aucun bien d'aucunes applications locales. Le traitement du scorbut exige malheureusement un temps si long, que les yeux sont détruits avant que l'on ait triomphé de cette cachexie. Quiconque, dans une ophthalmie scorbutique primaire, sous quelque prétexte que ce soit, néglige les moyens connus comme antiscorbutiques, et spécialement les substances végétales acides, compromet non-seulement les yeux, mais encore la vie de son malade. Dans les cas secondaires, c'est aussi sur les moyens généraux et non sur les applications locales qu'il faut compter.

Beer accompagne sa description locale de cette ophthalmie de deux figures. L'une a été prise sur un homme guéri du scorbut, mais resté aveugle, l'autre sur une femme qui, au vingt et unième jour de son ophthalmie, succomba à une épistaxis qu'on ne put arrêter (1).

Obs. 215 (2). — Le 12 août 1861, on vient me consulter pour un garçon de 12 ans, qui a perdu l'œil gauche par une ophthalmie qui a dû son origine au scorbut. Il avait été mal nourri tout l'hiver, n'ayant eu que rarement des végétaux frais. Des taches livides s'étaient montrées surtout sur les extrémités inférieures ; elles s'étaient agrandies et ulcérées superficiellement. L'œil gauche était encore enflammé. L'iris avait perdu sa coloration primitive et était devenu vert; la pupille contractée, irrégulière, adhérente à la capsule. Le cristallin et l'humeur vitrée étaient si opaques qu'à l'ophthalmoscope on n'apercevait plus le reflet rouge du fond de l'œil. La rétine était insensible. Le globe oculaire dur. Il n'y avait pas de staphylôme de la sclérotique. Il n'y avait plus de douleur.

(1) Beer. Lehre von den Augenkrankheiten. Wien 1813, B. I, S. 629. Tab. III, fig. 5, 6.
(2) Mackenzie. Inédite.

SECTION XLI.

OPHTHALMIES ARTIFICIELLES. (P. 116.)

Ce n'est pas seulement chez les soldats qu'on les observe, ainsi qu'en font foi les deux observations qui suivent :

Obs. 216 (1). — Une pensionnaire d'un orphelinat fut confié à mes soins, à *St-Mary's Hospital*, par un des administrateurs qui s'intéressait à sa triste position. Elle paraissait atteinte d'une inflammation chronique de l'œil droit, avec léger trouble de la cornée. Une semaine succédait à l'autre, sans qu'il survînt aucune amélioration, malgré une grande variété de moyens employés ; je pensais qu'il devait y avoir à cela quelque cause spéciale ; je fis entrer la jeune fille à l'hôpital pour qu'on pût la surveiller. Tout ce que j'appris, c'est que, bien qu'elle se plaignît toujours beaucoup de son œil, lors de ma visite, elle n'en paraissait nullement incommodée le reste du temps. Ceci me donna la conviction qu'elle devait irriter elle-même son œil, mais on ne put la prendre sur le fait, et au bout d'un mois, elle fut renvoyée à la consultation externe dans le même état. Quelques jours après, je rencontrai cette fille à une petite distance de l'hôpital où elle se rendait à ma consultation. Je l'arrêtai et, sans lui rien dire, j'abaissai la paupière inférieure de son œil malade. Le mystère se trouva éclairci sur-le-champ. Un petit copeau de bois était habilement placé entre l'œil et les paupières, et on le retirait toujours dès que je devais examiner l'œil. Cette parcelle de bois était complétement enveloppée de mucus, et servait évidemment depuis longtemps à cette fraude.

Obs. 217. — Un *convict*, porteur d'un *ticket of leave*, du nom de Duggan, convaincu d'un vol à l'étalage d'un bijoutier de Swans, fut condamné à la transportation à vie. Pendant qu'il séjournait à la prison du Comté, on remarqua que ses yeux étaient malades et semblaient avoir été égratignés par quelque chose. M. Evans, le chirurgien de la prison, rechercha vainement qu'elle pouvait être la cause de cette affection, mais l'état des yeux ayant empiré au point de faire craindre la perte de la vue, il se décida à faire fouiller le prisonnier. On trouva, dans l'une de ses poches, un très petit morceau de verre, à l'aide duquel il avait tellement labouré ses cornées qu'il est douteux qu'on puisse jamais les guérir complétement. Interrogé sur la cause qui avait pu le porter à se mutiler ainsi, il répondit tranquillement qu'il ne voulait pas être transporté hors du pays, et que, pour l'éviter, il avait voulu se rendre aveugle.

SECTION XLII.

OPHTHALMITIS RÉFLEXE OU SYMPATHIQUE. (P. 117.)

Les symptômes de l'ophthalmitis sympathique ont déjà été décrits dans cet ouvrage (t. II, p. 124). Néanmoins, de nouvelles études ont permis d'apporter plus de précision dans l'exposé des formes sous lesquelles elle peut se présenter, et nous aurons à nous y arrêter assez longuement.

(1) WHITE COOPER. On Wounds and Injuries of the Eye. London 1859, p. 291.

§ I. De l'ophthalmitis sympathique par cause traumatique.

1. 1re *forme. Irido-cyclite.*— En général, la maladie se produit à la suite d'une blessure qui a intéressé l'iris ou le corps ciliaire, surtout si la présence d'un corps étranger est venue s'y ajouter, et ses premières manifestations ont lieu d'ordinaire de quatre à six semaines après l'accident, rarement plus tôt, souvent plus tard : les malades se plaignent de ne plus pouvoir accommoder de l'œil non blessé, ni aussi vigoureusement, ni aussi longtemps ; s'ils veulent essayer de lire, l'œil pleure et est désagréablement ébloui ; la vue s'obscurcit, l'œil perd de son brillant et une zone rosée se dessine autour de la cornée. Bientôt l'on constate que le globe devient plus dur au toucher, en même temps que des douleurs s'éveillent dans le sourcil, l'orbite ou le fond de l'œil lui-même. Si l'inflammation augmente, le globe, de dur qu'il était, devient plus mou, la capacité de la chambre antérieure se rétrécit, l'iris est propulsé en avant, et de gros vaisseaux s'y développent de bonne heure, la pupille se rétrécit, des synéchies postérieures s'établissent et le cristallin finit par s'opacifier. Le cortége de symptômes rappelle celui d'une iritis récidivée, mais s'en écarte néanmoins à certains égards : c'est ainsi que l'iris qui, dans cette dernière affection, devient mou et faible, est, au contraire, dans celle qui nous occupe, ferme, coriace, adhérent, difficile à saisir et à exciser, propriété qu'il doit à la formation de croûtes fibreuses à sa face postérieure. Enfin, le corps ciliaire et la choroïde s'entreprennent à leur tour et la vue ne tarde pas à se perdre complétement.

2e *forme. Iritis séreuse.* — Elle se présente plus tardivement que la précédente et suit une marche plus lente ; d'autre part, elle n'atteint le tractus uvéal qu'après avoir causé des désordres dans les autres parties, plus profondes, de l'œil, telles que le corps vitré, la rétine et le nerf optique. Le champ visuel se rétrécit d'abord, puis surviennent un trouble progressif de la vision et une dilatation moyenne de la pupille, qui devient paresseuse ; le globe durcit, l'iris se décolore, la papille optique s'excave, et des opacités se manifestent dans le corps vitré. Enfin des exsudations se produisent à la face postérieure de l'iris, qui donnent lieu à des synéchies postérieures filiformes.

3e *forme. Irido-kératite.* — Elle a été signalée par M. Reindorf, qui déclare l'avoir observée trois fois et s'être convaincu indubitablement de sa nature sympathique. « Il se forme, dit-il, dans la cornée, des infiltrations circonscrites, qui se transforment bientôt en ulcérations superficielles. Si les unes guérissent, d'autres apparaissent, ce qui fait que toute la cornée est souvent légèrement trouble et ramollie. L'iris est toujours enflammé, et il n'est pas rare qu'il se forme un hypopyon : on observe une photophobie extrême et des névralgies ciliaires. Si l'affection n'est pas arrêtée, les ulcérations deviennent plus profondes et déterminent des perforations. Le malade est alors en danger de perdre son œil, par la formation d'un staphylôme ou par une irido-choroïdite avec glaucome consécutif (1). »

4e *forme. Irritation nerveuse.* — M. Donders (2) a mentionné cette forme de manifestation sympathique, caractérisée par une photophobie des plus violentes, avec impossibilité de se servir de l'œil, bien qu'il ne soit pas possible d'y constater la moindre altération pathologique. Il dit avoir observé des cas où les malades se croyaient complétement aveugles, jusqu'au moment où, après l'énucléation du globe oculaire renfermant un corps étranger, ils recouvraient entièrement la vue. Cette forme n'appartient pas, à proprement parler, à la classe des ophthalmitis sympathiques, puisqu'elle est exclusivement constituée par une altération fonctionnelle, dégagée de tout désordre organique ; elle en diffère encore, en ce que la guérison s'en obtient toujours par l'ablation de l'œil blessé, ce qui n'a pas lieu pour les autres formes. Ce qui suit ne s'applique donc pas à celle-ci.

2. Les causes des deux premières formes d'ophthalmitis sympathique, qui viennent d'être décrites, sont, d'après M. De Graefe (3) :

1° La présence de corps étrangers exerçant une irritation continue ;

2° La persistance d'une irido-choroïdite de l'œil blessé, affection qui ajoute aux symptômes ordinaires une sensibilité extrême, localisée dans des points correspondants au corps ciliaire, phénomène qu'on peut facilement constater en promenant sur l'œil un stylet, au moyen duquel on exerce une certaine pression sur cette région ;

3° Des hémorrhagies répétées, avec des changements rapides de la tension de l'œil ;

4° Des dépôts calcaires, surtout s'ils entretiennent une certaine irritation.

3. Il a été dit (t. II, p. 127) que la principale voie par laquelle se produit l'ophthalmitis sympathique, est l'union des nerfs optiques, mais cette voie n'est pas la seule, car on a vu une inflammation réflexe se déclarer dans un œil, après que l'œil blessé avait déjà été excisé (4). On doit admettre deux modes probables du développement de cette affection, reposant, l'un sur un trouble de la nutrition, l'autre sur une irritation nerveuse : le premier est dû à des influences s'exerçant par l'intermédiaire des nerfs vaso-moteurs, en vertu desquelles l'abord du sang dans les parties primitivement affectées se trouve

(1) Reindorf. De l'ophthalmie sympathique. Mémoire couronné par la Société centrale de Lille. (Bull. méd. du Nord de la France, 1865.)

(2) Klin. Monatsbl. 1863, B. I, S. 448, et Ann. d'Ocul. 1864, t. LI, p. 236.

(3) Ibid. id.

(4) Solomon. Dublin Med. Journ. 1863, Febr. p. 58.

troublé; le second à une action fâcheuse sur la nutrition, par l'intermédiaire du système nerveux, et indépendamment d'aucun changement survenu d'abord dans le calibre des vaisseaux.

4. Le *pronostic* de l'ophthalmitis sympathique est des plus graves et l'on peut dire qu'à moins d'être attaquée avec une extrême vigueur *dès le début,* elle donne presque toujours lieu à la cécité.

5. Le *traitement* de l'ophthalmitis sympathique a déjà été décrit (t. II, p. 127); néanmoins il peut être utile d'y revenir, eu égard aux nombreuses observations de cette grave maladie, recueillies dans ces derniers temps, et aux résultats relativement minimes des moyens de traitement employés jusqu'ici. L'attention du chirurgien doit se porter : 1° sur l'œil blessé, 2° sur l'œil sympathiquement affecté.

1° Des faits innombrables établissent l'influence d'un œil blessé, principalement dans sa région ciliaire, et de son inflammation chronique consécutive sur son congénère. Or, l'enlèvement de la cause doit être ici le préliminaire indispensable de tout autre traitement, et l'excision de l'œil enflammé est le seul moyen assuré d'y parvenir. Lors donc que l'un des deux yeux a été atteint d'une plaie, qui en a amené la destruction, surtout si cette plaie occupe la région ciliaire, et dans tous les cas où un corps étranger y est demeuré, il faut recourir à ce moyen extrême, soit aux premières manifestations des désordres réflexes, soit même avant qu'elles aient été constatées. Cette dernière conduite est peut-être celle qui présente le plus d'avantages, parce que, d'une part, l'ablation du globe est aujourd'hui, grâce à l'emploi du chloroforme et au procédé d'énucléation, une opération sans douleur et sans gravité, et que, d'autre part, elle laisse un moignon suffisant : dans de semblables conditions, l'excision d'un œil blessé, perdu et douloureux, est un bienfait par elle-même; elle en est un plus grand encore, par la préservation dont elle couvre l'organe resté sain. Le docteur Derby pose en principe (1) que « des blessures de l'œil qui donnent naissance à une longue irritation, celles particulièrement qui ont pour siége la région ciliaire, indiquent expressément l'ablation de l'œil, quand bien même le congénère n'aurait pas encore témoigné d'une souffrance sympathique. » L'indication est surtout manifeste, si l'on considère que l'excision est héroïque quand elle est immédiate, tandis qu'elle est presque toujours insuffisante, si elle est pratiquée après l'explosion des phénomènes réflexes, qu'elle ne parvient pour ainsi dire jamais à enrayer. On conçoit néanmoins que peu de malades consentent à se résigner à une semblable extrémité, alors qu'il est impossible de leur affirmer que le second œil s'entreprendra un jour : nous n'hésiterons jamais, malgré cela, à la leur conseiller, si l'œil blessé les fait beaucoup souffrir, sur-

(1) Boston Med. and Surg. Journ. Vol. LXXI, pp. 269 et 349, et Ann. d'Ocul. 1865, t. LIV, p. 234.

tout si cet état de souffrance est un obstacle à leurs études ou aux travaux d'où dépend leur existence. Que s'ils ne s'y décident pas, il importe au moins de bien les pénétrer de la nécessité de se tenir en éveil, afin d'agir aux premières atteintes que l'œil sain pourrait avoir à essuyer : un léger obscurcissement de la vision, une injection vasculaire, si peu prononcée qu'elle donne à peine lieu à une simple coloration rose au pourtour de la cornée, et la sensibilité de la région ciliaire, se manifestant quand on y promène un stylet, sont des avertissements qu'il importe de ne pas négliger un seul instant : si l'on hésite à en tenir compte et que l'on tarde à pratiquer l'extirpation, il y a tout à craindre qu'elle devienne insuffisante.

Recommandée d'abord par Prichard (1), l'énucléation du globe, dans les circonstances que nous venons d'indiquer, a passé rapidement dans la pratique générale, principalement en Angleterre, où elle est aujourd'hui exécutée sur une large échelle (2). Pour en retirer un bon moignon propre à l'adaptation d'un œil artificiel, il faut, autant que possible, faire que la conjonctive et les muscles droits y soient conservés. On peut même, quand rien ne s'y oppose, suivre l'exemple de Walton, qui, dans le même but, se borne à enlever la moitié antérieure du globe (3).

Lorsqu'on veut obtenir l'affaissement de l'œil sans en faire l'énucléation, on peut suivre le procédé suivant que M. Follin recommande dans les cas de staphylôme : enlever la cornée, fendre la capsule antérieure du cristallin, pour faire sortir la lentille; arracher ensuite l'iris, puis, incisant la capsule postérieure, faire sortir une plus ou moins grande quantité de corps vitré.

L'excision totale est, dans l'immense majorité des cas, un gage certain d'immunité pour l'autre œil, si elle a été pratiquée avant le début des altérations fonctionnelles sympathiques. A peine peut-on citer, dans ces conditions favorables, deux ou trois cas où elle n'ait pas empêché le développement de l'ophthalmitis réflexe. Quand, au contraire, celle-ci est déjà déclarée, que des altérations organiques, des synéchies postérieures se sont produites, l'opération ne réussit plus que très rarement à arrêter les phénomènes sympathiques, qui continuent à marcher avec opiniâtreté. Aussi peut-on dire, d'une manière générale, que le pronostic de l'opération est d'autant moins favorable que l'ophthalmitis sympathique est plus ancienne et plus avancée.

2° Les moyens médicaux de traitement, employés à l'adresse de l'œil sympathiquement affecté, sont, ainsi qu'il a été dit (t. II, p. 127) : le repos, les antiphlogistiques, la belladone et le mercure;

(1) Association Med. Journ. 1854, Octob. 6.
(2) British Med. Journ. 1859, Apr. 23, p. 328.
(3) Lancet, 1858, Janv. 23, p. 97.

mais il faut reconnaître qu'ils sont, le plus souvent, inefficaces. Ce qui convient le mieux, après que l'œil blessé à été éliminé, c'est de soustraire l'autre à l'action de la lumière, d'y faire des fomentations adoucissantes et de tenter de restreindre ainsi, à leurs proportions les plus étroites, les symptômes inflammatoires, avant de tenter aucune opération chirurgicale qui, sans ces précautions préliminaires, échouerait le plus souvent.

L'iridectomie a été recommandée pour ces sortes de cas, mais elle est loin de donner ici les bons effets qu'on en retire dans les autres formes d'iritis : l'occlusion de la pupille et la diminution de la chambre antérieure semblent la réclamer impérieusement, et cependant il est rare qu'elle soit suivie d'une amélioration bien sensible. M. Critchett doute beaucoup de son efficacité dans ces circonstances : « Elle est toujours difficile et parfois impossible à pratiquer, dit cet éminent praticien ; lorsqu'on fait une pupille, celle-ci se ferme, et lorsque l'opération n'a pas amené d'amélioration, elle peut entraîner une aggravation (1). » Il préfère, l'œil ayant été ramené à l'indolence à force de soins, de détruire la fausse membrane dont la pupille peut se trouver obstruée, ou, si le cristallin est devenu opaque, d'en tenter l'extraction. Nous pensons que l'iridectomie ne doit pas être repoussée d'une manière absolue, et qu'on peut en attendre de bons effets quand, le corps ciliaire n'ayant pas encore pris part à la maladie, celle-ci est principalement constituée par des synéchies postérieures qu'il est toujours utile de détruire (2).

Obs. 218. W. H. Prescott, l'éminent historien américain, se destinait à la profession d'avocat et avait déjà pris ses diplômes avec honneur à *Harward College*, lorsqu'il reçut par accident, en 1814, un coup qui le priva d'un de ses yeux. Le second se trouva dès lors affaibli par l'excès de travail qu'il eut à supporter, et notamment par suite d'une maladie grave; cet affaiblissement fut tel qu'il dut renoncer à ses études professionnelles et à l'espoir des succès qui l'attendaient au barreau. Il passa à voyager les deux années qui suivirent; il visita la France, l'Angleterre et l'Italie, non sans consulter les oculistes éminents qu'il rencontra en chemin, mais sans que sa vue en éprouvât aucun soulagement. Revenu en Amérique, bien portant d'ailleurs, il consacra dix ans de sa vie à l'étude de l'histoire, puis dix autres années à la publication de son *Histoire de Ferdinand et d'Isabelle*, qu'il fit paraître à la fois, à l'âge de 42 ans, à Londres et à Boston. Son livre eut un grand succès. Pendant qu'il l'élaborait, sa vue s'était en quelque sorte améliorée, par la diminution de la sensibilité qui avait donné lieu aux inflammations antérieures et pour lesquelles il avait été obligé de se confiner dans une chambre obscure, s'en rapportant exclusivement à la collaboration d'un lecteur chargé de colliger ses matériaux. Ce repos de la vue lui permit de publier plus tard d'autres ouvrages qui le couvrirent de gloire, et il mourut, en 1858, à l'âge de 62 ans, sans avoir pu se guérir. Sans doute l'énucléation de l'œil blessé, qui n'avait jamais cessé d'être sensible, eût pu être utilement pratiquée, et l'on ne peut que regretter qu'il n'y ait pas été recouru.

(1) Klin. Monatsb. 1863, B. I, S. 448, et Annales d'Oculistique, 1864, t. LI, p. 236.

(2) Consultez : Bader. Med. Times and Gaz. 1860, Mars 10, p. 237. — Walton. British Med. Journ. 1857, Apr. 11, p. 297; Id. 1860, Oct. 20, p. 811. — Solomon. Brit. Med. Journ. 1857, Jun. 18, p. 496; Id. 1857, Sept. 19, p. 000. — Hart. Lancet, 1863, Jan. 17, p. 63. — Lawson. 1864. Oct. 15, p. 452. — De Broudeau. Des affections sympathiques de l'un des yeux, à la suite d'une blessure de l'autre œil. Thèse. Paris 1858.

Obs. 219 (1). — William S..., âgé de 52 ans, ouvrier chargé de la surveillance dans un atelier de mécanique, entra dans le service de M. Dixon, à l'hôpital royal ophthalmique de Londres, en juin 1858. C'était un homme robuste qui, à l'exception de quelques rhumes contractés accidentellement, jouissait d'une bonne santé habituelle. Environ cinq ans auparavant, il avait reçu dans l'œil droit un petit fragment d'acier qui s'était détaché d'un ciseau. Après cet accident, il fût trois semaines sans voir de cet œil; il recouvra ensuite la vue, mais elle resta défectueuse. Il était fatigué par des sensations d'éclairs, de boules noires flottant devant l'œil et qui, d'abord larges, devinrent, avec le temps, plus petites et plus nombreuses. Ces symptômes n'étaient pas continuels, et, dans les intervalles où il en était exempt, il pouvait voir passablement. Sept mois avant son admission, il ressentit tout à coup, pendant la nuit, des douleurs vives dans l'œil malade, et le matin venu, il reconnut qu'il avait perdu la vue de ce côté et jusqu'à la faculté de distinguer le jour de la nuit. A l'extérieur, le globe oculaire paraissait normal. Environ cinq mois après, il reçut un coup sur la joue droite, et à la suite il survint de la douleur et de l'inflammation dans l'œil correspondant, symptômes qui continuèrent jusqu'à l'époque de l'entrée à l'hôpital. Les notes suivantes furent prises à ce moment: *Œil gauche:* douleurs, larmoiement, faiblesse; la vision s'exerce difficilement. *Œil droit :* fonction abolie, nulle perception de lumière; tension augmentée; vaisseaux de la conjonctive et de la sclérotique gorgés de sang; transparence de la cornée conservée; chambre antérieure de dimension moyenne: humeur aqueuse jaunâtre; pupille irrégulière, large, immobile; surface de l'iris d'un gris jaunâtre sale, parsemée de taches sanguines. M. Dixon pratiqua l'extirpation de cet œil le 14 août 1858. L'examen anatomo-pathologique, qui en fut fait avec soin par le docteur Bader, y fit reconnaître des altérations nombreuses très graves, trop longues à détailler, mais dont les principales étaient : liquide jaunâtre et sang dans la chambre antérieure, état variqueux des vaisseaux de l'iris, adhérence de la face postérieure de cette membrane à la capsule cristalline, teinte grisâtre et opacité du cristallin, aplatissement de l'œil sur quatre faces, résultant de la pression exercée par les muscles droits en sens inverse de celle qui avait lieu de dedans en dehors, par suite de la tension augmentée du globe oculaire, décollement de la rétine, etc. Après l'opération, la cicatrisation se fit rapidement. Tout phénomène morbide disparut de l'œil gauche, qui récupéra ses fonctions dans toute leur intégrité; le malade, muni d'un œil artificiel, sortit de l'hôpital et put reprendre ses occupations. On a eu l'occasion de le voir dernièrement, dix-huit mois après sa sortie; il a toujours parfaitement vu de l'œil gauche, n'y a plus éprouvé la moindre douleur, le moindre malaise, et l'œil artificiel ne lui a causé aucun inconvénient.

Obs. 220 (2). — On m'amène une intéressante et délicate petite fille de huit ans : c'est l'enfant d'un riche brasseur; un de ses petits frères lui a blessé l'œil gauche avec une paire de ciseaux. La cornée, avec une portion de la sclérotique, l'iris et le cristallin avaient été intéressés, et l'iris était venu s'attacher dans la plaie. Il y avait de l'hypérémie et de la photophobie, mais l'œil distinguait la forme des objets. L'œil droit présentait déjà les symptômes évidents d'une inflammation sympathique, et la vue en était considérablement affaiblie, au point qu'il n'apercevait qu'avec difficulté les aiguilles d'une montre. Les parents refusèrent de laisser toucher à l'œil blessé; on ne fit qu'empêcher l'accès de la lumière pendant quatre mois. Au bout de ce temps, l'œil blessé était devenu mou et affaissé, mais indolore; toute vision était complétement éteinte. La maladie dans l'œil affecté sympathiquement avait continué de progresser, et celui-ci ne distinguait plus que la forme des objets. En présence de cet état de choses, on eut recours à l'iridectomie; on attira à grand'peine au dehors une portion d'iris qui fut coupée, et l'on réussit à établir une pupille bien nette. Il y eut, pendant quelques semaines, une amélioration considérable, mais, trois mois plus tard, l'iritis avait reparu, et la pupille s'était fermée de nouveau, laissant la vision dans l'état où elle était avant l'opération. Il est probable qu'il surviendra encore graduellement de nouvelles altérations.

Obs. 221 (3). — Il s'agit d'une fille de la campagne, bien portante, âgée de onze ans,

(1) J. Dixon. Medical Times and Gaz., 1860, Mars, p. 237.
(2) Critchett. Loc. cit.
(3) Ibid. Id.

que j'ai observée il y a cinq ans. Elle avait eu l'œil gauche blessé par l'explosion d'une capsule à percussion. Je la vis peu de jours après l'accident ; la douleur était légère et la blessure paraissait en voie de guérison. Je n'eus recours qu'à des remèdes émollients ; la plaie était petite, mais comprenait le bord interne de la cornée au niveau de sa jonction avec la sclérotique, l'iris et le cristallin. Six semaines plus tard, je vis survenir à l'autre œil les symptômes d'une inflammation sympathique. Je chloroformai immédiatement ma jeune malade, et je fis l'excision de l'œil blessé. Lorsque l'on fit plus tard l'examen de cet organe, on y trouva un morceau de cuivre enfoui dans la région ciliaire. J'essayai aussi de pratiquer l'iridectomie à l'autre œil, mais le succès ne fut que très limité, par suite des altérations de l'iris et des adhérences solides qu'il avait contractées avec la capsule du cristallin. Je traitai cette malade pendant deux ans, et durant ce laps de temps, je lui pratiquai six opérations dont le but était l'enlèvement du cristallin et l'établissement d'une pupille claire. Je réussis enfin, et cette fille, qui a maintenant seize ans, peut coudre et lire le n° 8 de Jaeger.

Obs. 222 (1). — Un jeune gentleman, fils d'un médecin et âgé de vingt-deux ans, me fut amené, il y a quatre ans : il avait l'œil gauche affaissé et réduit à un petit volume ; dans le droit, la pupille était fermée : il y avait une cataracte secondaire ; la chambre antérieure était petite et la tension du globe un peu en dessous de l'état normal. Il paraît que, vers l'âge de huit ans, il s'était blessé l'œil gauche. Il souffrit considérablement pendant trois ou quatre mois, et au bout de ce temps, l'autre œil fut pris d'un affaiblissement qui s'accrut graduellement jusqu'à l'état qu'il présente actuellement. Pendant quatorze ans, il ne put que distinguer confusément les contours des objets, de sorte que son éducation dut être celle que l'on donne aux aveugles. Je pratiquai ici l'extraction par section supérieure ; l'opération fut assez difficile : après que j'eus incisé une portion d'iris et de la capsule antérieure un peu ferme, il s'échappa un cristallin cataracté, déformé et assez dur. La plaie de la cornée se réunit bien, mais la pupille se ferma de nouveau. Deux mois plus tard, je pratiquai une nouvelle iridectomie, et je réussis à obtenir une pupille. Depuis lors, l'opéré a joui d'une vision utile. Il peut lire la musique, jouer aux cartes et se promener seul à cheval ou en voiture ; il y a même une légère tendance vers une amélioration progressive.

§ II. De l'ophthalmitis sympathique par cause non traumatique.

1. On a longtemps considéré la blessure d'un œil comme étant la seule cause du développement des accidents sympathiques, dont l'autre organe peut être consécutivement atteint : c'était une erreur : les lésions traumatiques ne sont pas par elles-mêmes le point de départ de ces affections, les opérations qui se pratiquent sur l'œil et qui, s'ils se passent sans accidents locaux, ne donnent jamais lieu à l'ophthalmitis sympathique, en sont la preuve ; ces lésions ne deviennent l'agent de désordres réflexes que pour autant qu'elles s'acccompagnent d'une inflammation chronique des membranes internes, conséquence de l'altération première, et particulièrement des diverses parties comprises dans le tractus uvéal, à savoir du corps ciliaire, de l'iris et de la choroïde.

La constatation de ce fait est d'une haute importance : très souvent, en effet, un œil atteint primitivement d'une affection due à une cause générale ou locale à laquelle l'autre a échappé, finit par réagir sur ce dernier, en dehors de l'intervention de cette cause et par le fait

(1) Ibid. Id.

de l'action réflexe partie du premier. De là la nécessité d'agir pécialement sur celui-ci, en vue des accidents dont il menace son congénère, si cette influence réflexe promet de se faire sentir ou a déjà anifesté ses premières atteintes.

Les maladies susceptibles de donner lieu au développement de ésordres sympathiques sont: l'iritis, l'irido-choroïdite, la choroïdite hronique, les staphylômes irido-cornéens ou choroïdiens antérieurs, t le glaucome consécutif.

1° *Iritis.* — En dehors des cas déterminés par la dyscrasie syphilitique, qui donne lieu au développement du mal à peu près en même temps dans les deux yeux, l'iritis, due aux autres causes, reste souent bornée à un seul œil, à la seule condition que celle-ci ait été guérie adicalement, c'est-à-dire sans synéchies. Quand, au contraire, il est esté des synéchies postérieures nombreuses, l'affection du second est la règle. Dans ces cas, celui-ci devient le siége de poussées nflammatoires réitérées se terminant par des altérations souvent rès graves, si l'on n'est pas parvenu à éloigner les synéchies du preier, qui doivent en être considérées comme le point de départ. uand celles-ci ont été détruites, tout symptôme morbide réflexe disarait d'ordinaire. On a remarqué que l'iritis sympathique survient lus promptement à la suite de l'iritis traumatique qu'après l'iritis spontané; mais, dans les deux cas, les conséquences en sont les mêmes. Dans un cas cité par Wardrop (1), l'inflammation frappait le second œil, trois semaines seulement après une lésion traumatique de l'autre.

2° *Irido-choroïdite.* — Un œil atteint de cette affection, fût-elle passée à l'état chronique et eût-elle déterminé l'atrophie du globe, peut réagir sympathiquement sur son congénère, même dans le cas où cet œil n'est le siége que d'une irritation à peine appréciable, s'exrimant seulement par une légère sensibilité de l'œil au toucher, rincipalement dans la région ciliaire: l'existence de cicatrices de œil, la présence, dans son intérieur, de corps étrangers, de cristalins blessés ou luxés, de tumeurs, d'exsudats hémorrhagiques, de outes les causes en un mot, capables d'y maintenir un état continu irritation, peuvent donner lieu à des désordres sympathiques sur œil jusque-là demeuré sain.

3° *Staphylômes.* — Les synéchies antérieures, avec ou sans staphylôme de la cornée, donnent lieu à un état anormal de l'iris, à des iraillements de cet organe et, par suite, à un état d'inflammation chronique ayant une grande tendance à se communiquer au muscle iliaire et à la choroïde: de là une irritation sourde, cause de phénoènes sympathiques fréquents et qui ne disparaissent que par l'atrohie du globe malade ou son énucléation. C'est surtout dans les cas

(1) Morbid Anatomy of the human Eye. Vol. II, p. 140.

où tout l'hémisphère antérieur du globe est propulsé en avant que ces désordres sont imminents.

4° *Glaucome.* — Quand le glaucome chronique est consécutif à des lésions ectasiques de la nature de celles renseignées ci-dessus, il peut donner lieu à des réactions réflexes. Il n'en est pas de même du glaucome primitif.

2. Les désordres sympathiques, survenant à la suite d'affections non traumatiques, peuvent être les mêmes que ceux qui accompagnent les blessures de l'œil; il faut dire cependant que ces désordres ont une grande tendance, en vertu de ce *consensus oculorum* dont on ne saurait méconnaître l'existence, à prendre le caractère de l'affection dont ils sont le contre-coup. C'est ainsi que l'iritis et l'irido-choroïdite donnent lieu d'ordinaire à une maladie de même nature à l'autre œil, et que le glaucome et les synéchies antérieures éveillent de préférence des désordres ressortissant à une exagération de la pression intra-oculaire. On comprend dès lors que ce genre d'ophthalmies sympathiques diffère, jusqu'à un certain point, de celui qu'occasionnent les désordres traumatiques, qu'ainsi la gravité n'en est pas aussi élevée et que les ressources de la thérapeutique n'y sont pas aussi impuissantes.

Quoi qu'il en soit, la première indication qui se présente est de faire disparaître l'œil primitivement affecté, soit par énucléation, soit en y déterminant, ainsi que l'a conseillé M. de Graefe, une choroïdite purulente, en passant au travers du corps vitré, un fil qu'on y laisse pendant plusieurs heures, et qu'on en retire dès que des signes d'inflammation s'y produisent.

Quant à l'œil sympathiquement affecté, l'iridectomie peut-être très utile dans tous les cas où les désordres se bornent à des synéchies postérieures et que le cercle ciliaire n'est pas encore affecté.

3. L'ophthalmie sympathique n'est pas toujours de nature inflammatoire. Ainsi M. de Graefe a cité une observation d'où il résulte que le mal qui avait fini par atteindre l'œil resté sain appartenait à la classe des amauroses (obs. 223). Dans ce cas, l'action sympathique s'était évidemment propagée par l'intermédiaire des nerfs optiques, et il est permis de se demander si la section de ce nerf, du côté de l'œil primitivement atteint, n'aurait pas suffi à l'arrêter. Dans un cas où une maladie de la rétine et du nerf optique d'un œil avait été suivie d'une affection semblable du second œil, que tout indiquait être sous la dépendance du premier, M. Reindorf eut recours à ce moyen, dont il retira immédiatement un avantage marqué (obs. 224).

Obs. 223 (1). — M. S..., âgé de trente-sept ans, entre dans la clinique de M. de Graefe pour une cécité de l'œil gauche, à laquelle se sont joints récemment des symptômes inquiétants

(1) De Graefe. Arch. für Ophth. 1860, B. VI, Abth. 2, S. 267.

pour l'œil droit. L'œil gauche présente les caractères suivants d'irido-choroïdite. Le globe est un peu plus mou qu'à l'état normal, mais n'a pas changé de forme; il montre une injection sous-conjonctivale assez considérable. La cornée est intacte et ne présente vers son bord interne qu'une opacité résultant d'une excision de l'iris pratiquée en ce point. L'humeur aqueuse montre un trouble diffus qui contribue beaucoup à la décoloration de l'iris. Cette membrane est d'un jaune rouge et laisse voir à l'œil nu beaucoup de vaisseaux, surtout près du bord de la pupille artificielle qui, comme l'ancienne, est remplie par le feuillet pigmentaire de l'iris et par des taches exsudatives, en sorte qu'on peut à peine distinguer une opacification des couches corticales du cristallin. Le plan de l'iris est porté en avant, son tissu est atteint d'hypergénèse. La loupe et l'éclairage oblique permettent d'observer çà et là sur l'iris de petits soulèvements, ou tout au moins un aspect tomenteux de cette membrane. La perception de la lumière est assez affaiblie pour que le malade ne distingue que le passage de la clarté produite par une forte lampe à une profonde obscurité. Il localise ses perceptions dans la direction de l'axe visuel. Des douleurs ciliaires peu intenses se montrent périodiquement; le globe oculaire est très-sensible au toucher, surtout vers la naissance de la choroïde.

L'œil droit, légèrement irrité, devient le siége d'une injection rosée aussitôt que le malade est frappé par l'éclat d'une vive lumière ou lorsqu'il fixe un objet. Il distingue le n° 1 de Jaeger, mais seulement à une distance de 4 pouces, et le n° 4 à une distance de 6 pouces. Les verres concaves, même les plus faibles, diminuent encore le pouvoir de distinguer à des distances plus considérables. Il y a, dit-il, peu de semaines qu'il voyait encore aussi bien de loin que de près. Actuellement il accuse devant ses yeux la présence d'un nuage qui altère la pureté des contours des objets qu'il regarde, et l'apparition de phosphènes et de chromopsies qui le tourmentent beaucoup.

L'ophthalmoscope ne révèle d'abord aucune altération de l'œil, si ce n'est que le fond de cet organe est un peu moins net qu'à l'état normal. L'éclairage oblique et le grossissement que l'on obtient d'une loupe font découvrir à la surface postérieure de la cornée des centaines de petits points ayant à peu près 1/8 de millimètre de diamètre, et l'iritis séreuse explique suffisamment l'amblyopie dont le malade se plaint. Comme on attribuait ces changements à l'influence sympathique des lésions de l'œil gauche, on en pratiqua l'énucléation (et cela avec un très bon résultat pour le second œil). Voici de quelles altérations on supposa que l'œil enlevé était atteint : iritis avec hypergénèse des éléments cellulaires de l'iris et du feuillet de l'uvée, opacification de l'humeur aqueuse; cyclite de la même nature avec opacité du corps vitré; décollement rétinien étendu, peut-être complet; très probablement extension de la maladie à toute la choroïde. — La dissection, exécutée par M. Schweigger, donna les résultats suivants : irido-choroïdite purulente; production de pus dans le corps vitré, atrophie et pigmentation de la partie antérieure de la rétine, décollement de la partie postérieure de cette membrane.

Obs. 224 (1). — Une fille, âgée de vingt-deux ans, avait perdu l'œil gauche depuis cinq ans. L'exploration externe de cet œil n'offrait rien d'anormal (excepté une pupille artificielle, pratiquée je ne sais dans quel but mais sans succès). Les milieux réfringents étaient transparents, la rétine hypérémique, la papille optique cachée par des vaisseaux ainsi que le tissu du nerf, qui, d'une teinte jaune verdâtre, n'offrait de transparence que vers le côté externe. La perception quantitative de la lumière persistait encore. L'œil droit fonctionnait normalement. N'espérant pas guérir l'œil gauche, je conseillai de ne pas trop fatiguer le droit. Un an après ce premier examen, la malade vint me consulter de nouveau. L'œil gauche est dans le même état ; à droite, il y a diminution de la vue ; elle lit le numéro 2 de Jaeger ; photopsie, nuages devant les objets éclairés ; l'ophthalmoscope montre une hypérémie de la rétine et de la choroïde, surtout autour de la papille du nerf optique. Trois applications de la sangsue de Heurteloup et l'aloès à l'intérieur rétablissent la vision en quinze jours. Deux mois après, diminution notable de la vue ; la malade ne lit plus que le numéro 4 de Jaeger. Même traitement et application d'un séton. Au bout de six semaines, la malade lit le numéro 2 de Jæger, et les autres phénomènes morbides ont beaucoup diminué. J'interdis toute fatigue des yeux. Malgré cela, après sept mois, nouvelle récidive. La malade ne lit que le numéro 18 de Jaeger. Les

(1) Reindorf. Bull. méd. du Nord de la France, Oct. 1865, p. 338.

deux yeux sont légèrement injectés, la papille du nerf optique droit est fortement vascularisée et sa couleur semblable à celle du côté gauche. On eut recours pendant huit semaines au traitement antiphlogistique et dérivatif, comme auparavant, mais sans succès. Considérant alors : 1° que la malade voyait mieux lorsqu'elle fermait l'œil aveugle; 2° que l'usage de l'œil droit occasionnait de la douleur dans le gauche; 3° que les phénomènes sous l'influence desquels l'œil s'affaiblissait étaient tout à fait semblables à ceux de l'œil le premier affecté; 4° que tous les traitements n'avaient produit aucun effet durable; je considérai que l'affection de l'œil droit était sous la dépendance de celle de l'œil gauche, et puisque la malade ne voulait pas se laisser pratiquer l'excision de cet œil, je me bornai à faire la section du nerf optique de ce côté. Quatre jours après l'opération, la vue de l'œil droit s'était améliorée de quatre numéros de Jaeger. Je repris pendant cinq semaines l'ancien traitement. Au bout de ce temps, la malade lisait le numéro 6 de Jæger et retournait dans son village. Jusqu'à présent, il n'est pas survenu de récidive, bien que l'œil soit toujours employé à la couture.

Obs. 225 (1). — Melle J. W..., âgée de 20 ans, avait perdu depuis son enfance la vue à gauche; l'œil avait toujours été un peu irrité, et cet état n'avait fait qu'empirer depuis deux ans. A la suite d'une fatigue de la vue, la malade s'aperçut que la vision de l'œil droit était devenue un peu confuse, comme obnubilée. Quelque temps après, M. de Graefe constata une irido-choroïdite avec décollement de la rétine à gauche; à l'œil droit existait une excavation centrale de la papille du nerf optique, hypérémie des veines du fond de l'œil, rétrécissement considérable du champ visuel, diminution de la vision, (amaurose avec excavation du nerf optique.) La maladie s'aggravant toujours, malgré le traitement employé, et chaque exacerbation de l'irido-choroïdite gauche déterminant un degré plus avancé d'amaurose à droite, on pratiqua l'extirpation de l'œil gauche, d'après la méthode de Bonnet. Non-seulement cette opération enraya les progrès de l'affection de l'œil droit, mais au bout de quelques semaines, celle-ci commença à rétrograder; l'iridectomie pratiquée quelque temps après hâta la guérison, et la malade finit par jouir de la vue à un degré moyen suffisant.

CHAPITRE XIV.

MALADIES CONSÉCUTIVES AUX OPHTHALMIES.

(T. II, p. 133.)

SECTION II.

HYPOPYON. (P. 138.)

Cette maladie est celle que l'on a nommée aussi « iritis suppurative », mauvaise dénomination puisqu'elle ne rappelle que l'une des lésions capables d'y donner naissance ; toutefois les iritis traumatique et syphilitique peuvent, aussi bien que l'idiopathique, donner lieu à l'hypopyon (2). Aux moyens de traitement déjà cités, il faut ajouter les suivants : le quinquina avec le deuto-chlorure de mercure ou l'io-

(1) De Graefe. Arch. für Ophth. 1857, B. III, Abth. 2, S. 447.
(2) Hildige. Dublin Hosp. Gazette, 1858, Oct. 15, p. 310.

dure de potassium conjointement avec un régime généreux, recommandés par Daniel (1); le quinquina et l'ammoniaque, par H. Walton (2); la décoction de polygala sénéga, par Ed. Jaeger.

La paracentèse peut être utile, mais pratiquée loin du point malade de la cornée, si celle-ci est ulcérée : Lawson en rapporte un cas dans lequel elle a été très avantageuse (3). L'iridectomie, recommandée par M. de Graefe, donne des résultats beaucoup plus heureux encore. Hulke (4) rapporte un cas d'inflammation aiguë de la cornée et de l'iris, produit par un jet d'ammoniaque liquide sur l'œil : le 10 juillet, les symptômes consistaient en une légère abrasion centrale de la cornée entourée d'un léger trouble, de la dureté du globe et d'un hypopyon : une paracentèse fut pratiquée et, le 21 juillet, le pus avait disparu, mais la pupille était contractée, adhérente à la capsule, et en partie occupée par une fausse membrane; le sujet pouvait voir les gros objets, mais il ne pouvait lire que le n° 20 de Jaeger. On pratiqua l'iridectomie et, le 7 août, l'opéré pouvait lire le n° 1 (5).

Obs. 226 (6).—L., âgée de 35 ans, se présente à ma consultation avec un hypopyon de l'œil gauche; outre le pus, la chambre antérieure paraît remplie par de la lymphe plastique. La photophobie est des plus intenses, les douleurs circum-orbitaires et intra-oculaires atroces. Je propose la paracentèse que la malade refuse; — sangsues à la tempe, pilules de calomel et opium, instillations d'atropine, applications de compresses trempées dans le collyre au borate de soude et à la jusquiame, rien ne fait. — Au bout de quelques jours, vaincue par la souffrance, la malade consent à tout. Je la chloroforme pour pratiquer l'iridectomie; l'incision faite, l'humeur aqueuse s'échappe, chargée de pus, et je peux voir et saisir l'iris, qui est peu altéré. J'y pratique une bonne brèche, et comme la pupille reste trouble, j'introduis un crochet mousse à l'aide duquel j'amène une fausse membrane molle, chargée de pus. Les choses marchèrent aussi simplement que possible : cessation immédiate des douleurs; guérison prompte et conservation d'une fort bonne vue, bien que j'y comptasse si peu en opérant, que j'avais prévenu la malade que je n'opérais que pour faire cesser la douleur.

SECTION III.

ULCÈRES, FOSSETTE, HERNIE ET FISTULE DE LA CORNÉE ET HERNIE DE L'IRIS (P. 141).

Quand l'ulcère est superficiel et ne va pas au delà de la lame élastique antérieure, la perte de substance est comblée par un dépôt épithélial de nouvelle formation; quelquefois cependant la lame élas-

(1) Lancet, 1858, Mars 26, p. 313.
(2) Brit. Med. Journ. 1858, Jan. 16, p. 44.
(3) Opht. Hosp. Reports, 1860-1861, Vol. III, pp. 318-320.
(4) Med. Times and Gaz. 1860, Sept. 29, p. 303.
(5) Voir un cas de panophthalmitis, à la suite d'une plaie de la sclérotique, avec irido-choroïdite suppurative, traité par l'iridectomie (Arch. für Ophth. 1860, B. VI, A. 1, S. 145).
(6) TESTELIN. Inédite.

tique antérieure ne se régénère pas et il en résulte une cicatrice opaque (1).

La paracentèse de la cornée et l'iridectomie ont été recommandées et sont d'excellents moyens contre les ulcérations profondes, douloureuses et menaçant de perforer l'œil (2). Hulke rapporte un cas d'ulcère de la cornée avec eschare, congestion choroïdienne, chémosis, douleur et dureté du globe oculaire; l'œil ne jouissait plus que de la perception quantitative de la lumière. Cet état était la suite de la variole. On fit trois fois la paracentèse de la cornée et chaque fois on obtint un soulagement marqué mais momentané. On se décida alors à pratiquer une iridectomie et, cette fois, l'amélioration fut définitive (3). Bader a publié l'observation d'un cas dans lequel on fit l'excision du quart supérieur de l'iris sur un malade âgé de 19 ans, porteur d'un ulcère de la cornée, qui était survenu pendant une maladie prolongée de la rétine et de la choroïde; l'ulcère avait une marche aiguë, les bords en étaient taillés à pic et la surface grisâtre et inégale : il occupait le bord inférieur et externe de la cornée. Trois jours après l'opération, l'œil avait perdu sa dureté, les bords de l'ulcère s'étaient affaissés et la plaie était occupée par une surface grisâtre, aplatie et unie (4). M. Streatfeild a excisé la partie supérieure de l'iris d'une jeune fille, âgée de 20 ans, pour un ulcère perforant de la cornée, auquel avait succédé une fistule s'ouvrant à la surface d'une cicatrice blanchâtre; l'œil était malade depuis un an. La vision s'améliora, mais l'ouverture fistuleuse persista (5). Dans un cas de ce genre, M. Businelli obtint l'occlusion de la fistule, en y insérant un repli de l'iris qu'il attira au dehors et qui s'y inséra et y contracta des adhérences (6).

Obs. 227 (7). — Vers la fin de juillet 1862, je suis appelé auprès d'un charpentier de Loos, âgé d'environ 35 ans. Depuis six semaines, il est en proie aux plus vives souffrances par suite d'un vaste ulcère de la cornée gauche : photophobie extrême, douleurs circumorbitaires insupportables, fièvre continue, perte de l'appétit et du sommeil, amaigrissement. Ce n'est qu'avec les plus grandes difficultés que je peux, dans une chambre dont les volets sont fermés, entrouvrir les paupières pour m'assurer de l'état de l'œil. La totalité de la cornée paraît opaque et, à part son quart interne, toute la surface est envahie par un ulcère à bords taillés à pic et à fond grisâtre.

Le traitement rationnel prescrit par un médecin, homme instruit et capable, ayant échoué, je propose l'iridectomie comme moyen de faire cesser les douleurs et de conserver, sinon la vision, au moins la forme de l'œil. Les souffrances sont telles que le malade accepte sur-le-champ. Je pratique l'opération comme pour le glaucome, enlevant

(1) Virchow's Archiv, B. XXVII. Schiess-Gemuseus, S. 127, taf. 5, fig. 2-4.

(2) Voir : Une observation de paracentèse dans un cas d'ulcère scrofuleux, par Watson (Med. Times and Gaz. 1863, Oct. 3, p. 358), et trois observations identiques, par Lawson (Ophth. Hosp. Reports, 1860-1861, Vol. III, pp. 319-320).

(3) Med. Times and Gaz. 1860, Sept. 29, p. 303.

(4) Ophth. Hosp. Rep. 1857-1859, Vol. I, p. 210.

(5) Ibid. 1859-1860, Vol. II, p. 29.—Voir : Carter. Med. Times and Gaz. 1863, Mai 16, p. 503.

(6) Annales d'Oculistique, 1864, t. LI, p. 30.

(7) Testelin. Inédite.

environ le quart supérieur de l'iris. Dès le lendemain, les douleurs ont presque complétement cessé. Lorsqu'on lève le premier appareil le quatrième jour, les bords de l'ulcère sont déjà affaissés et un peu de transparence commence à se voir sur le limbe interne de la cornée, seul point qui eût été épargné par l'ulcération. Depuis lors, les choses progressèrent de mieux en mieux; il fallut cependant un temps assez long pour obtenir la cicatrisation d'un aussi vaste ulcère. Quand la réparation fut terminée, le sujet voyait de cet œil à se conduire, et le quart interne de la cornée avait repris sa transparence; en déplaçant en dedans la pupille, qui est libre partout, le sujet aurait une excellente vue.

M. Testelin a pratiqué deux fois l'iridectomie pour des fistules de la cornée. La première fois, la fistule datait de plusieurs années, la seconde, de plus de six mois. Il a obtenu, dans ces deux cas, la fermeture de la fistule, mais, contre son attente, aucun point de la cornée ne s'est assez éclairci pour permettre l'établissement d'une pupille artificielle.

SECTION IV.

OPACITÉS OU TACHES DE LA CORNÉE, NUAGES, ALBUGO, LEUCOMES. (P. 148.)

On rencontre parfois une forme particulière d'albugo chez les sujets dont les paupières sécrètent une écume blanchâtre, symptôme que l'on a considéré comme arthritique : l'opacité forme alors une ligne qui coupe transversalement la cornée; elle est sujette à s'ulcérer.

M. Donders a inventé, pour l'amélioration de la vision des personnes atteintes d'opacités des cornées, des lunettes qu'il a appelées *sténopœïques* (v. p. LXXVII).

Il est une forme de leucome, compliqué de synéchie antérieure, et faisant une saillie plus ou moins prononcée en avant (leucoma proeminens). Dans ces cas, le tiraillement que subit l'iris détermine une hypersécrétion des humeurs de l'œil et, consécutivement, l'excavation de la papille, la dilatation pupillaire, et une altération grave de la vision, signes ordinaires de l'exagération de la pression intra-oculaire. L'iridectomie est formellement indiquée dans ces circonstances (1).

SECTION VIII.

ANCHYLOBLÉPHARON ET SYMBLÉPHARON. (P. 178.)

Malgré les nombreux moyens chirurgicaux proposés contre ces états, il est rare qu'on les voie disparaître complétement, même à la suite des opérations les mieux entendues. Dans un cas cependant où,

(1) DE GRAEFE. Archiv für Ophth. 1858, B. IV. Abth. 2, S. 156.

à la suite d'une ophthalmie catarrhale traitée par les cautérisations lunaires, des adhérences avaient oblitéré la partie inférieure des sinus des paupières inférieures, de manière à relier la paupière à l'œil, près de la cornée, au moyen d'une mince membrane bleuâtre, M. Mackenzie réussit, en divisant simplement les adhérences morbides, d'abord à l'œil droit et quelques jours après au gauche, à amener un soulagement permanent, qui ne fut pas suivi de récidive. Les chances, à tout prendre, sont toujours meilleures quand la cornée n'est pas atteinte.

Quand l'adhérence ne forme qu'une bande étroite, on peut choisir entre plusieurs opérations. En règle générale, l'opération proposée par Wilde (t. II, p. 184) est la meilleure; mais quand l'adhérence est étendue, elle est insuffisante ou impossible. C'est à ces cas désespérés que convient l'opération de Blandin, que l'on trouvera décrite dans l'observation suivante.

Obs. 228 (1). — Un jeune garçon de 15 ans se présente à la consultation dans les circonstances suivantes: Il y a seize mois environ, il a eu les deux yeux attaqués par la chaux vive. A droite, le globe oculaire et la paupière sont réunis par une cicatrice dense et ferme, s'étendant à presque toute la longueur de la fente palpébrale, et reportant la cornée en haut jusqu'au point de masquer presque toute la pupille, à l'exception d'une fente étroite. Chaque fois qu'il essayait de mouvoir cet œil, il éprouvait une sensation des plus désagréables de constriction et la vue était tellement affaiblie qu'il ne pouvait lire les plus gros caractères. A gauche, les suites de la lésion étaient si peu importantes, qu'aucune intervention chirurgicale n'était requise.

On disséqua avec soin, du côté droit, d'avec la cornée et la sclérotique, toute la cicatrice, jusqu'à ce que l'œil fût complétement libre; c'est-à-dire jusqu'au fond du sinus palpébral, de façon à pouvoir sentir avec le doigt le contour osseux de l'orbite. On se trouva ainsi avoir un large lambeau cicatriciel adhérant au bord tarsal de la paupière. On le replia alors en dedans comme un ourlet, de sorte que sa surface unie, qui avait d'abord été externe, se trouva en contact avec la surface dénudée du globe oculaire, et la paupière pourvue d'une doublure jusqu'au fond du sinus palpébral. Le lambeau fut maintenu en place à l'aide de deux points de suture traversant toute l'épaisseur de la paupière et dont les fils furent noués du côté de la peau de la face. Une des sutures fut malheureusement détachée par le malade, qui n'en comprenait point l'importance; la seconde, enlevée le cinquième jour. Les trois quarts externes du lambeau avaient contracté des adhérences dans la nouvelle position, reconstituant un sinus de profondeur normale. Au côté interne, il y avait encore une bande élastique étroite entre la paupière et la partie inférieure et interne de la cornée; toutefois, elle ne gênait pas les mouvements de l'œil. Une nouvelle tentative que l'on fit pour obtenir la disparition de cette bande échoua. L'opération détermina si peu d'irritation que le jeune opéré put retourner à son travail le lendemain du jour où l'on eut fait l'extraction du second fil. L'opacité qui recouvrait la cornée disparut, partie par l'effet immédiat de l'opération, partie par absorption, dans une étendue telle que les trois quarts de la pupille correspondirent à une partie transparente, et que la vision redevint presque aussi bonne que de l'autre côté.

Obs. 229 (2). — Chez C. N., âgé de 23 ans, les bords des paupières supérieure et inférieure adhéraient entre eux dans leurs deux tiers externes; le tiers interne était libre; par un violent effort, elles pouvaient être écartées dans ce point dans l'étendue d'un

(1) Taylor. Brit. Med. Journ. 1857, Jun. 13, p. 498.
(2) Hulke. Med. Times and Gazette, 1862, July 12, p. 33.

huitième de pouce. A l'aide d'une sonde introduite par cette ouverture, on put s'assurer que, dans le lieu où elles adhéraient par leurs bords, les paupières étaient aussi fixées au globe oculaire; mais cette soudure était étroite et correspondait seulement à la fissure palpébrale, sans comprendre les sinus supérieur et inférieur de la conjonctive, qui étaient intacts. Le globe oculaire était fort affaissé, et la cornée remplacée par un tissu de cicatrice. Ce dégât avait été produit par une fusée lancée dans les yeux quelques mois avant. M. Hulke incisa les paupières à l'aide d'un scalpel, le long de la cicatrice linéaire qui indiquait leur point de jonction; il les sépara aussi l'une et l'autre d'avec le globe oculaire, rendant à la fente palpébrale son étendue normale; puis, à l'aide de soie très fine, il se mit à coudre la conjonctive palpébrale à la peau de la paupière en plusieurs points. On laissa, pour s'en occuper plus tard, une large bande de conjonctive qui se portait du côté externe de l'œil au canthus interne, et l'on introduisit entre les paupières un œil de verre, pour les maintenir écartées de l'œil. La peau et la conjonctive se réunirent, et la fissure palpébrale se trouvant rétablie, on sectionna l'espèce de frein qui aurait gêné les mouvements en dehors d'un œil artificiel; la surface dénudée qui en résulta fut recouverte en empruntant par glissement deux lambeaux à la conjonctive bulbaire. Cette seconde opération réussit en grande partie, et lorsque la cicatrisation fut complète, on adapta un œil artificiel, qui suivit parfaitement tous les mouvements de l'œil gauche en haut, en bas, en dedans : les mouvements en dehors étaient moins étendus. Les paupières s'ouvraient aussi facilement que celles de l'œil gauche.

M. Pridgin Teale a imaginé, pour l'amélioration du symblépharon, un procédé qu'il appelle « par transplantation de la conjonctive » (1). L'auteur incise d'abord la paupière adhérente suivant une ligne qui correspond à la circonférence de la cornée (fig. 58 A). Puis il sépare la paupière incisée, en la disséquant, du globe oculaire jusqu'à ce que celui-ci se meuve aussi facilement qu'avant la formation des adhérences. Ainsi, le sommet du symblépharon constitué par une portion de la peau de la paupière, a été laissé adhérent à la cornée A. Ce premier temps terminé, M. Pridgin Teale forme deux lambeaux de conjonctive, l'un B aux dépens de la portion de conjonctive avoisinant l'extrémité interne de la surface mise à nu D lors de la première incision, et le second C aux dépens de la conjonctive avoisinant l'extrémité externe de la même surface. D'abord, à l'aide du couteau de Beer, il taille en dedans un lambeau de conjonctive large de près d'un quart de pouce, et long de près de deux tiers de pouce, avec sa base correspondant à la conjonctive saine, et limitant l'extrémité interne de la surface dénudée dans le premier temps de l'opération, et son sommet dirigé vers le haut du globe oculaire. Ce lambeau est ensuite soigneusement disséqué jusqu'à ce qu'il devienne libre et

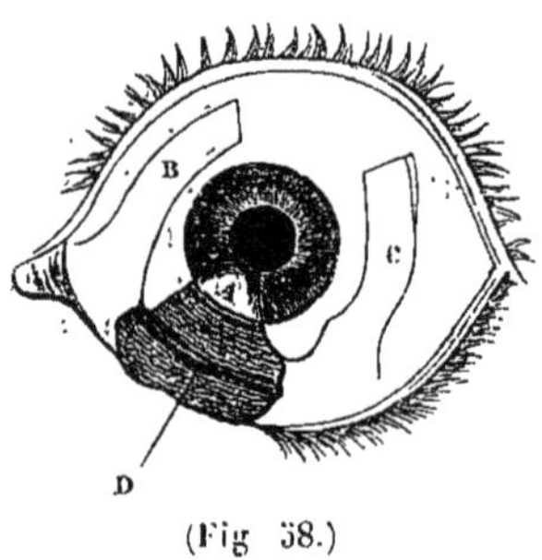

(Fig 58.)

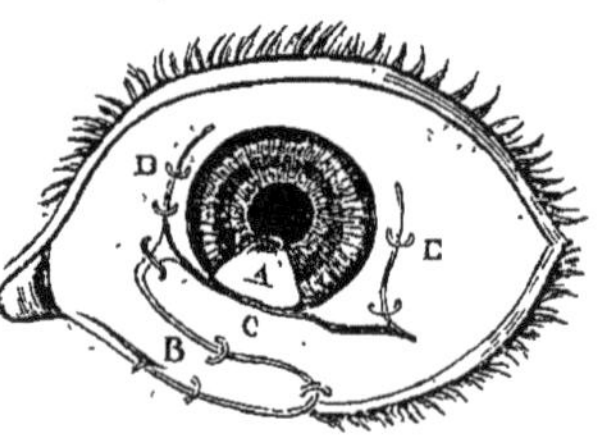

(Fig. 59)

(1) Ophthalmic Hospital Reports, 1860-1861, vol. III, p. 253, avec figures.

puisse être porté sans grand tiraillement sur la brèche à combler; on a soin qu'il reste à sa base une suffisante épaisseur de tissu. Un semblable lambeau est ensuite taillé au côté externe. Les lambeaux ne doivent comprendre que la conjonctive, à l'exclusion du fascia sous-conjonctival. Il s'agit alors d'ajuster les lambeaux; l'interne est appliqué transversalement sur la surface dénudée de la paupière, et l'on fixe son sommet à la conjonctive saine du côté externe de la plaie primitive (fig. 59). Le lambeau externe est porté en travers de la surface dénudée du globe oculaire et son sommet fixé par un point de suture à la conjonctive située près de la base du lambeau interne. Les deux lambeaux s'entre-croisent ainsi dans la plaie. Ils sont maintenus en place par divers points de suture, et l'on incise vers leur base tous les points qui paraissent trop tendus. On rapproche aussi à l'aide de points de suture les plaies qui résultent de la formation des lambeaux.

Obs. 230 (1). — 1er août 1860. Joseph Jessop, 40 ans, a eu, il y a un an, l'œil droit brûlé dans une fonderie; il en est résulté un symblépharon. La partie moyenne de la paupière inférieure adhère à la cornée dans l'étendue d'un tiers de pouce, et cache le bord inférieur de la pupille. Les mouvements de l'œil sont gênés au point que le sujet ne peut voir de côté sans tourner la tête; de plus, les larmes ne pouvant cheminer vers les points lacrymaux, il y a épiphora. — 7 août 1861. On pratique l'opération ci-dessus décrite. — 27 août 1861. Il est actuellement difficile de reconnaître l'œil qui a été opéré; tous ses mouvements sont libres. La bande de conjonctive transplantée est large de trois huitièmes de pouce, s'étend du bord libre de la paupière à la circonférence de la cornée, et se porte entre la paupière et le globe oculaire. L'épiphora a cessé. La portion de peau laissée sur la cornée est devenue transparente; on ne peut la découvrir qu'à une vive lumière. La vision est aussi beaucoup améliorée.

SECTION XII.

OPACITÉS DE LA MEMBRANE HYALOÏDE ET DU CORPS VITRÉ. (P. 189.)

1. Le corps vitré peut être le siége de différentes sortes d'opacités, dont l'existence n'est guère constatable qu'au moyen de l'ophthalmoscope : quelle qu'en soit la couleur, elles semblent ordinairement noires, parce qu'elles empêchent la sortie des rayons lumineux, réfléchis par la rétine, sur le trajet desquels elles se trouvent placées. On les aperçoit facilement à un éclairage très léger et sans verre grossissant : quand on en soupçonne l'existence, il faut faire exécuter au malade des mouvements brusques en haut, en bas, en dedans, en dehors; on les voit alors s'agiter en tous sens et retomber, le plus souvent, à la partie déclive, aussitôt que l'œil rentre au repos. Cependant, quand les opacités sont adhérentes en un point quelconque et que le corps vitré n'a pas subi de dissolution, ce qui est le cas le plus

(1) Id., p. 255.

rare, on les voit reprendre leur position primitive, après avoir été un moment ébranlées : autre chose est des corps flottants, proprement dits, dont le poids spécifique leur permet de tomber au fond d'un corps vitré liquéfié, où ils se précipitent dès que l'immobilité de l'œil est rétablie : ce qui se passe ici ne saurait être mieux comparé qu'au trouble qui se produit dans un flacon renfermant un liquide dans lequel se trouvent des substances solides non dissoutes, et qu'on secoue violemment ; ce liquide se trouble pour reprendre sa limpidité, quand il s'est longtemps reposé. Quand les choses se passent de la sorte, c'est que les corps solides sont plus pesants que l'humeur vitrée ; ils ne peuvent alors être la cause des mouches volantes qui, on le sait, sont plus légères qu'elle.

Tantôt le repos rend aux malades une vision nette que l'agitation du globe vient troubler de nouveau ; tantôt, au contraire, et c'est ce qui arrive quand les opacités sont très nombreuses et ne se précipitent pas complétement, ce n'est qu'en faisant subir à l'œil un mouvement brusque que le champ visuel peut se procurer quelques éclaircies qui, malheureusement, ne sont jamais que de très courte durée. En général, le trouble de la vision est plus grand quand les opacités sont petites et très nombreuses, parce qu'alors il n'existe pas entre elles d'espace transparent suffisamment vaste, à travers lequel la vue puisse s'exercer, que dans le cas de membranes larges et rares, laissant entre elles des lacunes que les rayons lumineux peuvent traverser. Quand le malade regarde le ciel, à travers une carte percée d'un trou d'épingle, il voit flotter ces filaments et débris membraneux.

Les opacités du corps vitré sont tantôt constituées par une multitude de petits points, donnant à l'ensemble du fond de l'œil un aspect nuageux qui voile l'intégrité de l'image ophthalmoscopique (corps vitré jumenteux de Desmarres), tantôt par des flocons et des filaments susceptibles de se déployer, tantôt encore par de véritables fausses membranes, parfois assez fines pour pouvoir s'enrouler sur elles-mêmes dans les mouvements du globe, le plus souvent épaisses et assez opaques pour masquer certaines parties du fond de l'œil : dans ce dernier cas, elles sont ordinairement adhérentes par une de leurs extrémités, aux membranes profondes, et troublent d'autant plus l'intégrité de la vision qu'elles sont fixées plus près de la rétine, plus près surtout des parties essentielles de cette dernière (macula lutea). C'est dans des cas de ce genre que M. de Graefe a tenté, non sans succès, de déchirer l'opacité au moyen d'une aiguille, de façon à dégager la tache jaune (1).

2. Généralement, ces différentes opacités sont la conséquence de l'inflammation de quelqu'un des tissus internes de l'œil, et particu-

(1) Archiv für Ophthalmologie, 1863, B. IX, Abth. 2, S. 101.

lièrement de la choroïde et de la rétine. Dans toute inflammation un peu intense de l'une ou de l'autre de ces membranes, l'humeur vitrée perd plus ou moins de sa transparence; il en résulte un trouble général, une sorte de nuage qui voile le fond de l'œil et empêche de voir distinctement la papille optique ou la cache même complétement, et dans lequel on aperçoit fréquemment de petites particules ou des lambeaux flottant épars au milieu de la masse devenue d'un blanc-jaune : cet aspect est dû à des épanchements de sérosité ou de lymphe plastique, qui se résorbent quand l'inflammation tombe, et l'humeur vitrée reprend alors sa transparence normale. M. Desmarres (1) fait remarquer qu'à la suite de l'iritis, certains corpuscules mobiles, qui ne décèlent leur présence dans l'humeur vitrée que par un léger nuage, donnent lieu à une myopie, qui se corrige parfaitement par les verres concaves et qui disparaît ordinairement deux ou trois mois après que tout signe d'inflammation a cessé d'exister. Si cet état résiste au traitement de l'iritis, l'usage interne de l'iode et les collyres et lotions à l'iodure de potassium en ont ordinairement raison. M. Mackenzie s'est bien trouvé, dans ces mêmes cas, de l'usage interne du sulfate de fer.

Des épanchements de sang, provenant d'ordinaire des vaisseaux de la choroïde, dans les parties les plus antérieures de celle-ci, sont une des causes les plus fréquentes des opacités du corps vitré, et les malades qui en sont atteints se plaignent alors de voir les objets comme au travers d'un nuage rouge ou verdâtre. Ils sont souvent le résultat des opérations dont l'effet immédiat est de diminuer une pression intra-oculaire exagérée, telles que la paracentèse ou l'iridectomie dans le glaucome, et de certaines altérations des parois des vaisseaux qui accompagnent si fréquemment un grand nombre de maladies de la choroïde ou de la rétine.

On voit parfois aussi, dans l'humeur vitrée, des flocons de pigment, qui sont réellement noirs et ressemblent à de petits lambeaux de dentelle : quand ce sont des exsudations recouvertes de pigment, elles sont ramiformes. Ces flocons sont fréquents dans le *staphyloma posticum*.

La vascularisation du corps vitré et la persistance de sa membrane hyaloïde sont deux causes fort rares, susceptibles d'en altérer la transparence. M. Coccius a rapporté un cas de cette première altération (obs. 231), que l'on considère comme étant presque toujours liée à une forme particulière de la rétinite parenchymateuse. Quant à la persistance de l'artère hyaloïdienne, elle se décèle par la présence d'un cordon opaque, entouré d'un second contour faiblement grisâtre, tendu entre la papille et le pôle postérieur du cris-

(1) Traité théorique et pratique des maladies des yeux, 1858, t. III, p. 588.

tallin (1). Dans un cas cité par M. Zehender (2), ce cordon présentait des mouvements ondulatoires dus, sans doute, à la liquéfaction du corps vitré (3).

3. Le pronostic de ces différentes opacités varie selon la cause qui y a donné naissance : nous avons vu plus haut que le trouble diffus qui accompagne l'inflammation des membranes internes disparaît le plus souvent quand celle-ci vient à cesser. Les produits hémorrhagiques peuvent également se résorber, quand ils ne sont pas accompagnés d'un état de diffluence du corps vitré, suite d'une maladie de la choroïde, et que leur abondance n'a pas donné lieu à des dilacérations trop étendues de ses éléments constitutifs. Il n'en est pas de même des produits membraneux et comme organisés qui se rencontrent au milieu d'un corps vitré dont la structure est profondément endommagée et en concomitance d'altérations profondes de la choroïde : ceux-là se résorbent rarement et par la rétraction cicatricielle dont, tôt ou tard, ils finissent par être l'objet, amènent fréquemment des décollements de la rétine.

4. La thérapeutique de ces différents états se borne à celle que réclame la maladie qu'on soupçonne les entretenir ; mais comme, en général, ils coexistent avec une diffluence plus au moins marquée du corps vitré, il est rare que les antiphlogistiques et les altérants puissent y convenir. Une compression légère, les eaux ferrugineuses et le fer à l'intérieur, des douches oculaires et l'éloignement de toutes les causes suspectes sont les principales ressources dont on ait la disposition :

Obs. 231 (4). — Une femme âgée de trente-six ans avait été prise, quatre semaines avant de se présenter au médecin, d'un trouble nuageux de la vue, qui augmenta, dans l'espace de quelques heures, au point de la contraindre à se faire conduire. Les yeux offraient, à l'extérieur, un aspect normal ; l'iris était d'un vert clair, les pupilles un peu paresseuses. Le corps vitré, en partie liquéfié, était sillonné d'opacités ponctuées, dont quelques-unes traversaient, dans toute leur étendue, ses diamètres transversal et longitudinal, en arrière du cristallin. A la partie postérieure, on observait, lorsqu'on ordonnait à la malade de mouvoir lentement les yeux, un certain nombre de vaisseaux, plus serrés dans l'œil droit que dans le gauche. Le plus long de ces vaisseaux se prolongeait jusqu'au milieu du corps vitré et se perdait dans sa partie supérieure en un filet blanchâtre pointu. De semblables filets prolongeaient d'autres vaisseaux moins allongés, qui tous furent reconnus pour des anses terminales de capillaires. La vascularité de la rétine était extraordinaire, et si l'on faisait exécuter aux yeux des mouvements étendus, on voyait s'agiter, en décrivant de petites courbes, des extrémités de vaisseaux que, sur l'œil à l'état de repos, on pouvait considérer comme courant à la surface de la rétine. Les veines de cette membrane étaient très tortueuses et, en quelques points, recouvertes par la substance rétinienne opaque. Les limites du nerf optique étaient complétement effacées. Quelque temps après, il survint dans l'œil droit une hémorrhagie considérable, mais, grâce à un traitement antiphlogistique, le corps vitré s'éclaircit partiellement.

(1) Saemisch. Klin. Monatsbl. 1863, t. I, p. 258.
(2) Ibid., p. 260.
(3) Voir d'autres observations : Liebreich. Ib. p. 260 ; Toussaint. Ib. 349. — Wecker. Annales d'Oculistique, 1865, t. LIII, p. 65.
(4) Coccius. Ueber Glaucom, etc. Leipzig, 1859, S. 47.

SECTION XIV.

ATROPHIE DE L'ŒIL. (P. 190.)

M. de Graefe a tenté, avec un certain succès, l'iridectomie, dans des cas où un haut degré d'atrophie était survenu à la suite d'irido-choroïdites chroniques. Parfois l'opération est fort difficile, la pupille nouvelle se rétrécit de plus en plus et cependant une certaine amélioration se manifeste : c'est pour cela qu'il faut quelquefois renouveler l'opération jusqu'à cinq ou six fois pour arriver à un résultat sérieux, comprenant non-seulement l'amélioration de la vision, mais en même temps une modification favorable de l'atrophie; c'est ainsi qu'on a vu l'œil récupérer sa tension normale, l'iris reprendre son aspect physiologique et la chambre antérieure sa capacité première. « J'ai traité de cette façon, à ma clinique, dit M. de Graefe (1), un grand nombre de cas dans lesquels le globe oculaire, devenu très mou et s'aplatissant sous l'action des muscles droits, s'est finalement très bien rempli. Je reçois encore la visite d'un malade, à qui j'avais donné il y a longtemps et en toute conviction, un certificat de cécité incurable, par suite d'une atrophie des deux yeux, et dont la vue s'est améliorée sensiblement après six iridectomies : il peut maintenant compter les doigts et voir les gros objets et les très gros caractères, tandis qu'auparavant il ne distinguait que confusément la lumière de l'obscurité; l'iris, qui était très désorganisé, paraît maintenant presque normal, la chambre antérieure s'est reformée, le volume et la tension du globe ont augmenté et, au lieu de l'aplatissement correspondant aux quatre muscles droits, il n'y a plus de déformation qu'au niveau du droit inférieur. Néanmoins le cristallin est très opaque, la pupille naturelle occupée par une membrane blanche, de sorte que la vision actuelle est presque proportionnée à l'état des milieux réfringents. »

L'auteur s'explique ces résultats par ce fait que l'atrophie doit être considérée comme l'effet bien plutôt d'une stase sanguine choroïdienne que d'un désordre de la nutrition. La choroïde est l'organe qui sécrète le corps vitré; s'il y a stase dans sa circulation, cette sécrétion s'arrête et son volume diminue. Dans la choroïdite chronique, la nutrition du corps vitré n'est alimentée que par un liquide morbide, d'où résulte l'altération de sa qualité et de sa quantité : dans ces conditions, et pourvu que l'atrophie ne soit pas arrivée à un trop haut degré, l'iridectomie, en régularisant la circulation choroïdienne,

(1) Arch. für Ophth. 1855, B. II, Abth. 2, S. 219.

peut amener la guérison. Quand, au contraire, l'atrophie a dépassé certaines limites, que des épanchements sous-choroïdiens ou des décollements de la rétine se sont produits, une guérison parfaite devient impossible, mais non une certaine amélioration, à laquelle il ne faut pas renoncer trop tôt, à moins qu'on n'ait des raisons de soupçonner des altérations de tissus, suites de l'inflammation, et en particulier l'atrophie des membranes et l'oblitération des vaisseaux, auxquels cas il serait inutile de rien tenter. Il est évident que l'opération a d'autant plus de chances de succès, qu'elle est pratiquée à une époque plus rapprochée du début et à une période moins avancée de l'atrophie. Rappelons ici que M. Sichel a obtenu, sans le chercher, un semblable résultat dans le cas mentionné dans l'observation 124 (t. II, p. 192).

SECTION XV.

STAPHYLÔME. (P. 194.)

§ I. Staphylôme de l'uvée ou iridoncosis.

Cet état de l'iris, qui est ordinairement la suite de l'iritis, résulte d'un amincissement, d'une atrophie des éléments de cette membrane, qui, dans les points où cette altération se manifeste sous l'aspect de taches noires, paraît réduite à ses seules fibres radiées. Tantôt borné à quelques points très circonscrits, on l'a vu dans d'autres cas beaucoup plus étendu, au point d'occuper une grande partie de la surface de l'iris (obs. 232). Rien n'est plus facile que de diagnostiquer, au moyen de l'ophthalmoscope, les points de l'iris ainsi altérés ; la lumière réfléchie passant à travers ces parties déchirées ou amincies, permet de voir la teinte rougeâtre du fond de l'œil, comme à travers la pupille : on dirait d'une lanterne dont les parois sont percées de petites ouvertures.

Dans d'autres cas d'iridoncosis, l'iris, bien loin d'être aminci, est, au contraire, évidemment épaissi. C'est ainsi que M. Mackenzie, en essayant de pratiquer une pupille artificielle par incision à travers la sclérotique, sur un œil ainsi affecté à la suite d'une iritis consécutive à l'extraction, a trouvé l'iris très dur, occupé, à sa face postérieure et dans sa substance, par un épais dépôt de matière plastique.

Obs. 232 (1). — Le 2 décembre 1865, Madame L... se présente à la clinique de M. le docteur Wecker, et l'on observe dans son œil les altérations suivantes :

Cet organe, depuis 25 ans impropre à toute perception lumineuse, est un peu réduit

(1) Wecker. Gazette des Hôpitaux, 1865, n° 8, p. 29, et Annales d'Oculistique, 1865, Vol. LIV, p. 125.

dans ses dimensions, et sa consistance a légèrement diminué, comme on le constate par le toucher. La vascularisation périkératique est faible; la cornée a conservé sa transparence; la chambre antérieure n'existe plus. En arrière apparaît l'iris bombé en avant; la pupille, oblitérée, est située à deux millimètres en dedans et en bas de sa position primitive. L'altération de l'iris est remarquable, et c'est sur l'état de cette membrane que porte en grande partie l'intérêt de cette observation. Ses éléments sont, en effet, le siége d'une atrophie si avancée et si uniforme, qu'il est extrêmement facile d'apercevoir au travers les parties sous-jacentes préalablement éclairées, comme on peut le voir sur la figure 59, A. L'iris paraît réduit à ses fibres radiées, tendues entre le grand cercle iridien et le vestige de la pupille situé en B; çà et là il existe à sa surface de petites taches noires et irrégulières qu'on peut considérer comme des agglomérations de cellules de la couche pigmentaire détruite sur tous les autres points. Lorsqu'on projette sur l'iris un faisceau lumineux, soit directement, au moyen de l'éclairage latéral, soit à travers la sclérotique, on voit très distinctement, par transparence, le cristallin luxé en bas et en dedans, et atteint de cataracte probablement pierreuse.

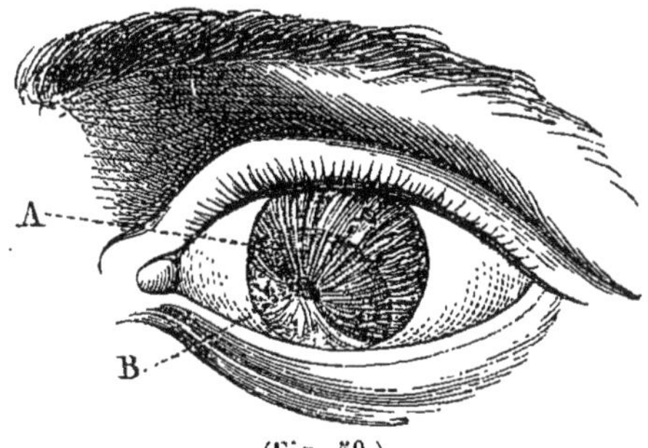

(Fig. 59.)
(Empruntée à Wecker.)

§ III. Staphylôme de la cornée et de l'iris.

1. *Staphylôme partiel de la cornée et de l'iris.* — Quand, à la suite d'une ulcération ou d'une plaie de la cornée, l'iris est venu se souder à cette membrane, la pression intra-oculaire normale, s'exerçant sur la partie lésée, dont la résistance est au-dessous de la moyenne, en occasionne la propulsion en avant, et donne ainsi lieu à ce que l'on a nommé « staphylôme partiel de la cornée et de l'iris. » Dès que la cicatrisation des tissus s'est complétée, que la cicatrice a pris une puissance de résistance égale à celle de la cornée, cette tumeur s'efface insensiblement et un simple leucome fait place à la déformation première, si toutefois la pression intra-oculaire n'a pas subi d'exagération. Mais si cette cicatrice ne s'est pas suffisamment renforcée, ou bien si, sous l'empire des causes que nous aurons à examiner plus loin, une pression interne trop violente s'exerce sur elle, la tumeur, au lieu de s'effacer, se développe, entraînant souvent même avec elle les parties saines de la cornée qui l'avoisinent : le staphylôme prend alors des proportions plus considérables qu'il n'y avait lieu d'abord de s'y attendre. De plus, les symptômes fonctionnels, qui s'étaient jusque-là bornés à la gêne résultant d'un déplacement pupillaire, prennent petit à petit une gravité extrême, dont ce déplacement ne saurait rendre un compte suffisant : la dureté de l'œil augmente en même temps, l'iris est refoulé en avant vers la cornée et se décolore, la cornée devient insensible, les veines sous-conjonctivales se congestionnent, le champ visuel se rétrécit, puis la vision se perd complétement : enfin, si l'on soumet l'œil malade à l'examen

ophthalmoscopique, on y reconnaît une excavation de la papille optique, évidemment produite par pression interne, et qui vient compléter le tableau d'un *processus glaucomateux* auquel rien ne manque plus désormais.

Quelles sont les causes de cette augmentation de la pression interne? Pour M. de Graefe, la principale réside dans l'inflammation de l'iris dont l'adhérence à la cornée, dans la plaie de laquelle il est venu s'enchâsser, détermine le tiraillement continuel, et spécialement dans l'occlusion de la pupille. M. Donders considère cette irritation chronique de l'iris, dans les synéchies antérieures, comme jouant un rôle très important dans le développement du glaucome secondaire, et en explique le mécanisme par l'action réflexe des nerfs de l'iris sur les nerfs sécréteurs, d'où résulte une exagération du produit de la fonction à laquelle ils président, c'est-à-dire une augmentation de la quantité des liquides de l'œil et, par suite, de la pression interne (1).

Une autre cause, très commune, d'augmentation de la pression, c'est la présence d'un cristallin cataracté gonflé, irritant l'iris et les extrémités des procès ciliaires. M. de Graefe croit même que la simple pression en avant et la position oblique d'un cristallin parfaitement transparent peuvent produire la même action, sans que la capsule soit déchirée et que la lentille ait augmenté de volume (obs. 233).

Quoi qu'il en soit, et quelle que soit la cause première du phénomène, il est certain que la sécrétion de l'humeur vitrée est graduellement augmentée et fait que la pression interne est plus considérable, ce qui en rend parfaitement compte. L'explication seule, d'ailleurs, est nouvelle : on savait depuis longtemps que les yeux staphylomateux étaient susceptibles de revêtir l'aspect glaucomateux et que la proéminence de l'hémisphère antérieur de l'œil, ainsi que sa dureté, étaient, dans les cas de cicatrices saillantes de la cornée, un signe presque certain d'amaurose. On sait aussi que la choroïdite et les altérations organiques permanentes, telles que le décollement de la rétine, par exemple, se rencontrent beaucoup moins fréquemment qu'on ne le croyait autrefois sur les yeux staphylomateux.

L'iridectomie réussit souvent à faire affaisser des staphylômes partiels de la cornée et de l'iris, en ramenant la pression intra-oculaire à son état normal : c'est donc une opération à tenter avant toutes les autres. M. de Graefe en a signalé les bons effets (2), de même que M. Streatfeild. Dans un cas, cité par ce dernier (3), le staphylôme, qui était blanchâtre, avec des points bleuâtres amincis, occupait la moitié inférieure de la cornée. On enleva environ le tiers supérieur de l'iris et, au bout d'un mois, le staphylôme avait disparu,

(1) Klinische Monatsb. 1864, S. 433, et Ann. d'Oculist. 1865, t. LIV, p. 120.
(2) Archiv für Ophthalm. 1857, B. III, Abth. 2, S. 491.
(3) Ophth. Hosp. Rep. 1859-1860, Vol. II, p. 28.

la portion saillante s'était aplatie et ressemblait à une simple cicatrice. — Le procédé de M. Borelli par la ligature, décrit plus loin pour le staphylôme total, convient très bien au staphylôme partiel.

Obs. 233 (1). — Un jeune garçon de 10 ans avait un staphylôme partiel de la cornée gauche; la portion plus particulièrement proéminente était située vers la tempe, et son diamètre était d'environ la moitié de celui de la cornée; il était cependant évident que toute la cornée avait subi un grand changement dans sa courbure; la pupille était déplacée en dehors, sa circonférence interne était libre dans une petite étendue. Je pratiquai l'iridectomie au côté interne; le staphylôme s'affaissa de la façon la plus complète, et le sujet put lire des caractères moyens; cependant 14 jours plus tard, des symptômes d'irritation interne apparurent, et l'œil redevint tendu et dur; le staphylôme reprit bientôt son volume primitif. Quelques semaines après, on excisa la portion centrale du staphylôme, et l'on obtint la même guérison momentanée qu'après l'iridectomie. Je me décidai alors, quelques semaines plus tard, à enlever plus largement le staphylôme; il fut excisé à sa base, et je vis alors le cristallin parfaitement transparent, contenu dans la capsule, venir se présenter pour fermer la perte de substance pratiquée à la partie antérieure de l'œil; son bord externe comprimait probablement, dans une certaine étendue, la pseudo-cornée; quoi qu'il en soit, il se trouvait actuellement dans une position oblique. Après quelque hésitation, je me décidai à laisser le cristallin en place, partie parce que je pensai que son extraction ne serait pas sans danger, partie parce que l'autre œil étant très mauvais, il était très important de conserver à celui-ci toute la vision possible. Un bandage compressif fut appliqué, et la cicatrice s'établit sans l'apparition d'aucun symptôme fâcheux; néanmoins l'amélioration ne fut encore que de quelques semaines; après ce temps, le staphylôme reparut et l'œil redevint tendu. Je fus donc obligé d'extraire le cristallin transparent. La saillie formée par le tissu nouveau fut encore excisée, la capsule ouverte et le cristallin extrait. La guérison fut alors permanente, et la vision relativement bonne; la dureté de l'œil et la façon dont les parties de la cornée avoisinant le staphylôme se prenaient successivement, me donnant la certitude que sans l'intervention chirurgicale, cet œil serait devenu tôt ou tard complétement privé de la faculté de voir.

2. *Staphylôme total de la cornée et de l'iris.* — Le cristallin, dans un œil staphylomateux, surtout s'il est cataracté, ce qui est souvent le cas, est disposé à subir la dégénérescence calcaire et à donner lieu ensuite à des douleurs, qui peuvent avoir sur l'œil sain un retentissement sympathique fâcheux : quand ces douleurs se manifestent, comme il n'y a guère à se méprendre sur leur cause, il faut, pour le moins, extraire le cristallin, si l'on ne préfère enlever le globe tout entier. Janin a proposé, le premier, pour la destruction des staphylômes, l'emploi du chlorure d'antimoine, qu'il appelle « huile glaciale d'antimoine (2). » Richter toucha tous les trois jours un staphylôme volumineux avec le beurre d'antimoine, et au bout de douze jours il n'en restait plus de traces (3).

Procédé de M. Borelli. — Voici la description de l'auteur (4) : « Les instruments nécessaires pour cette opération sont : 1° deux épingles suffisamment longues et très fines — les épingles à insectes

(1) Graefe. Archiv für Ophthalm. 1858, B. IV, Abth. 2, S. 159.
(2) Mémoires et observations sur l'œil, Lyon, 1772, p. 394.
(3) Chirurgische Bibliothek, B. III, S. 647. Gœttingue, 1775.
(4) Compte rendu du Congrès d'ophthalmologie de Bruxelles, 1858, p. 440.

peuvent très bien servir au besoin ; 2° une pince porte-épingles ; 3° un fil de soie comme pour la ligature d'une artère de moyen calibre.

» Le malade étant couché sur le dos et la tête renversée sur un oreiller, on fait tenir bien élevée par un aide la paupière supérieure, tandis que l'opérateur s'empare de la paupière inférieure en appuyant le bout des doigts entre la base de l'orbite et le globe oculaire, pour le fixer, précisément comme pour l'opération de la cataracte. Alors, avec l'autre main armée d'une épingle montée sur la pince, le chirurgien embroche la base du staphylôme, à une distance de la sclérotique qui sera indiquée tout à l'heure, à l'angle externe de l'œil, entre le diamètre horizontal et le vertical, de bas en haut et de dehors en dedans, faisant sortir la pointe avec une portion de l'épingle au côté opposé ou à l'angle interne, et laissant l'épingle implantée. Après cela, sans désemparer, il enfonce une autre épingle au même angle de l'œil, de haut en bas et de dehors en dedans, de manière à faire une croix avec la première et à représenter un × sur l'œil, comme on peut voir sur la figure 60, qui représente le premier temps de l'opération.

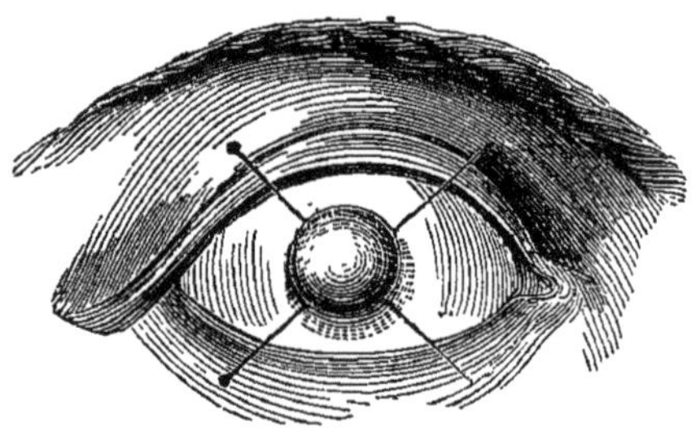

(Fig. 60.)

» Cela fait, on porte le fil de soie derrière les épingles, on en fait le tour complet à leur base, puis on le serre sur les épingles jusqu'au point qui sera indiqué plus loin ; on fait un nœud, on entortille ensemble les deux bouts du fil et on les fixe sur la joue avec un morceau d'emplâtre agglutinatif, comme on le voit figure 61. L'opération terminée, on fait passer de petits plumasseaux de charpie enduits de cérat de Galien entre les bouts des épingles et les paupières ; on couvre la région orbitale d'un plus grand plumasseau de charpie, également cératé, on pose une compresse pliée par-dessus, et l'on contient le tout avec une bande ou un mouchoir passé autour du front.

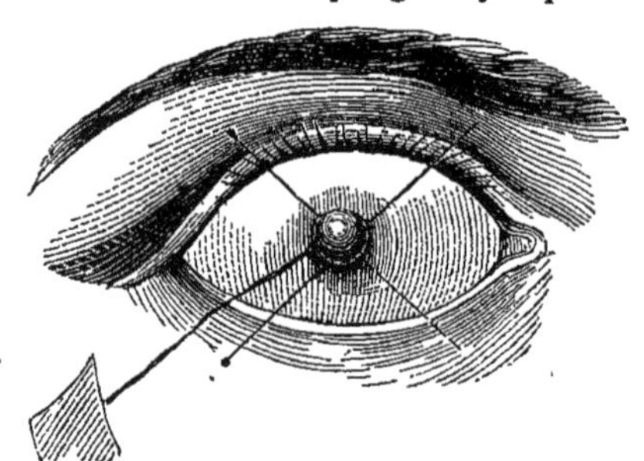

(Fig. 61.)

« Si le staphylôme est partiel, l'opération est d'une plus facile exécution et d'une réussite plus brillante et plus sûre. Dans ce cas, on peut embrasser toute la base du staphylôme, en enfonçant les épingles et portant le fil tout à fait contre la portion de cornée restante. Si, au contraire, le staphylôme est total ou au moins très étendu, il faut en comprendre, entre les épingles, la moindre étendue possible, de manière pourtant que, la cicatrice achevée, les paupières puissent recouvrir sans aucune gène le globe oculaire restant.

» Si la portion du staphylôme circonscrite par le fil est très large, il ne faut pas trop serrer, pour ne pas rompre les parois du staphylôme sous une trop forte étreinte; cette constriction ne doit se faire qu'autant que la cornée s'y prête sans souffrir de trop de tiraillement. Si, au contraire, la base du staphylôme n'est pas trop large, on peut étrangler tout à fait les tissus entourés par le fil, sans toutefois les couper. Règle générale, la constriction par le fil doit être en rapport avec la tolérance de la cornée pour l'extension.

» La ligature du staphylôme est généralement très peu douloureuse, comme j'ai pu m'en convaincre toutes les fois que je l'ai pratiquée. Ordinairement, en enfonçant les épingles, il sort quelques gouttes de sérosité, et les parois du staphylôme s'affaissent un peu, ce qui permet de porter la ligature plus en arrière, sans un trop fort tiraillement des tissus staphylomateux. La réaction locale ou l'inflammation de l'œil est le plus souvent très modérée, quelquefois à peine sensible. La réaction générale et les phénomènes sympathiques sont presque nuls. Au troisième jour, en renouvelant le pansement, on trouve le plus souvent les épingles, avec leurs fils et la portion étranglée du staphylôme, tout à fait détachées de l'œil et adhérentes à la charpie du pansement. On renouvelle alors le même pansement avec de la charpie enduite de cérat de Galien, qu'on pose sur les paupières entre ouvertes et qu'on change toutes les vingt-quatre heures.

Quoique après la chute de la portion staphylômateuse soumise à la ligature, on commence déjà à voir un tissu plastique d'une certaine résistance, toutefois il faut encore, pendant quelques jours, beaucoup de ménagements dans les pansements et dans les mouvements de l'œil et des paupières. Mais, au huitième jour, la cicatrice est complète et assez solide pour résister à la pression des humeurs de l'œil et pour garantir la guérison. En général, le vingtième jour après l'opération, le malade peut reprendre ses habitudes. »

L'opération de M. Borelli est une excellente opération, surtout dans les staphylômes partiels : ainsi qu'il en a fait la remarque (1), la partie de la cornée comprise entre la sclérotique et le fil se laisse distendre par l'étranglement qui s'opère sur la base du staphylôme, au point de doubler d'étendue, si l'étranglement embrasse une large portion de ce dernier; il en résulte une extension de la portion restée saine de la cornée et des ressources nouvelles pour l'établissement d'une pupille artificielle. Dans le staphylôme total, la ligature laisse un moignon bien conformé, solide et parfaitement apte à recevoir

(1) Loc. cit., p. 443.

une coque d'émail. Nous l'avons employée un grand nombre de fois, la plupart du temps avec un succès complet : deux fois, nous avons eu à combattre des symptômes d'ophthalmitis grave, après une ligature appliquée sur des staphylômes volumineux, mais que nous avions eu le tort de serrer trop vigoureusement, ce qui avait amené un tiraillement excessif des membranes. Nous avons l'habitude de chloroformer les malades pour cette opération, qui est plus douloureuse que l'auteur veut bien le dire, et de les faire suivre de fomentations froides, que nous continuons pendant deux ou trois jours. Les résultats en sont généralement des plus satisfaisants.

Procédé de M. Critchett (1). — Le but que l'on se propose en diminuant le volume d'un staphylôme, c'est d'obtenir un moignon solide, fibreux, élastique, mobile, rempli de liquide, aplati à sa face antérieure, et d'une dimension telle qu'il permette l'adaptation facile d'un œil artificiel avec des mouvements libres. Pour en arriver là, il est important de marquer la forme et la dimension de la portion à enlever, de laisser échapper une petite portion du contenu de l'œil, pour éviter qu'il ne s'en échappe un flot, de conserver un support pendant l'opération, afin de pouvoir ensuite placer les parties dans une condition favorable pour la conservation des vaisseaux, en maintenant une certaine pression, et enfin d'obtenir une réunion par première intention. Voici la méthode au moyen de laquelle on peut satisfaire à ces diverses indications : le malade chloroformé, on maintient les paupières écartées à l'aide d'un spéculum quelconque, et, le staphylôme se trouvant bien en vue, on choisit une série de quatre ou cinq petites aiguilles à courbe demi-circulaire ; on leur fait alors traverser toute la masse de l'œil à égale distance les unes des autres, et dans des points qui correspondent aux lignes que les incisions doivent parcourir. On laisse les aiguilles en place avec leurs extrémités faisant également saillie de chaque côté du staphylôme (fig. 62). Les avantages que procure cette manière de faire sont : 1° qu'une petite quantité des fluides contenus dans l'œil distendu s'échappe, diminuant ainsi la pression, et prévenant le danger de voir toute la coque se vider lorsqu'on en excisera la partie antérieure ; 2° que les points d'émergence indiquent les lignes que devra suivre l'incision ; 3° que la présence des aiguilles empêche ou prévient jusqu'à un cer-

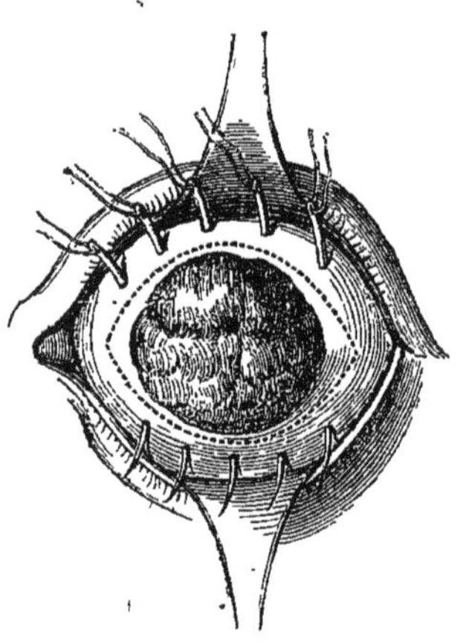

(Fig. 62.)
(Empruntée à Wecker.)

(1) Ophth. hosp. Rep. 1863, Vol IV, p. 1. Annales d'Oculistique, 1863, t. L, p. 312.

tain point la sortie du cristallin et de l'humeur vitrée après l'ablation de la partie antérieure du staphylôme. On procède alors à cette ablation. Il faut modifier l'étendue et la forme de la partie à enlever, en raison des dimensions de la tumeur, de façon à laisser un moignon convenable. D'ordinaire, M. Critchett pratique une ouverture d'environ deux lignes à la sclérotique, au-devant de l'insertion du droit externe, puis il introduit dans cette ouverture une des branches de petits ciseaux à extrémités mousses, et retranche une portion elliptique juste au-devant des aiguilles; celles-ci étant armées d'un fil de soie mince, il retire alors chacune d'elles et fait, à l'aide du fil, des points de suture soigneusement serrés, pour obtenir le rapprochement le plus exact des bords de la conjonctive et de la sclérotique incisées (fig. 63.) L'opération est alors terminée : on enlève le spéculum; les paupières se ferment et on les recouvre d'un peu de charpie mouillée. Dans la grande majorité des cas, on obtient une réunion par première intention. On laisse les fils en place pendant plusieurs semaines.

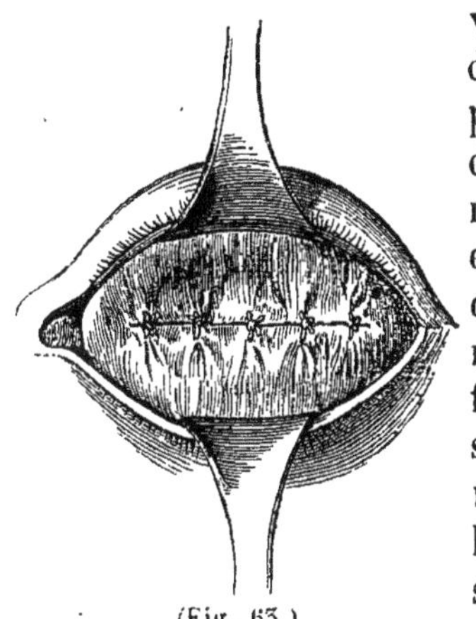
(Fig. 63)
(Empruntée à Wecker.)

§ IV. **Du staphylôme de la choroïde et de la sclérotique.**

Ce staphylôme, connu aussi sous les noms de « sclérectasie et de staphylôme ciliaire, » est vraisemblablement le résultat d'une inflammation chronique de la choroïde et de la sclérotique qui a donné lieu à l'union de ces membranes, à leur ramollissement et par suite à leur propulsion pathologique. M. de Graefe a démontré que, dans ces cas, l'excavation du nerf optique est de règle et entraînerait la perte de ce qui pourrait rester de vision, si les autres désordres ne l'avaient pas déjà entièrement détruite (1).

Dans les cas de cette nature, il ne peut y avoir lieu à pratiquer d'opérations que dans le but de faire cesser les douleurs dont l'œil peut être le siége et leur action sur son congénère, ou pour faire disparaître une difformité repoussante.

MM. Giordani et Vignola ont tenté, non sans succès, la ligature d'après le procédé Borelli, dans un cas de staphylôme volumineux de la sclérotique, remontant à trois ans : la tumeur de la grosseur d'un pois, touchait à la partie supérieure de la cornée, et occa-

(1) Archiv für Ophthalm. 1858, B. IV, Abth. 2. S. 156. — Voir une observation de sclérectasie consécutive à une irido-choroïdite syphilitique, avec dissection, par Pope (Ophth. Hosp. Rep. Vol. IV, pp. 68-72.

sionnait de violentes douleurs dans l'œil et le front : l'opération eut un plein succès : le vingt-huitième jour après l'opération, la cicatrisation était complète, l'œil avait repris ses proportions naturelles, ses mouvements étaient libres et toute douleur avait disparu (1).

Dans les opérations pratiquées en vue de faire disparaître les staphylômes, il ne faut pas oublier que, si la conservation d'un bon moignon, pour l'adaptation d'un œil artificiel, est une des principales conditions à remplir, cependant cette considération ne doit pas faire passer sur le danger des moyens à employer et engager à n'en point tenir compte. Or, on ne peut se dissimuler que la plupart des procédés connus entraînent après eux de plus grands dangers que l'énucléation simple du globe tout entier. Aussi, dans ces dernières années, la préférence s'est-elle sérieusement portée sur cette opération, dans tous les cas où les staphylômes comprenaient plus de la moitié antérieure du globe de l'œil. Nous croyons que cette préférence est justifiée.

§ V. **Du staphylôme postérieur ou scléro-choroïdite postérieure.** (V. t. I., pp. XLII et 64; t. III, pp. XCV (117) et 321.)

CHAPITRE XV.

ADAPTATION D'UN ŒIL ARTIFICIEL.

(T. II, p. 223).

La prothèse oculaire n'a pas seulement pour objet de cacher la difformité qui résulte de la perte d'un œil, elle protége encore ce qui reste de l'organe contre les agents extérieurs. « Lorsque l'atrophie est considérable, dit M. Boissonneau (2), l'orbite, privé de son point de résistance, devient le siége de déformations d'autant plus prononcées que la réduction est plus ancienne. Une grande perturbation dans les fonctions se manifeste. Les paupières, privées de leur point d'appui, s'enfoncent dans l'orbite et perdent l'élasticité nécessaire à leur mouvement. Par cet affaissement, les larmes n'étant plus dirigées vers les conduits absorbants, séjournent dans l'orbite, se décomposent sous l'influence de la chaleur et de l'oxygène, s'acidifient et plongent

(1) Giornale d'Oftalmologia Italiano, 1865, p. 385.
(2) BOISSONNEAU père. — De la Prothèse oculaire. (Compte rendu du Congrès d'ophthalmologie de Bruxelles, 1858, p. 434).

ainsi les cils et la muqueuse dans un état permanent d'irritation qui a pour résultat presque inévitable le trichiasis ou l'entropion.

» A ces états, que complique encore l'action des courants d'air et des corpuscules poussiéreux s'introduisant sous les paupières, vient s'ajouter celui qui résulte de l'action de la lumière, sur des moignons auxquels certains états anormaux de leurs parties internes donnent une grande sensibilité. C'est ici que la thérapeutique et la prophylaxie de l'œil artificiel se manifestent le plus favorablement, en amenant, par sa protection et le rétablissement des fonctions lacrymales, la disparition instantanée de ces diverses affections.

» Dans les cas d'entropion, la pression qu'exerce la section palpébrale inférieure de l'émail sur la muqueuse conjonctivale, redresse la paupière correspondante par une action mécanique spontanée, et le trichiasis disparaît avec la même promptitude par le simple effet propulsif de sa convexité.

» Un autre fait digne de remarque, c'est qu'au bout de quelque temps de l'usage d'une coque artificielle, les granulations palpébrales s'aplatissent, prennent un ton moins vif et souvent disparaissent complétement.

» Employée par segments de diverses formes, la coque d'émail joue parfaitement le rôle d'isolateur, pour empêcher le contact des paupières avec le globe de l'œil, dans les cas de cautérisations profondes ou de débridements d'adhérences partielles et isolées. M. Boissonneau exprime la croyance que des coques scléroticales, présentant à leur centre une large ouverture, dans laquelle passerait la cornée de l'œil naturel, offriraient pour quelques maladies le moyen d'appliquer exactement les topiques et de les maintenir à demeure; méthode qui conduirait probablement à de bons résultats dans les cas de granulations. »

Debout a signalé également (1) l'utilité des coques, pour mettre des moignons, non encore privés de sensibilité, à l'abri de l'influence de la lumière. Souvent il arrive, dit-il, dans les ophthalmies externes qui amènent la destruction de la cornée, que cette partie n'est pas complétement désorganisée et laisse pénétrer encore quelques rayons lumineux à l'intérieur de l'œil. La rétine n'étant pas paralysée, les malades perçoivent un reste d'impression quantitative de la lumière, et l'observation clinique démontre que cette impression sensorielle incomplète réagit sur la vision de l'œil sain, de façon souvent à donner lieu à des troubles de la vue dont la cause est la plupart du temps méconnue. La coque d'émail est alors une sorte d'*écran*, qui s'oppose à l'entrée de la lumière, et pare ainsi du même coup à l'infirmité et à

(1) Restauration de l'organe de la vision. (Bull. de thérap. 1862, t. LXIII, pp. 417-529; 1863, t. XLIV, p. 188, et Dubl. Quart. Journ. of Med. Science, Aug. 1863, p. 67).

la difformité, de façon qu'au bout d'un certain temps, les malades accusent une amélioration de leur vue.

Obs. 234 (1). — *Perte de l'œil droit; globe peu atrophié; staphylôme de l'iris et de la cornée; impression sensorielle de cet organe gênant la fonction de l'œil sain. — Adaptation d'un œil artificiel; amélioration rapide de la vue.* — Marie G***, âgée de 19 ans, est admise, en mai 1862, dans le service des femmes de l'hôpital des Cliniques, pour un staphylôme de l'iris et de la cornée. La perte de l'œil remonte à deux mois; elle a été provoquée par une violente ophthalmie interne. Bien que la fonction visuelle soit complétement abolie et ne permette plus à la malade de distinguer aucun objet avec cet organe, elle perçoit encore une impression qualitative, et peut indiquer de quel côté la lumière pénètre dans la salle. Ce reste d'impression sensorielle suffit pour gêner l'exercice de l'œil sain; mais la malade n'en a pas connaissance encore, puisqu'elle n'a pas repris ses travaux. Elle s'est présentée à l'hôpital seulement pour se faire enlever sa tumeur, opération indispensable, lui a-t-on dit, pour qu'on puisse lui poser un œil artificiel.

Le globe oculaire était peu atrophié, et de plus, la cornée, complétement désorganisée, présentait un staphylôme très étendu, à la surface duquel on remarquait trois points moins solidement cicatrisés, par lesquels l'iris faisait hernie. De plus, l'ouverture palpébrale était sur un plan horizontal inférieur à celle de l'œil sain; ce qui arrive toujours lorsque, pendant le cours de l'ophthalmie, l'œil a acquis un développement qui dépasse son volume normal. Pour répondre à ces particularités, il fallut une pièce qui ne pût exercer sur le staphylôme, comme sur les autres parties du globe, qu'une pression légère et régulière, et ménager même dans la partie de la pièce qui devait correspondre au staphylôme, une concavité destinée à recevoir cette saillie cornéenne, afin de prévenir toute cause d'inflammation du bulbe oculaire.

La malade supporta la pièce sans aucune gêne, et au bout de quelques jours, lorsqu'elle y fut complétement habituée, assura qu'elle était plus à son aise avec son œil artificiel. Ce qui la frappait davantage et dont elle ne pouvait se rendre compte, était l'amélioration qui se produisit dans la vue de l'œil sain.

Obs. 235 (2). — *Destruction incomplète de la cornée. — Troubles fonctionnels de la vue de l'œil sain, réclamant la séquestration de la malade pendant huit années. — Application d'une pièce artificielle; guérison rapide.* — Madame X***, parente de l'une de nos célébrités médicales, à la suite d'une ophthalmie intense, perdit l'œil droit, en 1848. Quoique la vue fût abolie, comme la cornée n'était pas entièrement désorganisée, l'impression sensorielle persista assez pour troubler la fonction de l'œil resté sain. De plus, cet organe était si sensible à l'action du vent, du froid et de l'humidité, que, malgré l'emploi de lunettes bleues très foncées, elle souffrait au point qu'elle finit par se confiner dans son appartement. Tous les moyens employés restèrent sans effet, et elle se croyait atteinte d'un mal incurable. Enfin, après une reclusion de huit années, dans une obscurité presque complète, elle se décida à venir consulter M. Desmarres, qui, ne trouvant aucune inflammation du globe oculaire détruit, lui conseilla d'essayer l'emploi d'un œil artificiel. L'œil n'avait perdu qu'un cinquième de son volume, de sorte que la cornée, non complétement désorganisée, étant demeurée très sensible, la pièce prothétique dut être construite de manière à éviter tout contact avec cette partie. Après quelques tâtonnements, on arriva à fabriquer une coque d'émail que la malade put porter et qu'elle garda d'abord une heure, puis deux. Enfin le cinquième jour, elle conserva sa pièce toute la journée. Sous l'influence de l'action de cette sorte d'écran, les accidents cessèrent très promptement, et la santé et le moral ne tardèrent pas à revenir ce qu'ils étaient autrefois.

(1) Debout. Loc. cit. t. XLIII, p. 418.
(2) Ibid. Id. p. 149.

CHAPITRE XVI.

AUGMENTATIONS PARTIELLES OU GÉNÉRALES DU VOLUME DU GLOBE DE L'ŒIL; ÉPANCHEMENTS ET TUMEURS A L'INTÉRIEUR DE SES TUNIQUES.

(T. II, p. 231.).

SECTION Ire.

CORNÉE CONIQUE. (P. 231.)

Syn. — Keratoconus, *De Graefe.*

Les degrés légers de conicité de la cornée ne sont pas toujours faciles à reconnaître à l'œil nu ou même à la loupe : le miroir réflecteur de l'ophthalmoscope, au contraire, en rend la constatation des plus faciles : en tournant le miroir de façon à faire tomber la lumière sous différents angles, le côté du cône opposé à la lumière est obscurci (1).

On sait que les lunettes sténopæïques sont d'un grand secours aux personnes atteintes de cette difformité; mais pour cela, il faut que l'ouverture en soit située tout contre la cornée, et, en définitive, quoique meilleures que rien, elles ne sont que d'un faible secours aux personnes auxquelles la vision rapprochée n'est pas indispensable, aux pauvres gens dénués d'instruction surtout. C'est dans l'intention de les remplacer utilement que M. Bowman a eu recours à l'iridesis, afin d'opérer sur l'iris de façon à donner à la pupille la forme d'une fente, et de la fixer à la cornée dans une position telle qu'elle pût procurer les images les plus nettes, compatibles avec l'altération de la courbure de la cornée dans chaque cas particulier. Il lui paraissait vraisemblable qu'en plaçant à l'intérieur de l'œil, immédiatement derrière la cornée, une ouverture en fente, on obtiendrait plus d'avantages que du diaphragme artificiel perforé, placé à l'extérieur. Toutefois, sans se renfermer dans cette idée, il s'est efforcé de découvrir expérimentalement quelle est la modification artificielle de la forme de la pupille la plus propre à améliorer la vision. Dans aucun

(1) BOWMAN. On Conical Cornea and its Treatment by Operation. (Opht. Hosp. Rep. 1859-1860, Vol. II, p. 154, et Ann. d'Ocul. 1860, t. XLIV, p. 219.)

cas, il n'a eu à se repentir d'avoir opéré : aucun malade n'a été empiré ; tous, à une exception près, ont été améliorés, et chez aucun il n'est survenu d'inflammation inquiétante. Il rapporte d'abord l'observation suivante :

Obs. 236 (1). — Sarah Collins, âgée de 26 ans, d'une santé faible depuis huit ans, est affectée aux deux yeux, depuis six ans, de cornée conique transparente. A cela près, les deux yeux sont normaux ; elle peut, avec de grands efforts, et en tenant le livre très rapproché, lire pendant quelques instants les plus petits caractères, mais elle a été obligée de renoncer à ses occupations, par suite de l'impossibilité dans laquelle elle se trouvait de voir les objets qui l'environnaient.

Le 30 avril 1858, j'opérai les deux yeux d'une manière différente, mais dans le même but, c'est-à-dire celui d'attirer la pupille en dehors dans un point déterminé de la circonférence de la cornée, pour arriver ensuite à lui donner la forme d'une fente horizontale. A l'œil gauche, j'excisai, au moyen d'une large aiguille, une petite portion de la circonférence de la cornée (cornéotomie, procédé de M. Guépin, modifié) ; une petite portion de l'iris vint immédiatement faire hernie, et la pupille prit, dans le sens transversal, la forme d'un ballon, son bord marginal n'étant point compris dans la partie herniée. A l'œil droit, je pratiquai l'iridesis. J'eus recours des deux côtés à la pince-canule pour attirer l'iris au dehors ; le point saisi correspondait au tiers moyen, afin de laisser la marge pupillaire encore libre dans la chambre de l'humeur aqueuse. Le but fut atteint aux deux yeux, mais avec beaucoup moins d'irritation du côté où j'employai l'iridesis. La vue se trouvant améliorée, surtout à droite, j'opérai de nouveau les deux yeux en sens opposé, le 21 mai, et j'obtins immédiatement de chaque côté une pupille ovale transversalement. A droite, le bord marginal de la pupille resta complétement libre ; à gauche, il resta adhérent à la plaie de la cornée. Il survint à peine de l'irritation. Au bout de deux jours, les ligatures s'étaient détachées : les pupilles se contractaient promptement, la gauche représentait mieux une fente que la droite. La vision s'améliora immédiatement aux deux yeux, état qui a continué de progresser, probablement par suite d'une certaine diminution de la saillie de la cornée. Cette fille a pu reprendre son métier de domestique ; même sans verres concaves, elle aperçoit assez bien les objets contenus dans un appartement ; elle voit encore mieux les objets éloignés avec des verres.

M. Bowman a essayé de pratiquer l'iridesis d'emblée des deux côtés du même œil, mais il a trouvé que, lorsqu'on faisait la seconde ligature, la première était exposée à être trop tiraillée, de sorte qu'il vaut mieux pratiquer la seconde iridesis huit jours après la première. Il préfère la fente verticale, comme offrant un meilleur aspect que l'horizontale et comme étant aussi plus favorable à la vision : en général, l'amélioration produite par une première iridesis en bas est très marquée ; celle qui succède à la seconde l'est toujours moins, mais il est toujours bon d'y recourir dans les cas de conicité considérable. M. Bowman conseille d'opérer de bonne heure les cas légers et seulement en bas pour arrêter les progrès de la conicité. Hors des bons effets déterminés par la forme particulière donnée à la pupille, l'opération exerce encore une grande influence sur la diminution de la saillie de la cornée. Il n'est pas facile d'indiquer quelle sera dans chaque cas l'étendue exacte de ce résultat, mais il n'y a pas le moindre doute sur ce point, que la saillie de la cornée diminue

(1) BOWMAN. Loc. cit., p. 162.

promptement, et qu'elle continue de diminuer pendant un temps considérable après l'opération ; résultat qu'il faut attribuer à la diminution de la pression intra-oculaire, bien que celle-ci ne soit pas augmentée dans la cornée conique. C'est donc en faisant tomber cette pression au-dessous de sa puissance normale, de façon à ce que la cornée affaiblie n'ait qu'une impulsion moindre à supporter, qu'agit l'iridesis, de même que l'iridectomie, dont M. de Graefe a retiré, dans ces mêmes circonstances, des résultats favorables. Dans un cas de kératocone très avancé, le malade a pu lire le n° 1 de Jaeger, quinze jours après l'opération, tandis qu'auparavant il ne pouvait lire que le n° 14 : la vision était devenue aussi beaucoup plus correcte à distance avec des verres concaves. Le résultat s'est maintenu pendant tout le temps que le malade a été tenu en observation (1).

SECTION II.

HYDROPHTHALMIE OU HYDROPISIE DE L'ŒIL. (P. 242.)

§ IV. Hydropisie sous-choroïdienne.

Syn. — Décollement, détachement, séparation, déplacement de la rétine. Décollement séreux de la rétine. Hydropisie choroïdienne, *Desmarres.* — Retina tremulans. Distacco della retina, *Ital.* — Ablösung der Netzhaut, *Allem.* Hydropisie sous-rétinienne.

Fig. ophthalm. Ed. JAEGER. Uber Staar und Staaroperationen, fig. 26. — QUAGLINO. Loc. cit. fig. XVI, XVII. — LIEBREICH, Tab. VII, fig. 1, 2. — SICHEL. Iconogr. Pl. LXXX, fig. 4. — RUETE. Bildl. Darst. Lief. 1, 2, Tab. VII, fig. IV, V, VI. Hydropisie sous-rétinienne.

Les connexions qui unissent la rétine à la choroïde peuvent être rompues à la suite de causes diverses, et de cette rupture résulte le soulèvement de cette première membrane et la production d'une poche renfermant un liquide dont la nature et l'aspect peuvent varier. Connue depuis longtemps sous le nom « d'hydropisie sous-rétinienne, » cette affection se reconnaissait, sans le secours de l'ophthalmoscope, à une tumeur grisâtre, fluctuante et mobile, dont l'éclairage au moyen d'une bonne lampe ou même la lumière du jour permettait de constater la présence dans le corps vitré et immédiatement derrière le système cristallinien. Il fallait pour cela que le décollement fût étendu, ce qui n'est plus aujourd'hui une condition de sa facile constatation, grâce à l'emploi de l'ophthalmoscope, qui permet d'en reconnaître aisément les degrés les moins avancés, ce qui, naguère encore, était parfaitement impossible.

1. *Causes.* — La rétine peut être séparée de la membrane à

(1) Archiv für Ophthalmologie, 1858, B. IV, Abth. 2, S. 273. — Voir : BOTTO. L'enclavement de l'iris, comme moyen curatif du staphylôme transparent de la cornée (Liguria medica, 1860).

laquelle elle est accolée, soit par des violences extérieures, dont le contre-coup amène cette dissociation, soit par des exsudats que des maladies de rétine ou de la choroïde déposent entre elles, soit par des tumeurs qui s'y développent, soit par l'atrophie du corps vitré, dont la réduction de volume attire la rétine vers le centre de l'œil; soit enfin par des tumeurs rétro-bulbaires. Dans chacun de ces cas, la rétine, soulevée et poussée en avant, vient flotter d'arrière en avant en suivant les mouvements de la tête, et ces fluctuations, en rapport ordinaire avec les degrés du décollement, sont le plus souvent faciles à constater.

Les coups, chutes et commotions, dont la tête peut être atteinte, sont susceptibles de donner lieu à des décollements immédiats. M. Mackenzie a constaté cette lésion, du côté temporal de la rétine, chez un homme qui était tombé sur la tête, du haut d'un chariot, et qui en perdit la vue sans retour. M. de Graefe en a également recueilli quatre observations; dans trois d'entre elles, le décollement résultait d'une contusion de l'œil et dans la quatrième d'une piqûre faite avec un couteau effilé, qui avait traversé le globe et décollé la rétine dans le point opposé à celui où il avait pénétré. M. Warlomont a vu, de son côté, un décollement déterminé, sur une jeune femme, par un violent soufflet qu'elle avait reçu dans une rixe, en s'interposant entre des époux mal assortis. Ces faits sont d'une grande valeur, au point de vue de la médecine légale.

Comme cause prochaine, M. Desmarres signale l'action du froid. Il cite le fait d'une grande dame italienne qui, au sortir d'un bal, impatiente d'attendre sa voiture, l'avait regagnée, les épaules et la face nues, par un froid très vif et avait perdu aussitôt l'œil droit par décollement de la rétine (1).

Les décollements de la rétine sont loin d'être rares; ainsi M. Quaglino (2), dans sa pratique de 1857, l'a constaté 48 fois sur cent cas d'amaurose partielle ou totale; proportion exceptionnelle, il est vrai, mais qui démontre néanmoins toute l'utilité de la connaissance de cette grave affection.

2. *Lésions anatomiques.* — La séparation de la rétine d'avec la choroïde suppose nécessairement la présence d'une substance anormale ou morbide entre ces deux membranes, substance qui, non-seulement en a détruit les rapports physiologiques, mais qui, de plus, en altère la structure anatomique et la puissance fonctionnelle. D'autre part, le fait seul que la rétine flotte d'arrière en avant suppose un certain degré d'atrophie ou de ramollissement du corps vitré.

Le liquide renfermé sous les parties décollées de la rétine se coagule facilement à la chaleur; il est ordinairement de couleur citrine fon-

(1) Loc. cit. t. III, p. 479.
(2) Loc. cit. p. 170.

cée et contient des corpuscules sanguins, des cellules granulées dues à la destruction de l'épithélium choroïdal et quelquefois des cristaux de cholestérine et des globules de pus. Il est le plus souvent le produit d'une exsudation séreuse opérée par la choroïde, dont l'altération, ainsi qu'il arrive dans la scléro-choroïdite très avancée, est le point de départ accoutumé de la maladie; d'autre fois, cependant, il peut être dû à un épanchement sanguin subit, tel qu'il s'en manifeste dans certaines maladies des vaisseaux ou des organes entraînant des troubles profonds de la circulation générale, ou à la suite de lésions traumatiques.

Le fait de la séparation de la rétine d'avec la choroïde n'entraîne pas *ipso facto* celui d'une altération immédiate, fonctionnelle ou organique, de cette première membrane : en effet, lorsque le recollement s'en opère, la sensibilité rétinienne peut s'y constater de nouveau, si le soulèvement n'a pas été trop considérable et n'a pas persisté trop longtemps. Quand, au contraire, le décollement a eu lieu sur une grande surface, la rétine, tiraillée et distendue, ne tarde pas à s'atrophier, et lors même qu'elle est rendue à ses premiers rapports, n'en est pas, pour cela, plus propre à la reprise de ses fonctions.

3. *Symptômes.* —La rétine, soulevée par un liquide, s'approche de l'appareil dioptrique, et peut, à l'ophthalmoscope, être examinée à l'image droite : dans la plupart des cas, elle forme une poche d'un gris sale et bleuâtre, flasque, plissée et mobile, qui s'agite avec les mouvements de l'œil (fig. 64); quand cependant cette poche est fortement distendue par le liquide qu'elle renferme et qu'en même temps la rétine est solidement unie à la choroïde aux limites du décollement, elle est globuleuse, lisse et se prête peu aux fluctuations inhérentes aux décollements ordinaires. La partie décollée de la rétine ne prend un aspect particulier que lorsque le liquide qui la soulève change les conditions de sa transparence ordinaire, ou que les rides qui la sillonnent modifient le mode de réflexion de la lumière et y donnent un reflet plus fort; en dehors de ces circonstances, la rétine soulevée se reconnaît à la direction de ses vaisseaux qui, bien que celle-ci soit modifiée, n'en conservent pas moins leur distribution caractéristique. Leur direction seule est changée, en raison des accidents de surfaces qu'ils doivent suivre : ainsi, leurs inflexions les rendent quelquefois un moment invisibles au fond d'une plicature, mais ils reparaissent bientôt et reprennent, au delà des limites du décollement, leur direction normale; signe pathognomonique de la situation physiologique de la partie de la rétine dans laquelle on les observe. Quand on a des raisons de soupçonner un décollement rétinien, on peut en constater l'existence en examinant le sujet à l'ophthalmoscope sans verre grossissant : on lui fait faire des mouvements

brusques de l'œil en haut, en bas, en dehors, en dedans; si le liquide contenu n'est pas transparent, la région où siége la maladie se présente immédiatement, sous l'aspect d'un nuage gris foncé ou bleuâtre, qui intercepte complétement l'image colorée du fond de l'œil normal et qui, lorsque la lésion est très prononcée, se meut, s'agite, paraît, disparaît selon les mouvements de l'œil en observation. Si au contraire, ce liquide permet encore de voir, par transparence, la teinte fournie par la choroïde, le nuage gris n'apparaît pas; mais, à l'aide d'un fort éclairage, l'image droite fait reconnaître facilement le reflet de la rétine, et d'ailleurs les vaisseaux de celle-ci servent de point de repère pour en indiquer la disposition.

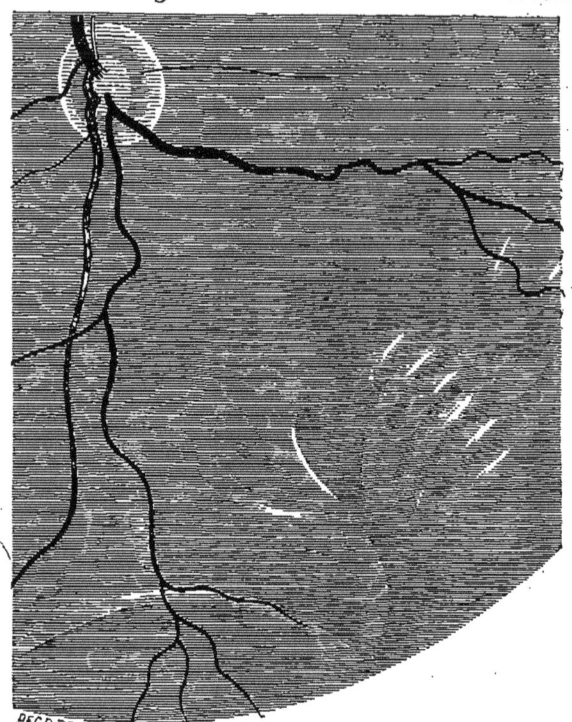

(Fig. 64.)
(Empruntée à Liebreich.)

Quand la rétine n'est soulevée que dans une très petite étendue et forme alors simplement un petit pli, reconnaissable le plus souvent à sa coloration, l'état des vaisseaux qui s'y répandent sert à la faire diagnostiquer. « La partie du vaisseau située sur le sommet du pli subit, par suite des mouvements de va-et-vient du verre convexe, un déplacement plus considérable que la partie située au niveau de la rétine (Schweigger) (1). »

Les connexions qui unissent les deux membranes que les décollements viennent séparer, sont très faibles et résistent peu à la marche des liquides épanchés entre elles; aussi les décollements ont-ils une grande propension à s'étendre latéralement et surtout de haut en bas, en raison des lois de la pesanteur. C'est pour la même raison qu'ils sont rarement circonscrits de façon à s'enfoncer, sous la forme d'une vessie distendue, dans le corps vitré; il faut, pour cela, que les deux membranes soient très adhérentes aux limites des parties soulevées.

(1) Leçons d'ophthalmoscopie, etc., pp. 72, 117.

Dans des cas de ces soulèvements très circonscrits, M. Schweigger a pu distinguer des vaisseaux, situés derrière eux, qui n'appartenaient pas à la rétine, mais plutôt à la choroïde. Il a vu une fois aussi le décollement légèrement pigmenté (1).

Quand la rétine est complétement décollée, qu'elle n'adhère plus au fond de l'œil que par ses adhérences au voisinage de la papille, la poche devient infundibuliforme : arrivée à ce point, la maladie amène en général d'autres désordres dans le cristallin et l'iris, et donne ainsi lieu à des cataractes et à des synéchies.

Les symptômes accusés par les malades se résument dans la perte, le plus souvent brusque, quelquefois progressive, de la vue, dans une partie plus ou moins étendue du champ de vision : les objets semblent en partie recouverts par un écran, qui ne permet d'en voir que les points dont l'image arrive sur les régions restées saines de la rétine. Quand on promène une lumière dans leur champ visuel commun, en leur intimant de regarder droit devant eux, il arrive des moments où la perception leur en échappe complétement. Le plus souvent, aux limites assignées par l'interposition de l'écran, les objets ne sont pas entièrement effacés, mais paraissent diffus et à contours ondulés, rougeâtres et tremblotants, ce qui indispose beaucoup les malades. M. de Graefe attribue cet état à un ratatinement de la rétine dans les régions qui avoisinent l'altération principale. La maladie peut atteindre des individus déjà cataractés ; la diminution du champ visuel ou l'abolition complète de toute sensation lumineuse permet de la diagnostiquer alors, en dehors de tout renseignement ophthalmoscopique, que l'interposition du rideau cristallinien rend impossible : circonstance importante au point de vue des indications de l'opération de la cataracte, chez les sujets ainsi doublement affligés.

4. *Diagnostic.* — Nous avons indiqué les signes au moyen desquels on peut, à l'ophthalmoscope, reconnaître les décollements rétiniens même les moins avancés. On ne pourra les confondre avec des opacités cristalliniennes, qui sont sur un plan antérieur; d'ailleurs, l'épreuve des trois images ne manquerait pas de lever tous les doutes s'il pouvait y en avoir. En tout cas, la fluctuation et les mouvements d'ondulation de la tumeur, profondément située, sont pathognomoniques des décollements de la rétine.

5. *Pronostic.* — Il est toujours grave, car, sauf les cas de décollements légers situés à la partie supérieure du fond de l'œil et qui peuvent disparaître spontanément par le fait de la descente du liquide, les guérisons s'en comptent. Toutes choses égales d'ailleurs, les décollements traumatiques offrent moins de gravité que les autres, qui sont presque toujours entretenus par d'autres altérations contre lesquelles

(1) Loc. cit. p. 118.

l'art ne peut rien. Les décollements restent ordinairement stationnaires et limités à un œil, quand il n'existait pas auparavant de sclérotico-choroïdite postérieure; c'est le contraire, quand celle-ci préexiste.

6. *Traitement.* — Les décollements rétiniens sont fréquemment le résultat de maladies de la choroïde : ils sont, dès lors, on le conçoit, environnés de parties affectées, à un moindre degré, mais néanmoins susceptibles de causer des troubles visuels au delà des limites du désordre principal. Les traitements appliqués à celui-ci ont, par cela, pu paraître en amender l'état, alors qu'ils ne faisaient que pallier des désordres circonvoisins, passibles d'amélioration. Il faut dire cependant que certains décollements, légers et récents, ont guéri, en ce sens que des parties détachées de la rétine ont pu se recoller; mais ce résultat était dû seulement à ce que le liquide, par sa tendance à gagner les parties déclives, abandonnait celles qu'il avait d'abord envahies : la pression intra-oculaire, dans ces conditions, réapplique les membranes désagrégées et leur permet de se recoller, mais la maladie n'en est que déplacée, car on la retrouve un peu plus bas.

On cite néanmoins des exemples de guérison de décollements rétiniens, au moyen de traitements médicaux. M. Sichel a publié l'observation d'un épanchement sous-rétinien séreux, avec décollement de la rétine de l'œil gauche et amaurose, guéri par un traitement pharmaceutique rationnel (obs. 238). M. Liebreich en a publié deux cas (obs. 239 et 240) et M. Galezowski trois autres (1). Dans tous, les antiphlogistiques employés avec vigueur au début, et plus tard les dérivatifs, ont eu les honneurs d'une cure presque inespérée.

Le traitement chirurgical des décollements rétiniens n'a pas donné jusqu'ici de résultats dont il y ait beaucoup à se louer, car il n'a guère procuré que des améliorations temporaires, qu'il avait fallu payer au prix de dangers assez grands pour la conservation de l'organe. Il exige, en effet, l'introduction dans l'œil d'un ou de deux aiguilles, manœuvre dont l'ophthalmitis a déjà été la conséquence; des tentatives dans cette direction demandent donc beaucoup de circonspection chez les personnes qui ont conservé un degré utile de vision, et chez les autres laissent peu d'espoir de réussite. Quoi qu'il en soit, M. Sichel d'abord (2), puis MM. de Graefe, Bowman et Wecker ont institué, contre les décollements rétiniens, des procédés opératoires qui demandent à être mentionnés et qui ont pour but l'évacuation du liquide sous-rétinien, soit dans le corps vitré, soit au dehors de l'œil. La première méthode est celle de M. de Graefe : il se sert d'une aiguille à double tranchant, dont le col doit être assez fort pour obturer la plaie et qui est munie d'un arrêt, distant de la

(1) Annales d'Oculistique, 1863, t. XLIX, p. 107.
(2) Clinique européenne, 1859, n° 9.

pointe de 16 millimètres. Il enfonce cette aiguille dans la sclérotique, du côté externe, si la position du décollement le permet, à 8 ou 10 millimètres de la cornée et, arrivé à une profondeur de 12 millimètres, dirige vers la rétine le tranchant, qu'il fait basculer aussitôt d'avant en arrière, afin de couper ou plutôt de dilacérer le décollement, en retirant l'aiguille (1). Le liquide passe alors dans le corps vitré et y augmente d'autant la pression sur la rétine décollée, dont il favorise ainsi le retour dans sa position naturelle. M. de Graefe mentionne vingt opérations à la suite desquelles aucun accident n'est survenu, et qui ont donné lieu à des améliorations assez notables, mais malheureusement passagères. M. Bowman (2) se sert d'une petite aiguille en fer de lance, qu'il introduit à travers la partie où il soupçonne que siége l'épanchement; ou de deux aiguilles qu'il conduit très près l'une de l'autre et dont il écarte ensuite les pointes, quand il a des raisons de croire qu'elles ont transpercé la rétine, de façon à déchirer celle-ci dans une certaine étendue et d'établir ainsi, comme dans le procédé précédent, une communication entre la tumeur liquide et le corps vitré : quand on a l'intention de déterminer une déchirure très large, il suffit d'introduire les aiguilles à une plus grande distance l'une de l'autre. M. Bowman n'a jamais vu l'opération occasionner de dommages sérieux; dans quelques cas, il a obtenu une amélioration de la vue, sous le rapport tant de l'étendue du champ visuel que de l'acuïté des perceptions, en quelques minutes, en quelques heures, et d'autres fois dans l'espace de peu de jours. Dans quelques cas, l'amélioration a été légère, un peu d'agrandissement du champ visuel, une perception plus nette d'objets vus au même éclairage qu'auparavant. Dans d'autres, par contre, il n'est survenu aucune amélioration; dans d'autres, enfin, la perte de la vue est finalement devenue aussi complète que si aucune opération n'avait été tentée. Quant à la durée de l'amélioration, elle a été assez satisfaisante; sur des sujets perdus de vue pendant deux ans, elle persistait encore. Chez d'autres, il y a eu des récidives qui ont exigé une seconde et une troisième opération, suivies de résultats variables.

M. Wecker (3), dans le but d'ouvrir en même temps une communication entre la poche et le corps vitré et un moyen d'écoulement au dehors du liquide épanché, a fait construire par M. Luer une aiguille-trocart (fig. 65) munie d'un arrêt en forme de curseur A et que l'on peut, au moyen d'un petit ressort, fixer à une distance variable de la pointe. La gaîne de l'aiguille doit glisser très exactement sur cette dernière et se confondre insensiblement avec la base

(1) Archiv für Ophthalmol. 1863, B. IX, Abth. 2, S. 85. — LAVAGNE. Thèse pour le doctorat en médecine. Paris 1864, et Annales d'Oculistique, 1864, t. LI, p. 219.

(2) Ophth. Hosp. Rep. 1864, Vol. IV, p. 133, et Ann. d'Ocul. 1864, t. LII, p. 222.

(3) WECKER. Études ophthalmologiques, t. II, p. 364.

de sa pointe, afin de traverser la sclérotique sans beaucoup d'effort. Il introduit l'aiguille-trocart entre les tendons des muscles droits externe et supérieur, à 8 millimètres environ du bord de la cornée, et perfore, de dedans en dehors, la poche rétinienne, en enfonçant l'instrument à une profondeur d'environ 15 à 18 millimètres, pour être certain d'avoir perforé le décollement. Le liquide sous-rétinien, ordinairement très fluide dans les décollements de formation récente, les seuls, d'ailleurs, qu'il convienne d'attaquer par ce procédé opératoire, s'écoule au dehors à travers la canule, dès qu'on a retiré l'aiguille, et aussitôt que cet écoulement commence à se ralentir, on retire la canule elle-même, en lui imprimant un mouvement de bascule. L'examen ophthalmoscopique lui a permis de constater qu'on obtient ainsi une plaie triangulaire étendue, et que la poche rétinienne apparait très affaissée après l'opération. Comme M. de Graefe et M. Bowman, M. Wecker, en procédant ainsi, a obtenu des améliorations assez marquées; seulement, chez aucun de ses opérés, cette amélioration ne s'est maintenue au delà d'un an (1).

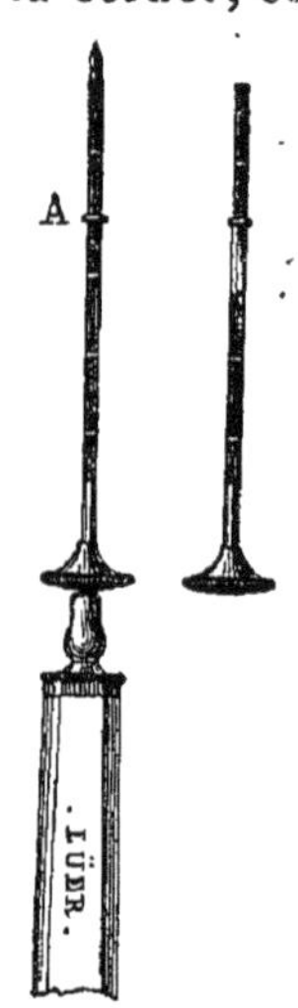

(Fig. 65)

Obs. 237 (2). — Le 19 décembre 1860, M. Mackenzie fut consulté par un malade dont l'œil droit était amaurotique et affecté de cataracte congéniale. Il avait bien vu de son œil gauche jusqu'environ cinq semaines auparavant; mais il était très myope et portait des verres concaves d'un numéro très élevé. Il avait éprouvé de grandes inquiétudes relativement à sa profession; ce qui avait été suivi d'insomnie, de céphalalgie et de vertige. Il avait beaucoup lu. Actuellement il ne pouvait distinguer une personne d'une autre. La cornée et la sclérotique se laissaient déprimer. La pupille se dilatait lentement sous l'influence de l'atropine. L'œil n'était ni rouge ni douloureux. La face postérieure du cristallin gauche était parcourue par de nombreuses stries radiées indiquant le commencement d'une cataracte. La rétine était décollée dans une grande étendue; près de la papille optique elle avait celui d'une simple pellicule, mais en se portant vers le sommet, elle avait l'aspect d'un bulbe qui flottait çà et là au moindre mouvement de l'œil. Le cristallin se mouvait aussi en même temps que la rétine. Ce cas est un exemple d'une des terminaisons du *staphyloma posticum*.

Obs. 238 (3). — Madame F..., âgée de 37 ans et demi, fripière, a complétement perdu la vue des deux yeux depuis le mois de juin 1854. Elle a été opérée de cataracte en 1832, de l'œil droit, par Dupuytren, et en 1850, de l'œil gauche, par un de mes élèves; c'est à l'aiguille que l'une et l'autre opération ont été faites. La dernière avait réussi immédiate-

(1) Voir, pour les décollements de la rétine : MÉTAXAS. Du décollement de la rétine. Thèse, Paris, 1861. — LAPLAGNE. Traitement chirurg. du décoll. de la rétine. Thèse. Paris, 1864. — DE GRAEFE. Archiv für Ophth. 1854-1855, B. I, Abth. 1, S. 362; 1857, B. III, Abth. 2, S. 391, 394; 1858, B. IV, Abth. 2, S. 235; 1863, B. IX, Abth. 2, S. 85. Klin. Monatsb. 1863, B. 1, S. 49. — DESMARRES. Loc. cit. t. III, p. 475. — BOWMANN. Des opérations à l'aiguille dans le décollement de la rétine. (Ophth. Hosp. Rep. 1863-1864, Vol. IV, p. 130, et Annales d'Oculistique, 1864, t. LII, p. 222. — WECKER. Loc. cit p. 337. — LIEBREICH. Archiv für Ophth. 1859, B. V, Abth. 2, S. 251. — H. WALTON. Brit. Med. Journ. 1865, Oct. 5, p. 563. — BADER. Med. Times and Gaz. 1861, May 18, p. 524.

(2) MACKENZIE. Inédite.

(3) SICHEL. Iconographie ophthalm. p. 812, et Annales d'Oculistique 1861, t. XLV, p. 257.

ment, et la malade avait pu se livrer à ses travaux habituels pendant quelque temps; mais bientôt de violentes névralgies céphaliques et des étourdissements survinrent; la vision directe fut impossible; madame F... ne voyait que de côté. Enfin, le 27 juin 1854, la vue de l'œil gauche fut complétement abolie.

Madame F... se présente à ma clinique le 2 novembre 1854. Sans dilatation préalable de la pupille et sans l'aide de la loupe, je reconnais dans la partie inférieure du fond de l'œil gauche une opacité blanchâtre, présentant le phénomène non douteux de la fluctuation et indiquant par conséquent une hydropisie sous-choroïdienne ou épanchement sous-rétinien. Une solution d'atropine permet d'observer les phénomènes suivants: On aperçoit dans la partie inférieure du fond de l'œil, immédiatement derrière la pupille, deux élévations fluctuantes blanchâtres, en forme de plis ellipsoïdes s'étendant obliquement de haut en bas, séparées en bas, à leur point de contact, par un sillon dirigé d'avant en arrière, sillon dans lequel on voit un vaisseau sanguin injecté, d'une couleur rouge pâle. Une bandelette pseudo-membraneuse semi-lunaire, d'un gris bleuâtre un peu ardoisé, est adhérente au bord pupillaire externe. Voici le diagnostic que je portai : bandelette pseudo-membraneuse adhérente dans la pupille gauche; amaurose de l'œil gauche, symptomatique d'une hydropisie sous-choroïdienne consécutive à une ophthalmie interne, laquelle a été déterminée par une opération de cataracte à l'aiguille. Je procédai tout de suite à l'examen ophthalmoscopique, qui confirma pleinement mon diagnostic. Tous ceux qui n'avaient pas bien aperçu au jour naturel le phénomène de la fluctuation et le vaisseau étendu d'avant en arrière dans le sillon de jonction des deux élévations, les virent parfaitement à l'aide de l'ophthalmoscope, qui, en outre, fit paraître le vaisseau d'un rouge plus foncé, et donna une teinte rouge pâle jaunâtre à la partie supérieure du fond de l'œil non occupé par le soulèvement de la rétine, et noire à la lumière solaire. La fluctuation était manifeste et très étendue; à chaque mouvement du globe oculaire, les deux plis ellipsoïdes et blanchâtres de la rétine décollée et soulevée tremblotaient; on les voyait mis en mouvement par un liquide qui, évidemment libre entre cette membrane et la choroïde, se déplaçait d'un côté à l'autre. La bandelette pseudo-membraneuse ardoisée apparaissait sur le bord pupillaire externe; les deux tiers inférieurs environ du champ pupillaire étaient occupés par un pli considérable de la rétine, soulevé et divisé en deux tumeurs irrégulièrement arrondies et à peu près de même volume, une externe et une interne, par un sillon incomplet au fond duquel chemine un vaisseau qui est évidemment une branche ramifiée de l'artère centrale de la rétine. L'ophthalmoscope n'a donc que très peu ajouté ici au diagnostic porté sans dilatation de la pupille et à l'œil nu ; il a seulement montré plus distinctement plusieurs détails.

Dès le 2 novembre, un traitement modérément antiphlogistique, résolutif et dérivatif fut commencé, avec un pronostic absolument fâcheux, à la vérité. On se proposait de dissiper le reste de l'ophthalmie interne et d'amener la résorption d'une partie du liquide épanché entre la rétine et la choroïde. Ce traitement se composait de l'application de dix sangsues au-devant de l'oreille gauche, réitérée à trois reprises et à quinze jours d'intervalle, de quelques sangsues appliquées à l'anus, de purgatifs répétés, de légers minoratifs, de l'usage alternatif, à l'intérieur, du calomel et du soufre doré d'antimoine à dose fractionnée et altérante, de la solution de chlorure de barium, de la teinture de semences de colchique, des pilules d'oxyde noir de cuivre, de bichlorure d'hydrargyre, plus tard de l'iodure de potassium : à l'extérieur, de l'onguent napolitain, de la pommade d'oxyde noir de cuivre, de celle d'iodure de potassium, de fomentations fréquentes des yeux avec de l'eau froide, de pédiluves irritants et finalement de vésicatoires volants promenés au haut de la nuque, derrière les oreilles, sur le front et les tempes.

Depuis le 2 novembre jusqu'au 8 décembre, les phénomènes visibles à l'œil nu et à l'ophthalmoscope ne changèrent point. Seulement, ce dernier jour, la malade prétendit commencer à voir mieux, c'est-à-dire à distinguer quelques gros objets, circonstance qui me paraissait une illusion d'aveugle, d'autant que les deux soulèvements rétiniens étaient moins distincts à l'ophthalmoscope, ce que j'attribuais à un commencement d'opacité du cristallin, causée par la pression que la rétine soulevée exerce d'ordinaire, à cette période de la maladie, sur le corps vitré et la lentille oculaire. Mais quel ne fut pas mon étonnement lorsque, le 14 décembre, la malade ayant positivement déclaré que sa vue avait encore gagné, je cherchai en vain, à l'œil nu et à l'aide de l'ophthalmoscope, les deux élévations fluctuantes, opaques et blanchâtres de la rétine ! Elles n'existaient plus et étaient remplacées par une teinte rouge pâle de la partie inférieure du fond de l'œil, semblable à celle de la partie supérieure. On pouvait encore reconnaître un contour très léger et mal accusé des deux tumeurs, mais, dans toute leur étendue, la rétine était devenue transparente, rose, beaucoup moins élevée; on ne pouvait plus la voir flotter ou trembloter, et pendant les mouvements latéraux du globe, on voyait à peine une légère oscillation d'une petite quantité de liquide transparent, se déplaçant dans le sens transversal et dans une petite étendue. Il fallait donc admettre que le liquide sous-rétinien et la rétine avaient repris de la transparence, que la quantité du premier avait diminué, et que cette membrane s'était en partie réappliquée contre la choroïde.

Tout en restant dans la plus grande réserve quant à l'admission d'un résultat aussi insolite et aussi peu probable, je devais persister à faire suivre avec soin le traitement rationnel prescrit. Ce qui me forçait davantage à ne pas trop mettre en doute le résultat exposé, c'est qu'il semblait ramener l'œil gauche à l'état où se trouvait l'œil droit depuis le jour de la première visite de la malade. En effet, dans celui-ci, le fond, noir à la lumière solaire, présentait à l'ophthalmoscope une teinte rouge jaunâtre uniforme, semblable à celle de la partie supérieure du fond de l'œil gauche, et une très légère fluctuation d'un liquide presque incolore qui, pendant les mouvements les plus vifs du globe en ligne transversale, était de temps à autre projeté en faible quantité d'un côté à l'autre. Le mieux continua à augmenter, et au commencement d'octobre 1855, Madame F... non-seulement se conduisait seule dans les rues de Paris, mais encore voyait bien l'heure à une montre. Alors, à l'œil nu, on ne voyait plus aucune opacité dans la pupille, et l'ophthalmoscope même ne montrait plus aucun soulèvement opaque de la rétine. Toutefois on pouvait encore reconnaître la partie décollée de celle-ci à sa forme : elle avait toujours la profonde dépression, le sillon au milieu, et de chaque côté une convexité : mais la partie était non plus opaque, opaline ou grisâtre, mais rose et semi-transparente. Elle offrait encore un léger mouvement oscillatoire, et laissait voir à travers son tissu transparent, la fluctuation d'un liquide entièrement incolore épanché sous elle.

Le 24 mars 1856, le mieux avait encore augmenté : aussi l'aspect à l'ophthalmoscope avait-il changé de nouveau : l'élévation rose, oscillante, et la fluctuation du liquide incolore avaient complétement disparu. La rétine, légèrement rose, paraissait uniforme, partout appliquée à la choroïde, et présentait sa concavité normale. Quelques-uns des mêmes moyens, tels que le barium, la pommade cuivrée, les vésicatoires volants, furent continués de loin en loin; un liniment excitant fut essayé avec beaucoup de précaution en avril 1856. La vision gagna encore, si bien que la malade put se livrer à tous ses travaux ordinaires et même lire sans lunettes un caractère moyen. Ce résultat favorable se maintint jusqu'au milieu de 1857, où, par suite de la mort de son mari, madame F... tomba dans la misère et devint gravement malade. Sa vue diminua de nouveau, et je ne la revis plus, probablement parce que, incapable de se soigner, elle avait dû se faire admettre dans un hospice.

Malgré la récidive, cette guérison reste acquise à la science; elle permet de conclure que, sous l'influence d'un traitement rationnel et bien approprié aux circonstances, la rétine décollée peut récupérer sa structure et ses fonctions normales. Assurément ce résultat est rare; je ne l'ai obtenu aussi complet que dans ce dernier cas et dans l'autre déjà cité. Quoi qu'il en soit, c'est une satisfaction de penser qu'il y a désormais un nom de moins à inscrire dans la désolante liste des maladies incurables.

Obs. 239 (1). — Le prédicateur Asmis, qui avait jadis consulté M. de Graefe pour une affection de l'œil droit, se présente de nouveau, le 13 avril 1858, et se plaint d'être myope de l'œil gauche : cette myopie avait déjà été reconnue, mais la vue était alors distincte. Aujourd'hui le malade ne peut lire le n° 20 de Jaeger, et compte difficilement les doigts qu'on lui présente : l'axe de la vision est dirigé en bas; plus de la moitié inférieure du champ visuel fait défaut; la limite de la portion supprimée du champ visuel est une ligne horizontale qui passerait par le point situé à la partie externe et excentrique du champ de la vision. L'ophthalmoscope montre un décollement de toute la moitié supérieure de la rétine de l'œil gauche, sous la forme d'un sac gris-bleu

(1) Liebreich. Archiv für Ophthalm. 1859, B. V, Abth. 2, S. 251.

foncé, à surface renflée, faisant saillie dans le corps vitré; une partie de ce sac recouvre tout à fait les limites de la rétine saine et masque la papille et la *macula lutea*. On distingue, sur la surface de la rétine décollée, les vaisseaux minces, déliés, presque noirs, décrivant des courbes ondulées. Au-dessus du décollement, le fond de l'œil est normal, et principalement la rétine.

De l'œil droit, dont la vue était autrefois abolie, le malade peut lire les nos 5 et 4 de Jaeger, mais il ne voit que syllabes par syllabes : le champ visuel n'existe plus en haut et en dedans. A l'examen ophthalmoscopique, les contours de la papille sont peu distincts; la rétine transparente est décollée en bas et en dehors; vers la partie supérieure, au travers de la rétine saine, apparaissent des altérations isolées et circonscrites dans la choroïde. — Le soir du 14 avril, une sangsue artificielle fut appliquée. — Deux jours après, nouvel examen ophthalmoscopique : pas de modification sensible, si ce n'est que la limite horizontale du décollement s'est abaissée en dehors. — Le 18 avril, nouvelle saignée ; sensible amélioration de la vue. — Le 21, le malade distingue le n° 20; le champ visuel n'est aboli que dans une petite partie, en bas et en dehors; la partie auparavant défectueuse ne présente plus qu'une faible diminution de la vue excentrique. L'examen ophthalmoscopique montre l'état du fond de l'œil à peine en rapport avec ces modifications. Ainsi la rétine est décollée dans la même étendue et proémine toujours dans le corps vitré ; elle présente à peu près le même aspect que précédemment, quant à la coloration, à la forme et à la disposition des vaisseaux. — Deux jours après, changement notable. — Le 23 avril, on voit pour la première fois la papille; la rétine est recollée en haut et n'est plus détachée qu'un peu, très près de la périphérie; elle est transparente : mais dans le tiers inférieur il y a un détachement très proéminent, avec des bosselures inégalement saillantes, bien séparées les unes des autres, et dont le contenu est assez trouble. Néanmoins le malade lit le n° 5 de Jaeger ; la vue excentrique est seulement un peu diminuée; l'étendue du champ visuel est presque complète. Après une nouvelle saignée pratiquée le 25, et l'usage continu du sublimé, des diurétiques et des dérivatifs, la vue s'améliore à tel point que, le 2 mai, le malade pouvait lire le n° 3 et la plupart des mots du n° 2, et que le champ visuel était presque complet.

A l'examen ophthalmoscopique, on trouva la rétine parfaitement recollée en haut, lisse, ses vaisseaux rouges et bien distincts sur la choroïde plus riche en pigment. Dans le tissu de celle-ci, on distinguait en dedans et en haut une place claire, à bords pigmentés, foncés, place d'où s'étendait dans le corps vitré une surface ellipsoïde, trouble, bleuâtre.

Obs. 240 (1). — Le 20 février, le prédicateur Werneck se présente; il est affecté d'une amaurose de l'œil gauche, suite d'une maladie de la choroïde; il a perdu subitement la vue, et attribue sa cécité à un refroidissement. Le tiers externe du champ visuel est conservé; du côté interne, le malade peut à peine distinguer confusément les doigts. L'ophthalmoscope fait voir un décollement en haut, en bas et en dehors, décollement plus proéminent en haut, où l'opacité du contenu ne permet pas de découvrir la choroïde. Les vaisseaux apparaissent sur la membrane détachée comme des lignes foncées, presque noires, dirigées horizontalement sur la partie supérieure ; ils sont, sur la partie inférieure, infléchis ou coudés, suivant les ondulations de la rétine.

Sous l'influence du traitement indiqué dans la précédente observation, la vue s'améliora à tel point que le malade put, au bout de six semaines, lire le n° 3 de Jaeger. Pendant ce temps, le champ visuel avait reconquis son étendue; la vue excentrique seule est diminuée, mais peu sensiblement. On voit la rétine recollée partout, excepté dans un point fort étroit de la partie inférieure : la portion de cette membrane, autrefois décollée, réfléchit plus fortement la lumière qu'à l'état normal, surtout à la partie supérieure où la rétine est perforée : là on aperçoit une tache ovoïde à bords bleuâtres, deux fois plus grande que la papille, et sur laquelle apparaissent les vaisseaux choroïdiens dénudés. Ces derniers longent la tache, et l'on peut les suivre, dans une certaine étendue, au travers de la rétine saine ou d'un léger nuage diaphane. Du bord supérieur de la perforation de la rétine, où l'on remarque quelques ecchymoses rouges, part un cordon cylindrique et grisâtre qui plonge dans le corps vitré : ce cordon demi-transparent est parsemé de

(1) METAXAS. Du décollement de la rétine. — Thèse, Paris, 1861.

petites taches isolées. Chose très remarquable, les vaisseaux qui étaient autrefois foncés, presque noirs, ont repris à peu près leur coloration normale. Deux veines, entre lesquelles se trouve une artère, arrivent jusqu'au bord inférieur de la perforation, s'écartent pour circonscrire cette dernière, tandis que l'artère, une fois auprès de ce bord inférieur, s'arrête déchirée.

Obs. 241 (1). — Un homme, âgé de 62 ans, eut la tête prise entre une voiture et un mur; il perdit connaissance et, quand il revint à lui, s'aperçut que la vue de l'œil gauche était abolie. Il se présenta au dispensaire de M. Deval, quinze jours après l'accident. L'œil n'offrait à l'extérieur aucune trace d'inflammation; la pupille gauche est irrégulière, le champ visuel périphérique conservé en dedans, en bas et en haut, points dans lesquels le malade distinguait les objets, mais aboli en dehors et directement, où il ne voyait plus rien. L'ophthalmoscope fit voir des tumeurs présentant des ondulations et parsemées de stries rougeâtres; tout à fait vers l'*ora serrata*, on observait une tache rouge, probablement produite par du sang. Cette tumeur était évidemment un décollement traumatique de la rétine.

Obs. 242 (2). — Un jeune homme de 19 ans, luttant avec un de ses camarades, fut renversé et, en se relevant, remarqua qu'il ne voyait plus aussi bien de l'œil droit que du gauche : s'il fermait celui-ci, il ne distinguait plus que la moitié supérieure des objets. Lorsqu'il se présenta au dispensaire de M. Deval, trois jours après l'accident, rien d'anormal ne se remarquait à l'extérieur de l'œil : la pupille était mobile, la vue directe conservée, ainsi que celle en bas et en dehors; mais le malade ne voyait pas les objets qu'on plaçait vers la région frontale. L'examen du fond de l'œil montra les milieux de l'œil avec toute leur transparence, la papille et les vaisseaux qui en émanent avec leurs caractères physiologiques; nous avons engagé le malade à faire mouvoir son œil, et nous avons reconnu derrière l'iris et en bas une tumeur flottante, et en arrière d'elle du sang extrêmement rouge; il s'agissait donc encore d'un décollement traumatique de la rétine. M. Deval prescrivit l'arnica. Le malade n'est pas revenu consulter, de sorte qu'on ne put savoir quelle a été l'issue de sa maladie.

Obs. 243. — *Décollement rétinien consécutif à un abcès rétro-bulbaire. — Recollement de la rétine et rétablissement de ses fonctions après l'ouverture de l'abcès* (3). — Ferdinand Stacker, journalier, âgé de cinquante-quatre ans, se présente à la clinique le 5 décembre 1862, avec une exophthalmie inflammatoire gauche. Cet homme a joui d'une bonne santé jusqu'au mois de septembre, époque à laquelle une ulcération charbonneuse de la jambe le contraignit de s'aliter pour quatre semaines. Durant cet intervalle, il était pris tous les soirs d'un mouvement fébrile qui l'affaiblissait beaucoup, et quand nous le vîmes, il n'avait pas recouvré ses forces. Il y a plus d'une semaine, il sentit dans l'orbite droit des douleurs sourdes, et bientôt il s'aperçut que l'œil correspondant proéminait au dehors; mais sa vue ne s'est voilée que depuis quelques jours. Actuellement l'œil fait une saillie de plus de 12 millimètres; la paupière supérieure est très rouge et légèrement infiltrée; l'œil ne se ferme qu'avec difficulté; le globe oculaire est complétement fixe; la cornée est un peu tournée en dehors; la pupille, modérément dilatée, ne se contracte que faiblement; la paupière supérieure est peu sensible, mais le malade accuse de vives douleurs à la moindre pression que l'on exerce sur l'œil affecté. On ne perçoit aucune fluctuation; tous les symptômes sont ceux d'une inflammation du tissu graisseux de l'orbite.

A côté de ces symptômes, le malade présente des troubles fonctionnels de la vue qui méritent une attention spéciale. Il ne compte les doigts qu'à une distance de trois pieds, et ne lit avec un verre convexe et à une distance de deux ou trois pouces, que quelques lettres du n° 20 de Jaeger. En outre, la vision excentrique est abolie dans plusieurs directions, mais principalement en haut. Au premier abord, ces changements paraissent être la conséquence de la compression du nerf; mais l'examen ophthalmoscopique fait découvrir un décollement rétinien circonscrit, commençant en pointe tout près du nerf

(1) Ibid. Id., p. 255.
(2) Ibid. Id.
(3) De Graefe. Klin. Monatsbl. 1863, B. I, S. 49, et Ann. d'Ocul., 1863, t. XLIX, p. 244.

optique et s'étendant en bas. Ce décollement est assez bien accusé ; la partie soulevée de la rétine est transparente, sauf vers ses bords, où elle présente une légère teinte grisâtre. Cet accident doit être rapporté à la compression des veines choroïdiennes et implique un pronostic défavorable. — Le 11 décembre, nouvelle présentation du malade. — Quelques déplétions sanguines sont restées sans effet. — La coloration de la peau est plus foncée; la paupière supérieure tuméfiée est plus molle, surtout en dehors. — Cataplasmes tièdes. Le 19 décembre, la fluctuation était manifeste, l'abcès a été ouvert par la muqueuse : il s'en est échappé à peu près 15 grammes d'un pus phlegmoneux, et la nature de ce pus ainsi que le sondage ont montré qu'il s'agissait bien d'une inflammation du tissu graisseux. — L'exophthalmie s'est notablement réduite ; le malade lit avec le verre convexe 8 le n° 16 et quelques mots du n° 11 de Jaeger, à quatre pouces de distance. — Le 21, la vue paraît beaucoup améliorée; le 14 du même mois, le malade lisait déjà le n° 11 à dix pouces de distance et avec + 8 le n° 4, à cinq pouces. La vision excentrique n'est plus défectueuse qu'en haut, et le rétrécissement du champ visuel est très limité; encore faut-il, pour l'observer, examiner le malade à un éclairage faible. L'examen ophthalmoscopique montre que les vaisseaux rétiniens ne sont pas interrompus dans leur continuité, et que la rétine s'est complétement réappliquée: la projection de l'œil en avant a presque entièrement disparu, et le défaut de mobilité du globe ne porte plus que sur deux millimètres environ, en dedans et en dehors. L'ouverture de l'abcès a été suivie d'une amélioration très sensible de l'état général du sujet. Il se sent parfaitement bien, ce qui ne lui était pas arrivé depuis le mois de septembre. La rétine décollée s'est parfaitement réappliquée sans que l'ophthalmoscope permette d'y apercevoir la moindre altération et ses fonctions se sont rétablies.

Obs. 244 (1). — T.... (Auguste), imprimeur en papiers peints, cinquante et un ans, marié, constitution un peu sèche, tempérament sanguin. Personne dans sa famille n'a mal aux yeux; il n'a jamais eu de maladies vénériennes. En 1851, il a eu une fluxion de poitrine avec pleurésie. En février 1863, il fut repris de la même maladie. Jamais antérieurement il n'avait eu de mal aux yeux, ni aucuns troubles de la vue, lorsque environ un mois après la guérison de sa pleuro-pneumonie, il s'aperçut en travaillant de quelques troubles visuels de l'œil droit. Il y avait déjà quelques jours, au dire du malade, qu'il était un peu gêné pour voir de cet œil. Il ne peut préciser l'époque exacte du début de la maladie, ni si cette diminution de la vision est venue brusquement ou peu à peu. C'est en mettant la main devant son œil gauche qu'il s'est aperçu qu'il voyait très peu de l'œil droit. Cela se passait en mars 1863. Le malade se reposa et ne consulta personne. En juillet, il prit avis d'un médecin qui ne put lui dire ce qu'il avait et l'adressa à M. Sichel, qui posa le diagnostic suivant : *Amblyopie avancée à droite* (l'œil ne lit aucun caractère); *plaque ardoisée mal circonscrite sur le bord inférieur externe de la papille droite.* Prescription : Purgatifs drastiques, liniments excitants, vésicatoires volants sur la tempe droite, et puis un traitement mercuriel ioduré. Environ deux mois après le début du traitement, le malade a entrevu; mais cette amélioration n'a été que passagère. Enfin, en décembre, il a consulté M. Follin, qui a diagnostiqué : *Décollement latéral externe de la rétine,* à droite, et prescrit des pilules mercurielles. Actuellement, 1er février 1864, la conjonctive de l'œil droit est rouge.

A la distance d'un pied, le champ visuel est représenté par une bande de $0^m,40$ de haut, sur $0^m,15$ de large. La portion de la bande qui est au-dessous du point de fixation est trois fois plus longue que celle qui est au-dessus du même point. Toute cette surface correspond à la partie interne de la rétine. Le champ visuel interne est nul. A l'ophthalmoscope, on voit le milieu de l'œil un peu opalescent, verdâtre et quelques corpuscules flottants dans le corps vitré. On distingue assez nettement, mais à travers un nuage léger, la papille et les vaisseaux qui en sortent; on reconnaît encore l'artère et la veine, et une légère dépression de ces vaisseaux à la partie inférieure de la papille. Le segment externe de la rétine est décollé dans toute sa hauteur; il existe aussi un décollement de la partie inférieure. Ces signes ophthalmoscopiques sont très évidents lorsqu'on dit au malade de regarder à droite, puis à gauche. Lorsqu'on examine à l'ophthalmoscope sans lentille, on constate que la partie externe de la rétine a un aspect verdâtre, que cette

(1) LAPLAGNE. Thèse. Paris, 1864, et Annales d'Oculistique, 1864, t. LI, p. 220.

partie flotte; au contraire, si on examine la partie interne de la rétine, on trouve le fond rose normal. A la distance d'un pied, le malade peut lire les grosses lettres de l'échelle de M. Giraud-Teulon. L'œil gauche est un peu rouge. La vue y est bien conservée; mais la grande sensibilité de cet œil à la lumière en rend impossible l'examen à l'ophthalmoscope. — 3 février. Le traitement médical n'a encore amené aucune amélioration. M. Follin introduit dans le globe de l'œil, à environ 5 millimètres en arrière du côté externe de la cornée, une aiguille à cataracte un peu courbe sur le tranchant, et pénètre à une certaine profondeur pour inciser la rétine. Immédiatement après l'opération, injection sous-cutanée à la tempe de cinq gouttes d'une solution contenant un centigramme de chlorhydrate de morphine par cinq gouttes. — Le 5. Pas de réaction inflammatoire. Le malade raconte que, depuis l'opération, ses yeux ont été moins sensibles à la lumière; vue un peu moins mauvaise de l'œil droit; le champ visuel est considérablement agrandi; il comprend $0^m,85$ en largeur, dont $0^m,75$ en dehors du point de fixation, et $0^m,10$ en dedans, et $1^m,19$ de hauteur, dont $0^m,27$ au-dessus du point de fixation, et $0^m,92$ au-dessous. L'examen ophthalmoscopique ne montre aucun épanchement sanguin dans les milieux de l'œil; le fond a un peu changé d'aspect. — Le 20, le champ visuel de l'œil droit a gagné un peu en étendue à la partie interne. La vue est gênée par un épiphora considérable des deux yeux. M. Follin a incisé, ces jours derniers, les canaux lacrymaux. — 5 mars. La partie du champ visuel située à gauche du point de fixation a aujourd'hui $0^m,17$, et celle située directement au-dessus en a $0^m,34$. La vision se ferait assez bien si on faisait disparaître l'épiphora.

Obs. 245 (1). — Madame V...., cartonnière, âgée de soixante-deux ans, bonne constitution. Pas de maladies d'yeux dans sa famille. Premiers troubles de la vue vers la fin de 1862, consistant en des mouches volantes; rougeur extérieure dans l'œil droit; le gauche était tout à fait sain. A cette époque, elle est restée quelques semaines à l'hôpital pour une maladie du cœur. Elle ne se préoccupait pas beaucoup de l'état de ses yeux lorsque, le 1er janvier 1863, deux ou trois mois après le début, en se frottant l'œil gauche, elle fut très-étonnée de ne plus voir du tout du droit. En mars suivant, elle se présente à la clinique du docteur Wecker, qui diagnostique : insuffisance aortique; à l'œil droit, décollement rétinien en dehors et en bas. Elle compte difficilement les doigts à trois pieds de distance; obscurcissement du champ visuel en dedans et en haut. Choroïdite commençante à gauche. Un traitement antiphlogistique et altérant n'amène aucun résultat. — En janvier 1864, la malade se présente de nouveau au dispensaire. Le décollement est un peu plus étendu, et la poche moins transparente. Elle ne compte les doigts qu'à une distance de vingt à trente centimètres; sensation de ballottement très incommode dans le globe; elle ne distingue aucun caractère de l'échelle de Jaeger. Depuis six mois, l'œil gauche est plus gravement atteint; la malade se plaint d'y voir des papillons. La choroïdite a fait des progrès. Un traitement antiphlogistique et dérivatif la modifie heureusement, mais n'amène aucun changement dans l'œil droit.

Bien que ce cas ne soit pas très favorable, M. Wecker se décide à tenter l'opération. — 26 février. M. Wecker enfonce son petit trois-quarts au-dessus et en dehors de la cornée, en pénétrant dans la direction de la poche; il s'écoule de la canule une certaine quantité d'un liquide jaune verdâtre; puis il fait éprouver à la canule un mouvement de bascule pour déchirer la membrane nerveuse. Bandeau sur les deux yeux. — Le 27. Le globe oculaire, qui présentait une grande flaccidité hier, immédiatement après l'opération, a presque repris aujourd'hui la consistance qu'il avait avant. La sensation de ballottement dans le globe persiste encore. Elle compte les doigts à deux mètres de distance. — Le 28. La malade n'a pas souffert; au lever du bandeau, l'œil est un peu rouge. Suppression du bandeau; tenir les yeux fermés dans une douce obscurité; instillation de quelques gouttes d'une solution d'atropine. — Le 29. Le mieux se maintient. Le fond de l'œil paraît d'un jaune verdâtre. — 1er mars. A peine un peu de rougeur de la conjonctive. Le champ visuel s'est agrandi. A l'ophthalmoscope, on ne voit pas d'ouverture à la rétine. Cependant le fond de l'œil n'est plus le même. Les parties supérieures et internes sont affaissées; dans les régions inférieures et externes, le décollement existe toujours. Le corps vitré paraît un peu trouble. Elle distingue sans lunettes les lettres du

(1) Ibid. Id. p. 222.

nº 20 de Jaeger; la sensation de ballottement persiste. Elle se plaint de voir jaune. — Le 4. A la partie inférieure et externe de la rétine, on voit, à l'ophthalmoscope, une fente d'une longueur égale au diamètre de la papille, et d'une largeur égale au tiers de ce diamètre. Les bords de la fente sont déjetés en avant, et ont une teinte verdâtre qui contraste avec la coloration rougeâtre de la fente. — 17 avril. La malade a fait une chute il y a quinze jours, et s'est heurté la tête : à cette époque la vue a baissé beaucoup dans l'œil droit. Depuis, elle revient insensiblement. Aujourd'hui, elle compte les doigts à quatre pieds et demi et lit quelques lettres du nº 20 de Jaeger. L'examen du champ visuel, à un pied de distance, donne, dans sa plus grande largeur, trente-deux centimètres, et 30 centimètres en hauteur. Il s'étend surtout en dehors et en bas. La malade peut fixer directement en avant.

Résumé des signes ophthalmoscopiques. — Poche flasque, d'un gris sale et bleuâtre, plissée et mobile, s'agitant avec les mouvements de l'œil; inflexions anormales des vaisseaux; teinte grisâtre de toute la partie affectée, interceptant l'image colorée du fond de l'œil normal.

SECTION III.

ÉPANCHEMENT SANGUIN A L'INTÉRIEUR DE L'ŒIL. (T. II, P. 253.)

Figures ophthalmoscopiques : SICHEL, Pl. LXXIX, fig. 2. — QUAGLINO, fig. 5, 10, 11, 12, 13, 14. — Ophth. Hosp. Rep. Vol. I, Pl. VII, fig. A.—JAEGER, Taf. 7, 12.—Archiv für Ophth. B. I, Abth 1, Taf. II, fig. 4, 5. Abth. 2, Taf. VI, fig. 1.

Les hémorrhagies à l'intérieur de l'œil sont plus fréquentes qu'on ne le croyait autrefois. Il arrive assez fréquemment que la vue se perd presque subitement sans aucune douleur, sans la manifestation d'aucun signe extérieur et que l'examen ophthalmoscopique seul trouve l'explication du phénomène dans une hémorrhagie interne, siégeant le plus souvent dans le corps vitré, et qui se reconnaît à la présence d'une opacité gris noirâtre qui empêche complétement d'éclairer le fond de l'œil. Avant l'usage de l'ophthalmoscope, ces cas étaient rapportés à des causes toutes différentes (1). Les extravasations sanguines dans la choroïde, la rétine et le corps vitré sont d'ordinaire symptomatiques d'autres affections de ces membranes, dans lesquelles les parois des vaisseaux ont subi quelque altération : la face interne de la choroïde en est une des sources les plus fréquentes; les vasa vorticosa, les vaisseaux de l'iris et des procès ciliaires, les vaisseaux rétiniens peuvent également y donner lieu. Selon ces différentes sources, le sang peut occuper la chambre antérieure ou les parties profondes : dans ce dernier cas, on ne l'aperçoit à l'œil nu que lorsqu'il est en quantité très considérable et peu distant de la face postérieure du cristallin. Ce sont évidemment les vaisseaux de la choroïde qui fournissent les extravasations abondantes qui se font dans le corps vitré; elles s'opèrent à travers une éraillure de la rétine (2) dont on

(1) HULKE. Med. Times and Gazette, 1862, Oct. 4, p. 356.

(2) ESMARK. Perforation de la rétine par suite d'une hémorrhagie de la choroïde (Archiv für Ophth. 1858, B. IV, Abth. 1, S. 350, Taf. 14.

retrouve souvent la trace à l'ophthalmoscope, après que le sang s'est résorbé, sous la forme d'une cicatrice fortement pigmentée. Ces épanchements ne se remarquent en général que dans des yeux dont la circulation est profondément altérée (glaucome, scléro-choroïdite) ; on les observe parfois aussi cependant dans des yeux qui n'avaient jamais été jusque-là le siége d'aucune altération appréciable. La résorption du sang épanché peut se faire plus ou moins complétement, mais les hémorrhagies du corps vitré ne permettent jamais à cette humeur de reprendre sa transparence parfaite (1).

Les applications irritantes locales sont, dans ces cas, plus nuisibles qu'utiles. Une douce contention, exercée la nuit au moyen d'un bandage légèrement compressif, pourra être essayée (2).

Obs. 246 (3). Je fus consulté le 9 novembre 1859, par le garde-chasse d'un noble, qui avait perdu la vue d'un œil par une hémorrhagie oculaire, survenue à la suite d'une course trop prolongée. La chambre antérieure était remplie de sang et l'on n'y apercevait plus aucune trace d'iris ni de pupille. Après deux paracentèses de la cornée, le caillot prit un aspect blanchâtre filamenteux. La douleur disparut, mais la vision ne revint pas.

Obs. 247 (4). — Un domestique de ferme me consulta, le 6 novembre 1860; la vue de son œil droit s'était brusquement supprimée, trois semaines auparavant, pendant qu'il semait du blé : il était, à cette époque affecté d'un catarrhe. L'image renversée était distincte. La pupille dilatée par l'atropine, l'ophthalmoscope ne faisait presque plus voir de trace du reflet rouge du fond de l'œil ; on n'apercevait aucun vestige de la papille optique, mais tout le corps vitré était rendu noir par la présence du sang épanché. La douleur avait déjà disparu. Il distinguait la lumière d'avec l'obscurité. Il rapportait que, quelques années auparavant, il lui était arrivé quelque chose de semblable, et qu'il avait été complétement guéri ; mais il ne se rappelait plus si c'était le même œil qui avait été affecté cette première fois.

SECTION IV.

TUMEURS NON MALIGNES DU GLOBE DE L'ŒIL. (T. II, P. 259.) (5).

§ II. Tumeurs non malignes de l'iris. (P. 264.)

2. Les excroissances charnues de l'iris ne sont pas rares : elles offrent quelquefois l'aspect, au début, des tumeurs condylomateuses syphilitiques. M. Warlomont en a vu un cas où l'erreur eût été facile (obs. 248); mais le développement progressif du produit patho-

(1) Donders. On the Anomalies of Accommodation and Refraction of the Eye (The New Sydenham Society), p. 382. Lond. 1864.

(2) Consultez : Bader. Opht. Hosp. Rep. 1857-1859, Vol. I, p. 267. — Liebreich. Observation. Archiv für Ophth. 1854-1855, B. I, Abth. 1, S. 346. — Von Walther. Obs. d'hémorrhagie intra-oculaire (Merkwürdige Heilung eines Eiterauges, p. 61, Landshut, 1810), dans laquelle la vapeur d'éther sulfurique s'est montrée utile.

(3) Mackenzie. Inédite.

(4) Ibid. Id.

(5) Sur les tumeurs de l'iris, de la choroïde et de la rétine, voyez : De Graefe. Arch. für Ophth. 1860, B. VII, Abth. 2, S. 35, 40, 42.

logique, qui envahit d'abord la chambre antérieure pour se frayer ensuite une route à l'extérieur, à travers la cornée, et l'existence de la maladie à un seul œil, serviront à prévenir l'erreur.

Ces excroissances se rencontrent d'ordinaire chez les enfants scrofuleux et s'accompagnent le plus souvent d'adénite cervicale: M. Poland (1) croit que des dépôts tuberculeux peuvent s'opérer dans l'iris et c'est sans doute de cette nature qu'étaient ceux que nous avons observés. Ils se ramollissent rarement et n'acquièrent pas un grand volume, mais ils détruisent les fonctions de l'organe, en occasionnant la dégénérescence du tissu de l'iris et, dans la plupart des cas, l'atrophie du globe oculaire. M. Schirmer (2) a rencontré dans l'iris une tumeur *caverneuse*, suite de lésion traumatique. Au côté externe de la chambre antérieure, on remarquait un petit corps demi-transparent, comme de la gelée, très distinctement vasculaire, de couleur blanc jaunâtre, couvert de taches rouges et de la grosseur d'un pois: il débordait à moitié la pupille et semblait adhérer principalement au corps ciliaire et toucher la cornée. La pupille agissait bien. La tumeur fut enlevée par iridectomie et le malade renvoyé quelques jours après avec une amélioration de la vue.

Obs. 248 (3). — Le nommé Édouard Vanwetter, âgé de 10 ans, s'est présenté à l'Institut ophthalmique du Brabant, le 28 juin 1865, atteint d'une affection de l'œil gauche, dont le début remonte à un mois environ : l'enfant est d'une constitution assez chétive et les parents, sans avouer d'antécédents syphilitiques, ne paraissent pas les nier avec beaucoup d'assurance. Quoi qu'il en soit, la vue de l'œil malade est complétement abolie; la conjonctive oculaire fortement injectée, la dureté du globe très augmentée et des douleurs assez vives y sont en permanence. L'iris paraît être le siége des principales altérations morbides; il est changé de couleur, d'un jaune cuivré (l'autre est gris-bleu) et toute sa région pupillaire occupée par cinq petites tumeurs de la grosseur d'un grain d'orge, jaunes, accolées les unes aux autres, et ressemblant, à s'y méprendre, aux condylomes de l'iritis syphilitique; la pupille en est complétement obstruée et l'atropine, aux plus fortes doses, est sans action sur celle-ci. — Liqueur de Van Swieten à l'intérieur et instillation d'un collyre au sulfate neutre d'atropine. — 31 juillet. Cinq semaines de ce traitement n'ont pas arrêté la marche envahissante de la maladie. Les tumeurs sont aujourd'hui réunies en une seule masse fongueuse, qui occupe une grande partie de la chambre antérieure; les douleurs sont très violentes et le malade entre à l'Institut le 18 août. Continuation du traitement général; paracentèses cornéennes, pour diminuer la pression interne, ce à quoi l'on réussit assez bien. — 31 octobre. La cornée s'est perforée à son union avec la sclérotique, vers l'extrémité supérieure de son diamètre vertical, et la tumeur intra-oculaire y fait saillie : elle a la forme d'un petit chou-fleur, aplati par la pression qu'exerce sur elle la paupière supérieure : les douleurs ont sensiblement diminué. Excision de la partie saillante, au moyen de ciseaux courbes sur le plat. Continuation du traitement général. — 6 décembre. La tumeur a répullulé et se développe rapidement : l'œil est perdu sans retour. Le sujet n'offre aucuns symptômes cachectiques. M. Warlomont fait l'excision du globe par énucléation.

Examen de la tumeur fait par le Dr Jottrand : A la partie antérieure du globe oculaire, à la place occupée, dans l'état normal, par la cornée et les milieux transparents de l'œil, se trouve, faisant saillie en dehors de la sclérotique, une tumeur d'apparence circulaire,

(1) Ophth. Hosp. Rep. 1857-1859, Vol. I, p. 174.
(2) Greissw. med. Beiträge, III. Clinique du Dr Bardeleben.
(3) Warlomont. Presse médicale belge, 1866, p. 45.

bombée en avant, de 12 millimètres de diamètre, enchatonnée dans la sclérotique et séparée de celle-ci en certains points de sa circonférence par un sillon assez profond. La surface antérieure de cette tumeur, d'un aspect gris rosé, rugueux, chagriné, examinée à la loupe, présente les caractères des surfaces bourgeonnantes. Une coupe pratiquée sur le globe de l'œil, dans le sens de son axe antéro-postérieur, et divisant par conséquent la tumeur suivant l'un des diamètres de sa circonférence, permet de constater la forme complète de la production pathologique et ses rapports avec les parties constituantes du globe de l'œil. La forme est celle d'une tête-de champignon, convexe en avant, concave en arrière. Cette convexité est la surface bourgeonnante décrite plus haut; la concavité paraît répondre à la face postérieure de la cristalloïde antérieure. A la place que devrait occuper le cristallin, il ne reste qu'une petite quantité de liquide transparent et glaireux. La cristalloïde postérieure paraît exister intacte, unie à l'hyaloïde, veuve du corps vitré qui paraît devoir s'être écoulé par une incision faite à la sclérotique, pendant l'opération probablement, et aussi par la coupe que nous avons opérée. Les rayons pigmentaires de la zone de Zinn sont encore très apparents et à leur place normale. En résumé, à partir de la cristalloïde antérieure qui fait partie de la production pathologique, les milieux profonds de l'œil sont normaux. La coupe faite sur la tumeur permet de distinguer dans sa constitution deux couches d'aspects différents : 1° Une couche profonde à concavité dirigée vers le fond de l'œil, convexe en avant, d'une substance gris blanchâtre compacte et ne laissant voir, ni à l'œil nu ni à la loupe, aucune trace de vascularisation; la surface antérieure de cette couche, convexe dans son ensemble, présente trois petits mamelons de la grosseur d'un grain d'orge chacun, dirigés en avant; 2° Une couche antérieure appliquée intimement sur la couche précédente, d'une coloration rosée, riche en vaisseaux disposés régulièrement en forme d'arborisation et formant des cônes à bases antérieures, répondant à la surface granulée de la tumeur, à sommets postérieurs en rapport avec les petits mamelons de la couche profonde. A l'union des deux couches et vers l'angle formé par la réunion de la face antérieure convexe et de la face postérieure concave de la tumeur, on remarque, situés régulièrement, des dépôts noirs pigmentaires provenant ou de l'uvée ou des procès ciliaires choroïdiens. L'examen microscopique de la tumeur nous laisse voir des cellules ovoïdes d'exsudation, de petits noyaux, des fibres nucléées, des globules sanguins enchevêtrés dans un stroma délicat et fin parcouru par de nombreux vaisseaux sanguins; d'où nous pouvons conclure que nous avons affaire ici à une tumeur sarcomateuse fibro-plastique. Quant aux parties du globe de l'œil qui ont été envahies par le mal, il nous paraît évident que ce sont : 1° la cristalloïde antérieure qui, dans la tumeur, est représentée par la couche grisâtre postérieure dure et non vasculaire; 2° l'iris, représenté par la partie la plus vasculaire de la tumeur, située antérieurement à la partie que nous venons de décrire et séparée de celle-ci par les rayons de pigment restes de l'uvée ou des procès ciliaires choroïdiens.

Quant à la question de savoir si ces deux parties ont été malades en même temps dès le début, si elles l'ont été consécutivement et, dans ce cas, laquelle des deux l'a été avant l'autre, il ne nous appartient pas de le décider, pas plus qu'il ne nous appartient de décider de la cause productrice.

M. Fario (1) a publié l'histoire intéressante d'un individu, ayant eu antérieurement la fièvre intermittente, et chez qui une éruption furonculaire générale ayant eu lieu à plusieurs reprises, il vit se développer sur le bord inférieur de la pupille, vers son côté externe, une petite tumeur rougeâtre arrondie et mamelonnée, ovale et grosse comme un grain de millet, répondant par son sommet au niveau du bord pupillaire inférieur, d'où se détachait une exsudation lymphatique en demi-lune, et qu'il crut pouvoir considérer comme un véritable *furoncle de l'iris*. Cette tumeur finit par éclater, sous l'action

(1) Giornale Venet. de Scienze Medic. 1860.

de l'atropine, qui fit plisser l'iris, et à la suite de quelques douleurs fort aiguës, par donner issue dans la chambre antérieure à un *filet de matière noire*, qui n'était autre chose que le bourbillon et qui ne tarda pas à se résorber.

Il n'est pas rare de rencontrer des poils dans les tumeurs intra-oculaires. M. de Graefe en a rapporté un cas, dans lequel le contenu de la tumeur, survenue à la suite d'une lésion traumatique, était formé en partie de poils très fins (1). M. Stoeber en a publié un autre (obs. 249).

En général, les tumeurs de l'iris sont incurables, mais, à leur début, il est souvent aisé de les enlever par iridectomie, c'est-à-dire en enlevant en même temps la portion d'iris à laquelle elles adhèrent : c'est le meilleur moyen à recommander dans ces sortes de cas.

Obs. 249 (2). — Le 16 août 1864, un jeune garçon d'une bonne constitution, âgé de onze ans, se présenta à la consultation de la clinique ophthalmologique. La mère et l'enfant lui-même rapportent qu'il y a dix mois, ce dernier a eu l'œil droit contusionné par un éclat de bois. Immédiatement après l'accident, on ne remarqua rien de particulier à l'œil ; quelques jours après, une légère irritation se manifesta à cet organe, mais disparut en peu de temps. L'enfant continua ses études sans rien éprouver à son œil. Au bout de plusieurs mois, on aperçut une petite tache blanche derrière la cornée. Cette tache augmentant peu à peu, s'étendit au-devant d'une partie de la pupille ; depuis deux mois, la vue baisse sensiblement à l'œil malade qui, par moments, a présenté un peu d'irritation et une légère photophobie.

État actuel. — Dans la chambre antérieure existe une tumeur, ayant la forme et les dimensions d'un petit pois, légèrement ovalaire. Le petit corps est implanté sur la partie externe du bord pupillaire de l'iris, auquel il est visiblement adhérent; on voit même des vaisseaux sanguins passer de l'iris sur la tumeur (fig. 66). Celle-ci s'étend jusqu'au milieu de la pupille; de son extrémité part une ligne brun foncé qui se dirige vers le côté opposé de la pupille, où elle paraît se perdre derrière l'iris. Les parents de l'enfant pensaient que ce corps linéaire pouvait être une esquille du corps contondant qui avait frappé l'œil, ce que ni la forme ni la couleur de cette ligne régulière ne nous permettaient d'admettre. On remarquait cependant que là où la ligne brune se terminait derrière l'iris, cette membrane était légèrement poussée en avant vers la cornée. A la cornée même on ne remarque aucune trace de cicatrice ; autour de cette membrane les vaisseaux sont légèrement injectés ; l'enfant ne se plaint ni de douleur ni de photophobie.

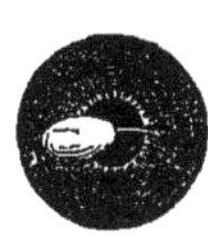

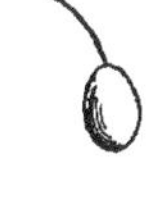

(Fig. 66.)

L'indication était évidente; il fallait enlever la tumeur, afin de l'empêcher d'envahir toute la pupille et d'abolir la vue. L'opération fut pratiquée immédiatement. L'enfant étant chloroformé, je pratiquai une incision à la partie inférieure du bord de la cornée; je saisis la tumeur avec une pince, je la tirai au dehors avec la partie de l'iris à laquelle elle adhérait et je l'enlevai d'un coup de ciseaux. La plaie se cicatrisa rapidement, et le 22 août l'enfant quitta Strasbourg : la vue était rétablie ; aucune trace d'irritation n'existait à l'œil; l'opération ne laissa après elle qu'une déformation de la pupille, résultat inévitable de l'ablation d'une portion du bord pupillaire inférieur de l'iris.

La tumeur excisée était constituée par un kyste dont le contenu blanchâtre et grumeleux examiné au microscope, était formé de cellules remplies de graisse et de cristaux de

(1) Archiv für Ophth. 1857; B. III, Abth. 2, S. 412.

(2) Stoeber. Klin. Monats. 1864, B. II, S. 362, Ann. d'Ocul. 1865, t. LIV, p. 000, et Gaz. méd. Strasb. 1865, p. 16.

cholestérine. La ligne brune qui avait traversé la pupille était formée par un cil châtain foncé, implanté par son bulbe au fond du kyste, et dont l'extrémité libre avait été cachée par l'iris. Ce cil avait une longueur de près d'un centimètre et était légèrement recourbé. On pouvait se demander si le cil s'était développé dans le kyste ou s'il avait pénétré du dehors. Je crois devoir admettre cette dernière opinion. Les poils des kystes dermoïdes sont fins, peu colorés, sans bulbe, réunis en nombre plus ou moins considérable. Ici il n'y avait qu'un cil châtain foncé, muni de son bulbe, et présentant un aspect analogue aux cils qui garnissaient les bords palpébraux. Il est vrai que je n'avais pas remarqué de cicatrice à la cornée; mais une petite ouverture a pu exister sur le limbe antérieur de la sclérotique et ne pas laisser de trace bien appréciable après sa cicatrisation. L'inspection de la pièce anatomique et du dessin qui l'accompagne, et qui a été exécuté par M. Schmidt, interne du service, fait voir que cette tumeur ne ressemble en rien aux kystes vésiculaires de l'iris.

§ III. **Tumeurs non malignes de la choroïde et du corps ciliaire.** (P. 266.)

Les tumeurs non malignes, situées profondément dans l'œil, soulèvent la rétine, au-dessous de laquelle elles se développent, et la repoussent en avant, ainsi qu'il est aisé de le constater à l'ophthalmoscope. Les dépôts tuberculeux prennent ordinairement naissance à la face interne de la choroïde, où ils sont amplement nourris par les vaisseaux : leur accroissement est en général rapide et peut être assez considérable pour former une masse volumineuse s'étendant sur la face. Elles ont le plus souvent une origine inflammatoire, sont formées de tissu connectif, et bien que naissant presque toujours de la choroïde, proviennent parfois aussi de la rétine. Elles peuvent se terminer par résolution, par atrophie ou par suppuration et donnent toujours lieu à la perte de l'œil. Il faut se garder de les confondre avec les décollements rétiniens, dont la mobilité servira à les différencier, et avec des tumeurs encéphaloïdes, qui en diffèrent en ce que, prenant naissance du nerf optique, elles se développent au-devant de la rétine, au lieu d'être recouvertes par cette membrane (1).

Obs. 250. — *Dépôts de matière tuberculeuse à l'intérieur de l'œil; progrès lents; accroissement de volume et propulsion du globe de l'œil; rétrogradation graduelle; atrophie de l'œil* (2). — J. B., âgé de 4 ans, délicat, à l'habitus strumeux, fut présenté, l'année dernière, à la consultation pour un affaiblissement de la vue à droite, s'accompagnant parfois d'irritation et de larmoiement. Cet enfant a le teint remarquablement clair et des yeux d'un bleu brillant. Il existe à peine de la photophobie et du larmoiement; les pupilles sont actives et normales, il n'y a aucunes traces extérieures d'une affection quelconque. On dilate la pupille et l'on examine avec et sans l'ophthalmoscope. On découvre alors qu'il existe au fond de l'œil un dépôt jaunâtre, du volume d'une grosse tête d'épingle, situé au côté externe et un peu au-dessous de l'entrée du nerf optique: la rétine passe par-dessus et est soulevée. On ne put que faire des conjectures sur la nature de ce dépôt. On prescrivit de petites doses d'iodure de fer, de temps en temps un laxatif mercuriel, et l'on résolut de surveiller attentivement la marche du mal. D'abord la rétine se souleva graduellement, et le dépôt en s'accroissant s'insinua entre elle et la choroïde;

(1) Stellwag von Carion, Ophthalmic Review, 1864, Vol. I, p. 174. — Fig. de choroïdite tuberculeuse chez un cochon, Archiv für Ophth. 1855-1856, B. II, Abth. 1, Taf. II, fig. 2. — Hulke. Dissection d'une choroïdite aiguë. Ophth. Hosp. Rep. 1860-1861, Vol. III, p. 274.
(2) Poland. Ophth. Hosp. Rep. 1857-1859, Vol. I, p. 172.

la rétine se portant constamment en avant et faisant saillir en ce sens l'iris et le cristallin, provoqua alors de l'irritation et une légère ophthalmie, suivie bientot de l'accroissement du volume de l'œil. L'étude attentive des phases du développement de ce dépôt, et surtout la lenteur de son accroissement, firent penser qu'il était de nature bénigne. On prescrivit l'huile de foie de morue; huit gouttes trois fois par jour de la liqueur de quinquina de l'hôpital et un bon régime. Les parties les plus importantes de l'œil furent successivement envahies, et l'on finit par ne plus pouvoir distinguer l'humeur vitrée ni le cristallin; l'œil augmenta de volume et fit saillie en avant, la cornée devint opaque et la sclérotique amincie se laissa distendre.

La propulsion ne fut jamais assez prononcée pour empêcher les paupières de se fermer et, comme elle devint bientôt stationnaire, elle fit cesser la crainte d'une affection maligne. L'œil étant devenu un corps étranger inutile et de nature à nuire à l'autre, on proposa son extraction. Refus des parents. L'état de l'organe resta le même pendant une dizaine de jours, puis il commença à être moins proéminent et à se ramollir. Il continua à diminuer graduellement de volume, et au bout de deux mois, il était réduit à un moignon de l'aspect d'un bouton et n'offrant plus aucune apparence de texture normale.

§ IV. Dépôts ou tumeurs non malignes occupant la place de l'humeur vitrée. (P. 267.)

Un grand nombre d'affections diverses du fond de l'œil peuvent en imposer pour des tumeurs de mauvais caractère, bien qu'elles ne soient rien moins que cancéreuses. M. Alf. Graefe a cité l'exemple d'un cysticerque enkysté du corps vitré offrant tout à fait l'aspect de l'œil de chat amaurotique (1). Dans un cas publié par M. Rothmund (2) de névrome ou de dégénérescence cystique du nerf optique, la papille, conique, était venue presque au contact de la cornée, et tout le contenu de l'œil était remplacé par une tumeur volumineuse, prenant naissance du nerf optique et composée de plusieurs kystes. M. Bader a reconnu à l'autopsie qu'une masse morbide intra-oculaire était tuberculeuse, bien qu'elle eût été considérée comme cancéreuse pendant la vie (3). Par contre, on trouve (4) l'observation d'un cas où l'erreur contraire fut commise : le dépôt intrà-oculaire avait d'abord été considéré comme tuberculeux, mais les accidents consécutifs démontrèrent qu'il s'agissait d'un cancer. Deux fois, l'œil fut extrait par M. Browne pour des tumeurs non malignes, où l'on ne trouva que de la lymphe organisée sans trace de cellules cancéreuses (5).

(1) Klinische Monatsblätter, 1863, B. I. S. 237.
(2) Ibid. S. 261, et Ophth. Review, 1864, Vol. I, p. 162.
(3) Medical Times and Gazette, 1860, Nov. 17, p. 481.
(4) Archives of Medecine, par Beale, Vol. I, p. 238.
(5) Browne. Dublin Hospital Gazette, 1861, June 1, p. 168.

CHAPITRE XVII.

AFFECTIONS MALIGNES DU GLOBE DE L'ŒIL (1).

(T. II, p. 274.)

Dans tous les cas d'affections oculaires offrant l'aspect d'une affection maligne, il importe de s'assurer de l'état de la santé générale du sujet, et surtout de rechercher s'il n'existe pas dans une autre région quelque maladie semblable à celle dont l'œil est affecté. Cet examen révèle souvent l'existence d'une affection cancéreuse interne ou externe, qui rend le pronostic tout à fait défavorable et contre-indique toute opération (2).

SECTION II.

FONGUS HÉMATODE OU TUMEUR ENCÉPHALOÏDE DU GLOBE DE L'ŒIL. (P. 277.)

Syn. — Fongus médullaire. — Encephaloma. — Encéphaloïde interne de l'œil.

Fig. — SICHEL. Pl. LXXIII.

Les symptômes subjectifs sont, au début : des douleurs névralgiques dans l'œil, des attaques temporaires d'obscurcissement de la vision, le rétrécissement du champ visuel, parfois la limitation de la vision à un côté de ce champ, comme dans le décollement de la rétine, puis la cécité complète. On observe en même temps de la lassitude, du découragement, parfois des douleurs vagues dans l'abdomen, annonçant l'existence d'un cancer interne; l'œil s'enflamme et devient le siége de douleurs constantes; il est rouge et larmoyant, souvent dur au toucher, ce qui permet d'écarter l'idée de décollement, parce que l'augmentation de la pression intra-oculaire n'accompagne jamais l'hydropisie sous-rétinienne.

Dans l'immense majorité des cas, la tumeur naît du nerf optique; dans des cas rares cependant, elle part de la choroïde (3). On y

(1) SPENCER WELLS : Comparaison des tumeurs malignes et non malignes. (Brit. Med. Journ. 1864, Dec. 17, p. 685.)

(2) BUTCHER. Observation de squirrhe affectant presque exclusivement la cornée (Dublin Quart. Journ. of Med. Sc. 1861, febr., avec fig.).

(3) WHARTON JONES. Dissection d'un œil atteint d'encéphaloïde (Med. Times and Gaz. 1858, feb. 13, p. 164.) — HULKE. Ophth. Hosp. Rep. 1860-1861, Vol. III, p. 279, 1863, Vol. IV, p. 82, et Annales d'Oculistique, 1863, t. XLIX. p. 41. Pour les caractères microscopiques des cellules, Loc. cit. t. IV, p. 85.

remarque deux espèces de vaisseaux; les uns, qui appartiennent à la rétine, occupent généralement la face postérieure, mais se remarquent parfois aussi à l'antérieure; les autres, appartenant essentiellement à la tumeur et pénétrant dans sa substance, proviennent de l'artère centrale de la rétine et des artères de la choroïde voisines de la papille optique. M. Dixon a observé un cas d'encéphaloïde de l'œil, naissant des procès ciliaires (1).

La récidive, très rapprochée de l'extirpation, est la règle la plus ordinaire. Cependant M. Hulke rapporte trois observations où la maladie n'avait pas reparu après 15, 17 et 22 mois (2). Dans un cas de la pratique de M. Horner (3), l'enfant succomba à une méningite purulente, six jours après l'opération.

SECTION III.

MÉLANOSE DU GLOBE DE L'ŒIL.

La mélanose paraît, moins que l'encéphaloïde, disposée à survenir spontanément : le plus souvent, elle vient s'implanter sur un œil altéré depuis longtemps par une inflammation, spécialement par l'inflammation arthritique. Quand elle est simple, elle peut ne pas être une affection maligne, mais elle le devient en se compliquant d'une autre affection de mauvais caractère, telle que le squirhe ou l'encéphaloïde.

Un œil qui se prend de mélanose commence par être le siége d'élancements douloureux et soudains dans le globe, vers l'angle interne, accompagnés de larmoiement et d'un écoulement aqueux par les narines; viennent ensuite l'obscurcissement et la perte de la vue, le chémosis avec gonflement des paupières, la distorsion du globe oculaire, et l'augmentation de son volume. Enfin, la sclérotique prend une teinte foncée, noirâtre, le cristallin est poussé en avant, la pupille se dilate, la cornée ou la sclérotique éclate et une masse fongueuse noire, qui sera bientôt le point de départ d'hémorrhagies plus ou moins abondantes, vient faire saillie par l'ouverture (4).

(1) Medical Times and Gazette, 1863, May 16, p. 507.
(2) Loc. cit. Obs. 8, 9, 10, t. IV, pp. 83, 86 et 87.
(3) Ophthalmic Review, 1864, Vol. I, p. 164.
(4) Consultez : Browne. On Melanosis Oculi, avec obs. (Dubl. Quart. Journ. of Med. Science, 1857, Nov., p. 453).— Bader. Dissection d'un œil atteint de mélanose (Ophth. Hosp. Rep. 1857-1859, Vol. I, p. 169. — Hulke. Observ. (Ibid. 1860-1861, Vol. III, pp. 279-286; 1864, Vol. IV, p. 81. — Collis. Obs. avec dissection (Dubl. Hospit. Gaz. 1858, p. 8. — Id. Obs. dans laquelle la mélanose de l'œil fut suivie de l'apparition de nombreuses tumeurs sous la peau du corps (Dubl. Quart. Journ. of Med. Science, 1863. Febr., p. 241, avec figures).

Obs. 251. — *Cancer médullaire et mélanique* (1). — A. G., 50 ans. Il y a vingt ans, son œil droit avait été le siége d'une inflammation aiguë, qui s'était terminée par l'affaissement de l'organe avec perte complète de la vision. Depuis lors, cet œil s'était fréquemment enflammé. Il y a deux ou trois mois, l'œil atrophié avait beaucoup augmenté de volume ; il était devenu rouge, puis il s'était formé au niveau de la cornée deux petites saillies semblables à des groseilles noires. Celles-ci s'étaient rompues, laissant d'abord échapper un sérum sanguinolent; puis à travers leur ouverture s'était montré un fongus devenu rapidement considérable. Malgré cela, les mouvements de l'œil étaient peu empêchés, et il n'existait aucun symptôme qui pût faire supposer qu'aucun organe interne fût devenu le siége d'un carcinome : il n'y avait pas de cachexie. — Janvier 1837, M. Bowman pratique l'excision de l'œil cancéreux, mais le mal s'étend si profondément dans l'orbite qu'il ne peut tout enlever. Le malade guérit rapidement des suites de l'opération et quitte l'hôpital. — Le 12 août, j'apprends sa mort; ses amis ne permettent que l'ouverture du ventre. La surface du foie, du lobe gauche particulièrement, est criblée de nodules médullaires et mélaniques, et le volume de tout l'organe est énormément augmenté par des masses de ces deux variétés de cancer. Les reins et la rate sont sains. Les paupières sont refoulées en avant par une masse de mélanose qui remplit l'orbite.

Autopsie. — L'intérieur de l'œil est occupé par une masse cancéreuse qui se continue en avant avec la tumeur externe. Elle est constituée par deux portions très dissemblables, une profonde d'un noir brun, l'autre ressemblant, pour la consistance et la coloration, à la substance grise du cerveau. La transition entre ces deux éléments était très brusque en certains points, tandis que, dans d'autres, ils se fondaient l'un dans l'autre. Malgré cette différence d'aspect à l'œil nu, au microscope on ne trouvait que des noyaux libres de grandes cellules mères circulaires, puriformes, multipolaires; seulement dans la partie noire, ces éléments étaient infiltrés de pigment. La sclérotique n'était point prise dans la plus grande partie de son étendue, mais, vers l'insertion du nerf optique, sa continuité était détruite dans plusieurs points par où le cancer s'était échappé. Le cancer s'était aussi fait jour en arrière de l'insertion du muscle droit interne. Il restait encore une légère couche de choroïde, mais plus de vestiges de la rétine. La gaîne du nerf optique n'était point malade, mais sa substance médullaire était infiltrée des cellules décrites ci-dessus. Le cristallin et la cornée manquaient. Au niveau de la région ciliaire existait une écaille de véritable tissu osseux.

Obs. 252. — *Mélanose de la choroïde. — Iridectomie, excision de l'œil* (2). En février 1860, une dame de 62 ans s'aperçut que la vue de son œil droit, qui avait toujours été excellente, commençait à baisser. La peau du sourcil droit et des paupières offrait une teinte fort bronzée, et la sclérotique de cet œil était tachetée d'une façon singulière de macules noires; ces particularités, suivant elle, étaient congéniales. Son teint était aussi brun et ses cheveux d'un noir de jais. Lorsqu'elle consulta M. Bowman, le 4 mai suivant, la vision était complétement éteinte dans cet œil, la pupille largement dilatée, le cristallin verdâtre, mais la tension normale. A l'ophthalmoscope, on distinguait dans le fond une saillie noire volumineuse, et un décollement étendu de la rétine vers la tache jaune, ainsi qu'aux côtés externe et inférieur. Le diagnostic fut un épanchement entre la choroïde et la sclérotique, et sous la rétine peut-être une mélanose. En juin, la tension de cet œil devint excessive et s'accompagna d'une violente douleur. L'œil gauche s'affaiblit, devint irritable et le siége de scotomes; ce qui décida à pratiquer l'iridectomie, qui amena, mais pour peu de temps, une diminution de la tension et de la douleur intolérable. Retour des symptômes avec aggravation, injection de la sclérotique, congestion et chémosis de la conjonctive ; on se décide alors à pratiquer l'excision de l'œil dans l'idée qu'il existe un cancer intra-oculaire.

La sclérotique est tachetée de macules pourpres, formées d'une mince trame de pigment noir, et parcourue par de petits vaisseaux appartenant plutôt aux veines qu'aux capillaires. Ces taches sont surtout abondantes au niveau de la région ciliaire. Le diamètre antéro-postérieur de cet œil offre 12 5/6 lignes : le vertical au niveau de l'équateur 14, et le transverse dans ce même point 11 4/6. De la choroïde du quart externe et infé-

(1) Hulke. Loc. cit. vol. III, p. 279, et Ann. d'Ocul. 1863, t. XLIX, p. 41.
(2) Ibid. Id.

rieur de l'œil part une tumeur cancéreuse mélanique qui fait saillie vers le centre de l'organe. Sur sa surface interne on constate des traces de la lame élastique et de l'épithélium hexagonal, et sur sa surface externe des traces de cellules multipolaires du pigment du stroma de la choroïde. La rétine, complétement détachée de la choroïde, s'étend, sous forme d'un cône étroit, de l'entrée du nerf optique à la face postérieure du cristallin, où elle s'infléchit en dehors vers l'*ora serrata*. En arrière elle a creusé un sillon sur la tumeur cancéreuse, mais on l'en sépare nettement. Son tissu ne fut point examiné au microscope, mais celui du nerf optique coupé en dehors de la sclérotique était noir et infiltré de cellules mélaniques. L'espace entre la rétine décollée et la choroïde est rempli par un sérum couleur chocolat, contenant de petits caillots de sang, des corpuscules intacts et d'autres en voie de destruction.

CHAPITRE XIX.

ARC SÉNILE (ARCUS SENILIS).

(T. II, p. 306.)

Syn. — Dégénérescence graisseuse de la cornée et du cristallin. Atrophie de la cornée.

Paget définit l'arc sénile « des arcs ou ellipses troubles, d'un blanc grisâtre, que l'on aperçoit, près de la circonférence de la cornée, chez beaucoup de personnes âgées. » Il fait remarquer que les recherches de Canton, Quain, Williams et Virchow ont donné un intérêt nouveau à cet état de la cornée, en établissant qu'il est fréquemment le signe concomitant d'une dégénérescence beaucoup plus étendue qui échappe à la vue pendant la vie. « Ainsi, dit-il, cet état s'accompagne communément de la dégénérescence graisseuse ou calcaire de l'artère ophthalmique, de la dégénérescence graisseuse des muscles de l'œil, et surtout, chez les personnes âgées, de celle du cœur et de plusieurs autres organes. En un mot, l'arc sénile est le meilleur signe qu'on ait encore découvert de la propension à une modification graisseuse étendue ou générale des tissus. Il s'en faut cependant que ce soit un signe infaillible, car on le rencontre dans des cas où la nutrition du reste du corps s'opère avec une vigueur évidente, et l'on sait, d'autre part, que l'arc sénile est dû parfois à de simples causes locales, telles que des affections inflammatoires de la choroïde ou d'autres parties de l'œil (1). »

L'arc sénile n'occasionne que rarement ou même jamais d'obstacle à l'exercice de la vision, lors même qu'il est très étendu, car il n'envahit jamais le centre de la cornée. Dans un cas, M. Mackenzie a vu

(1) Lectures on Surgical Pathology, 1853, Vol. I. p. 147.

un arc sénile s'accroître progressivement en largeur pendant plusieurs années, au point de menacer sérieusement la vue du sujet (1). M. Macmurdo en a rencontré un autre qui s'était porté progressivement vers le centre de la cornée, jusqu'à ne plus laisser de transparent qu'un espace de la largeur d'une tête d'épingle, à travers lequel le sujet voyait encore très bien (2).

Jusqu'ici l'on ne connaît pas de moyen d'arrêter, encore moins de faire disparaître l'arc sénile. « Il n'y a pas à douter cependant, dit Canton (3), qu'un traitement médical ne puisse beaucoup, avec le temps, dans les cas où il existe une disposition à la décadence de tout le système, disposition comprenant souvent une tendance à l'atrophie de beaucoup de tissus. J'ai rencontré un grand nombre de cas de cette nature, ajoute-t-il, pendant ces douze dernières années, et il est extrêmement intéressant de voir combien l'arc sénile s'efface, à mesure que s'améliore la santé générale (4). »

CHAPITRE XX.

CATARACTE.

(T. II, p. 309.)

Fig. ophth. JAEGER. Ueber Staar, etc. Fig. 23, 24, 27. -- Beiträge, etc. Tab. II, fig. 2; III, fig. 1, 2, 3.

SECTION III.

DIAGNOSTIC, SYMPTÔMES, CAUSES ET PRONOSTIC DE LA CATARACTE. (P. 356.)

Diagnostic. — Toutes les difficultés que l'on rencontrait naguère encore à diagnostiquer avec certitude certains cas de cataracte sont tombées devant l'application de l'ophthalmoscope et de l'éclairage latéral : le simple éclairage du fond de l'œil, après dilatation de la pupille, suffit à la découverte des moindres opacités cristalliniennes; leur existence empêche le passage des rayons lumineux et se trahit par

(1) Ob. 411, t. II, p. 151.
(2) Medical Times and Gazette, 1860, Dec. 15, p. 584.
(3) CANTON. On the Arcus senilis, 1863, avec fig. p. 226.
(4) Consultez : VIRCHOW. Archiv für patholog. Anat. und Physiol. B. IV, S. 86. — CANTON. Coexistence de l'arc sénile avec la consomption, Lancet, 1857, July 4, p. 5.

des stries noirâtres, dont aucun détail de nombre, de forme ou de disposition ne saurait échapper à une observation attentive. (V. t. II, p. XXXII).

Mais le diagnostic d'une cataracte n'est pas complet, lorsqu'on s'est borné à établir l'existence de l'opacité cristallinienne : il faut encore que l'on sache si cette opacité est simple ou accompagnée de complications qui peuvent en aggraver le pronostic ou y indiquer une thérapeutique spéciale : les épreuves au moyen des phosphènes occupent, dans cette recherche, une place importante (V. t. II, p. LXIX), en ce qu'elles permettent de constater si, derrière l'opacité, les membranes ont conservé une sensibilité telle que la vision puisse encore s'exécuter après son élimination. La myopie survenant chez des personnes jusques-là presbytes est un symptôme fort remarquable de cataracte : le sujet, qui s'était, depuis plus ou moins longtemps, servi de verres convexes s'aperçoit alors qu'il y voit mieux avec des verres concaves.

Causes éloignées et causes prédisposantes (1). — De toutes les maladies générales, le diabète est sûrement celle dont les rapports avec la cataracte sont le mieux établis. On ne compte plus les faits de coïncidence de la cataracte avec le diabète, faits devenus tellement nombreux, qu'ils ont fait admettre sous le nom de *cataracte diabétique* cette opacité du système cristallinien qui se rencontre dans la glucosurie (2).

La cataracte diabétique se montre en général entre l'âge de 20 à 40 ans, trois fois plus souvent chez l'homme que chez la femme, et surtout dans la période avancée du diabète, dont elle constitue un des symptômes les plus graves au point de vue du pronostic. Les opinions des auteurs sur ses causes prochaines sont nombreuses et va-

(1) Voici pour les statistiques de cataracte : Opht. Hosp. Rep. 1857-1859, Vol. I, p. 2 ; JAEGER. Ueber Staar und Staaroperationen, Wien, 1854, S. 6, 117, 118, 119 ; NEVINS, Liverpool Med. Chir. Journ. 1858, Jan. p. 98. — Pour la tendance héréditaire : STREATFEILD. Ophth. Hosp. Rep Vol. I, p. 104. Observ. par Fröbelius, Med. Times and. Gaz. 1863, Aug. 8, p. 152. — Sur la disposition à la cataracte, plus grande chez les myopes : DONDERS. loc. cit. p. 401. — Ergotisme cause de cataracte, MEIER, Dubl. Med. Press, 1863, July, 19, p. 112. — Sur la relation entre la cataracte et les maladies du cœur, JORDAN. Med. Chir. Review, 1857, Apr. p. 484. — WECKER. Étiologie de la cataracte. (Études Ophthalm., t. II, p. 125, et Annales d'Oculistique, 1865, t. LIV, p. 16.)

(2) Voir sur ce sujet : VON GRAEFE. Ueber die mit Diabete mellitus vorkommenden Sehstörungen. (Archiv für Ophth. 1858, B. IV, Abth. 2, S. 230 ; Deutsche Klinik, 1859.) — FRANCE. (Guy's Hosp. Reports, 3e série, Vol. VI, p. 266 ; Oph Hosp. Rep. 1857-1859, Vol. I, p. 275, et Med. Times and Gaz. 1859, Nov. 26). — HUGHES WILLSHIRE. Clinical Remarks upon a Case of Diabetes. (The Lancet 0000, Oct. 27, nº 17.) — MITCHELL. (The Amer. Journ. of Med. Sciences, 1860, Jan.) — RICHARDSON. (Journ. de la physiol. de Brown-Séquard, 1860, nº 12.) — OPPOLZER et HELLER. De la cataracte comme complication du diabète sucré. (Heller's Arch. f. Phys. und Path. Chemie, 1852, 11e et 12e livr.). — MONTEGAZZA. Cataracte dans un cas de diabète. Gaz. Med. Ital. Lomb. 1854, nº 1.) — MELCHIOR. Sur le développement de la cataracte dans le diabète. (Ann. d'Ocul. 1864, t. LI, p. 262.) — CL. BERNARD. (Phys. expér. appliquée à la méd. 1855, p. 437.) — HASNER. Ueber Aetiol. der Catar. (Prager Viertelj., etc. VIII Jahrg. Bd. II.) — LOHMEYER. (Henle's und Pfeufer's Zeitsch. f. Ration. Med. N. f., B. I, Hft. II.) — (ARLT. Die Krank. d. Auges, 1854, B. II, S. 293).

riées, dit M. Lecorché (1), à qui nous empruntons ces détails : elles consisteraient dans l'action directe de l'humeur aqueuse, saturée de sucre, sur la trame du cristallin (Hasner); dans la fermentation de ce même liquide (Ruete, Canstatt, 1854, t. III); dans l'appauvrissement des sucs nourriciers (Lohmeyer); dans un dépôt de sels de chaux qui se ferait dans la lentille (Cohen). « En présence d'idées théoriques aussi diverses, ajoute M. Lecorché (2), je me demande si l'on ne pourrait pas plutôt, considérant les pertes considérables que subit tout malade glucosurique, rapprocher cette espèce de cataracte de celles qu'on produit à volonté, chez les batraciens, en leur enlevant la partie aqueuse du sang par des purgatifs salins énergiques. (Cl. Bernard.) »

La cataracte diabétique est une variété de la cataracte molle; son invasion est tantôt lente, tantôt rapide, précédée ou non de symptômes amblyopiques. Ordinairement on remarque des stries à la face postérieure du cristallin, allant de la périphérie au centre, pour envahir plus ou moins rapidement, selon la marche du diabète lui-même, la lentille tout entière, sur laquelle continuent à se remarquer les stries initiales tranchant sur la teinte générale de l'opacité. En général, les malades recherchent la lumière directe, ce qui s'explique par la coïncidence fréquente de l'amblyopie. Quand la cataracte est complète, la lentille est ordinairement volumineuse et comme soufflée, uniformément blanchâtre, teinte de bleu, poussant en avant l'iris avec lequel elle s'est mise en contact. Ce n'est qu'exceptionnellement que ces sortes de cataractes sont dures ; MM. Guersant et de Graefe en ont néanmoins rapporté des exemples.

M. Lecorché dit n'avoir trouvé, dans ces cataractes, ni de ces amas de chaux dont parle Cohen, ni de la glucose, mais seulement les altérations ordinaires à toute cataracte molle ou demi-molle, c'est-à-dire la granulation des cellules et des tubes de l'humeur de Morgagni, des granules élémentaires qui les réunissaient par groupes plus ou moins difficiles à dissocier, la disparition du noyau de ces tubes et de ces cellules. Au milieu de ces éléments altérés, on voyait çà et là des granulations et des cellules graisseuses volumineuses.

Une des particularités qui distinguent le plus la cataracte diabétique des autres espèces de cataracte est, sans contredit, son mode rapide de développement, si rapide qu'en quelques semaines et souvent en quelques jours, elle est devenue complète.

L'opération en doit être subordonnée à une foule de conditions, dans lesquelles son opportunité même, en présence de la fin plus ou moins prochaine des malades, dont elle est l'un des signes précur-

(1) LECORCHÉ. De la cataracte diabétique (Arch. gén. de médecine, 1861, t. I, pp. 572, 725, et t. II, p. 64).

(2) Loc. cit., p. 580.

seurs, mérite d'être examinée. Il faut surtout tenir compte des conditions spéciales dans lesquelles se trouvent les malades, au point de vue des diverses complications qui sont leur partage trop ordinaire : albuminurie, amblyopie, etc., et faire choix d'un procédé opératoire, en rapport avec les inductions tirées de l'état général du sujet. Ainsi, l'extraction à lambeau est presque toujours, dans ces circonstances, suivie d'une inflammation destructive de l'œil, soit par la mortification du lambeau, la suppuration de la cornée ou l'inflammation de l'iris (1). Aussi y a-t-on généralement préféré l'extraction linéaire, avec ou sans iridectomie ; les succès presque constants obtenus par MM. Stoeber, de Graefe et la plupart des opérateurs, ne laissent aucun doute à cet égard. La cataracte, molle ou demi-molle, s'échappe facilement par la plaie linéaire, qui se cicatrise rapidement, et la guérison est ordinairement parfaite.

Obs. 253. — *Cataracte et diabète. Extraction par incision linéaire. Succès* (2). — Rosalie Seltz, âgée de vingt-trois ans, de Wantzenau (Bas-Rhin), affectée de diabète depuis plusieurs mois, entre à la clinique d'ophthalmologie de Strasbourg le 18 février 1856. Elle présente tous les signes d'un diabète arrivé à un degré avancé. La quantité de glucose contenue dans son urine est considérable, la maigreur extrême. Depuis plusieurs mois déjà, la vue avait progressivement diminué, et aujourd'hui la malade ne distingue que le jour de la nuit. A l'examen des yeux, on trouve ces organes bien conformés extérieurement ; les iris bleus, poussés en avant, se contractent lentement. Les cristallins sont opaques, volumineux, et présentent tous les caractères des cataractes molles. Le cas étant très-favorable à l'extraction linéaire, M. Stoeber se décide à recourir à ce procédé. Le 21 février, la pupille de l'œil droit ayant été fortement dilatée, il procède à l'opération ainsi qu'il suit : La malade étant couchée sur un lit, les paupières écartées par un aide, il fixa l'œil à sa partie interne au moyen d'une pince tenue de la main droite, et enfonça de la main gauche un kératotome à travers la cornée jusque dans la capsule du cristallin. La ponction est faite du côté externe de la cornée, un peu en dedans de la partie qui correspond au bord pupillaire de l'iris ; le tranchant du couteau est dirigé en bas. La lame, après avoir pénétré assez avant pour ouvrir la capsule et faire à la cornée une incision de sept à huit millimètres, fut retirée. L'humeur aqueuse et une petite quantité de matière cristalline s'échappèrent immédiatement. L'opérateur saisit ensuite la curette de Daviel, pressa légèrement sur la sclérotique à sa jonction avec le bord externe de la cornée, de manière à entr'ouvrir les lèvres de la plaie, et l'on vit immédiatement la matière cristalline s'échapper par la plaie sous forme d'une gelée molle, et la pupille devenir complétement nette. L'œil fut fermé au moyen de deux bandelettes de taffetas gommé, et des compresses froides y furent appliquées pendant six heures. Aucun symptôme morbide ne se manifesta. Le lendemain, l'œil ne présenta aucun signe d'irritation. Il fut tenu fermé encore pendant deux jours, puis mis à l'abri d'une lumière très-vive par le moyen de lunettes à verres bleus. La vue était très-bonne et la guérison s'est maintenue. La malade fut évacuée sur la clinique interne pour être traitée du diabète. Elle n'y resta que quelques jours et demanda à rentrer chez elle. Au mois de décembre, sa vue était toujours fort bonne, mais le diabète n'avait pas été guéri. La matière cristalline fut remise à M. Hepp, qui n'y trouva aucune trace de glucose.

Obs. 254. — *Cataracte et diabète* (3). — Jane B., âgée de 39 ans, atteinte de diabète depuis 1859, et de cataracte depuis le milieu de l'année 1860. Le 17 août 1861, l'au-

(1) Dans un cas opéré par Walton, les choses allèrent bien, quoique l'iris parût comme appliqué contre la cornée. (Med. Tim. and Gaz. 1859, Nov. 12, p. 477).

(2) Stoeber. Annales d'Oculistique, 1857, t. XXXVIII, p. 15.

(3) Swain. Ophth. Hosp. Rep., 1860-1861. Vol. III, p. 331.

leur pratique sur l'œil droit l'opération de Schuft. Le noyau étant petit, tout le cristallin fut facilement extrait. Pas de douleur après l'opération, pas d'inflammation; une semaine plus tard, même opération sur l'œil gauche. Elle resta en ville une semaine environ, et pendant ce temps on la nourrissait avec de bonne viande et du biscuit de son, ce qui amena une grande amélioration dans son état général. Le 21 septembre, trois semaines après l'opération, on lui choisit des lunettes à cataracte avec lesquelles elle put lire les caractères ordinaires.

Pronostic général (p. 367). — La variété de cataracte congénitale qu'on a nommée « nucléaire » n'affecte en général au début qu'environ la moitié centrale du cristallin ou son noyau, et met des années à en envahir les couches superficielles : quand on lui dilate artificiellement la pupille, le sujet ainsi affecté peut voir encore assez pour lire, à travers la partie circonférentielle de la lentille, qui a conservé sa transparence : il ne faut pas, dans ces cas, toucher au cristallin, mais, si l'on veut faire une opération, recourir à l'iridesis pour amener la pupille vis-à-vis de la région du cristallin qui a été reconnue la plus transparente.

Il arrive souvent qu'on est consulté par des personnes qui ont une cataracte complète d'un côté et qui craignent que la même altération ne soit en voie de formation de l'autre, bien qu'il soit resté assez bon jusque-là. En regardant l'œil suspect, on peut n'y rien découvrir d'anormal; on aperçoit encore l'image renversée fournie par la capsule postérieure, mais agrandie et mal limitée; en dilatant la pupille, on observe souvent des stries opaques qui partent en rayonnant de la circonférence du cristallin pour se porter vers ses pôles; à l'ophthalmoscope, ces stries paraissent noires sur le fond rouge de l'œil; tous symptômes qui dénotent l'existence d'une cataracte commençante. L'œil ainsi affecté peut rester pendant des années à peu près dans le même état; le malade voit non-seulement pour se conduire, mais même pour lire. Si l'on a opéré le premier œil, on est disposé à croire que c'est l'élimination de la cataracte de l'œil le premier affecté qui a retardé la marche de la maladie dans le second. C'est une erreur. Il ne faut opérer le premier œil que lorsque le second est assez affecté pour gêner notablement la vision.

Le pronostic au point de vue du résultat des opérations de cataracte n'a rien de constant; l'habileté de l'opérateur, le mode opératoire et les diverses catégories de sujets opérés doivent le faire varier. C'est ainsi que certains chirurgiens ont obtenu un nombre de succès vraiment surprenant : M. Mooren n'accuse que deux insuccès sur 60 extractions pratiquées suivant sa méthode (1), et M. Jacobson assure n'en avoir eu qu'un seul sur 100 cas en suivant la sienne (2).

(1) Die verminderten Gefahren einer Hornhautvereiterung bei den Staar-extractionen. Berlin, 1862. (Annales d'Oculistique, 1862, t. XLVII, p. 172.)

(2) Ein neues und gefahrloses Operations-verfahren zur Heilung des grauen Staares. Berlin 1863. (Annales d'Oculistique, 1865, t. III, p. 90.)

Nous exposons plus loin les procédés qui ont valu à leurs auteurs une aussi constante réussite (1).

SECTION IV.

GENRES ET ESPÈCES DE LA CATARACTE.

Classe I. — Cataractes vraies.

GENRE I. — CATARACTE LENTICULAIRE. (P. 370.)

L'aspect satiné que présente quelquefois la cataracte lenticulaire peut dépendre de la présence de la cholestérine et, dans tous les cas, de la superposition d'un certain nombre de couches de substance lenticulaire, dans lesquelles la réflexion de la première couche s'ajoute à celle des autres.

L'ophthalmoscope a démontré la fréquence de la cataracte striée, les stries étant situées à la périphérie du cristallin : cet état peut rester stationnaire pendant des années, laissant à ceux qui en sont porteurs une étendue considérable de vision, surtout quand la pupille est dilatée par l'atropine. Ces stries peuvent leur être révélées par *l'examen entoptique :* en regardant, à travers une carte percée d'un trou d'épingle et placée à environ un demi-pouce de la cornée, soit le ciel, soit la flamme d'une lampe, ils peuvent découvrir sans peine la moindre opacité du cristallin, de même que des globules muco-lacrymaux de la surface de la cornée déplacés par le mouvement des paupières dans la nictitation, et des mouches ento-hyaloïdiennes qui montent et descendent dans le champ de la vision. Les opacités du cristallin persistent souvent sans changement pendant des années.

La cataracte *noire* ne permet de distinguer que très imparfaitement la substance corticale semi-transparente du cristallin, de sorte qu'à un jour ordinaire, la pupille reste noire; et ce n'est qu'à l'aide de l'ophthalmoscope ou de l'éclairage latéral qu'on peut se rendre compte de l'état de l'organe. Dans plusieurs de ces cas, M. Schweigger a trouvé (2), à l'autopsie, le noyau d'un rouge foncé et semi-transparent, sans cependant que cette coloration fût causée par la présence d'un pigment contenu dans les tubes lenticulaires ou à côté d'eux, ainsi qu'on l'avait supposé contrairement à l'opinion de M. Robin (3). Au contraire, chaque fibre lenticulaire présentait seu-

(1) Voir, sur les statistiques d'opérations de cataracte : JAEGER. Ueber Staar, etc. Wien, 1854. — WILDE. Med. Times and Gaz. 1857, Nov. 28, p. 559.

(2) Loc. citato, p. 35.

(3) Dubl. Med. Press, 1858, Mars 24, p. 192.

lement une faible teinte brune ou rougeâtre et leur ensemble seul produisait une couleur nettement tranchée. La plupart des cataractes noires sont, du reste, compliquées d'affections choroïdales légères, qu'il ne faut par regarder, dit M. Schweigger, comme cause de la cataracte, mais plutôt comme un élément ayant pu modifier l'opacité lenticulaire. M. de Graefe avait émis l'idée que la cataracte noire pouvait être due à du sang absorbé par le cristallin, mais c'était une erreur (1).

Il faut distinguer deux variétés au moins de la cataracte lenticulaire : la cataracte lenticulaire commune (t. II, p. 370) et la cataracte lenticulaire stratifiée ou *cataracta lenticularis laminaris* (p. 372) (2). Dans cette dernière, le cristallin n'est que partiellement opaque, l'opacité n'occupe que l'aire pupillaire, tandis que les portions situées derrière l'iris ont conservé leur transparence. Chez un jeune garçon, traité par M. Bowman, l'opacité semblait avoir été déposée par couches ; il y avait d'abord une tache centrale du volume environ d'un grain de plomb, puis une couche mince de substance transparente, une nouvelle couche de substance opaque et le reste du cristallin plus transparent (3). Dans un cas cité par M. Poland (4), l'opacité occupait la partie postérieure de la lentille et seulement en partie, car le côté nasal du cristallin avait conservé une transparence parfaite ; dans un autre, rapporté par M. Bowman (5), les couches situées entre le centre de la lentille et la superficie étaient seules opaques.

Dans la cataracte stratifiée, l'iridesis, dans le but de dégager les parties restées saines du cristallin, est bien préférable à l'opération de la cataracte, parce qu'en conservant son cristallin le sujet conserve sa faculté d'accommodation et qu'il n'a pas besoin de se servir de lunettes (6).

GENRE IV. — CATARACTE CAPSULO-LENTICULAIRE. (P. 381.)

Une forme assez commune de ce genre de cataracte consiste dans la présence d'une ou deux taches opaques dans l'aire de la pupille, avec de courts rayons opaques occupant la circonférence du cristallin. Elle est assez souvent congénitale, et il n'est pas rare alors de ren-

(1) Archiv für Ophthalmologie, 1855, B I, Abth. 1, S. 353.

(2) *Syn.* Cataracta nuclearis, Pilz — C. lenticularis striata totalis, AMMON. — Stationärer Kernstaar jugendlicher Individuen, Arlt — Der Schichtstaar, VON GRAEFE. *Fig.* AMMON. Klin. Darst. B. I, Taf. 9, fig 12 ; Taf. 10, fig. 6. — SAUNDERS. Pl. VI, fig. 3, 5.

(3) Ophthalmic Hospital Reports, 1860-1861, Vol. III, p. 140. — POPE. Dissection d'une cataracte stratifiée, Ibid 1863, Vol. IV, p. 79.

(4) Ibid Vol. III, p. 146.

(5) Ibid. Vol. III, p. 145.

(6) Ibid. p 1 6. — Voir : WARLOMONT. Avantages et indications de l'iridesis dans le cas de cataracte centrale. (Ann. d'Ocul. 1864, t. LI, p. 9.) — CRITCHETT. De l'iridesis dans la cataracte congénitale. (Id. 1864, t. LI, p. 249, et t. LII, p. 35.)

contrer en même temps une intelligence peu développée et une mauvaise conformation du crâne; elle accompagne quelquefois aussi la cornée conique (1).

L'observation suivante est la plus intéressante qu'on puisse lire, sur le mode de développement de certaines de ces cataractes.

Obs. 255 (2). — Un jeune homme de 19 ans consulte le docteur E. L. Holmer de Chicago, pour son œil gauche. Outre diverses altérations appartenant à la conjonctive et aux paupières, on remarquait les particularités suivantes : Au centre de la cornée se voyait une petite cicatrice opaque, autour de laquelle existait un cercle très étroit, formé par un dépôt nébuleux extrêmement délicat et presque complétement transparent De cette opacité centrale, deux vaisseaux superficiels partaient pour se porter en haut dans la conjonctive. Les autres portions de la cornée étaient parfaitement transparentes. Toute la capsule du cristallin était opaque, ainsi qu'on pouvait s'en assurer en dilatant la pupille. Ce qu'il y avait de plus remarquable, c'était la présence d'une pyramide ou cône de substance opaque, dont la base était attachée au cristallin et remplissait la pupille (lorsqu'elle était contractée sous l'influence de la lumière) et dont le sommet s'attachait au centre de la cicatrice de la cornée. La base de ce cône paraissait avoir un peu moins d'une ligne de diamètre. La distance entre la pupille et la cornée pouvait être d'environ deux lignes. Les deux vaisseaux superficiels dont nous avons parlé paraissaient pénétrer dans la chambre antérieure à travers la cicatrice, et, en passant sur les côtés supérieur et externe de la pyramide, se porter dans le cristallin. Il y avait lieu de croire que l'iris adhérait au cristallin; cependant, sous l'influence de l'atropine, la pupille se dilatait complétement et régulièrement. La présence de quelques petites taches noires sur le cristallin près de la base du cône, leur ressemblance avec des portions détachées du pigment de l'iris, indiquaient qu'il y avait eu de légères adhérences qui s'étaient détachées sous l'influence des contractions ordinaires des plans musculaires de l'iris.

Le sujet rapportait qu'à l'âge de trois ans, il avait été atteint d'une inflammation des yeux, laquelle avait rendu son œil gauche presque complétement inutile et diminué considérablement la vue de son œil droit. Ce dernier œil, sept ans plus tard, avait été complétement détruit par une nouvelle inflammation. On s'était aperçu, à l'âge de huit ans, que son œil gauche était affecté de cataracte. Il fut considéré comme incurable et placé, à quatorze ans, au *Michigan Institution for the Education of the Blind.* C'est deux ans avant l'examen de M. J. Holmer, qu'on avait constaté la présence de la pyramide qui unissait le cristallin à la cornée, mais on ignorait depuis quel temps elle existait.

L'auteur est disposé à admettre que, durant la première attaque d'inflammation, la cornée avait été perforée par un petit ulcère central, ce qui avait déterminé l'écoulement de l'humeur aqueuse. L'iris et le cristallin s'étaient alors trouvés en contact avec la cornée. A mesure que l'ulcère s'était cicatrisé, il s'était établi une adhérence entre le centre de la cornée et le cristallin, ce qui avait mis fin à l'écoulement de l'humeur aqueuse. A mesure que la chambre antérieure s'était reformée, l'iris et le cristallin avaient repris leur situation normale. On conçoit facilement comment, le cristallin se portant en arrière, sa capsule s'est naturellement trouvée tiraillée et amenée à revêtir la forme d'une pyramide. La substance de cette pyramide était incontestablement en grande partie formée de lymphe plastique, puisque, bien que la portion centrale de la capsule parût tirée en avant, la pyramide elle-même avait l'aspect d'un corps étranger attaché à celle-même capsule. Nous croyons qu'une adhérence de la nature de celle que nous avons décrite ci-dessus doit rarement se produire sans comprendre une portion au moins de la marge pupillaire.

Le malade étant complétement privé de la faculté de voir, on se décida à l'opérer malgré le mauvais état des paupières. La pupille étant dilatée, dit le docteur J. Holmer, j'introduisis une aiguille à travers la sclérotique. Après avoir fait passer cette aiguille de haut en bas entre le cristallin et l'iris, j'en portai la pointe dans la chambre antérieure, près de la cornée, et je divisai facilement le cône, aussi près que possible de son

(1) Wilson. Dubl Hosp. Gaz. 1860, Dec. 15, p. 371.
(2) Holmer (de Chicago). Amer. Journ. of Ophthalmology, 1864, Vol. II, p. 14.

sommet. Lors du passage de l'aiguille entre l'iris et le cristallin, pas une goutte de sang ne s'était montrée. Au moment de la division de la pyramide, une petite quantité de sang se trouva à la pointe de l'aiguille, ce qui semble prouver que les vaisseaux superficiels de la cornée se portaient réellement à travers cette membrane dans la substance de la pyramide et du cristallin. L'aiguille ayant été dirigée contre la capsule, la chambre antérieure se remplit d'un fluide laiteux et de petits fragments de la portion extérieure de la cataracte.

Les choses marchèrent bien. Quinze jours après l'opération, les deux vaisseaux de la cornée avaient presque complétement disparu ; on n'apercevait qu'une très petite portion de la pyramide faisant saillie de la cornée dans la chambre antérieure. Un petit fragment de la cataracte occupait la partie inférieure et externe de la chambre antérieure. La pupille était parfaitement claire, et, si ce n'eût été la présence de l'opacité centrale de la cornée, le sujet aurait joui d'une aussi bonne vision qu'aucun opéré de cataracte. Il peut lire les caractères ordinaires des titres de livres, distinguer à 50 mètres les mâts et les agrès des navires. On pourrait incontestablement améliorer grandement son état par l'iridésis, mais comme il peut se conduire et se trouve très content, on a pensé qu'il valait mieux, du moins pour le présent, s'en tenir là.

Cette intéressante observation nous paraît donner l'explication complète de la pathogénie d'une des variétés de la cataracte pyramidale. Il n'y a rien à ajouter à l'explication que l'auteur a donnée de sa formation.

SECTION VI.

COMPLICATIONS DE LA CATARACTE. (P. 393.)

1. Ainsi qu'il a été dit plus haut (p. 440), le diabète complique fréquemment la cataracte : il en est de même de l'albuminurie due à la maladie de Bright ; dans tous les cas où l'état de la santé générale des cataractés laisse à désirer, il importe de faire l'analyse de leurs urines, comme chez les amaurotiques.

2. Si l'aspect et la démarche du sujet sont plutôt ceux d'un amaurotique que d'un cataracté (t. II, p. 358), il y a à craindre que la rétine ou le corps vitré ne soient malades, et n'augmentent ainsi l'intensité de la cécité. Si l'iris est immobile ou n'exécute que des mouvements lents et imparfaits, s'il se dilate à peine sous l'influence des mydriatiques, ou seulement une heure ou deux après leur application, le pronostic est mauvais.

3. Les buveurs de whisky, les mangeurs d'opium, les grands fumeurs ont souvent une humeur vitrée liquide et le sang altéré. Pour s'assurer de ce premier état, il faut examiner le sujet debout et couché : si le corps vitré est diffluent, le cristallin tombe en arrière ou en avant, suivant la position du malade, et si l'on dilate la pupille, le cristallin et l'iris deviennent tremblotants, ce qui n'était pas appréciable aussi longtemps que la pupille était contractée et que l'iris était appliqué contre le cristallin. Si un œil est affecté depuis longtemps

de cataracte avant que l'autre ne s'entreprenne, il est très probable que le corps vitré du premier est altéré.

4. Quand les malades n'ont plus le sentiment de la lumière que dans certaines directions, c'est un signe que la rétine est malade, et plus souvent décollée, dans les points frappés de ce défaut de perception lumineuse.

5. Certaines complications, telles qu'une toux habituelle, des crampes fréquentes dans les pieds ou dans les jambes, un grand état de maigreur, l'anémie et surtout l'état de diffluence du corps vitré, sont autant de raisons défavorables à l'opération par extraction : elles donnent lieu de craindre l'inflammation suppurative de la cornée, avec œdème et lividité des paupières, prolapsus de l'iris et du corps vitré. Au contraire, une pupille très active est toujours un bon signe et une bonne dilatation de celle-ci une condition favorable au résultat de l'opération par extraction.

SECTION X.

POSITION DU MALADE PENDANT LES DIVERSES OPÉRATIONS DE LA CATRACTE. — MOYENS DE FIXER L'ŒIL. — EMPLOI DU CHLOROFORME. (P. 399.)

La pratique qui consiste à fixer l'œil, dans toutes les opérations de cataracte, se géneralise de plus en plus. M. France a conseillé de saisir la conjonctive avec une pince, au-dessous de la cornée, dans la kératotomie supérieure, afin de maintenir le globe dans une position centrale. Ce conseil est bon à suivre : la pince est une pince ordinaire à artère, au moyen de laquelle on saisit la conjonctive à une petite distance de la cornée et qu'on confie ensuite à un aide, qui a bien soin de ne pas l'appuyer contre le globe et de n'exercer sur lui aucune pression. La section peut se faire ainsi avec la plus grande assurance et la meilleure garantie de bonne exécution (1).

Leport avait imaginé, pour la fixation de l'œil, une fourche à deux branches, dont l'emploi est des plus commodes : le manche et la tige ont la même disposition que ceux de la pique de Pamard; mais, au lieu d'une pointe avec deux arrêts, c'est une petite fourche à deux branches très courtes, qui, quoique ne pénétrant que dans la conjonctive et n'étant pas assez longues pour perforer la sclérotique, fixent parfaitement le globe, que l'on conduit où l'on veut, et en empêchent complétement le roulement, ce que ne peut faire la pique de Pamard, dont la pointe fait pivot, à moins qu'on n'établisse une pression que la prudence ne permet pas d'employer. C'est, à notre sens, le meil-

(1) Guy's Hosp Rep. 3e Serie, Vol. 4, — Opht. Hosp. Rep. 1859-1860, Vol. II, p. 20.

leur fixateur qui existe : il laisse moins de trace que la pince et est parfaitement supporté par les malades.

Beaucoup de chirurgiens emploient le chloroforme pour pratiquer l'extraction de la cataracte. M. Jacobson, de Kœnigsberg, en fait usage dans tous les cas, sauf dans ceux où existent des contre-indications résultant de l'état général des sujets et, sur environ quinze cents applications qu'il en a faites, n'a jamais eu à constater d'accidents résultant de vomissements survenus pendant la période anesthésique. Ces accidents, dit-il, sont faciles à éviter si, d'une part, on a soin de n'opérer que des malades à jeun et si, de l'autre, on prend celui de bien les observer, afin qu'aux premiers signes précurseurs, on puisse maintenir l'œil en appliquant contre lui, même pendant les vomissements violents, la paume de la main bien remplie de charpie : de cette façon l'on n'a rien à craindre. M. Jacobson affirme aussi qu'il n'a jamais observé de contractions spasmodiques des muscles de l'œil ni de convulsions générales, *dans le cours de l'opération*, ces phénomènes ne se montrant que lorsque la sensibilité anesthésique est incomplète : or, il a soin d'attendre que le sommeil soit profond et de reprendre les inhalations si, pendant l'opération, le retour de la sensibilité conjonctivale en indique l'utilité (1). Il faut pousser l'anesthésie jusqu'au troisième degré de Snow, si l'on veut être à l'abri de ces inconvénients. L'emploi du choroforme exige le concours de trois ou quatre aides au moins, ce qui, dans la pratique particulière, constitue une difficulté sérieuse, mais il donne au manuel opératoire une sécurité qui la rachète largement. M. Szokalski s'est toujours loué de l'avoir employé (2), et M. Cusack le préconise beaucoup (3).

SECTION XIII.

EXTRACTION. (P. 423.)

§ I. Extraction à travers une incision demi-circulaire pratiquée à la cornée.

1. L'épaisseur et la dureté de la cornée varient suivant les sujets. M. Mooren dit que la cornée est très mince chez les diabétiques. Celle des personnes âgées est plus dure et plus résistante que celle des personnes d'un âge moyen, et par conséquent plus difficile à inciser. Chez les sujets dont la constitution est relâchée, tels que ceux qui ont passé plusieurs années dans les climats tropicaux, M. Mackenzie a trouvé la cornée d'une mollesse anormale, presque flasque, de sorte

(1) Klin. Monatbl. 1864, B. II, S. 330, et Ann. d'Ocul. 1865, t. LIV, p. 64.
(2) Ibid.
(3) Dublin Hospital Gazette, 1859, Avril, 15, p. 113.

que, non-seulement elle se laissait facilement diviser, mais que, de plus, le lambeau a de la tendance à se replier, après la sortie du cristallin, accident qui est toujours d'un fâcheux augure.

Dans quelques cas, l'iris est ou semble être tout près de la cornée, comme s'il était poussé en avant par un cristallin très épais, qui lui imprimerait une forte convexité, et l'opérateur se résigne difficilement alors à pratiquer l'extraction. Dans une circonstance analogue, M. Walton ouvrit la cornée dans une petite étendue avec le couteau ordinaire à cataracte et compléta la section avec le couteau secondaire (fig. 92, t. II, p. 435). Les choses marchèrent bien, mais après la guérison, l'iris paraissait aussi convexe et aussi proéminent qu'auparavant; or, cet aspect ne pouvait plus être causé par le cristallin extrait, mais devait dépendre de la réfraction de la cornée (1).

2. Chaque opérateur a son pansement particulier après l'extraction. Si l'on applique les bandelettes adhésives, il est bon de recouvrir les paupières d'un tampon de fin coton cardé, qu'on fait plus épais au niveau des commissures, et qui a pour objet de soutenir le globe et de maintenir l'immobilité des paupières ; on assujettit le tout à l'aide d'une bande, large de trois pouces et longue de neuf pieds, avec laquelle on fait un tour et demi autour de la tête, puis on la dirige vers la tempe de façon à embrasser le menton et le sinciput. M. Arlt rejette, avec raison selon nous, les bandelettes adhésives, parce que leurs extrémités dures se replient, agacent la peau d'une façon désagréable et que, sous l'influence de cette sensation douloureuse, les paupières restent continuellement contractées et exercent par le fait une compression qui nuit au travail de cicatrisation. Il conseille la compression à l'aide d'un peu de charpie sèche, qui absorbe rapidement les larmes qui s'échappent d'entre les paupières; ce pansement ne cause aucune douleur, et comme la paupière inférieure est ainsi bien soutenue et empêchée dans ses mouvements, les lèvres de l'incision sont maintenues dans une coaptation parfaite. La charpie est maintenue en place à l'aide de bandelettes d'emplâtre adhésif ordinaire, qu'on place en travers et qu'on colle sur le front et les tempes. De cette façon, l'opéré jouit du bienfait de pouvoir imprimer toute espèce de mouvement à sa tête, sans craindre que le déplacement du bandeau vienne comprimer son œil. Nous conseillons d'interposer, entre les paupières et la charpie, une compresse fenêtrée de toile fine enduite de cérat bien récent, pour empêcher que la charpie ne colle aux cils par le moyen des mucosités desséchées qui ne manquent jamais de se produire dans ces circonstances.

3. Une incision trop grande de la cornée donne un lambeau trop lâche et disposé à s'enrouler sur lui-même, et si on le laisse dans cet

(1) Med. Times and Gazette, 1859, Nov. 12, p. 477.

état, on s'expose à la destruction de l'œil. Lors donc que cet accident survient, il faut immédiatement déplisser le lambeau au moyen de la curette et frictionner légèrement l'œil à travers la paupière supérieure, de façon à adapter les lèvres de la plaie avec la plus grande netteté. Lors même que l'on a pris toutes ces précautions, dès que le lambeau de la cornée dépasse la moitié de sa circonférence, il est sujet à se replier en dedans, les lèvres de la plaie ne sont pas exactement en rapport et il en résulte une cicatrice large et apparente. Un demi-cercle donc, ni plus ni moins, telle est la dimension que doit avoir l'incision.

4. La substance corticale molle du cristallin se détache quelquefois comme une pelure, lorsque la cataracte traverse la pupille. On peut laisser les petites parcelles se dissoudre dans l'humeur aqueuse; mais ce n'est pas une pratique sûre que de laisser la pupille complétement remplie de ces débris de cataracte; ils peuvent, sans déterminer aucune douleur, provoquer une inflammation de l'iris, un épanchement de lymphe plastique, la fermeture de la pupille et des adhérences avec les débris de la capsule. Cet état de choses réclame l'emploi des instillations d'atropine et de petites doses de calomel avec opium.

5. L'hémorrhagie qui survient après l'extraction de la cataracte est un accident heureusement fort rare. (V. t. II, p. 446.) C'est à peine si les opérateurs les plus occupés en ont rencontré chacun deux ou trois cas dans tout le temps d'une longue pratique. L'accident survient ordinairement dans le courant de la première nuit qui suit l'opération, soit spontanément, soit à la suite d'une violence extérieure ou d'un mouvement désordonné pour satisfaire un besoin, d'un éternument, d'un accès de toux ou de l'action de se moucher. Quelquefois cependant l'hémorrhagie n'arrive que le troisième jour (obs. 256), et, dans un cas cité par M. White Cooper, elle ne survint que le dixième (1). Les auteurs ne sont pas d'accord sur la cause immédiate de ce grave accident; tandis que les uns l'attribuent à l'issue du corps vitré, qui, en se projetant en avant et se détachant brusquement de la choroïde, amènerait la rupture des petits vaisseaux sanguins qui serpentent dans les cellules de l'hyaloïde et s'irradient de la choroïde vers elles (2), d'autres le considèrent comme le résultat ordinaire d'une altération préalable de la choroïde et de ses vaisseaux (3). Le fait est que, neuf fois sur dix au moins, il s'est produit après la sortie brusque d'une partie du corps vitré, soit au moment de l'extraction, soit plus tard, à la suite d'une action mécanique; cette cause ne saurait donc être contestée, pas plus que la

(1) Annales d'Oculistique, 1857, t. XXXVIII, p. 174.
(2) Rivaud-Landrau. Ann. d'Ocul. 1858, t. XL, p. 134.
(3) White Cooper. Loc. cit., 1858, t. XL, p. 181.

prédisposition créée par un ramollissement préalable du corps vitré amené par une maladie de la choroïde. Il est clair, en effet, que le prolapsus du corps vitré se produit avec plus de facilité et d'abondance, si l'œil est le siége d'une pression interne, révélée par la dureté du globe et la diffluence de ce corps qui l'accompagne d'ordinaire, que s'il est dans des conditions normales. On peut donc dire que l'état pathologique de la choroïde et du corps vitré constitue une prédisposition à l'issue de celui-ci et à l'hémorrhagie qui l'accompagne quelquefois, et que les violences mécaniques et les mouvements brusques en sont, la plupart du temps, la cause occasionnelle.

Dans l'observation suivante, empruntée par M. Libbrecht à la clinique de M. Van Roosbroeck, chacune de ces deux causes semble avoir participé à l'accident.

Obs. 256 (1). — D. Watreloo, âgé de 36 ans, fermier à Ronques, se présente à la clinique de M. Van Roosbroeck, à Gand, au mois de décembre 1865, atteint de cataracte capsulo-lenticulaire aux deux yeux. Il dit qu'il a été tourmenté de violentes migraines pendant son adolescence, qu'à l'âge de 23 ans, il a eu la fièvre intermittente pendant trois ou quatre semaines, et que, dix ans après, en 1862, une fièvre typhoïde à forme muqueuse est venue de nouveau ébranler fortement sa constitution : la convalescence fut pénible, longue et accompagnée de symptômes graves du côté des yeux : un brouillard plus ou moins épais avec pesanteur frontale, puis bientôt après et, quasi périodiquement, des inflammations oculaires externes (d'après l'expression du patient), mais compliquées évidemment de lésions internes, survinrent, qui entraînèrent une diminution rapide de la vue. Aujourd'hui, le malade a une cataracte capsulo-lenticulaire complète, avec irido-choroïdite chronique à droite et une cataracte lenticulaire en voie de formation à gauche : il conserve un degré de vision quantitative suffisant pour permettre l'opération qu'il demande impérieusement, que M. Van Roosbroeck ne pratique néanmoins qu'avec une certaine répugnance et sous toutes réserves : l'extraction à lambeau inférieur avec iridectomie est exécutée sans aucun autre accident que l'issue d'une quantité *très minime* d'humeur vitrée, et le pansement ordinaire appliqué (gâteau de charpie soutenu par une bande). Pendant les deux jours qui suivirent, tout se passa à souhait, lorsque, dans la nuit du troisième au quatrième, le patient ayant commis l'imprudence de se moucher, une hémorrhagie se manifesta dans l'œil opéré : plusieurs onces de sang s'en écoulèrent, et comme il arrive toujours dans ces cas, l'œil fut immédiatement perdu.

L'état de l'œil atteint de choroïdite chronique, la perte de l'humeur vitrée, pendant l'opération, et plus tard, le mouvement inconsidéré que fit le malade en se mouchant, rendent suffisamment compte de l'accident.

Obs. 257 (2). — Le 2 novembre 1858, je pratique, par incision supérieure, l'extraction d'une cataracte sur l'œil droit de madame R., âgée de 85 ans. Cette dame, quoique d'un âge si avancé, est une femme maigre et active, jouissant d'une excellente santé, et, à part cette circonstance qu'elle avait dans ces derniers temps beaucoup pleuré par suite de chagrins domestiques, il n'y avait absolument rien qui pût contre-indiquer l'opération. Les yeux se montraient parfaitement sains. L'opération s'exécuta facilement, on n'employa aucune violence pour extraire le cristallin et il ne n'échappa point une seule goutte d'humeur vitrée. Tout marcha parfaitement les trois premiers jours ; il ne survint ni douleur, ni gonflement de la paupière supérieure, et j'espérais une prompte convalescence. Dans la soirée du 5 novembre, je causais avec cette dame, qui me disait n'éprouver aucune douleur ; elle vint à se moucher et s'écria immédiatement : « Quelle douleur dans mon œil ! Elle se porte en arrière jusque dans mon cerveau ! Oh ! c'est une véritable torture ! » On ne voyait absolument rien, et je crus à une attaque de spasme des mus-

(1) Libbrecht. Inédite.
(2) White Cooper. Annales d'Oculistique, 1858, t. XL, p. 181.

cles de l'œil; mais la douleur alla en s'aggravant en dépit de l'emploi de fomentations chaudes, et, au bout de *cinq minutes*, du sang sortit d'entre les paupières; la plaie s'était si solidement cicatrisée, qu'il fallut cet espace de temps, après la rupture du vaisseau, pour qu'elle cédât et se rouvrît. Je vis alors saillir graduellement d'entre les paupières une masse sanglante, constituée évidemment par l'hyaloïde remplie de sang; je la retranchai et reconnus qu'une portion de la rétine y adhérait; l'écoulement du sang, qui était foncé et d'apparence veineuse, n'était pas considérable; mais, nonobstant l'application continuelle de la glace, ce liquide continua à sourdre pendant trente six heures. Il y eut de fortes nausées et un grand malaise, et je fus sérieusement alarmé pour la vie de mon opérée; mais j'ai la satisfaction de pouvoir dire qu'elle va maintenant bien; le globe oculaire est distendu par un caillot, mais il est survenu peu de suppuration et l'œil s'atrophiera probablement.

Le sang provient évidemment des vaisseaux de la choroïde; mais il résulte de l'examen des pièces anatomiques que ce ne sont pas ceux de sa surface interne, ceux qui se trouvent le plus rapprochés du corps vitré, ainsi que le pense M. Rivaud-Landrau, mais bien ceux de la surface externe de la choroïde qui le fournissent. Ainsi, on trouve, au *Muséum* de Moorfields, à Londres, un œil excisé pour une hémorrhagie intra-oculaire, suite d'extraction, dans lequel se voit un caillot de sang, situé entre la choroïde et la sclérotique et refoulant vers le centre de l'œil la choroïde et la rétine; et deux autres globes, enlevés pour un accident semblable survenu après une iridectomie pratiquée pour un glaucome aigu, où le caillot occupe la même position.

Il n'est pas possible de prévoir les cas où une hémorrhagie se développera à la suite de l'extraction. Il faudra néanmoins, suivant le conseil de M. White Cooper, se défier des yeux tendus, durs, dont la surface est parcourue par des veines tortueuses d'un rouge-pourpre, dont l'iris adhère par certains points à la capsule, et qui renferment souvent un corps vitré diffluent et une choroïde altérée. Une compression légère exercée avec soin et de grandes précautions dans le but d'éviter des mouvements inconsidérés ou les chocs même les plus légers, devront ne pas être négligées.

Une fois l'hémorrhagie survenue, l'œil est perdu sans retour; la perte de sang peut être difficile à arrêter, compromettre même la vie du malade. C'est ce qui a déterminé M. Bowman à énucléer un œil ainsi compromis, séance tenante et immédiatement après avoir constaté l'accident, conduite énergique qu'il faut oser imiter pour épargner aux opérés de longues et inutiles souffrances. A défaut de cet expédient, les applications de sachets renfermant de la glace pilée et la compression digitale de la carotide (1) seront les meilleurs moyens pour arrêter l'hémorrhagie.

6. Quand il s'échappe une quantité notable d'humeur vitrée en même temps que le cristallin, la cornée est disposée à s'enfoncer en

(1) Olioli. Lancet, 1859, Sept. 17, p. 286.

dedans, et à former ainsi une concavité à face externe. Si on la laisse dans cette position, il se peut qu'elle reprenne sa forme normale à mesure que se renouvelle l'humeur aqueuse, mais il n'y faut pas trop compter, et dût-on s'exposer à augmenter encore la perte du corps vitré, il faut essayer avec la curette de remettre la cornée en son état.

7. Au nombre des accidents qui sont le plus à redouter dans l'extraction, il faut compter le prolapsus de l'iris, l'iritis et la suppuration du lambeau. C'est pour les éviter que divers opérateurs ont proposé de combiner l'iridectomie avec la kératotomie et ont fait passer cette méthode dans la pratique. Les uns font les deux opérations à la fois, dans la même séance, d'autres font l'iridectomie plus ou moins longtemps avant la kératotomie. M. Mooren (1) excise une portion de l'iris quinze jours avant d'extraire le cristallin, toutes les fois que le pronostic de cette extraction lui paraît fâcheux. Il considère ici trois points essentiels : 1° l'état de santé du malade ; 2° la manière dont l'iris répond à l'instillation des mydriatiques, et 3° l'état du cristallin. D'après lui « dans tous les cas où le malade présente un état de marasme considérable, qu'il souffre de congestion vers la tête, ou qu'il lui est impossible de rester couché assez longtemps, soit pour une raison, soit pour une autre, il faut procéder d'abord à l'iridectomie. Si la dilatation de la pupille, après l'instillation de l'atropine, est très considérable, la sortie du cristallin rencontre peu de difficultés; ces dernières augmentent au contraire considérablement si l'iris se prête mal à la dilatation. Lorsqu'on a une dilatation très complète, on peut immédiatement pratiquer la kératotomie quand la cataracte est dure ou que le noyau n'est entouré que de masses corticales peu épaisses. Si la dilatation est peu considérable, de manière que l'iris, après l'instillation de l'atropine, n'a perdu qu'un tiers de sa largeur, on ne se décidera à la kératotomie simple que lorsque la cataracte sera dure et le malade dans de très bonnes conditions de santé. Si la cataracte présente un petit noyau entouré de beaucoup de masses corticales, il sera très prudent de faire précéder la kératotomie de l'excision d'une partie de l'iris ; cette excision facilitera la sortie des masses corticales et en rendra la rétention moins fréquente. Ces indications ne sont pas le résultat d'une simple vue théorique, mais elles sont basées sur une étude approfondie de la marche des accidents qui peuvent suivre la kératotomie. »

Les résultats que M. Mooren a obtenus par son procédé opératoire ont été si heureux, qu'il se croit obligé, pour qu'on ne puisse pas douter de sa statistique, de rapporter toutes les observations avec les noms des malades et leur demeure. Ces observations se rapportent à

(1) Die verminderten Gefahren einer Hornhautvereiterung bei der Staarextraction. Berlin, 1862, et Ann. d'Oculist. 1862, t. XLVII, p. 172.

cinquante-neuf opérations qui ne donnèrent que deux insuccès, de sorte que la proportion des insuccès serait de 1 : 29 1/2.

M. Jacobson (1) pratique, dans la même séance, l'iridectomie et l'extraction. Pendant les 24 heures qui précèdent l'opération, le sujet est tenu à une certaine diète et à une diète absolue quelques heures avant, afin de n'être pas exposé aux vomissements susceptibles d'être amenés par le chloroforme. Quand le sujet est complétement anesthésié, on le relève suffisamment sur son lit, pour que le chirurgien ne soit pas gêné dans le manuel opératoire. Un aide écarte les paupières avec les doigts; le chirurgien fixe alors le globe avec la pince de Waldau d'une main, puis de l'autre, armé du couteau de Beer, il taille un large lambeau très périphérique à la cornée; ce lambeau fait, il ouvre la capsule et fait sortir la lentille. Le dernier temps de l'opération consiste dans l'excision la plus périphérique possible du segment de l'iris qui correspond au lambeau cornéen. Cette méthode doit être préférée, selon son auteur, pour toutes les cataractes dures, pour les cataractes non mûres, les cataractes crétacées et toutes celles qui s'accompagnent d'un ramollissement du corps vitré ou d'un décollement partiel de la rétine. Sur 140 opérations ainsi pratiquées, l'auteur n'accuse que trois insuccès (2).

M. Arlt croit qu'il ne faut pas faire l'iridectomie sans nécessité, car elle altère, par les éblouissements qui y succèdent, le résultat définitif de l'opération. Il l'exécute *avant* l'ouverture de la capsule : 1° Quand la cataracte n'est pas mûre et qu'on peut craindre une rétention de masses corticales; 2° quand la pupille ne se dilate pas suffisamment; 3° quand, dans les cataractes très dures, la section de la cornée n'a pas assez d'étendue. Il la fait *après* l'ouverture de la capsule et l'issue du cristallin : 1° si l'iris a trop souffert par contusion; 2° s'il ne réussit pas à faire sortir la totalité des masses corticales (3).

M. de Graefe, qui est le promoteur de la simultanéité de ces deux opérations, croit qu'en généralisant cette méthode, on en arrivera à perdre un moindre nombre des yeux qu'on opère par extraction. « Tout se résume ainsi à savoir, dit-il, si cette différence est assez importante pour faire négliger, dans tous les cas, les avantages d'une pupille centrale et petite (4). »

La question n'est donc pas encore jugée : il semble acquis cependant que, dans tous les cas mentionnés par M. Arlt, l'iridectomie est un auxiliaire puissant des succès de l'extraction. Ajoutons que, dans tous ceux où l'on soupçonne que l'iris fera hernie et, à fortiori, dans

(1) Ein neues und gefahrloses Operations-verfahren zur Heilung des grauen Staaren. Berlin 1863. — Ann. d'Ocul. 1864, t. LIII, p. 90.
(2) Klin. Monatsb. 1864, t. II, p. 330, et Ann. d'Ocul. 1865, t. LIV, p. 64.
(3) Id. p. 337. — Id. p. 69.
(4) Id. p. 342. — Id. p. 72.

ceux où ce prolapsus est déjà effectué, la section de la portion irienne compromise doit être la règle : par son moyen, on évitera presqu'à coup sûr cette interminable série d'accidents qui est la conséquence inévitable de l'interposition de l'iris entre les lèvres de la plaie kératique.

La principale objection que l'on ait faite à l'extraction combinée avec l'iridectomie, repose sur l'inconvénient qui résulte de l'établissement d'une pupille trop grande, apportant à la vision un trouble plus ou moins considérable. L'objection est sérieuse : « en effet, comme le dit M. de Graefe, l'élargissement notable de la pupille apporte un certain obstacle à l'exercice régulier de la fonction visuelle. Cet inconvénient ne porte pas, il est vrai, sur l'acuïté de la vision, mais bien sur la tolérance des variations d'éclairage, et particulièrement sur la netteté de la vision excentrique ; car, comme dans les cas d'aphakie et pendant l'usage des verres convexes forts, les images excentriques forment des cercles de diffusion irréguliers, et il n'est pas du tout indifférent que leur étendue soit augmentée par l'élargissement de la pupille. D'ailleurs les faits le prouvent surabondamment, car, en général, ces malades ont, après l'opération, plus de peine à s'orienter que ceux qui possèdent une pupille centrale et plus petite (1). »

Le meilleur moyen de pallier ces inconvénients, tout en conservant à la méthode d'extraction modifiée les incontestables avantages que l'expérience lui accorde, c'est de faire l'iridectomie à la partie supérieure de l'iris, de façon à ce que la pupille en surcroit soit en grande partie cachée sous la paupière supérieure, et comme la double opération en une seule séance serait fort difficile, de préférer la méthode à temps séparés, préconisée par M. Mooren. De cette façon, le principal inconvénient de la méthode se trouve écarté, et il ne reste plus à lui opposer que la résistance que l'on rencontrera souvent chez les malades, auxquels deux opérations souriront rarement, mais qu'il sera facile de vaincre, en leur faisant voir l'augmentation des chances de succès qu'ils seront en droit d'en attendre. M. Wecker a coutume de proposer l'iridectomie à ceux de ses cataractés dont l'opacité cristallinienne est encore incomplète et entourée, à la périphérie, d'une zone transparente assez large, et chez lesquels une opération préliminaire retarde encore la cécité, qu'ils ont tant de peine à supporter (2).

En règle générale, l'iridectomie doit être pratiquée *avant* l'extraction de la lentille et l'ouverture de la capsule : on ne la fait *après* que lorsqu'elle est indiquée par les circonstances mêmes de l'opération, telles que la contusion de l'iris par l'issue laborieuse d'un cristallin

(1) Loc. cit.
(2) Études ophthalmologiques, 1865, t. II, p. 259.

volumineux ou la hernie de cette membrane, dont la section prévient, la plupart du temps, de longs et pénibles accidents.

8. L'époque à laquelle il convient de faire l'extraction de la cataracte n'est pas absolument indifférente. En dehors des raisons de convenance qui prescrivent de ne faire l'opération que lorsque l'opacité cristallinienne a enlevé aux malades tout degré de vision utile, il y a cette considération que, avant ce qu'on a nommé la *maturité* de la cataracte, les couches corticales du cristallin n'ont pas pris ce degré de ramollissement qui leur permet de se détacher facilement de la capsule, ou bien sont demeurées trop transparentes pour être aisément recherchées et extraites ; de là des opérations incomplètes. Il arrive cependant que, chez certains sujets auxquels l'exercice de la vision est indispensable au soutien de la vie, la cataracte marche avec une grande lenteur ; leur vue est trop troublée pour leur permettre de subvenir à leur subsistance, et, d'autre part, la cataracte n'est pas mûre. Or, dans ces circonstances, M. de Graefe a proposé (1) de hâter la maturité de la cataracte par une discision préalable de la capsule : les couches corticales du cristallin, placées ainsi au contact de l'humeur aqueuse, se ramollissent et sont bientôt amenées à des conditions favorables à une extraction méthodique. M. Mannhardt (2) a adopté cette manière de procéder : il fait précéder l'extraction d'une iridectomie, en ayant soin, dans cette opération même, de blesser le cristallin avec le couteau lancéolaire. Cela fait, il attend de huit à dix jours et pratique alors l'extraction à lambeau. D'autres fois, il ponctionne la capsule en traversant la cornée avec une aiguille à discision et, suivant les progrès que fait l'opacité du cristallin, extrait ce dernier de trois à huit jours après. Pour cela, il fait une section à lambeau, en excisant une portion de l'iris avant ou après la sortie du cristallin. L'avantage de cette manière de faire, selon lui, consiste dans la facilité avec laquelle on enlève alors le cristallin en totalité, car les masses corticales périphériques restant dans l'œil après la sortie du noyau sont alors visibles et s'évacuent très-facilement en totalité.

On peut objecter à cette manière de faire le danger résultant du gonflement trop rapide du cristallin, à la suite d'une discision trop large, et l'irido-choroïdite qui peut en être la suite ; il faudra donc, toutes les fois qu'on jugera devoir y recourir, ne faire qu'une ouverture très-petite à la capsule et surveiller avec soin l'état de l'œil, afin de ne pas tarder à faire l'extraction si des accidents se manifestaient, ou au moins l'iridectomie, si elle n'avait déjà été faite. Il faut dire, d'ailleurs, que l'iridectomie, pratiquée en même temps que la ponction, sera un préservatif presque assuré contre ces accidents et qu'il

(1) Archiv für Ophth. 1864, B. X, Abth. 2, S. 209.
(2) Klin. Monatsb. 1864, B. II, S. 408, et Ann. d'Ocul. 1865, t. LIV, p. 106.

faudra toujours la faire, de préférence, à cette époque, à moins de contre-indications manifestes.

9. Avec quelque soin qu'une extraction ait été faite, il arrive souvent que la pupille demeure encombrée de masses corticales, dont le moindre inconvénient est d'empêcher l'exercice de la vision pendant les premiers temps qui suivent l'opération, et dont la présence donne souvent lieu à des iritis consécutives. D'autre part, on voit fréquemment se développer des cataractes secondaires, dues à la persistance, dans le champ de la pupille, de débris de la capsule tapissée de substances qui la rendent opaque. Ces deux ordres de complications sont le résultat de l'ouverture de la capsule et sont impossibles quand celle-ci est retirée intacte de l'œil avec son contenu. De là le procédé qui consiste à négliger l'incision de la capsule dans l'extraction de la cataracte et à extraire celle-ci tout enveloppée de son sac protecteur. Proposée par Beer en 1799 (1), pratiquée depuis de longues années en Italie, à Naples par M. Moyne, à Turin par M. Sperino, cette modification opératoire mérite de fixer l'attention. M. Moyne, après avoir fait l'incision de la cornée par lambeau inférieur, introduit et applique sur la cataracte le plat d'une spatule d'argent, à bords et à pointe mousses, de la forme d'une large aiguille à cataracte, et, par son moyen, exerce sur le segment supérieur de la lentille une légère pression, qui a pour effet de faire basculer le cristallin en avant par son bord inférieur, et de le faire ainsi sortir de l'œil : cette pression doit être d'abord très-douce et insensiblement de plus en plus forte jusqu'à ce que la lentille accomplisse son mouvement. M. Moyne conseille de simuler sur elle le tracé de petits cercles concentriques, comme s'il s'agissait de frictions circulaires. Il affirme que son procédé est d'une exécution facile et ne donne lieu que très rarement à l'issue d'une très petite partie du corps vitré. De son côté, M. Sperino a simplement rayé de son manuel opératoire le deuxième temps de l'extraction classique, à savoir l'ouverture de la capsule, et procède, pour terminer l'opération, comme si la capsule avait été incisée. « Peu de temps, dit-il, après que l'incision de la cornée a été faite, une pression douce, modérée, non interrompue, si possible, jusqu'à l'issue de la lentille, exercée avec la curette de Daviel, appliquée à la partie inférieure de la sclérotique près de la cornée (s'il s'agit de la kératotomie supérieure) et avec le pouce qui, en relevant la paupière supérieure, comprime légèrement la sclérotique en haut, dans sa partie antérieure, a toujours suffi pour produire la sortie de la cataracte. Dans tous les cas, elle a été extraite par la seule pression, sans crochet à cataracte, sans spatule ou autre instrument quelconque (2). »

(1) Methode den grauen Staar sammt der Kapsel auszuziehen. Wien. 1799. — Voir Beer's Leitfaden, Wein, 1817, B. II, S. 375.

(2) Compte rendu du Congrès d'ophthalmologie de Bruxelles, 1858, p. 435.

La plupart des opérateurs qui ont tenté de suivre cet exemple ont accusé de nombreux insuccès résultant de l'issue du corps vitré : peut-être n'en faut-il accuser que leur peu d'habitude du procédé, qui demande, en effet, une prudence et un soin particuliers. Néanmoins M. Pagenstecher vient de reprendre la pratique si chaudement recommandée par les chirurgiens de l'Italie et déclare en retirer de bons résultats. Une iridectomie préalable peut faciliter l'issue du système cristallinien ; reste à savoir si elle ne favorise pas en même temps celle du corps vitré et si des expériences dans cette direction méritent réellement d'être encouragées.

§ II. Extraction à travers une incision étroite de la cornée.

1. L'expérience de chaque jour apporte la confirmation de la prééminence de l'extraction sur toutes les autres méthodes d'opérer la cataracte, quand celle-ci est dure ou qu'elle existe chez des sujets ayant dépassé l'âge de quarante ans. Les succès dus à cette méthode sont plus persistants que ceux que peuvent donner les autres et relativement beaucoup plus nombreux.

Ce n'est pas à dire, pour cela, que la méthode d'extraction en soit arrivée à répondre à toutes les conditions qu'on est en droit d'attendre d'une opération parfaite : à côté de ses avantages bien marqués viennent se dresser des inconvénients graves, contre lesquels le chirurgien a à lutter, qui le font trembler sans cesse, lors même que sa manœuvre a été le mieux exécutée, et parmi lesquels il faut ranger surtout la suppuration du lambeau kératique, le prolapsus de l'iris et l'inflammation consécutive de cette membrane. Aussi s'est-on surtout attaché, dans ces derniers temps, à parer aux causes susceptibles de donner lieu à ces accidents graves : de ces efforts sont issus l'extraction dite « linéaire » (1), accompagnée ou non de l'iridectomie et de l'emploi des curettes, avec les divers procédés que nous allons décrire.

Extraction linéaire de la cataracte à l'aide de curettes. — Cette méthode a été d'abord proposée et exécutée par M. de Graefe, qui y procédait après l'ablation préalable d'une petite portion de l'iris, et que M. Waldau (ci-devant Schuft) s'est attaché à rendre plus facile et plus généralement applicable en modifiant la forme des curettes. En adoptant ce procédé opératoire, MM. de Graefe et Waldau se

(1) Mauvaise dénomination. L'extraction à lambeau est aussi linéaire, seulement la ligne y est plus courbe. Mais il suffit de s'entendre. Nous avons adopté le nom de méthode *par avulsion* pour l'extraction au moyen d'instruments introduits dans l'œil, sans nous dissimuler qu'il laisse à désirer, puisqu'avulsion implique l'idée d'arrachement : nous l'avons pris, faute d'en trouver un autre meilleur. Pour bien faire, le mot *extraction* devrait être réservé à cette dernière opération et être remplacé par un autre dans la méthode à lambeau, où l'on n'extrait pas le cristallin, mais où on lui ouvre seulement une issue. Obligés de le conserver, nous devons écarter le mot « *traction* » adopté par M. Critchett, parce qu'il donnerait lieu à de la confusion

proposaient, d'une part, d'éviter les contusions de l'iris, conséquence inévitable du passage du cristallin opaque à travers la pupille intacte; d'une autre part, de diminuer les chances de l'écoulement de l'humeur vitrée; enfin, par l'incision linéaire de la cornée, de mettre l'opéré à l'abri des inconvénients inhérents au lambeau kératique. Les curettes dont se sert M. Waldau sont d'argent; elles diffèrent surtout de la curette de Daviel par les caractères suivants (fig. 67): elles sont plus larges, plus relevées à leur extrémité libre, à bords plus minces et plus concaves. La curette ne se continue pas avec une tige de même calibre; elle est, au contraire, supportée par une tige très-mince, qui permet de manœuvrer sans maintenir la plaie de la cornée largement béante. A l'aide de ces curettes, M. Waldau pense qu'il est possible, sans faire subir à l'œil une lésion dangereuse, d'extraire tout cristallin, soit transparent, soit opaque, en tout ou en partie, quels qu'en soient le volume et la consistance (1).

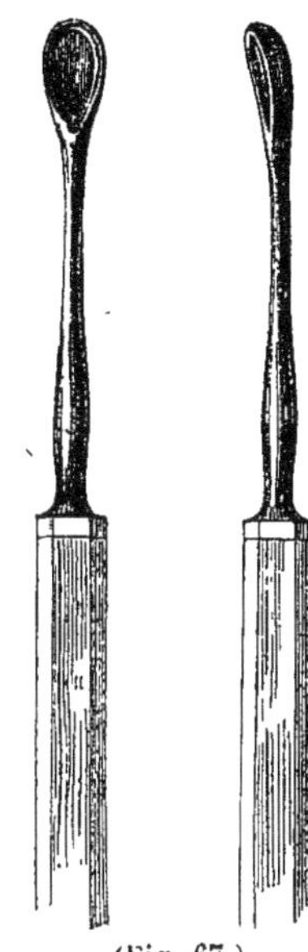
(Fig. 67.)

L'opération se compose des temps suivants: — *Premier temps.* Le malade étant couché et les paupières écartées par les doigts d'un aide, l'opérateur fixe le globe de l'œil et pratique une incision linéaire à la cornée, immédiatement en dedans de sa limite externe, à l'aide d'un couteau lancéolaire qu'il enfonce parallèlement à l'iris. L'incision, que l'on agrandit au besoin en retirant le couteau, doit avoir environ 6 millimètres de long. — *Deuxième temps.* A l'aide d'une pince fine, à dents de souris, introduite fermée par la plaie de la cornée, on saisit le bord de la pupille, on l'attire au dehors, et on excise la partie de l'iris ainsi amenée à l'extérieur. — *Troisième temps.* On ouvre la capsule transversalement, de dedans en dehors, à l'aide d'un crochet. — *Quatrième temps.* On introduit la curette par la plaie de la cornée, et on la fait avancer d'abord directement vers le centre du globe oculaire, jusqu'à ce que son extrémité libre ait franchi l'équateur du cristallin, qui proémine en avant; on porte ensuite la tige qui supporte la curette légèrement en arrière, en faisant avancer en même temps cette dernière, jusqu'à ce que son centre se trouve placé derrière la paroi postérieure du cristallin. En ce moment, on imprime à la curette un mouvement de levier, par lequel tout son contenu se trouve refoulé dans la chambre antérieure; ce mouvement doit être dirigé principalement vers la plaie de la cornée, de manière à retirer un peu l'instrument et à ménager le bord interne

(1) Schuft. Die Ausloeffelung des Staars. Berlin, 1860.

de la pupille. A la suite de cette manœuvre, les bords de la curette ont pénétré suffisamment dans le noyau de la cataracte, que l'on peut alors amener au dehors en lui faisant longer avec précaution la face postérieure de la cornée. Lorsque le noyau est très volumineux et très dur, il est avantageux de le fixer encore mieux dans la curette en le pressant contre la face postérieure de la cornée. Après avoir extrait le noyau, on exerce, à l'aide des paupières, quelques frictions douces sur le globe oculaire, de manière à détacher et à amener dans le champ pupillaire les restes de la cataracte, que l'on retire ensuite à l'aide d'une curette de volume approprié. L'excision de l'iris, dans le deuxième temps, laisse ordinairement subsister une bandelette de la circonférence externe de ce diaphragme : on est mis ainsi plus sûrement à l'abri de l'écoulement de l'humeur vitrée. Il faut encore remarquer, relativement au quatrième temps, qu'à la suite de l'écoulement de l'humeur aqueuse et de l'incision de la capsule antérieure, le cristallin proémine fortement en avant, ce qui permet d'en contourner facilement la face postérieure et d'éviter toute lésion des procès ciliaires. M. Waldau pense que son procédé trouvera surtout une application exclusive dans les circonstances suivantes : 1° chez les sujets ayant dépassé l'âge de vingt-cinq à trente ans, lorsque la cataracte n'est pas tout à fait mûre, ou lorsqu'elle est à noyau dur plus ou moins volumineux ; 2° chez les sujets de tout âge, dans les cas de *cataracta accreta*, de corps étrangers du cristallin placés en dehors du champ de la pupille dilatée, et de cysticerques du cristallin.

2. De sérieux inconvénients ont été reconnus, non à la méthode d'extraction par les curettes, que nous nommerons *méthode par avulsion* et qui est restée dans la pratique comme une véritable conquête, mais à la forme des curettes de M. Schuft (Waldau), que l'on s'accorde aujourd'hui à trouver défectueuses, à cause de leur forme et de leurs dimensions et qui, pour ces raisons, ont été abandonnées. Il est en effet fort difficile de les introduire derrière la lentille, sans repousser des fragments de la cataracte derrière l'iris, ou sans blesser cette dernière membrane et déchirer l'hyaloïde : d'autre part, elles ne peuvent guère servir qu'à l'enlèvement de cataractes de moyenne densité, susceptibles d'être extraites par fragments.

La méthode menaçait donc de tomber dans le discrédit lorsque, grâce à d'heureuses modifications apportées à la forme de l'instrument avulseur, en même temps qu'au manuel opérateur, M. Critchett l'a définitivement relevée et installée dans la pratique. Sa curette (vectis spoon) est beaucoup moins volumineuse que celle de Waldau ; les bords latéraux en sont à peine relevés et l'extrémité libre en présente un, renversé vers l'intérieur suivant un angle de 30 degrés environ, et disposé de telle façon que cette extrémité a la forme d'un coin qui lui permet de s'insinuer facilement entre la membrane hyaloïde et la face postérieure du cristallin : d'un autre côté, quand il s'agit de la retirer, avec la cataracte qui est venue s'y loger, le bord renversé s'enfonce dans la substance cristalline qu'il sert à entraîner (fig. 68); enfin, en traversant la cornée en même temps qu'il amène avec lui le noyau, il n'occupe lui-même qu'un très mince espace. Voici en quoi consiste l'opération de M. Critchett : *Premier temps*. Écartement des paupières avec un ophthalmostat et fixation de l'œil dans une position convenable avec des pinces appropriées, en ayant soin de saisir solidement tous les tissus assez près de l'équateur du globe. — *Deuxième temps*. Incision de la cornée, légèrement courbe, participant de la nature d'une fente plutôt que de celle d'un lambeau, et assez large pour ouvrir une issue facile au noyau de la cataracte. M. Critchett la pratique au moyen d'un large couteau lancéolaire coudé qu'il introduit dans la cornée, un peu en dessous de son union avec la sclérotique, et qu'il pousse rapidement au-devant de l'iris et parallèlement à lui, vers l'extrémité de la chambre antérieure opposée au point d'introduction (fig. 69) : cette incision occupe un peu plus du tiers de la cornée, et si l'on soupçonne qu'elle n'est pas assez large, eu égard au noyau à extraire, on l'élargit avec des ciseaux. — *Troisième temps*. Iridectomie par le procédé ordinaire, mais avec excision d'une petite partie de l'iris. — *Quatrième temps*. Incision et même morcellement large de la capsule. — *Cinquième et dernier temps*. Extraction de la lentille au moyen de la curette. Dès que celle-ci a pénétré au delà de l'ouverture de la cornée, en ayant bien soin de ne pas toucher l'iris, il faut la faire basculer délicatement et la glisser sous le plan

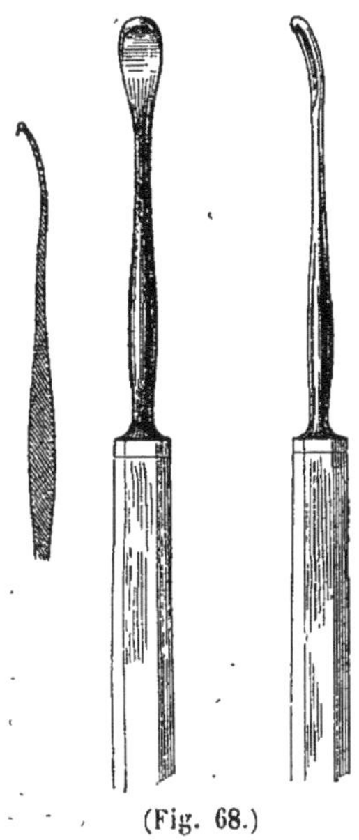

(Fig. 68.)

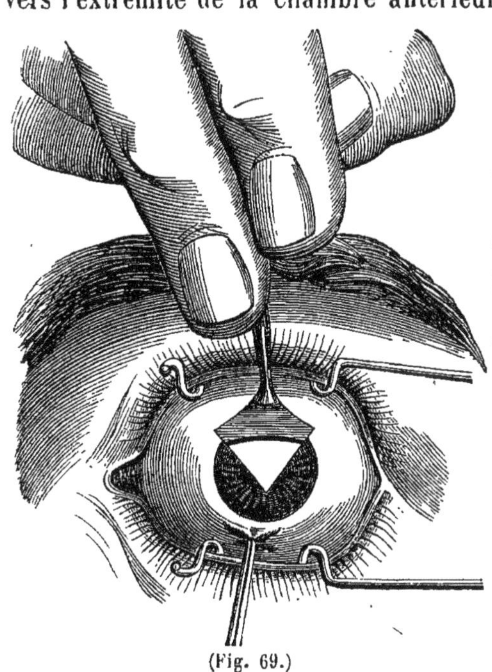

(Fig. 69.)

convexe que forme la face postérieure de la cataracte, jusqu'au niveau de son bord le plus éloigné : on doit éviter, d'une part, de porter l'instrument dans la substance même de la lentille, de l'autre, de l'abaisser assez pour déchirer la membrane hyaloïde ; pour cela, on regarde avec soin la face antérieure de la cataracte quand la curette passe derrière elle, et dès qu'on y remarque le moindre mouvement, on déprime plus fortement le bord de l'instrument, qui contourne ainsi la cataracte sans pénétrer dans son épaisseur. Le retrait de la curette et du noyau qu'elle contient doit être exécuté très lentement et avec beaucoup de délicatesse, et s'il reste des masses molles dans la chambre antérieure, on les enlève au moyen de la curette, en ayant bien soin d'éviter le plus possible de toucher et de blesser l'iris.

Ce procédé offre les avantages suivants : il permet d'administrer le chloroforme, ne donne lieu qu'à une plaie dont la courbure est très peu prononcée au lieu d'une courbe semi-lunaire dont la réunion est toujours moins facile, s'oppose au prolapsus de l'iris et exige des soins consécutifs beaucoup moins assujettissants que l'extraction à lambeau.

L'incision de la cornée au moyen du couteau lancéolaire large et coudé demande, de la part de l'opérateur, beaucoup de décision et une grande habileté : la moindre hésitation, en permettant l'issue précipitée de l'humeur aqueuse, conduit l'iris au-devant de l'instrument et l'expose à être blessé par lui ; d'autre part, la solution de continuité obtenue par son moyen, laisse souvent à désirer quant à ses dimensions et demande à être ultérieurement agrandie avec des ciseaux, ce qui n'est pas toujours facile. Pour remédier à ces défectuosités, le Dr Libbrecht (de Gand) a imaginé de pratiquer l'incision prescrite par M. Critchett au moyen d'un petit couteau droit (fig. 70), qu'il a fait construire, en 1863, par M. Mathieu (de Paris) : ce couteau, introduit par ponction dans la chambre antérieure, à travers la cornée, à une petite distance de son union à la sclérotique, en sort par contre-ponction au point qui doit borner l'étendue de l'incision, dont les limites sont ainsi fixées d'une manière précise.

(Fig. 70.)

M. Bowman et M. de Graefe ont appliqué sur une grande échelle l'avulsion de la cataracte, d'après les principes posés par M. Critchett, en n'y faisant subir que des modifications de détail : l'un et l'autre se louent beaucoup des résultats qu'ils en ont retirés.

M. Bowman a modifié la curette de M. Critchett, en en faisant disparaître le coin terminal, et le remplaçant par un bec qui n'est plus recourbé vers le manche, mais forme avec lui, ainsi que le corps de la curette, un angle très obtus. L'instrument (fig. 71) est très mince à son extrémité, un peu recourbé sur les côtés pour entrer facilement, et d'une ampleur suffisante pour offrir une large surface au noyau qu'il doit embrasser. Le corps de la cuiller est presque plat d'un côté à l'autre, un peu concave d'avant en arrière, et la courbure de l'extrémité n'est en somme qu'une continuation de cette concavité, bien qu'elle fasse avec elle un angle obtus. A mesure que cette courbure revient sur les côtés, elle s'efface graduellement, et sur ces mêmes côtés, sauf vers l'extrémité, il n'y a plus de rebord qui dépasse le niveau général. Le tout est aussi mince qu'on peut le faire pour les besoins de la solidité. La largeur est de la moitié ou du tiers environ de celle de la lentille. La tige est légèrement recourbée, pour pouvoir s'adosser avec la position du sourcil, par-dessus lequel elle doit manœuvrer, quand on fait, comme c'est l'ordinaire, l'iridectomie à la partie supérieure.

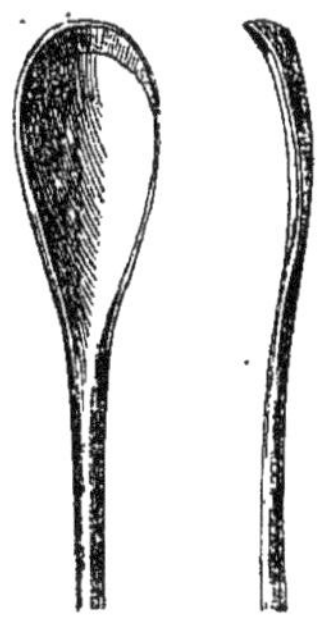

(Fig. 71.)

M. Bowman a fait encore une autre curette qui lui paraît préférable pour le cas où, par l'absence complète de substance molle superficielle, il n'y a que très peu de place pour insinuer l'instrument entre la lentille et sa capsule; la forme en est presque plate dans le sens transversal et très-légèrement concave dans le sens longitudinal; le bec de l'instrument a un bord très mince, sans être tranchant; il est un peu recourbé et sa face concave est rendue rugueuse par de petites rayures transversales (fig. 72). Les deux curettes de M. Bowman peuvent être placées sur un même manche, comme on l'a représenté, grandeur naturelle (fig. 73) (1).

M. Bowman insiste beaucoup sur l'utilité qu'il y a à bien ouvrir la capsule : il faut, d'après lui, introduire le kystitome à plat derrière l'iris et le pousser aussi loin qu'il est nécessaire, puis en tourner la pointe du côté de la lentille et, par de légers mouvements de droite et de gauche, dilacérer la capsule en dedans de son insertion au ligament suspenseur, qui est caché derrière l'iris. On peut même manœuvrer le kystitome avec un peu plus de force, de façon à entamer la partie supérieure du noyau, quand celui-ci est trop gros et adhère à la capsule, mais il faut toujours éviter avec soin de blesser l'iris et

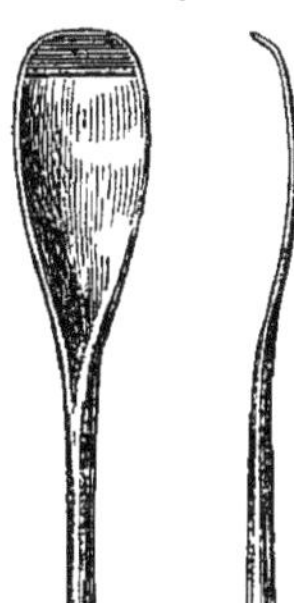

(Fig. 72.)

(Fig. 73)

(1) Bowman. Mémoire sur l'avulsion de la cataracte au moyen d'un instrument introduit dans l'œil, avec iridectomie, etc. (Ophthalmic Hosp. Rep. 1865, Vol. IV, 4e partie, pp. 332-369, et Ann. d'Ocul. 1866, t. LV, p. 46).

de déplacer la lentille. Un autre point auquel il attache aussi une grande importance, c'est de détacher le corps de la lentille de sa capsule avant d'introduire la curette; pour cela, il se sert du kystitome ordinaire ou d'une fine aiguille recourbée, qu'il introduit dans la substance lenticulaire près du bord, puis, la cataracte saisie mais non déplacée, il lui imprime à l'intérieur de la capsule, à l'aide de petits mouvements de va-et-vient, une légère rotation autour de son axe antéro-postérieur, jusqu'à ce qu'on s'aperçoive qu'elle est complétement libre.

Quant à l'emploi de la cuiller, M. Bowman recommande de la porter d'abord en arrière et en bas, de façon à embrasser le noyau, en passant entre celui-ci et la capsule, ce qui se fait avec facilité si, la maintenant avec délicatesse entre le pouce et l'index, on le pousse lentement, en lui imprimant de *très-légers* mouvements de rotation autour de son axe. Lorsqu'on abaisse le manche, le bec s'élève, pénètre dans la substance lenticulaire au delà du noyau et s'y fixe pour l'extraire. Quand le noyau est petit et entièrement libre, il a une grande tendance à venir de lui-même se porter à l'ouverture de la cornée, dès que la capsule a été ouverte. Dans ce cas, il suffit de retourner doucement le kystitome et de s'en servir pour l'attirer au dehors pendant qu'on exerce une légère pression sur le globe.

Autant que possible, il faut extraire la lentille *en masse;* mais, quoi que l'on fasse, des fragments solides ou mous restent presque toujours en arrière après que le noyau est sorti. Il faut ne pas hésiter à replonger la curette pour aller les rechercher et les extraire, y eût-il même issue d'une partie du corps vitré, à la seule condition de prendre bien garde de blesser l'iris.

De l'aveu des deux éminents praticiens de Londres, l'iritis est plus fréquente à la suite de l'avulsion par la curette qu'après l'emploi de l'ancien procédé (1); en outre, la production d'une fausse membrane avec des adhérences n'y est pas non plus un fait exceptionnel : quand on en a constaté l'existence, il faut, de quatre à six semaines après la première opération et quand l'œil est parfaitement revenu à son état, la déchirer ou la déprimer au moyen d'une ou de deux aiguilles introduites à travers la cornée (2). Si, comme il arrive souvent, des portions corticales se détachent et restent à l'intérieur, il faut tâcher de les faire sortir à l'aide de la curette, qu'on aura bien soin d'introduire de façon à ne pas blesser l'iris : il ne faut les y abandonner que si leur extraction offre de trop grandes difficultés, surtout à ce dernier point de vue.

Entre les mains de M. Bowman comme entre celles de M. Critchett, la moyenne des succès de l'opération par avulsion à sensible-

(1) CRITCHETT. De l'extraction de la cataracte par la méthode à curette, etc. (Ophth. Hosp. Rep. 1865, t. IV, 4e partie, p. 330, et Ann. d'Ocul. 1866, t. LV, p. 44.)
(2) ID. Id.

ment dépassé celle des opérations à lambeau. Ils la préfèrent surtout lorsqu'ils ont affaire à un œil profondément enfoncé dans l'orbite, trop proéminent ou trop irritable, à une chambre antérieure petite, à une pupille étroite et rigide, et par-dessus tout à une pupille adhérente; enfin, d'une manière générale, dans tous ceux où, pour une raison ou pour une autre, l'emploi du chloroforme à dû être décidé (1).

M. de Graefe a également accueilli avec empressement la méthode de M. Critchett et, après en avoir suivi l'application à Londres, dans la clinique de l'auteur et de M. Bowman, a mis à son étude le service de sa vaste pratique et de son expérience. M. de Graefe en est arrivé bientôt à reconnaître les avantages de la méthode nouvelle, et a cherché à les augmenter par quelques modifications apportées à la manœuvre et à l'appareil opératoire. Voici comme il procède (2) :

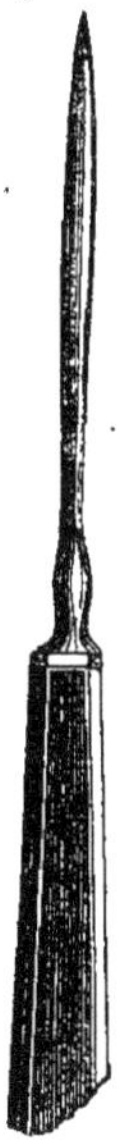

(Fig. 74.)

1er *temps*. — Après avoir bien disposé le malade et appliqué un ophthalmostat à ressort fixe, M. de Graefe saisit, ainsi que le fait M. Critchett, un large pli de la conjonctive du globe immédiatement au-dessous de la cornée, au moyen d'une forte pince à mors, et attire ainsi doucement l'œil en bas. Cela fait, un couteau étroit à faces convexes (fig. 74) est introduit en A, à une demi-ligne du bord de la cornée et à 2/3 de ligne de la tangente au sommet de cette dernière (fig. 75), le tranchant en haut, de façon à pénétrer aussi périphériquement que possible dans la chambre antérieure et, afin d'augmenter la dimension de la plaie intérieure, dirigé d'abord en C. Quand il y a ainsi parcouru trois lignes environ, le manche en est abaissé et la pointe poussée vers le point B. Aussitôt que cette pointe ne rencontre plus de résistance, ce qui prouve que la contre-ponction de la sclérotique est achevée, on donne tout de suite au couteau une direction de biais en avant, telle que le dos en soit dirigé vers le centre fictif de la sphère cornéale, et l'on continue à agir dans ce plan, d'abord par un mouvement décidé en avant, puis, quand la longueur du couteau est épuisée, par un mouvement de retour qui tranche ordinairement le pont sclérotical; s'il en est autrement, on en finit par quelque mouvement de scie.

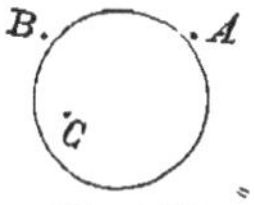

B. A C

(Fig. 75)

Reste la conjonctive qui, libre et mobile sur la lame, doit être sectionnée par un jeu de scie en avant ou même en avant et en bas, de manière à n'en pas détacher un lambeau de plus d'une ligne et demie à deux lignes de hauteur. La plaie extérieure ainsi obtenue a de quatre à quatre lignes un quart de longueur (fig. 76). En recommandant de

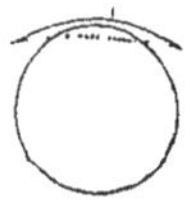

(Fig. 76.)

(1) Bowman, Loc. cit. p. 359 et p. 52.
(2) Archiv. für Ophth. 1865, B. XI, Abth. 3, S. 1.

diriger d'abord en C la pointe de l'instrument, l'auteur a encore pour objet de permettre de mesurer la longueur du couteau ; il n'y a plus alors, pour en porter la pointe au lieu précis où la contre-ponction devra se faire, que de la laisser se cacher, par un mouvement de levier, dans le cul-de-sac, invisible, de la chambre antérieure. — 2e *temps.* Après avoir donné la pince à fixer à un assistant, on écarte d'abord en le repliant sur la cornée, le lambeau conjonctival recouvrant la partie herniée de l'iris, qui ne manque presque jamais de se présenter spontanément, puis, avec la même petite pince à iridectomie qui vient de servir à ce premier acte, on saisit par sa partie moyenne le prolapsus iridien qui s'étale en forme de lambeau triangulaire et on l'excise à sa base, d'un angle à l'autre, ce qui exige ordinairement deux petits coups de ciseaux. Si le lambeau conjonctival, mal écarté, venait à être coupé, on aurait à regretter de ne plus l'avoir pour recouvrir la plaie : sa présence sur la procidence aurait en outre l'inconvénient de cacher cette dernière et d'exposer à en laisser des fragments dans les angles de l'incision. — 3e *temps.* Après avoir repris la pince à fixer des mains de l'assistant, on ouvre la capsule, au moyen d'un kystitome d'une courbure particulière, en forme de lance, par deux incisions qui, partant de la partie inférieure de la pupille normale, arrivent près des bords nasal et temporal jusque dans le voisinage de l'équateur supérieur de la lentille, qui ainsi se trouve libre dans la plaie et peut en sortir spontanément, si le noyau n'en est pas trop volumineux. Quand la capsule épaissie demande à être extraite en tout ou en partie, on doit, au lieu d'un kystitome, se servir d'un crochet aigu. — 4e *temps.* Quand les couches corticales sont abondantes et le noyau petit, le dégagement de la cataracte s'opère en général au moyen d'une simple pression extérieure faite avec le dos d'une curette à dos voûté. Si l'issue spontanée semble offrir de la difficulté, on introduit à plat, dans la plaie de la capsule, un petit crochet mousse (fig. 77) qu'on retire bientôt jusqu'au-dessus du bord supérieur du noyau et qu'on porte ensuite, en en soulevant le manche, dans la substance corticale postérieure, jusqu'au delà du pôle postérieur du noyau. On le tourne alors entre les doigts, autour de son axe, de façon à ce que, d'horizontal qu'il était, le plan passant par la courbure du crochet devienne vertical ou au moins oblique, et on extrait le noyau et, par conséquent toute la lentille, par un mouvement très léger de traction, vers l'ouverture de la plaie. S'il y a une couche corticale molle suffisante, l'introduction du crochet n'offre aucune diffi-

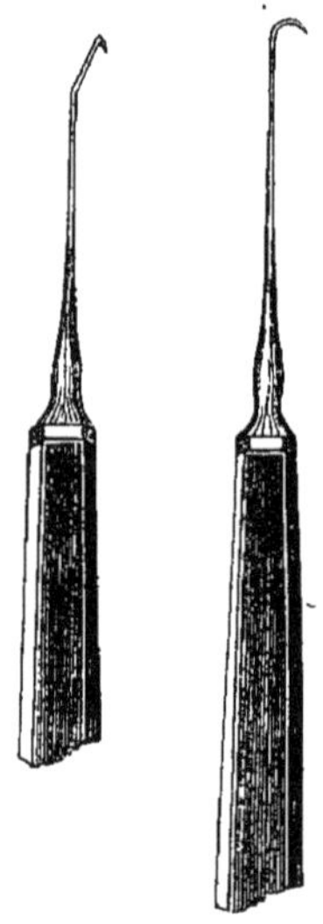
(Fig. 77.)

culté, mais si cette couche est très mince ou si elle manque complètement, il s'agit de séparer la capsule de la partie postérieure de la lentille ou de passer entre les deux, ce qui exige beaucoup de lenteur et de soin. M. de Graefe donne à ce sujet les mêmes instructions dictées plus haut par M. Bowman. Quant à l'avulsion proprement dite, elle ne se fait bien qu'à la condition que le cristallin soit en parfait équilibre sur le crochet, faute de quoi on risque de lui faire prendre une fausse direction. — 5e *temps*. Il comprend le nettoyage de la pupille et la coaptation des lèvres de la plaie. Il faut attacher une grande importance à l'éloignement des masses corticales et des fragments d'iris ou de caillots sanguins qui peuvent se trouver entre les lèvres de la plaie. L'extraction des masses corticales peut se faire par de légères frictions sur le globe ou par l'introduction des curettes; celle-ci demande de grands ménagements et doit surtout éviter avec soin de fatiguer et de congestionner l'iris.

M. Wecker recommande pour l'avulsion une curette fenêtrée, dont le volume, inférieur à celui de toutes les curettes imaginées, permet d'extraire de l'œil un noyau de cataracte : son passage à travers les masses corticales postérieures est, selon lui, plus facile et moins capable de provoquer soit la réclinaison de la capsule postérieure, soit la luxation du noyau qu'on se propose d'extraire ; la courbure de l'extrémité de la curette lui permet d'accrocher le bord du noyau opposé à la section et d'agir avec l'instrument comme si l'on opérait avec un crochet mousse (1) (fig. 78).

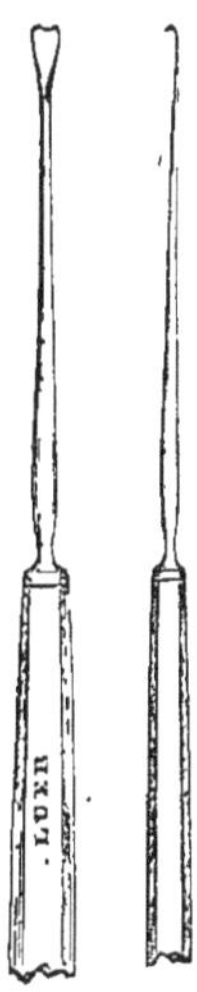

(Fig. 78.)

Nous avons exposé avec le soin le plus minutieux les modifications apportées jusqu'ici à la méthode d'avulsion de M. Critchett. Ces modifications constituent-elles des perfectionnements véritables? C'est ce que l'avenir nous apprendra. Vraisemblablement la méthode n'a pas dit son dernier mot, et ne peut prétendre à se substituer encore à l'extraction classique (2). Pour que cette substitution s'opère, il faut non-seulement que les maîtres aient démontré la supériorité de ses résultats et l'innocuité relative de son application, il faut encore que la masse des ophthalmologues aient eu le courage de l'adopter et le temps de s'y faire la main. Il faut du courage, en effet, pour aban-

(1) M. Arguello. De l'extraction linéaire de la cataracte. Thèse de Paris. 1866, p. 22.

(2) M. de Graefe dit que, sur 1600 extractions de cataracte opérées par la méthode ordinaire à lambeau, dans le cours de onze années, il n'a eu que 7 pour cent d'insuccès. Depuis l'usage du bandeau compressif, sur 900 cataractes, le même opérateur n'a plus perdu que 5 sur cent. Sur les 95 autres, il a eu 84 succès complets et 11 succès incomplets. (A. f. Ophth 1865, B. XI, Abth. 3, S. 1). N'est-ce pas une opération respectable que celle qui donne de semblables résultats et ne faut-il pas y regarder à deux fois avant que de la remplacer par une autre, dont une pupille déformée est toujours la conséquence obligée?

donner une pratique à laquelle on est rompu, dont on connaît tous les détours, pour en appliquer une autre, sur la seule foi des maîtres, de quelque autorité qu'ils soient revêtus, pour, en un mot, faire un apprentissage nouveau. La méthode par avulsion n'a donc pas la chance probable d'entrer d'emblée et largement dans la pratique générale, mais si elle offre réellement les avantages que leurs auteurs se plaisent à y attribuer, l'avenir lui appartient. Elle a pour elle la chance d'être patronnée par les autorités les plus pures, qui ne manqueront pas d'en signaler les côtés faibles, si leur expérience leur en révèle quelqu'un : que si le temps justifie leurs premières impressions, la confiance de leurs confrères ne manquera pas de les suivre.

Il nous reste à dire deux mots de l'extraction des cataractes liquides par le procédé dit d'*aspiration* ou de *succion*, qui tend à reprendre quelque faveur (v. t. II, p. 404, note 2). M. Teale (de Leeds) l'a récemment recommandée et décrite (1). A l'aide de deux aiguilles introduites à travers la cornée, il divise la capsule antérieure; il laisse dans l'œil une des aiguilles, puis ouvre la cornée avec un petit couteau ou une large aiguille, et par cette incision introduit dans la chambre antérieure sa curette à succion dans laquelle se précipite la cataracte aspirée par la bouche. M. Mathieu a fabriqué une curette destinée au même but et, de plus, propre, à l'en croire, à l'extraction de fragments du cristallin dans la kératotomie linéaire : la curette est creuse et communique avec une tige tubulée, ainsi que le manche qui la porte. A l'extrémité de ce manche est fixé un tube de caoutchouc que l'opérateur place dans sa bouche et par lequel il aspire pour faire le vide : il suffit, dit M. Mathieu (2), lorsque le cristallin est dur (?), d'appliquer la curette sur lui et de faire une aspiration : ce corps vient alors adhérer contre elle assez fortement pour pouvoir être entraîné dans le manche de l'appareil.

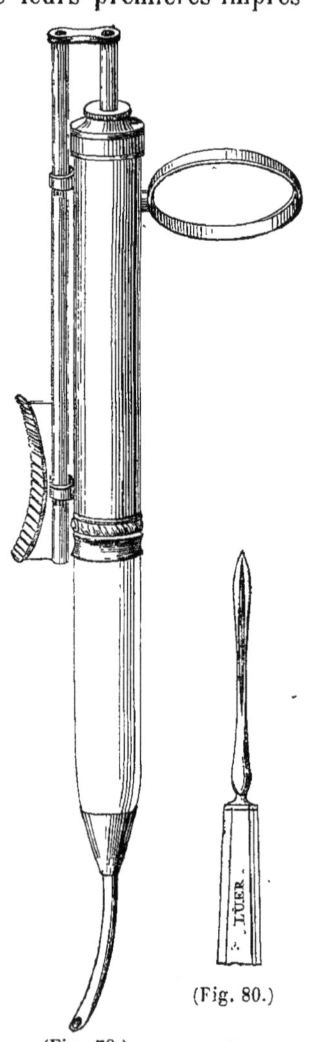

(Fig. 79.) (Fig. 80.)

(1) Brit. Med. Journ. 1865, Sept. 23.
(2) Gazette des Hôpitaux, 1866, p. 148.

L'instrument que M. Bowman emploie pour l'aspiration de la cataracte est beaucoup plus pratique : c'est un simple corps de pompe dans lequel un piston à glissement très-doux fait le vide et qui est terminé par une curette creuse. Le tout se manœuvre aisément d'une seule main (fig. 79). L'opération peut se faire d'après les indications de M. Teale.

M. Wecker croit pouvoir substituer avantageusement à cette pompe une simple aiguille à rainure (fig. 80) que l'on introduit de la même manière que le couteau lancéolaire dans le premier temps de l'extraction linéaire simple, en prenant soin de l'enfoncer du premier coup en arrière de la capsule antérieure et d'en rapprocher progressivement la pointe de la face postérieure de la cornée, à mesure de l'écoulement de l'humeur aqueuse et de l'émulsion cristallinienne mélangée (1).

La méthode à succion, de quelque façon qu'on l'applique, ne paraît pas offrir de nombreuses indications. On sait, en effet, avec quelle facilité les cataractes liquides s'absorbent, après une simple discision de la capsule. La succion exige au moins l'introduction plusieurs fois répétée de divers instruments, plus nuisibles peut-être que la présence de quelques fragments très-mous, dont l'absorption ne tardera pas à s'emparer.

SECTION XIV.

DIVISION. (P. 465.)

1. L'inflammation suppurative de la chambre de l'humeur aqueuse s'observe, bien que rarement, à la suite de la division de la cataracte. Elle est due le plus souvent à ce qu'on a laissé l'aiguille trop longtemps dans l'œil, d'où résulte une trop forte irritation de l'iris qui se traduit, non comme il arrive d'ordinaire, par une inflammation adhésive, mais par une inflammation suppurative. Le troisième jour après l'opération, la cornée présente un trouble verdâtre ; un dépôt de même couleur vient obscurcir l'iris et du pus se dépose dans l'angle de réunion de la cornée avec cette dernière membrane : quelquefois un onyx se forme à la partie supérieure et externe de la cornée ; tout l'œil se remplit d'un pus épais, qui s'écoule lentement quand on fait la ponction et finalement l'œil s'atrophie. L'iritis, qui s'est développée dans ces circonstances, s'accompagne de douleur dans l'œil et le sourcil, mais généralement cette douleur n'est pas intense et peut même manquer complétement ; l'iris ne se dilate pas sous l'influence de l'atropine, perd sa coloration, et la pupille offre des dentelures

(1) Études ophthalmologiques, 1865, t. II, p. 208.

dues à des adhérences à la capsule. Le calomel uni à l'opium et l'atropine à doses élevées et fréquemment répétées doivent faire la base du traitement. Quelquefois cet état s'accompagne de douleurs névralgiques intenses dans le sourcil et la tempe, qui ne cèdent ni au mercure, ni aux déplétifs et dont les paroxysmes surviennent d'ordinaire à trois heures du matin, parfois aussi à d'autres moments du jour ou de la nuit; il y a lieu de craindre, dans ces cas, que l'inflammation ne se soit propagée à la rétine et au nerf optique et que la vue ne soit sérieusement compromise; le sulfate de quinine uni à l'opium, la teinture d'aconit et celle de muriate de fer sont ici d'un grand secours (1).

2. L'opération par division peut être suivie de complication glaucomateuse. M. de Graefe, après avoir signalé, dans ces cas, le développement de l'iritis et de l'irido-cyclite, affections qui s'accompagnent d'altérations permanentes des membranes internes et se terminent par la cécité, s'exprime ainsi : « Nous avons observé une autre terminaison qui n'a pas été suffisamment signalée, quoiqu'elle survienne fréquemment, terminaison que nous avons toute raison de désigner sous le nom de *glaucome traumatique*. Pendant que le cristallin se gonfle, l'œil devient très-dur, les cicatrices qui peuvent exister à la cornée, à la suite de blessures ou de toute autre cause, deviennent proéminentes, la cornée devient même insensible, la chambre antérieure s'aplatit, l'iris change de couleur, non par inflammation ou hypérémie, mais parce qu'il prend une teinte gris sale, la pupille a de la tendance à se dilater, surtout dans les points où il n'y a pas de synéchie postérieure, de sorte qu'on ne peut se refuser à reconnaître un certain degré de paralysie de l'iris. Si l'empêchement à l'arrivée de la lumière ne s'oppose pas encore entièrement à l'exploration du champ visuel, on reconnaît qu'il a diminué latéralement, tandis que la vision centrale peut être encore satisfaisante. Si le cristallin gonflé empêche encore plus le passage de la lumière, sans toutefois en abolir la perception, on pourra soupçonner que le champ visuel s'est rétréci, si une lumière mue çà et là devant l'œil n'est pas vue exactement, ou si le sujet n'en découvre la direction que lentement ou pas du tout. Si le chirurgien n'intervient pas, en pareil cas, il se pourra que la pupille ait repris son aspect normal après que le cristallin se sera résorbé, mais il n'y aura que peu ou pas de vision. Les symptômes d'irritation qui existaient à un degré plus ou moins élevé rétrogradent, et l'état antérieur ne se révèle plus que par une certaine décoloration et une paralysie de l'iris souvent peu marquée. On suppose d'ordinaire que la cécité est occasionnée par l'irritation prolongée de la choroïde ou une choroïdite, des épan-

(1) JACOB. Traité de l'inflammation du globe de l'œil. Dublin, 1849, p. 331.

chements à l'intérieur de l'œil, des décollements de la rétine, etc. C'est à tort, car l'ophthalmoscope ne décèle aucune trace de ces affections. Mais, d'un autre côté, il fait voir une excavation de la papille optique. Voici quelle a été la marche des choses : par suite de l'irritation occasionnée par le cristallin gonflé, il survient une congestion interne, une hypersécrétion de liquide dans le corps vitré, et par suite un accroissement de la pression intra-oculaire, qui, se continuant pendant un certain temps, détermine l'excavation de la papille optique. Si, à une certaine période du développement de ces phénomènes, on pratique l'extraction linéaire, alors que le cristallin gonflé est suffisamment ramolli, ou bien, en cas contraire, l'iridectomie, on voit tous les symptômes menaçants disparaître, exactement comme dans la période aiguë du glaucome ; si, toutefois, ils ont existé pendant un certain temps et atteint un degré moyen, on voit souvent persister une diminution plus ou moins étendue du champ visuel, et un certain degré d'altération du nerf optique, comme dans les dernières périodes du glaucome. J'ai observé toutes les périodes de ce processus morbide dans des cas de cataracte, à un léger degré dans les cas d'opération par discision, à un degré plus marqué dans les cas traumatiques, et c'est de là que j'ai déduit mon opinion sur le traitement. Je pratique l'iridectomie exactement pour les mêmes raisons que dans le glaucome, et j'évite soigneusement de toucher au cristallin gonflé, quand je ne suis pas certain de pouvoir l'enlever en entier ou tout au moins son noyau. Lorsque le cristallin est assez gonflé pour provoquer des accidents, il est généralement, chez les personnes jeunes, assez mou pour pouvoir s'échapper par une incision linéaire. Chez les adultes, toutefois, et chez les personnes âgées, il en est autrement, car les couches corticales peuvent être assez gonflées pour provoquer du danger alors que le noyau est encore dur. Dans le premier cas, c'est l'extraction linéaire qui convient, dans le second, l'iridectomie. Il est bon de combiner ces deux moyens dans certaines circonstances. Les mêmes symptômes peuvent survenir après la réclinaison. La cécité qui succède à cette opération ne dépend que dans une certaine mesure de changements organiques permanents dus à l'inflammation, au décollement de la rétine, etc. Dans un grand nombre de cas, l'œil revêt l'apparence glaucomateuse par un processus exactement semblable à celui que nous venons de décrire. L'examen fonctionnel de l'organe montre qu'il y a rétrécissement du champ visuel, et finalement il n'y a plus que la vision excentrique ; l'ophthalmoscope montre l'altération caractéristique du nerf optique. C'est ce que voulaient dire les opérateurs à l'aiguille, lorsque, s'exprimant suivant les données scientifiques d'autrefois, ils disaient : « *La goutte est survenue,* il s'est développé *une ophthalmie arthritique,* etc. » Il n'est pas rare, après la réclinaison, de voir la cécité survenir avec une extrême lenteur; cette forme de cécité est aussi très-souvent occasionnée par une hypersécrétion de l'humeur vitrée et une augmentation de la pression intra-oculaire dues à l'irritation qu'occasionne le cristallin déprimé. Le résultat final est une amaurose avec diminution du champ de la vision, semblable à celle qui survient dans les cas de glaucome très chronique, laquelle s'accompagne de peu de symptômes extérieurs (1). »

3. Une des conséquences de la division à travers la cornée consiste dans l'adhérence, dans une très-petite étendue, de l'iris à la plaie de la cornée. Cet accident, très-rare, peut survenir même lorsqu'il n'y a pas eu de perte de l'humeur aqueuse au moment de l'opération. On aura recours à l'atropine ou à la belladone pour mettre l'iris en liberté; et si ce moyen échoue, on pourra plus tard pratiquer la section de la bride.

4. Non-seulement la division demande en général à être renouvelée plus d'une fois, mais, de plus, il est souvent avantageux de varier la méthode de division de la cataracte. M. Mackenzie débute d'ordinaire, par exemple, par la déchirure de la capsule antérieure, sans toucher au cristallin lui-même. Puis, souvent, deux mois après cette première opération, il pratique la discision du cristallin. Il a rarement recours d'emblée à cette dernière, à moins que l'âge du sujet ou la couleur de la cataracte ne permettent de supposer que la lentille est molle dans toute son épaisseur. Chez les personnes âgées, la discision convient rarement ou jamais; ce qui convient mieux chez elles à défaut de l'extraction, c'est la division fréquemment répétée.

5. La division pratiquée une fois à travers la cornée ou la sclérotique détermine généralement l'absorption complète, ou presque complète de la portion lenticulaire de la lentille; mais il reste le plus souvent des débris opaques de la capsule; ce qu'il y a de mieux à faire, c'est de les extraire par une ouverture pratiquée à la cornée ou à la sclérotique, de façon à ce que la pupille redevienne claire. Toute tentative pour les diviser est d'ordinaire inutile et ils résistent à l'absorption. Aucune aiguille courbe ne convient pour la division d'une pareille capsule. Le couteau à iris d'Adams convient mieux; on peut s'en servir pour diviser une portion de l'iris près de la pupille aussi bien que la capsule opaque, ce qui a pour effet d'assurer la béance des parties divisées en y comprenant le sphincter de la pupille. S'il n'y a qu'un simple filament de capsule qui traverse la pupille, il est préférable de ne pas intervenir. Il troublera à peine la vision. On échoue d'ordinaire lorsqu'on essaye de le couper en travers ou de le rompre par pression. Si l'on veut s'en débarrasser, il faut absolument l'extraire.

(1) De Graefe. Archiv. für Ophth. 1858, B. IV, Abth. 2, S. 146.

SECTION XVIII.

VERRES A CATARACTE. (P. 500.)

1. Il y a un grand nombre de différences sous le rapport de la faculté visuelle conservée après l'extraction du cristallin, ainsi que sous celui de l'amélioration que produisent les verres convexes. Ceci dépend de la conformation originelle de l'œil emmétrope, myope ou hypermétrope. Lorsque le cristallin est enlevé, l'œil devient fortement hypermétrope, de sorte que le foyer des rayons lumineux réfractés tombe loin derrière la rétine. Les objets très éloignés sont ceux que le sujet voit le mieux, ceux qui sont rapprochés ne sont vus que très imparfaitement. *Exemples* : Mme W. lit beaucoup mieux avec des verres convexes n° 2 qu'avec des verres n° 2 1/2. Mme R. ne peut lire qu'en combinant l'usage d'un verre 4 1/2 avec un 2 1/2, ce qui équivaut à un 1 1/2. Une autre dame, très myope, lit avec un verre 2 1/2 tenu à 1 1/2 ou 2 pouces devant son œil. Elle voit mieux les objets éloignés sans lunettes, qu'elle ne le faisait avant d'avoir subi l'extraction et alors qu'elle n'avait pas encore la cataracte.

2. Les verres bi-convexes sont les plus employés, mais ils ne procurent pas toujours les avantages qu'on en attend, les ménisques ou les plano-convexes conviennent mieux. J'ai connu un sujet qui lisait avec des ménisques et qui ne pouvait pas le faire avec des verres bi-convexes. Mme P. ne pouvait lire qu'en ajoutant à un verre convexe un diaphragme présentant une ouverture d'une ligne de diamètre.

3. Les verres des lunettes à cataracte sont en général beaucoup trop larges et conséquemment lourds et gênants. De petits verres plano-convexes, ou des ménisques, bien qu'on puisse leur adresser des reproches sous le rapport des aberrations de sphéricité et de réfrangibilité plus marquée (1), rendent dans la pratique plus de services que les verres bi-convexes. Leur diamètre ne doit pas dépasser trois quarts de pouce, et ils doivent être enchâssés dans un petit cercle de bois noir large de un quart de pouce environ. Les verres ordinaires, outre que leur grand diamètre les rend trop pesants, laissent pénétrer dans l'œil plus de lumière qu'il n'est nécessaire, et produisent par conséquent de l'éblouissement, de sorte que souvent le sujet ne peut pas lire commodément, ni même pas du tout, à moins qu'on ne lui donne un plus petit verre, ou que l'on adapte un diaphragme à leur grand. Beaucoup d'opérés qui ne peuvent pas lire avec des verres ordinaires arrivent à le faire lorsqu'on noircit ceux-ci de façon à ne laisser à leur centre qu'une ouverture de une à trois lignes de diamètre. On dispose parfois sur le porte-verre des lunettes un diaphragme rendu mobile à l'aide d'une charnière : il est situé derrière la lentille contre laquelle on peut l'appliquer lorsque le sujet veut s'en servir ou dont on peut l'écarter dans le cas contraire. Le noircissement de la portion périphérique du verre, qui est un moyen beaucoup plus simple que le diaphragme mobile, s'exécute aisément à l'aide d'un vernis noir, ou avec du papier ou une étoffe noire, dont on coupe un disque que l'on colle sur la surface du verre qui correspond à l'œil.

4. Les deux verres d'une paire de lunettes à cataracte doivent avoir la même longueur focale, à moins que les deux yeux de l'opéré ne diffèrent l'un de l'autre. Les marchands de lunettes sont parfois si négligents et si stupides que j'ai vu vendre à un de mes opérés, pour lire, des lunettes dont le foyer des deux verres différait de plus d'un demi-pouce.

5. L'opticien doit mesurer avec un compas la distance qui existe entre les deux pupilles du sujet, et faire son porte-verre de telle façon que le centre des verres corresponde au centre des pupilles : la différence est très grande d'une personne à une autre. La plus grande distance que j'aie constatée entre des pupilles est de deux pouces trois quarts. Un fabricant, à qui je m'adressai à Londres, pour obtenir des lunettes pour cette dame, m'écrivit que, de tous les porte-verres qu'il avait jusqu'alors fabriqués, le plus large n'avait que deux pouces et demi : c'étaient des lunettes ordinaires faites pour le signor Lablache, dont la renommée aussi bien que la figure sont bien connues du public.

6. Bien qu'il faille reconnaître, d'après des autorités qu'on ne saurait discuter (Young.

(1) Brewster's Optics, p. 321. London, 1831.

Donders), que l'ablation du cristallin supprime complétement la faculté d'accommodation, il est cependant certain que la faculté de voir distinctement sans lunettes à des distances variables peut exister à un degré considérable chez certains opérés de cataracte, et que cette faculté est susceptible de perfectionnement, résultat que ne peut qu'entraver l'usage prématuré de verres d'un fort numéro. Comme exemple de la faculté de voir à diverses distances, qui persiste quelquefois à la suite de la perte du cristallin, je puis citer le cas d'un gentleman qui m'a été mentionné par le professeur Allen Thomson. Ce gentleman avait été atteint de cataracte aux deux yeux à une époque peu avancée de la vie. Il avait été opéré par extraction d'un seul côté par feu M. Alexander, il y a environ vingt à vingt-cinq ans. Avec un verre n° 4, il a une acuïté de vision étonnante, non-seulement pour une personne dans sa position, mais même comparativement aux personnes les mieux douées à cet égard. Faisant toujours usage du même verre, autant que se le rappelle le professeur Thomson, il jouit au même degré que qui que ce soit de la possibilité de voir avec clarté et précision les objets rapprochés et ceux qui sont éloignés. Pour montrer quelle était la perfection de sa vue, il écrivit au professeur Thomson une longue lettre en si petits caractères, que celui-ci fut obligé de faire usage d'une forte loupe pour pouvoir la lire. Le professeur Thomson a fréquemment vu ce gentleman lire à une courte distance les plus petits caractères d'un livre, et les grosses lettres des titres à la distance de la largeur de l'appartement, ou bien les caractères des affiches ou les enseignes des boutiques d'un côté à l'autre d'une large rue. Il n'y avait pas à douter que sa vision à des distances variées ne fût aussi parfaite et aussi précise que chez les personnes qui ont conservé la faculté d'accommodation. La pupille subissait de très grands changements, elle se dilatait pour la vision éloignée et se contractait fortement pour la vision rapprochée. C'est un fait bien connu qu'un œil sain peut voir distinctement (mais non parfaitement) dans une longueur considérable tous les objets, sans qu'il survienne de changement dans l'accommodation (1). Cela est encore plus frappant, ainsi que le fait observer M. de Graefe (2) et ainsi que le confirme le cas que nous venons de rapporter, chez les sujets qui ont été opérés de la cataracte dans leur jeunesse et qui ont eu soin de ne pas employer de verres d'un fort numéro. Ceux qui sont dans ce cas, bien qu'ils ne possèdent en réalité aucune trace d'accommodation, peuvent cependant avoir une vision distincte s'étendant sur une large échelle (3).

7. Lorsque l'opéré retourne à son domicile, qui souvent est très distant du lieu où il a été opéré avec succès, on le munit d'ordinaire de verres bi-convexes de 4 1/2 pouces de foyer pour regarder les objets éloignés, et de verres de 2 1/2 pour les objets rapprochés. L'expérience démontre que ces verres ne sont pas toujours ceux qui conviennent le mieux; parfois il en faut de plus forts, d'autres fois de plus faibles. Malgré l'agrément qu'il y a pour l'opéré à pouvoir contempler les objets et à les voir presque parfaitement à l'aide de ses lunettes, il faut lui recommander de ne se servir de celles-ci au début que peu de temps chaque jour, et seulement pendant de courts instants de suite, un quart d'heure ou une demi-heure, par exemple. On lui dira que, lorsque son œil sera complétement remis de l'excès de sensibilité et d'irritabilité qui est la conséquence de l'opération, et qu'il aura acquis toute la faculté de s'adapter, qui est possible à la suite de la perte du cristallin, il pourra porter habituellement les verres destinés à la vision éloignée et ceux pour la vision rapprochée chaque fois qu'il en aura besoin pour lire, écrire, etc.

8. Il arrive assez fréquemment que, quelques mois, voire un ou deux ans après l'usage habituel de ses lunettes, l'opéré revienne trouver son opérateur pour accuser quelques défauts dans ses verres. Un de ces défauts consiste en ceci que, voyant parfaitement les objets éloignés et pouvant lire facilement, il ne peut cependant bien distinguer les objets qui sont à ses pieds, ce qui l'expose à trébucher en descendant un escalier. On remédierait certainement à cet inconvénient au moyen d'une troisième paire de lunettes, munie de verres tenant le milieu entre 2 1/2 et 4 1/2; mais le conseil le plus simple à donner au sujet pour lui permettre de voir à ses pieds, c'est d'attirer ses lunettes un pouce ou deux en avant, ce qui équivaut à l'usage d'une paire d'un foyer plus court.

(1) Physiology of Vision, p. 144. London 1841.
(2) Archiv für Ophth. 1860, B. VII, Abth. 2, S. 152.
(3) Voir : Guépin. Connaissons-nous bien la fonction du cristallin? (Annales d'Oculistique, 1853, t. XXIX, p. 147.)

9. On pourrait supposer que, lorsque le nº 4 1/2 convient pour la vue distante, le nº 2 1/2 doit suffire pour la vue rapprochée ou *vice versa;* ces nºˢ sont, en effet, ceux qui sont généralement employés, mais rien n'est plus irrationnel. Un de mes malades, par exemple, a besoin du nº 2 1/2 pour lire, et c'est avec un verre convexe nº 10, qu'il aperçoit le mieux les objets éloignés. En réalité, il y a peu de malades qui, lorsqu'on les examine avec soin, présentent une correspondance exacte entre les verres qui leur sont nécessaires pour la vue distante et pour la vue rapprochée. Il arrive parfois, au grand désappointement du patient et de l'opérateur que, bien que le résultat opératoire paraisse aussi parfait que possible, néanmoins les verres ne procurent pas l'amélioration ordinaire. Quel que soit celui qu'on choisisse, bi-convexe, plano-convexe, ménisque, l'opéré ne parvient pas à lire couramment et facilement. Lorsque les choses se passent ainsi, on doit naturellement songer à l'astigmatisme. Si l'œil armé d'un verre 2 1/2 ne parvient pas à discerner avec la même netteté les barres horizontales et les verticales, c'est que la cornée n'est point symétrique autour de son axe. En faisant tourner au devant de l'œil un disque présentant une fente étroite, on peut reconnaître l'état de la réfraction dans les différents plans méridiens. Dans ces cas, au lieu d'un verre ordinaire à cataracte, on fera usage d'un verre cylindrico-convexe qui compensera les différences de réfraction.

10. Quelques personnes qui n'ont été opérées que d'un œil ne veulent point porter les lunettes ordinaires à deux branches; elles prennent un verre isolé pour lire et un autre pour voir de loin, et le tiennent de la main devant l'œil, comme on fait d'une loupe. Quelques-unes se passent même de l'anneau dans lequel on enchâsse ordinairement une loupe; leurs verres sont percés d'un trou près du bord, et elles les portent à l'aide d'un cordon passé autour du cou. D'autres ont des lunettes ordinaires, si ce n'est que la portion qui passe sur la racine du nez ne présente pas de courbure verticale. D'un côté est enchâssé un verre 2 1/2, de l'autre, un verre 4 1/2, de sorte qu'elles n'ont qu'à changer leurs lunettes de côté, pour avoir successivement devant leur œil le verre le plus fort ou le plus faible, suivant qu'elles désirent lire ou se promener.

11. Un autre expédient, auquel on a aussi recours, c'est d'avoir dans chaque anneau de la lunette deux moitiés de lentilles: la moitié supérieure est du nº 4 1/2 et l'inférieure du 2 1/2; les artistes emploient souvent, ainsi réunies, des lunettes de foyer différent, lorsque, devenus presbytes, il leur faut pour peindre voir leur toile et leur modèle. M. H..., respectable procureur, à Glasgow, que j'ai opéré de la cataracte, porte des lunettes ainsi disposées; la moitié supérieure de chaque verre est du nº 4 1/2, la moitié inférieure du 2 1/2. En regardant par la moitié inférieure, il lit et écrit; par la supérieure, il voit les clients qui entrent dans son cabinet de consultation et les objets éloignés. On appelle ces sortes de lunettes des verres à la Franklin, du nom du philosophe qui en fit le premier usage. « Franklin, dit M. Donders, était un peu myope et avait une accommodation faible ; il lui fallait, pour voir à distance, des verres négatifs, et pour voir de près, des verres positifs. Or, comme pour voir de près, on regarde par la moitié inférieure des verres, et, par la moitié supérieure, pour voir de loin, il réunit ensemble la moitié d'un verre négatif et la moitié d'un verre positif, la moitié négative placée en haut, et la positive en bas, et, de cette façon, il remédiait fort bien à son manque d'accommodation..... On a essayé récemment de remplir le but que s'était proposé Francklin, en creusant la partie supérieure des verres de lunettes du côté opposé à celui qui regarde l'œil, suivant un autre rayon que la partie inférieure. Ces verres se préparent à Paris, sous le nom de *verres à double foyer*..... Chaque fois que j'ai indiqué la différence de foyer que je voulais pour les moitiés supérieure et inférieure, on a toujours exactement rempli mes désirs, soit que je demandasse seulement un foyer négatif pour le haut et un autre différent pour le bas; soit, au contraire, un foyer négatif en haut et un foyer positif en bas. Ces lunettes atteignaient en général fort bien leur but. Il est indispensable qu'on les place à une hauteur convenable pour qu'en regardant au loin les rayons lumineux n'arrivent à l'œil qu'après avoir traversé la moitié supérieure du verre, ou la moitié inférieure, lorsqu'il s'agit de la vision rapprochée. Il faut aussi que la différence dans la direction de la vision soit déterminée plutôt par le déplacement des yeux que par celui de la tête. Lorsque la pupille se trouve en face de la limite qui sépare les deux moitiés, la vision est naturellement très confuse (1). »

(1) On the Anomalies of Accommodation and Refraction of the Eye, p. 158. London, 1864.

On m'a montré des verres à cataracte que l'on avait essayé de préparer suivant la méthode que M. Donders vient d'indiquer ici; mais ces verres ne m'ont point paru convenir aussi bien que ceux constitués par deux moitiés, se réunissant suivant une ligne droite au niveau de leur coupure. Lorsque l'on creuse les deux moitiés de foyer différent sur un même morceau de verre, la jonction des deux demi-lentilles s'effectue suivant une ligne courbe, et lorsque l'œil passe de l'une à l'autre, il est beaucoup plus troublé que lorsqu'il n'a qu'à franchir une ligne droite, comme dans l'arrangement de deux demi-lentilles, suivant le procédé de Franklin.

12. La position à donner aux verres des lunettes à cataracte doit différer un peu suivant qu'il s'agit du nº 4 1/2 ou du 2 1/2. En regardant un objet éloigné à travers des lunettes, la tête étant maintenue droite, les verres doivent avoir une position presque verticale; mais lorsque, tout en maintenant la tête droite, on veut lire dans un livre tenu, par exemple, à douze pouces des yeux et à six pouces au-dessous de leur niveau, les verres doivent être inclinés en bas, de façon à ce que leurs axes soient perpendiculaires au plan du livre. Ce résultat peut s'obtenir, soit en donnant à la partie antérieure du cadre de la lunette une inclinaison permanente correspondant à celle des yeux dans l'action de lire, soit (comme dans les lunettes fabriquées par Sutton, de Sheffield) au moyen d'une articulation qui permet à la partie antérieure du cadre de s'incliner au degré voulu, de sorte qu'on peut à volonté porter en avant le bord supérieur des verres et leur bord inférieur en bas, tandis que les branches de la lunette restent immobiles. La ligne d'inclinaison, ou les axes des verres, doivent former un angle de 30° avec la direction horizontale que prennent les yeux pour regarder au loin. Les verres à cataracte destinés à lire doivent toujours être placés dans un cadre présentant cette inclinaison.

13. Lorsqu'on regarde au loin, les axes optiques sont supposés parallèles; lors donc qu'on fait usage de lunettes, il faut que les deux verres soient dans le même plan transversal; lorsqu'on lit, au contraire, les yeux convergent, et les verres dont on fait alors usage doivent aussi converger, afin que l'axe de chacun d'eux se continue en ligne droite avec l'axe optique correspondant, de façon que, s'il était plongé en arrière, il vînt rencontrer le sommet de la rétine. Les verres à cataracte, destinés à permettre la lecture à la distance de douze pouces, doivent être placés sur leur monture, de manière que leurs axes inclinés en dedans forment, l'un par rapport à l'autre, un angle de 12°.

14. Après avoir pourvu son malade de verres convenables, il faut le prémunir contre l'inconvénient des rayures, qui, à cause de la proéminence des surfaces, sont très disposées à se produire. Les opérés qui quittent l'hôpital sont pourvus de deux paires de lunettes à foyers ordinaires, mais les étuis dans lesquels ils doivent les renfermer sont généralement si grossiers et si remplis d'aspérités à leur face interne, qu'au bout de quelques mois, les centres des verres sont rayés, à tel point qu'il ne peuvent presque plus rendre de service. Plutôt que de laisser ainsi traiter les lunettes, il vaut mieux conseiller à l'opéré de se fabriquer un petit sac de drap ou de velours pour y placer ses lunettes, et éviter qu'elles ne se rayent. Les étuis de lunettes à cataracte que fabriquent les marchands ne devraient pas s'ouvrir par une des extrémités, mais bien dans toute leur longueur avec une charnière comme des tabatières; de cette façon on pourrait y déposer les lunettes à plat, et l'on ne serait pas obligé de les enfoncer par l'une des extrémités, manière de faire qui ne tarde pas à gâter les verres, à moins que l'étui ne soit partout soigneusement doublé de velours (1).

(1) Mackenzie. Hints on Cataract-Glasses, London, 1865.

CHAPITRE XXIII.

PUPILLE ARTIFICIELLE.

(T. II, p. 547.)

SECTION VI.

AGRANDISSEMENT DE LA PUPILLE PAR DÉPLACEMENT. (P. 574.)

1. La méthode de déplacement de la pupille par l'enclavement d'une partie de l'iris dans une plaie pratiquée à la cornée (irido-enkléisis) était depuis longtemps abandonnée, lorsque, par une très ingénieuse modification apportée aux anciens procédés, M. Critchett est venu la remettre en faveur, sous le nom d'*iridesis* (de ιρις, iris, et δεσίς, lien). Cette modification consiste à maintenir au dehors, au moyen d'une anse de soie fine, la portion d'iris dont on a provoqué la hernie. L'opération, ainsi modifiée, se pratique de la manière suivante :

Le patient, chloroformé, est couché, la face en haut et les pieds dirigés vers la lumière, sur une table-lit placée obliquement en regard de la fenêtre, de façon à ce que la tête de l'aide, qui doit être assis en face de l'opéré, n'intercepte pas le jour. L'opérateur se place derrière la tête du patient et l'aide s'assied sur le bord droit du lit, sa face regardant celle du malade. Ces dispositions prises, on procède à l'iridesis.

Premier temps. — Les paupières étant bien écartées au moyen du dilatateur à ressort et à vis, et l'œil convenablement fixé à l'aide d'une pince à griffes, un couteau-aiguille est introduit, soit dans la cornée, à sa partie la plus périphérique (Critchett), soit dans la sclérotique (Pagenstecher et Berlin), de manière à y pratiquer une incision tout juste suffisante pour y faire passer le crochet ou la pince qui devront aller saisir l'iris. Cela fait, une anse de fil de soie très fin (un nœud relâché dont on a préparé quelques-uns à l'avance) est déposée mouillée sur l'œil, de façon à entourer la petite incision qui vient d'être faite et à présenter les deux bouts à droite et à gauche de l'aide qui sera appelé à serrer le nœud.

Deuxième temps. — Il a pour objet de faire sortir l'iris et de serrer l'anse de soie sur la portion herniée de cette membrane. Pour cela, l'opérateur introduit dans la chambre antérieure, en le passant au centre de l'anse du fil, soit la pince-canule, soit le crochet de Tyrrell, selon qu'il désire que la marge de la pupille agrandie soit maintenue dans l'œil ou en soit fixée au dehors : dans le premier cas, la pince-canule saisit l'iris à égale distance de son bord pupillaire et de son bord ciliaire, ou quelquefois, si cela est possible, plus près de ce dernier; dans le second, le crochet, introduit à plat et de la même façon, va accrocher la pupille; pour s'en saisir, il faut tourner légèrement en arrière le bec du crochet, puis le remettre à plat dès que la pupille est prise, afin d'éviter de blesser la capsule du cristallin. Dans l'un et l'autre cas, l'iris est attiré au dehors *dans une étendue convenable,* et l'aide, qui a eu soin de s'emparer des deux bouts du fil de soie, au moyen de deux pinces plates, n'a plus qu'à serrer le nœud, mais de façon à ce que celui-ci soit appliqué soigneusement sur l'œil. On coupe alors les bouts du fil, non toutefois sans y laisser une certaine longueur, et l'opération est terminée. L'iris contracte des adhérences permanentes dans le point où il a été lié, et la pupille y reste fixée avec son changement de forme et de position. La ligature tombe ordinairement le deuxième ou au plus tard le troisième jour.

2. Il n'est pas, dans toute la chirurgie oculaire, d'opération plus délicate que celle que nous venons de décrire; l'aide y joue un rôle important, d'où dépend le succès : on comprend, en effet que, si la ligature est mal appliquée, toute l'opération est manquée. Pour que le nœud soit bien en contact avec l'œil, M. Snellen a proposé de passer d'abord le fil à travers un point de la conjonctive très voisin de la plaie, dont il lui est alors impossible de s'écarter (1). Ce temps de l'opération en est facilité, mais M. Critchett rejette la modification proposée, parce que l'étranglement, par le nœud, d'une parcelle conjonctivale, cause de l'irritation, retarde la chute du fil et peut donner lieu à une cicatrice visible. M. Schuft (Waldau) se sert, pour le même objet, d'une pince à branches élastiques divergentes, aux extrémités desquelles sont fixés, dans une petite fente, les deux bouts d'un fil dont on a préalablement formé un nœud laissé entr'ouvert : celui-ci est appliqué contre l'œil avant le moment où l'iris est amené au dehors, et dès qu'il apparaît, l'anse, serrée par l'élasticité des branches de la pince auxquelles on vient de donner la liberté, s'en empare. Manié avec habileté, cet instrument peut être avantageusement utilisé (2). Nous en dirons de même du petit appareil que M. Förster a fait confectionner dans le même but (3).

3. L'iridesis a pour objet de conserver toute la marge pupillaire, afin que les mouvements de la pupille puissent continuer à s'effec-

(1) Compte rendu du Congrès d'ophthalmologie de Paris. 1863, p. 255.
(2) Annales d'Oculistique, 1863, t. XLIX, p. 186.
(3) Klinische Monatsblätter, 1865, B. III. S. 36.

tuer : ce résultat n'est obtenu qu'incomplétement si la pupille a été entraînée et fixée au dehors, ce qui arrive toutes les fois qu'il a fallu faire usage du crochet. A cet égard, ce sont les indications spéciales à chaque cas qui dictent la conduite à tenir : si la pupille doit être tout à fait excentrique, c'est le crochet qui devra servir à l'attirer au dehors; si, au contraire, l'agrandissement ou le déplacement pupillaire ne demandent pas un aussi grand écart, on aura recours à la pince à canule, au moyen de laquelle il est permis de saisir l'iris au point où on le désire, et de proportionner la pupille nouvelle aux conditions qui en ont commandé l'établissement : la pince à canule s'introduit et se retire avec la plus grande facilité; il n'en est pas de même du crochet qui, quoique mousse, s'embarrasse souvent au moment où il traverse la plaie, pour en sortir, et ne se laisse pas toujours dégager facilement : on doit avoir soin de le tenir bien à plat et de ne le faire servir à aucun effort ou traction brusque. Il arrive souvent, lorsque l'incision n'est pas trop étroite et que l'humeur aqueuse s'échappe brusquement, que la hernie de l'iris s'opère sans qu'il soit nécessaire de la provoquer autrement qu'en appuyant légèrement sur la lèvre postérieure de la plaie, ce qu'il est bon d'essayer dans tous les cas. Il suffit alors de saisir, avec la pince, la portion herniée et de l'entourer de la ligature : l'opération ainsi pratiquée met à l'abri de toute contusion possible du cristallin, et les lèvres de l'incision n'étant travaillées par l'introduction d'aucun instrument, ne s'en prêtent que mieux à une cicatrisation rapide.

4. M. Critchett indique la périphérie de la cornée pour l'introduction des instruments, les plaies de cette membrane se guérissant mieux et plus promptement que celles de la sclérotique. Il peut y avoir néanmoins telle circonstance qui demande à ce que la partie très exiguë de cornée restée saine soit scrupuleusement ménagée; dans ce cas, la ponction se fera par la sclérotique, à une demi-ligne environ du bord de la cornée. MM. Pagenstecher et Berlin ont choisi ce point comme lieu d'élection pour tous les cas (1), et ce n'est pas à tort, selon nous. Si les plaies de la sclérotique se cicatrisent un peu moins bien, l'inconvénient n'est pas grand quand il s'agit de solutions de continuité très étroites; d'autre part, la cornée est ainsi mise à l'abri de toute opacité résultant de la cicatrice, et l'iris d'autant moins tiraillé qu'il est amené au dehors suivant une direction plus conforme à celle de ses fibres : fixé à la cornée, l'iris y est placé dans les mêmes conditions où il se trouve dans les cas de synéchie antérieure accidentelle, ce qui ne saurait être indifférent pour le résultat final. Enfin, l'on peut se demander s'il n'y a pas tout avantage à respecter absolument la cornée, de peur de l'influence

(1) Archiv für Ophthalmologie, 1860, B. VI, Abth. 2, S. 75.

que peut avoir l'opération sur la courbure physiologique de cette membrane et la réfraction des rayons qui sont appelés à la traverser.

5. L'application de la ligature, aidée ou non de l'emploi d'instruments *ad hoc*, ne laisse pas d'offrir des difficultés. Aussi M. Wecker, dans un but de facilité opératoire, a-t-il proposé de la supprimer et de la remplacer par un bandeau compressif, modérément serré, composé de charpie et d'une bande de flanelle, qu'il laisse en place pendant vingt-quatre heures. Au bout de ce temps, il lève l'appareil et coupe la partie de l'iris qui sort par l'incision faite à la sclérotique (1). Cette opération n'est plus l'iridesis.

6. L'iridesis est indiquée : 1° dans les cas d'opacité centrale de la cornée; 2° dans ceux où, à la suite d'un ulcère pénétrant de la cornée avec opacité ambiante, la pupille se trouve altérée dans sa forme, diminuée d'étendue et attirée vers ou derrière l'opacité, à la condition toutefois que l'opération ne donne pas lieu à un tiraillement trop prononcé de l'iris, comme il arrive dans la plupart des cas de synéchie antérieure; 3° dans les cas de capsule opaque avec adhérence à la pupille, dans lesquels on veut agrandir légèrement la pupille dans une direction déterminée, pour mettre à découvert une portion transparente du cristallin; 4° à la suite d'extractions de la cataracte, où un prolapsus iridien a donné lieu à une déformation de la pupille; 5° dans les cataractes congénitales centrales, où il importe de dégager une partie périphérique du cristallin, restée transparente, et d'en recouvrir autant que possible les parties centrales, ce qui s'obtient parfaitement par l'iridesis; 6° dans la cornée conique (v. p. 413), où l'opération a pour effet, pratiquée en deux points opposés, de convertir en une fente la pupille normale (Bowman); 7° dans certains cas de luxation du cristallin, dans le but d'ouvrir aux rayons lumineux une voix nouvelle et d'empêcher en même temps leur passage à travers les lentilles, mal placées au point de vue de la réfraction (Wecker) (2).

7. *Avantages et inconvénients.*— L'iridesis a cet avantage sur l'iridectomie qu'elle conserve à la pupille son sphincter, en vertu duquel il lui est possible de réagir d'une façon normale sur la lumière, et qu'elle permet d'attirer la pupille naturelle en regard des points restés transparents de la cornée, sans causer à l'iris de plaie saignante destinée à se cicatriser dans la chambre antérieure : sauf la plaie de la

(1) Annales d'Oculistique, 1865, t. XLIX, p. 195.

(2) Gaz. des Hôp. 1863, n° 22, et Ann. d'Ocul. 1863, t. XLIX, p. 159.

Voir sur l'iridesis : CRITCHETT. Ophth. Hosp. Rep. 1857-1858-1859, Vol. I, p. 220; 1859-1860, Vol. II, pp. 145, 153, 223 et 224; 1864, Vol. IV, p. 150. Med. Times and Gaz. 1858, May 7 et June 12, p. 601; Annales d'Oculistique, 1859, t. XLI, p. 130; 1860, t. XLIV, p. 125; 1864, t. LI, p. 249, et t. LII, p. 35. — WECKER. Id. 1863, t. XLIX, pp. 159, 186.— WARLOMONT. Id. 1864, t. LI, p. 5. — BERLIN, Archiv für Ophth. 1860, B. VI, Abth. 2, S. 73. — BOWMAN. Ophth. Hosp. Rep. 1859-1860, vol. II, p. 154, et Ann. d'Ocul., 1860, t. XLIV, p. 219. — KRIEGER. Klin. Monatsb. 1865, B. III, S. 36, et Ann. d'Ocul. 1865, t. LIV, p. 297. — HORING. Id. S. 42; Id. p. 298.

cornée, tout le traumatisme se passe au dehors de l'œil, et il n'y a lieu de craindre que très exceptionnellement de ces épanchements de sang qu'occasionne si souvent la blessure de l'iris et qui, pour se résorber habituellement avec facilité, n'en constituent pas moins un inconvénient et un danger. D'un autre côté, l'iridectomie laisse toujours la nouvelle pupille dans le champ de la partie obnubilée de la cornée ou du cristallin qui a motivé l'opération; il en résulte un trouble de la vue, des éblouissements et un défaut de netteté des perceptions, produits par la diffusion des rayons lumineux. L'iridesis, au contraire, en attirant, dans la direction de la pupille à établir, tout le limbe de l'iris, fait que celui-ci vient recouvrir, en partie ou en entier, les régions demi-opaques qu'il peut y avoir intérêt à cacher. Ces avantages appartiennent en propre à l'iridesis et suffisent à lui faire conserver la place que l'expérience lui a déjà assignée.

Ce n'est pas à dire pour cela que cette opération soit à l'abri de tout reproche. Ainsi, les hémorrhagies peuvent à la rigueur s'y produire, à la suite du décollement de quelque partie de la marge de l'iris, que l'on voit survenir dans les cas où il a fallu exercer sur cette membrane une traction immodérée, pour donner à la pupille l'excentricité nécessaire. Ces écoulements de sang, d'abord très légers et résultant de la déchirure de petits vaisseaux de la portion ciliaire de l'iris, peuvent annoncer l'imminence d'une dialyse et indiquer qu'il est temps de cesser les tractions; ils ont à cet égard une utilité, puisqu'ils peuvent servir de guide au chirurgien. Les décollements ne se produisent pas seulement au point opposé au sens de la traction, mais aussi au voisinage de la plaie cornéenne; l'écoulement de sang et le décollement lui-même y sont moins fâcheux, mais le champ de l'opération s'en trouve caché, et il n'est plus possible alors de surveiller, avec le même succès, les limites au delà desquelles la traction doit s'arrêter pour éviter d'autres désordres.

Il est un autre inconvénient plus grave, inhérent à l'opération même, manifestant ses effets un temps plus ou moins long après qu'elle a été pratiquée et qui a été récemment signalé : il est la conséquence de la traction à laquelle l'iris est soumis après l'iridesis et d'où peuvent résulter des irido-cyclites et l'état glaucomateux. Bien que les observations de semblables accidents soient encore très rares, il n'en faut pas moins tenir compte. Dans un cas signalé par M. Alfred Graefe (1), un jeune homme, âgé de 23 ans, avait été opéré d'iridesis avec le plus grand succès pour des cataractes stratifiées aux deux yeux, sans aucunes complications : il lisait, à sa sortie, c'est-à-dire trois semaines après l'opération, le n° 1 de Jaeger à quatre ou cinq pouces, et le n° 20 à 15. Huit semaines s'étaient à peine écou-

(1) Archiv für Ophthalm. 1863, B. IX, Abth. 3, S. 199.

lées que le malade lui fut ramené *complétement aveugle par irido-cyclite :* une fausse membrane grisâtre obstruait les deux nouvelles pupilles. L'opération de Wenzel dut être pratiquée aux deux yeux. M. Steffan a publié un cas analogue (1), et M. Höring trois autres (2). Ces faits ne doivent pas détourner de l'opération, mais commandent de la circonspection dans le pronostic qui s'y attache. Ils sont de nature, en tous cas, à indiquer la nécessité de n'imprimer à l'iris que le moins de tiraillement possible, ce que l'incision à travers la sclérotique, recommandée par M. Pagenstecher, peut contribuer à obtenir.

Obs. 258 (3). — Pierre Raes, âgé de 8 ans, est atteint d'une cataracte stratifiée aux deux yeux; dans son état de dilatation normale, la pupille mesure cinq millimètres de diamètre, et ne laisse à découvert du cristallin que la partie qui en est entièrement opaque; dans cette situation, le malade ne voit pas à se conduire, mais il voit bien les corps opaques que l'on fait passer devant ses yeux. Quand, sous l'action de l'atropine, la pupille a pris un diamètre de neuf millimètres, un cadre transparent du cristallin se trouve dégagé et permet une vision relativement bonne; l'enfant peut alors se conduire, mais il ne distingue aucun petit objet, ses yeux étant sans cesse agités des mouvements oscillatoires du nystagmus. Après l'avoir placé sous l'influence du chloroforme, nous lui avons pratiqué, à l'extrémité inférieure du diamètre vertical des cornées, une petite incision, au moyen du couteau-aiguille de M. Critchett; nous avions au préalable entouré l'endroit assigné à cette ouverture du nœud, ouvert, de soie noire que nous destinions à l'enserrement de la partie d'iris, que nous sommes allé chercher incontinent avec le petit crochet du même auteur; le nœud a ensuite été serré par un aide, au moyen de deux pinces à cils, et l'opération s'est trouvée terminée sans avoir offert ni encombres, ni difficultés, d'aucunes sortes. Malgré le désaveu de M. Critchett, nous avions commencé par fixer dans un pli de la conjonctive, tout contre la cornée et parallèlement à son bord, le fil destiné à la ligature, suivant le conseil de M. Snellen. C'est, à la vérité, un temps de plus ajouté à l'opération, mais il nous a semblé faciliter de beaucoup la striction du nœud contre la cornée. Il est vrai de dire aussi que la ligature n'est tombée qu'à la fin du deuxième jour, et que son séjour, bien que n'ayant donné lieu à aucune irritation fâcheuse, paraît avoir contribué à étendre la cicatrice, très-étroite d'ailleurs, que l'opération a laissée après elle.

Le résultat de l'opération a été des plus satisfaisants : notre petit malade a aujourd'hui deux pupilles pyriformes, dont la grosse extrémité, supérieure, est masquée par les cristallins opaques, et l'autre, parfaitement nette et noire, lui permet déjà de distinguer les plus petits objets, tels que les aiguilles d'une montre, les deux extrémités d'une épingle, les fins caractères d'imprimerie. On n'aura évidemment aucune peine à lui apprendre la lecture, l'écriture et un métier qui suffise à ses besoins.

Obs. 259. — Bernard Verset, de Villers, âgé de 51 ans, est depuis sa naissance atteint d'un trouble très-grand de la vue, qui ne lui a jamais permis de se livrer à aucun travail : à peine peut-il se conduire seul, et encore est-ce à la condition que ses pupilles soient au préalable dilatées par la belladone. Le médecin qui me l'adresse me dit n'avoir pu établir un diagnostic complet; il a bien constaté l'existence d'une cataracte centrale à chaque œil, mais il y a sûrement, plus profondément, d'autres altérations qui, ajoutées à celle-là, doivent pouvoir rendre compte d'une cécité presque absolue, dont les opacités cristalliniennes ne peuvent être exclusivement justiciables. L'observation ophthalmoscopique révèle en effet l'existence de cataractes centrales aux deux yeux; l'œil gauche, complétement perdu d'ailleurs depuis de longues années, est atteint, en

(1) Id. 1864, B. X, Abth. 1, S. 122.
(2) Klin. Monatsbl. 1865, B. III, S. 42.
(3) WARLOMONT. Annales d'Ocul. 1864, t. LI, p. 12.

outre, d'un décollement de la rétine; le droit, de rétinite pigmentaire et de scléro-choroïdite atrophique, parfaitement constatable à l'ophthalmoscope, dont la cataracte, toute centrale, n'empêche pas les investigations, quand la pupille est largement dilatée. Dans ces conditions, le malade, sans y voir bien distinctement, reconnaît cependant les gros objets et peut se conduire sans être exposé à s'y heurter : la cataracte est donc l'un des obstacles que sa vision rencontre, et il serait d'autant plus à désirer qu'il fût définitivement écarté, que l'usage de l'atropine s'use vite chez lui et le dérange beaucoup, quand il y a recours pendant plusieurs jours de suite.

Il ne faut pas songer à l'extraction, car cette opération ne peut que procurer au malade un avantage relativement très-léger, si on le compare surtout au danger qu'elle peut avoir de lui faire tout perdre. L'iridesis présente ici une de ses plus heureuses indications et nous n'hésitons pas à y avoir recours. Cette fois encore, nous commençons par passer, dans un pli très-étroit de la conjonctive, tout contre la cornée et parallèlement à son bord, le fil de soie, dont le nœud ouvert est maintenu contre elle par l'humidité de l'œil : à travers ce nœud, nous pratiquons une incision étroite de la cornée, à l'extrémité inférieure de son diamètre vertical, au moyen du couteau-aiguille coudé de M. Critchett; le crochet le remplace ensuite et amène au dehors une partie d'iris, qu'il est allé saisir par son bord pupillaire. Enfin, le nœud est serré et l'opération terminée, sans qu'il ait été nécessaire de chloroformer le malade, dont l'immobilité n'a rien laissé à désirer. Le résultat a été l'établissement d'une pupille pyriforme, à long diamètre vertical, dont la grosse extrémité est occupée par l'opacité cristallinienne et la petite par une partie de cristallin parfaitement transparente. La ligature est tombée après trente heures et aucun symptôme d'irritation ni aucun accident n'a accompagné ni suivi l'opération.

Obs. 260. — Marie Houtekiet, d'Anvers, âgée de 9 ans, est atteinte, à la suite de larges ulcérations des deux cornées, de cicatrices centrales et opaques, situées précisément en regard des deux pupilles. Il y a lieu de déplacer celles-ci, de façon à ce qu'elles n'aient plus en face d'elles ces opacités indélébiles; mais ce déplacement ne doit pas pour cela être très-considérable. L'enfant étant mise sous l'influence du chloroforme, une incision très-étroite est faite, au moyen du couteau-aiguille coudé, au côté interne de chaque cornée; l'iris est alors saisi au moyen de la serre-tête et lié comme nous l'avons indiqué plus haut. Le résultat a été parfait.

Obs. 261 (1). — Il s'agit d'un cas de luxation congénitale des cristallins en haut et en dehors, avec myopie intense et légère amblyopie, chez une jeune fille âgée de dix-huit ans. Quand les pupilles sont modérément dilatées, c'est à peine s'il reste entre chacun des cristallins et le bord inférieur et interne de l'iris un étroit espace semi-lunaire, néanmoins un peu plus considérable sur la pupille gauche, grâce à une luxation plus complète du cristallin correspondant. Dans cet état, la malade ne peut distinguer les caractères fins (n° 1 de Jaeger) qu'à une distance extrêmement courte (5 ou 6 centimètres environ) et les gros caractères (n° 20 de Jaeger) qu'à 1 pied de distance; défaut que l'emploi des verres concaves n°s 2, 2 1/2, 3, ne corrige que très imparfaitement. Des instillations d'atropine et l'emploi de verres convexes n°s 7 et 8 améliorent notablement la vue de loin. Alors, en effet, un espace assez étendu est ouvert au passage des rayons lumineux au-dessous des cristallins. Cependant, la malade accuse la perception vague de deux images, et l'examen ophthalmoscopique permet de voir, en effet, une double image du fond de chaque œil. Les conditions de la vision monoculaire double se trouvent donc réalisées. Bref, cette amblyopie, jointe à la myopie excessive que nous avons signalée, constitue, chez cette jeune fille, une infirmité des plus tristes, qu'une dilatation permanente des pupilles peut seule diminuer, en neutralisant partiellement, par l'emploi des verres convexes, l'effet des cristallins.

Or, de quelle manière intervenir? M. Moreau, au congrès ophthalmologique de Heidelberg, en 1860, proposait contre ces myopies excessives, lorsqu'elles se rencontraient chez des manouvriers obligés, comme notre jeune fille, de voir de loin, d'extraire les cristallins et de placer les malades dans les conditions des opérés de cataracte. Mais ce pro-

(1) Wecker. Gaz. des Hôp. 1863, n° 22, et Ann. d'Ocul. 1863, t. XLIX, p. 159.

cédé opératoire, toujours périlleux, était, dans le cas actuel, formellement contre-indiqué par une liquéfaction probable des corps vitrés (tremblotement de l'iris et ancienne scléro-tico-choroïdite). Fallait-il pratiquer des pupilles artificielles? Mais on pouvait craindre d'augmenter la diplopie déjà très-incommode dont la malade était affectée. Devait-on enfin déplacer les pupilles au moyen de l'iridesis, pour ouvrir aux rayons lumineux une nouvelle voie et s'opposer en même temps à leur passage à travers les cristallins? C'est à ce dernier parti que l'auteur s'arrêta. Le déplacement pupillaire fut exécuté suivant la direction d'un axe passant par le centre de la cornée et celui du cristallin correspondant, dans le but de cacher autant que possible ce cristallin.

L'opération réussit parfaitement, malgré certaines difficultés d'exécution; car on pouvait risquer une perte du corps vitré liquéfié, et pour ce motif, il fallut renoncer à fixer l'œil pendant la ligature du prolapsus iridien. La jeune fille lit aujourd'hui les gros caractères (nº 20 de Jaeger) à 4 mètres et demi de distance, avec des verres convexes nº 8, et accuse une amélioration très notable de sa vue pour les objets éloignés.

CHAPITRE XXIV.

GLAUCOME ET ŒIL DE CHAT.

(T. II, p. 606.)

SECTION Ire.

GLAUCOME. (P. 606.) (1).

Fig. ophthalmoscopiques. — T. II, p. XLIX (Lieb.) — Ed. Jaeger. Ueber Staar und Staaroperationen, Taf. VIII, fig. 34; Beitrage, etc. taf. XIX, XX. — De Graefe. Archiv für Ophth. 1854, B. I, Abth. I, taf. III, fig. 1. — Quaglino, fig. 23. — Bader. Ophth. Hosp. Rep. 1857-1859, vol. I, pl. I, fig. 1-2 — Liebreich. Atlas d'ophth. Tab. XI, fig. 1-2-3-4-5. — Follin. Leçons, etc., pl. 1, fig. 4.

1. Le globe de l'œil se compose de deux parties, un contenant et un contenu : le contenant est formé des membranes dites externes,

(1) Consultez sur le glaucome : De Graefe. Archiv für Ophth. B. I, Abth. 1, S. 371, 382, u. Abth. 2, S. 299 ; B. III, Abt. 2, S. 456 ; B. IV, Abth. 2, S. 127 ; B. VI, Abth. 2, S. 254 ; B. VIII, Abth. 2, S. 242, et Ann. d'Ocul. tomes XXXIII, p. 137 ; XXXVI, 171 ; XXXVIII, 237 ; XXXIX, 228 ; XLV, 180 : XLIX, 136 ; LI, 100. — Ed. Jaeger. Ueber Glaucom und seine Heilung durch Iridectomie, Wien 1858, et Ann. d'Ocul. t. XL, p. 92. — Donders. Klin. Monatsbl. B. II, S. 433, et Ann. d'Ocul. t. LIV, p. 120. — Jaumes, Compte rendu de sa *Thèse sur le glaucome*, par Giraud-Teulon (Gaz. méd. de Paris, 12 avril 1862, p. 235). — Wells. Glaucoma and its Cure by Iridectomy, London 1864. — Brown. Brit. Med. Journ. 1864, Jan. 30, p. 136. — Bader. Ophth. Hosp. Rep. Vol. II, p. 226. — Wharton Jones. Three Clinical Lectures on Iridectomy and Glaucoma (Med. Times and Gaz. 1864, July 23 et 30, Aug. 6. — Hancock. Ophth. Hosp. Rep. Vol. III, p. 13, et Ann. d'Ocul. t. XLIV, p. 47. — Nunneley. Lancet 1861, Jan. 19 et 26, pp. 55, 82. — Pamard. Thèse sur le Glaucome, Paris 1862, anal. in : Ann. d'Oc. t. XLVII, p. 290. — Critchett. Ophth. Hosp. Rep. Vol. I, p. 57, et Ann. d'Ocul. t. XXXIX, p. 185. — Magni. Nouvelle théorie du glaucome (Ann. d'Ocul. t. XLIX, p. 160). — Hulke. Ophth. Hosp. Rep. Vol. II, p. 69 et suiv., et Ann. d'Ocul. t. XLVI, p. 54. — Quaglino. Giorn. d'Oft. Ital. 1860, p. 169, et Ann. d'Ocul. t. XLVII, p. 274. — Haffmans. Mém. sur le glaucome (Arch. für Ophth. B. VIII. Abth. 2, S. 124. — Desmarres, sa théorie sur le glaucome, par Galezowski (Union méd. 1864, p. 201, et Ann. d'Ocul. t. LII, p. 248. — Magawly. Contributions à l'histoire clinique du glaucome (St-Péterb. Medic. Zeitsch. 1864, Vol. VI, p. 193, et Ann. d'Ocul. t. LIII, p. 230. — Coccius. Arch. f. Ophth. B. IX, Abth. 1, S. 1. — Froebelius. St-Petersb. Med. Zeitsch. III, 155, et Ann. d'Ocul. t. LIV, p. 221. — Little. Ophth. Review, nº 7, 1865, et Ann. d'Ocul. t. LV, p. 83. — Bowman. Controverse sur l'iridectomie, etc. (Brit. Med. Journ. 1863-1864.)

conjonctive et sclérotique, et des membranes dites internes, choroïde et rétine, auxquelles on peut joindre l'iris, qui constitue la partie antérieure du contenant, toutes les fois que la communication est interrompue entre la chambre postérieure et la chambre antérieure. Le contenu comprend l'humeur vitrée, le système cristallinien et uvéen et l'humeur aqueuse.

Quand il y a équilibre parfait entre le contenu de l'œil et la sphère membraneuse qui l'environne, la tension du globe est normale, sa dureté physiologique : les liquides qui y sont renfermés exercent sur les membranes enveloppantes une pression en vertu de laquelle chacune d'elles vit, se nourrit et exerce régulièrement les diverses fonctions qui lui sont dévolues. Quand, au contraire, cet équilibre vient à être rompu, soit par défaut, soit par excès de la pression interne, l'organe entier subit des perturbations dans sa nutrition, dans son aspect extérieur, dans sa forme, dans le jeu de ses manifestations fonctionnelles.

Toutes les fois que les liquides de l'œil se trouvent diminués ou augmentés de quantité, l'un de ces deux effets se produit; dans le premier cas (atrophie), l'œil se ramollit; dans le second (hypersécrétion), il durcit et se tend. C'est que la coque oculaire est composée de membranes très-peu élastiques qui là s'affaissent et ici se distendent. Dans l'une et l'autre occurrence, il se développe des phénomènes particuliers du plus haut intérêt.

On a, dans ces derniers temps, désigné sous le nom de *glaucome* une maladie de l'œil caractérisée par un ensemble de symptômes ressortissant à un développement, lent ou rapide, d'une pression intra-oculaire exagérée, quelle qu'en soit la cause. Parmi ces symptômes on distingue : la tension du globe, la pulsation spontanée ou très facilement provoquée de l'artère centrale de la rétine, l'excavation caractéristique de la papille optique, l'anesthésie de la cornée, la dilatation de la pupille, l'aplatissement et le trouble de la chambre antérieure, la couleur glauque du fond de l'œil, l'injection sous-conjonctivale et la douleur. Tous ces symptômes sont le résultat d'une pression interne normale, ainsi que nous le démontrerons plus loin. Aucun d'eux n'appartient en propre à une maladie déterminée et, dans l'état d'isolement, ne suffirait à caractériser le glaucôme; réunis, au contraire, ils ont une signification des plus précises.

C'est au professeur de Graefe qu'est due cette manière ingénieuse d'envisager les affections glaucomateuses : elle lui a permis, non-seulement de mettre de l'ordre dans les idées émises avant lui relativement à un processus pathologique sur lequel les auteurs n'avaient jamais jusque-là réussi à s'entendre, mais, de plus, d'en arriver à une méthode thérapeutique rationnelle, dont les heureux résultats, en même temps qu'ils ont rétréci le champ, trop vaste encore, des affections incurables, en ont élevé l'auteur au rang des plus grands bienfaiteurs de l'humanité. Une fois admis ce fait que la pression interne était le principe des affections glaucomateuses, il fallait aviser au moyen d'arrêter ou de faire disparaître cette cause de désordres. Ce moyen, M. de Grafe a eu le mérite de le rechercher et la chance de le découvrir.

Jetons un rapide coup d'œil sur les principaux symptômes énumérés plus haut, en tant que se rapportant à la génésie des affections dites « glaucomateuses ».

1° *Tension.* — Elle est un des premiers effets de l'état glaucomateux et précède parfois de très longtemps l'explosion d'une attaque de glaucome : c'est donc un symptôme d'une haute valeur, surtout s'il se présente en dehors de toute complication inflammatoire. M. Bowman conseille, toutes les fois qu'un malade se plaint d'affaiblissement de la vision, de s'assurer immédiatement de l'état de tension de ses yeux, ce qui peut mener directement au diagnostic. Pour cela, il faut faire usage des deux premiers doigts appliqués sur la paupière supérieure légèrement fermée : un des doigts fixe l'œil en appuyant sur lui avec un degré de force convenable, tandis que l'autre apprécie la tension, ou plutôt tous deux l'apprécient en agissant ainsi de concert. M. Bowman a reconnu qu'il était possible et utile dans la pratique de distinguer neuf degrés de tension, et, pour en faciliter la notation, les a désignés par des signes spéciaux : T. représente la *tension.* Tn. la *tension normale.* Le point d'interrogation ? indique un *doute* dont, dans ces sortes de matières, on est souvent forcé de se contenter. Les nombres qui suivent la lettre T indiquent le degré d'*augmentation de la tension.* Si le T est précédé du signe — cela indique *une diminution de pression.* Exemples :

T 3. *Troisième* degré de tension, ou *tension extrême.* Une forte pression ne peut faire céder l'œil.
T 2. *Deuxième* degré, ou *tension considérable.*
T 1. *Premier* degré. *Augmentation légère* mais *positive de la tension.*
T 1? Indique qu'il y a doute sur l'augmentation de tension.
Tn. Tension normale.
—T 1? exprime un doute sur la diminution de la tension.
—T 1. Premier degré, diminution légère mais positive de la tension.
—T 2. Degrés successifs de la diminution de tension jusqu'au
—T 3. point où le doigt affaisse complètement les tuniques oculaires. Cela est plus facile à indiquer par des signes que par des mots (1).

M. de Graefe a fait fabriquer un instrument destiné à mesurer la pression intrà-oculaire (2). MM. Donders et Hamer en ont aussi imaginé un, de leur côté (3), mais ces divers appareils ne sont pas encore

(1) BOWMAN. Sur les affections glaucomateuses et leur traitement (Ann. d'Ocul. 1863, t. XLIX, p. 29).
(2) Annales d'Oculistique, 1863, t. XLIX, p. 197.
(3) Klin. Monatsbl. 1863, B. I, S. 502, et Annal. d'Ocul. 1864, t. LI, p. 264.

assez complets pour suppléer avantageusement à l'application exercée de doigts intelligents. L'instrument que M. Dor a produit récemment, a réalisé à cet égard un perfectionnement notable (1).

2° *Pulsation de l'artère centrale de la rétine.* — Dans l'état de pression normale subie par les artères de l'intérieur de l'œil, la colonne sanguine franchit sans résistance les canaux qui la renferment; quand, au contraire, cette résistance s'est accrue, soit par une pression exercée à l'extérieur de l'organe, soit par la réplétion du globe, il faut à cette même colonne l'impulsion que lui imprime la systole ventriculaire pour vaincre l'obstacle qui lui est opposé. De là le pouls artériel, qui se manifeste spontanément dans les affections glaucomateuses et qui en est un des symptômes les plus intéressants, comme manifestation de la pression interne. Quand celle-ci n'est que peu élevée, la pulsation peut ne pas être spontanée, mais il suffit alors d'une très-légère pression du doigt sur le globe pour la déterminer.

3° *Excavation de la papille optique.* — Au début, l'enfoncement s'étend surtout du côté externe, mais bientôt toute la superficie de la papille s'affaisse jusqu'à son contour. La limite choroïdienne (t. II, p. LV), privée en grande partie de son pigment, s'efface plus ou moins et ne tranche plus que vaguement sur la limite scléroticale (*id.*); celle-ci, au contraire, représente maintenant un anneau large, ordinairement jaunâtre, encadrant tout le nerf optique, dont les contours tranchants paraissent parfaitement délimités, et dont la couleur, passée au gris verdâtre, devient de plus en plus foncée du centre à la circonférence. Les vaisseaux de la papille, au moment où ils arrivent à son bord, descendent dans sa concavité et disparaissent à la vue, dans tout l'espace où ils parcourent la paroi perpendiculaire de la fossette papillaire, pour reparaître dès qu'ils en ont atteint de nouveau la paroi postérieure, ce qui tient à ce que le fond de la dépression est plus considérable que l'ouverture antérieure. Cet aspect est pathognomonique (t. II, p. LIX). L'excavation de la papille se reconnaît admirablement au moyen de l'ophthalmoscope binoculaire et, à son défaut, par la parallaxe, en faisant agir la lentille de l'ophthalmoscope comme un prisme, qu'on met en travers de la ligne de vision. Elle n'appartient pas à la première phase du glaucome inflammatoire aigu, mais elle est le signe principal auquel se reconnaît le glaucome non inflammatoire. Cet effet se conçoit bien, si l'on se rappelle que le nerf optique, renfermé dans son névrilème est, dans l'enveloppe que lui fournit la dure-mère, libre, jusqu'à un certain point, comme un viscère dans une cavité séreuse. Ces rapports permettent au nerf de se laisser refouler légèrement en arrière dans sa gaîne, par une pression long-

(1) Klinische Monatsblätter, 1865, B. III, S. 351.

temps continuée portant sur la *lamina cribrosa*. Ammon attribuait l'excavation du nerf optique à l'atrophie des vaisseaux (1).

4° *Anesthésie de la cornée.* — Elle peut être peu prononcée, mais, dans certains cas, poussée au point de donner lieu à une insensibilité complète qui permet de toucher la cornée sans qu'elle se meuve : or, la sensibilité est presque toujours restituée à cette membrane, du moment où une évacuation de l'humeur aqueuse a fait cesser, même momentanément, la pression intra-oculaire, cause évidente de l'anesthésie, due à la compression des rameaux nerveux qui se rendent à la cornée.

5° *Dilatation de la pupille.* — Elle est parfois peu prononcée au début, mais, quand la maladie devient plus ancienne, la mydriase peut atteindre les dernières limites ; elle est le résultat d'une véritable iridoplégie, causée par la pression que subissent les nerfs ciliaires : ce qui le prouve, c'est que la pupille ne s'y contracte pas, sous l'influence de la lumière qui frappe l'un des yeux, ainsi qu'il arrive dans les cas de paralysie de la rétine.

6° *Aplatissement et trouble de la chambre antérieure.* — Elle résulte de la diminution de la convexité de la cornée et de la voussure de l'iris en avant : ce premier effet se constate par la comparaison avec un autre œil sain, au moyen des images réfléchies ou par l'emploi de l'ophthalmomètre de Helmholz. « Lorsque le rayon de courbure de la cornée se rapproche de celui de la sclérotique, le pourtour de la cornée se porte en avant ; il se produit un changement de forme de la chambre antérieure et une diminution de la voussure de l'iris. Or, le contraire a lieu dans le glaucome, où l'iris se bombe en avant ; il faut donc qu'en même temps que la cornée s'aplatit, il survienne une pression plus forte sur l'hyaloïde que sur la chambre antérieure, pression qui rétablit l'équilibre ou, plus exactement, le dépasse et qui projette l'iris en avant (2). » Le trouble de la chambre antérieure dépend de l'état nuageux de l'humeur aqueuse et de la paroi postérieure de la cornée.

7° *Aspect glauque du fond de l'œil.* — Il n'apparaît que dans les cas assez anciens ou dans ceux où les symptômes se sont prononcés tout d'abord avec une grande intensité. Dans le glaucome simple, on ne le constate que très tard. Il paraît dû au trouble de l'humeur aqueuse, à l'obnubilation de la face postérieure de la cornée, à la coloration normalement jaunâtre du cristallin des sujets arrivés à un certain âge, exagérée par la réfraction de la lumière passant à travers une pupille largement dilatée (3), enfin, mais dans une propor-

(1) Annales d'Oculistique, 1861, t. XLV, p. 25.
(2) De Graefe. Arch. f. Ophth. 1857, B. III, Abth. 2, et Ann. d'Ocul. 1858, t. XXXIX, p. 234.
(3) Sur la coloration du cristallin, voir Walton, Assoc. Med. Journ. 1856, Jan. 21, p. 519. Il ne considère pas l'altération de couleur comme une maladie.

tion assez faible, à l'opacité diffuse du corps vitré. A un certain moment, le cristallin s'opacifie et prend alors une plus grande part à l'aspect général du fond de l'œil. Il ne faut pas s'y méprendre cependant, le cristallin paraît souvent cataracté alors qu'il n'est que diplochromatique, état que M. Mackenzie attribue à une perversion de l'action des vaisseaux nourriciers du corps ciliaire.

8° *Injection sous-conjonctivale.* — Elle s'explique par un obstacle mécanique à la circulation profonde, déterminé par une augmentation de pression dans l'espace circonscrit par la choroïde et le système cristallinien; de là reflux du sang dans les veines superficielles, les veines ciliaires antérieures, qui débouchent dans les veines des muscles, et production de cette vascularisation si caractéristique que les auteurs ont nommée « arthritique, abdominale, glaucomateuse. » (Voir t. I, fig. 92, D, p. 650.)

9° *Douleur.* — Dans les affections glaucomateuses à marche lente, la douleur est vague, plutôt répandue dans le front et dans la tempe que dans l'œil et souvent de caractère intermittent. Quand l'inflammation les complique, elle devient aiguë, profonde, térébrante et a son siége principal dans l'œil, non sans s'étendre encore au front, aux tempes et aux régions latérales du nez. Elle est surtout intense quand la maladie est foudroyante et que les membranes ont été surprises sans avoir eu le temps de se laisser distendre; si elle cède au bout d'un certain temps, il semble que ce soit par le fait d'une certaine accoutumance de ces membranes internes à subir une pression dont le premier choc leur a surtout été sensible. Les agents déplétifs et la paracentèse sont les moyens qui réussissent le mieux à la calmer, jusqu'à ce que survienne un nouvel accès qui la réveille dans son intensité première.

2. Les affections glaucomateuses peuvent se compliquer de l'inflammation des parties profondes de l'œil ou en être complétement indemnes, au moins en apparence. Cette inflammation peut être primitive et donner lieu d'emblée au glaucome dit aigu, ou atteindre un œil déjà en proie aux autres symptômes du glaucome simple. De là diverses formes que nous allons avoir à examiner.

§ I. Glaucome non inflammatoire.

C'est le glaucome *simple* de M. Donders, d'abord décrit par M. de Graefe sous la dénomination d'« amaurose avec excavation du nerf optique. » Partant de cette idée bien arrêtée que le glaucome doit s'entendre de toute affection caractérisée par une exagération de la pression intra-oculaire, M. Donders considère comme tel tout état de l'œil dans lequel cet organe a acquis une certaine dureté, sans offrir la moindre trace de symptômes inflammatoires. Avec cette tension coïncident : la pulsation de l'artère centrale de la rétine, l'excavation de la papille, les diverses modifications de la vision (irisations, obscurcissement de la vue, rétrécissement progressif du champ visuel), les douleurs ciliaires et l'anesthésie cornéenne. L'absence de tous symptômes inflammatoires a suggéré à M. Donders l'idée que le glaucome proprement dit a son origine dans une névrose des nerfs sécréteurs de l'œil, entretenue et augmentée par la tension et le tiraillement de l'iris, résultant de l'augmentation des liquides sécrétés sous l'influence de cette névrose. De là une action réciproque qui fait que la maladie, une fois produite, ne peut se guérir spontanément. Cette théorie s'appuie sur l'opinion que la sécrétion des humeurs de l'œil serait soumise à l'influence du système nerveux, comme cela a été démontré pour la sécrétion de plusieurs glandes, notamment pour la glande lacrymale, hypothèse appuyée sur ce fait que la paralysie du nerf trijumeau est souvent accompagnée d'une mollesse excessive du globe, et que la section du nerf trijumeau (chez les lapins) est bientôt suivie de la diminution de la tension oculaire.

Le glaucome simple peut se manifester par le fait d'une irritation primitive des nerfs sécréteurs de l'iris, mais il se peut aussi que cette irritation soit consécutive à l'action réflexe des nerfs sensitifs de cette membrane sur ses nerfs sécréteurs, ainsi qu'il arrive toutes les fois que l'iris est irrité par des causes mécaniques, telles que des corps étrangers, le gonflement du cristallin après les lésions de la capsule et surtout le tiraillement dans les cas de synéchie antérieure, avec un état plus ou moins staphylomateux de la cornée. On voit, en effet, la pression oculaire augmenter invariablement sous l'influence de ces différentes causes.

Le tiraillement de l'iris joue aussi un grand rôle dans le glaucome spontané, considéré comme résultat d'une irritation primitive des nerfs sécréteurs. « En effet, dit M. Donders (1), dans le glaucome spontané, la pression sous laquelle se fait la sécrétion du corps vitré peut d'abord n'être que légèrement augmentée et ne pousser le cristallin et l'iris en avant que d'une manière à peine appréciable ; mais la tension de l'iris, qui en est le résultat, en réagissant sur les nerfs sécréteurs, est une cause d'augmentation ultérieure de la pression, qui de nouveau fait accroître la tension de l'iris. Ce cercle, dans lequel la cause produit des effets qui, à leur tour, deviennent des causes, explique le défaut de curabilité spontanée du glaucome. »

Le glaucome simple a une marche essentiellement chronique ; la tension oculaire en est le premier symptôme objectif, mais souvent, avant qu'il ait été constaté ou même seulement recherché, les malades

(1) Annales d'Oculistique, 1865, t. LIV, p. 121.

avaient accusé une diminution de la vision périphérique coïncidant avec une vision centrale parfaite ; ainsi, ces personnes pouvaient encore lire de petits caractères, mais il leur était impossible de se conduire. Les obscurcissements et les photopsies qui s'observent au début des autres formes du glaucome manquent le plus souvent dans celle-ci. Quant à la tension, elle peut offrir tous les degrés, depuis le plus léger jusqu'au plus élevé. Le symptôme le plus essentiel de cette forme morbide est l'excavation de la papille, dont les caractères sont ceux que nous avons signalés plus haut (excavation en cupule, encadré d'un liséré blanc jaunâtre assez large, déplacement des vaisseaux, teinte gris verdâtre de la papille, etc.). Elle diffère de la *rétraction* papillaire, qui s'observe dans les amauroses cérébrales, en ce qu'ici les vaisseaux ne se déplacent pas et diminuent de volume, et en ce que la papille, rétractée et peu volumineuse, prend une teinte nacrée qui ne s'observe pas dans la papille glaucomateuse. Enfin, dans les amauroses cérébrales accompagnées de rétraction papillaire, le pouls spontané ne s'observe que très exceptionnellement et jamais qu'à un très faible degré.

Le glaucome simple peut mener lentement à la cécité des malades qui n'avaient pas conscience de son existence : le diagnostic n'en est pas difficile, vu l'état caractéristique de la papille, mais tout au début, alors que ce symptôme n'existe pas encore et qu'une tension anormale peu appréciable, coïncidant avec une diminution de la vue excentrique et une certaine paresse de la pupille, est le seul signe sur lequel on puisse s'appuyer, il faut une grande habitude pour le constater d'une manière assurée. Un bon ophthalmotonomètre (1) serait ici d'un grand secours.

§ II. Glaucome inflammatoire.

1. *Forme aiguë.* — Le glaucome aigu peut se déclarer brusquement, d'une manière en quelque sorte foudroyante et sans qu'aucun présage quelconque en ait annoncé l'attaque. Le plus souvent cependant, sept fois sur dix environ selon M. de Graefe, une série de signes prodromiques l'a précédé. Certains malades déclarent ressentir des douleurs dans le front et les tempes, survenant par accès et accompagnées d'un obscurcissement temporaire de la vision : le médecin a déclaré qu'elles étaient dues à des névralgies, a administré le sulfate de quinine, et les douleurs se sont dissipées pour reparaître quelques mois, quelques semaines, quelques jours plus tard. Si, à ce moment, on observe avec soin l'état physique du globe de l'œil, on y reconnaît une tension anormale, intermittente ou permanente, qui, survenant

(1) Nom que M. Donders a proposé de donner aux instruments destinés à mesurer la tension du globe. (Ann. d'Ocul. 1864, t. LI, p. 264.)

dans des yeux qui n'offrent aucune trace d'inflammation ni d'injection anormale, a une grande valeur diagnostique (glaucome simple). En même temps, la presbyopie augmente (la maladie frappe en général des personnes arrivées à l'âge où on l'observe), des anneaux irisés entourent la flamme des bougies, des éclairs traversent l'œil, les objets paraissent recouverts d'un brouillard et une certaine diminution du champ de vision s'accuse. Quand ce dernier symptôme vient à se prononcer, les images des objets limitrophes tendent à se confondre, l'orientation devient difficile, les obscurcissements de la vue se multiplient et s'exagèrent et la mydriase se produit, tandis que l'humeur aqueuse prend un aspect trouble, comme lactescent, derrière lequel on n'aperçoit plus la pupille avec sa netteté et sa pureté physiologiques.

Tous ces symptômes peuvent durer des mois et des années sans que les malades s'adressent au médecin ou sans que celui-ci ait su les interpréter, lorsque survient tout à coup un accès, qui n'est le plus souvent que l'exagération des divers phénomènes que nous venons de mentionner et qui vient changer la scène. Sous l'influence d'une cause accidentelle, telle qu'un refroidissement brusque, un travail forcé des yeux à une lumière trop vive, ou sans l'intervention d'aucune cause appréciable, le malade est pris subitement, le plus souvent après une ou plusieurs nuits sans sommeil, d'une douleur violente, insupportable, dans l'œil, s'irradiant au front, aux tempes et aux régions latérales du nez, aussi loin que s'étendent les os propres: cette douleur, tantôt continue, tantôt intermittente, est souvent poussée au point d'arracher des cris aux malades et de les jeter dans un état d'anxiété indescriptible. La vue subit, en même temps, une profonde altération; parfois en quelques heures elle s'est complétement éteinte, jusqu'à ne plus permettre de distinguer le jour de la nuit; l'œil est injecté, larmoyant, et la conjonctive soulevée par de la sérosité (chémosis séreux) ; la pupille se dilate largement, l'iris est poussé en avant, de façon à rétrécir la chambre antérieure, dont l'espace est occupé par un liquide trouble, nébuleux; quelquefois la face postérieure de la cornée est elle-même dépolie et l'iris, plus ou moins décoloré, adhérent en plusieurs points à la capsule antérieure du cristallin (synéchies postérieures). Enfin, la cornée est déjà en partie anesthésiée.

Il se peut que tout ce cortége de symptômes aigus cède, au bout de quelques jours, à l'emploi actif des narcotiques, de l'atropine, des évacuations sanguines ou à la paracentèse cornéale; quelquefois même cette rémission est toute spontanée : une certaine diminution de la vision et surtout le rétrécissement du champ visuel, la paresse de la pupille, l'aplatissement de la chambre antérieure et la décoloration de l'iris en quelques-uns de ses points, sont les seules signes de l'attaque qu'elle ait laissés après elle, jusqu'à ce qu'un nouvel accès vienne troubler de nouveau cette rémission toujours temporaire.

Il est rare que, dans cette première attaque, à moins qu'elle n'ait duré longtemps, l'excavation de la papille puisse être constatée; d'ordinaire elle ne se produit qu'à la suite d'un certain nombre d'accès; autre chose est du trouble diffus du corps vitré, qui apparaît souvent dès le début de la maladie, dont il est l'une des plus constantes manifestations, et qui peut être un obstacle à l'exploration ophthalmoscopique du fond de l'œil.

Les attaques se succèdent, en général, à d'assez courts intervalles, si la maladie n'a pas été tout d'abord arrêtée dans sa marche par des moyens héroïques : elles sont en tout semblables à la première, mais, à chaque fois, les désordres qui les suivent sont plus profonds, le champ visuel se rétrécit chaque fois davantage et la vue s'obscurcit de plus en plus, si elle n'a été abolie entièrement dès la première atteinte. Dans les éclaircies, pendant lesquelles le corps vitré permet l'exploration du fond de l'œil, on constate alors des altérations matérielles des membranes profondes, telles que des ecchymoses sur la rétine et des plaques d'exsudation ou des amas irréguliers de pigment à la choroïde, principalement à sa région équatoriale, qui, jointes à l'excavation papillaire, constituent autant de lésions que l'avenir ne parviendra pas à réparer.

La maladie que nous venons de décrire est essentiellement inflammatoire; elle s'accompagne de réaction fébrile, d'insomnie et d'inappétence et, si elle se prolonge, peut avoir sur l'état général un fâcheux retentissement. On s'accorde presque universellement aujourd'hui, d'après M. de Graefe, à la considérer comme une véritable inflammation de la choroïde et du tractus uvéal. A l'appui de cette opinion, on peut faire valoir : l'opacité diffuse du corps vitré, due probablement à une exsudation pathologique de la choroïde, qui, comme on le sait, préside à la nutrition de ce milieu ; les ectasies qui se produisent dans la région équatoriale de la choroïde; l'état de rigidité et d'infiltration de l'iris, facile à reconnaître dans les lambeaux qui en ont été excisés; le trouble de la face postérieure de la cornée, dû à l'altération de la membrane de l'humeur aqueuse et les synéchies telles qu'il s'en produit dans l'iritis séreuse.

Cette inflammation peut être consécutive à un état de glaucome simple (période prodromique) qui a préparé la pression interne que la choroïdite intercurrente vient exagérer. Elle peut aussi être primitive et n'être, au début, qu'une choroïdite séreuse, entraînant d'emblée une surabondance de liquides dans l'œil et tous les phénomènes qui en sont la conséquence.

2. *Forme sub-aiguë et chronique.* — Les symptômes du glaucome aigu tirent leur caractère non-seulement de l'invasion brusque de la

maladie et de son extrême gravité, mais de ce fait que l'hypercrinie interne survenant d'une façon impétueuse vient surprendre une enveloppe oculaire peu disposée à la subir : l'état de plénitude de l'œil ne se trouve pas tempéré par une modification des membranes, en vertu de laquelle elles puissent se prêter à la distension ; la résistance qu'elles opposent est absolue, de là cette pression interne qui s'exprime sous toutes les formes et qui donne souvent lieu, en très peu de jours, à d'irremédiables désordres.

Quand, au lieu de survenir aussi subitement, l'exsudation choroïdienne, d'où résulte le surcroît du *contenu*, s'est faite avec lenteur, la résistance opposée par les membranes internes est moins absolue ; une certaine distension s'y opère, ce que révèle, avec le temps, la production de tumeurs staphylomateuses ; la papille optique se laisse refouler en arrière, les membranes internes, les nerfs ciliaires, la rétine s'habituent à l'étreinte qui les travaille et les réactions en deviennent moins vives et moins cruelles. C'est cette situation qui donne lieu au *glaucome sous-aigu*. Tous les signes appartenant au glaucome aigu s'y font remarquer, mais à un moindre degré, et d'autres viennent s'y ajouter.

Quand un œil doit être envahi de glaucome sous-aigu, les signes prodromiques (obscurcissements de la vue, rétrécissement du champ visuel, douleurs ciliaires intermittentes) augmentent de durée ; il n'y a plus, d'ordinaire, d'accès proprement dits, tous les symptômes persistent sans jamais disparaître entièrement ; seulement des exacerbations se manifestent qui, chaque fois, laissent après elles des désordres plus appréciables : les douleurs sont continuelles, mais le malade s'en rend imparfaitement compte ; ce ne sont souvent pour lui que des migraines, des douleurs névralgiques, qu'il ne songe pas à rapporter à l'œil, et son erreur est presque toujours entretenue par le médecin, qui n'y voit pas autre chose, et qui n'hésite pas à considérer le trouble de la vision comme un épiphénomène auquel il dédaigne de s'arrêter. Que de glaucomes ainsi annoncés de longue main et qu'il aurait été facile d'arrêter dans leur marche lentement désorganisatrice ! L'état de la pupille se caractérise ; elle est largement dilatée, ne réagit plus à la lumière, et son fond, au lieu d'être d'un noir brillant, paraît d'un gris verdâtre sombre et barbouillé : la cornée est trouble, comme recouverte d'un enduit granuleux et presque insensible aux attouchements ; la vascularisation en arcades (vaisseaux abdominaux) s'accentue ; elle est composée de sept troncs principaux qui, partant du cul-de-sac conjonctival, se réunissent en formant des arcades qui tracent, autour de la cornée et à une certaine distance de son pourtour, comme un cercle excentrique à celui-ci. Le regard est mort. L'aspect glaucomateux est caractéristique et se reconnaît à un ensemble qu'il est plus facile de saisir à un seul examen que de décrire, quelque soin qu'on apporte à cette description.

Un examen plus approfondi de l'organe permet de saisir d'autres altérations également importantes : la chambre antérieure a diminué de capacité, autant par l'aplatissement de la cornée que par la propulsion de l'iris en avant; l'iris a pris un aspect enfumé et comme décoloré; l'humeur aqueuse est trouble et comme lactescente, état qui peut changer plusieurs fois dans une même journée ; la pulsation de l'artère centrale de la rétine, soit spontanée, soit provoquée par la plus légère pression, se manifeste, ainsi que l'excavation de la papille optique, avec la disposition si caractéristique de ses vaisseaux, et la tension du globe à tous ses degrés vient donner à la maladie son critérium le plus sûr et le plus accentué. Enfin le cristallin finit souvent par s'opacifier.

On a vu que, dans le glaucome aigu, il y a d'ordinaire augmentation de la presbyopie existante ou production d'hypermétropie; dans le glaucome chronique, le contraire a souvent lieu, et l'on voit des malades presbytes, obligés jusque-là de faire usage de verres convexes pour lire, en arriver presque subitement, ou au moins dans un laps de temps très court, à perdre une grande partie de leur portée de vision pour les objets éloignés et à pouvoir lire sans lunettes de plus près qu'ils ne le pouvaient auparavant avec des verres convexes : ce phénomène dépendrait-il de la dureté que l'état glaucomateux imprime au noyau du cristallin et de l'augmentation de son pouvoir réfringent? C'est l'opinion de M. Mackenzie.

§ III. Glaucome consécutif.

Toutes les causes capables de donner lieu à des désordres entraînant après eux soit un état névrosique de l'iris, soit une choroïdite aiguë ou chronique, et par suite une disproportion entre le contenu de l'œil et son contenant, peuvent donner naissance à l'état glaucomateux, qui, dans ces cas, est dit « consécutif. » Ces causes sont spécialement : les synéchies antérieures avec tiraillement de l'iris engagé dans des cicatrices staphylomateuses, les accidents consécutifs à certaines opérations de cataracte (discision trop large, abaissement, etc.) des iritis séreuses et des irido-choroïdites, l'occlusion de la pupille, la scléro-choroïdite postérieure, etc.

En traitant du glaucome simple, nous avons exposé, d'après M. Donders, le mécanisme en vertu duquel les irritations subies par l'iris, sous l'influence de n'importe quelle cause, peuvent donner lieu à l'état glaucomateux consécutif : les synéchies antérieures figurent en tête de cette disposition étiologique. Le gonflement du cristallin, à la suite d'une trop large incision de la capsule, son morcellement dans l'opération par broiement et la turgescence rapide des fragments, peuvent donner lieu à la même complication, en provoquant soit un glaucome simple par l'irritation lente de l'iris dont le contact de ces corps étrangers est l'occasion, soit un glaucome inflammatoire, suite d'une irido-choroïde aiguë (v. p. 471). Dans chacun de ces cas, les signes de la pression intra-oculaire se manifestent et avec eux tous les désordres qui en sont la conséquence. Quant à l'iritis séreuse et à l'irido-choroïdite, elles peuvent mener au même résultat par l'exagération du produit de leur sécrétion, qui est le fait de leur état morbide.

De l'état des membranes oculaires, au moment où s'opère l'hypersécrétion hydrophthalmique, dépend le développement plus ou moins rapide des accidents glaucomateux : si ces membranes sont rigides, dépourvues de toute extensibilité, ce développement sera seulement subordonné à l'intensité de la cause productrice; si, au contraire, elles jouissent d'une certaine souplesse et que l'hydrophthalmie ne marche qu'avec une extrême lenteur, la distension progressive de ces membranes pourra reculer de beaucoup les accidents imminents ou même en préserver l'œil.

Le développement lent et progressif de tumeurs de mauvaise nature peut provoquer, à un moment donné, tous les symptômes d'un glaucome aigu et solliciter à pratiquer l'iridectomie : l'erreur est surtout facile et inévitable même, si les malades se présentent pour la première fois, au moment de l'attaque, à des médecins qui ne les avaient jamais vus auparavant. L'impossibilité d'examiner le fond de l'œil, masqué par l'opacité des milieux, et la parfaite identité de symptômes avec ceux d'un glaucome aigu, ne permettent absolument pas d'éviter l'erreur. Tout au plus pourra-t-on parfois, si le commémoratif apprend que la vue est perdue depuis longtemps, préférer l'excision de tout le globe dans les cas qui paraîtront douteux. Cette excision permettra alors d'enlever tout le contenu de l'orbite, si l'examen de la pièce anatomique, fait sur-le-champ, en indique la nécessité. M. Hutchinson cite quatre cas de ce genre (1). Dans trois d'entre eux, une masse mélanique et dans le quatrième une tumeur cancéreuse occupaient le fond de l'œil et comprenaient le nerf optique. La maladie ne s'était révélée que sous la forme d'un décollement de la rétine qui avait été parfaitement diagnostiqué. Deux fois, il fallut aller rechercher le bout cérébral du nerf optique, dont la section offrait des traces suspectes, pour l'exciser le plus haut possible, recherche dont le succès n'est pas absolument facile, à cause du sang qui masque le tout. M. Hutchinson conseille, dans ces circon-

(1) Ophth. Hosp. Rep. 1866, Vol. V, p. 88.

stances, de se guider par la vue plutôt que par le toucher, d'introduire l'index profondément dans l'orbite et de s'en servir pour conduire une pince à mors bien prenants qui attire le tronçon en avant et permette de l'exciser assez haut au moyen de ciseaux courbes.

3. Les différentes formes de glaucome que nous venons de passer en revue ne sont pas d'ordinaire aussi distinctes qu'on pourrait le croire. Ainsi le passage de l'état simple à l'état sous-aigu se fait souvent sans transition, de même que l'état aigu succède de la même façon à celui-ci. De là une confusion qu'augmentent encore les suites que les attaques glaucomateuses ont entraînées. Sous le rapport pratique, M. de Graefe a établi la classification suivante (1) :

1° Période prodromique : elle comprend tous les cas dans lesquels les accès glaucomateux périodiques ne laissent encore après eux *aucune trace*.

2° Le glaucome doit être considéré comme développé dès que les accès ne sont plus séparés par des intervalles de complète rémission; sous le rapport de la gravité du mal, il faut distinguer les variétés suivantes :

a. Pas de symptômes appréciables d'irritation : c'est l'amaurose avec excavation du nerf optique de M. de Graefe, le glaucome simple de M. Donders.

b. Symptômes passagers d'inflammation, léger trouble des liquides de l'œil, diminution de l'acuïté de la vision, ordinairement excavation du nerf optique; glaucome avec inflammation intermittente.

c. Inflammation chronique avec exacerbations; glaucome inflammatoire chronique.

d. Le glaucome apparaît sous la forme d'une inflammation aiguë; glaucome inflammatoire aigu (ophthalmie arthritique). Ce groupe renferme les cas de glaucome foudroyant.

3° Lorsque l'affection glaucomateuse succède à une autre maladie de l'œil, par exemple, à un staphylôme ou à une scléro-choroïdite, elle constitue le glaucome secondaire ou consécutif.

4° Quand il n'existe plus de perception de lumière, le glaucome peut être considéré comme absolu.

5° Les altérations variées que l'on observe souvent dans les cas de glaucome : l'atrophie de l'iris, l'opacité du cristallin, etc., constituent la dégénérescence glaucomateuse.

4. *Anatomie pathologique.* — Dans le glaucome simple, tel qu'il a été décrit par M. Donders, la papille optique présente seule des altérations appréciables. Elle est plus ou moins profondément excavée; la lame criblée est refoulée en arrière, de façon à se trouver sur

(1) Archiv für Ophth. 1862, B. VIII, Abth. 2, S. 242-313, et Annales d'Oculistique 1864, t. LI, p. 101.

le même plan ou même sur un plan postérieur à la limite scléroticale interne; elle constitue le fond de l'excavation, dont la sclérotique constitue les parois latérales. L'excavation elle-même est occupée en partie par le corps vitré, en partie par les débris de l'extrémité intra-oculaire du nerf optique situés au-devant de la lame criblée. Elle a la forme d'une cupule, renflée à son milieu, plus étroite à son entrée qu'à son fond, ce qui rend compte de la disparition des vaisseaux qui se dérobent à la vue dans leur trajet sur les parois latérales, pour reparaître quand ils ont regagné le fond. Au niveau de la choroïde, la cupule papillaire offre un bord aigu, peu évasé; elle est souvent moins profonde du côté qui regarde la *macula lutea* que du côté opposé. Quand la pression glaucomateuse a persisté longtemps, le canal central du nerf optique lui-même peut être dilaté. Quand la maladie est ancienne et très-prononcée, les faisceaux nerveux du nerf optique sont détruits et les parois de l'artère centrale de la rétine, dans la partie qui y est plongée, plus ou moins hypertrophiées, sans, pour cela, que le tronc du vaisseau soit dilaté; en revanche, les vaisseaux qui se répandent sur les cloisons qui séparent les faisceaux des fibres nerveuses le sont beaucoup.

Dans le glaucome aigu, les altérations résultant de l'inflammation viennent s'ajouter à cet état de la papille. Les capillaires de la choroïde sont agrandis et gorgés de sang; des exsudations sanguines de cette membrane se montrent à la région équatoriale et des amas irréguliers de pigment en avant de l'équateur où la lame élastique sous-jacente est épaissie. Au voisinage de l'ora serrata, l'épithélium choroïdien manque souvent complétement et laisse voir à nu le blanc de la sclérotique. Les vaisseaux du corps ciliaire et de l'iris sont fort dilatés et distendus, mais leurs éléments musculaires ne sont pas altérés. La rétine est parfois parsemée de points hémorrhagiques (le plus souvent consécutifs à l'iridectomie) et atrophiée; en général les bâtonnets et les bulbes se conservent à un certain degré, mais la couche granuleuse interne, les cellules ganglionnaires et les fibres nerveuses manquent plus ou moins complétement, surtout en avant de l'équateur, et sont fort altérées dans la partie postérieure. Les veines de la rétine sont dilatées, tandis que les artères sont pâles et contractées; leurs parois sont affectées de dégénérescence athéromateuse ou graisseuse. Des dépressions staphylomateuses s'observent, principalement dans la région équatoriale, en arrière de l'insertion des muscles droits; la rétine et la choroïde y sont en partie atrophiées. Les autopsies n'ont pas permis encore de s'assurer positivement de l'état de la sclérotique, et les auteurs ne sont pas d'accord sur les altérations dont cette membrane peut être le siége : D'après M. Cusco, et il a fondé sur cette opinion une théorie nouvelle du glaucome, la sclérotique serait atteinte, dans cette affection, d'une inflammation, accompagnée de rétraction et d'épaississement de son tissu aux abords de la limite sclérale, donnant lieu à la déformation de la papille. On sait que souvent, au contraire, cette même membrane subit une ectasie manifeste, principalement aux régions affectées de staphylôme.

Parfois le corps vitré est limpide et normal, de même que l'humeur aqueuse : d'autres fois ces deux milieux sont troubles et lactescents, le corps vitré est souvent liquéfié : dans un cas où le liquide s'échappant de la chambre antérieure pendant l'iridectomie a pu être recueilli dans une capsule, M. Testelin y a constaté la présence incontestable de globules de pus. Dans un autre, il a trouvé à l'autopsie un corps vitré assez ferme (la malade, morte de maladie du cœur, avait été opérée d'iridectomie avec succès six semaines auparavant); il était transparent, bien qu'il offrît une teinte légèrement ambrée, et était çà et là parcouru par des stries irrégulières d'une teinte gris sale, constituées par une prolifération de grandes cellules rondes sans noyau. La choroïde n'offrait d'autre altération qu'une diminution de pigment; la papille et la rétine étaient intactes. Dans le glaucome aigu, du liquide s'est épanché dans le corps vitré, tandis que celui-ci est tout entier liquéfié dans le glaucome chronique : ici il s'échappe en grande partie, si l'on ponctionne la sclérotique, là il ne s'en écoule que quelques gouttes à peine.

Étiologie. — Vainement chercherait-on à attribuer encore aujourd'hui le glaucome, sous n'importe quelle forme, à une cause arthritique ou rhumatismale; tous les praticiens savent qu'on le rencontre, dans une foule de cas, sur des sujets n'ayant jamais offert aucune disposition à ces états morbides. Tout ce qu'on sait de positif, c'est que les affections glaucomateuses se remarquent plus fréquemment, surtout à l'état aigu, chez les femmes que chez les hommes et principalement entre l'âge de quarante et celui de soixante et dix ans, c'est-à-dire dans la période qui suit la ménopause. Dans une statistique établie par M. Magawly (1), on voit que la maladie avait commencé :

	HOMMES.	FEMMES.	TOTAL
Entre 10 et 20 ans, chez	1	»	1
» 20 et 30 » »	1	»	1
» 30 et 40 » »	1	2	3
» 40 et 50 » »	7	11	18
» 50 et 60 » »	12	23	35
» 60 et 70 » »	13	15	28
» 70 et 80 » »	3	5	8
» 80 et 90 » »	1	»	1
	39	56	95

Or, comme le nombre total de malades reçus à l'hôpital ophthalmique avait été de 1,943 malades, 1,070 hommes et 873 femmes,

(1) St-Petersb. Medic. Zeitsch. 1864, Vol. VI, p. 193, et Ann. d'Ocul. 1865, t. LIII, p. 250.

on trouve cette proportion de 3.64 pour cent pour les hommes et de 6.41 pour les femmes, ce qui est significatif. On constate plus loin, dans cette même statistique que, sur 158 yeux pris de glaucome, 12 l'avaient été d'une manière aiguë, et que 10 de ces yeux appartenaient à des femmes, 2 seulement à des hommes. Au contraire, sur 11 cas de glaucome simple, 10 appartenaient à des hommes, 1 seulement à la femme. Une semblable différence ne saurait être rapportée au hasard, fait judicieusement observer l'auteur.

Pronostic. — Les résultats donnés par l'iridectomie sont tellement constants, quand les indications ont été bien saisies, qu'on peut dire d'une manière absolue, que le pronostic du glaucome est entièrement subordonné à la façon dont on en aura su tirer parti. Abandonné à lui-même, le glaucome mène fatalement à la cécité au bout d'un temps plus ou moins long. Convenablement traité dès le début, on peut presque dire qu'il ne constitue qu'une maladie de moyenne gravité. Nous avons vu des malades pris de glaucome aigu, ayant perdu, au milieu des souffrances les plus vives, presque toute sensation de lumière, récupérer, par l'iridectomie, en moins de quinze jours, une vision suffisante à la lecture du plus petit caractère : la nouvelle pupille, cachée par la paupière supérieure, ne pouvait même plus servir à ramener le souvenir de cette cruelle épreuve. Nous en avons vu d'autres ayant été, dans les mêmes circonstances, traités par les antiphlogistiques, le chloroforme, les révulsifs, les anti-périodiques, arriver à une irremédiable cécité, faute d'avoir rencontré ou suivi les conseils de praticiens éclairés. En un mot, on est autorisé à confondre le pronostic du glaucome avec celui de l'iridectomie appliquée à son traitement.

Hypothèses sur les causes qui président au développement du glaucome. — On a vu plus haut (p. 494) que M. de Graefe considère le glaucome comme étant toujours sous l'influence d'un mouvement phlegmasique, ayant son siége principal dans la choroïde et le tractus uvéal. M. Donders, au contraire, le rapporte à une névrose des nerfs ciliaires et à l'action de celle-ci sur les nerfs sécréteurs de l'iris (p. 490). On peut dire que ce sont les deux seules opinions qui soient réellement en présence. M. Magni pense également que les nerfs ciliaires jouent un grand rôle dans le glaucome ; mais c'est à une atrophie primitive ou progressive de ces nerfs qu'il l'attribue et non à une irritation, comme le fait M. Donders. Cette hypothèse pourrait avoir quelque valeur, s'adressant au glaucome chronique ou simple primitif ; en tant que s'appliquant au glaucome aigu, elle ne paraît pas soutenable. L'auteur en fait, d'ailleurs, implicitement l'aveu en citant, pour l'appuyer, la marche lente de la maladie (1).

(1) MAGNI. Nouvelle théorie du glaucome (Union méd. 1862, Ann. d'Ocul. 1863, t. XLIX, p. 160 et Giorn. d'oft. ital., 1866).

Nous en dirons autant de la théorie de M. Cusco, qui place la cause du glaucome dans la rétraction progressive de la sclérotique enflammée ; on sait, en effet, que, dans le glaucome aigu, cette membrane n'offre aucune trace apparente d'inflammation (1). Peut-être n'en est-il pas tout à fait de même dans le glaucome chronique, où la sclérotique subit des altérations manifestes, mais qui paraissent en général consécutives ; d'après M. Cusco, ces altérations consisteraient en une inflammation à marche aiguë ou chronique, siégeant dans la tunique fibreuse, dont le développement serait le plus souvent lié à l'existence d'une maladie constitutionnelle et qui donnerait lieu à une rétraction de son tissu, cause mécanique de tous les signes de compression intra-oculaire, et à une infiltration plastique de son blastème, dont le résultat serait une augmentation de son épaisseur. On peut objecter à cette manière de voir que la sclérotite chronique, surtout lorsqu'elle est liée à la choroïdite, donne lieu bien plutôt à des ectasies, à des ramollissements qu'à la rétraction de son tissu (scléro-choroïdite postérieure) et qu'elle est d'ailleurs toujours partielle. Disons cependant que l'opinion de M. Cusco a ses partisans : ainsi M. Coccius considère également la rétraction du tissu sclérotical comme l'origine du glaucome (2).

De même que M. Cusco, M. Hancock pense que le glaucome est dû à la goutte ou au rhumatisme (3), qui s'est propagé aux fibres musculaires et aux vaisseaux sanguins du globe oculaire. Il suppose que, dans la première période ou état aigu, le muscle ciliaire possède un excès d'action, tandis que, plus tard, ce muscle s'atrophie et se trouve ainsi privé de son élasticité. Il croit que, par suite des connexions spéciales qui existent entre ce muscle et les vaisseaux de la choroïde, la circulation est gênée dans ces derniers ; que, d'un autre côté, leurs tuniques, déjà affaiblies par la maladie antécédente, cèdent, forment des dilatations sacciformes, se déchirent ou deviennent variqueuses, et que ces altérations morbides déterminent l'augmentation de la pression intra-oculaire. Son opération (v. p. 282) a été inspirée par cette idée que le muscle ciliaire entoure l'œil comme une ceinture, et qu'il gêne la circulation comme le ferait une corde autour d'un muscle.

L'opinion de M. Hancock n'est appuyée que sur de pures hypothèses et ne semble avoir pour but que de justifier la prétendue section du muscle ciliaire. L'expérience journalière démontre que le glaucome n'est pas plus fréquent chez les goutteux et les rhumatisants que chez les autres sujets. Personne n'a jamais constaté l'atro-

(1) Pamard. Thèse sur le glaucome. Paris, 1862. (Ann. d'Ocul. 1862, t. XLVII, p. 291)
(2) Archiv für Ophth. 1863, B. IX, Abth. I, S. I.
(3) Ophth Hosp. Rep. 1860-1861, Vol. III, pp. 15-17, Lancet 1862, Sep. 6, p. 250, et 1861, Jan. 26, p. 83 (Nunneley, critique de Hancock).

phie du muscle ciliaire, et il est impossible de comprendre comment un muscle atrophié comprimerait davantage les vaisseaux qu'il recouvre qu'alors qu'il était sain. Il y a plus, si personne n'a constaté l'atrophie du muscle ciliaire chez les sujets glaucomateux, cette atrophie est, au contraire, constatée par tous ceux qui l'ont recherchée chez les personnes âgées. On sait maintenant que les sujets qui présentent l'arc sénile ont le muscle ciliaire atrophié à un certain point et envahi par la dégénérescence graisseuse. C'est un effet du progrès de l'âge, et plus tôt ou plus tard, ce travail survient chez tout le monde; la presbytie, pour le dire en passant, est le premier symptôme de ce travail commençant, et cependant l'immense majorité de ces sujets n'a jamais de glaucome.

M. Wharton Jones pense que la condition morbide fondamentale du glaucome consiste dans une forte congestion veineuse, affectant particulièrement la rétine et la choroïde. Les artères de la rétine sont contractées et pâles, tandis que les veines sont turgescentes et foncées. Les vaisseaux du blanc de l'œil sont dans le même état, les veines correspondant aux muscles droits y sont gorgées et tortueuses, les artères à peine visibles. En examinant au microscope la rétine d'un œil glaucomateux, il trouva que les radicules veineuses présentaient des dilatations variqueuses, des ampoules. On a dit que les capillaires étaient variqueux, mais il ne les a pas trouvés dans cet état; ainsi, dans tout le cours de ses recherches sur l'état des vaisseaux sanguins, il ne se rappelle pas avoir jamais rien vu qui puisse mériter la dénomination d'état variqueux des capillaires. Dans le glaucome, la congestion de la choroïde et de la rétine occasionne un certain degré de distension intra-oculaire, puis, par suite de la persistance de la congestion, un accroissement du liquide des cellules du corps vitré, ce qui détermine un accroissement correspondant de la distension intra-oculaire, distension qui a son siége principal dans le segment postérieur du globe oculaire. Un des effets de cette distension est que l'iris et le cristallin sont poussés en avant, et que les chambres de l'humeur aqueuse diminuent de profondeur. Un autre de ces effets paraît être l'excavation de la papille optique L'iridectomie, dans le glaucome, fait cesser la congestion veineuse intra-oculaire; la circulation du sang se trouvant plus libre dans l'œil, l'absorption de l'excès de fluide des cellules du corps vitré en est favorisée, de sorte que la distension intra-oculaire diminue. La douleur est enlevée, et la rétine, à moins que l'action combinée de la congestion et de la pression ne lui ait déjà fait subir quelque altération matérielle organique, peut reprendre ses fonctions et la vision reparaître. L'excision d'un morceau de l'iris et l'évacuation d'une petite quantité de sang font cesser la congestion de la choroïde et de la rétine, et y favorisent par suite la circulation. C'est de la même façon qu'agissent les scarifications de la conjonctive palpébrale, qui exercent une action si favorable lorsque cette membrane est le siége d'une forte congestion inflammatoire. Ce n'est pas seulement la perte de sang qui fait du bien, car elle est insignifiante, mais il suffit de désemplir certains vaisseaux pour permettre le rétablissement de la circulation générale et lui rendre son activité accoutumée.

M. A. Desmarres (1) divise tous les glaucomes en glaucomes antérieurs et glaucomes postérieurs, se basant sur les deux systèmes différents de circulation de l'œil, circulation antérieure et circulation postérieure. Le glaucome antérieur ou aigu se déclare dans la partie antérieure de la membrane vasculaire de l'œil; l'iris et le corps ciliaire y sont seuls pris dès le début. Tous les symptômes sont bien accusés, les douleurs vives, vu la sensibilité très grande du corps ciliaire et de l'iris, infiniment plus grande que celle de la partie postérieure de la choroïde. Le glaucome aigu, par sa seule durée, passe à l'état chronique. Le glaucome postérieur ou chronique se déclare dans la partie postérieure de la choroïde; il envahit d'abord tout le système vasculaire de l'hémisphère postérieur, comprime, dès le début, le nerf optique et produit son excavation. Il ne se communique aux parties antérieures de la membrane vasculaire que lorsque les désordres primitifs ont amené une atrophie de la papille. Il débute lentement, sans douleur, sans changements dans l'iris ni dans la pupille, et sans que la chambre antérieure soit diminuée. Le manque d'une grande partie des symptômes essentiels du glaucome ne peut s'expliquer, d'après M. Desmarres, que par le siége de la maladie dans la partie postérieure de la choroïde. Cette membrane étant moins sensible accuse moins de névralgies; les nerfs ciliaires antérieurs ne sont pas comprimés dans le glaucome postérieur, c'est pourquoi la pupille conserve son volume normal et l'iris ne cesse point de fonctionner. Le glaucome aigu, de même que le glaucome chronique, ne s'arrêtent pas là où ils ont pris leur origine; et, de même que le premier s'avance de la partie antérieure vers la postérieure de la choroïde et se transforme en un glaucome postérieur, de même le glaucome chronique s'avance peu à peu en avant, envahit les procès ciliaires avec l'iris et peut amener tous les signes du glaucome aigu ou antérieur.

M. A. Desmarres croit que l'iridectomie ne peut et ne doit agir que sur la partie des vaisseaux choroïdiens qui reste en communication directe avec les vaisseaux de l'iris. L'expérience journalière démontre, en effet, que l'opération réussit dans le glaucome aigu, surtout pendant la première quinzaine, quand la maladie est localisée dans l'hémisphère antérieur; mais aussitôt que le glaucome a dépassé cette

(1) Union médicale, 1864, p. 201, et Ann. d'Ocul. 1864, t. LII, p. 248.

limité, et que d'aigu et antérieur, il se transforme en un glaucome chronique, l'iridectomie y est de peu d'utilité.

5. *Traitement du glaucome.* — Une fois admis ce fait, si bien établi par M. de Graefe, de l'existence d'une pression intra-oculaire exagérée comme cause de l'état glaucomateux, la seule indication thérapeutique devait consister dans la recherche des moyens propres à ramener cette tension en excès à ses conditions normales. Que si, la restitution de cet état physiologique étant obtenue, les symptômes qui y étaient rapportés venaient à disparaître, il en résulterait à toute évidence la confirmation des prévisions qui les faisaient dériver de cette cause aperçue à priori. L'événement a donné raison aux vues de l'illustre professeur de Berlin : non-seulement le moyen préconisé par lui aboutit à l'abolition de la pression interne, mais il ramène encore l'organe qui en était le siége à des conditions fonctionnelles se rapprochant de l'état de santé, toutes les fois qu'il a été appliqué à temps. M. de Graefe a donc le mérite d'avoir découvert en même temps et la nature du glaucome et le moyen de le guérir.

Ce moyen c'est l'*iridectomie.* Nous n'avons pas à demander à l'inventeur de quelle façon la nature procède pour s'accommoder d'une semblable opération et y trouver les éléments de guérison que l'expérience y a reconnus ; il faut accepter le fait sans en exiger l'explication, trop heureux que le fait soit désormais incontestable. M. de Graefe hasarde à cet égard les hypothèses que voici : 1° En diminuant la surface sécrétante de l'iris, on diminue la quantité du liquide sécrété ; 2° l'excision d'une portion de l'iris, en relâchant le tenseur de la choroïde, amène la diminution de la pression par une modification des muscles ; 3° l'iridectomie agit fortement sur la circulation de l'œil, et peut ainsi diminuer la puissance des sécrétions qui s'y opèrent (1). M. Donders explique le mode d'action de l'iridectomie par la cessation de la tension dont l'iris était le siége, tension en vertu de laquelle les nerfs sécréteurs de l'iris se trouvaient sollicités à exagérer le produit de leur sécrétion, d'où résultait une nouvelle augmentation de cette même tension ; cet enchaînement de causes et d'effets s'en trouve ainsi rompu. Enfin, d'après M. Hart, les bénéfices de l'iridectomie résulteraient d'un arrêt de l'hypersécrétion, par suite de l'excision des plexus nerveux et des ganglions du corps ciliaire (2).

Quoi qu'il en soit de ces diverses explications, M. de Graefe n'y avait pas puisé le germe de son ingénieuse inspiration : c'est à l'observation qu'il l'avait empruntée : il avait d'abord souvent observé que, dans les cas de staphylômes partiels de la cornée et de la sclé-

(1) De l'iridectomie appliquée au glaucome et des affections glaucomateuses. (Archiv für Ophth. 1858, B. III, Abth. 2, S. 456-555, et Ann. d'Ocul. 1858, t. XXXIX, pp. 228-279.)
(2) Ophth. Hosp. Rep. 1866, Vol. V, p. 51.

rotique, lorsque l'iridectomie, destinée à remplacer la pupille défaillante, était pratiquée, le staphylôme disparaissait spontanément sans devoir être enlevé. L'épreuve répétée sur des yeux sains d'animaux, auxquels de fortes portions d'iris avaient été enlevées, avait donné le même résultat : ces yeux étaient devenus plus mous; d'autre part enfin, une certaine diminution de la consistance de l'œil avait suivi l'opération de la pupille artificielle chez des malades atteints de leucome avec synéchie antérieure. Il n'en fallait pas davantage pour mettre sur la voie.

L'iridectomie est passée désormais dans la pratique comme le moyen par excellence dans le traitement du glaucome. Justifier cette proposition serait inutile aujourd'hui. Il reste à bien tracer le tableau des indications et des contre-indications de l'opération. C'est sans doute faute de l'avoir fait avec assez de soin que des auteurs, d'ailleurs recommandables, ont dénié l'importance de cette innovation thérapeutique.

A. *Glaucome non inflammatoire.* — Quand un seul œil est atteint, il est rare que le médecin soit consulté; les désordres fonctionnels sont à peine perçus par le malade, et s'il vient à s'en apercevoir et à s'en plaindre, ce n'est pas avec la pensée de recourir à un traitement rigoureux, et l'on serait fort mal venu à conseiller une opération dans de semblables circonstances. Cependant, si la tension oculaire est manifeste, l'excavation papillaire profonde et le rétrécissement du champ visuel progressif, l'indication de l'opération existe et le chirurgien a le devoir de la proposer comme le seul moyen d'arrêter la marche envahissante des accidents.

Si les deux yeux sont atteints, l'indication est bien autrement pressante et les bénéfices à retirer de l'opération plus appréciables. On ne doit pas oublier d'ailleurs que, bien pratiquée, l'iridectomie est une opération assez inoffensive et que, si l'on a eu le soin d'établir la nouvelle pupille sous la paupière supérieure, elle ne peut jamais constituer ni une gène ni une difformité. Il faut ne pas perdre de vue non plus que l'opération, si elle n'apporte pas toujours immédiatement une grande amélioration dans l'état du malade, a au moins pour effet probable d'assurer l'avenir.

B. *Glaucome inflammatoire.* — *a. Forme aiguë.* — Ce que nous venons de dire à propos du glaucome simple s'applique à la période initiale ou prodromique du glaucome inflammatoire (sans excavation papillaire), à la condition toutefois que les symptômes soient assez prononcés et se répètent à de courts intervalles. Dans les autres cas, il peut être bon de temporiser, surtout si un seul œil est malade. Toute temporisation est, au contraire, interdite quand c'est du second œil qu'il s'agit ; il faut opérer alors dès que les symptômes précurseurs y apparaissent, surtout s'ils sont accompagnés d'un obscurcissement marqué de la vue, et il le faut d'autant plus que c'est dans la période prodromique que l'iridectomie a le plus de chances de succès.

Une fois le diagnostic d'une attaque de glaucome aigu établi, et il est rare qu'il offre des difficultés sérieuses, il faut opérer au plus vite, sans la moindre hésitation et sans perdre un seul instant, sous aucun prétexte que ce soit. La temporisation, dans des cas de cette nature, serait toujours une faute grave, car elle pourrait avoir pour résultat de permettre à la maladie de créer des désordres pour la réparation desquels l'opération serait désormais impuissante. « Chaque heure ici est précaire, dit M. Bowman, l'urgence de l'opération est indiquée par l'intensité de l'inflammation. La perte de la vision dépend alors en partie de la présence de produits inflammatoires dans la substance de la rétine et au-devant de cette membrane, en partie de l'altération de la circulation dans la substance nerveuse et de la pression considérable à laquelle elle est soumise. L'opération fait cesser toutes ces dispositions fâcheuses : l'inflammation tombe, ses produits en sont résorbés graduellement et souvent très rapidement ; de plus, l'œil se trouve débarrassé de la tension glaucomateuse extrême, qui probablement avait précédé le début de l'attaque inflammatoire aiguë, et qui constituait dès l'abord l'essence de la maladie (1). » L'iridectomie est ordinairement suivie, dès les premiers instants, d'une détente salutaire, la tension oculaire s'efface et les douleurs, cruelles jusque-là, disparaissent comme par enchantement : souvent, à la visite du soir, les opérés disent qu'ils sont dans le ciel, tant est grand leur soulagement.

On n'est pas toujours assez heureux pour être consulté dès le début d'une semblable attaque ; souvent la maladie existe depuis des jours, des semaines et des mois ; les patients sont profondément débilités par l'insomnie et la douleur, et c'est à peine s'ils distinguent encore la lumière de l'obscurité. Dans ces cas, l'opération est moins favorable qu'aux premières heures de l'invasion, mais elle n'en doit pas être davantage négligée. Ne dût-elle avoir pour effet que de faire disparaître les douleurs, et c'est un résultat qu'on peut toujours espérer, qu'il ne faudrait pas hésiter à la pratiquer. En règle générale, aussi longtemps qu'un certain degré de vision persiste, l'iridectomie est susceptible de ramener la vue à de bonnes conditions : il ne faut pas désespérer, même quand la sensibilité de la rétine paraît complétement éteinte, pourvu toutefois que la maladie ne soit pas trop ancienne et que cette extinction se soit produite avec une certaine rapidité. M. Bowman cite l'exemple d'une dame, âgée de 40 ans, qui lui

(1) Sur les affections glaucomateuses et leur traitement par l'iridectomie. (Annales d'Oculist. 1863, t. XLIX, p. 31.)

déclara positivement que toute perception lumineuse était abolie depuis trente-cinq jours et qui, huit jours après l'opération, lisait le n°8 de Jaeger. M. de Graefe considère ce fait comme tout exceptionnel, car il n'a jamais observé en pareil cas le rétablissement de la vue, après un délai de plus de dix jours.

Non-seulement l'iridectomie fait disparaître promptement les signes de l'inflammation, mais encore elle restitue bientôt aux milieux leur transparence, de manière à rendre l'examen ophthalmoscopique possible au bout de cinq à six jours. On remarque presque constamment alors des ecchymoses arrondies de la rétine, dont la plupart se sont produites après l'opération et qui persistent assez longtemps. Il en est autrement de celles qui s'observent à la région équatoriale de la choroïde; celles-là préexistent presque toujours à l'opération et disparaissent très rapidement après elle. On peut constater aussi que, dans les cas d'une première attaque, à moins qu'elle ne soit entée sur un glaucome chronique, la papille optique n'a subi encore ni excavation, ni déplacement de ses vaisseaux.

Le retour de la vision à la suite de l'iridectomie n'est dû que pour une très faible part à l'écoulement du liquide trouble qui occupait la chambre antérieure : la plus large en revient au rétablissement de la sensibilité rétinienne. M. de Graefe cite à ce sujet un cas où toute sensation de lumière qualitative avait disparu et où cependant le trouble des milieux ne s'opposait pas à ce qu'on reconnût encore, à l'ophthalmoscope, les contours du nerf optique. Cinq jours après l'opération, la chambre antérieure renfermait beaucoup de sang épanché qui ne permettait plus de voir le fond de l'œil, et pourtant le malade distinguait déjà le nombre de doigts qu'on lui montrait à la distance de trois à quatre pieds (1) (obs. 263). En général, le maximum d'amélioration de la vision s'obtient après deux ou trois septénaires. Quant aux douleurs ciliaires, elles disparaissent d'ordinaire immédiatement après l'opération, sauf de légères douleurs frontales qui persistent parfois pendant deux ou trois jours. L'insensibilité cornéenne et l'injection sous-choroïdienne ne résistent guère davantage. Quelquefois la vision tarde plusieurs semaines à reprendre toute sa puissance : ce retard dépend des ecchymoses rétiniennes que l'opération a déterminées et dont il faut attendre la résorption quelquefois pendant un ou deux mois.

b. Forme sous-aiguë et chronique. — C'est celle sous laquelle les malades se présentent le plus souvent au couteau de l'opérateur; ceux qui sont atteints de glaucome aigu, soit qu'ils soient mal conseillés, soit que la peur les arrête, cherchent trop souvent à s'y soustraire; de là l'état sous-aigu qui, résistant indéfiniment aux moyens ordi-

(1) De Graefe. Loc. cit. p. 252

naires, finit fatalement par les y amener. L'iridectomie convient à tous les cas, peut-on dire d'une manière générale, soit dans le but de restituer à l'organe un certain degré de vision, si celle-ci n'est pas complétement éteinte ou ne l'est que depuis peu de temps, soit pour faire cesser les douleurs ; soit enfin, si un seul œil est atteint, dans l'espérance d'agir favorablement sur l'autre en faisant cesser la tension dont l'œil malade est affecté et qui peut réagir d'une manière fâcheuse sur l'œil sain. On doit opérer dans l'intervalle des accès, si la répétition fréquente de ceux-ci permet d'attendre, sans crainte qu'elle n'amène trop de désordres, la fin de l'attaque présente : il ne faut perdre aucun instant si l'attaque est aiguë et menace de laisser des traces sérieuses. Quelque anciens que soient les cas, si la tension oculaire existe avec irradiations névralgiques, il faut opérer : l'iridectomie fait cesser la pression interne, disparaître l'aspect glaucomateux et diminuer les altérations de texture de l'iris. Quant à l'excavation de la papille optique, une fois produite, elle ne disparaît plus jamais entièrement.

Le *pronostic* de l'iridectomie diffère suivant les cas : il est en général d'autant plus favorable que la maladie est moins ancienne, limitée à la période prodromique, que la papille optique est moins excavée et le champ visuel moins rétréci. Dans le glaucome simple, les chances sont d'autant meilleures que l'excavation de la papille est moins prononcée. Dans le glaucome inflammatoire, toutes choses égales d'ailleurs, il y a d'autant plus à attendre de l'opération qu'elle est pratiquée plus près du début ; néanmoins, on l'a vue suivie de la restitution d'une vue parfaite, quoiqu'on n'y eût recouru que plusieurs semaines ou même plusieurs mois après l'invasion. Bien que les premières attaques eussent été très-violentes et déjà assez souvent répétées, l'iridectomie a pu en prévenir le retour et rendre aux patients un bon degré de vision, si la papille était restée saine et le champ de vision peu éloigné de son étendue normale. Quand la papille est excavée, l'opération peut bien diminuer l'excavation, mais non ramener la papille à son état physiologique ; aussi ne donne-t-elle alors que des améliorations plus ou moins notables, mais pas de guérisons complètes. Un rétrécissement très-étendu du champ visuel ne permet d'espérer non plus que des amendements, d'autant moins prononcés que la diminution se rapproche davantage de la ligne médiane. La réunion de ces deux conditions fâcheuses doit rendre très-circonspect sur le pronostic ; elle ne doit pas cependant éloigner de l'opération, car, à défaut de la guérison, elle procure au moins un arrêt dans la marche de la maladie, souvent une certaine amélioration et presque toujours la cessation immédiate des douleurs. Quand toute trace de perception quantitative de la lumière a disparu, l'opération peut procurer encore quelque amendement, mais il est rare qu'il aille plus loin qu'à la faculté d'apercevoir de gros objets. Lorsque la pression intra-oculaire est très-forte, que l'aplatissement de la chambre antérieure, le trouble des humeurs, la tension, l'iridoplégie et l'anesthésie de la cornée sont très-prononcés et que l'abolition de la vision est sous la dépendance immédiate de cet état, ainsi qu'il arrive dans le glaucome aigu, le pronostic de l'opération est des plus favorables, car elle donne toujours lieu à une détente et par là à la cessation des symptômes qu'avait amenés la pression interne.

Indications de l'iridectomie.— M. de Graefe les a formulées dans les propositions suivantes :

1° Le meilleur résultat s'obtient dans les cas où un œil est menacé de glaucome (l'autre étant déjà perdu). Le devoir du médecin sera de procurer aux malades, le plus tôt possible, les conseils des hommes spéciaux; ceux-ci, à leur tour, devront signaler au médecin traitant les symptômes qui réclament l'opération.

2° Le glaucome une fois en voie de développement, les résultats de l'opération sont en général d'autant plus prononcés et plus durables que l'on opère plus tôt. Dans les cas très graves, qui amènent presque instantanément la perte de la vue, il faut pratiquer l'iridectomie, autant que possible, dans les premiers jours. Une prompte exécution est alors d'une importance capitale, et comme le transport des malades, dans ces cas, est souvent difficile, il serait à désirer que tout médecin, surtout à la campagne et dans les petites villes, où l'ophthalmologie n'est pas spécialement cultivée, se familiarisât avec la symptomatologie du glaucome aigu et la pratique de l'iridectomie. Je crois que ce dernier point soulèvera moins de difficultés que le premier; l'iridectomie exige moins impérieusement de bons aides que bien d'autres opérations chirurgicales, que la trachéotomie, par exemple, que tout médecin doit pratiquer dans les cas urgents, quelquefois dans les conditions les plus défavorables. L'iridectomie occupe de cette manière une position exceptionnelle parmi les opérations oculaires, dont l'exécution, rarement d'urgence, est restée le domaine d'un petit nombre de praticiens.

3° L'iridectomie n'a pas la même efficacité à toutes les périodes de la maladie; ses effets, dans les derniers stades, deviennent incertains ou nuls. Il est pénible de voir combien d'aveugles incurables entreprennent de longs voyages, dans l'espoir que leur infirmité peut actuellement être guérie, tandis que l'époque où ils auraient pu être secourus est passée depuis longtemps. Nous recommandons, pour nous épargner, à nous et à nos confrères, des moments pénibles, que l'on garde chez eux les malades qui ont complétement perdu la vue par suite de glaucome, et qu'on ne donne que peu d'espoir à ceux dont la maladie est déjà ancienne et accompagnée d'affaiblissement marqué de la vue et de diminution du champ visuel.

Il suffit de lire ces instructions pour se convaincre que M. de Graefe, loin de conseiller l'iridectomie dans tous les cas, ainsi qu'on le lui a reproché à tort, la réserve, au contraire, pour certaines circonstances bien déterminées. D'une manière générale, il faut la pratiquer toutes les fois qu'il y a douleur, n'y eût-il plus aucune chance de faire revenir le moindre degré de vision, non-seulement quand les deux yeux sont perdus, mais encore quand l'un des deux seul est éteint, afin de préserver l'autre des influences sympathiques que ces douleurs pourraient y éveiller.

Quand, au contraire, la vue est perdue depuis longtemps et que les yeux sont complétement indolores, l'opération est inutile. La pratiquer dans de semblables circonstances n'aurait pour résultat que de discréditer la méthode. Il ne faut pas oublier d'ailleurs que, tout inoffensive que soit le plus souvent l'iridectomie, elle peut donner lieu à des accidents tels que la lésion de la capsule cristalline et le gonflement de la lentille qui peut en être la suite, des hémorrhagies et des symptômes de traumatisme dont l'ophthalmitis peut, en fin de compte, être la conséquence.

Précautions que réclame l'iridectomie appliquée au glaucome (Voir p. 279). — 1. Quand on opère pour un cas de glaucome aigu, que l'œil est fortement enflammé et la conjonctive chémosiée, il est indispensable de recourir au chloroforme, à moins de contre-indications expresses, pour éviter que les malades, agités par l'excessive douleur, ne se livrent à des mouvements qui pourraient tout compromettre. — 2. Le lieu d'élection pour la nouvelle pupille sera de préférence la partie supérieure de l'iris : ainsi placée, elle se trouvera complétement masquée par la paupière supérieure, qui épargnera ainsi à l'opéré, en même temps qu'une difformité désagréable, l'éblouissement qu'amènerait, après la guérison, l'abord d'une trop grande quantité de lumière dans l'œil. — 3. Dans les cas de pression forte, si celle-ci vient à cesser brusquement, ainsi qu'il arrive par l'écoulement brusque au dehors de l'humeur aqueuse, les vaisseaux sanguins de l'intérieur de l'œil venant à se relâcher vivement, peuvent se rompre et donner lieu à des hémorrhagies internes : de là l'indication expresse de ne retirer le couteau qu'avec une extrême lenteur, afin de laisser écouler le liquide qui s'échappe de la chambre antérieure le plus doucement possible et goutte à goutte, si on le peut : pendant cet écoulement, il faut surveiller la pointe de la lame et la tourner dirigée plutôt vers la cornée que vers le cristallin, de peur de blesser la capsule. M. de Graefe a l'habitude d'exercer une légère pression, à l'aide du doigt, sur le globe de l'œil pendant l'écoulement de l'humeur aqueuse et, peu de temps après l'opération, d'appliquer un léger bandage compressif (gâteau de charpie soutenu par une bande de toile), qu'on enlève avec précaution quelques heures après. Cette précaution est très bonne à prendre. — 4. Si, comme c'est l'ordinaire, la pupille est largement dilatée, il y a tout avantage à la faire contracter avant l'opération, au moyen du calabar, dans le double but de saisir plus aisément ainsi une large portion de l'iris et de rencontrer plus difficilement la capsule cristallinienne. — 5. Une bonne pratique est, l'incision faite, de provoquer la hernie de l'iris en appuyant légèrement sur la lèvre postérieure de la plaie, au moyen de la pince destinée à saisir la portion herniée si elle se présente : on évite ainsi l'introduction, toujours dangereuse, de nombreux instruments dans la chambre antérieure et des chances nouvelles de léser le système cristallinien.

Des autres moyens de traitement du glaucome. — Nous serons brefs en ce qui concerne ce sujet : Les antiphlogistiques, les dérivatifs, les inhalations de chloroforme, les narcotiques, les anti-périodiques ou anti-névralgiques ne sont que des palliatifs, et il y a presque danger à les citer, s'ils doivent servir de prétexte pour reculer d'un instant la pratique de l'iridectomie : jamais ils n'ont guéri un seul glaucome. La paracentèse a pu compter des succès, mais ils ont toujours été temporaires : il ne faut pas trop la dédaigner cependant, ne dût-elle servir qu'à gagner avec plus de sécurité l'instant où l'iridectomie pourra être appliquée : l'éloignement d'un opérateur capable de bien pratiquer cette dernière et qu'il aura fallu faire demander au loin, est une des circonstances qui pourront rendre la paracentèse utile. Comme méthode radicale, il ne faut pas compter sur elle, et, d'ailleurs, l'iridectomie n'est pas, à proprement parler, plus grave que la paracentèse dans ses conséquences. Nous avons parlé plus haut de l'opération de M. Hancock (p. 280), et nous y renvoyons.

Obs. 262. — Iridectomie à la période prodromique (1). — Guillaume Höffler, de Berlin, âgé de 71 ans, vint me consulter, le 15 février 1857, pour perte presque complète de la vue à droite. L'affection existait depuis plusieurs mois et présentait tous les caractères d'un glaucome aigu à une période avancée. Lorsque le malade fut reçu dans ma clinique, le 17 février, pour l'affection de l'œil droit, il y avait déjà une légère diminution de la vue à gauche, et, quelques semaines après que l'iridectomie eut été pratiquée, non sans succès, à l'œil droit, des obscurcissements survinrent à gauche qui y firent craindre le développement prochain de l'affection glaucomateuse. La dernière semaine de mars, il n'y eut pas deux jours de suite qu'il ne survînt des obscurcissements de la vue, pendant lesquels apparaissaient déjà des symptômes objectifs graves : dilatation et immobilité de la pupille, diminution de la sensibilité de la cornée, trouble de l'humeur aqueuse, injection des vaisseaux sous-conjonctivaux, apparition de cercles irisés autour de la flamme d'une bougie, photophobie bien marquée. La vue diminua au point que le malade ne distinguait qu'avec peine les gros caractères; l'affaiblissement atteignit surtout la vision limitrophe, de manière que le malade avait de la peine à s'orienter pendant les attaques. A ces symptômes vinrent se joindre des douleurs intolérables au front et aux tempes, se déclarant la nuit et empêchant tout sommeil. Les attaques durèrent d'abord quelques heures ; les derniers jours du mois de mars, douze

(1) De Graefe. Archiv für Ophth. 1857, B. III, Abth. 2, S. 498, et Annales d'Ocul. 1858, t. XXXIX, p. 250.

heures et plus encore. Une potion opiacée en diminuait la durée, mais ne parvenait pas à retarder leur retour; les autres moyens thérapeutiques furent impuissants comme d'habitude. Enfin, les intervalles entre les attaques tendirent à disparaître, la pupille ne reprit plus sa mobilité complète; il était plus que temps d'opérer.

La vue, un peu avant l'opération, était dans l'état suivant : le malade distingue le nombre de doigts qu'on lui montre à une distance de dix pieds; il lit avec peine, et en se trompant souvent, les caractères n° 16 du livre de Jaeger: il ne distingue plus le n° 14; à l'aide d'un verre convexe n° 6, il lit assez bien le n° 14, mais ne voit qu'un mot à la fois; il lit les mots les plus courts du n° 11, rien du n° 8; il n'y a pas de diminution réelle de l'étendue du champ visuel, mais la vision limitrophe est moins nette; douleurs frontales modérées. L'opération se fit à la fin d'un obscurcissement de la vue, accompagné des signes objectifs ordinaires. — Iridectomie à la région interne de l'iris, le 1er avril. Les douleurs frontales disparurent immédiatement. Le malade quitta l'établissement le 5 avril; il n'eut plus d'obscurcissements ni d'autres symptômes de la période prodromique. La vision s'améliora de plus en plus; la pupille reprit sa mobilité ordinaire, pour autant que cela était compatible avec le coloboma : la cornée revînt à sa sensibilité normale. — Le 13 avril, on constate l'état suivant : le sujet lit, au moyen des verres convexes (+ 12 et + 10) appropriés à sa presbyopie, les différents caractères de Jaeger, couramment jusqu'au n° 6; il lit exactement, mais moins vite, le n° 4; le n° 3 mot par mot en hésitant quelquefois; il ne reconnaît du n° 1 que les mots les plus aisés à lire. L'ophthalmoscope ne fait pas découvrir d'ecchymoses sur la rétine ni d'altérations des membranes internes; les milieux réfringents sont parfaitement transparents, le nerf optique est sain. — Depuis cette époque, la vue n'a pas cessé de s'améliorer, de sorte qu'au mois d'août, le malade pouvait lire le n° 1, à l'exception de quelques mots; il vaquait à ses affaires et ne prenait plus aucune précaution pour l'œil opéré.

Obs. 263. — *Iridectomie à la période aiguë* (1). — M. Gause, 50 ans, avait remarqué que, de 1850 à 1855, sa presbyopie avait augmenté, au point qu'il dut employer les verres + 10 au lieu de + 24; la vue cependant restait nette. Le 3 janvier 1855, sans phénomènes précurseurs, il fut pris d'une violente inflammation à l'œil droit, qu'il attribua à un refroidissement; il survint de vives douleurs frontales et temporales, des irisations et une diminution rapide de la vue à droite. — M. Gause entra à ma clinique quelques jours après, avec tous les symptômes d'une choroïdite glaucomateuse. Cette affection fut traitée alors par les paracentèses, qui donnèrent des résultats d'abord très satisfaisants en apparence. En effet, il ne survint plus d'attaque inflammatoire nouvelle; mais déjà, au mois de mars, se manifesta un affaiblissement évident de la vue avec dimition progressive du champ visuel; l'atrophie de l'iris et l'anesthésie de la cornée firent de nouveaux progrès: les milieux réfringents restèrent cependant transparents. — Au mois d'août 1855, il y avait cécité complète à droite.

L'œil gauche resta sain jusqu'au 15 décembre 1856, seulement la presbyopie avait un peu augmenté (jusqu'à nécessiter l'emploi des verres + 8). Ce jour-là se déclarèrent à gauche des douleurs frontales et temporales, des irisations, et le lendemain une violente inflammation. Je vis le malade le 20 décembre; il était très abattu par les souffrances des derniers jours et se résignait à rester aveugle. La vue avait disparu dès que l'inflammation s'était déclarée. — A l'examen, je constatai l'état suivant : vaisseaux ciliaires fortement injectés, léger chémosis, trouble diffus très marqué et aplatissement de la chambre antérieure, insensibilité de la cornée et obnubilation de sa face interne, pupille fortement dilatée, enfumée; iris décoloré, globe oculaire dur; pas de sensation qualitative de la lumière, au point que le malade ne distingue même pas les mouvements d'une main vivement éclairée. La perception quantitative de la lumière était très faible ; le malade n'apercevait pas les occultations de la flamme d'une lampe brûlant faiblement; il les distinguait à la distance de quelques pieds pour une lampe à grande flamme, brûlant dans une chambre obscure, et, à ce qu'il paraît, dans toute l'étendue du champ de la vision. Je proposai l'iridectomie, mais sans oser promettre en cet état de choses le rétablissement de la vue, ne m'engageant qu'à faire céder l'inflammation. Pour me rendre compte de l'influence que le trouble des milieux réfringents pouvait avoir sur la cécité, j'examinai encore une fois avec beaucoup de prudence à l'ophthalmoscope. Le fond de

(1) Id. p. 509, p. 255.

l'œil était très peu distinct ; cependant on pouvait encore distinguer jusqu'à un certain point les contours du nerf optique. Je n'ai pas besoin de faire remarquer que le trouble des milieux réfringents n'était par conséquent nullement en rapport avec le degré de diminution de la vision. — L'iridectomie fut pratiquée le 22 octobre par excision à la région interne. Après l'écoulement de l'humeur aqueuse, la pupille et l'iris parurent notablement éclaircis ; cependant le malade ne distinguait pas les mouvements de la main immédiatement après l'opération. La névralgie ciliaire disparut aussitôt pour ne plus revenir ; il ne restait au malade qu'une légère sensation de blessure de l'œil, qui n'empêchait aucunement le sommeil. — Le lendemain, l'hypérémie avait déjà diminué, mais la chambre antérieure renfermait beaucoup de sang épanché ; malgré cela, la perception de lumière quantitative avait notablement augmenté : le malade distinguait les occultations d'une lampe à petite flamme, à la distance d'un pied environ. On appliqua un léger bandage compressif. — Deux jours après l'opération, le sang épanché dans la chambre antérieure avait diminué; le patient distinguait nettement les mouvements de la main, et cela dans tout le pourtour de la partie limitrophe du champ visuel, ce qui était un indice précieux pour moi, car la sensibilité obtuse à la lumière avant l'opération ne m'avait pas permis d'apprécier exactement l'état du champ visuel. — Quatre jours après l'opération, le malade pouvait compter le nombre de doigts ; un jour plus tard, il put le faire à la distance de trois pieds. Pour la première fois depuis l'opération, je soumis l'œil à un examen minutieux et je le trouvai dans l'état suivant : sensibilité normale de la cornée, plus d'injection, diminution de l'ouverture pupillaire, comparée au degré de dilatation avant l'opération, bulbe moins résistant. La teinte rouge de l'humeur aqueuse, dernière trace de l'hémorrhagie, ne permit pas d'apprécier exactement la coloration de l'iris et de la pupille ; par le même motif, l'examen à l'ophthalmoscope ne donna pas de résultat positif. Les contours du nerf optique étaient moins distincts qu'avant l'opération ; point à noter, car il prouve combien peu l'altération antérieure de la vue dépendait du trouble des milieux optiques. — Le malade quitta l'établissement le 28 décembre. Il fut examiné huit jours après sa sortie. La pupille avait alors repris sa teinte normale et à peu près son diamètre ordinaire, qu'elle a gardé depuis : il existait au grand cercle de l'iris quelques taches grises qui persistèrent : les autres parties de cette membrane avaient conservé leur couleur et leur structure ; la chambre antérieure n'était pas trop petite, en tenant compte de la presbyopie existante; elle était parfaitement claire; la pupille montrait quelque mobilité à la lumière. Le fond de l'œil ne paraissait pas à l'ophthalmoscope aussi net que celui d'un œil sain, ce que j'attribuai à un reste de trouble diffus du corps vitré: cependant on en pouvait reconnaître sans peine les principaux détails. Le nerf optique n'était nullement excavé; on voyait sur la rétine, surtout au point de jonction de deux veines, des ecchymoses arrondies ; quelques-unes furent exactement notées, afin de pouvoir constater les changements qui y surviendraient. Le patient distinguait facilement les doigts à la distance de vingt pieds; au moyen des verres + 8, il lisait couramment, à la distance de huit à dix pouces, le n° 14 du livre de Jaeger ; il déchiffrait mot par mot le n° 11 ; du n° 8 il ne reconnaissait que quelques syllabes. — Deux semaines plus tard, il lisait couramment avec les mêmes verres le n° 6, le n° 4, mot par mot ; il distinguait quelques mots du n° 2. Le champ de vision était parfaitement normal, le fond de l'œil entièrement clair ; les ecchymoses de la rétine avaient en partie disparu et celles qui existaient encore avaient diminué d'étendue. — Huit semaines après l'opération, il ne restait plus de traces d'ecchymoses, le sujet lisait couramment les n°s 4 et 3 du livre de Jaeger ; il distinguait presque tous les mots du n° 1. La pupille était peu mobile, et elle resta dans cet état ; le pouvoir d'accommodation était très limité, comme je l'ai constaté du reste chez un grand nombre de mes opérés. Cela provient des altérations qu'ont subies l'iris et le tenseur de la choroïde. Le sujet put désormais vaquer à ses occupations. Je le vis, en dernier lieu, huit mois après l'opération. Pendant tout cet espace de temps, il n'y avait pas eu l'apparence d'un symptôme suspect, semblable à ceux de la période prodromique; la vue s'était au contraire légèrement améliorée; le champ visuel était complétement normal.

Obs. 264. — *Iridectomie à une période plus avancée du glaucome aigu* (1). — Kurz, ouvrier à Berlin, âgé de 61 ans, se présenta à ma clinique vers le milieu de sep-

(1) Id. p. 531, p. 267.

tembre 1856. Il s'était aperçu de temps en temps, depuis l'hiver de 1855-1856, de chromopsies bleuâtres, d'irisations autour de la flamme des bougies. Lorsque dans cet état il regardait fixement un objet ou un point lumineux, les fantômes colorés se mouvaient en cercle dans le champ visuel et la vue s'obscurcissait, au point qu'il ne distinguait plus les gros caractères d'impression. Une bonne nuit ramenait la vue à son premier état. Ces attaques étaient devenues de plus en plus fréquentes, surtout lorsque le sujet fatiguait ses yeux ou passait une nuit sans dormir. Au mois d'août 1856, étaient survenues des inflammations à gauche, à la suite desquelles la vue avait rapidement diminué. A droite, la vue avait baissé, au dire du malade, même dans l'intervalle des obscurcissements; mais l'examen de l'œil montra qu'il ne s'agissait que d'une augmentation du degré de presbyopie. — A son entrée à la clinique, il existait un glaucome aigu très développé à gauche : symptômes marqués de pression intra-oculaire; par contre, trouble léger des milieux réfringents, papille optique normale; vue très affaiblie et variant par moments : il existe encore des exacerbations et des rémissions. Au milieu de l'intervalle de ces dernières, le malade distinguait le nombre de doigts à huit pieds de distance, et reconnaissait quelques mots du n° 16 de Jaeger, avec les lunettes + 6. Pendant la durée du traitement dérivatif qui fut suivi deux mois durant, la vue diminua d'une manière évidente; les obscurcissements devinrent plus intenses à l'œil droit et s'accompagnaient chaque fois déjà d'un certain degré de dilatation de la pupille et de trouble de l'humeur aqueuse. Lorsque je vis le malade au commencement du mois de novembre, il y avait à gauche une forte mydriase; l'iris était décoloré, le trouble diffus de l'humeur aqueuse était très prononcé, au point de rendre l'examen de la papille optique très difficile. Le malade reconnaissait les doigts à six pieds de distance; il lisait difficilement des mots du n° 20 avec les verres + 6. Le champ visuel était entièrement normal. Après que l'iridectomie eut été pratiquée le 6 novembre, la pupille de l'œil gauche reprit peu à peu un diamètre moyen, mais elle resta tout à fait immobile; l'iris demeura très altéré; les milieux réfringents s'éclaircirent comme à l'ordinaire, la vue s'améliora de plus en plus. Le 12 novembre, le malade pouvait déjà distinguer les doigts à une distance de quinze pieds, avec les verres + 6; il reconnaissait des mots du n° 13 et les grandes lettres du n° 10. La guérison ultérieure fut beaucoup retardée par suite du développement d'une conjonctivite granuleuse qui régnait alors épidémiquement à Berlin. En février 1857, le sujet lisait exactement, avec les verres + 6, les caractères n° 8, et en se trompant quelquefois, les caractères n° 5; en mars, les caractères n° 6 exactement et des mots du n° 3. Je ferai observer que, peu après l'opération de l'œil gauche, le glaucome aigu envahit aussi l'œil droit, qui en était menacé antérieurement, et qu'il fut arrêté dans sa marche dès les premiers jours par l'iridectomie. La guérison de cet œil fut complète, y compris le rétablissement normal de la vue. L'examen comparatif des deux yeux était tout à fait à l'avantage de l'œil droit; la vue était plus nette, la pupille mobile jusqu'à un certain point et le pouvoir d'accommodation assez étendu. — Pendant huit mois après l'opération, le malade, examiné régulièrement, ne présenta aucun symptôme prodromique ni autre du côté de l'œil, bien qu'il se fût exposé à diverses influences nuisibles (principalement en veillant la nuit).

Obs. 265. — Iridectomie dans un glaucome chronique (1). — Madame Hoffmann, de Berlin, âgée de 57 ans, se présenta à ma clinique le 5 novembre 1856. Elle souffrait depuis de longues années de douleurs à la tête, surtout à la région frontale, de « tiraillements de rhumatisme dans les membres » et d'insomnies. Depuis dix ans, elle avait remarqué à gauche des chromopsies et des obscurcissements périodiques de la vue; la vision s'était affaiblie peu à peu de ce côté depuis quatre ans, sans qu'il y eût jamais eu d'inflammation. Elle venait me consulter parce qu'elle était inquiète pour l'œil droit, où survenaient aussi des obscurcissements depuis quelque temps. — Elle présentait, lorsque je la vis, tous les symptômes du glaucome chronique à l'œil gauche : hypérémie des veines sous-conjonctivales, insensibilité de la cornée, aplatissement de la chambre antérieure, trouble léger de l'humeur aqueuse, pupille dilatée et immobile, iris un peu décoloré, nerf optique fortement excavé. Elle comptait difficilement, et en se fatiguant beaucoup, les doigts à la distance de deux pieds; elle ne distinguait rien des caractères

(1) Id. p. 538, p. 270.

n° 20 du livre de Jaeger, avec des verres convexes : le champ visuel était grandement limité en tous sens ; en dehors, il n'avait que 10° d'ouverture ; il était décidément plus étendu dans les autres directions, mais l'incertitude des épreuves rendait une délimitation exacte très difficile. Le degré de vision resta constant pendant six jours d'observation. Iridectomie, le 10 novembre. Le 15 du même mois, la malade comptait les doigts à quatre pieds de distance, sûrement et en fixant mieux le regard. Elle déchiffre avec les verres + 6 des mots des n°s 16 et 14. Le 24 novembre, elle compte les doigts à 16 pieds de distance, lit mot par mot les caractères n° 11 et reconnaît des lettres du n° 4. Le champ visuel avait décidément gagné en étendue : son ouverture en dehors était de 20° environ ; il était encore toujours fort restreint ; mesuré pour une distance d'un pied, il avait un diamètre transversal de 14 pouces ; le diamètre vertical n'était guère plus long. Les symptômes extérieurs avaient entièrement disparu ; les milieux réfringents s'étaient éclaircis et permettaient d'examiner en détail une excavation considérable du nerf optique ; la chambre antérieure avait gagné en profondeur. La pupille montrait quelque mobilité, les veines sous-conjonctivales avaient repris leur état ordinaire ; quelques ecchymoses qui existaient encore sur la rétine étaient en voie de résorption. L'amélioration de la vue persista encore au même point pendant près de trois mois. Ce fut le 12 février 1857 que l'on constata pour la première fois une nouvelle diminution de la vision : la malade ne distinguait plus rien des caractères n° 4, elle ne reconnaissait du n° 11 que des syllabes qu'elle ne parvenait que difficilement à assembler. Le champ visuel avait diminué, et cette diminution continua selon un diamètre dirigé obliquement de haut en bas et de dehors en dedans. La vue diminua jusqu'à la fin d'avril : le 26 de ce mois, la malade ne reconnaissait les doigts qu'à huit pieds de distance ; elle lisait bien le n° 16 ; du n° 14, la plupart des mots ; des syllabes du n° 11, et rien du n° 8. L'aspect de l'œil était resté le même : je ne trouvai pas non plus de changement dans l'excavation du nerf optique ; la substance nerveuse paraissait seulement plus blanche et moins transparente, et les traces des artères de la rétine plus minces. Je croyais que nous arriverions peu à peu à la cécité ; cependant, depuis cette époque jusqu'au mois d'août 1857, l'état est resté le même, de sorte que, neuf mois après l'opération, la malade a une vue bien meilleure et un champ visuel plus étendu qu'auparavant. Dans l'entre-temps, il s'était développé à droite un glaucome aigu ; il fut traité par l'iridectomie avec un résultat des plus heureux et qui ne s'est pas encore démenti depuis sept mois.

Obs. 266 (1). — En août 1862, je suis consulté par une fermière des environs de Lille. Elle a perdu, il y a quelques mois, l'œil gauche par suite d'un glaucome chronique, traité avec une grande énergie suivant les anciens errements. Elle était venue me voir pour la maladie de ce premier œil, mais avait refusé l'iridectomie. Vaincue par le mauvais résultat obtenu sur son premier œil, elle consent à tout pour le second. Au moment de l'opération, elle est tellement impressionnée qu'il est impossible de la chloroformer ; chaque fois qu'on l'essaye, il survient un tel spasme des muscles de la glotte, qu'on peut redouter l'asphyxie ; elle se débat si violemment que c'est à grand'peine que je parviens à exécuter la paracentèse de la cornée. Dès le premier jour, cessation complète des douleurs ; le second, la vision, qui était abolie, est presque complétement rétablie. Le quatrième, les douleurs reviennent ; puis dès le cinquième, la vision se trouble et disparaît de nouveau. Le huitième jour, nous parvenons à la chloroformer tant bien que mal et à pratiquer une bonne iridectomie. Les douleurs cessent, la vision revient, et jusqu'aujourd'hui, 30 juin 1865, aucun accident nouveau n'est revenu. De pareils faits se passent de tout commentaire.

(1) TESTELIN. Inédite.

CHAPITRE XXV.

ANOMALIES ET ALTÉRATIONS DIVERSES DE LA VISION.

(T. II, p. 625.)

SECTIONS I ET II.

DE L'ACCOMMODATION ET DE LA RÉFRACTION. (P. LIV.)

Tout ce qui a rapport à ce sujet a été traité par M. Giraud-Teulon, dans le Précis qui se trouve en tête de ce volume. Nous n'avons donc pas à y revenir et nous nous bornerons à donner ici les renseignements bibliographiques qui s'y rattachent (1).

SECTION III.

RÉFRACTION IRRÉGULIÈRE. (P. 648.)

Nous excluons de cette section les irrégularités de la réfraction et les troubles visuels dus à ce que des portions de la cornée ont été amincies par des ulcérations. L'épreuve catoptrique ou l'usage de l'ophthalmoscope feront généralement reconnaître cet état de la cornée.

(1) Ware. Phil. Trans. 1813, Vol. CIII, p. 42. — Wells (Philos. Trans. 1813, Vol. CI, p. 380) décrit son propre cas : il avait besoin de verres convexes de 36 pouces pour voir les objets éloignés. — Janin (Mém. et obs. sur l'œil, Lyon 1772, p. 429) décrit un cas dans lequel un malade qui semblait atteint de myopie ne pouvait lire qu'avec des verres convexes depuis l'âge de 12 ans. — Mackenzie. Physiol. of Vision, 1841, p. 150. — Id. Mémoire sur l'asthénopie (Ann. d'Ocul. 1843, t. X, p. 97). L'auteur y décrit les *symptômes* de l'hypermétropie et recommande le seul palliatif efficace, les verres convexes. — Donders. Ametropie en hare gevolgen. Utrecht 1860. — Id. On the Accommodation and Refraction of the Eye (The New Syd. Society. London 1864.) — Id. A. für Ophth. 1860, B. VI, Abth. 1, SS. 62-106. — Id. Abth. 2, SS. 210-243. — Id. B. VII, Abth. 1, S. 155. — Annales d'Oculist. 1862, t. XLVIII, p. 272; 1863, t. XLIX, pp. 134-243; 1864. t. LII, p. 83; 1865, t. LIII, pp. 97-204. — S. Wells. On Long, Short and Weak Sight (Ophth. Review 1865, n° 4, p. 374, et n° 5, p. 79. — Contributions, etc. (Ophth. Hosp. Rep. 1860-1861; Vol. III, p. 163). — Laurence. The Optical Defects of the Eye. London 1865, et Med. Times and Gaz. 1860, Nov. 10, p. 249.

La paresse de l'accommodation dépend souvent de la diphthérite. Voir : — Laurence. Lancet 1861, May 11, p. 458. — Greenhow and Sanderson. Brit. and. for. Med. Chir. Rev. 1862, Janv. p. 41. — Maingault. Med. Times and Gaz. 1862, Mars 22, p. 310. — Hoffman. Rust's Magaz. B. XXXIII, S. 341. — Hutchinson. Med. Times and Gaz. 1862, Sept. 6, p. 252. — Hughlings Jackson. Med. Tim. and Gaz. 1864, Apr. 30, p. 480. — Begbie. Contrib. Pract. Med. Edinb. 1862, pp. 234-237. — Greenhow. On Diphtheritical Nerve Affections. (Med. Times and Gaz. 1863, Apr. 4, p. 352). — Proceedings of Med. Chir. Soc. Vol. IV, n° 4. — Émile Javal. Nouvelle règle à calcul pour les opérations à exécuter sur la réfraction (Ann. d'Ocul. 1865, t. LIII, p. 181). — Giraud-Teulon. Applications de la règle à calcul de M. Javal (Id. 1865, t. LIV, p. 183).

§ II. **Astigmatisme.** (P. 651.)

Ce point de pratique a été traité plus haut (page CVI). Les recherches modernes de MM. Knapp, Donders et les travaux ingénieux de M. Javal ont remis à l'ordre du jour cette question, dont l'étude fait chaque jour de nouveaux progrès (1).

La détermination de l'astigmatisme et le choix des verres cylindriques, applicables à chaque cas, ont été rendus faciles, grâce aux appareils de M. Javal, dont il indique ainsi la constitution (2) :

« 1° *Détermination monoculaire.* — Tracez un cercle, dans ce cercle des rayons espacés de 15 en 15 degrés, et faites regarder cette figure au malade au travers d'une lentille sphérique convexe que je supposerai de 3°, pour fixer les idées. Éloignez peu à peu la figure jusqu'à ce que toutes les lignes pâlissent ou disparaissent, sauf une. Essayez alors successivement, en commençant par le plus faible, tous vos verres cylindriques concaves, en mettant les axes perpendiculairement au rayon qui était resté noir, et cela jusqu'au verre qui rend tous ces rayons également noirs. Vous avez ainsi d'un seul coup diagnostiqué l'astigmatisme et déterminé le numéro et la position du verre correcteur...

» Pour toute personne jouissant de la vision binoculaire, on emploiera avec beaucoup plus d'avantage le procédé qui suit :

» 2° *Détermination binoculaire.* — Ajoutons maintenant devant l'autre œil une lentille et un cercle identiques aux précédents, les cercles étant d'abord aux foyers des lentilles et l'écartement des centres étant égal à celui des yeux. On ne peut fusionner les cercles qu'à la condition de tenir les axes optiques parallèles et la tête droite. La fixité de la position relative des axes optiques immobilise suffisamment l'accommodation (3). »

SECTION VIII.

INHABILETÉ A DISTINGUER CERTAINES COULEURS. (P. 674.)

Syn. Amaurose chromatique, *Wilson*. Chromatopseudopsie, *Kelland*.

Cette question a été traitée avec un très grand soin par M. Wilson (4). Il rappelle qu'un médecin italien, Trinchinetti, croyant que

(1) Voir, pour la bibliographie, Annales d'Oculistique, 1866, t. LV, p. 123.

(2) Annales d'Oculistique, 1865, t. LIII, p. 50.

(3) Voir la description de l'optomètre de M. Javal, pour le choix des verres cylindriques (Ann. d'Ocul. 1866, t. LV, p. 5).

(4) On Colour-Blindness (Monthly Journ. of Med. Sc., Edinb. 1853, et Ann. d'Ocul. 1856, t. XXXVI, p. 244). — SEDGWICK. Sur la *Colour-Blindness* héréditaire. (Brit. and foreign Med. Chir. Rev. 1861. — ID. Researches on *Colour-Blindness*. Edinb. 1855, Apr. p. 486).

la maladie siégeait dans le cristallin, avait gravement proposé l'extraction de cette lentille comme moyen de guérison radicale. M. Wilson cite le cas d'un M. J..., qui avait subi l'opération de la cataracte aux deux yeux, et dont, en temps ordinaire, la vue était normale; or, pendant une attaque de vertige, auquel il est sujet, toutes les personnes lui paraissaient habillées de vert, preuve que le cristallin n'est pas, au moins, le seul facteur de la chromatopseudopsie.

Il importe à un haut point de constater chez les enfants, dès qu'il y a du doute à cet agard, s'ils ne sont point affectés de cette anomalie visuelle, qui les rendrait impropres à l'exercice de certaines professions, dans lesquelles la connaissance des couleurs joue un grand rôle, telles que celles de peintres en bâtiments, teinturiers, tisserands, etc. On comprend aussi qu'en ce qui concerne les beaux-arts, ils doivent s'y restreindre à ceux dans lesquels la forme, les contours, la lumière et l'ombre sont seuls en jeu : la lithographie, le dessin à la sépia, la gravure et la sculpture ne leur seront donc pas interdits.

Chez les chromamaurotiques, l'œil est sensible à tous les rayons du spectre prismatique, en tant que *lumière;* seulement les rayons rouges semblent y manquer de puissance pour stimuler les nerfs de la vision, ce qui fait que toutes les couleurs qui fournissent un grand nombre de rayons rouges leur semblent des teintes sombres. De plus, deux des rayons primaires colorés, le rouge et le vert, paraissent produire sur leurs nerfs la sensation de couleurs à peu près similaires. En réalité, leur vision est *dichromique,* puisque toutes les couleurs composées se résolvent pour eux en deux éléments au lieu de trois. Ils voient probablement le bleu comme tout le monde, mais comment s'en assurer? (1)

SECTION IX.

MYODÉSOPIE. (P. 682 ET T. III, P. LXXII.) (2).

Fig. Listing. Beitrag, Taf. II. — Donders, p. 199.

La branche de la science qui comprend l'inspection, la situation et la nature des objets situés sur ou dans l'œil de l'observateur lui-

(1) Memoir on Colour-Blindness (Cornhill Magaz. 1860, April, p. 405).

(2) *A consulter* : Listing. Beitrag zur Physiologischen Optik : Gœttingen, 1845. — Arlt. Krankheiten des Auges, 1855, B. III, S. 57. — Schauenburg. Ophthalmiatrik, 1858, Lahr, S. 191. — Donders. On the Anomalies, etc. London 1864, p. 197. — Fano. Essai sur la myodésopie (Union médic., 1864, nos 83, 86, 89, 91). —
A corriger : t. II, p. 683, fig. 26. — *Au lieu de* : « Chaque globule agit sur..... » *lisez* : « Chaque globule agit sur la lumière qui tombe sur lui, de façon à produire un trouble borné à une aire très petite, dans la distribution de la lumière qui tombe sur la rétine; l'ensemble

même a reçu le nom d'« entoptique » (Listing). Les lésions anatomiques propres à la myodésopie sont encore mal définies : les cor-

de ces globules arrivera rarement, si jamais il le fait, à réunir exactement la lumière en un foyer unique sur cette membrane. »

Page 684, ligne 7. — *Au lieu de :* « corpuscules entre..... » *lisez :* « corpuscules dans la cornée, l'humeur aqueuse et le cristallin. »

Id. ligne 24. — *Au lieu de :* « et par-là facilité..... jusqu'à la fin du paragraphe » *lisez :* plus largement espacés, quand on les voit à l'aide de rayons divergents, et par la période à laquelle leur spectre devient renversé quand on a recours à l'expérience suivante, avec un rayon *convergent.* Tous les objets situés sur et dans l'œil sont vus renversés quand on les regarde à travers une double lentille concave. Mais si l'on vise une bougie placée à vingt pieds de distance ou une lampe distante de soixante, à travers un verre convexe de un et demi-pouce de foyer et placé tout contre l'œil, la lumière est rassemblée en foyer en un point situé à l'intérieur de l'œil, et les objets situés dans l'œil et au-devant de ce foyer sont vus dans leur position naturelle, tandis que ceux situés en arrière sont vus renversés. Si maintenant on éloigne la lentille de l'œil, le foyer se meut en avant, et les objets qui d'abord paraissaient droits, deviendront d'abord indistincts, puis se verront renversés. Les objets qui subiront les derniers cette transformation sont ceux situés le plus loin en avant de l'œil. A la fin, quand la lentille en est assez éloignée pour que la cornée ne soit plus à sa distance focale, tous les objets situés sur ou dans l'œil seront renversés.

Id. lig. 12 *en rem.* — *Au lieu de :* « Si l'on place alors...... Jusqu'à la fin du paragraphe » *lisez :* « Si maintenant on prend une carte percée d'un trou d'épingle et qu'on la tienne au-devant de l'épingle, à un demi-pouce environ de distance de l'œil, de façon que l'épingle, le trou et l'œil soient sur une même ligne, on apercevra assez distinctement l'ombre renversée de l'épingle. A l'aide du même moyen, qui équivaut à limiter simplement à un seul faisceau de rayons, la lumière qui parvient sur la rétine, l'ombre de tout objet qui intercepte quelques-uns des rayons qui composent le faisceau sera bien marquée sur la rétine. Ainsi, un corpuscule ou un dépôt sur ou dans l'œil peut devenir visible, bien qu'à l'œil nu il ne produise qu'une impression imperceptible. Le trou d'épingle ou la petite image que produit une lumière éloignée, vue par une lentille d'un court foyer, peuvent en pratique être considérés comme un point. Les rayons qui proviennent de ce point focal ou qui marchent vers lui, ou bien ne se coupent pas dans leur passage à travers l'œil, ou bien se coupent tous en un même point C'est ce qui fait qu'un point d'un objet interposé n'intercepte qu'un seul rayon, à moins qu'il ne soit situé dans le foyer d'un faisceau convergent; et il n'y a qu'un rayon qui tombe sur chaque point de la portion de la rétine éclairée, à moins que le foyer des rayons ne soit sur la rétine. Il suit de ceci que l'ombre de chaque point de l'objet tombe en un seul point sur la rétine, et une ombre bien définie de l'objet, ou d'une partie de l'objet, en est le résultat, excepté dans les deux cas mentionnés ci-dessus. Dans le premier de ces cas, où l'objet est placé au foyer du faisceau, il survient une dispersion générale de l'ombre sur tout le champ; dans le second, qui ne doit pas se rencontrer dans la pratique, l'ombre disparaît, et le champ lumineux se contracte à un point. Sans doute, il y a quelque modification à apporter aux règles que nous posons, lorsque l'on tient compte de l'effet produit sur la lumière par la réfraction, la diffraction, etc., sur les surfaces et les arêtes des corps intra-oculaires qui donnent naissance à l'apparition de mouches volantes; mais on peut les accepter comme fournissant une explication *grosso modo* du sujet. Toutefois, quand la lumière pénètre librement de toute part dans l'œil comme dans les conditions de la vision ordinaire, les rayons s'entre-croisent dans tous les points et sous des angles variés. D'où il résulte qu'un point opaque dans un objet entoptique intercepte la lumière qui se portait vers différents points de la rétine; et, à moins que l'objet ne soit situé très près de cette dernière, l'ombre est largement dispersée, et tombe sur des parties éclairées par des rayons qui passent sur les côtés de l'objet. Les ombres des petits corps situés dans la partie antérieure de l'œil sont, en pareil cas, si mal définies et si diluées qu'elles sont imperceptibles, quoiqu'elles puissent obscurcir tout ou partie du champ de la vision, à un degré plus ou moins marqué.

Page 685, ligne 7. — *Au lieu de :* § III. « Mouches volantes, etc..... » *lisez :* « Mouches volantes dépendant de la présence de corpuscules entre la face postérieure du cristallin et la rétine. — Mouches ento-hyaloïdiennes. — Mouches flottantes. »

Id. ligne 4 *en rem.* — *Au lieu de :* « Placez deux bougies..... Jusqu'à la page 686, ligne 6, doubles muco-lacrymales, » *lisez :* « Placez deux bougies devant l'œil à la distance de quelques pouces l'une de l'autre. Regardez-les à travers une lentille biconvexe, de façon à ce que les deux champs lumineux se recouvrent. (Quand on regarde ainsi deux chandelles à travers un trou, on ne peut pas obtenir deux champs lumineux qui se recouvrent, on voit simplement deux chandelles à travers un trou. Lorsqu'on se sert de la lentille convergente, il faut la tenir au-devant de la cornée, à une distance plus grande que celle de sa distance focale, autrement

puscules ordinaires qui y donnent lieu sont, en général, trop petits pour être vus à l'ophthalmoscope; cependant, on a découvert à l'autopsie de personnes atteintes de mouches volantes, une sorte de membrane sans structure, se portant en avant, à partir du point de division de l'artère centrale de la rétine et que l'on suppose avoir été des vestiges de l'artère hyaloïdienne(1). L'ophthalmoscope n'est d'aucun secours pour la constatation de cette affection, et les flocons de pigment flottant dans l'humeur vitrée ne donnent jamais lieu au

notre description ne serait plus exacte.) Dans le milieu de l'espace formé par l'empiétement réciproque des deux champs, on peut voir de doubles images des objets situés sur l'œil, ou à son intérieur à toute profondeur, pourvu que ce soit au-devant de la couche sensible de la rétine. Si les bougies sont placées à environ dix pieds de l'œil, et vues à travers une lentille convergente de 1 1/2 pouce de foyer, et tenue à un peu plus de 1 1/2 pouce au-devant de la cornée, les doubles images des globules muco-lacrymaux, etc.

Id. page 690, ligne 10. — *Au lieu de* : « Si les corpuscules étaient...., » *lisez* : « Quand la lumière pénètre librement dans l'œil, dans des directions variées, comme cela a lieu lorsque nous regardons à l'œil nu le ciel, ou tout autre grand espace, chaque point de la rétine est éclairé par un faisceau de rayons passant par la pupille et ayant son sommet ou foyer au point éclairé. Les axes géométriques de ces divers faisceaux se rendant de cette façon sur différents points de la rétine se coupent au centre de la pupille. Si les corpuscules qui produisent les mouches perlées étaient situés au-devant du centre de la pupille, leurs mouvements réels correspondraient aux mouvements apparents du spectre ou mouches, telles qu'on les voit sans l'aide d'appareils optiques, c'est-à-dire qu'ils descendraient dans l'œil quand les mouches paraissent descendre; mais si les corpuscules sont situés derrière la pupille, leur descente apparente doit dépendre au contraire de leur ascension. Quelle que soit la position occupée par un corpuscule, *a* ou *a'* (fig. 128), son ombre se projettera sur la rétine très près du point A, suivant la prolongation d'une ligne droite passant à travers le corpuscule et le centre de la pupille; et son spectre sera projeté hors de l'œil, suivant la direction de la ligne droite ponctuée passant de A, à travers le centre optique de l'œil, C, dans la direction de AA'. Un corpuscule en *b*, au-devant de la pupille, ou en *b'*, derrière la pupille, formera son image en *B*, et produira la sensation d'un spectre hors de l'œil, dans la direction de la ligne ponctuée BCB'. Si le corpuscule est situé en *a*, et s'abaisse dans l'œil en *b*, son image se déplacera sur la rétine de A en B, et son spectre paraîtra descendre de A' en B'. Mais si le corpuscule est situé en *a'*, ce ne sera qu'alors qu'il flottera en haut dans l'humeur vitrée d'en *b'* et que son spectre paraîtra au malade descendre de A' en B'. Si donc la cause des mouches perlées, qui paraissent toujours descendre quand l'œil est fixé sur un objet élevé, était située quelque part au-devant de la pupille, cette descente apparente des mouches dépendrait en réalité de l'ascension des corpuscules qui les produisent; mais si la cause réside derrière la pupille, la descente apparente des mouches dépend d'une ascension réelle des corpuscules.

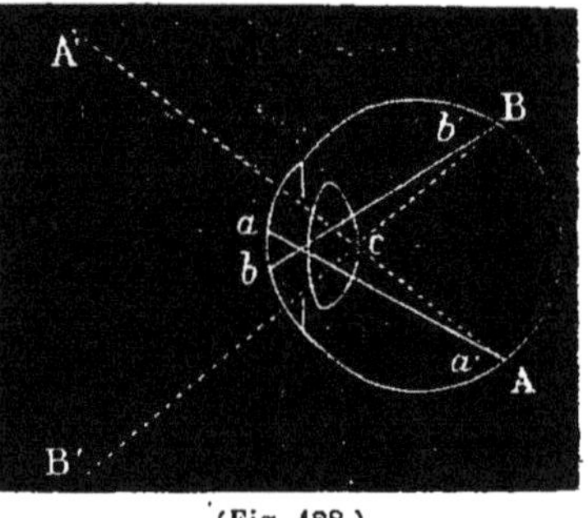

(Fig. 128.)

On doit se rappeler, toutefois, qu'à moins que la pupille ne soit extrêmement petite ou les corpuscules très gros, ou situés très près de la rétine, ils ne projetteraient aucune ombre sur celle-ci, si l'observation se faisait à l'œil nu. De petits corpuscules, près d'une large pupille, n'influenceraient que la distribution d'une partie de la lumière se portant de toute part vers la rétine et produiraient tout au plus un obscurcissement général. Lors même qu'ils seraient situés aussi loin en avant que la cornée, ou aussi loin en arrière que la partie moyenne de l'humeur vitrée, ils n'affecteraient qu'une petite partie de la lumière allant vers un point quelconque de la rétine, tandis qu'en même temps, ils affecteraient un peu la lumière distribuée sur une portion considérable de celle-ci. De sorte que les ombres des petits corps ainsi situés manquent tellement d'intensité et de netteté, qu'ils restent imperceptibles dans les conditions ordinaires de la vision, et que de petits corps sur ou dans l'œil et antérieurs à la pupille ne donnent pas naissance à la myodésopie dans la vision ordinaire, tandis que deux corpuscules, situés tout contre la face antérieure de la rétine, le font.

(1) SÆMISCH et ZEHENDER. Ophth. Review, 1864, Vol. I, p. 161.

spectre perlé, mais seulement à des nuages ou à un brouillard dont la vision se trouve obscurcie.

Obs. 267 (1). — M. C... vint me consulter, le 18 octobre 1860. Il était myope. Il se plaignait de voir flotter devant ses yeux une sorte de fumée lorsqu'il regardait le ciel ou une feuille de papier. Un oculiste de Londres lui avait dit qu'il avait une cataracte commençante. Il a eu autrefois des mouches perlées, mais il n'en a plus de semblables actuellement; l'espèce de vapeur ou de nuage qu'il aperçoit aujourd'hui est tout à fait différente. En dilatant ses pupilles et en examinant ses yeux à l'ophthalmoscope, ses cristallins paraissent transparents; ils ne présentent ni stries, ni opacités; mais on aperçoit dans l'humeur vitrée des deux yeux des flocons qui paraissent noirs. Examinés à l'image renversée, ils paraissent flotter de bas en haut dans l'humeur vitrée; par conséquent, ils pendent en réalité vers le bas, et doivent avoir une pesanteur spécifique supérieure à celle de l'humeur vitrée, ce qui les différencie, sous ce rapport, des corpuscules qui causent les mouches perlées. Il y avait une macération considérable du pigment de la choroïde qui présentait des taches noirâtres et blanchâtres. Les papilles optiques étaient excavées et les veines de la papille gauche variqueuses. Le sujet lisait le n° 2 de l'échelle de Jaeger.

M. Mackenzie (2) a fait ressortir ce fait que les dépôts dans la cornée ou dans le cristallin sont vus facilement lorsque l'on regarde à travers un trou d'aiguille percé dans un diaphragme noir, ou en dirigeant l'œil vers une bougie vue à travers une lentille concave assez forte. Toutefois, c'est Listing qui est considéré comme l'auteur de la découverte du spectre du cristallin, dont il a donné de nombreuses figures dans son *Beitrag zur physiologischen Optik*, publié à Gottingen, à une époque un peu plus avancée de cette même année 1845. Pour voir le spectre du cristallin, il faut une lumière parfaitement homocentrique, telle que celle que l'on obtient en regardant à travers un trou d'aiguille. Tout le cercle, ainsi que le remarque M. Donders, est moins éclairé : il paraît comme couvert d'un crêpe (3). Il trouve dans le spectre du cristallin :

1. Des taches perlées, des disques assez bien arrondis, avec une circonférence plus sombre nettement délimitée, mais plus brillants au centre, et qu'on rencontre presque dans tous les yeux. Le plus grand nombre est situé assez près de la surface du cristallin, dans une position excentrique, et ne se montre pour ce motif que lorsqu'on a dilaté artificiellement la pupille. En renouvelant son examen à diverses reprises, il en trouva chaque fois de différents; ils peuvent se développer en peu de jours, et persister quelquefois une année ou plus; leur nombre augmente d'ordinaire avec l'âge. A la dissection, on les voit au microscope comme de grands globules parmi les fibres superficielles du cristallin, qu'elles écartent en quelque sorte les unes des autres.

2. Des taches noires, ou plutôt opaques, ordinairement rondes,

(1) Mackenzie. — Inédite.
(2) On the Vision of Objects on and in the Eye (Ed. Med. and Surg. Journ. 1845, July, p. 38.)
(3) Voyez la figure qu'il donne de son cristallin droit avec la pupille dilatée. Op. cit., p. 200

mais offrant parfois une forme anguleuse irrégulière ou oblongue, pas aussi nombreuses que les taches perlées. Il les a aussi vues au microscope, occupant une position superficielle, sous forme de corpuscules blancs, granuleux, opaques, occupant presque toujours les limites des secteurs du cristallin. Ils ne paraissent pas être le produit d'une métamorphose graisseuse.

3. Une figure rayonnée, plus ou moins régulière, offrant d'ordinaire des ramifications partant des environs du centre; les rayons se montrent quelquefois comme des lignes noires, mais le plus ordinairement comme des lignes blanches avec des bords sombres. Si le point lumineux est éloigné de l'œil, ces lignes revêtent la forme si connue des rayons d'une étoile ou d'un point lumineux pour lequel l'œil n'est pas accommodé; elles correspondent encore aux images multiformes, sous lesquelles un point (tel qu'un petit granule blanc de plomb détaché par le grattement d'une carte de visite) apparaît, dans les limites de la vision distincte, sur un fond sombre comme du velours noir. Ces phénomènes sont en rapport avec la composition du cristallin divisé en secteurs, et qui, ainsi que Helmholtz l'a démontré, peuvent être très bien vus sur l'œil vivant à l'aide de l'éclairage oblique. Toutes ces irrégularités du cristallin s'accroissent avec l'âge et expliquent en partie la diminution de l'acuïté de la vision.

Adolf-Eduard Laiblinc a montré comment, en comprimant fortement l'œil en avant (trop fortement peut-être pour que cela soit prudent), on peut voir le spectre des vaisseaux de sa propre choroïde. Il appelle cela *Druckfigure der Chorioïdealgefässe* (1).

Lorsque la *macula lutea* devient le siége d'une petite extravasation de sang ou d'un autre changement, il survient soit un scotome central comme dans l'observation rapportée dans le texte, soit une cécité soudaine et complète.

SECTION X.

HALLUCINATIONS DE LA VUE (SPECTRAL ILLUSIONS). (P. 709.)

Syn. Vision cérébrale, vision subjective.

Certaines substances vénéneuses, autres que l'alcool, peuvent produire les mêmes phénomènes spectraux que lui : les mangeurs d'opium éprouvent des illusions semblables, surtout si, après en avoir fait un long usage, ils en diminuent brusquement la dose. La belladone administrée à l'extérieur comme simple mydriatique, après

(1) Der Wahrnehmung der Chorioïdealgefässe der eigeinen Auges. Tubingen, 1856.

l'opération de la cataracte, produit parfois le même effet. Enfin le sulfate de quinine à forte dose peut également y donner lieu.

Obs. 268. (1) — Une personne de ma connaissance avala, par méprise, plein un verre à vin de teinture de quinine. Le premier effet de cette dose consista dans la production de symptômes très désagréables vers la tête, symptômes qui toutefois disparurent dans l'espace de 24 heures. Puis il survint une surdité très prononcée, qui persista pendant plusieurs jours. Le malade fut ensuite troublé, pendant un temps considérable, par un autre symptôme, la vision de fantômes représentant des portraits de têtes et de figures portant des perruques à la vieille mode; il en voyait un grand nombre à la fois formant des groupes. Un acte de sa volonté pouvait faire disparaître ces fantômes, le même acte pouvait les faire reparaître. Toutefois il n'était nullement en danger de prendre ces apparitions pour des réalités, autrement elles auraient ressemblé beaucoup aux hallucinations d'un aliéné.

Les illusions spectrales se montrent comme symptôme d'une affection grave du cerveau ou de ses enveloppes, d'un épanchement séreux, par exemple, dans la cavité de l'arachnoïde, d'une inflammation cérébrale chronique, etc. (2).

SECTION XI.

ASTHÉNOPIE. (P. 712.)

Syn. Weak Sight. Fatigue de l'accommodation, *Fr.* Augenermüdung, *All.* Amaurose presbytique, *Sichel.* Amblyopie presbytique, amblyopie par presbytie.

Depuis la publication du mémoire de M. Mackenzie sur l'asthénopie (3), dans lequel il décrit cette affection comme étant due principalement à une faiblesse de l'appareil de l'accommodation, les opinions des pathologistes ont été grandement modifiées par les recherches de M. Donders, qui a démontré que les asthénopiques doivent ce défaut de leur vision à ce que l'axe antéro-postérieur de leur œil est trop court, d'où résulte l'hypermétropie. Les asthénopiques, ainsi que M. Mackenzie l'a déjà indiqué, possèdent toute la netteté possible de vision, lorsqu'ils regardent des objets rapprochés; mais cette netteté ne dure qu'un temps très court, et, ainsi que M. Donders l'a démontré (4), ils n'arrivent à ce résultat qu'aux dépens d'un si grand travail de leur appareil d'accommodation, qu'ils ne peuvent le soutenir longtemps. M. Mackenzie regardait l'asthénopie comme une anomalie de l'accommodation; M. Donders a fait voir qu'il y avait tout à la fois anomalie de la réfraction et de l'accommodation. M. Mackenzie laissait ses malades se servir des verres convexes qui

(1) Sir Benjamin Brodie. Psychological Inquiries. London 1862, Part. II, p. 96.
(2) Abercrombie. Pathol. and Pract. Researches on Diseases of the Brain. Obs. VII, p. 46. Edinb. 1834.
(3) Annales d'Oculistique, 1843, t. X, pp. 97 et 134.
(4) Nederlandsch Tijdschrift voor Geneesk. Jaarg, 1858; p. 473.

les mettaient à même de lire et de travailler d'une manière continue; M. Donders mesure le degré d'imperfection de leur puissance de réfraction et leur prescrit des lunettes qui compensent exactement l'imperfection. Les conseils donnés dans ce cas par M. Mackenzie étaient empiriques et fondés seulement sur l'observation; ceux de M. Donders sont rationnels et reposent sur les principes de la pathologie optique.

MM. Donders et de Graefe admettent l'existence de trois espèces d'asthénopie, savoir : 1° *l'asthénopie accommodative*, due à l'hypermétropie, d'où résulte une insuffisance de la puissance d'accommodation (v. p. LXXXII); 2° *l'asthénopie musculaire*, déterminée par l'insuffisance des muscles droits internes (de Graefe) (v. p. CIII); 3° *l'asthénopie pure*, par défaut d'énergie ou paralysie exclusive de l'accommodation (v. p. CXXV). Dans l'une et l'autre de ces conditions, un effort musculaire puissant est possible, mais à la condition d'être court, car la force employée est promptement usée. L'œil s'accommode pour un temps très court aux objets rapprochés, mais le relâchement survient bientôt.

M. Donders a reconnu que la rétine ne joue aucun rôle dans les phénomènes asthénopiques, qu'il attribue exclusivement à la permanence de la contraction nécessaire à une accommodation continue, d'où résulte la fatigue, suivie bientôt de l'impuissance. La persistance de l'extension des muscles suffit à l'expliquer : cette extension est le résultat de la résistance exercée par les parties qui concourent à l'accommodation (cristallin, etc.), pendant qu'elles subissent un changement dans leur forme et leur position. En vertu de leur élasticité, ces parties reprennent leur forme et leur situation, dès que cesse la contraction du système musculaire interne de l'accommodation. Il faut donc que celui-ci soit dans un état permanent de contraction pour produire une accommodation continue; cette contraction permanente occasionne de la fatigue, et la fatigue provoquée par l'extension accroît l'extensibilité. Comme conséquence de cette loi, la contraction doit toujours aller en augmentant, pour maintenir la même force en équilibre avec la résistance. Plus tôt ou plus tard, la fatigue doit se transformer en affaiblissement (1).

Quels résultats détermine la continuité de la tension excessive de l'accommodation dans l'asthénopie? L'asthénopie, dit M. Mackenzie (2), a souvent été traitée comme une amaurose commençante, mais il n'y a aucun lien nécessaire entre ces deux maladies, et l'une ne conduit pas à l'autre. M. Donders s'est exprimé dans les mêmes termes (3). Il a vu, dit-il, des centaines d'asthénopiques qui, depuis

(1) Loc. cit. pp. 265-267.
(2) V. t. II, p. 716.
(3) Loc. cit. p. 268.

leur jeunesse jusqu'à l'âge de 30, 40 ans et même plus, avaient tous les jours, sans lunettes ou avec des lunettes trop faibles, poussé évidemment jusqu'à l'excès leur tension accommodative, sans que jamais leur acuïté de vision en eût souffert.

Le traitement de l'asthénopie varie avec la cause qui y a donné naissance et qui l'entretient (v. pp. LXXXII, CIII et CXXV).

SECTION XII.

CÉCITÉ NOCTURNE (NIGHT BLINDNESS). (P. 733.)

Fig. ophthalmosc. Ophth. Hosp. Rep. 1859, Vol. II, pl. VIII, fig. C 1 et C 2.

1. La cécité nocturne ou héméralopie doit être considérée plutôt comme un symptôme d'autres affections, siégeant dans l'œil ou dans le reste de l'organisme, que comme une maladie propre : cette considération a sa valeur, car elle doit avoir pour résultat d'indiquer des médications différentes, selon la nature de la cause productrice. L'héméralopie s'observe parfois dans la rétinite syphilitique et la rétinite albuminurique, dans certains cas d'atrophie progressive des nerfs optiques et dans la rétinite pigmentaire, dont elle est un des symptômes ordinaires ; on la rencontre encore dans l'albuminurie, les fièvres intermittentes de longue durée ayant amené un état cachectique, les fièvres gastriques, l'anémie, la pellagre, le scorbut; en un mot, dans diverses affections entraînant avec ou après elles une détérioration plus ou moins profonde de la constitution.

Le scorbut figure en tête de cette liste étiologique : beaucoup d'auteurs en ont consigné l'influence immédiate sur la production de l'héméralopie (1), qui pourrait même n'en être que la suite assez éloignée. Ainsi, M. Rizet (2) rapporte qu'ayant eu sous sa surveillance trois bataillons de zouaves, dont les deux premiers avaient été atteints du scorbut, quatre mois auparavant, et le troisième en avait été complétement exempt, tous les jours un ou deux héméralopes se présentaient à sa visite, mais que pas un d'eux n'appartenait au 3e bataillon. Comme preuve que, pendant la guerre de Crimée, l'héméralopie a été reconnue se montrer en connexion avec le scorbut, on peut citer le *Bulletin de l'état sanitaire de la flotte de S. M. dans la mer Noire*, 31 juin 1854, qui porte : « L'héméralopie était un signe prémonitoire fréquent du scorbut. »

(1) A. BRYSON. Des rapports de l'héméralopie avec le scorbut (Ophth. Hosp. Rep. 1859-1860, Vol. II, p. 40, et Ann. d'Ocul. 1860, t. XLIV, p. 44). — STREATFEILD. Note sur la cécité nocturne. (Id., p. 35. — Id., p. 43.)

(2) Ann. de la Soc. méd. de St-Étienne, 1860, et Ann. d'Ocul. 1860, t. XLIII, p. 277.

Obs. 269 (1). — L'équipage du brick de Sa Majesté, *Le Griffon*, employé sur la côte occidentale d'Afrique à la répression de la traite des nègres, avait été nourri, pendant cinq mois consécutifs, avec des vivres salés; bientôt quelques hommes se plaignirent de ce qu'ils ne pouvaient plus voir pour faire leur service la nuit sur le pont, quoique à cette époque la lune fût très-brillante. Ils l'appelaient, entre eux, *cécité lunaire* (moon blindness); et cet accident n'excita pas d'abord beaucoup d'alarmes, jusqu'à ce que, sur cinquante blancs environ dont se composait l'équipage, vingt-deux, dès que le soleil se couchait, fussent obligés de se faire conduire sur le pont, se trouvant dans un état de cécité absolue. Il y avait là de quoi s'effrayer, car avec tant d'hommes incapables de tout service de nuit, le vaisseau eût à peine été en état de résister à quelqu'un des négriers armés qui abondent sur la côté à cette époque. Heureusement, un homme vint se plaindre d'une ulcération et d'un gonflement du gras de la jambe, sur la nature desquels il n'y avait point à se tromper; on examina ses gencives, qu'on trouva gonflées et spongieuses. Il faisait partie de ceux qui étaient affectés d'héméralopie. On examina alors tous ceux dont la vue était troublée, aussi bien que ceux qui continuaient à bien voir la nuit, et l'on reconnut que tous les premiers présentaient des symptômes non douteux de scorbut, et que, parmi les seconds, un petit nombre avaient les gencives spongieuses. Parmi les cinq officiers, aucun n'était atteint ni d'héméralopie, ni de scorbut, mais leur alimentation était plus variée que celle des simple matelots. Le vaisseau alla jeter l'ancre à *l'Ile du Prince* pour se procurer de la viande fraîche, des fruits, des végétaux, et, au bout de trois jours, presque tous les héméralopiques avaient recouvré leur vue normale.

M. de Hubbenet a remarqué que l'héméralopie apparaît endémiquement et sous l'influence de conditions hygiéniques mauvaises ; il l'a vue se développer, pendant le carême, consécutivement à une alimention peu riche en fibrine; dès que le carême finissait, c'est-à-dire dès que les malades étaient nourris de viande, la maladie cessait (2). M. Doumic l'a vue se produire comme complication d'une épidémie varioleuse, dans un établissement où il y avait encombrement : sur 262 enfants, il y en avait 47 qui ne voyaient plus le soir ; tous ces malades offraient un état saburral de la langue, avec perte de l'appétit et courbature générale (3). Enfin l'héméralopie s'est montrée, pendant l'été de 1858, chez un certain nombre de détenus qu'on avait transférés à la prison de Halle; ces individus, mal nourris, mal logés, travaillaient toute la journée près d'un cours d'eau qui étincelait au soleil, occupés à des travaux de construction dont les matériaux reflétaient vivement la lumière (4).

D'après M. Netter (5), aucune des causes que nous venons d'énumérer ne jouerait de rôle actif dans la production de l'héméralopie épidémique : Toutes les fois, dit-il, que le refroidissement nocturne, l'humidité, le scorbut, une influence miasmatique, etc., ont été invoqués, une autre cause, plus puissante et la seule véritablement productrice, l'insolation, venait s'y ajouter : cette insolation était le résultat, tantôt de la réverbération produite par un sol crayeux, des montagnes recouvertes de neige, une rivière étincelante au soleil,

(1) Bryson. Loc. cit.
(2) Soc. des hôp. de Paris, 26 sept. 1860, et Ann. d'Ocul. 1860, t. XLIV, p. 295.
(3) Société de méd. prat. de Paris, séance du 7 février 1861.
(4) Alfred Graefe. Arch. für Ophth. 1859, B. V, Abth. 1, S. 112.
(5) Des cabinets ténébreux dans le traitement de l'héméralopie, 1863. Paris.

tantôt de la réflexion du soleil sur la surface de navires frottés à blanc, etc. Pour cet auteur, l'héméralopie n'est autre chose que l'inaptitude à percevoir les faibles quantités de lumière qui existent pendant la nuit ou le crépuscule, ainsi qu'au jour, dans les mêmes conditions artificiellement produites. Elle est à l'amaurose ce que la surdité incomplète est à la surdité complète : c'est simplement une amaurose circonscrite à de très faibles quantités de lumière, sans intermittence ni périodicité. En plein jour, les héméralopes n'y voient pas dans les endroits mal éclairés ; il suffit, pour s'en convaincre, de les faire regarder dans l'intérieur d'une armoire, où tout ce qui est dans les coins sombres leur échappe, alors que d'autres y découvrent encore les moindres objets.

« Lorsque, sortant du grand jour où nous voyions très bien, dit M. Netter, nous descendons brusquement dans une cave, nous ne saisissons pas tout de suite les faibles quantités de lumière qui y existent et nous y sommes pendant quelque temps véritablement aveugles. Tout est ténèbres autour de nous, et pour peu que la cave soit obscure, il faut que plusieurs minutes se passent avant que la vision recommence à s'effectuer. Eh bien, au lieu de cette cécité temporaire, passagère, figurons-nous, dans ce milieu, une cécité durable, tenace : c'est l'*héméralopie*. L'éblouissement et l'héméralopie ne constituent en réalité qu'un seul phénomène, provenant d'une même cause et se dissipant exactement de la même manière. Quelle est la cause de l'éblouissement dont il vient d'être question? Évidemment une insolation antérieure. Si, en entrant de jour dans une cave, nous sommes aveugles, c'est qu'antérieurement nous avons été éblouis par le soleil. Eh bien, une insolation énergique est la seule et unique cause de l'héméralopie épidémique.

» Comment se dissipe l'éblouissement? Comment dans la cave la vision se rétablit-elle? Chacun le sait, par un séjour de quelques instants dans ce milieu. Or, un séjour de quelques heures dans un cabinet ténébreux fait également disparaître l'héméralopie. »

On peut aisément faire concorder l'opinion si exclusive de cet auteur avec celle qui a pu faire considérer l'héméralopie comme un symptôme prémonitoire du scorbut, en admettant que les individus affaiblis par des causes quelconques de débilitation générale sont plus susceptibles que d'autres à subir l'influence de l'insolation, ce qui ne répugne pas à nos données pathologiques.

2. Les altérations ophthalmoscopiques propres à l'héméralopie varient selon l'époque à laquelle on les recherche : au début, il est rare qu'on observe autre chose qu'une coloration rose de la papille, une turgescence inaccoutumée des veines rétiniennes, devenues tortueuses, et parfois une augmentation du volume des artères centrales de la papille. Il arrive même que ces symptômes fassent complète-

ment défaut. Dans les cas plus avancés, M. Quaglino (1) dit avoir constaté l'existence d'une teinte blanc grisâtre de toute la surface de la rétine, surtout au pourtour de la papille et le long des vaisseaux rétiniens, s'étendant même quelquefois jusqu'à la papille elle-même, et qu'il considère comme le résultat d'une infiltration séreuse de la substance de la rétine et des fibres nerveuses du nerf optique, due à une stase veineuse. Cet exsudat, dit-il, trouble la transparence de la rétine, lui donne une teinte grisâtre et par conséquent visible, et comprime la couche des bâtonnets et des cônes, en les rendant moins aptes à recevoir les rayons qui émanent de corps éclairés par une lumière trop faible, comme celle du crépuscule et de la nuit. Cet état se dissipe d'ordinaire après quelques jours d'internement dans une chambre obscure. Quand la maladie est plus avancée, les artères sont plus petites et cachées çà et là par le parenchyme de la rétine, dont le tissu paraît hypertrophié; souvent même les fibres radiées du nerf optique perdent de leur éclat, au point de rendre méconnaissables les limites de la papille; il en résulte que cette dernière se confond avec le reste de la rétine, qui elle aussi est légèrement trouble. Plus tard enfin, surviennent les apparences propres à l'atrophie des vaisseaux de la papille, y compris le reflet blanc caractéristique plus ou moins prononcé de la substance nerveuse. Plusieurs auteurs ont prétendu reconnaître une altération épithéliale de la conjonctive oculaire dans l'héméralopie (2) (v. p. 96). D'autre part, M. Gosselin a appelé l'attention sur la blépharite catarrhale, qui accompagnait l'héméralopie chez tous les sujets soumis à son observation, et croit qu'il suffirait ordinairement de traiter cette blépharite *prémonitoire*, pour prévenir le développement de la cécité nocturne. Tous ces faits sont évidemment isolés et n'ont pas la valeur que veulent y donner ceux qui les ont rapportés.

3. Deux moyens de traitement se disputent en ce moment la faveur de guérir l'héméralopie épidémique : le foie de mouton, de bœuf et de morue sous diverses formes et les cabinets ténébreux. On a ressuscité, dans ces derniers temps, des médications très anciennes (3), telles que les fumigations de foie de mouton (4) ou de bœuf (5). Le foie rôti comme aliment (6) et l'usage interne de l'huile de foie de morue sont également vantés (7). En ce qui concerne les fumigations, on est loin d'être d'accord sur leur efficacité; celle-ci ne serait due,

(1) Quaglino. Des conditions pathologiques de l'héméralopie. (Giorn. d'oftalm. Ital. 1865, pp. 25, 120, 291, 375, et Ann. d'Ocul. 1866, t. LV, p. 97.)
(2) Bitot. Gaz. hebdom. 1er mai 1863, p. 284. — Villemain. Id. p. 332.
(3) Scarpa. Trattato delle Malattie degli Occhi, t. II, p. 248. Pavie, 1816.
(4) Gaz. médicale de Toulouse, 1855, et Gaz. hebdom. 1855, p. 506.
(5) Deval. Gazette hebdomadaire, 1859, p. 189.
(6) De Grazia. Il Siglio medico, 1860, n° 351, et Ann. d'Ocul. 1860, t. XLIV, p. 289.
(7) Desponts. Trait. de l'héméralopie par l'huile de foie de morue à l'intérieur. Paris, 1863.

selon M. Torresini (1) et M. Baizeau (2), qu'à l'action de la seule vapeur d'eau, qui, d'après les expériences de ces auteurs, lorsqu'elle s'échappe d'une décoction de foie ou de bile, ne contient pas la moindre trace de matières organiques. Quant à l'emploi interne de l'huile de foie de morue, les effets n'en paraissent pas contestables. D'après M. Desponts (3), 100 grammes de cette huile suffisent en moyenne pour obtenir la guérison (4).

Obs. 270 (5).— Un soldat du 57e de ligne, âgé de vingt-trois ans, en garnison à Ham, avait fait un séjour de plusieurs semaines à l'hôpital pour une incontinence d'urine. Il fut atteint d'héméralopie un mois après sa sortie ; il y avait en même temps un peu de larmoiement et un léger catarrhe de la conjonctive. La garnison entière ne présentait aucun cas semblable, et déjà, l'année précédente, seul dans son régiment, cet homme avait eu pendant trois mois et demi la même affection, qui avait guéri spontanément. On essaya d'abord la claustration dans une chambre obscure, mais le malade d'une intelligence bornée, se persuadait être puni injustement et passait son temps à pleurer et à dormir au lieu de s'exercer à voir dans l'obscurité. La faradisation n'ayant donné aucun résultat, M. Surmay eut recours à l'huile de foie de morue. Le 15 juillet, il prescrivit quatre cuillerées à soupe d'huile, deux le matin, deux le soir. Le 16, le malade dit éprouver une amélioration légère ; le 17, elle était notable. Le mieux augmenta de jour en jour, et après moins d'une semaine de ce nouveau traitement, l'héméralopie avait complétement disparu. L'huile de foie de morue cessée le 26 juillet, fut reprise le 7 août. Le 20, la guérison était complète, il n'y eut point de rechute.

Le traitement par les cabinets ténébreux dû à Wharton (6), a été réhabilité par M. Netter. S'il est vrai, dit ce dernier (7), que l'héméralopie n'est, ténacité à part, qu'un éblouissement semblable a celui que nous éprouvons en entrant de jour dans un lieu très sombre, le moyen propre à faire disparaître le phénomène physiologique doit également, avec plus de persistance dans l'emploi, guérir le trouble morbide : or, l'auteur prétend qu'il en est ainsi. La cécité que nous éprouvons dans une cave s'y dissipe au bout de quelques instants de séjour. Un séjour de quelques heures dans un cabinet noir fait disparaître l'héméralopie, ce que du reste démontrent déjà les vingt-quatre observations publiées à l'appui de ce traitement (8).

Il ne suffit pas d'enfermer les héméralopes dans un cabinet noir en les y abandonnant à eux-mêmes ; il faut qu'un infirmier reste avec eux et les surveille d'une manière constante, pour qu'ils ne se livrent point au sommeil, pour qu'ils n'aillent pas écarter les rideaux et re-

(1) Gaz. med. Ital. Lombardia, 8 février 1858.
(2) Union médicale, 1858, p. 583.
(3) Loc. cit.
(4) Gosselin. Acad. de méd. de Paris, séance du 15 juillet 1862. — Baizeau. De l'héméralopie épidémique Paris, 1858.
(5) Surmay. Bulletin médical de l'Aisne, 1866
(6) Wharton, t. II, p. 758, ligne 22, et note 1.
(7) Loc. citato.
(8) Annales d'hygiène et Union médicale, 1858.

garder au dehors, pour qu'ils n'allument pas du feu pour fumer. Lorsque, pour la distribution des aliments, la porte du cabinet doit s'ouvrir, l'infirmier doit préalablement faire fermer les yeux ; en un mot, il faut, condition essentielle de la médication, que la vue des héméralopes demeure soumise aux ténèbres, sans discontinuité, pendant une série de plusieurs heures et tout en exigeant qu'ils restent éveillés.

L'auteur cite un grand nombre de faits à l'appui de ses allégations.

Obs. 271. (1) Le 21 mars dernier, entre à l'hôpital de Strasbourg, le nommé G..., soldat au 13e d'artillerie, atteint de chancres et d'une adénite considérable à l'aine ; ce malade se plaint en même temps de ne pas y voir la nuit, cécité dont l'invasion remonterait à quinze jours. Naturellement nous rassurons G... sur l'état de sa vue : « Votre cécité, lui disons-nous, n'a pas d'importance et se dissipera d'elle-même pendant le long séjour d'hôpital que nécessitera le traitement de votre affection syphilitique. » Or, il n'en a pas été ainsi. — Du 21 mars, date de l'entrée à l'hôpital, jusqu'au 30 mai, c'est-à-dire pendant 68 jours, le malade est soumis au traitement antisyphilitique, et l'adénite qui a suppuré est traitée par les vésicatoires, ce qui force à garder le lit. — Le 30 mai, au bout de 68 jours, le bubon a disparu, à part un restant d'engorgement à l'aine. G... nous ayant à plusieurs reprises, et ce jour-là encore, reparlé de sa cécité nocturne qui se maintenait au même degré, nous examinons alors attentivement l'état de ses yeux : la conjonctive et la sclérotique sont légèrement injectées, et les pupilles, notablement dilatées, se contractent très lentement à la lumière du grand jour. Nous entrons avec le malade dans un cabinet borgne dont la porte est d'abord largement ouverte, puis successivement poussée : l'obscurité allant ainsi en augmentant, il arrive un moment où G... nous dit être dans les ténèbres, tandis que nous et nos aides nous distinguons encore toutes choses avec assez de netteté. La nuit venue, amené dans la cour, il y est complétement aveugle. — Toute idée de simulation est ici inadmissible ; le malade se trouve à l'hôpital et il n'a pas encore été question de le faire sortir : il connait par ouï-dire le traitement qui lui sera appliqué, et il sait que ce traitement ne durera qu'un jour ou deux : au surplus l'état seul des pupilles dénote l'existence d'une affection de l'œil. — Le 3 juin, G... est amené à la clinique de M. Stoeber, qui, en présence des élèves, l'interroge et reçoit de lui les renseignements que nous venons de rapporter ; après cela, examinant l'état des yeux, le professeur constate que les pupilles sont dilatées et paresseuses ; finalement le malade, amené dans un cabinet obscur où tout autre voit, se trouve être aveugle ; ce qui était obscurité pour les assistants est ténèbres pour lui. — Le 4. Première séance de *midi à neuf heures du soir* : insuccès. Le malade ne parvient pas à voir dans le cabinet, et le soir, dans la cour, sa cécité est complète ; échec que nous attribuons à l'ancienneté du cas, et par suite à une insuffisance dans la durée de la séance. — Le 5. Deuxième séance dans le cabinet ténébreux ; cette fois-ci *à partir de neuf heures du matin* : commencement de vision à trois heures de l'après-midi ; après cela, amélioration graduelle, et le même soir, dans la cour, G... distingue tout très bien, se promenant seul dans un fourré d'arbres, sans tâtonner et ne se heurtant nulle part. — Le 6. Notre homme est ramené à la clinique, raconte ce qui vient d'être dit, et M. le professeur Stoeber constate que ses pupilles ne sont plus dilatées et qu'elles fonctionnent régulièrement : ajoutons que, dans l'obscurité artificielle où pour G... tout avait été ténèbres à la précédente clinique, maintenant les choses se passent sur lui comme sur tout autre.

Le traitement par les cabinets ténébreux a été appliqué avec des succès divers. M. Quaglino en a retiré de bons résultats (2).

(1) Netter. Loc. cit.
(2) Giornale d'Oftalm. Italiano, 1865.

SECTION XIV.

HÉMIOPIE. (P. 741.)

Les personnes atteintes d'hémiopie expliquent presque toutes d'une manière différente les symptômes qu'elles ressentent et la cause qui y a donné naissance. C'est le cas de dire qu'il y a des hémiopes, mais que l'hémiopie, en tant que maladie, n'existe pas. M. Airy, astronome royal, dit en avoir été fréquemment attaqué, pas moins de trente fois certainement, et connaître deux personnes qui en ont également souffert et dont l'une a eu au moins cent attaques. Grâce aux renseignements de ces deux amis et à son expérience personnelle, il a pu fournir sur cet état les détails suivants, qui paraissent avoir échappé au Dr Wollaston et à sir David Brewster.

« Un de mes amis attribue chacun de ses accès à des inquiétudes d'esprit ou à un surcroît d'occupations. Pour mon compte, je ne puis rapporter les miens à aucune cause appréciable. Dans un petit nombre de cas, j'ai vu mes accès succéder à cet état du cerveau, occasionné par la pression brusque, résultant de l'acte respiratoire et qui donne lieu à l'apparition, dans le champ de la vision, de nombreux globules sphériques flottants. Je découvre le début de l'attaque par ce symptôme qu'un objet que je suis à regarder fixement devient un peu indistinct; je crois que ce trouble siége sur la rétine, non au point d'entrée du nerf optique, mais au centre du champ visuel ordinaire. Je m'aperçois très promptement que la légère confusion est produite par de courtes lignes qui croisent l'image et changent de direction et de place. Au bout de peu de temps, la maladie revêt son type normal, et présente successivement les aspects représentés dans le diagramme (fig. 81.) En le dessinant, j'ai supposé que le principal obscurcissement des objets apparaissait du côté gauche; en renversant la figure de gauche à droite, on aura les apparences qui se produisent lorsqu'il se montre du côté droit. (D'après mon expérience personnelle, je crois qu'il y a autant de chance pour qu'il se manifeste à droite qu'à

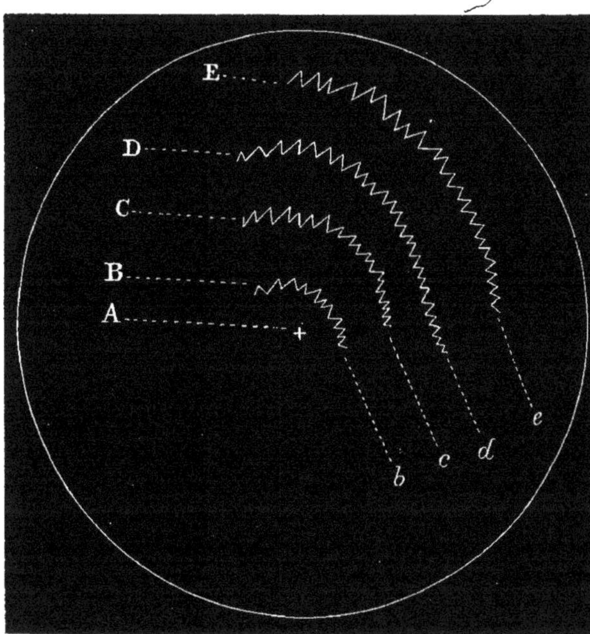

(Fig. 81.)

A Commencement de la maladie. — B *b*, C *c*, D *d*, E *e*, apparences successives des arches à mesure qu'elles grandissent.

gauche.) Le cercle formant contour indique grossièrement l'étendue qui, dans l'œil, est encore susceptible d'une vision plus ou moins vive. On n'aperçoit qu'une seule arche à la fois : celle-ci est d'abord petite, puis les dimensions s'accroissent graduellement.

» Les zigzags ressemblent presque à ceux des ornements d'une arche normande, mais ils sont un peu plus aigus. Ceux situés au niveau des lettres B, C, D, E, sont beaucoup plus profonds que ceux des lettres *b*, *c*, *d*, *e*. L'arrangement relatif des zigzags ne varie pas pendant l'agrandissement de l'arche, mais ils tremblent fortement. Ce tremblement est plus fort en B, C, D, E, que près de *b*, *c*, *d*, *e*. Il y a une légère teinte écarlate sur l'un des bords des zigzags, l'externe, je crois. A mesure que l'arche s'agrandit, la vision devient distincte dans le centre du champ visuel. L'extrémité de l'arche qui tremble fortement s'élève en même temps qu'elle passe à gauche, et finalement dépasse le champ visuel ; tout le phénomène disparaît alors.

» Je n'ai jamais pu décider positivement si la maladie affecte réellement les deux yeux. La première impression qui se produit sur l'esprit, c'est qu'un seul œil est affecté (le gauche dans le cas que reproduit la figure). Il y a d'un côté obscurité générale ; mais le tremblement et le bouillonnement produisent une tel trouble, que lors même qu'ils ne se produisent que dans un œil, ils peuvent bien éteindre la vision du côté opposé.

» La durée de ce dérangement oculaire est d'ordinaire, chez moi, de vingt à trente minutes ; mais, chez un de mes amis, il dure quelquefois beaucoup plus longtemps. Habituellement, une fois qu'il est terminé, je n'éprouve pas d'autre incommodité ; mais chez mes amis, il est suivi d'une céphalalgie accablante.

» On a remarqué dans un cas que la marche de la personne affectée était sensiblement déviée d'un côté. Moi-même, dans une de mes attaques, qui survint pendant que je causais avec une de mes connaissances, dans une voiture de chemin de fer, je m'aperçus bientôt avec douleur que je ne parlais plus avec ma facilité ordinaire, la mémoire me fit tellement défaut que je ne savais plus ni ce que je disais, ni ce que j'essayais de dire, et peut-être ai-je prononcé des phrases incohérentes. Je ne doute nullement que le siége de l'affection ne soit le cerveau, que ce ne soit une sorte de paralysie, et que l'affection oculaire ne soit qu'un symptôme secondaire (1). »

Dans la *Cyclopedia of Practical Surgery*, publiée en 1841, Tyrrell décrit l'hémiopie comme « une amaurose fonctionnelle due à un trouble général. » Il nous apprend qu'il a lui-même éprouvé plusieurs fois cette forme d'amaurose, et qu'il avait été consulté par plusieurs malades des deux sexes qui l'accusaient également. Dans chacun de ces cas, il y avait en outre une céphalalgie intense, des vertiges et de l'irritation gastrique ; tantôt ces symptômes précédaient l'attaque, tantôt ils y succédaient.

Dans les descriptions données par Wollaston (2), Arago et Tyrrell, « aucune tentative n'a été faite, ainsi que le remarque Sir David Brewster, pour s'assurer de la constitution optique de l'œil, lorsque l'on disait qu'il était à moitié aveugle, ni pour déterminer le siége et la cause immédiate de la maladie. Le docteur Wollaston décrit la cécité comme une ombre sans contours définis. M. Arago ne dit rien à propos des ténèbres ; et l'insensibilité de la rétine dont il parle doit s'entendre de l'insensibilité aux impressions visuelles et non aux impressions lumineuses. D'un autre côté, M. Tyrrell dit simplement que l'obscurité se produit dans différentes portions de la rétine et qu'elle varie d'étendue dans les différentes atteintes.

» Ayant moi-même éprouvé, continue Sir David Brewster, plusieurs attaques d'hémiopie, j'ai pu m'assurer de la condition optique de la rétine pendant qu'elle est sous l'influence de l'attaque, et déterminer l'étendue de l'affection, ainsi que sa cause immédiate.

(1) AIRY. Philosophical Magazine, 1865, July.—Voir aussi un mémoire de BREWSTER, dans le même journal, supplément, juin 1865, p. 505, où il rapporte sa propre observation, et Transactions of Royal Society of Edinburgh, Vol. XXIV, part. 1.

(2) La cause de l'hémiopie de Wollaston, une tumeur du cerveau, avait probablement existé chez lui à une période peu avancée de son existence. « Sa mort fut déterminée par une tumeur du cerveau qui, après avoir acquis une certaine dimension, avait fait saillie dans les ventricules, et y avait occasionné un épanchement de liquide ; il en était résulté une paralysie d'une moitié du corps. Une chose digne de remarque, c'est que certains symptômes qu'il avait lui-même notés, et sur la cause desquels il avait l'habitude de faire des conjectures, prouvent que cette maladie organique avait dû exister à une période très-peu avancée de sa vie. » (BRODIE'S Psychological Inquiries, Part. 1, p. 125 ; London, 1854.)

» En lisant les différentes observations d'hémiopie, on est amené à conclure que la vision existe dans une moitié de la rétine et que l'autre moitié en est privée, qu'elle est aveugle. Mais les choses ne se passent pas ainsi. La cécité ou l'insensibilité pour les impressions existe, surtout dans une petite portion de la rétine, à gauche ou à droite du *foramen centrale;* de là elle s'étend irrégulièrement à d'autres parties de la rétine du même côté, et dans le voisinage, la vision n'est pas altérée. Dans quelques cas, c'est la moitié supérieure de l'objet qui est invisible, la portion de la rétine paralysée étant située un peu au-dessous du *foramen centrale.* Dans quelques cas, lorsque, dans l'obscurité absolue, je produisais un faible éclat de lumière en exerçant une pression uniforme sur toute la rétine, j'ai observé un grand nombre de points noirs, correspondant aux parties de la rétine sur lesquelles ne portait aucune pression.

» Dans les cas d'hémiopie, comme je l'ai observé sur moi-même, il n'y a d'ordinaire ni ténèbres, ni obscurité; les portions du papier d'où les lettres disparaissent sont aussi brillantes que celles où elles sont encore visibles. C'est là un état très remarquable de la rétine ; en même temps qu'elle reste sensible aux impressions lumineuses, elle devient insensible aux lignes et aux ombres des images qu'elle reçoit des objets extérieurs; ou bien, en d'autres termes, la rétine, en certaines de ses parties, est dans un état tel que la lumière qui tombe sur elle s'irradie, ou passe dans les lignes noires ou les ombres des figures produites sur elle, et les oblitère. Cette irradiation existe à un faible degré, même dans le cas de vision parfaite au niveau du *foramen centrale*, et on peut le produire artificiellement sur un œil sain, sur des parties éloignées du *foramen*, et aussi complétement, quoique temporairement, que dans l'hémiopie. Pour prouver ce que j'avance, il suffit de regarder obliquement une étroite bande de papier placée sur un drap vert, c'est-à-dire, fixer l'œil sur un point un peu distant de la bande de papier. Après un court espace de temps, la bande de papier disparaît complétement ou partiellement, et l'espace qu'elle occupait paraît vert, ou de la couleur du support sur lequel elle était placée (1).

» Cette insensibilité temporaire de la rétine, dans sa partie recouverte par l'image de la bande de papier, ou son inaptitude à conserver la vision constante de cet objet, ne peut provenir que de ce que l'action continue de la lumière la paralyse, effet qui a peu de chance de se produire, et qui n'a jamais été observé dans la vision ordinaire.

» L'insensibilité de la rétine, dans les cas d'hémiopie, et l'irradiation de la lumière dans l'espace occupé par les lettres ou les objets qui disparaissent, bien qu'étant un phénomène de la même espèce que celui qui se produit dans la vision oblique, peut encore avoir une origine très différente. Les parties qui sont affectées dans ce cas s'étendent irrégulièrement du *foramen centrale* vers le bord antérieur de la rétine, comme si cette paralysie était en rapport avec la distribution des vaisseaux sanguins, et comme s'il était probable que la paralysie des parties correspondantes de la rétine fût produite par les pressions qu'ils exerceraient sur elle. Cette opinion aurait pu n'être pendant longtemps qu'une explication raisonnable de l'hémiopie, s'il ne s'était présenté à moi un phénomène qui lève tous les doutes à cet égard. Un jour que j'avais une attaque assez intense, ce qui ne survient jamais, à moins que je ne me sois fatigué à lire les petits caractères du *Times*, et ce qui chez moi ne s'accompagne jamais de céphalalgie ni d'irritation gastrique, j'entrai par hasard dans un appartement obscur, et je constatai avec surprise que toutes les parties affectées de la rétine étaient légèrement lumineuses, effet qui est toujours la conséquence d'une pression sur cette membrane. S'il en est ainsi, l'hémiopie ne peut être considérée comme une amaurose, ni déterminée, ainsi qu'on l'a supposé, par un trouble cérébral.

» Le Dr Wollaston s'efforçait d'expliquer le phénomène de l'hémiopie et celui de la vision simple avec les deux yeux, par ce qu'il appelait la semi-décussation des nerfs optiques, doctrine qui a été suggérée par Sir Isaac Newton, et qui lui servait à expliquer la vision simple. On suppose qu'une fibre du nerf optique droit éprouve une semi-décussation, de façon qu'elle se divise en deux, *l'une* se portant au côté droit de l'œil droit, et *l'autre* au côté droit de l'œil gauche, tandis qu'une fibre du nerf optique gauche éprouve aussi une semi-décussation, envoyant *une* fibre au côté gauche de l'œil gauche, et *une autre* fibre au côte gauche de l'œil droit. De cet état de choses, Sir Isaac Newton

(1) Letters on Natural Magic. Letter II, p. 15. London, 1832.

tirait la conclusion qu'une impression agissant sur chacune de ces deux moitiés de fibre ne transportait au cerveau qu'une sensation unique; de même le docteur Wollaston concluait que, dès qu'un œil était hémyopique, l'autre l'était aussi nécessairement.

» Quelque ingénieuses que soient ces explications, elles ne pourraient avoir de valeur qu'autant que le fait anatomique qu'elles supposent fût rigoureusement établi. Le Dr Alison (1), qui a adopté l'opinion de Newton et qui l'a commentée, admet que la démonstration anatomique n'est point encore faite; et feu M. Twining (2) a recueilli neuf cas de maladies du nerf optique et des couches optiques qui sont en opposition avec l'hypothèse de la semi-décussation. M. Mackenzie, adoptant sur ce sujet les vues du Dr Twining, déclare nettement que « la grande masse des faits d'anatomie pathologique et expérimentale recueillis sur ce point, tendent à prouver que les lésions traumatiques et les maladies occupant un côté du cerveau, au lieu de déterminer *l'hémiopie* dans les deux yeux, déterminent seulement l'état amaurotique de l'œil du côté opposé. »

» Ces deux grands faits, l'hémiopie occupant les deux yeux, et la vision simple, à l'aide des deux yeux, n'ont pas besoin pour s'expliquer de l'hypothèse de la semi-décussation. Si l'hémiopie est due à la distension des vaisseaux sanguins de la rétine, ces vaisseaux affectent la même distribution dans chaque œil et sont affectés de la même façon par tous les changements qui peuvent survenir dans l'économie; conséquemment, le même effet doit se produire dans chaque rétine et dans chacune de leurs parties identiques.

» Pour expliquer la vision simple avec les deux yeux, il est inutile de faire appel à des fibres doubles du nerf optique ou à des points correspondants sur la rétine. En réalité, la vision simple, c'est-à-dire une seule image vue par les deux yeux, n'existe pas. Lorsque les deux yeux sont bons, chaque objet est vu double, et il ne paraît simple qu'alors qu'en vertu de la loi de position visible, une image se superpose à l'autre. Mais, même dans ce cas, l'objet est vu double, au moyen de deux images dissemblables qui ne sont pas coïncidentes. En fermant l'œil droit, nous perdons la vue du côté droit de la portion de la double image qui n'est vue que par l'œil droit; et en fermant l'œil gauche, nous perdons la vue d'une partie du côté gauche de l'image double, qui n'est vue qu'avec l'œil gauche. Si l'un des yeux donne une meilleure image des objets que l'autre, la duplicité de l'image, apparemment simple, se voit plus aisément. En fermant le bon œil, on perçoit l'image imparfaite, et en fermant le mauvais, on isole l'image parfaite. Il est difficile de comprendre comment les auteurs qui ont écrit sur l'optique, et les physiologistes, se soient obstinés si longtemps à vouloir qu'il n'y eût qu'une sensation unique pour la production d'une seule image résultant de deux images imprimées sur les deux rétines. Quand même nous aurions les cent yeux d'Argus, la production d'une image unique, en apparence, avait été le résultat nécessaire de la loi de la position visible (3). »

Obs. 272 (4). — Le 2 janvier 1866, je suis consulté pour une blépharite par un monsieur âgé de 47 ans. Il me raconte par hasard que, depuis l'âge de seize ans, il est sujet par intervalles à un singulier trouble de la vision. Pendant l'espace d'une dizaine de minutes, il ne voit que la moitié de la figure des personnes qu'il regarde, puis cela se termine par un trouble absolu de la vue qui ne dure que quelques instants. Au début, ces attaques s'accompagnaient d'une céphalalgie très violente. Il en avait de deux à trois par année. Sa vue a néanmoins toujours été excellente; actuellement encore, il lit à dix pouces le n° 1 de Jaeger et voit parfaitement aux plus longues distances. Depuis quelques années, il n'a plus de céphalalgie, l'attaque ne revient guère qu'une fois par an, il ne voit plus la moitié des figures comme avant : c'est seulement un trouble subit de la vue qui dure une dizaine de minutes. Il lui montre la figure tracée par l'illustre astronome Airy, et lui donne connaissance des phénomènes éprouvés par ce savant. Il n'a rien observé de semblable sur lui. Rien à l'ophthalmoscope.

(1) Trans. of Royal Soc. of Edinburgh, Vol. XIII, p. 472.

(2) Trans. of Med. Society of Calcutta, Vol. II, p. 151; ou Edinburgh Journ. of Med. Science, 1828, July, Vol. IX, p. 143.

(3) Trans. of Royal Society of Edinburgh, Vol. XXIV, part. I, ou Philosophical Magazine, 1865, June, p. 503.

(4) TESTELIN. Inédite.

Obs. 273 (1). — Le 6 janvier 1866, un homme, âgé de 21 ans, vient à ma consultation. Depuis cinq ans, il est sujet à des phénomènes visuels qui ont toujours été en s'aggravant et qui actuellement lui font redouter de perdre la vue. Il en attribue la cause à des excès vénériens auxquels il s'est livré de bonne heure. Voici en quoi consistent ces phénomènes : tout à coup alors qu'il regarde une personne, il s'aperçoit que la moitié de la figure s'efface ; pendant quelques secondes, c'est la moitié droite ou la gauche, puis c'est la gauche ou la droite. En même temps, il voit des lignes confuses en zigzag qui, finalement, abolissent la vision pendant un certain temps. Je lui montre la figure dessinée par Airy et lui en donne l'explication ; il me dit que c'est trait pour trait ce qu'il éprouve. Actuellement les accès reviennent jusqu'à huit et dix fois par jour. Le malade a constaté que, lorsqu'il cligne fortement les paupières vers la terminaison de l'accès, la vue se rétablit plus rapidement. Il a remarqué aussi qu'à la chute du jour, l'acuïté de sa vision diminue beaucoup. Actuellement il lit parfaitement le n° 1 de Jaeger à la distance de dix pouces et aperçoit nettement les objets les plus éloignés. Le sujet est un grand jeune homme, militaire, de taille élevée, assez robuste, cheveux noirs, teint très coloré ; il vient de marcher vite, de sorte que son pouls est assez fréquent, assez fort ; il en est de même des battements du cœur, qui ne présentent aucun bruit anormal. Ce jeune homme ajoute qu'un médecin lui a dit qu'il avait un commencement d'hypertrophie du cœur, ce que je ne puis vérifier exactement à travers ses vêtements ; toujours est-il que cet organe a en ce moment des battements très forts. Le sujet est habituellement constipé.

A l'ophthalmoscope, les vaisseaux de la papille sont très développés en volume, mais en nombre normal ; il sont le siége de battements spontanés, ce qui peut s'expliquer par l'exercice que vient de faire le sujet et par la vive émotion qu'il éprouve en me parlant de symptômes qu'il considère comme les préludes de la cécité. Je le rassure sur les conséquences de son affection et me borne à lui prescrire la continence et un régime modéré, plus quelques pilules laxatives. Je ne l'ai plus revu.

Obs. 274 (2). — Le 9 février 1866, une dame, âgée de 70 ans, vient me consulter pour un phénomène visuel qui l'inquiète beaucoup. Depuis huit jours, chaque fois qu'elle passe dans un appartement obscur, elle aperçoit, de l'œil gauche seulement, trois lignes lumineuses qui lui font éprouver des sensations étranges. Cela a débuté à la suite d'une application forcée de ses yeux à un travail de couture sur de l'étoffe noire. Elle a commencé par apercevoir en plein jour comme des flocons de neige qui tombaient, mais ce sont le plus souvent trois gouttes argentées qui paraissent couler devant son œil pendant le jour, pour se transformer en *lignes lumineuses quand elle passe dans un lieu obscur.* Malgré cela, sa vue a toujours été excellente ; elle lit encore de petits caractères et enfile ses aiguilles sans jamais faire usage de lunettes. Elle a toujours été un peu myope, mais l'ophthalmoscope ne révèle aucune trace de staphylôme postérieur, non plus que d'aucune autre altération. Cependant, à gauche, c'est l'œil de ce côté qui est le siége du phénomène que nous avons décrit ; les vaisseaux, les veines surtout, sont un peu volumineux. La santé de cette dame est bonne ; seulement elle est depuis longtemps sujette à des accès de palpitations du cœur qui me paraissent purement nerveuses, ainsi que le lui avait toujours dit notre regretté confrère Bailly. En interrogeant cette malade, j'apprends que, depuis plus de vingt ans, elle est sujette, tous les quinze jours à peu près, à des attaques d'hémiopie qui durent environ cinq minutes. Pendant ce temps, elle ne voit que la moitié de la figure des personnes qu'elle regarde. L'attaque n'est ni précédée, ni accompagnée de céphalalgie et se termine sans qu'il y ait eu obscurcissement total de la vision. Je lui montre la figure d'Airy ; elle éprouve, dit-elle, des phénomènes fort analogues.

Ces deux dernières observations concordent avec la théorie de sir David Brewster. Les deux malades sont tous deux sujets à des palpitations du cœur ; le premier a les vaisseaux des deux yeux volumineux et agités de battements spontanés à la suite d'une émotion ou d'une marche un peu rapide ; les phénomènes de son attaque paraissent indiquer que les deux yeux sont également pris ; la seconde offre les vaisseaux du côté gauche plus volumineux qu'à droite ; elle voit de cet œil dans l'obscurité les lignes lumi-

(1) Ibid. Idem.
(2) Ibid. Id.

neuses signalées par Brewster, et les phénomènes de l'attaque semblent indiquer qu'il n'y a qu'un seul œil d'entrepris, puisque la cécité n'est jamais complète.

L'hémiopie n'est, le plus souvent, qu'un symptôme cérébral passager ne laissant après lui aucune trace. Nous l'avons observé sur un sujet de 44 ans, qui nous tient de très-près, et qui, depuis six à sept ans, en a eu peut-être une vingtaine d'attaques : celles-ci se manifestent toujours, soit après une grande fatigue corporelle, soit à la suite de l'éblouissement résultant de la réverbération de la neige ou d'une course faite au grand soleil; elles persistent plusieurs heures, si le malade n'a pas le soin de se coucher et de s'endormir ou au moins de tenir ses yeux fermés pendant assez longtemps : une ou deux heures de sommeil suffisent ordinairement pour faire disparaître tous les accidents. L'hémiopie n'est pas absolument tranchée; la moitié gauche des objets, toujours la même, soit que la vision s'exécute avec chacun des deux yeux séparément, soit avec les deux yeux à la fois, est seulement recouverte d'un fort brouillard; la moitié droite reste assez nette, mais s'il s'agit de caractères d'imprimerie, la lecture en est toujours assez difficile. Il y a en même temps des vertiges légers, un peu de céphalalgie et un grand dégoût pour les aliments, n'allant néanmoins jamais jusqu'au vomissement. Cet état concorde avec une santé parfaite, et jamais aucune attaque n'a laissé après elle le moindre symptôme, soit du côté de la vue, soit du côté du cerveau. Le sujet, qui est un homme de cabinet, ne s'en est aucunement alarmé, et n'a jamais employé d'autre remède que le sommeil, qui lui a toujours réussi : depuis plus d'un an, il n'a plus eu d'attaque. L'hémiopie intermittente ou temporaire ne doit pas être considérée comme un signe précurseur de l'amaurose : le malade cité dans l'observation 272, en est atteint depuis 31 ans et sa vue est restée excellente. Il en est autrement de l'hémiopie permanente, qui est toujours un symptôme grave, souvent celui d'un décollement de la rétine (v. p. 416); dans ce dernier cas, l'ophthalmoscope en révèle la cause.

CHAPITRE XXVI.

MALADIES DU NERF DE LA CINQUIÈME PAIRE, AGISSANT SUR L'ORGANE DE LA VISION.

(T. II, p. 747.)

SECTION Ire.

AFFECTIONS DOULOUREUSES DE LA CINQUIÈME PAIRE (P. 747.)

§ I. Névralgie des branches oculaires et orbitaires de la cinquième paire.

Syn. — Névralgie circum-orbitaire. Hypéresthésie, *Romberg*.

Causes. — Un œil atrophié et induré à la suite d'une inflammation traumatique est souvent le siége d'une névralgie. On peut encore citer comme causes de cette affection : l'ossification du cristallin et celle des artères, ainsi que la dégénérescence athéromateuse de ces dernières, la présence de névromes, petits tubercules durs, en contact avec un nerf ou enveloppé au milieu des fibres de ce dernier (1), le squirhe du ganglion de Gasser (2), l'anévrysme de la carotide interne (3), l'altération du sang (4), des plaies cicatrisées (5), etc.

M. Magendie a avancé à tort que la section, à l'intérieur du crâne, du nerf de la 5e paire, détermine d'une manière directe la perte de la vision, de l'odorat et de l'ouïe. La seule conclusion que l'on puisse tirer légitimement des faits recueillis par lui, c'est qu'en détruisant la sensibilité générale dans les organes des sens que nous venons d'énumérer, on occasionne indirectement un trouble sérieux de leur sensibilité spéciale.

M. Jacob a décrit sous le nom d'« ophthalmie névralgique » une forme particulière de névralgie ciliaire (6). M. Mackenzie cite l'exemple d'un monsieur atteint de cette affection, fumeur déterminé,

(1) Obs. de névrome du nerf ciliaire, consécutif à une lésion traumatique (Ophth. Hosp. Rep. 1857-1858-1859, Vol. I, p. 216.)

(2) SMITH. Dublin Med. Journ. Vol. XIX, p. 117. Voyez aussi son ouvrage sur le névrome, dans lequel il y a une figure représentant cette altération.

(3) ROMBERG. Neuralgiæ nervi quinti Specimen. Berolini, 1840. Voyez aussi son « Manuel des maladies nerveuses de l'homme. » Londres, 1853, Vol. I, p. 56. Tout son Chap. IV sur la névralgie de la 5e paire est digne d'attention.

(4) HANDFIELD JONES. Lancet, 1859, Sept. 10, p. 258.

(5) HULKE. Med. Times and Gaz. 1862, p. 586.

(6) On inflammation of the Eyeball, Dublin, 1849, p. 331.

ayant un rétrécissement urétral contre lequel il faisait usage de l'iodure de potassium, qui fut pris tout à coup d'une violente douleur au dedans et au pourtour de son œil gauche, avec rougeur des tuniques externes, chémosis, affaissement et obscurcissement de la cornée, sans changement de la coloration de l'iris ni épanchement plastique dans les chambres de l'œil. L'application de sangsues et l'administration du calomel avec l'opium n'amenèrent aucun amendement de cet état, mais l'emploi du sous-carbonate de fer en eut raison.

Traitement. — Les moyens de traitement récemment recommandés sont : 1. Le « fomentum anti-neuralgicum » de Mialhe, composé de 2 grains d'acétate de morphine, 2 gouttes d'acide acétique et deux gros d'eau de Cologne. — 2. Les injections hypodermiques (1) (v. p. 283) et la teinture d'iode morphinée (id.). — 3. Le valérianate d'ammoniaque. — 4. L'acupuncture, au moyen d'aiguilles enfoncées sur le trajet des nerfs affectés jusqu'au contact du nerf (2). — 5. Les inhalations d'éther et de chloroforme. — 6. Dans trois cas de névralgie de la joue et de l'orbite, Carnochan sectionna la 2e branche de la 5e paire, au delà du ganglion de Meckel, opération formidable, dont le résultat fut heureux (3). — 7. M. Hulke a sectionné avec succès le nerf dans une névralgie du sourcil et de la tempe, causée par une plaie cicatrisée (4).

Obs. 275. — *Névrome du ganglion de Gasser* (5). — En 1836, une femme mariée et d'aspect maladif fut admise à l'hôpital de Richmond, dans le service du Dr Hutton, se plaignant de douleurs névralgiques du côté droit de la face. Ces douleurs avaient commencé plusieurs mois auparavant, s'étaient accrues graduellement et étaient devenues presque insupportables. Elle avait maigri et perdu le sommeil et l'appétit. Sa physionomie indiquait une extrême souffrance; la douleur qui, quoique sujette à des exacerbations, ne cessait jamais complétement, était exactement limitée au côté droit de la face et du front, et lorsque la malade marquait du doigt les endroits où elle était le plus intense, elle indiquait le trajet des branches de la 5e paire, et plus spécialement le point de sortie du maxillaire supérieur par le trou sous-orbitaire. La mastication et l'action de parler aggravaient tellement ses souffrances qu'elle mangeait fort peu et gardait toujours le silence, à moins qu'on ne l'interrogeât, et même alors elle ne répondait souvent que par signes. Pendant le jour, ses souffrances ne lui donnaient aucun répit, et la nuit le sommeil venait rarement la soulager; aucun des remèdes employés ne réussissait à lui procurer un bien-être même temporaire. Après avoir enduré des souffrances si intenses et si continuelles que le Dr Smith, rédacteur de l'observation, déclare n'en avoir jamais observé de semblables, la mort vint terminer cette agonie prolongée, quatre mois après son admission à l'hôpital.

Lorsque l'on eut ouvert le crâne et enlevé le cerveau, on aperçut une tumeur dans la division droite de la fosse sphéno-temporale. Elle avait à peu près la forme et la dimension d'une noisette, s'étendant à travers l'extrémité interne de la grande aile du sphénoïde, se portait en avant jusqu'au trou déchiré et était recouverte par la lame super-

(1) Al. Wood. A new Method of treating Neuralgia, Edinb., 1855, et Von Graefe, Arch. für Ophth. 1863, B. IX, Abth. 2, S. 62.
(2) Craig. Med. Times and Gaz. 1864, Sept. 10, p. 277.
(3) Amer. Journ. of Med. Sc., 1858, Jan. ou Edinb. Med. Journ. 1859, Vol. IV, p. 945.
(4) Med. Times and Gaz. 1862, p. 586.
(5) Robert Smith. Treatise on the Pathology, Diagnostic and Treatment of Neuroma. Dublin 1849, p. 20, Pl. XIII, fig. 12; Pl. XV, fig. 11.

ficielle de la dure-mère remarquablement amincie. Le tronc de la 5e paire paraissait entrer dans la partie postérieure de la tumeur; toutefois l'intérieur de celle-ci ne présentait aucune trace de structure nerveuse; la branche ophthalmique traversait la partie antérieure de la surface supérieure; le maxillaire supérieur en émergeait au niveau du trou rond; la troisième division semblait identifiée avec un remarquable prolongement de la tumeur, qui passait à travers le trou ovale dont la circonférence avait plus du double de ses dimensions naturelles.

La surface de la portion pétreuse du temporal, qui supportait la partie postérieure de la tumeur, était résorbée, aussi bien que la paroi supérieure de la portion horizontale du canal carotidien. Entre cette portion rugueuse et dénudée de l'os et la surface profonde de la tumeur passait le nerf vidien qui, dans tout son trajet, du ganglion de Meckel à l'hiatus de Fallope, était beaucoup plus volumineux qu'à l'état normal. La tumeur était solide et de consistance uniforme; sa coupe offrait une structure celluleuse, sans trace aucune de tissu nerveux; toutefois, à l'aide du microscope, on pouvait découvrir quelques fibres nerveuses en divers points de sa surface. La portion non ganglionnaire du nerf était comprimée, mais non augmentée de volume.

§ II. Névralgie ciliaire.

Syn. Ciliary neuralgia. *Angl.* — Ciliar neurose. *All.* (1).

La névralgie ciliaire peut exister comme maladie idiopathique, mais n'est, le plus souvent, que le symptôme de l'iritis, de la choroïdite ou du glaucome. A l'état idiopathique, elle se développe d'ordinaire à l'instar des névralgies des autres branches de la 5e paire, d'une manière lente et sous la forme d'accès irrégulièrement intermittents : c'est d'abord une douleur sourde, occupant la partie supéro-externe de l'œil, s'éveillant au moindre effort pour voir de petits objets et devenant plus tard gravative, profonde; l'œil est alors tout entier douloureux, la pupille se contracte, la photophobie et le larmoiement surviennent, puis le clignotement et une sécrétion spumeuse de la conjonctive. Rarement la douleur et les autres symptômes disparaissent dans les intervalles des accès; presque toujours ils persistent avec des exacerbations nocturnes. Quand la maladie dure longtemps et qu'elle est intense, elle peut donner lieu à une hypersécrétion des liquides de l'œil, et par suite, à une pression intra-oculaire exagérée, entraînant à la longue l'état glaucomateux. L'usage interne de la quinine et du carbonate de fer, et les anodins indiqués au § précédent sont les moyens à employer. On comprend que, lorsque la maladie est sous la dépendance d'un état inflammatoire des membranes internes, c'est à cet état que la médication doit s'adresser.

§ III. Névralgie oculo-dentaire.

Syn. Oculo-dental neuralgia. *Angl.* — Névralgie dentaire. *Fr.*

Le travail de la dentition et les caries dentaires peuvent donner lieu à des douleurs névralgiques capables de réagir sur l'organe vi-

(1) Mauvaise dénomination, *neurosis* indique une maladie nerveuse en général (V. Nosologie de Cullen. — Desmarres, t. III, p. 580. — Romberg. Manuel, etc. Vol. I, p. 56. Lond. 1853.

suel : de là des névralgies oculaires, des mydriases et des amauroses, qui cessent subitement par l'arrachement de la dent malade. L'avulsion des dents peut, elle-même, donner lieu à des accidents graves du côté de l'œil, et leur remplacement provoquer des symptômes amblyopiques (dents à pivots). M. Desmarres cite l'exemple d'un monsieur dont la vue était devenue confuse, la pupille large et l'œil douloureux, par la présence de la 2e molaire gauche, cariée jusqu'au sommet; l'extraction de cette dent fit cesser immédiatement tous les accidents (1).

SECTION II.

ANESTHÉSIE ET ARRÊT DE NUTRITION DE L'APPAREIL DE LA VISION A LA SUITE DE MALADIES DES NERFS DE LA CINQUIÈME PAIRE. (P. 759.) (2).

L'ulcération de la cornée et la gangrène de l'œil surviennent assez souvent à la suite de lésions traumatiques de la protubérance annulaire. M. Brown-Séquard affirme que, dans beaucoup de cas, une blessure du pont de Varole détermine la perte des cinq sens : cela arrive lorsque le trijumeau est irrité à son point d'émersion de la protubérance (3).

Obs. 276 (4). — M. Trepte, maçon, 47 ans, d'une bonne santé, tombe, au commencement de septembre 1862, sur une pierre qui lui fait, dit-il, une blessure pénétrante au côté droit de l'occiput. Huit jours après, la sensibilité du côté droit de la face devient obtuse. Six semaines plus tard, le malade a l'œil voilé d'un nuage. L'œil rougit et, au bout de quinze jours, on y aperçoit une tache. — Le 28 novembre, les paupières sont gonflées, la conjonctive très rouge en bas et affectée de chémosis (peut-être consécutivement à l'application d'un collyre au nitrate d'argent). La cornée offre, près de son bord inférieur, un ulcère de deux millimètres de diamètre et d'un demi-millimètre de profondeur. Son bord semi-lunaire blanchâtre a sa concavité tournée en bas. Le bord supérieur, qui s'élargit notablement, tranche avec les parties saines. L'ulcère est dépourvu de vaisseaux, bien que le limbe conjonctival soit fortement injecté. Le reste de la cornée est un peu terne, mais permet néanmoins d'examiner l'iris réduit à une bandelette de deux millimètres de largeur. Ce voile membraneux est gonflé et ecchymosé par places. Son bord pupillaire est dentelé. La capsule du cristallin est couverte d'un tissu qui a le brillant de la soie. Le malade perçoit les mouvements de la main jusqu'à une distance de trois pieds. Il existe une anesthésie complète du bord de l'œil, des paupières et de toute la moitié droite de la face, anesthésie qu'il faut attribuer à une lésion traumatique de la cinquième paire, résultant de la commotion et de l'inflammation consécutive des méninges à la base du crâne. Aucun autre nerf, notamment le nerf facial, ne participe à la paralysie. Le traitement consiste dans l'emploi du sublimé, dans les émissions sanguines locales, et dans l'usage de compresses astringentes, prescrites dans le but de

(1) Loc. cit. t. III, p. 584. Voir : Ann. d'Ocul. 1846, t. XV, p. 229, et TEIRLINCK. Essai sur les rapports pathologiques du système dentaire et de l'appareil visuel. (Ann. d'Ocul. 1848, t. XIX, p. 198.) — WECKER et DELGADO. Ann. d'Ocul. 1866, t. LV, pp. 130 et 140.

(2) Consultez : Sur les affections de l'œil, suites de blessures et des maladies de la 5e paire. HUTCHINSON. Ophth. Hosp. Rep., 1863-65, Vol. IV, pp. 120, 189, et 1866, Vol. V, p. 33.

(3) Brit. Med. Journ. 1861, March 16, p 279.

(4) HEYMANN. Klin. Monatsbl. 1863, t. I, p. 204, et Ann. d'Ocul. 1864, t. LI, p. 50.

garantir l'œil. — Le neuvième jour, on pratique une paracentèse pour évacuer l'humeur aqueuse devenue floconneuse. L'œil reste très mou; l'humeur aqueuse se reproduit incomplétement : l'ulcère fait des progrès en même temps que la pupille se rétrécit de plus en plus, et finit par disparaître derrière. Elle reste inerte à l'action de l'atropine. L'anesthésie commence à se dissiper par le bas du visage; les paupières seules restent complétement insensibles. Pour combattre cet état, on recourt à l'électro-magnétisme, et cela avec un succès surprenant. Après peu de séances, la rougeur de la paupière diminue, l'ulcère commence à se guérir, et une cicatrice leucomateuse prend sa place. Grâce à un emploi non interrompu de l'électricité, qu'on fait agir directement sur le globe de l'œil, cet organe recouvre, au bout de six semaines, sa sensibilité.

SECTION III.

NÉVROME DE LA CINQUIÈME PAIRE.

De petits névromes des branches nerveuses peuvent occasionner des névralgies; mais il existe comme cause de ces dernières une affection très grave de la cinquième paire, consistant dans son hypertrophie générale, avec saillie énorme provenant du pourtour de l'orbite et ressemblant à une tumeur maligne. Un cas de cette nature a été observé dans le service de feu M. G. Watt, au *Glasgow Royal Infirmary*, et disséqué par le Dr Murie (1).

CHAPITRE XXVII.

AMAUROSE.

(T. II, p. 764.)

SECTION Ire.

DESCRIPTION GÉNÉRALE DE L'AMAUROSE, SA DÉFINITION, SES SIÉGES DIVERS, SES CAUSES, SYMPTÔMES, PÉRIODES ET DEGRÉS, SON DIAGNOSTIC, SON PRONOSTIC ET SON TRAITEMENT.

1. Ainsi qu'il a été dit plus haut (t. II, p. 764), nous entendons par « amaurose » tout *obscurcissement de la vision*, dépendant d'un état morbide d'une ou de plusieurs portions du nerf optique, de ses racines, de son tronc ou de sa terminaison périphérique, empêchant la rétine de ressentir l'impression des objets extérieurs, le nerf optique de transporter au *sensorium* les impressions déposées sur elle,

(1) Voir, sur le névrome : VIRCHOW's Archiv, B. XII, S. 27, et B. XIII, S. 256. — SMITH. On Neuroma, Dubl. 1849.

ou le cerveau de les percevoir. Cette définition exclut toutes les affections des milieux réfringents empêchant l'abord, sur la rétine, des rayons lumineux.

M. de Graefe a restreint le cadre des affections dites « amaurotiques » en en éliminant : 1° tous les troubles de la vision dépendant d'altérations matérielles appréciables des milieux transparents; 2° toutes les maladies des tuniques internes de l'œil, telles que la choroïdite, le glaucome, etc.; 3° la névro-rétinite; 4° l'embolie de l'artère centrale de la rétine; toutes les maladies, en un mot, constituées par des désordres appréciables à l'ophthalmoscope (1).

Cette manière d'envisager l'« amaurose » a permis à son auteur d'établir une catégorie de maladies oculaires, constituées par la seule abolition, absolue ou relative, de la vision, abstraction faite de la lésion, toujours profonde, qui y a donné naissance, et d'en fournir une description fort utile au point de vue pratique.

Il ne nous a cependant pas semblé nécessaire de le suivre dans cette voie ni de changer la nomenclature que M. Mackenzie a donnée des affections amaurotiques (t. II, p. 793), si ce n'est, comme on le verra dans le tableau ci-après, pour y ajouter quelques variétés dont l'ophthalmoscope a révélé l'existence. Nous continuerons donc à dire qu'un individu ayant perdu la vue par un décollement de la rétine, par exemple, est atteint d'amaurose par décollement rétinien, alors que M. de Graefe le dit affecté de décollement de la rétine ayant amené la cécité.

Classification des amauroses.

I. RÉTINE.

1. COMPRESSION DE LA RÉTINE.

I. Compression de la surface convexe de la rétine.

1. Hydropisie sous-sclérotidienne. (*V.* t. II, pp. LIII et 245.)
2. Inflammation et épaississement de la choroïde. (*V.* t. II, p. 59, et t. III, p. 314.)
3. Choroïdite atrophique. (*V.* t. III, p. 318.)
4. Exsudations dans la choroïde. (*V.* t. III, p. 322.)
5. Hémorrhagies de la choroïde. (*V.* t. III, p. 323.)
6. Choroïdite syphilitique. (*V.* t. III, p. 324.)
7. Tubercules de la choroïde. (*V.* t. III, p. 327.)
8. Dégénérescence colloïde de la choroïde. (*V.* t. III, p. 328.)
9. Sarcome de la choroïde. (*V.* t. III, p. 329.)
10. Hydropisie sous-choroïdienne. (*V.* t. II, pp. L et 246.)
11. Décollement de la rétine. (*V.* t. III, p. 414.)

II. Compression de la surface concave de la rétine.

1. Hydropisie de l'humeur vitrée. (*V.* t. II, p. 249.)
2. Déplacement du cristallin. (*V.* t. II, p. 421.)
3. Varicosités des vaisseaux sanguins de la rétine. (*V.* t. II, pp. XLV et 705.)
4. Apoplexie de la rétine. (*V.* t. II, p. XLVII, et t. III, p. 341.)
5. Augmentation de la pression intra-oculaire. (*V.* t. III, p. 485.)

(1) Klin. Monatsbl. 1865, B. III, S. 129 (*note*), et Ophth. Rev. 1865, Vol. II, p. 232.

II. Changements de structure de la rétine.

1. Blessures de la rétine. (*V.* t. I, pp. 607 et 617.)
2. Contusion et déchirure de la rétine. (*V.* t. I, p. 613.)
3. Rétinite aiguë et chronique. (*V.* t. II, p. 71, et t. III, p. 330.)
4. Rétinite pigmentaire. (*V.* t. III, p. 355.)
5. Rétinite syphilitique. (*V.* t. III, p. 361.)
6. Rétinite albuminurique. (*V.* t. III, p. 363.)
7. Rétinite glucosurique. (*V.* t. III, p. 367.)
8. Rétinite leucémique. (*V.* t. III, p. 368.)
9. Embolie de l'artère centrale de la rétine. (*V.* t. III, p. 369.)
10. Névrome de la rétine. (*V.* t. II, p. 705.)
11. Mélanose de la rétine. (*V.* t. II, p. 705.)
12. Ossification de la rétine. (*V.* t. II, p. 218.)

II. PORTION INTRA-ORBITAIRE DU NERF OPTIQUE.

I. Compression du nerf optique.

I. Compression exercée par des maladies de l'orbite.

1. Hypérostose ou exostose de l'orbite, ou du sphénoïde près du trou optique. (*V.* t. I, pp. 55 et 56, et t. III, p. 8.)
2. Tumeurs solides et enkystées de l'intérieur de l'orbite. (*V.* t. I, p. 462, et t. III, p. 151.)
3. Anévrysme par anastomose de l'orbite. (*V.* t. I, p. 493.)
4. Tumeurs anévrysmoïdes de l'intérieur de l'orbite. (*V.* t. III, p. 165.)

II. Compression agissant plus immédiatement sur le nerf optique.

1. Anévrysme de l'artère centrale de la rétine.
2. Tumeurs attachées aux enveloppes du nerf optique ou contenues dans leur intérieur.

II. Altérations de structure du nerf optique.

1. Plaies du nerf optique. (*V.* t. I, pp. 14, 27, 440, 618 et 619.)
2. Rupture du nerf optique.
3. Inflammation du nerf optique et névro-rétinite. (*V.* t. III, p. 344.)
4. Hypertrophie et induration partielle ou générale, névrome et dégénérescence cystique du nerf optique.
5. Atrophie du nerf optique. (*V.* t. II, p. LVII, et t. III, p. 354.)
6. Tumeur encéphaloïde du nerf optique. (*V.* t. II, p. 281.)
7. Mélanose du nerf optique. (*V.* t. II, p. 291, et t. III, p. 359.)
8. Hydropisie du nerf optique. (*V.* t. III, p. 353.)

III. ENCÉPHALE, y compris les nerfs optiques, depuis leur origine jusqu'aux trous optiques.

I. Compression de l'encéphale.

1. Fracture du crâne avec dépression.
2. Hypérostose ou épaississement du crâne.
3. Exostose de la table interne du crâne.
4. Tumeurs fongueuses, osseuses, ou autres de la dure-mère. (*V.* t. I, p. 106.)
5. Congestion des vaisseaux sanguins de l'encéphale.
6. Apoplexie par hémorrhagie encéphalique, etc.
7. Anévrysme des artères encéphaliques.
8. Accroissement de volume de la glande pituitaire.

II. Altérations de structure de l'encéphale.

1. Lésions traumatiques de l'encéphale, dans les blessures qui traversent l'orbite (*V.* t. I, p. 13, et t. III, p. 1), dans les fractures du crâne avec dépression (*V.* t. I, p. 8), dans les plaies par armes à feu (*V.* t. I, p. 26), etc.
2. Plaies du nerf optique à l'intérieur du crâne.
3. Rupture du chiasma par contre-coup.
4. Congestion cérébrale par suppression de la sécrétion de la membrane de Schneider.

5. Commotion et déchirure du cerveau.
6. Inflammation des membranes du cerveau, déterminant la formation d'adhérences, leur épaississement, des dépôts de sérum, de lymphe, de pus, etc.
7. Inflammation du chiasma.
8. Inflammation du cerveau.
9. Abcès du cerveau.
10. Ramollissement du cerveau.
11. Induration ou squirhe du cerveau.
12. Hypertrophie du cerveau.
13. Atrophie du cerveau.
14. Hydrocéphalie superficielle et ventriculaire.
15. Accroissement de volume de la glande pinéale.
16. Tubercules scrofuleux du cerveau.
17. Tumeurs enkystées du cerveau.
18. Tumeurs cartilagineuses, osseuses et autres du cerveau ; cancer encéphaloïde, mélanose, etc.

APPENDICE.

Maladies avec lesquelles l'amaurose peut se trouver compliquée.

1. Les convulsions puerpérales.
2. La syncope.
3. L'épilepsie.
4. L'hystérie.
5. Les maladies de la moelle épinière.
6. Les hallucinations, comme dans le *delirium tremens.*
7. La manie.

2. L'amaurose, dans les limites que M. de Graefe y a assignées, n'est pas dépourvue de lésions anatomiques accessibles à nos moyens d'investigation. C'est ainsi que, dans un grand nombre de cas, la papille optique y a subi des altérations fort remarquables, dont l'atrophie est la principale : seulement, ces altérations sont consécutives à la lésion du cerveau ou de la moelle qui a été le point de départ de la maladie et dont il est souvent fort difficile de localiser le siége.

Quoi qu'il en soit, il est une classe d'amauroses dont la cause réside hors de l'œil. Après l'avoir vainement recherchée au moyen de l'ophthalmoscope, il reste à en déterminer le point de départ, la nature et le pronostic, à l'aide des ressources fournies par les symptômes subjectifs et des indications tirées de l'état de la papille optique. Quant à son siége réel, l'autopsie le place d'ordinaire dans les nerfs optiques, dont elle démontre l'atrophie, tantôt s'arrêtant près du chiasma, tantôt le dépassant pour s'étendre jusqu'aux bandelettes optiques et aux corps genouillés, et s'accompagnant de l'atrophie de la couche des fibres nerveuses et des cellules ganglionnaires de la rétine. Qu'elle soit centripète ou centrifuge, ce qu'il est parfois fort difficile d'établir, cette atrophie est souvent liée à des altérations diffuses des centres nerveux, telles, par exemple, que la dégénérescence grise des cordons postérieurs de la moelle, dont l'amaurose peut être la conséquence et qui la précède d'ordinaire. Dans ces cas, l'altération du nerf optique peut résulter d'une atrophie essentielle ou d'une irritation inflammatoire du tissu cellulaire : ici, il n'y a pas d'excavation du nerf; la papille n'est que blanche, la membrane criblée voilée et la superficie de la papille lisse; là, au contraire, la papille est manifestement excavée.

M. Liebreich reconnaît à l'amaurose trois degrés, qu'il différencie de la manière suivante :

1° *Amblyopie amaurotique.* — La puissance de la vision est abaissée, au point que les objets de grande dimension ne sont distingués qu'avec peine, ou bien le champ visuel est tellement limité que les malades ne peuvent plus se conduire seuls.

2° *Amaurose.* — La distinction d'objets, même de grande dimension, est impossible; aucune sensation de lumière, au point de vue de la qualité, n'existe plus; cette sensation n'a plus lieu qu'au point de vue de la quantité, et, à cet état, peut encore être perçue soit dans la totalité, soit seulement dans une partie du champ visuel.

3° *Amaurose absolue.* — Toute sensation de lumière, même au point de vue quantitatif, a disparu; le jour ne peut plus être distingué de la nuit, la fonction de l'organe est complétement éteinte (1).

3. Un cas d'affection amaurotique étant donné, dépourvu de toute altération ophthalmoscopique propre à en donner la clef, quelle en est la nature et la gravité ? Tel est le problème que s'est posé M. de Graefe et dont il demande la solution : 1° à l'état de la fonction visuelle; 2° à l'aspect de la papille, et 3° à la façon dont la maladie s'est manifestée et développée (2).

1° *État fonctionnel de l'organe.* — Les perturbations qu'il subit consistent dans le rétrécissement progressif du champ visuel (voir p. XVI) et la diminution de l'acuïté de la vision centrale (voir p. XVII). Les affections qui doivent avoir pour issue une cécité progressive se manifestent presque toujours par une restriction graduelle de la vision périphérique et la confusion marquée de la vision excentrique. On comprend, en effet, que, dans les cas d'atrophie progressive des éléments nerveux, les parties les plus éloignées du centre nutritif et fonctionnel souffrant les premières, la perte des fonctions se manifeste graduellement de la périphérie vers le centre. Le champ visuel demande donc à être examiné avec le plus grand soin.

La vision périphérique est *absolument normale* quand elle a l'étendue de celle d'un œil sain ; elle est *relativement normale* quand elle n'a que peu diminué et que cette diminution, uniforme, est en proportion de celle de la vision centrale; elle est *anormale*, lorsque le champ visuel est irrégulièrement rétréci et que ce rétrécissement est sans proportion avec l'affaiblissement de la vision centrale.

(1) Nouveau Dictionnaire de méd. et de chir. pratiques. Paris 1865, t. I, p. 785.
(2) Loc. cit.

Quand une affection amaurotique se déclare par le seul affaiblissement de la vision centrale, avec conservation d'un champ visuel *normal*, le pronostic ne peut s'établir que sur l'examen de la papille optique et la marche suivie par la maladie. Il ne faut pas s'arrêter à la pensée d'une atrophie progressive, quand elle est tout à son début, mais si elle existe depuis plusieurs mois et que l'acuïté de la vue est tombée à un sixième ou à un dixième, bien que la maladie puisse rester stationnaire, il y a à craindre l'imminence d'une amaurose complète par atrophie progressive : l'état fonctionnel ne suffit pourtant pas, dans ces cas, à l'établissement d'un pronostic défavorable.

Quand, au contraire, en même temps que la vision centrale se perd, le champ visuel devient *anormal*, le pronostic est toujours fâcheux. Quand le rétrécissement de chaque côté porte sur la moitié de ce champ et que la vision centrale est normale ou à peu près, cette hémiopie peut rester stationnaire et n'implique pas une menace de cécité complète : il n'y a ici qu'une bandelette optique atteinte. Dans ces cas, d'ailleurs, comme dans tous les autres, il y a à tenir compte de l'état de la papille. Les cas les plus graves sont ceux où le rétrécissement s'opère d'une manière progressive, mais asymétriquement d'un côté et de l'autre. Dans ces cas, la limite qui sépare des parties sensibles les parties anesthésiées, n'est jamais aussi tranchée que dans l'hémiopie : la transition se fait insensiblement des unes aux autres.

Quand le champ visuel est rétréci dans un œil jusqu'au point de fixation, il est rare que l'autre ne commence pas à baisser également. Si la réduction s'opère, dans ce second œil, symétriquement par rapport au premier, c'est qu'une seule des bandelettes optiques a souffert, pour autant toutefois que le rétrécissement ne dépasse pas la ligne verticale passant par le point de fixation et que l'acuïté ne soit pas descendue au-dessous d'un tiers ou d'un quart.

Quand la vision centrale n'est affaiblie qu'en une région très circonscrite (nubecula, scotomes, lacunes centrales) ou qu'elle n'a que très peu baissé, il y a lieu de penser qu'une lésion circonscrite y a donné naissance, que par conséquent l'état restera stationnaire et n'amènera pas la cécité complète : le pronostic s'établira dans ces cas sur la marche de la maladie et l'aspect de la papille optique.

2° *Aspect de la papille* (voir t. II, p. LVII, et t. III, p. 354). — *a.*) *Couleur.* — La papille qui est, à l'état normal, d'un blanc jaunâtre avec une teinte rosée, prend, dans certaines formes d'amblyopies et surtout dans les plus fâcheuses, un aspect d'un blanc crayeux, étendu uniformément à toute la surface : les limites en sont plus nettement accusées et la pâleur tranche davantage avec la coloration de la choroïde. Cet aspect peut être dû à deux causes, d'abord à ce que la *lamina cribrosa*, qui réfléchit la lumière au plus haut degré, apparait davantage à mesure que la substance propre de la papille diminue d'épaisseur, ensuite à ce que les éléments fibreux du nerf optique s'épaississent en raison de la disparition de ses éléments nerveux. Dans le premier cas, le nerf est d'un blanc bleuâtre et excavé par atrophie; dans le second, il est plat et d'un blanc pur. Si les deux causes agissent à la fois, la papille offre une certaine excavation, mais on n'aperçoit nettement que par places, par exemple aux points où existait une excavation physiologique, les détails de la *lamina cribrosa*, tandis que, partout ailleurs, ils sont marqués par une couche blanche de tissu cellulaire.

b. Opacité.—La semi-transparence délicate de la papille normale a disparu. A travers le tissu cellulaire de la *lamina cribrosa* ou les couches épaisses de tissu adventif qui forment les limites de la papille optique, on ne peut plus apercevoir les troncs vasculaires pénétrant dans sa substance. L'opacité donne à la papille un aspect mort qui contraste avec son aspect vivant habituel.

c. Excavation.—Son existence dépend de la part que le tissu intercellulaire prend à la constitution de la papille atrophiée.

d. Diminution du calibre des vaisseaux.—Il peut arriver que tous les vaisseaux, y compris leurs branches principales, soient diminués de calibre. Toutefois, ce n'est pas là une règle générale. L'amaurose peut être complète depuis longtemps et s'accompagner de tous les signes de l'atrophie du nerf optique, sans que les principaux vaisseaux aient rien perdu de leur diamètre normal. Il en est tout autrement quand l'atrophie du nerf optique est la conséquence de maladies internes de l'œil, comme de la choroïdo-rétinite : la contraction des principaux vaisseaux en constitue alors le signe le plus régulier et généralement le plus saillant. La cause de cette différence est que, dans l'amaurose, telle qu'elle se produit, par exemple, après la section du nerf optique, ce sont seulement les couches nervo-fibreuses et ganglionnaires qui s'atrophient, les autres parties constituantes de la rétine persistant, tandis que, lorsque la choroïdo-rétinite se termine par l'atrophie, tous les éléments de la rétine sont détruits. La teinte rouge de la papille dépend de la présence d'une multitude de petits vaisseaux; l'absence de ceux-ci contribue à sa pâleur dans l'atrophie.

e. Dégénérescence atrophique de la papille.—Elle a été considérée comme indiquant un état devant nécessairement se terminer par la cécité. M. de Graefe proteste contre cette opinion. Ce n'est qu'alors que cette atrophie s'accompagne de phénomènes fonctionnels en rapport avec elle, et sur l'observation du mode de développement de la maladie que l'on peut tirer une pareille conclusion. L'absence absolue de toute dégénérescence atrophique, quoique d'un pronostic favorable dans certaines circonstances, n'exclut pas, d'autre part, les appréhensions les plus graves. Si le champ de la vision est *absolument* normal, la dégénérescence atrophique ne suffit nullement à faire pronostiquer la cécité. Si le champ visuel n'est que relativement normal, l'existence d'une dégénérescence atrophique a une importance spéciale. Non-seulement on doit alors compter moins sur la guérison, mais on doit aussi craindre que le mal ne fasse des progrès.

3° *Mode de développement.*— La diminution de la vision peut être *soudaine* ou *rapide,* revêtir la forme d'une hémiopie à limite bien tranchée, ou celle d'un rétrécissement concentrique du champ de la vision, ou bien encore se présenter sous la forme d'un scotome central et même d'une cécité complète. Ces altérations subites de la vision étaient naguère encore attribuées à l'hémorrhagie. Mais c'est seulement lorsqu'il existe une hémiopie des deux mêmes côtés que, suivant M. de Graefe, on peut penser à l'apoplexie. Dans les cas de scotome central des deux côtés, ou de cécité soudaine d'un œil ou des deux yeux, il est rare que cette cause soit la véritable.

Dans les cas de cécité *soudaine* des deux yeux, M. de Graefe considère le pronostic comme plus favorable chez les enfants que chez les adultes. Dans la cécité rapide, l'absence complète de la perception quantitative de la lumière, même lorsqu'elle persiste une ou plusieurs semaines, ne doit pas nécessairement oter tout espoir. Si la cécité persiste plus longtemps, et si la dégénérescence atrophique du nerf optique commence, le pronostic devient naturellement plus grave.

Le développement rapide est exceptionnel, par rapport aux cas où l'amblyopie débute graduellement. Quant à la probabilité de voir survenir une cécité complète, elle est moindre si la maladie est restée stationnaire pendant un assez long laps de temps. Dans ce cas, on ne doit pas désespérer de la guérison, aussi longtemps que le nerf optique conserve son aspect normal et que le champ visuel ne présente ni réduction ni interruption.

La marche la plus redoutable que puisse suivre l'amaurose est toujours celle qui, avec une lenteur variable, fait perdre en quelques mois ou en quelques années la vue d'un œil dont le champ de vision se rétrécit et dont la papille s'atrophie graduellement, surtout si, peu après que la maladie a commencé dans un œil ou y a même complétement aboli la vision, le second en vient à se prendre symétriquement. De tels cas sont véritablement désespérés.

4. Ces considérations ne s'appliquent qu'aux amauroses par cause centrale, cérébrale ou spinale, dans lesquelles l'altération de la papille optique est secondaire à la maladie qui y a donné naissance. Le nerf optique, dans ces circonstances, arrive plus ou moins lentement à l'atrophie, soit parce qu'il subit le contre-coup de l'altération cérébrale avec laquelle sa situation lui crée des connexions étroites de continuité, soit parce que, réduit à l'inaction par le défaut de

perceptivité de l'organe central, il éprouve le sort des organes dont la fonction est suspendue ou abolie par le défaut d'impression provoquée par des excitants spéciaux propres à chacun d'eux. Cette atrophie doit donc être en rapport avec le degré et l'ancienneté du désordre, qu'il soit organique ou fonctionnel.

Les altérations de la papille, dans l'amaurose par cause cérébrale, peuvent être dues, d'après M. de Graefe, à l'hypérémie mécanique qui provient de la compression des sinus caverneux et qui produit la dilatation des vaisseaux veineux et une infiltration œdémateuse de la papille et de la rétine : il en résulte l'affection que cet auteur a nommée « névro-rétinite (v. pag. 344) » et qu'il a exclue de la classe des amauroses proprement dites. Mais l'atrophie papillaire symptomatique de l'amaurose cérébrale n'est pas due à cette même cause (vasculaire). On l'a vue survenir alors que la compression des nerfs optiques n'était pas plus possible que celle des sinus caverneux, dans des cas où l'hémisphère cérébral était diminué de volume et où la lésion, occupant le lobe antérieur du cerveau, n'avait certainement pu déterminer une compression susceptible d'amener l'altération des bandelettes et des nerfs optiques (1); dans d'autres encore où le cerveau, diminué de volume, n'occupait qu'une partie de la cavité crânienne, et où, par conséquent, l'idée de toute compression était également inadmissible. Dans ces cas, il faut admettre une liaison causale dans les altérations observées : la dégénérescence atrophique des faisceaux prolongés de la moelle et des nerfs optiques est sous la dépendance des hémisphères du cerveau.

M. Lancereaux (2) a établi que les éléments tubuleux des nerfs optiques n'émanent pas, en totalité du moins, des corps genouillés et des tubercules quadrijumeaux, mais qu'un certain nombre d'entre eux semblant provenir des hémisphères ou mieux des circonvolutions cérébrales; que celles-ci sont ainsi le point de l'encéphale où viennent aboutir les impressions lumineuses et où vraisemblablement la perception s'en opère, ce qui explique comment la vue s'altère lorsqu'une lésion existe sur le trajet probable des éléments nerveux qui se rendent à ces circonvolutions. Le fait de la duplicité de l'amaurose et des lésions des cordons optiques par l'altération d'un seul hémisphère s'explique par celui-ci, que l'amaurose commence en pareille circonstance par un seul œil, et que, lorsqu'elle finit par envahir les deux yeux, c'est que l'altération a dû se propager d'un côté à l'autre par l'intermédiaire de communications établies au niveau des tubercules quadrijumeaux, entre les éléments des bandelettes optiques droite et gauche. Quand le désordre visuel

(1) Lancereaux. De l'amaurose liée à la dégénération des nerfs optiques, dans les cas d'altérations des hémisphères cérébraux. (Arch. gén. de méd. 1864, Vol. I, p. 48.)

(2) Loc. cit., p. 67.

se limite à un seul œil, c'est en général à l'œil du côté opposé à l'hémisphère lésé, circonstance à faire valoir à l'appui de la théorie soutenue par M. Lancereaux (1).

Toutes les altérations pathologiques susceptibles de donner lieu à une modification de la substance cérébrale ou à sa compression, telles que : l'atrophie et l'hypertrophie du cerveau (2), diverses productions nouvelles, syphilitiques, cancéreuses ou inflammatoires (3), des kystes, etc., siégeant dans les hémisphères cérébraux, les corps genouillés et les tubercules quadrijumeaux, les bandelettes et les nerfs optiques, peuvent donner lieu à l'amaurose et à des altérations consécutives de l'extrémité intra-oculaire du nerf optique.

Ces altérations et l'affaiblissement visuel qu'elles accompagnent ne sont pas les seules manifestations des désordres cérébraux sous la dépendance desquels ils sont placés. Les malades ainsi affligés ont d'ordinaire la marche incertaine, les globes oscillants d'un côté à l'autre, les pupilles paresseuses ou larges et immobiles ; des douleurs continues ou intermittentes, siégeant le plus souvent à la partie antérieure ou postérieure de la tête ; divers troubles de la sensibilité et de la motilité, tels que paralysie, contractures, secousses convulsives, etc., la perte de la mémoire et parfois des troubles de l'intelligence, tous symptômes se rapportant à des lésions circonscrites, telles que des tumeurs et des foyers d'hémorrhagie ou de ramollissement. Dans d'autres cas, on a vu l'amaurose accompagnée de troubles encéphaliques indiquant une lésion diffuse et périphérique : il en est ainsi dans celle qu'on remarque dans les troubles variés de la paralysie générale, dont elle peut être regardée comme un des symptômes.

La localisation des altérations morbides peut être, jusqu'à un certain point, déterminée par les symptômes concomitants de l'amaurose : 1. Des désordres fonctionnels du côté des nerfs olfactifs ou des nerfs moteurs de l'œil indiquent la présence d'une tumeur de la base du cerveau comprimant les bandelettes optiques ou le chiasma, comme il arrive dans les cas de tumeurs du corps pituitaire, par exemple : une hémiplégie plus ou moins complète venant s'y ajouter est l'indice que la tumeur se prolonge du côté des pédoncules cérébraux. 2. Des troubles du côté de la mixtion ou des fonctions intestinales, et des convulsions montrent que la lésion siége vers les tubercules quadrijumeaux. 3. Quand ce sont des troubles de l'audition, de l'odorat et du goût, accompagnés de paralysie, de constipation et de la perte involontaire des urines, c'est que les couches optiques sont particulièrement intéressées. 4. L'amaurose peut

(1) Ibid. Id. 68.
(2) Rokitanski. — Burnet. Journ. hebdom. de méd., t. V, p. 265. Obs. citée par Andral, t. V.
(3) Lancereaux. Loc. cit.

rester bornée à un œil, quand l'affection cérébrale siége dans les corps striés et la substance nerveuse qui les avoisine (1); le strabisme et une hémiplégie avec ou sans contractures s'y ajoutent souvent (2).

5. L'amaurose avec atrophie des nerfs optiques est un symptôme fréquent de l'ataxie locomotrice progressive, décrite par M. Duchenne, de Boulogne, et qui est constituée : anatomiquement, par l'atrophie des tubes nerveux des cordons postérieurs de la moelle et de ses racines postérieures; fonctionnellement, par un trouble particulier de la motilité, caractérisé par une désharmonie des mouvements volontaires, coïncidant avec l'intégrité de la puissance individuelle des muscles. Cette affection commence souvent par des troubles de la vision qui précèdent d'ordinaire de très longtemps les premiers signes de l'ataxie, et offrent ce caractère de mener promptement à la cécité et de s'accompagner d'une atrophie plus ou moins marquée de la papille avec conservation de l'intégrité de la rétine. La perte de la vision, chez ces malades, a pour conséquence d'aggraver considérablement leur état général. En effet, leurs mouvements n'étant plus guidés alors par les inductions supplémentaires que fournit ce sens, deviennent plus incertains encore, et la station peut en devenir définitivement impossible (3).

Le traitement de cette forme d'amaurose est celui de l'affection spinale dont elle est le symptôme. Le nitrate d'argent, pris à l'intérieur, y tient la première place. Recommandé d'abord par M. Wunderlich, les bons effets en ont été mis hors de doute peu de temps après par MM. Charcot et Vulpian (4), qui l'administrent toujours à de très faibles doses longtemps continuées (2 pilules, puis plus tard 3 pilules de 1 centigr. de nitr. arg. par jour). M. Herschel a communiqué au Congrès d'ophthalmologie de Paris, en 1862, l'observation d'un cas d'amaurose de cette catégorie que cette médication a notablement amendé.

Obs. 277 (5). — X..., âgé de 47 ans, cordonnier de profession, marié et de mœurs régulières, n'ayant jamais fait de maladie sérieuse ni contracté d'affection spécifique, a commencé, il y a cinq mois environ, sans cause connue, à perdre l'appétit et à ressentir une grande faiblesse dans tout son être. Peu de temps après, il a éprouvé des sensations insolites dans diverses parties du corps. C'était d'abord un chatouillement dans les doigts des pieds qui monta jusqu'au-dessus des genoux, et auquel succédè-

(1) LALLEMAND. T. I, p. 138. — LEE. On Diseases of Women, p. 169. Lond. 1832.

(2) Pour l'amaurose en rapport avec l'amaurose cérébrale, voyez : LANCEREAUX. Loc. cit. — H. JACKSON. Med. Times and Gaz., 1864, Apr. 30, p. 480. — WILKS. Ib., 1862, Sept. 13, p. 276. — SHANN et TUKE. Ib., 1862. Aug. 30, p. 222. — BOUCHUT. Du Diagn., etc. Paris, 1866. — DE GRAEFE. Kln. Monat., 1865, B. III, SS. 129, 193, 257. — ID. Rankine and Radcliffe Half yearly Abstract of Medic. Sc., London 1861, Vol. XXXIII, p. 54. — BROWN-SÉQUARD. Med. Times and Gaz., 1863, May 23. — ID. Ibid., p. 535. — WOOD. Edinb. Journ., 1860, Jan., p. 603.

(3) CHARCOT et VULPIAN. Sur un cas d'atrophie des cordons postérieurs de la moelle et des racines postérieures (Gaz. hebdom. de Paris, 1862, pp. 247-277.)

(4) Bulletin de thérapeutique, 1862, pp. 481 et 529.

(5) HERSCHEL. Compte rendu du Congrès d'ophthalmologie de Paris, 1862, p. 146.

rent bientôt des douleurs lancinantes électriques, comme il dit, et rapides comme l'éclair, dans les jambes, tandis que les pieds devenaient le siége d'engourdissements : un cercle de fer lui comprimait la poitrine. Il sentait ses forces s'en aller de telle façon qu'un enfant de six ans, à son dire, aurait pu l'abattre. L'impuissance dont il fut frappé était complète. Les douleurs le forcèrent enfin à prendre le lit. Mais des crampes insupportables survinrent alors, commençant au-dessus de la cheville pour de là s'étendre aux doigts. Généralement, les crampes se montraient plutôt la nuit, et les douleurs principalement dans la journée. A la fin, les mains elles-mêmes furent prises d'une espèce de tremblement, toutes les fois qu'il s'agissait de saisir un objet quelconque. La tête resta constamment libre et n'éprouva aucune espèce de souffrance.

Quant à la vue, elle commença à diminuer dès les premières manifestations de la maladie, et avec une rapidité telle qu'à peine deux mois après, il ne pouvait plus se conduire seul. Il voyait tous les objets brouillés, mais n'éprouvait aucune espèce de douleur ou de sensation anormale dans les yeux. — 8 *septembre*. De l'œil gauche il lit le n° 18 de Jæger, et du droit, le n° 19 ; des deux côtés, il existe une interruption considérable du champ visuel du côté de la tempe. Les papilles optiques ont cette teinte nacrée particulière aux amaurosés cérébrales. Une légère excavation s'observe du côté du nez, avec une petite déviation des vaisseaux vers le côté opposé. Lorsqu'on fait fermer les yeux au malade, il chancelle et tomberait, s'il n'avait hâte de les rouvrir. La station devient tout à fait impossible, si on lui enjoint de se tenir sur un seul pied. Les fonctions de la vessie ne présentent aucun trouble.

Prescriptions. — 8 *septembre*. Pilules contenant 75 milligr. de nitrate d'argent, pour en prendre deux par jour, une le matin, l'autre le soir, avant les repas. — 20 *septembre*. Le malade lit le n° 7 de Jæger de l'œil droit, et le n° 9, de l'œil gauche. — Même prescription ; seulement, chaque pilule contiendra 1 centigr. de nitrate d'argent. J'y fais ajouter 5 centigr. d'aloès. — Les 26, 27 septembre et le 1er octobre, il lit, des deux yeux, le n° 5. L'interruption du champ visuel a disparu. L'absence antérieure de la vision en cet endroit est encore marquée par un brouillard, mais de dimension beaucoup plus petite que l'interruption du champ visuel. Les troubles sensitifs et moteurs se sont amendés à peu près dans la même mesure que les troubles visuels. L'aspect des papilles optiques n'a pas notablement changé.

6. Naguère encore, on s'attachait à diviser les amauroses en « éréthiques » et « torpides. » Cette division serait à peu près sans valeur aujourd'hui. Il est tels cas cependant où, en dehors de toutes données autres que la diminution de l'acuïté visuelle, la rétine manifeste des impressions en rapport avec l'intensité de la lumière qui y arrive ; si cette impression est plus vive, alors que l'éclairage est plus intense, on peut dire qu'il y a un état de torpeur de la rétine ; celle-ci sera, au contraire, considérée comme un état d'éréthisme, si une diminution dans l'éclairage améliore sensiblement la vision. Au point de vue du traitement, ces données ne laissent pas d'avoir une certaine utilité.

7. *Simulation de l'amaurose.* — Les femmes hystériques et les conscrits s'en rendent parfois coupables : le plus souvent, ils n'accusent l'amaurose que d'un seul œil, celle des deux yeux étant trop difficile à simuler. Il peut être important de dévoiler cette supercherie. Dans ce but, un médecin hollandais, M. Flees, a imaginé un petit appareil destiné à faire voir, par l'œil dit amaurotique, une image que le simulateur croit voir par l'autre œil : il est arrivé à ce résultat par une ingénieuse disposition de deux miroirs plans disposés verticale-

ment dans une boîte carrée, sous une inclinaison de 120° (1). M. de Graefe a conseillé, pour le même objet, le procédé suivant (2) :

Quand on soupçonne l'amaurose simulée d'un œil, on fait semblant, après avoir examiné cet œil, de ne plus s'en occuper et l'on dirige son attention sur l'œil réputé sain. Le simulateur, frappé sans doute de cette idée qu'on admet sa maladie, puisqu'on la cherche jusque dans l'autre œil, se sent en général prêt à répondre à tout ce qui peut se rapporter à cette dernière partie de l'examen. On place alors devant cet œil un prisme un peu fort, des numéros 8 à 10, en ayant soin d'en diriger la base en haut ou en bas. Si l'un des yeux est véritablement amaurotique, le malade persiste à dire qu'il ne voit qu'une seul image, mais, en cas contraire, même s'il existe un certain degré d'amblyopie dans l'œil où est simulée l'amaurose absolue, le malade déclare apercevoir une seconde image dont il indique la position et le déplacement, suivant les mouvements du prisme. Il est évident que, dans ce cas, la diplopie ne peut résulter que de la persistance de la vision dans l'œil dit amaurotique. De plus, si le malade décrit exactement ces images doubles, on peut reconnaître si l'un des yeux est véritablement plus faible que l'autre. En effet, si l'un des yeux est sain et l'autre amblyopique, le malade dira que l'une des images est nette, mais que l'autre est plus ou moins confuse, etc. On a ainsi un élément de diagnostic en dehors des assertions directes du sujet.

Lorsque les personnes qui veulent se faire passer pour amaurotiques ont, comme il arrive d'ordinaire, eu le soin de se dilater la pupille par l'atropine, il importe de rechercher si la dilatation est réellement due à cette cause. Pour arriver à cette constatation, il suffit de se rappeler que, dans l'amaurose d'un œil avec dilatation de la pupille, celle-ci se contracte quand l'œil resté sain se trouve exposé à une lumière vive, ce qui n'a pas lieu dans la mydriase artificielle. Ici, en effet, le muscle constricteur du sphincter est réduit à l'impuissance, ce qui n'a pas lieu dans l'amaurose, où les muscles de l'iris sont à l'état normal (3).

SECTION III.

EXEMPLES DE QUELQUES-UNES DES ESPÈCES D'AMAUROSE. (P. 797.)

§ II. **Amaurose due à un anévrysme de l'artère centrale de la rétine.** (P. 799).

L'anévrysme de l'artère centrale de la rétine n'avait pas encore été

(1) Voir pour la description de cet appareil : Dictionn. encyclopédique des sciences méd. Paris, 1865, t. III, 2e partie, p. 542.
(2) Ibid. Id.
(3) Liebreich. Nouv. Dict. de méd. et chir. prat. 1864, t. I, p. 787.

reconnu sur le vivant. L'observation suivante est la seule qu'on possède de cette affection observée à l'ophthalmoscope.

Obs. 278 (1). — La veuve Chevalier, âgée de 64 ans, adonnée aux travaux des champs, a un tempérament lymphatico-sanguin et une constitution moyenne. (L'œil gauche étant seul malade, il ne sera pas ici question des sensations éprouvées par l'œil droit.) Il y a six ou sept ans qu'elle a commencé à ressentir des battements de cœur, et depuis trois ans, elle a de légers sifflements dans les oreilles. Depuis cinq mois environ, elle remarque que la vue de l'œil gauche faiblit graduellement. La vision n'est pas plus nette le soir que dans le milieu de la journée : elle éprouve quelquefois dans l'œil malade une certaine sensation de douleur lancinante, mais très obtuse. Il n'y a pas de photophobie. La flamme d'une bougie est perçue sous forme de tache rosée, entourée d'une auréole jaunâtre. La malade ne sait pas lire, mais elle ne peut distinguer la trace des caractères numéro 20 de l'échelle de Jæger. Elle ne voit qu'un épais brouillard. L'œil gauche, qui a une tension normale, n'est pas plus saillant que son congénère. Les mouvements s'exécutent facilement et sans douleurs. La cornée présente un gérontoxon. L'iris est marron foncé. La pupille est régulière, peu large, et exécute de légers mouvements oscillatoires. La pupille dilatée, je pratique l'examen ophthalmoscopique, qui me permet de constater la transparence des milieux réfringents et l'état normal de la choroïde. Sur les deux tiers inférieurs du disque de la papille (image renversée) existe une tumeur rouge de forme ovoïde, à grand diamètre vertical, tumeur qui déborde en bas la limite propre de la papille. La grosse tubérosité est en haut ; en bas, la tumeur se rétrécit brusquement et se continue avec une artère de la rétine, artère qui offre le phénomène de double contour. Cette tumeur exécute des mouvements alternatifs de contraction et de dilatation. Afin d'être bien assuré que ces mouvements n'étaient pas le résultat d'une compression exercée sur l'œil par ma main gauche tenant la lentille convexe, j'ai maintenu ma lentille sans prendre aucun point d'appui sur la figure de la malade, et j'ai remarqué les mêmes mouvements. La coloration rouge de cette tumeur varie suivant l'incidence de la lumière réfléchie par le miroir et suivant son degré de dilatation. Quand la tumeur est affaissée, elle permet de constater une plus grande quantité de la surface papillaire, et alors sa coloration est celle des artères. Quand il y a dilatation, le centre de la tumeur, plus éclairé que les bords, prend une teinte plus claire que les artères, et les bords une teinte qui se rapproche de celle des veines. La dilatation coïncide avec la contraction des ventricules du cœur. Les veines de la rétine m'ont paru un peu plus volumineuses qu'à l'état normal ; néanmoins, elles ne sont pas variqueuses. Les artères de la rétine, autres que celle qui émane de la tumeur, sont filiformes. Une portion de rétine qui avoisine la tumeur en bas présente une teinte vaporeuse que j'attribue à un léger œdème de la rétine. En présence de cette affection, je me bornai à l'emploi de la digitaline à l'intérieur. Deux mois après cet examen, la malade vint me revoir ; mais le cristallin avait en grande partie perdu sa transparence, et je ne pus constater l'état de la cavité oculaire aussi bien que je l'avais fait la première fois.

§ XIV. Amaurose par congestion ou inflammation de l'appareil nerveux optique, due à la grossesse. (P. 825).

L'amaurose due à la grossesse peut survenir pendant tout le temps de la durée de celle-ci, mais le plus souvent pendant le travail ou après la délivrance. Elle est due parfois à l'albuminurie et présente alors tous les signes de la rétinite néphrétique ; ou bien à l'urémie, et dans ce dernier cas, le sang est empoisonné par l'urée ou par le carbonate d'ammoniaque qui se produit dans les vaisseaux (2).

(1) Sous. Annales d'Oculistique, 1865, t. LIII, p. 242.
(2) Braun. On Puerperal Convulsions. Trad. par Duncan.

Les symptômes du côté de la vision, tantôt légers, tantôt allant jusqu'à une cécité complète, sont ordinairement accompagnés d'autres accidents, tels que convulsions, œdème de la face et des membres, céphalalgie, vomissements, stupeur, etc.; les urines sont alors albumineuses et les reins le siége d'un travail morbide, consistant dans l'obstacle qu'y rencontre la circulation veineuse. A l'état aigu et survenant brusquement pendant l'éclampsie, l'amaurose puerpérale a moins de gravité que lorsque la diminution de la vision est lente et progressive; dans ce dernier cas, elle met quelquefois plusieurs mois à se dissiper; dans le premier, la cécité peut disparaître tout à coup après la délivrance. M. Litzman rapporte un cas dans lequel, pendant neuf grossesses consécutives, l'urémie se révéla sous la forme grave de convulsions et d'amaurose. On cite aussi une observation dans laquelle Lee dut provoquer l'accouchement (1), après lequel l'albumine des urines diminua graduellement et la vision s'améliora (2). L'amaurose des femmes enceintes peut être sous la dépendance d'un état cérébral (3).

§ XVII. Amaurose par congestion de l'appareil nerveux optique, produite par l'action des poisons.

Syn. Amaurosis toxica. Amaurosis toxica cerebralis. (Amaurosis toxica saturnina. Mercurialis. Arsenicalis. Alcoholica. Nicotinica. Atropinica. Morphinica, etc.).

1. Diverses substances toxiques peuvent donner lieu à l'amaurose, par le changement qu'elles apportent à la composition du sang; telles sont le plomb, le mercure, l'arsenic, l'alcool, la nicotine, l'atropine, la morphine, etc. Rau rapporte un cas de perte complète de la vue survenue par la teinture des cheveux au moyen d'une préparation de plomb. La saignée, des purgations à l'aide du calomel, l'onguent gris, des lavements, des pédiluves et finalement l'iodure de potassium amenèrent la guérison (4). M. Warnatz considère que la choroïde et la rétine étaient affectées dans les cas qu'il a eu l'occasion d'observer (5).

2. La *belladone*, introduite dans l'économie, soit en collyre instillé entre les paupières, soit par toute autre voie, peut donner lieu à des

(1) Hutchinson. Lancet, 1863, Déc. 12, p. 615.

(2) Voir : Beer. Obs. d'une jeune juive qui, dans ses trois premières grossesses et tout à leur début, perdait la vue, au point qu'au troisième ou quatrième mois, elle devenait complétement aveugle. Les deux premières fois, elle récupéra la vue après l'accouchement. La troisième, elle resta tout à fait amaurotique. (Leitfaden, B. II, S. 444). Eastlake. Obs. dans laquelle l'amaurose se produisit dans huit grossesses successives (Lancet, 1863, May, 30, p 606). — Lawson Ophth. Hosp Rep. 1863-1865, Vol. IV, p. 65. — Observation d'un cas où l'amaurose se montra pendant les 8e, 9e et 10e grossesses (Lancet. 1863, June 27, p. 718).

(3) Arnold. Wurt. med. Corresp. Blats, 1852, nº 22. et Ann. d'Ocul. 1855, t. XXXIV, p. 287.

(4) Archiv für Ophth. 1855, B. I, Abth. 2, S. 203, et Ann. d'Ocul. 1856, t. XXXVI, p. 74.

(5) Schauenburg. Ophthalmiatrik, Lahr 1858, S. 134 — Sur l'amaurose produite par le plomb, Voir : Tanquerel-Desplanches, dans Dana, (on Lead Diseases, Lowel, U. S., 1848, p. 253). — Scott Orr, Glasg. Med. Journ. 1860, Octob.

troubles visuels indépendants de la dilatation pupillaire. M. Mackenzie a vu une solution d'atropine prescrite comme collyre donner lieu à des hallucinations de la vue chez un sujet qui, au lieu de l'introduire dans les yeux, en avait avalé quelques gouttes. Il a vu survenir le même effet par l'emploi longtemps continué du collyre à l'atropine, à la suite de l'opération de la cataracte par division. On sait, d'ailleurs, qu'il y a des personnes singulièrement sensibles à l'action de la belladone. M. Testelin a été appelé près d'un de ses malades qui avait été pris d'un accès de délire complet pour s'être instillé quelques gouttes d'une solution légère d'atropine entre les paupières. On sait que l'opium est le remède à opposer à ces accidents, quand ils ne se dissipent pas d'eux-mêmes. Dans l'empoisonnement par la belladone, on observe la dilatation considérable des pupilles, quelquefois des visions colorées en rouge et un trouble de la vue pouvant aller jusqu'à une complète cécité (1).

3. L'abus du *tabac*, sous quelque forme ou par quelque voie qu'il soit offert à l'organisme, a été signalé pour la première fois par M. Mackenzie, comme pouvant donner lieu à l'amaurose (V. t. II, p. 830). Aujourd'hui beaucoup d'auteurs, M. Sichel en tête, se sont rangés à cette opinion (2). Ce consciencieux observateur dit avoir acquis la conviction que peu de personnes peuvent consommer pendant longtemps plus de vingt grammes de tabac à fumer par jour, sans que leur vision et souvent même leur mémoire s'affaiblisse. Il cite le cas d'un homme d'une quarantaine d'années, devenu complétement aveugle par l'abus du tabac, et dont l'amaurose, rebelle aux autres traitements, fut complétement guérie, sous sa direction, par un traitement antiphlogistique et dérivatif très modéré et par la cessation de l'abus de la fumée nicotinique.

Les auteurs qui n'admettent pas que l'usage du tabac puisse produire l'amaurose, objectent la rareté relative de cette affection comparée au nombre prodigieux des fumeurs. Pourquoi donc, disent-ils, produirait-il l'amaurose chez les uns et pas chez les autres? On pourrait répondre par cette autre question qu'a posée M. J. Davy (3): Pourquoi se fait-il que, parmi des individus, vivant dans les mêmes circonstances, faisant usage de la même nourriture et des mêmes boissons, les uns ont la goutte, tandis que les autres en sont exempts? Pourquoi, chez certaines personnes (le très petit nombre) le nitrate d'argent, après un emploi prolongé, vient-il se déposer dans la peau

(1) Voyez, pour des observations d'amaurose par la belladone : Lancet, 1859, Dec. 3, p. 560. — GARROD. Ibid. 1857, Vol. II, p. 577. — HOLTHOUSE. Lancet, 1859, Déc. 17, p. 611. — CHAMBERS. Dubl. Med. Press, 1864, Janv. 20, p. 68. — Sur l'antagonisme de la belladone et de l'opium : DE GRAEFE: Congrès de Paris, 1863, p. 210. — LEE. American Journ. of Med. Sc. 1864. — NORRIS. Ibid. — Voir le résumé de ces deux derniers mémoires, dans : Arch. génér. de Méd. 1864, t. I, p. 573. — SEATON. Med. Times and Gaz. 1859, Déc. 3 p. 551.

(2) Union médicale, 1860, mai nº 54, et Ann. d'Ocul. 1865, t. LIII, p. 122.

(3) Edinb. New Phylosophical Journ. 1863, July, p. 49.

et en altérer la coloration, alors que, chez les autres, rien de pareil ne se produit? N'est-ce pas simplement que, dans ces différents cas, la faculté d'élimination de l'agent perturbateur est peu active chez les uns, puissante chez les autres? L'objection n'est donc pas sérieuse.

M. Hutchinson (1) a donné un relevé statistique de soixante-cinq cas d'amaurose cérébrale; dans ce nombre, il a trouvé trente-sept hommes atteints d'une double amaurose idiopathique, parmi lesquels vingt-trois étaient des fumeurs avérés et dix avaient l'habitude des boissons alcooliques.

« Cette espèce d'amaurose, dit M. Sichel, se caractérise par l'absence absolue ou presque complète de symptômes de congestion cérébrale intense ou bien prononcée. Leurs symptômes ont quelque chose de vague; ils flottent le plus souvent incertains entre ceux des amauroses sthénique et asthénique, et les signes ophthalmoscopiques ne sont pas plus précis : les papilles optiques sont tantôt très blanches, surtout dans l'une de leurs moitiés, tantôt un peu injectées; leurs contours mal circonscrits, quelquefois en partie effacés; la rétine est peu injectée, les vaisseaux centraux sont tantôt normaux, tantôt élargis; les veines centrales surtout sont quelquefois très dilatées, quand l'affection est arrivée à son dernier degré. La mémoire est souvent affaiblie (2). »

On peut y distinguer trois périodes : la *première*, caractérisée par la coloration d'un rouge sombre de la papille optique (hypérémie); la *seconde*, par une teinte gris-brun de cette même papille; la *troisième*, par l'atrophie blanche. A l'autopsie, dans cette troisième période, on ne trouve plus de fibres primitives dans le nerf optique, et il ne s'en rencontre plus que fort peu ou point dans la couche la plus externe de la rétine. Dans un cas cité par M. Wordsworth (3), les papilles offraient une blancheur brillante, due à l'atrophie blanche. C'est cette même atrophie qui s'observe dans plusieurs espèces d'amaurose cérébrale, surtout organique.

Tous ces symptômes peuvent appartenir à d'autres variétés d'affections amaurotiques : cependant, toutes les fois qu'ils se présentent chez un fumeur, il faut prendre l'éveil sur cette cause possible de l'altération visuelle et s'empresser de l'écarter, comme préliminaire à toute médication. Il ne faut pas oublier non plus que la maladie est toujours de longue durée et demande un traitement assidu et beaucoup de docilité de la part du patient. On a cru remarquer que l'amaurose par le tabac est fréquemment accompagnée de varicocèle et d'affaiblissement des fonctions génitales. Il va sans dire qu'elle est plus fréquente chez les hommes que chez les femmes.

(1) The Lancet, 1863, Nov. 7, et Ann. d'Ocul. 1864, t. LI, p 268
(2) Loco citato.
(3) The Lancet, 1863, July, et Ann. d'Ocul. 1864, t. LI, p. 153.

L'amaurose causée par le tabac s'observe presque exclusivement parmi les gens du peuple, qui ne consomment guère que du tabac de mauvaise qualité. C'est à cette dernière circonstance qu'il faut attribuer la prédilection que nous signalons. On s'est assuré, en effet, que c'est le tabac le plus commun, celui, par conséquent, qui coûte le moins cher, qui contient la plus forte proportion de nicotine (1).

Le traitement de l'amaurose causée par le tabac varie selon le degré de la maladie et ses complications. Les émissions sanguines, indiquées dans les cas bien marqués de congestion cérébro-oculaire, seront, au contraire, funestes dans ceux ou cette congestion est passive et ancienne : Ici, l'on fera bien d'employer d'abord un traitement très légèrement antiphlogistique et dérivatif, pour en venir, bientôt après, aux excitants externes, tels que vésicatoires, frictions spiritueuses et aromatiques, strychnine, etc. Les fomentations des yeux fermés et du front avec de l'eau fraîche, les pédiluves irritants, les ventouses sèches et les synapismes volants, promenés aux extrémités inférieures, sont conseillés par M. Sichel comme étant d'utiles auxiliaires.

La plupart des grands fumeurs abusent en même temps des liqueurs fermentées. Ceux-là offrent presque toujours des désordres gastriques, tels que des acidités, des vomituritions le matin, la perte de l'appétit et, par suite, une nutrition insuffisante. Il faut aviser à faire cesser ces symptômes par de légers minoratifs, tels que de petites doses de rhubarbe et de magnésie (15 à 25 centigr. de chacun), administrées deux fois par jour, une heure avant les repas. M. Sichel conseille, dans ces cas, les pilules suivantes : Gomm. ammon., sulf. potass., de chaque 5 grammes; aloès des Bardanes, de 2 à 3 gram., pour 50 pilules. M. Desmarres prescrit à ces malades un demi-grain à deux grains d'opium, soir et matin, dans la prévision que ce remède agit ici comme dans le delirium tremens (2). — Si, comme il arrive souvent, le sujet est anémié, l'usage du fer longtemps continué et à des doses de plus en plus élevées, donne des succès vraiment remarquables. Il ne faudra donc jamais le négliger (3).

§ XXX. Amaurose hystérique.

Les femmes hystériques sont sujettes à divers degrés d'anesthésie rétinienne, que M. Briquet a fort bien décrits (4). « Lorsque, dit

(1) Proportions de nicotine contenues dans les tabacs : Lot. 7.96 p. c. — Lot-et-Garonne, 7.34. — Nord, 6.58. — Ile-et-Villaine, 6.29 — Pas-de-Calais, 4 94. — Alsace, 3.21. — Virginie, 6 87. — Kentuky, 6.09. — Maryland, 2.29. — Havane, moins de 2.00.

(2) Lancet, 1860, Jan. 14, p. 47.

(3) Voir : HUTCHINSON. Mémoire sur l'amaurose par le tabac (Lancet, 1863, Nov. 7, p. 536). — Obs. d'empoisonnement par le tabac (British Med. Journ. 1864, Nov. 5.)

(4) P. BRIQUET. Traité de l'hystérie, p. 295.

cet auteur, l'anesthésie est modérée, la vue n'est qu'affaiblie; la malade voit mal, les objets ne dessinent pas nettement leur image; les draps du lit et le papier blanc paraissent gris, les caractères d'un livre ne semblent pas d'un beau noir, et ils sont souvent si peu distincts que les malades ne peuvent pas les lire; elles voient sur le livre du gris plus foncé sur du gris moins foncé. Cette faiblesse de la vue ne permet pas aux femmes de travailler à l'aiguille. Quand l'œil reste quelque temps fixé sur un objet, il se produit dans l'orbite un sentiment pénible de fatigue. A ce degré, les malades savent rarement ce qu'elles ont; comme un seul œil est atteint, celui qui est sain supplée à l'autre; et elles ne se plaignent que d'un affaiblissement de la vue qui ne leur permet pas de voir les objets d'une manière bien nette. C'est cette anesthésie que les auteurs ont ignorée. Cependant, pour la constater, il suffirait de fermer l'œil sain. Ce degré de l'anesthésie peut se dissiper avec les autres accidents hystériques ; mais bien souvent il persiste, et il subsisterait longtemps si la médecine n'intervenait pas.

» Lorsque l'anesthésie est portée au dernier degré, elle donne lieu à l'amaurose, ainsi que le prouvent des observations de Pomme, de Telinge (1), du docteur Allégre (2), du docteur Landouzy (3), de Hocken (4). J'ai rencontré, pour ma part, trois femmes hystériques qui, au nombre des divers accidents dont elles avaient été assaillies, avaient été, pendant quelque temps, prises d'amaurose complète. Le plus souvent l'amaurose avait occupé les deux yeux ; et dans les cas où elle avait été bornée à un œil, il s'est trouvé qu'elle avait attaqué indifféremment l'un ou l'autre de ces organes.

» Chez quelques hystériques, l'amaurose n'intéresse qu'une portion de la rétine, et, le plus ordinairement, l'une de ses portions latérales, soit la moitié externe, soit la moitié interne, et alors les malades ne voient que les objets qui peignent leur image sur son côté sain, tout un côté des corps qui se trouvent dans le champ de la vision restant inaperçu.....

» Le plus ordinairement, l'amaurose a paru brusquement après une attaque d'hystérie, après une émotion morale vive, et quelquefois après la disparition de quelque symptôme hystérique important. Dans quelques cas, son apparition avait été brusque et sans aucun signe précurseur. Ainsi, M. Landouzy rapporte que, chez l'une des jeunes filles chez lesquelles il avait observé l'amaurose, la perte de la vue avait frappé les deux yeux pendant qu'elle se les frottait. Il est fort probable qu'avant d'être complète, l'anesthésie existait déjà à un

(1) Journ. de méd. de chir. et de pharm. 1771, t. XXXVI, p. 437.
(2) Thèse sur l'hystérie et sur l'épilepsie, 1833, n° 64.
(3) Traité de l'hystérie, p. 120.
(4) Journ. de Méd. de Schmidt, 1844, p. 246.

degré modéré, car cette jeune fille se plaignait depuis quelque temps de troubles de la vue. Hoeken parle de malades chez lesquelles l'amaurose n'avait paru qu'après des troubles de la vue qui existaient depuis longtemps. Quelquefois les malades distinguent le jour de la nuit; mais, le plus souvent, elles ne voient rien; la pupille reste dilatée et immobile comme dans les amauroses ordinaires. Les phosphènes, sur lesquels M. Serre d'Uzès a fait des recherches si curieuses, ne peuvent se produire, mais il n'y a pas d'injection dans l'œil. Hocken parle du mouvement convulsif des paupières et de la photophobie, phénomènes qui doivent être rares, attendu que l'anesthésie est un état de dépression plutôt que d'exaltation nerveuse. Je l'ai vue s'accompagner d'un affaissement inégal des muscles droits et obliques de l'œil.

» Ordinairement, dans l'anesthésie de l'œil, la conjonctive oculaire et quelquefois la conjonctive palpébrale ne sentent pas le contact des corps; on peut toucher le blanc de l'œil avec le doigt ou avec la tête d'une épingle sans que les malades en aient conscience, et surtout sans qu'elles éprouvent de sensation pénible. Comme aux époques où les faits d'amaurose ont été observés, on ne connaissait ni l'anesthésie de la peau ni celle des muqueuses, les auteurs ont omis de parler de l'état de sensibilité des paupières et du globe de l'œil. Chez ces diverses malades, il avait existé, soit avant, soit pendant l'existence de l'amaurose, des paralysies diverses des membres.

» L'amaurose hystérique a une durée qui varie de quelques jours à quelques mois, jamais au delà. Elle cesse ordinairement aussi rapidement qu'elle a paru. Dans l'observation de M. Allégre, la jeune fille, qui était amaurotique et paraplégique tout à la fois, eut un jour une attaque d'hystérie, et aussitôt elle put se lever et se promener dans le dortoir de la Salpêtrière, voyant parfaitement bien les objets. Chez l'une des malades dont j'ai pris l'histoire, l'amaurose était survenue brusquement après une attaque; elle avait duré deux mois et avait cessé, après une autre attaque, aussi brusquement qu'elle était venue. Il est des malades chez lesquelles l'amaurose est revenue à plusieurs reprises.»

C'est surtout à titre de renseignement et pour appeler l'attention des ophthalmologues sur cet intéressant sujet que nous avons emprunté cette longue citation au savant ouvrage du docteur Briquet. Il n'échappera à personne que, dans aucune des observations, il n'a été fait usage des méthodes si précises d'exploration de l'ophthalmologie actuelle; or, chacun sait à quel point les dires des hystériques sont propres à égarer le médecin, quand il n'a pas à sa disposition des signes physiques qui lui permettent de constater les symptômes subjectifs accusés par les patientes. M. Testelin a eu l'occasion d'examiner une malade de cette catégorie. Il s'agissait d'une jeune dame qui avait eu depuis assez longtemps, ainsi que le déclarait son médecin, divers accidents hystériques parmi lesquels n'avaient figuré ni paralysies ni anesthésies. Elle affirmait ne plus rien voir absolument de son œil gauche depuis plus de quinze jours. Celui-ci ne différait absolument en rien du droit, ni à l'inspection extérieure ni à l'examen ophthalmoscopique. Malgré les affirmations si positives de la malade et l'absence reconnue de tous motifs de simulation, il conserva des doutes, porta un pronostic favorable et ne conseilla que des moyens insignifiants. M. Testelin n'a pas revu la malade, mais son médecin lui a dit qu'elle avait parfaitement récupéré la vue sans rien faire de sérieux. Il a pensé comme lui, que les dires de la malade pouvaient fort bien ne pas avoir été conformes à la vérité. M. Bouchut a eu deux fois l'occasion de voir à l'ophthalmoscope le fond de l'œil chez des personnes accusant une amaurose hystérique, dont l'invasion n'était pas encore fort éloignée. Dans ces deux cas, il n'y avait aucune altération appréciable des milieux de l'œil ni de la papille optique. Le fond de l'œil était normal (1).

§ XXXI. Amaurose dans l'épilepsie.

Les troubles visuels qui accompagnent fréquemment l'*épilepsie* s'expliquent par les diverses altérations ophthalmoscopiques dont les yeux des épileptiques peuvent être le siége. Parfois cependant, leur cécité doit être attribuée à une cause centrale qui échappe à toutes les investigations. Voici les conclusions auxquelles s'est arrêté M. Bouchut (2), à la suite de l'examen à l'ophthalmoscope des yeux d'un grand nombre d'épileptiques :

1° Dans l'intervalle des attaques d'épilepsie essentielle, il n'y a aucune altération de la papille du nerf optique.

2° Après une attaque d'épilepsie, on voit toujours dans le fond de l'œil une dilatation des veines de la rétine qui diminue peu à peu au bout de quelques jours.

3° Chez beaucoup d'épileptiques, il y a une anomalie vasculaire du fond de l'œil ou *angioplanie*, ou une augmentation de diamètre et de nombre des veines de la rétine (hypérangie rétinienne), et si ces vices d'organisation des vaisseaux oculaires correspondent à une semblable anomalie du cerveau, ce qui est possible, on pourra, dans ces lésions, trouver la cause de certaines épilepsies, jusqu'à ce jour considérées comme essentielles.

4° Il y a souvent avec l'épilepsie des atrophies choroïdiennes, des rétinites pigmentaires, des macérations du pigment, des exsudats rétiniens et des hémorrhagies de la rétine, qui sont évidemment sous la dépendance de cette maladie.

(1) Du diagnostic des maladies du système nerveux par l'ophthalmoscope, 1866, p. 407.
(2) Loc. cit., p. 388.

5° Dans les épilepsies symptomatiques, l'ophthalmoscopie fait presque toujours découvrir une infiltration séreuse et une atrophie de la papille du nerf optique.

CHAPITRE XXVIII.

ENTOZOAIRES A L'INTÉRIEUR DE L'ORGANE DE LA VISION.

(T. II, pp. XXXV et 860.)

§ II. Cysticercus telæ cellulosæ. (P. 862.)

Fig. Ophth. Arch. für Ophth. B. I, 1. Taf. III, fig. 2, 3. — Id. 1, 2. Taf. VI, fig. 2. — NAGEL. Cystic. a. d. Netzhaut, Berlin. — LIEBREICH. Atlas, Tab. VII, fig. 5, 6.

La présence de cysticerques dans l'hémisphère postérieur du globe de l'œil est loin d'être rare, ainsi qu'on a pu s'en assurer depuis la découverte de l'ophthalmoscope (1). M. de Graefe en a signalé pour sa part un grand nombre d'observations (2). D'autres appartiennent à MM. Liebreich (3), Williams (4), Busch (5), Nagel (6), Soelberg Well's (7), Galenzowski (8), etc. La façon dont ces entozoaires manifestent leur présence dans la rétine et le corps vitré a déjà été décrite (voir t. II, p. XXXV). Dans un des cas de cysticerque du corps vitré signalés par M. de Graefe, l'ophthalmoscope faisait voir au centre de la pupille une opacité allongée, circonscrite, qui paraissait, à un simple éclairage de l'œil, être une cataracte polaire postérieure. Un peu en arrière d'elle était un petit corps bleuâtre qui, adhérant en bas à une petite vésicule parfaitement ronde, semblait nager en haut et en bas dans le corps vitré pendant les mouvements de l'œil.

(1) Voir : KUCHENMEISTER. Manuel des parasites, New Sydenham Society, Vol. 1, p. 125, London, 1857.— ID. (Med. Times and Gaz. 1860, Oct. 27, p. 414.)— LEARED. On Cystic Disease in Iceland. (Id 1860, Sept. 12, p. 270.

(2) Cysticerque de la rétine et du corps vitré. (Arch. f. Ophth. 1854-55, B. I, Abth. 2, S. 326; 1855-56, B. II, Abth. 1, S. 334 ; 1857, B. III, Abth. 2, S. 312; 1858, B. IV, Abth. 2, S. 171 ; 1860, B. VII, Abth. 2, S. 48, et Ann. d'Ocul. 1856, t. XXXVI, p. 181 ; 1858, t. XXXIX, p. 180; 1860, t. XLIV, p. 134; 1861, t. XLV, p. 181; 1863, t. L, p. 318.)

(3) Cysticerque dans le corps vitré. (Arch. f. Ophth. 1855-56, B. I, Abth. 2, S. 343; Annal. d'Ocul. 1856, t. XXXVI, p. 256, et Atlas, tab. VII, fig. 5 et 6.)

(4) Cysticerque dans l'humeur vitrée. (The Cincinn. Lanc. and Observ., n° 5, mai 1858, et Ann. d'Ocul. 1863, t. XLIII, p. 135.)

(5) Cysticerque du corps vitré. (Arch. f. Ophth. 1858, B. IV, Abth. 2, S. 99, et Ann. d'Ocul. 1861, t. XLV, p. 178.)

(6) Cysticerque sur la rétine. (Arch. f. Ophth. 1859, B. V, Abth. 2, S. 183, et Ann. d'Ocul. 1862, t. XLVIII, p. 174.)

(7) Cysticerque de l'intérieur de l'œil. (Ophth. Hosp. Rep. 1860-61, Vol. III, p. 324, et Ann. d'Ocul. 1863, t. XLIX, p. 152.)

(8) Cysticerque du corps vitré et de la rétine. (Ann. d'Ocul. 1862, t. XLVIII, p. 265.)

A l'image renversée, l'ophthalmoscope faisait voir cette opacité sous la forme d'une figure brillante et blanche, de forme ovale, placée obliquement. Derrière, au-dessus d'elle, s'étendait presque à travers tout le corps vitré une vessie allongée, d'un gris bleuâtre, dont la partie antérieure, pyriforme, se présentait comme tête, le rétrécissement suivant comme cou et la partie plus foncée, nettement délimitée et ovale, comme la partie vésiculaire du cysticerque. Une fine membrane enveloppait tout l'animal.

Quand l'entozoaire est fixé *sur la rétine* ou qu'il gît sous cette membrane, les signes ophthalmoscopiques ne sont pas les mêmes. Dans un cas de la première espèce, M. de Graefe a observé à l'ophthalmoscope des altérations très avancées dans la partie centrale de la rétine, lesquelles atteignaient leur maximum sur deux points, à savoir à la papille du nerf optique et un peu en dehors de la tache jaune. C'étaient une décoloration d'un vert clair et une dégénérescence à grosses granulations, qui otaient à la rétine presque toute trace de transparence, et recouvraient non-seulement le tissu choroïdien, mais encore par places les vaisseaux rétiniens. Tout à fait séparée de cette altération, se trouvait, dans la partie inférieure du fond de l'œil, faisant saillie dans l'espace du corps vitré, une vésicule, ordinairement assez arrondie, d'un vert bleuâtre, au milieu de laquelle une partie blanche, réfléchissant plus fortement la lumière, paraissait devoir être une tête, et qui présentait des constrictions ondulées très marquées : cette vésicule avait quatre fois le diamètre de la papille du nerf optique. La tête n'était jamais sortie. Le sac était fixé au fond de l'œil, dont les mouvements ne lui imprimaient pas la moindre oscillation. Les vaisseaux rétiniens passaient également sous le sac, de sorte que le cysticerque était situé à la surface interne de la rétine. Dans un cas où l'entozoaire était situé *sous la rétine*, l'examen ophthalmoscopique fit voir de fines membranes qui flottaient dans le corps vitré sur toute l'étendue du fond de l'œil. Dans la partie inférieure de celui-ci, on apercevait une place offrant un reflet bleuâtre assez fort, qui ne pouvait être produit que par un cysticerque ou un détachement de la rétine. La forme bien tranchée qui se voyait, dans l'examen à l'image droite, avait déjà presque établi le diagnostic, mais à l'image renversée, on pouvait distinguer une vésicule dont le diamètre était au moins trois fois celui de la papille du nerf optique, et sur laquelle on pouvait voir des contractions ondulatoires pendant lesquelles certaines parties de la vésicule devenaient saillantes. La tête, de couleur blanche, était placée du côté externe. La rétine formait un pli qui recouvrait le cysticerque, par-devant lequel passaient quelques rameaux vasculaires assez forts. — La partie de la choroïde correspondante au cysticerque était atrophiée et présentait sur ses bords irréguliers un dépôt pathologique de pigment.

On voyait aussi des places atrophiées sur quelques autres points de la choroïde, et les plus marquées d'entre elles dans la partie externe du fond de l'œil.

La présence de cysticerques au fond de l'œil donne lieu à tous les désordres que peuvent produire les corps étrangers : iritis et irido-choroïdite, rétinite et synchisis, voire même ophthalmitis. Il faut donc chercher par tous les moyens à les en éloigner. M. de Graefe a, dans une circonstance (voir obs. 280), fait une iridectomie préalable, afin d'éclairer plus fortement le fond de l'œil : quelque temps après, il a extrait le cysticerque du corps vitré au moyen d'une pince à canule introduite à travers une ouverture faite à la sclérotique : l'issue de l'opération aurait été entièrement favorable, n'était la cataracte traumatique qui n'avait pu être évitée. M. Liebreich a réussi complétement en agissant de la même façon, au moyen d'une pince capsulaire dont il pouvait surveiller les mouvements, ainsi que ceux de l'animal, au moyen d'un ophthalmoscope fixé autour de sa tête et qui éclairait l'œil (1). M. de Graefe conseille aujourd'hui de pratiquer l'extraction par la cornée, seul moyen propre, dit-il, à amener des réussites complètes. Il procède par trois temps successifs : 1° iridectomie à la partie inférieure et externe ; 2° un mois plus tard, extraction de la lentille ; 3° six semaines après, extraction de l'entozoaire par une plaie linéaire de la cornée (voir obs. 282).

Obs. 279 (2). — Le malade, âgé de 32 ans, tailleur, s'était aperçu, sept ans auparavant, qu'il y voyait moins de l'œil droit que du gauche ; maintenant il peut à peine lire de cet œil, qui se fatigue bientôt, devient douloureux et larmoyant, et oblige le malade à cesser tout effort de vision. La pupille est large et paresseuse, l'iris légèrement décoloré, et sa teinte d'un vert un peu plus foncé et plus sale que celle de l'autre côté ; en même temps, il est poussé en avant : du reste l'organe n'a jamais été enflammé ni douloureux. Quand la pupille est dilatée par la belladone, on voit au côté interne de l'iris un corps de forme ovale, nettement limité, très brillant, qui paraît situé dans la partie antérieure du corps vitré. Il est verticalement placé, le point le plus élargi de l'ovale en bas, et présente, vers son milieu, des stries et des bandes semblables aux couches concentriques du bois ; étranglé vers sa partie inférieure, dilaté ensuite, il présente une sorte de tête. Du milieu de sa face postérieure et profonde part, en se dirigeant vers le centre de l'œil, une espèce d'appendice cylindrique bien moins opaque que le reste et d'une couleur bleuâtre claire et brillante ayant l'aspect de la gaze ; après ce court trajet horizontal, sa partie postérieure se redresse supérieurement en angle et se termine par une extrémité arrondie. Les bords sont arrondis et comme onduleux. Le corps principal, mesuré dans son plus grand diamètre, a à peu près 7 millimètres, et son appendice postérieur environ le tiers de cette longueur. Examiné sous un jour favorable, il offre une couleur opaline légèrement teintée en jaune verdâtre et paraît transparent. A l'ophthalmoscope, le kyste dont ce corps est formé paraît plus transparent que lorsqu'on l'examine à une moindre lumière ; mais, sous tous les autres rapports, la vue simple donne les mêmes résultats que l'instrument. Il reste immobile, quels que soient les mouvements que l'on imprime à l'œil. Avec l'ophthalmoscope, le regard peut plonger entre les parties inférieure et supérieure du corps étranger et les tuniques de l'œil, mais à sa partie interne, il semble

(1) Atlas d'ophthalmoscopie, p. 18.
(2) WILLIAMS. Loc. cit.

adhérent par sa partie convexe à la choroïde. Il n'occupe aucun point du champ de la pupille et jouit d'une immobilité parfaite, ce qui a fait croire à M. Williams que ce parasite, d'ailleurs entouré d'un kyste à parois très épaisses, a cessé de vivre; la forme particulière du corps, sa transparence et sa couleur jaune verdâtre caractéristique l'ont convaincu que c'était un cysticerque ayant la tête en bas : l'appendice situé à la partie postérieure est probablement un canal formé de membranes fines et opaques qui se sont développées aux premiers temps de l'existence de l'animal.

Obs. 280 (1). — Ce cas se distingue des autres analogues en ce que l'entozoaire était parfaitement libre de toute enveloppe à l'intérieur du corps vitré. Le malade, cultivateur, âgé de 56 ans, se présenta à la clinique pour un obscurcissement de la vue de l'œil gauche. Le trouble de la vision dépendait de la présence, dans l'hyaloïde, d'un cysticerque et d'un commencement de désorganisation des parties profondes de l'œil, provoqué par le parasite. L'œil droit souffrait par sympathie, l'œil malade s'altérait tous les jours davantage; dans ces circonstances, l'auteur se décida à extraire le corps étranger. Il pratiqua d'abord une iridectomie à l'œil malade, afin d'éclairer plus fortement le fond de l'organe et pour prévenir, autant que possible, les accidents que pouvait déterminer l'opération principale. Quelque temps après la section de l'iris, le cysticerque fut extrait du corps vitré par le procédé suivant : La sclérotique ponctionnée avec une aiguille à cataracte, à deux lignes plus en dehors que pour l'opération par abaissement, on introduit par la blessure une pince capsulaire de Luër, qu'on enfonce dans le corps vitré et avec laquelle on saisit l'animal. Le cysticerque, saisi par son cou, sortit par la ponction scléroticale, et l'opération se termina heureusement. Cependant, malgré toutes les précautions prises pour ne pas blesser la capsule cristallinienne, le patient fut atteint plus tard d'une cataracte traumatique à l'œil opéré.

Obs. 281 (2). — C. K., jeune homme de 25 ans, d'une bonne santé, n'ayant jamais eu de ténia, remarqua, au mois de décembre 1857, au-devant de l'œil gauche, une espèce de reflet ou d'éclair qui ne changeait pas de place dans le champ visuel. A ce point brillant succéda une tache noire, et peu à peu tout le champ visuel autour de celle-ci se recouvrit d'un brouillard qui gênait fortement la vision. En mars 1858, on diagnostiqua une rétinite exsudative; un traitement institué en conséquence amena une amélioration marquée dans l'état du malade. Au mois de juin, la vue s'était de nouveau fortement affaiblie, sans qu'il y eût de symptômes d'inflammation. A l'ophthalmoscope, on reconnaît un cysticerque nu appliqué contre la région supérieure externe du fond de l'œil. Le mouvement de l'animal, les différentes parties de son corps étaient parfaitement visibles. La rétine présentait tous les caractères d'une phlegmasie chronique : hypérémie veineuse, troubles diffus, et probablement une dégénérescence graisseuse analogue à celle qu'on observe dans la maladie de Bright. L'entrée du nerf optique, à contours mal limités, forme au fond de l'œil une tache opaque jaunâtre; toutes traces de vaisseau ont disparu à sa surface. Une large bande blanche s'étendait du côté interne de la région équatoriale jusqu'à l'endroit où se trouvait le cysticerque, en passant par l'entrée du nerf optique. Elle semblait se rapporter à des déplacements successifs de l'entozoaire et être constituée à la fois par des exsudats rétiniens et des dépôts de graisse. Le corps vitré avait conservé sa transparence, sauf en quelques endroits, où il était coupé par des membranes opaques minces. Une opération entreprise par un autre que M. Nagel, n'eut pas un succès heureux; la vue finit par se perdre complétement par suite d'une choroïdite chronique.

Obs. 282 (3). — G. Ebel, cultivateur, âgé de 26 ans, se présenta à la clinique le 13 mai 1858. La vue avait commencé à diminuer à droite, à partir du mois de décembre 1857. Plus tard étaient survenues des douleurs de tête semblables à celles que détermine une névrose ciliaire rémittente. L'œil gauche est parfaitement sain. A droite, le malade distingue les doigts à la distance de six à huit pieds, mais il ne reconnaît aucune

(1) De Graefe. Arch. f. Ophth. 1857, B. III, Abth. 2, S. 312, et Ann. d'Ocul. 1860, t. XLIV, p. 154.
(2) Nagel. Loc. cit.
(3) De Graefe. Arch. f. Ophth. 1858, B. IV, 2, S. 171, et Ann. d'Ocul. 1861, t. XLV, p. 181.

lettre du numéro 20 du livre de Jæger. La vision excentrique en dedans est très confuse, le champ visuel a légèrement diminué en étendue dans ce sens. Examiné à l'ophthalmoscope, le corps vitré paraît obscurci par de nombreuses membranes; à sa région inférieure externe se trouve un corps étranger présentant tous les caractères d'un cysticerque. M. de Graefe se décida à faire l'extraction de l'animal par la cornée, en enlevant d'abord le cristallin, pour prévenir le développement d'une cataracte traumatique. Le mode opératoire se composa des opérations suivantes :

1. Iridectomie pratiquée à la région inférieure et externe de l'iris. — 2. Un mois plus tard, extraction de la lentille par kératotomie inférieure; en même temps on pratique une deuxième pupille artificielle à la région inférieure de l'iris; la guérison se fit parfaitement. — 3. Enfin, un mois et demi après l'extraction de la lentille, on procéda à l'extraction de l'entozoaire.

Le sujet étant assis, le chirurgien pratiqua à la cornée une plaie linéaire d'une étendue de deux lignes et demie environ, correspondant au bord supérieur externe de la pupille, dans une direction diamétralement opposée à l'endroit où se trouvait l'animal à extraire. En retirant le couteau, on vit l'entozoaire se rapprocher de la cornée; il fut facile de le saisir avec une pince à pupille artificielle et de l'extraire en totalité. En même temps il sortit une petite quantité du corps vitré. Le pansement consista dans l'occlusion des yeux et l'application d'un bandage légèrement compressif.

L'entozoaire exécuta des mouvements très vifs pendant quatre heures; il était parfaitement conservé dans toutes ses parties.

L'état de l'opéré était des plus satisfaisants. Cinq semaines après la dernière opération, on put déjà constater un éclaircissement notable du corps vitré. A mesure que s'améliorait l'état de l'hyaloïde, une tache blanche du fond de l'œil, qui avait été entrevue lors du premier examen à l'ophthalmoscope, devint plus distincte. Elle était située près de la papille optique et correspondait à un espace du champ visuel pour lequel la vision est restée défectueuse. C'est probablement en cet endroit que le cysticerque s'était logé d'abord. La vue est bonne, surtout au centre du champ visuel; le sujet lit le caractère numéro 17 du livre de Jæger avec des lunettes convexes 2 1/4. L'œil fixe directement les objets rapprochés; dans la vision à distance, il y a une légère déviation de l'axe optique en dedans.

FIN DU TROISIÈME VOLUME.

TABLE DES MATIÈRES

CONTENUES

DANS LE TROISIÈME VOLUME.

PRÉCIS DE LA RÉFRACTION ET DE L'ACCOMMODATION.

1re PARTIE. — *Dioptrique physiologique.*

2e PARTIE. — *Dioptrique pathologique.*

TRAITÉ PRATIQUE DES MALADIES DE L'OEIL.

CHAPITRE PREMIER.

MALADIES DE L'ORBITE.

CHAPITRE II.

MALADIES DES ORGANES SÉCRÉTEURS DES LARMES.

CHAPITRE III.

MALADIES DU SOURCIL ET DES PAUPIÈRES.

CHAPITRE IV.

MALADIES DE LA CONJONCTIVE.

CHAPITRE VI.

MALADIES DES ORGANES EXCRÉTEURS DES LARMES.

CHAPITRE VII.

MALADIES DE LA CAPSULE DE L'OEIL, DU TISSU CELLULAIRE ET DU TISSU ADIPEUX DE L'ORBITE.

CHAPITRE VIII.

TUMEURS INTRA-ORBITAIRES.

CHAPITRE X.

CHAPITRE XI.

MALADIES DES MUSCLES DE L'OEIL.

CHAPITRE XII.

LÉSIONS TRAUMATIQUES DU GLOBE DE L'OEIL.

CHAPITRE XIII.

OPHTHALMIES OU MALADIES INFLAMMATOIRES DU GLOBE DE L'ŒIL ET DE LA CONJONCTIVE.

CHAPITRE XIV.

MALADIES CONSÉCUTIVES AUX OPHTHALMIES.

CHAPITRE XV.

CHAPITRE XVI.

AUGMENTATIONS PARTIELLES OU GÉNÉRALES DU VOLUME DU GLOBE DE L'OEIL; ÉPANCHEMENTS ET TUMEURS A L'INTÉRIEUR DE SES TUNIQUES.

CHAPITRE XVII.

AFFECTIONS MALIGNES DU GLOBE DE L'OEIL.

CHAPITRE XIX.

CHAPITRE. XX.

CATARACTE.

CHAPITRE XXIII.

PUPILLE ARTIFICIELLE.

CHAPITRE XXIV.

GLAUCOME ET OEIL DE CHAT.

CHAPITRE XXV.

ANOMALIES ET ALTÉRATIONS DIVERSES DE LA VISION.

CHAPITRE XXVI.

MALADIES DU NERF DE LA CINQUIÈME PAIRE, AGISSANT SUR L'ORGANE DE LA VISION.

CHAPITRE XXVII.

AMAUROSE.

CHAPITRE XXVIII.

ENTOZOAIRES A L'INTÉRIEUR DE L'ORGANE DE LA VISION.

FIN DE LA TABLE DES MATIÈRES CONTENUES DANS LE TROISIÈME VOLUME.

TABLE ALPHABÉTIQUE.

Avis. — Pour le tome I, il y a seulement la pagination, et pour les tomes II et III, on renvoie au tome et à la page.

A

B

I

J

K

L

M

T

U

V

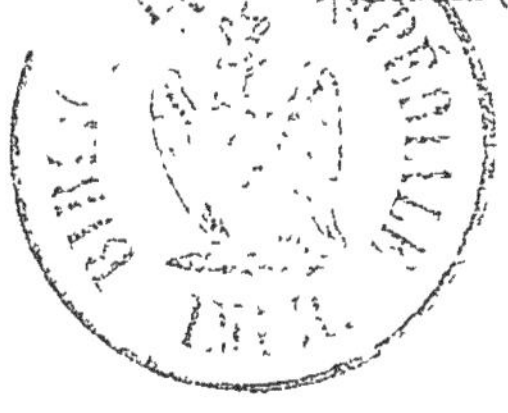

FIN DE LA TABLE ALPHALÉTIQUE.

ERRATA.

Tome.	Page.	Ligne.				
I	5	14	*Au lieu de*	plane	*Lisez*	plan
	44 à 49	»	»	*Obs.* 63, 64, 62	»	62, 63, 64
	60	17 *e. r.*	»	d'une, exostose	»	d'une exostose
	62	»	»	L'observation 70 est la même que l'obs. 106, p. 100		
	115	21	»	n'arrive	»	arrive
	158	5	»	soit	»	est
	227	7	»	*Réfrigérants*	»	1. *Réfrigérants*
	268	24	»	(fig. 2, p. 51.)	»	(fig. 2, p. 44.)
	291	»	»	*Obs.* 155	»	*Obs.* 189
	320	27	»	vison	»	vision
	322	7	»	de cas	»	des cas
	391	24	»	qu'ils soient	»	qu'ils sont
	395	4	»	aurait,	»	aurait
	398	20	»	oû	»	où
	440	9	»	avaient	»	avait
	452	12	»	la la	»	la
	456	1	»	exopthalmos	»	exophthalmos
	459	11	»	de cou	»	du cou
	495	8 *e. r.*	»	*inconvénient*	»	inconvénient
	507	18	»	tout autre	»	toute autre
	511	»	»	L'obs. 512 manque.		
	513	6	»	toute objet	»	tout objet
	604	»	»	La fig. 78 est défectueuse. Le décollement de l'iris n'a pa s ét représenté par le graveur.		
	606	8	»	545	»	554
	679	17	»	relaté	»	a relaté
	739	5 *e. r.*	»	doive	»	doit
	756	12	»	avac	»	avec
	862	33	»	411	»	441
II	25	12 *e. r.*	»	3	»	5
	29	14 *e. r.*	»	tout	»	toute
	44	11	»	combattit	»	combattit
	44	25	»	toniques	»	tuniques
	115	11 *e. r.*	»	tout	»	toute
	144	10	»	du	»	de
	306	15	»	acuta	»	arcuata
	372	»	»	Erreur dans la pagination ; les pages 373 et 374 ont été passées		
	465	11 *e. r.*	»	1662	»	1622
	232	23	»	tout	»	toute
	260	9	»	id.	»	id.
	265	12	»	n'en n'était	»	n'en était

282	24	*Au lieu de*	de cristallin	*Lisez*	du cristallin
295	6	»	bougeât	»	remuât
313	23	»	point	»	pas
337	20 *e. r.*	»	de beaucoup	»	beaucoup
346	6 *e. r.*	»	est	»	soit
350	13	»	commensurable	»	mesurable
394	21	»	peut	»	puisse
394	6 *e. r.*	»	bouger	»	mouvoir
398	15 *e. r.*	»	a	»	ait
452	20	»	point	»	pas
495	4 *e. r.*	»	est	»	soit
495	7 *e. r.*	»	a	»	eût
539	15 *e. r.*	»	brune	»	brume
id.	id.	»	règnait	»	régnait
547	»	»	Ch. XXIII.	»	Ch. XXII.

La dernière des observations de l'édition anglaise porte le n° 946, bien qu'en réalité elle n'en renferme que 446. Cette erreur vient de ce qu'on a passé du n° 306 (p. 657) au n° 607 (p. 665) et du n° 656 (p. 886) à l'observation 857 (p. 899). — L'édition traduite renferme donc 194 observations de plus (640) que l'édition originale.

Tome.	Page.	Ligne.				
III	XXXVI	27	On a omis le n° 53, n° du paragraphe.			
	XLVIII	22	Même oubli du n° 63, Ophthalmoscope de Lawrence.			
	LXXVII	15	*Au lieu de*	οῶη	*Lisez*	οπή
	LXXXVII	1	»	dit-il	»	dit.
	CIX	11	»	longueurs différentes	»	longueurs focales différentes.
	CXII	5	»	En cette position, a,	»	En cette position, on a
	»	40	»	distance fixe,	»	distance finie.
	CXIV	25	»	$\frac{1}{H}$ qu'il avait naturellement, $\frac{1}{M}$	»	$\frac{1}{M}$ qu'il avait naturellement, $\frac{1}{H}$
	XCII	9	»	Section IV,	»	Section II.
	XCV				»	CXV.
	60	av. dern.	»	Kleinische, etc.	»	Klinische Monatsbl. Jan. 1863, B. I, § 21.
	96	12	»	Bétol	»	Bitot
	198	2	»	Macula	»	Maculae
	203	dern.	»	p. c.	»	*Dele.*
	204	pénult.	»	Gevolgen	»	gevolgen
	208	16	»	ortophthalmique	»	orthophthalmique
	214	28	»	4''' 5''' 3'''	»	4¹¹¹ 5¹¹¹, 3¹¹¹
	215	12	»	Même correction.		
	id.	15	»	Id.		
	id.	30	»	Id., au lieu de 4	»	4¹¹¹
	220	35	»	ortopthalmique	»	orthophthalmique
	222	1	»	orthopédique	»	id.
	225	30	»	figurés	»	mentionnés
	226	29	»	Assis sur une chaise	»	couché sur le dos, la figure en l'air et la tête sur un coussin.
	251	pénult.	»	New-Syd.-Soc.	»	New Syd. Society
	252	32	»	d'accident	»	de presse
	234	5 *en rem.*	»	Wounds et Injuries	»	Wounds and Injuries.
	257	10	»	leffibres	»	les fibres.
	258	17	»	ces savants auteurs	»	ce savant auteur
	379	22	»	Swans	»	Swansea.
	432	2 *en rem.*	»	000	»	79
	551	9	»	mixtion,	»	miction.

www.ingramcontent.com/pod-product-compliance
Ingram Content Group UK Ltd.
Pitfield, Milton Keynes, MK11 3LW, UK
UKHW012138240726
13966UKWH00001B/47